Klumbies · Psychotherapie in der Inneren und Allgemeinmedizin

Psychotherapie in der Inneren und Allgemeinmedizin

Von OMR Prof. em. Dr. sc. med. Gerhard Klumbies

ehem. Direktor der Medizinischen Poliklinik
der Friedrich-Schiller-Universität Jena

5., durchgesehene Auflage

Mit 140 Abbildungen und 29 Tabellen

S. Hirzel Verlag Leipzig 1988

Klumbies, Gerhard:
Psychotherapie in der Inneren und Allgemeinmedizin/
Gerhard Klumbies. – 5., durchges. Aufl. – Leipzig:
Hirzel, 1988.

ISBN 3-7401-0117-2

VLN 267 · 245/14/88 · LSV 2184
Lektor: Dr. Rüdiger Thiele
Einband- und Schutzumschlaggestaltung: Dipl.-Grafiker Heinz Graul, Leipzig
Printed in the German Democratic Republic
Gesamtherstellung: INTERDRUCK Graphischer Großbetrieb Leipzig – III/18/97
Bestell-Nr. 796 747 0
04100

Aus dem Vorwort zur ersten Auflage

Im letzten Jahrzehnt ist die Psychotherapie aus einer Außenseiterstellung in den Kreis der Methoden der strengen Schulmedizin eingerückt. Ihre Aufnahme in die Lehrpläne fast aller Universitäten und die Gründung zahlreicher Lehrstühle in Ost und West bezeugen dies. Unter den Pionieren, die in einer breiten und überzeugenden Beweisführung zu diesem Fortschritt beigetragen haben, befanden sich Vertreter aller medizinischen Fachrichtungen, vor allem aber Psychiater und Internisten.

In der Inneren Medizin stellen sich die Probleme der Psychogenese und Psychotherapie von Erkrankungen komplizierter dar als in der Psychiatrie. Es treten in sehr prägnanter und differenzierter Form Auswirkungen im körperlichen Bereich hinzu. Weder eine einseitig psychologisierende Erklärungsweise kann befriedigen, welche die körperlichen Symptome als sinnbildlichen Ausdruck des psychischen Verhaltens erklärt (z. B. eine Obstipation als Ausdruck, nichts hergeben zu wollen), noch eine einseitig tierexperimentelle Neurosenlehre, welche ohne die psycho- und soziologischen Probleme des Menschen auskommt.

Zwischen den Umweltbeziehungen, ihrer psychischen Verarbeitung und dem biologischen Bereich herrschen Wechselwirkungen. In den Umweltbeziehungen stehen zwischenmenschliche und gesellschaftliche im Vordergrund. Soziologischer, psychologischer und biologischer Bereich werden in ihrem Zusammenspiel nicht verständlich, wenn man sich auf einen von ihnen allein stützt und dessen Gesetzmäßigkeiten als gültig für alle drei betrachtet. Jeder Bereich muß in seiner Eigenart erfaßt werden. Die tatsächlich bestehenden *Zusammenhänge* verlangen phylogenetisches und historisches Verständnis.

Der Facharzt für Allgemeinmedizin betreut ein fachlich breiteres Gebiet als der Internist. Den weitaus größten Teil seines Krankengutes bilden aber Patienten mit inneren Krankheiten. Im Blick auf die Zahl der Fachärzte für allgemeine und auf die für innere Medizin muß man sogar feststellen: Die Patienten mit inneren Erkrankungen werden zum größten Teil von Fachärzten für Allgemeinmedizin behandelt. Auch in den schwierigeren Fällen wirkt der Internist häufig nur als diagnostischer und therapeutischer Konsiliarius mit. Diesen Tatsachen trägt das vorliegende Buch Rechnung, wenn es sich gleichermaßen an den Facharzt für Innere wie für Allgemeinmedizin wendet. Vielfach ist sogar der Hausarzt mit psychotherapeutischen Problemen der Umweltbeziehung seiner Patienten stärker konfrontiert als der Fachinternist. In dem ausgelesenen Beobachtungsgut innerer Krankenhausstationen wird eine entscheidende Beteiligung psychischer Faktoren bei etwa 5% der Patienten gefunden, in der fachinternistischen Ambulanz bei gut 10%, in der allgemeinmedizinischen Praxis aber bei über einem Viertel der Patienten. Hier zeigt sich das Problem in seinem ganzen Gewicht.

Von praktischer Bedeutung ist, daß ein Arzt heute Psychotherapie ohne zusätzlichen Zeitaufwand, ja zeitsparend ausüben kann. Mit einem psychologischen Siebtest (von einer Hilfskraft binnen 1 Minute ausgewertet), einer dann etwas vertieften Anamnese in Form der Kurzexploration und mit dem Autogenen Training (das bei gruppenweiser Einführung und Kontrolle je Patient nicht mehr Zeit benötigt als eine Rezeptverschreibung) kann bereits viel geleistet werden. Heute ist es überwiegend noch so, daß die Psychotherapiebedürftigen nach durchschnittlich 6 Jahren erfolgloser medikamentöser Behandlung an einen Psychotherapeuten abgeschoben werden. Dieser aber erweist sich als außerstande, die ganze Zahl solcher Überweisungen alleine zu bewältigen. Die konsiliarische Inanspruchnahme eines psychotherapeutisch ausgewiesenen Kollegen zu speziellen diagnostischen und therapeutischen Maßnahmen erweitert die Leistungsbreite wirklich. Zu einer solchen Kooperation muß aber das nötige fachliche Verständnis mitgebracht werden.

Die Friedrich-Schiller-Universität Jena hat eine lange Reihe von Medizinern hervorgebracht, welche die psychischen Einflüsse in Pathogenese und Therapie besonders dargetan haben. Wir nennen nur den Bahnbrecher der Pathologischen Physiologie, LUDOLF KREHL, der aus unserer Poliklinik hervorgegangen ist und dessen Namen heute die Heidelberger Medizinische Klinik trägt, und J. H. SCHULTZ, dessen Autogenes Training die heute verbreitetste psychotherapeutische Methode ist.

Unsere eigenen in einem Vierteljahrhundert gesammelten psychotherapeutischen Erfahrungen wurden bereichert durch 17 Psychotherapie-Kurse, die in unserer Klinik stattfanden bzw. von uns in Schloß Reinhardsbrunn (Thüringer Wald) geleitet wurden. Mit zahlreichen Kollegen aus dem In- und Ausland haben wir hier Beobachtungen und Gedanken ausgetauscht. Diese Veranstaltungen bildeten auch einen der Kristallisationspunkte zur Gründung der Gesellschaft für ärztliche Psychotherapie in der DDR, die ihrerseits rege Diskussionen zu praktischen und wissenschaftlichen Problemen gefördert hat.

Im weitergespannten Rahmen sind die psychotherapeutischen Bemühungen in den verschiedenen sozialistischen Ländern unter unserer Beteiligung vereinigt worden. Zu den gemeinsamen Problemen gehört z. B. die im sozialistischen Gesundheitswesen kostenlose, qualifizierte Gesundheitsbetreuung aller Bürger. Anläßlich des 1. Symposiums der sozialistischen Länder über Psychotherapie 1973 in Prag wurden Thesen erarbeitet und veröffentlicht, die inzwischen auch die offizielle Billigung der Regierungsvertreter mehrerer Staaten, auch der DDR, erhalten haben. Ein Ausschnitt sei zitiert:

- „Die Prinzipien sozialistischer Gesundheitspolitik und das humanistische Grundanliegen des sozialistischen Gesundheitswesens beinhalten, das zunehmende Bedürfnis der Bürger nach optimaler gesundheitlicher Betreuung zu befriedigen. Dies gilt im Hinblick auf den Wandel der Morbiditätsstruktur mit relativer Zunahme neurotisch-funktioneller Störungen in besonderem Maße für die Anwendung der Psychotherapie.
- Das Symposium hat ergeben, daß in den sozialistischen Ländern bereits eine große Zahl von Formen und Methoden der Psychotherapie vorhanden ist, die den An-

forderungen des sozialistischen Gesellschaftssystems entsprechen und unter Berücksichtigung nationaler Gegebenheiten zunehmend Verbreitung finden sollten."

Vortragsreisen in die Sowjetunion, VR Polen, ČSSR, VR Ungarn, die Schweiz, die BRD, Niederlande, nach Frankreich, Österreich, Schweden und China gaben mir instruktive Einblicke in unterschiedliche psychotherapeutische Arbeitsweisen. Im Zusammenhang mit der Übersetzung eigener Veröffentlichungen ins Russische, Englische, Französische, Italienische, Spanische, Japanische und Indisch-Andhra entwickelten sich aus aller Welt vermehrt Anregungen durch wissenschaftliche Korrespondenz und Publikationsaustausch.

Hauptsächlich stützen wir uns aber auf mehrere tausend psychotherapeutische Beobachtungen in der Medizinischen Universitäts-Poliklinik Jena. 350 Patientenbeispiele sind in diesem Buch ausführlich, epikritisch oder in wesentlichen Einzelheiten berichtet, außerdem viele experimentelle Ergebnisse. Ich danke an dieser Stelle besonders den Mitarbeitern

Dipl.-Psych. Berthold Bauer
Oberarzt Dr. sc. med. Manfred Bergmann
Oberarzt Dr. sc. med. Gerhard Bolland
Prof. Dr. sc. med. Hans-Jacob Correns
Dr. med. Arnulf Donath
Dr. med. Dr. phil. Friedrich Dörfler
Dipl.-Psych. Ursula Gensler
Dipl.-Psych. Eva Girndt
Prof. Dr. sc. med. Lothar Jäger
Dr. sc. med. Margitta Kirchner
Dipl.-Psych. Dr. med. Werner König
Dipl.-Psych. Dr. rer. nat. Edith Lemke
Dipl.-Psych. Hansgeorg Richter
Prof. Dr. sc. med. Klaus Rösner
Oberarzt Dr. sc. med. Gerhard Schaeffer
Dipl.-Psych. Dr. phil. Gerd Schnabel
Oberarzt Dr. sc. med. Ingeborg Schnabel
Dipl.-Psych. Rudolf Scholz
Dr. med. Margit Venner
Dozent Dr. sc. med. Edgar Völkner
Dr. med. Werner Wicht

Weitere Mitarbeiter, Doktoranden und Diplomanden sind im Text genannt. Hervorzuheben wegen ihres besonders langen Wirkens in unserer Psychotherapeutischen Abteilung sind die Herren Kollegen Bauer und Schaeffer.

Frau Irene Steinmüller als Bibliothekarin und Herrn Dipl.-Phil. Hans-Dieter Hacke als wissenschaftlichem Übersetzer danke ich herzlich für ihre Unterstützung und nicht zuletzt der Chefsekretärin, Frau Margit Bockhacker, für ihre unermüdliche Hilfe.

Jena, Frühjahr 1974 Gerhard Klumbies

Vorwort zur dritten und vierten Auflage

Die erste und zweite Auflage waren rasch vergriffen. Die Neuauflage erscheint im wesentlichen unverändert, sie ist im einzelnen durchgesehen und berücksichtigt die zwischenzeitliche Entwicklung. Danken möchte ich wiederum dem Hirzel-Verlag für die gute Zusammenarbeit und Ausstattung des Buches. Möge es seine Bestimmung erfüllen und die therapeutischen Möglichkeiten ergänzen und erweitern, gerade auf dem spezifisch menschlichen Teilgebiet unserer Aufgaben!

Jena, Herbst 1979 und 1982 GERHARD KLUMBIES

Inhaltsverzeichnis

ALLGEMEINER TEIL

Grundlagen

Leib-Seele-Problem

Das Leib-Seele-Problem ist eines der ältesten Menschheitsprobleme. Seit dem frühesten Zeugnis menschlicher Vernunft (den 2 Millionen Jahre alten, primitiven Werkzeugen der Australopithecinen in Südafrika) sind allerdings 97 Hundertstel der Menschheitsgeschichte mit ihrer zunächst nur sehr zähflüssigen Kulturentwicklung vergangen, ehe durch Grablegung und Beigabe von Speisen, evtl. auch der Ehefrau u.a., sich ein erstes Unterscheiden zwischen leiblicher und seelischer Existenz zeigt. Über die damaligen Argumentationen lassen sich nur Vermutungen anstellen. Am wahrscheinlichsten ist es wohl, daß die Traumerlebnisse zum Aufkommen einer entsprechenden Lehrmeinung die Grundlage abgegeben haben.

Die frühesten gründlichen Kenntnisse über Vorstellungen zum Leib-Seele-Problem verdanken wir der vergleichenden Sprachforschung. Für die Gedankenwelt der indoeuropäischen Sprachgemeinschaft vor über vier Jahrtausenden war die Beobachtung maßgeblich, daß alles Beseelte atmet. Dies ist dokumentiert durch das lateinische anima = Atem und animal = Gemeinbegriff für Mensch *und* Tier (wie ihn die deutsche Sprache nicht besitzt). Der Vergleich des lat. animus = Seele mit dem griech. ἄνεμος = Wind und des ind. atma = Geist mit dem deutschen Wort atmen ergänzt das. In unserer Sprache sind verwandt Geist und Gas, dazu auch vergessen.

Vorstellungen über den Aufenthalt der Seele im Körper knüpften sich an die Beobachtung, daß postmortal Herz und Schlagadern weitgehend blutleer gefunden werden. Das griech. ἀρτηρία bezeichnete ohne Unterschied Arterien und Trachea[1]). Den größten Hohlraum, das Herz, hielt man für den eigentlichen Sitz der Seele. Das galt Jahrtausende; noch in der Bibel ist ständig vom Herzen die Rede, niemals vom Gehirn. Daß die gleichen Vorstellungen auch im sumerisch-babylonischen Kulturkreis herrschten, zeigt schon das Gilgamesch-Epos (2400 v.u.Z.), in welchem das Einblasen des Odems[2]) in die Nase eines geformten Erdenkloßes durch einen Gott erstmals als mythologisches Motiv auftaucht. Die bis heute geläufige Redewendung, daß jemand sein Leben „aushaucht", ist ein Relikt jener Gedankenwelt. Diese war in ihrer Einfachheit und Gründung auf allgemeinbekannte Beobachtungen unbestreitbar imponierend. Mit ihrer Zweiteilung der menschlichen Natur in einen niederen erdenen und einen göttlichen gasförmigen Teil hat sie nachhaltig auf das allgemeine Denken gewirkt.

[1]) ἀρτηρία aus ἀήρ = Luft und τηρέω = aufbewahren.

[2]) Im Gegensatz zum neuhochdeutschen „Atem" umfaßt das ältere „Odem" noch das Psychische; ähnlich wie „Ode", griech. ᾠδή = Gesang.

Die Feststellung der zentralen Bedeutung des Gehirns für das Seelenleben (ALKMAION, 500 v.u.Z.), die Abgrenzung der Nerven von den Gefäßen und ihr Verständnis als Bahnen der Empfindungen und Willkürimpulse (250 v.u.Z.) führten in Anlehnung an die früheren Gedankengänge zunächst nur zu Vorstellungen eines besonderen „Seelenpneumas“ in den Bahnen des Nervensystems.

Erst die neuzeitliche Herausarbeitung physikalischer Begriffe hat die Eigenart des Seelischen klar hervortreten lassen. Bewußtsein, Fühlen, Denken, Wollen läßt sich nicht in Angaben der Länge, Masse, Temperatur, Stromstärke usw. erfassen oder zerlegen. Gleich schon der Zeitgenosse GALILEIS, DESCARTES, der zum Vater der neueren Philosophie wurde, unterschied Materie und Geist als etwas Ausgedehntes und Unausgedehntes. LEIBNIZ formulierte das Beispiel: Wenn man in das Gehirn wie in eine Mühle eintreten und seine Mechanik genau studieren könnte, so würde man doch keine Empfindungen und kein Bewußtsein sehen. Mit dieser Einsicht ergab sich sogleich die Schwierigkeit, wie Räumliches und Unräumliches auf-

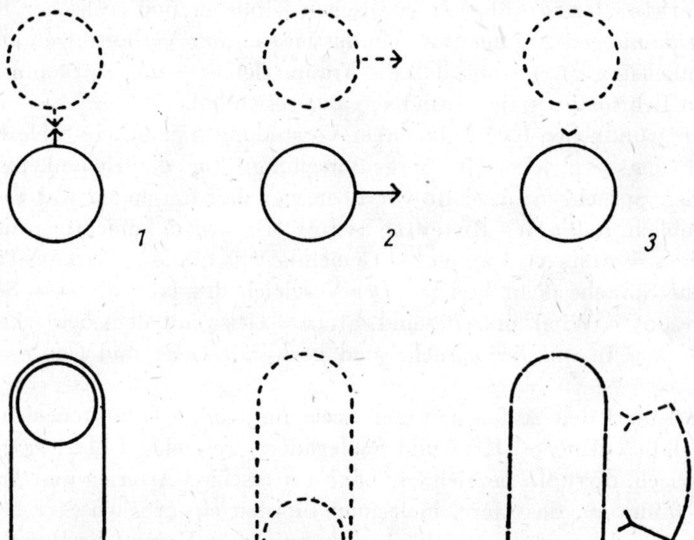

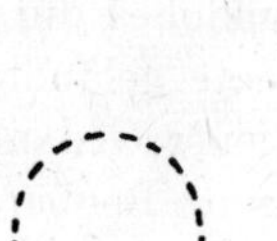

Abb. 1. Psychophysische Beziehung (Theorien schematisch).
1. Wechselwirkung; 2. Parallelismus; 3. Akausalität;
4. Materialismus, undialektisch: Psychisches ist materieller Natur;
5. Idealismus: Materielles ist psychischer Natur;
6. Identität: Unterschied nur in der Wahrnehmung;
7. Dialektisches Umschlagen in eine neue Qualität.

einander wirken sollen. Diese Frage ist zum Kernstück des Leib-Seele-Problems geworden. Bis zur Gegenwart sind sieben prinzipielle Lösungen angeboten worden (vgl. Abb. 1).

1. *Wechselwirkung*. DESCARTES glaubte den Punkt, wo die unräumliche Seele dem Körper zu gegenseitiger Einflußnahme begegne, im Zentrum des Gehirns, in der Epiphyse sehen zu müssen. Dieses Paradoxon wurde mit der Auffindung des Satzes von der Erhaltung der Energie noch unerträglicher.

2. *Parallelismus*. LEIBNIZ gelangte deshalb zu der Annahme, daß die leiblichen und seelischen Vorgänge unabhängig voneinander ablaufen. Ihr Zusammenpassen beruhe lediglich auf einer göttlichen prästabilierten Harmonie, durch die beide wie zwei gut gehende Uhren übereinstimmen.

Heute wird der Ausdruck psychophysischer Parallelismus nicht mehr im Sinne dieser wirklich barocken Hypothese gebraucht, sondern als Ausdruck des Unvermögens, trotz der präzisen Gleichzeitigkeit zerebraler und psychischer Prozesse einen Kausalzusammenhang zwischen beiden herzustellen.

3. *Akausalität*. Ein einzelnes Quant kann eine Gen-Mutation auslösen. Dadurch unterscheidet sich der Organismus von einer Maschine: Bei ihm können Vorgänge an einem einzigen Molekül sich in besonderen Fällen makroskopisch auswirken. Er gleicht darin einem Verstärker in der Elektrotechnik. Die „Verstärkertheorie der Organismen" von PASCUAL JORDAN stützt sich auf eine weitere Feststellung der modernen Physik. Im atomphysikalischen Bereich läßt sich das Kausalitätsprinzip nicht anwenden, es gelten nur statistische Wahrscheinlichkeiten. Akausale, d.h. in ihrem Ablauf nicht streng determinierte Quantenvorgänge könnten – so nun die Hypothese – von außernatürlichen Kräften planvoll gelenkt sein. Ohne Verletzung der Naturgesetze sind daher übernatürliche Eingriffe in das Naturgeschehen möglich. Die Verstärkernatur des Organismus soll sich nicht nur auf die Erbanlagen beziehen, sondern bis hin zur einzelnen freien Entscheidung des Menschen reichen. – Kritisch muß eingewandt werden, daß die eigenen Entscheidungen nicht wie ein Lichtquant in den Organismus fallen. Sie reifen in Erwägungen heran, die von physiologischen Erscheinungen begleitet und z.T. hormonell beeinflußbar sind, kurz: Der Organismus ist nicht nur ein ausführender Apparat. Weitere Kriterien s. S. 128.

4. *Materialismus, undialektischer*. HOBBES erklärte, Geister sind entweder nicht oder sie sind Körper. Durch HARVEYS Lehre vom Blutkreislauf angeregt, erhob er die Erforschung der Mechanik der Empfindungsbewegungen zum wissenschaftlichen Programm. Der Arzt DE LAMETTRIE verfaßte das Buch „Der Mensch – eine Maschine". VOGT: „Die Gedanken stehen in demselben Verhältnis zu dem Gehirn wie die Galle zur Leber oder der Urin zu den Nieren." Andere Vulgärmaterialisten beschrieben das Psychische nicht als *Materie*, sondern als *Funktion* materieller Vorgänge (Organfunktion), wieder andere als unselbständiges und unwirksames *Begleitphänomen* materieller Vorgänge (Abfallprodukt).

5. *Idealismus*. Unmittelbar kennen wir nur Bewußtseinstatsachen, also etwas Psychisches. Ins Bewußtsein treten keine Gegenstände ein, sondern nur, was sie in unserer Anlage des Wahrnehmens auslösen. Zu den subjektiven Formen des Wahr-

nehmens gehören nicht nur Farben, Töne usw., sondern auch Raum und Zeit (KANT). Die Subjektivität wird u.a. bei Leistungsüberschreitung unseres Wahrnehmungsapparates deutlich; wir sprechen dann in paradoxen Analogien von „unsichtbarem Licht" (Ultrarot, Ultraviolett), von „unhörbaren Tönen", von „ungleichzeitiger Gleichzeitigkeit", „unanschaulichen Räumen" (vierdimensionalen, gebogenen Räumen; EINSTEIN). Ist aber Räumlichkeit nur eine subjekthafte Form des Auffassens, dann ist auch die körperliche Materie nur ein Wahrnehmungsbild. Was ihm außerhalb des Bewußtseins entspricht, ist problematisch. Der Idealismus nimmt an, daß jene Realität gleichartig der von uns unmittelbar erlebten ist, also etwas Geistiges.

Neuerdings haben biologisch orientierte Autoren (LORENZ, BAVINK) betont, daß die Entwicklung der subjektiven Wahrnehmungsformen zwangsläufig durch die natürliche Auslese zu ihrer weitgehenden Anpassung an die Wirklichkeit geführt haben muß. Zwar ist unser menschlicher Erkenntnisapparat die Voraussetzung für unser Vorstellungsbild von der Natur, aber eben dieses Vorstellungsbild von der Natur lehrt uns nun die natürlichen Voraussetzungen des Erkenntnisapparates selbst kennen und seine Entwicklungsgeschichte. – Diese Auffassung nähert sich Vorstellungen des dialektischen Materialismus.

6. *Identität.* Unser Wahrnehmungsapparat stellt uns gelegentlich ein und denselben Naturvorgang in zwei völlig verschiedenen Qualitäten dar, z.B. einerseits als Licht, andererseits als Wärme oder einerseits als Ton, andererseits als Vibration. So kann auch ein und derselbe Naturvorgang dem zugrunde liegen, was wir einerseits als Gehirnvorgang erkennen und andererseits als psychisches Erlebnis. Der Unterschied zwischen Physischem und Psychischem ist nicht ein echter, in der Sache gelegener, sondern ein scheinbarer, in der Wahrnehmung begründeter. Ein einzelner Sinn zeigt uns nicht alle Seiten der Realität. Erst im Zusammenwirken und in gegenseitiger Ergänzung vervollständigt sich das Bild. Das gilt, trotzdem die einzelnen Sinne eine sehr unterschiedliche Reichweite haben, z.B. das Sehen und das Schmekken. Neben der von zahlreichen Sinnen gespeisten räumlichen Wahrnehmung, die auch unseren eigenen Körper umfaßt, stellen sich in unserem Bewußtsein Gefühle und Willensregungen dar, allerdings nur unsere eigenen. Beide Erkenntnisweisen unterscheiden und ergänzen sich. Unser in die Außenwelt gehender Blick physischer Beobachtungen hat einen außerordentlich weiten Horizont. Die sorgfältigste naturwissenschaftliche Beobachtung wird aber von sich aus niemals feststellen können, daß der Schmerzäußerung etwas Unangenehmes und der Freudenäußerung etwas Angenehmes entspricht. Unser in uns selbst gerichteter Blick psychischer Beobachtungen hat nur einen sehr kleinen Horizont, dringt aber dort in eine sehr wesentliche Seite der Realität.

7. *Dialektischer Materialismus.* Materie wird nicht mehr als stoffliche Substanz definiert, sondern als vom Bewußtsein unabhängiges Sein. Die qualitative Eigenart der einen Realität wie der anderen Realität soll nicht verkannt und nicht etwa das Bewußtsein als physiologischer Hirnprozeß beschrieben werden. – Allerdings erweist sich Bewußtsein als gebunden an hochorganisierte materielle Strukturen und als Ergebnis einer langen biologischen und sozialen Entwicklung. Nicht das Bewußtsein ist primär (Idealismus), sondern das von ihm unabhängig Existierende (Materialis-

mus). Auch die Erkenntnisprozesse im einzelnen setzen unabhängige Objekte voraus und haben ihren Wahrheitsgehalt schließlich nicht in der Theorie, sondern in der Praxis zu erweisen. Der Gegensatz zwischen Materie und Bewußtsein gilt im Erkenntnistheoretischen absolut, außerhalb davon relativ (MARX, ENGELS, LENIN).

Die grundlegende Wende gegenüber dem Idealismus erläutert RUBINSTEIN: „Das in einer solchen Weltanschauung befangene philosophische Denken versucht erfolglos zu ergründen, wie und ob man aus dieser abgeschlossenen Subjektivität in die objektive Welt ausbrechen könne. Der materialistische Monismus des dialektischen Materialismus geht unmittelbar von der äußeren Welt aus. Von dort aus wendet sich die Widerspiegelungstheorie den psychischen Erscheinungen zu.“ – Wohl tritt bei der einzelnen Erfahrung unser Erkenntnisapparat dem Sinnesmaterial als etwas Fertiges gegenüber und ermöglicht erst und formt die Erkenntnis. Dieser richtige Kerngedanke KANTS mündet aber in Paradoxie, wenn der Apparat der Erkenntnis Agnostizismus zur Konsequenz hat. Zwar sind die Beiträge des Apparates zur Erkenntnis unentbehrlich, aber sie sind keineswegs einfach subjektiv. Das Subjekt und sein Erkenntnisapparat erweisen sich vielmehr als das Ergebnis eines vorausgegangenen Entwicklungsprozesses und dadurch als selbst erst gestaltet und erprobt in der Erfahrung mit dem Objektiven.

Der unmittelbare psychophysische Zusammenhang in der Hirntätigkeit findet hierbei die Erklärung: Der gleiche Prozeß kann sich als ein psychischer, neurophysiologischer oder chemischer darstellen, je nachdem, in welchem Bezugsystem wissenschaftlicher Gesetzmäßigkeiten man ihn betrachtet. Die Chemie abstrahiert von physiologischen Zusammenhängen, die Physiologie von psychischen, insbesondere den gesellschaftlichen. Die chemische Betrachtungsweise nimmt der physiologischen nichts von ihrer besonderen Qualität, die physiologische der psychischen nichts. Die spezifisch psychische Qualität zeigt sich in der ideellen Art der Erscheinungen und kann allen materiellen gegenübergestellt werden (RUBINSTEIN). – Der aktuelle psychophysische Zusammenhang wird von einigen mit der Theorie erklärt, daß bei der Empfindung Materielles in Ideelles dialektisch umschlägt, bei Willensäußerungen umgekehrt Ideelles in Materielles. Eine bekannte Analogie, die jedoch nur das Umschlagen als solches zum Ausdruck bringen soll, nicht aber den besonderen Qualitätsunterschied zwischen Materiellem und Ideellem, ist der Übergang zwischen den Aggregatzuständen fest – flüssig – gasförmig.

Niemand vermag, außer an sich selbst, Psychisches unmittelbar wahrzunehmen. Niemand vermag es naturwissenschaftlich nachzuweisen. Gründlichstes Studieren gibt einem Taubgeborenen keinen Begriff davon, was ein erlebter Ton ist. Während das Physische sich allen darbietet als objektive Realität, ist das Psychische nur jedem allein bei sich selbst zugänglich als subjektive Realität.

Das erschwert die Klärung des psychophysischen Zusammenhanges ungemein. Die vorgenannten Theorien sind gewiß auch im Urteil des Lesers zum Teil überlebt im Sinne der angeführten kritischen Einwände. Der wissenschaftliche Meinungsstreit ist jedoch noch nicht abgeschlossen, und die Probleme sind jedenfalls noch nicht so weit gelöst, daß die Theorie durch ausdrückliche Voraussagen neuer Entdeckungen erprobt und bestätigt wird.

Dies war jahrhundertelang auch gar nicht möglich. Mangels ausreichender Methoden der Hirnuntersuchung entwickelte sich die wissenschaftliche Spekulation ohne eine begleitende Kontrolle durch Fakten. Diese Ära ist vorbei. Heute stehen wir genau auf der Schwelle zu einem epochalen Abschnitt der Forschung. Es ist gelungen, zerebrale Neuronen zu identifizieren, deren elektrophysiologische Erregungsabläufe einer bestimmten subjektiven Empfindung mit weitgehender Präzision entsprechen, z.B. der audiometrischen Hörschwellenangabe. (Wir gehen auf dieses Beispiel noch näher ein.) Die experimentelle Neurophysiologie hat den Ansatzpunkt für eine exakte Untersuchung des psychophysischen Zusammenhanges erreicht.

In zunehmend beschleunigter Entwicklung sind die Voraussetzungen dafür erarbeitet worden durch Hirnanatomie und -histologie, durch experimentelle Abgrenzung von Funktionsbezirken, durch indirekte Untersuchungen der Hirntätigkeit mittels bedingter Reflexe, durch implantierte Reizelektroden am unbehinderten Tier und Menschen und durch minutiöse Ableitung der Aktionspotentiale von intrazerebralen Neuronen.

Die Ergebnisse sind großenteils überraschend und unerwartet. (Unser Beispiel wird das zeigen.) Neue offene Fragen regen die experimentelle Forschung an. Voraussagen über die ergiebigsten Ansatzpunkte sind nicht nur möglich, sondern erwünscht. Eine theoretische Konzeption vermag ein Wissenschaftler dadurch am wirksamsten zu vertreten, daß er hervorhebt, wo sich seine Voraussagen von denen anderer unterscheiden, und daß er Methoden mitentwickelt, die eine allgemein anerkannte Entscheidung herbeiführen. Das gilt nun auch für die Erforschung des psychophysischen Zusammenhanges.

So muß z.B. das dialektische Umschlagen von einer Qualität in eine andere als psychophysischer Normalvorgang sich von der naturwissenschaftlichen Forschung zu einem wesentlichen Teil erfassen lassen; denn die eine der beiden Qualitäten ist beobachtbar.

Auch für die Identitätstheorie lassen sich nachprüfbare Arbeitshypothesen ableiten. Zum Beispiel ein Ton, wie er gehört wird, ist nicht objektivierbar. Ihm selbst ist nicht zu entnehmen, welch eine, ja nicht einmal, daß eine Schwingungsfrequenz ihm zugrunde liegt. Was sich aber nicht als Schwingungsfrequenz darbietet, ist weder mit dem Ohr noch mit physikalischen Hilfsmitteln als Ton zu erfassen. Die Identitätstheorie erwartet: a) daß der sinnesphysiologische Prozeß sich über frequenzweiterleitende Strecken hinaus zur frequenzlosen Information fortsetzt; b) daß dies sich aber nicht durch Verwandlung in einen psychischen, ideellen Prozeß der Fremdbeobachtung entzieht, sondern ununterbrochen objektiv zu verfolgen ist. Was dann wahrgenommen wird, objektiv im cm-g-s-System der Physik meßbar und subjektiv als Ton, ist beides das gleiche, aber in einem anderen Aspekt, in zwei völlig verschiedenen Sinnesformen, die nebeneinander bestehen.

Die Zeit ist also reif, über den psychophysischen Zusammenhang nicht bloße Hypothesen zu vertreten, sondern Arbeitshypothesen abzuleiten, die naturwissenschaftlich zu überprüfen, zu verifizieren oder zu verwerfen sind.

Die entscheidenden Voraussetzungen dafür verdanken wir, wie gesagt, der neurophysiologischen Forschung, welche sich dem Zusammenhang zwischen objektiven Informationsprozessen und subjektiven Wahrnehmungen bis zur Berührung genähert hat. Das am besten erforschte Beispiel ist die Aufnahme longitudinaler Druckwellen. Sie werden durch die Schnecke des Felsenbeins ihrer *Frequenz* nach sortiert. So getrennt erfolgt in den Haarzellen des Cortischen Organs die Umwandlung von mechanischer Energie in elektrische Potentiale. Ein konstanter und zwangsläufiger Registrierfehler im Cortischen Organ – jede Druckwellenfrequenz erregt auch alle höheren Frequenzen – wird zunehmend korrigiert auf dem Wege der nervalen Erregungsleitung über die Cochlearisfasern, den Cochleariskern, den Olivenkern, die Vierhügelplatte und das Corpus geniculatum mediale bis zum Projektionsfeld in der Hirnrinde. Dabei wird erst im 5. Neuron, das im Corpus geniculatum mediale liegt und mit seinem Neuriten zum Tractus geniculo-corticalis beiträgt, die genaueste Wiedergabe erreicht und gleichzeitig eine Reizschwelle, die weitgehend übereinstimmt mit audiometrischen Hörschwellenangaben aufgrund subjektiver Wahrnehmung. – Die Reihung der Nervenfasern im Kanal der Schnecke bleibt in den aufsteigenden Bahnen erhalten und kehrt im Projektionsfeld der Hirnrinde wieder. Die empfundene Tonhöhe hängt nur von der Lokalisation der Faser ab. Die Lage allein zeigt, wenn auch in einer darin nicht wiederzuerkennenden Form, die Frequenz longitudinaler Druckwellen an. – Der *Stärke* der Druckwellen proportional ist die Höhe der elektrischen Potentialänderung in den Haarzellen. Nach einer anschließenden zweiten Transformation ist ihr proportional die Frequenz gleichförmiger Aktionspotentialentladungen in der fortleitenden Nervenfaser. Diese Frequenz vermindert sich aber in den folgenden Neuronen stark. Eine gewisse Proportionalität läßt darauf schließen, daß eine sog. Untersetzung vorliegt, d. h. ein technisches Prinzip, höhere Frequenzen proportional in niedere umzuwandeln. Der Informationsgehalt geht bei dieser Umkodierung nicht verloren. Sie ist nötig, weil weiterleitbare Frequenzen eine obere Grenze haben und die zusammenfassende Verarbeitung eintreffender Erregungen aus mehreren peripheren Fasern zentralwärts zu einer Reizsummation führt, die ohne Untersetzungsverhalten nicht zu bewältigen wäre. In der akustischen Hirnrinde treten nur langsame evozierte Potentiale auf. – Aus einer (unbewußten) Verrechnung der Unterschiede in der Erregung beider Cortischen Organe resultiert eine Information über die *Richtung*, die uns psychisch auf eine Schallquelle, objektiv auf einen Druckwellensender hinlenkt.

Warum Longitudinalschwingungen durch Töne und elektromagnetische Schwingungen durch Farben repräsentiert werden, ist unbeantwortet. Die Empfindungsqualität ist offenbar gleichgültig, wenn sie nur gestattet, Frequenz, Stärke und Richtung objektiver Wellen durch eine Skala (Tonstufen, Farbstufen), durch Intensitäten (Lautstärke, Lichtstärke) und durch Seitendifferenzen so übereinstimmend (homomorph) darzustellen, daß diese Wahrnehmung den unmittelbaren Lebenserfordernissen genügt.

Die einzelnen Informationen weisen nur an exakt lokalisierbaren Orten des Gehirns den Inhalt genau auf, der in der subjektiven Wahrnehmung erscheint. Doch daß diese Informationen neurophysiologisch nebeneinander bestehen bzw. daß jede einzelne eine psychische Qualität erreicht, besagt noch nicht genug für die Kennzeichnung des psychophysischen Zusammenhanges. Die Zusammenfügung der Einzelempfindungen in der E i n h e i t   d e r   A p p e r z e p t i o n muß hinzukommen. Das physische Zusammenwirken einzelner Elemente tritt uns psychisch als Ganzheit entgegen. Die Einheit des Bewußtseins ist das Hauptprinzip der Fähigkeit, zu erkennen (KANT), und ist mit dem Selbstbewußtsein verknüpft. In ihr ist nicht nur Nebeneinanderliegendes, sondern auch zeitlich Auseinanderliegendes vereint. Nur das stellt sich uns als Psyche dar. – Es weist darauf hin, daß wir den Zusammenhang zwischen den physischen und psychischen Fakten schließlich nicht in einer immer weiter zergliedernden und atomisierenden Betrachtungsweise des Gehirnes finden, sondern daß den psychischen Prozessen Hirnprozesse entsprechen, die statt punktueller Art recht ausgedehnt sein dürften.

Daß das Psychische objektiv keiner direkten Beobachtung zugänglich ist, bildet den Grund für die Unsicherheit darüber, wie weit verbreitet es in der Natur ist. Die Auffassungen gehen bis zu zwei Extremen auseinander.

Das eine Extrem drückt sich in der Anschauung aus: Nur mein Erleben erfahre ich als Wirklichkeit und nichts außerdem; nur das kann ich als existent erklären (Solipsismus). Das andere Extrem ist die Überzeugung, daß in der gesamten Natur alles Körperliche zugleich auch psychische Eigenschaften habe. Diese Vorstellung ist vom Beginn der Philosophie mit THALES über bedeutendste Vertreter wie SPINOZA bis in die neuere Zeit, z.B. bei HAECKEL, zu finden. Auch LENIN hat eine solche Hypothese ausdrücklich nicht abgelehnt.[1]) Natürlich ist eine Beseelung von allem nur in sehr verschiedenem Grade und als zumeist unbewußt vorgestellt. Bei einem Stein beispielsweise nur in dem unbewußten Empfinden, wo die Erdmasse ist, und in dem Drang zu ihr.

MAX PLANCK hat in der gesamten Natur sogar eine Art vernünftigen Vorgehens gesehen und begründet. Bekanntlich hat das Licht in dichteren Medien eine geringere Geschwindigkeit. Kommt ein Lichtstrahl, der von einem Punkte A zu einem Punkte B gelangt, durch Bereiche verschiedener Dichte, so nimmt sein Weg immer den Verlauf, daß unter voller Berücksichtigung der verschiedenen Fortpflanzungsgeschwindigkeiten B in der kürzestmöglichen Zeit erreicht wird. Abb. 2 bietet ein einfaches Beispiel. „Die Photonen, welche den Lichtstrahl bilden, verhalten sich also wie vernünftige Wesen. Sie wählen sich unter allen möglichen Kurven, die sich ihnen darbieten, stets diejenige aus, die sie am schnellsten zum Ziele führt.“ PLANCK bringt dies als Beispiel für das Prinzip der kleinsten Wirkung, dem sämtliche Naturvorgänge unterliegen. Man kann den gleichen Vorgang immer auch kausal erklären; z.B. die Lichtbrechung nach dem Huygensschen Prinzip durch Änderung der Interferenzverhältnisse bei schrägem Auftreffen einer Welle auf ein andersartiges Medium. Diese kausale Betrachtung und die erstgenannte teleologische bringen trotz ihrer grundlegenden Verschiedenheit inhaltlich nichts Gegensätzliches. „Es

---

[1]) „... die Empfindung ist in klar ausgesprochener Form nur mit den höchsten Formen der Materie (der organischen Materie) verbunden, und in den ‚Grundsteinen des Gebäudes der Materie‘ kann man nur die Existenz einer Fähigkeit, die der Empfindung ähnlich ist, vermuten. Dies ist zum Beispiel die Hypothese des bekannten deutschen Naturforschers Ernst Haeckel, des englischen Biologen Lloyd Morgan u.a. – ganz abgesehen von der oben zitierten Vermutung Diderots.“ (LENIN: Materialismus und Empiriokritizismus. 1909. Berlin 1956, S. 35; Kap. I, 1) – HAECKEL hatte unter Hinweis auf GOETHE ausgeführt: „Diese prinzipielle Einheit der Wahlverwandtschaft in der ganzen Natur, vom einfachsten chemischen Prozeß bis zu dem verwickeltsten Liebesroman hinauf, hat schon der große griechische Naturphilosoph EMPEDOKLES im fünften Jahrhundert v. Chr. erkannt, in seiner Lehre vom ‚Lieben und Hassen der Elemente‘. ... Wir gründen darauf unsere Überzeugung, daß auch schon den Atomen die einfachste Form der Empfindung und des Willens innewohnt – oder besser gesagt: der Fühlung (Aesthesis) und Strebung (Tropesis) –, also eine universale ‚Seele‘ von primitivster Art (noch ohne Bewußtsein! –).“ (Die Welträtsel. 1899. Berlin 1961, S. 285/286; Kap. III, 12).

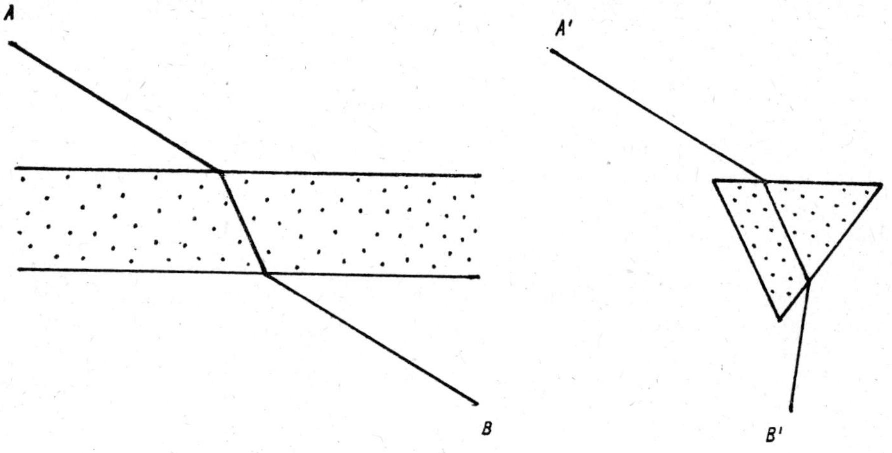

Abb. 2. Zum Paradigma von MAX PLANCK: Die Photonen wählen unter allen möglichen Kurven diejenige aus, die sie am schnellsten zum Ziele führt. – Lichtstrahl, gebrochen durch Glas (punktiert).

handelt sich vielmehr lediglich um eine der Form nach verschiedene, sachlich jedoch vollkommen gleichberechtigte Betrachtungsweise." Zu der causa efficiens, der Ursache, welche aus der Gegenwart in die Zukunft wirkt und die späteren Zustände als bedingt durch die früheren erscheinen läßt, gesellt sich die causa finalis, welche umgekehrt die Zukunft, nämlich ein bestimmt angestrebtes Ziel, zur Voraussetzung macht und daraus den Verlauf der Vorgänge ableitet, welche zu dem Ziele hinführen. Im gesamten Bereich der Natur herrscht eine bestimmte Gesetzmäßigkeit, welche „eine Formulierung zuläßt, die einem zweckmäßigen Handeln entspricht".

Kritisch ist hervorzuheben, daß ein kürzester Weg nur dann als zweckmäßig interpretiert werden kann, wenn sein Endpunkt bereits bei Antritt des Weges Ziel war. Selbst PLANCK vermochte nicht von Zweckmäßigkeit zu sprechen, ohne von den Photonen zu sagen: „Sie wählen unter allen möglichen Bahnen, die sich ihnen darbieten, stets diejenige aus, die sie am schnellsten zum Ziele führt." Ein zielloser kürzester Weg hat nämlich nur eine mathematische Bedeutung und keinerlei zweckmäßige. Ohne Ziel auch keine causa finalis. Wir wenden nun ein, daß nicht der Lichtweg vom Endpunkt abhängt, sondern der Endpunkt vom Lichtweg. Einen experimentellen Beweis finden wir anhand der Lichtbrechung am Prisma (Fig. b). Wäre *B'* das Ziel der Photonen und ihr Verhalten zweckmäßig, so würden sie geradewegs von *A'* nach *B'* eilen. Es gibt für sie kein Ziel und keine causa finalis. – PLANCK wollte seine Erklärung auch auf die Biologie angewendet wissen. Ein kritisches Beispiel bringen wir dazu auf S. 128.

Die beiden Extreme in der Auffassung über die Verbreitung des Psychischen sind rein theoretisch entwickelte Positionen. Zwischen ihnen gibt es einen Bereich, in dem das Vorkommen psychischer Lebenserscheinungen eine starke Evidenz hat. Wenn auch nicht unmittelbar, so erkennen wir doch mittelbar an Mimik, Gestik, Sprache, zielstrebigem Verhalten usw. dahinterstehende psychische Prozesse. Deshalb schreiben wir unseren Mitmenschen eine normalerweise gleiche psychische Beschaffenheit zu, wie sie bei uns selbst besteht. Wir versetzen uns in die Lage des anderen und berechnen aufgrund unserer eigenen psychischen Regungen, wie er sich verhalten wird, und zwar nicht ohne Erfolg. Trotzdem ist es nicht nur ein Analogieschluß von uns auf andere, was uns eine ähnliche psychische Beschaffenheit annehmen läßt. Wir reagieren auch aufgrund einer angeborenen Verhaltensweise auf bestimmte mimische und Ausdrucksbewegungen wie auch Lautäußerungen unseres Artgenossen so, daß wir mitleiden, mitlachen, von seiner Furcht angesteckt werden usw. (S. 28f.). Dabei ist kein Analysieren des Ausdrucks und Schlußfolgern aufgrund von Analogien zwischengeschaltet, sondern wir haben den Eindruck, sofort das psychische Befinden des anderen zu erkennen.

In ähnlicher Weise erscheint bei höheren Tieren psychisches Leben evident. Wenn auch die Fähigkeit zur Abstraktion, Begriffsbildung und Schlußfolgerung gering ist oder fehlt und damit das Bewußtsein sich wesentlich vom menschlichen unterscheiden muß, so ist doch der Eindruck subjektiven Erlebens bei Fühlen und Wollen recht zwingend. Wir kennen den verstehenden Kontakt zwischen Mensch und Tier bei Schmerz, Freude, Wut und Behagen. Diese Evidenz schwindet zunehmend bei niederen Tieren und verliert sich dann völlig. Nur ein theoretisches Extrapolieren kann immer noch geringere Grade des Psychischen in die Welt der Pflanzen und des Unbelebten hinein vermuten.

Das noch ungelöste Problem des psychophysischen Zusammenhanges wird bedeutungslos, wenn wir die Funktion des Psychischen betrachten und es als Regler in einem Regelkreis beschreiben (Abb. 3). Es ist nämlich gleichgültig, wie die Einzelaggregate einer solchen Schaltung in ihrem Innern konstruiert sind; wichtig ist nur, wie sie mit Eingabe- und Ausgabegrößen aufeinander wirken.

Die dargestellte Blockschaltung bringt in einer vereinfachten und schematischen Form das prinzipielle Zusammenwirken zur Anschauung. Organismus und Umwelt sind hier einander gegenübergestellt und zugleich in einem Regelkreis eng miteinander verbunden. Das gilt noch für Mensch und Tier. Geregelt wird die

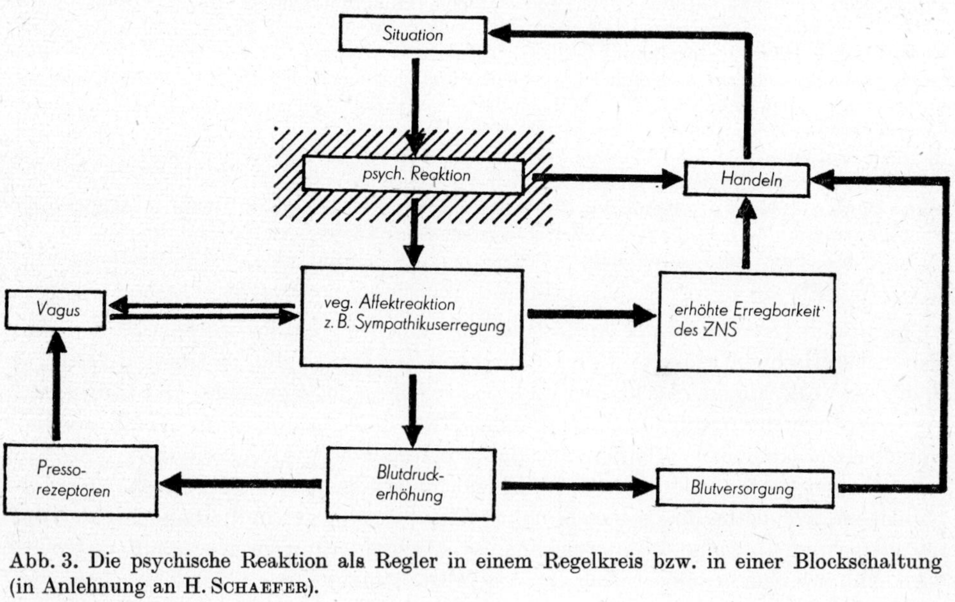

Abb. 3. Die psychische Reaktion als Regler in einem Regelkreis bzw. in einer Blockschaltung (in Anlehnung an H. Schaefer).

Umweltsituation, die sich unter äußeren Einflüssen ändert. Genauer sind es einzelne Komponenten der Umweltsituation, aber doch unter Berücksichtigung ihres Gesamtzusammenhanges. Die geregelte Größe kann im einfachen Beispiel die Wohnraumtemperatur sein, andererseits aber auch das gesellschaftliche Leben. Der Regelkreis wird über Rezeptor- und Effektorfunktionen des Organismus geschlossen. Die psychische Reaktion umfaßt dabei die Aufnahme des Istwertes, den Vergleich mit dem Sollwert und die Ausgabe entsprechender Stellgrößen für das Handeln, nämlich den Handlungsentwurf und die Herbeiführung der verzweigten funktionellen und energetischen Voraussetzungen zu seiner Durchführung. Im Rahmen dieser Blockschaltung kommt es zu einer Vermaschung mit anderen Regelkreisen, in unserem vereinfachten Beispiel mit dem der Blutdruckregulation.

Wie schwierig es ist, die sehr komplizierten Vorgänge mit einfachen technischen Begriffen darzustellen, kommt in solchen Formulierungen wie Stellgröße der Handlung hinreichend zum Ausdruck. Ergänzend muß aber hinzugefügt werden, daß der Regelmechanismus ein grundsätzlich noch unzureichendes Modell ist (FISCHEL). Ginge es nämlich nur um die Erhaltung des Milieus, so würde es überhaupt keinen Fortschritt geben. Die psychische Steuerung leistet mehr.

Für die Erläuterung vieler Leistungen und auch Störungen genügt aber die Betrachtungsweise eines Regelmechanismus. Bei ihm kommen wie in der Technik beispielsweise peinigende Rückkopplungseffekte vor, ausgelöst durch eine (neurotische) Fehleinstellung des psychischen Teilaggregates. Dann kann die Situation verstärkt statt ausgeglichen werden, und es entsteht ein circulus vitiosus. So, wenn ein Ehrgeiziger zu stark reagiert, seine Umwelt ihn daraufhin abfällig beurteilt, sein Streben um so heftiger wird, desto größere Geringschätzung auslöst usw. Dieses von H. SCHAEFER angeführte Beispiel ist durchaus aus dem Leben gegriffen, wir verweisen nur auf den auf den Seiten 487/88 angeführten Fall, wo das fehleingestellte Geltungsstreben eines einstigen Einzelkindes von Enttäuschungen bis in die Träume hinein verfolgt wurde und schließlich in eine psychogene Erkrankung mündete und wo Heilung durch eine psychotherapeutische Korrektur der Fehleinstellung eintrat. Sinnfällige Beispiele für solche fatalen Zirkel bei psychischer Fehleinstellung findet man weiter bei Stottern, Hyperhidrosis, Tremor, Erythrophobie, Impotenz u.a. Man könnte von Rückkopplungskrankheiten sprechen, wenn es nicht richtiger wäre, gleich die Ursache zu kennzeichnen, die psychische Fehleinstellung (Neurose).

Betrachten wir das Teilaggregat „Psychische Reaktion" etwas genauer, so erkennen wir darin mehrere Apparate, die in einer bestimmten Weise zusammenarbeiten. Abb. 4 gibt das Schaltbild. Nehmen wir daraus zunächst das „Denken" fort, dann erkennen wir das Schema angeboren-instinktiven Reagierens: Die Situation löst eine Emotion aus, die sich in einer koordinierten vegetativen und triebhaftmotorischen Reaktion auswirkt.

Wir gehen hierauf in den folgenden Kapiteln exakt ein. Die Übersicht in Abb. 4 zeigt, daß dem angeborenen Reagieren sich das im individuellen Dasein erworbene überlagert, hier als Denken, Wollen und Handeln bezeichnet. Es bestehen eine Reihe auch klinisch wichtiger Beziehungen, die in dem Schaltbild angegeben sind. Das Denken kann eine Emotion auslösen; z.B. die pathologischen Herzstromkurven der Abb. 86 sind auf diesem Wege gewonnen. Das Denken kann aber auch einen situa-

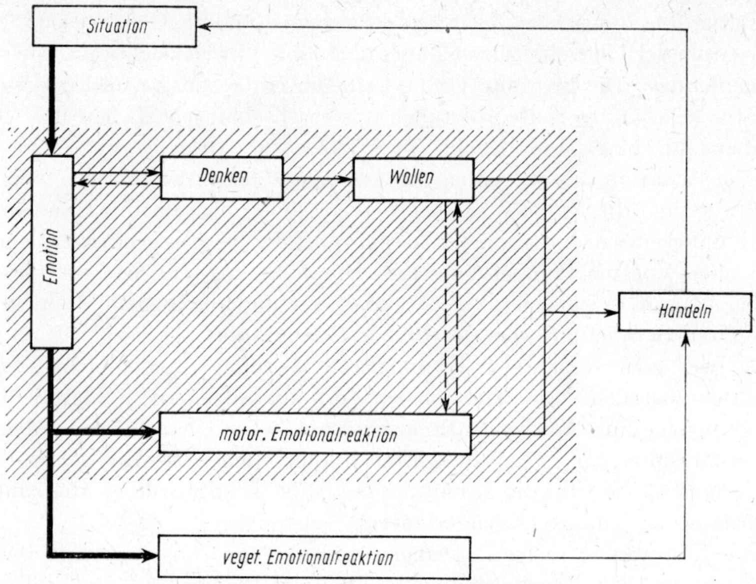

Abb. 4. Das in Abb. 3 als „psychische Reaktion" bezeichnete Teilaggregat besteht selbst aus mehreren Aggregaten. Sie sind hier im schraffierten Bereich dargestellt. Er umfaßt, was sich im Bewußtsein abspielt: Denken, Wollen und Fühlen; und zwar neben dem überlegten Wollen auch den Drang zu emotionalem, triebhaftem Handeln. Beides kann sich in einer Handlung vereinigen, z. B. beim Sprechen Text und Gefühlston. Beides kann aber auch in Widerstreit geraten und eines das andere hemmen (gestrichelt). Auch das Denken und die Emotionalität beeinflussen sich gegenseitig in fördernder oder hemmender Weise. Die emotionale Reaktion auf eine Situation mit ihren motorischen und vegetativen Äußerungen ist die urtümlichere (dicke Pfeile). Sekundär ist das Denken, das als phylogenetische Neuerwerbung mit überlegtem Wollen nur das Handeln zu steuern vermag, nicht aber die vegetativen Funktionen. Vgl. Abb. 31 auf S. 73!

tionsbedingten Affekt hemmen, wenn es, wie man sagt, über der Situation steht; dies ist ein häufig beschrittener Weg rationaler Psychotherapie. Umgekehrt vermag ein Affekt das Denken anzuregen (Manie) oder zu hemmen. Letzteres spielt z. B. bei der panischen Angst eine Rolle. Mit dem Ausfall des Denkens wird das Handeln, wie aus dem Schaltschema ersichtlich, von motorischen Triebreaktionen beherrscht („Primitivreaktionen", s. dort). Unter normalen Verhältnissen wird dagegen von Erwachsenen die motorische Triebreaktion willensmäßig gehemmt. Diese Selbstbeherrschung ist möglich, da der emotionale Bewegungsdrang sich der Willkürmotorik bedienen muß. Die affektive Reaktion im Vegetativum läuft dagegen immer willentlich unbeeinflußbar ab. Im Hinblick auf das äußere Handeln sind Denken und Emotion parallelgeschaltet, schließen sich keineswegs gegenseitig vollständig aus, sondern kombinieren sich meist; das einfachste Beispiel ist das Nebeneinander von Sprachtext und Sprachmelodie: Redet jemand in einer unbekannten Sprache, so verstehe ich die auch von dem anderen erst erlernten Worte darin nicht, dagegen ist mir aus dem Tonfall sofort klar, welcher Affekt gerade den Redner beseelt, denn diese Lautäußerungen sind angeboren und bei allen Völkern gleich.

Es drängt sich die Frage auf, warum einige Apparate der gesamten Blockschaltung mit Bewußtsein verbunden sind, andere nicht. Wir sind uns unserer psychischen Reaktionen bewußt, wir nehmen die äußere Situation wahr und unsere Handlungen, dagegen erkennen wir von den meisten Vorgängen in unserem eigenen Körper gar nichts, Ausnahmen sind Stuhldrang, Harndrang, Niesreiz, Hustenreiz, Brechreiz, Übelkeit, Schmerzsignale, Herzangst; und mit Atemnot, Durst, Hunger, Liebe haben wir die fließende Grenze zu den nicht lokalisiert empfundenen Eigenwahrnehmungen erreicht. Fragen wir nach dem Gemeinsamen alles dessen, was das Bewußtsein füllt, so lautet die Antwort: Bewußt wird uns nur, was unseren Umgang mit der Außenwelt betrifft, sonst nichts. Man wird dies als Hinweis darauf betrachten, daß das Bewußtsein eine bestimmte Funktion erfüllt. Eine befriedigende Antwort, warum denn diese Funktion nicht ebenso unbewußt erfüllt wird wie die meisten anderen im Organismus, kennen wir bis heute nicht. Wir wissen keine Notwendigkeit des Bewußtseins anzugeben.

Wir wissen andererseits, daß der Gedanke an eine Welt ohne Bewußtsein, sie mag von noch so komplizierten und durch Auslese sich verbessernden Automaten wimmeln, wenn sie aber ohne Glück, ohne Leid, ohne Hoffnung ist, uns nur begrenztes Interesse abgewinnen kann, sie wäre eine tote Welt. – Der Naturwissenschaftler mag sich mit dem äußeren Blick allein begnügen und objektive Reaktionen registrieren. Der Arzt beginnt aber immer erst da, wo nicht nur gestörte Reaktionen ablaufen, sondern wo der Wunsch besteht, daß es anders werde, und der eigene Drang, zu helfen gegen Schmerzen und Leid, und zwar: Gerade weil hier etwas Subjektives ist! Schon Paracelsus hat es treffend gesagt: „Der Arzt wächst im Herzen."

Die Erforschung der objektiven Seite

Die körperlichen Reaktionen auf Umweltverhältnisse sind teils ererbt, teils erworben.

Mit den **ererbten** Reaktionen befaßt sich die Instinktlehre, Ethologie[1]) oder *Verhaltensforschung* (Lorenz, Tinbergen[2])). Das Wort „instinktiv" hat bis vor 30 Jahren im wissenschaftlichen Sprachgebrauch Unbehagen bereitet. Es war rätselhaft, was man sich darunter vorstellen sollte. Die „Tierpsychologie" vermochte bewundernswürdige äußere Leistungen zu beschreiben, doch erschienen die inneren Zusammenhänge der Forschung unzugänglich. Inzwischen ist jedoch dieser Komplex von Lebenserscheinungen durchanalysiert worden. Die Ethologie hat sich als ein blühender Zweig der Naturwissenschaften entwickelt und uns tiefe Einsichten in biologische Zusammenhänge erarbeitet. Sie hat ihren Aufschwung dadurch genommen, daß sie – ähnlich wie die vergleichende Anatomie und vergleichende Physiologie – zur vergleichenden Verhaltensforschung wurde, d.h. durch den Vergleich in der Tierreihe und am Menschen zu neuen, grundlegenden Einsichten gelangte.

Die Verhaltensforschung schöpft aber die Problematik in unserem Sinne nicht aus, da sie sich auf die Probleme des äußeren Verhaltens beschränkt. Was heute

---

[1]) ἦθος = Gewohnheit, Brauch, Sitte. [2]) Beide Nobelpreisträger für Medizin 1973.

als *Verhaltensphysiologie* bezeichnet wird (v. Holst), ist im wesentlichen Neurophysiologie zur Erfassung der Steuerungsapparate des äußeren Verhaltens. Zwar sind hier wertvollste Ergebnisse erarbeitet worden, z. B. der Nachweis des Reafferenzprinzips innerhalb des Nervensystems mit seinen Beziehungen zur Regeltechnik und Informationsverarbeitung. Fast unbeachtet geblieben ist aber die Physiologie der inneren Organe im Zusammenhang mit äußeren Verhaltensweisen. Dabei liegt auf der Hand, daß hier engste Zusammenhänge bestehen (Abb. 3 u. 4). Blutdruckregulation, Herzleistung, Atmung, Magen-, Darm-, Blasenmotilität, Sekretion der Tränen-, Speichel-, Keimdrüsen und anderes ist in vielfältiger Weise verhaltensgebunden. Dies bildet zu einem beträchtlichen Teil das Thema dieses Buches.

Mit den **erworbenen** Reaktionen befaßt sich die *Lehre von der höheren Nerventätigkeit* (Pawlow, Bykow, Kurzin). Dieser Forschungszweig lag von vornherein in ärztlichen Händen und hat daher neben dem äußeren Verhalten auch allen physiologischen Vorgängen eingehende Beachtung gewidmet. Über die Beziehungen zwischen Großhirnrinde und inneren Organen sind umfangreiche Untersuchungen vorgelegt worden. Mit der Darstellung des Wortes als Signalreiz und der Sprache als zweites Signalsystem ist eine durchgehende Verbindung vom sozialen Bereich über die Großhirnrinde bis zu Organreaktionen bloßgelegt worden.

Vertieft wurden diese Kenntnisse durch Einbeziehung einer Betrachtungsweise im Sinne der Regelungstechnik (Anochin). Wertvolle Impulse für die neurophysiologische Forschung bringen die vom Vater der *Kybernetik*, Wiener, angeregten Kommunikationsmaschinen, speziell die lernenden Maschinen. Auch die *Lerntheorien*.

Alle diese Fortschritte schöpfen die Problematik des *erworbenen* Reagierens nicht vollständig aus. Bisher ist es nur in einigen elementaren Formen erfaßt. Seiner ungeheuren Komplexität gegenüber steht man vor begreiflichen Schwierigkeiten. Insbesondere ist eine Analyse des erworbenen Reagierens des *Menschen*, von Elementarvorgängen abgesehen, in naturwissenschaftlich-objektiver Form heute nicht möglich. Wir sind dazu auf die andere Seite der Erkenntnis, die psychologisch-subjektive Form durchaus angewiesen.

Einige einfache physiologische und psychologische Vorgänge lassen sich zur Deckung bringen und stellen wohl den gleichen Prozeß, einmal objektiv betrachtet und einmal subjektiv betrachtet, dar. Das gilt z. B. für die Beziehung zwischen dem bedingten Reflex einerseits und der Assoziation aufgrund einer früheren Gleichzeitigkeit andererseits.

Ererbte Verhaltensanteile

Psychonerval bedingte *Erkrankungen* mit Funktionsstörungen an den inneren Organen beruhen größtenteils auf vegetativen Affektreaktionen. Vornehmlich ihrem Verständnis ist dieses Kapitel gewidmet. Emotionen und Instinkte stellen jeweils den gleichen Triebvorgang in seinem subjektiven bzw. objektiven Aspekt dar. Der Mensch besitzt so viele Instinkte wie qualitativ unterscheidbare Emotionen. Zusammengenommen stellen sie eine beachtenswerte Instinktausstattung dar. Diese ererbten Verhaltensanteile äußern sich nicht nur an der Skelettmuskulatur, sondern in einem primären Synergismus von Animalium und Vegetativum, also in einer einheitlichen Gesamtreaktion des Organismus. Das Instinkterbe erweist sich aber als einer urtümlichen Lebensweise angepaßt, von der sich der Kulturmensch weit entfernt hat. Biologische Anpassungen vollziehen sich langsamer als die geistige Entwicklung und halten mit ihr nicht Schritt. Der zivilisierte Mensch beherrscht seine motorischen Triebreaktionen und ersetzt sie durch eine seinen geistigen Hilfsmitteln entsprechende Willkürmotorik. Nicht willkürlich beherrschbar laufen jedoch die vegetativen und extrapyramidalen Emotionalreaktionen unentwegt in ihrer atavistischen Form ab. Hier liegt ein Koordinationsdefekt in der Natur des Menschen vor. Anhaltend einseitige Affektspannungen im modernen Leben sorgen dafür, daß solche inadäquaten Reaktionen ein leistungsminderndes Ausmaß annehmen. Krankheitserzeugende vegetative Affektreaktionen unter anhaltenden Konfliktspannungen sind im speziellen Teil dieses Buches in so reichem Maße beschrieben, daß wir auf jedes einzelne Kapitel dort verweisen können. Hier wenden wir uns zunächst der vergleichenden Verhaltensforschung zu, soweit sie sich auch auf den Menschen bezieht. In homologen Organen, Lebensvorgängen und Verhaltensweisen repräsentiert sich der phylogenetische Zusammenhang alles Lebens. Mehr oder minder weitreichend zeigen sich solche Verbindungen, eingebettet in den allgemeinen Wandel der Stammesentwicklung.

Bei Kälte reagieren Warmblüter mit einer Aufrichtung der Haar- bzw. Federschäfte. Das *Aufplustern* bietet einen wirksamen Kälteschutz. Der Mensch richtet bei Kälte ebenfalls die Haarschäfte auf, bietet damit allerdings nur einen kläglichen Anblick. Augenfällig wird lediglich die Kontraktion der Mm. arrectores pilorum als „*Gänsehaut*". Das Haarkleid ist rudimentär, seine instinktive Steuerung dagegen noch intakt. Eine sinnentleerte, atavistische Reaktion des Menschen! Auch andere, genetisch vorprogrammierte Reaktionen auf Umweltbedingungen sind z.T. nur noch phylogenetisch verständlich. Außerdem zeigt das ebengenannte Beispiel, daß *der Mensch nicht in voller Harmonie mit sich selbst, sozusagen aus einem Guß entstanden* ist. Er trägt die Merkmale der Entwicklung: Bruchstücke des Vergangenen neben dem Neuen. Diese Diskrepanz finden wir also schon in seiner biologischen Natur ohne das Hinzutreten aller Probleme, die sich mit seiner geistigen Entwicklung ergeben. – Weitere Beispiele für instinktives Verhalten gegenüber dem *Wetter* finden sich im Kapitel „Schlaflosigkeit".

Wenn der Mensch vor *Schreck* zusammenfährt und dann starr vor Schreck ist, vollführt er die alte Instinktreaktion der Vierfüßler, die sich auf einen Schreckreiz hin reflektorisch ducken und dann unbeweglich verharren. Dieselbe Beugerkontraktion, dieselbe Reaktionshemmung! In der Umwelt des Tieres eine großartige biologische Leistung! Nichts kann ihm bei überraschender *Gefahr* eine schnellere Tarnung bieten als das blitzschnelle Ducken und Sich-an-den-Boden-gepreßt-Halten. Stehenbleiben oder gar Bewegungen wären für die natürlichen Feinde viel verräterischer. Diesem Leben ist das instinktive Verhalten angepaßt, und hier hat es oft lebensrettende Bedeutung.

Genau diese gleiche Reaktion ist aber in unserer modernen Industriewelt ein gefährlicher, nicht selten lebensgefährlicher Vorgang. Wenn ein Kraftfahrer nachts auf der

Autobahn bei hoher Geschwindigkeit genötigt wird abzublenden, und wenn dann in dem kurzen Lichtkegel seines Scheinwerfers plötzlich ein unbeleuchtet abgestelltes Fahrzeug auftaucht, was dann? Man sollte wünschen, daß der Fahrer augenblicklich die Bremse tritt, um den Zusammenprall, wenn nicht zu verhindern, so doch abzumindern. In Wirklichkeit fährt der Fahrer vor Schreck zusammen, während das Auto weiterrast. Tödliche Ausgänge unter diesen Bedingungen sind leider allgemein bekannt. Auch in anderen Zusammenhängen kostet die Schreckreaktion in unserer technisierten Umwelt zahlreichen Menschen Gesundheit und Leben. *Atavistische Reaktionsformen wirken beim Menschen heute nicht selten pathogen.*

Präzis dauert die Reaktionszeit 0,14–0,17 Sekunde vom Ertönen eines akustischen Signals bis zum Drücken einer Taste in einem Versuchszimmer. Dagegen erfolgt die *Schreckreaktion* in zwei Phasen, deren erste, reflektorische bereits 0,6–0,8 Sekunde in Anspruch nimmt. Dann beginnt mit einem Spähblick die zweite, emotional gesteuerte Phase. Im Versuchsraum bringt das Erkennen, daß ein Schreckschuß abgefeuert wurde, Entlastung. Neuerdings hat WIESER diesen Ablauf dokumentiert (Tab. 1). In einer wirklich schreckenerregenden Situation erfolgt aber als emotional

Tab. 1. Zusammenzucken vor Schreck. Die auf den Schuß einer Startpistole in einer halben Sekunde abgelaufene Reaktion wurde filmisch mit 1000 Bildern je Sekunde registriert. 43 Probanden (nach WIESER)

Beginn der Teilreaktion	Latenzzeit in ms	
	Durchschnitt	Streuung
Reflektorischer Augenschluß	57	47– 72
Kontraktion der Halsmuskeln	99	80–137
Verspannung der Gesichtszüge	116	84–212
Öffnung des Mundes	122	89–166
Verkürzung des Halses	133	122–150
Anheben der Schultern	145	122–235
Kopfbeugung	148	83–235
Abduktion, Elevation und Innenrotation der Arme	166	92–266
Nachvornrollen der Schultern	199	195–203
Beugung und Pronation der Arme	220	136–339
Öffnen der Augen	233	83–235
Schließen des Mundes	384	263–463
Entspannen der Gesichtszüge	438	195–855
Beugung der Beine	446	293–652
Ende des Zusammenfahrens und Beginn der optischen Orientierung		600–800

bestimmte, zweite Phase das Erstarren, Versteinern vor Schreck. Ein Patient berichtete uns, er hätte vor Schreck eine Maschine nicht abstellen können, in die ein Mitarbeiter mit den Fingern gekommen war, so daß die Zermalmungen größer wurden. Bei einer Autofahrt erlebte ich, wie ein Radfahrer, der seine Mütze verloren hatte, sich nach ihr bückte und dabei unversehens von seinem losrollenden Fahrrad auf die Straße nieder vor meinen Wagen gezogen wurde. Während die Räder aufkreischten, war uns beiden ein guter Ausgang zweifelhaft. Zwei Meter vor dem Mann kam der Wagen zum Stehen. Obwohl ich eine ganze Weile wartete, war der junge Mann, ein Polizist, nicht in der Lage, sich aus seiner Hockstellung zu erheben, geschweige denn, vorher wegzuspringen. So sehr saß der Todesschreck ihm in den Gliedern.

Daß es sich hierbei nicht um nervliches Versagen, sondern um eine atavistische Leistung handelt, kann folgendes Beispiel lehren. Während beim Menschen das Zusammenfahren bei Schreck schon im Mutterleib auslösbar ist, z.B. durch einen Trompetenstoß, besteht bei *Möwen* diese Reaktion und die anschließende Reaktionshemmung nur für einen bestimmten Lebensabschnitt. Sie wird nämlich erst am 3.–6. Tag auslösungsreif, bleibt dies bis etwa zum 30. Lebenstag und kann dann plötzlich nicht mehr und nie wieder ausgelöst werden. Denn nach einem Monat werden die Möwen flügge, und nun reagieren sie auf Schreckreize ganz anders, nämlich mit sofortigem Auffliegen. So reflektorisch vorher das Drücken eintrat, so reflektorisch erfolgt jetzt der Flugstart. Bis zum Flüggewerden ist die Jungmöwe farblich dem Boden angepaßt und dadurch beim Ducken und unbeweglichen Verharren schwer erkennbar. Erst die flugfähige Möwe besitzt das bekannte weiße Federkleid, und bei ihr ist das Zusammenzucken und reglose Erstarren überhaupt nicht mehr auslösbar (Steiniger). Man sieht hier, wie das instinktive Verhalten eingewoben ist in die Gesamtentwicklung des Lebewesens wie die Flugfähigkeit und die Farbe der Federn.

Übrigens scheint auch bei Jungvögeln die zweite Phase der Schreckreaktion, die Reaktionshemmung, *emotional* bestimmt. Bei Annäherung eines Menschen tritt sie bei der freilebenden Jungmöwe ein. Lagekorrekturreflexe und Eigenaktivität sind gehemmt. Es besteht ein veränderter Muskeltonus. Ohne Gegenbewegung lassen sich die Tiere in eine andere Lage bringen und sogar in eine andere Haltung, als wären sie aus Wachs (flexibilitas cerea). Aber der gleiche auslösende Reiz, die Annäherung des Menschen, wird bei der gefangenen und an den Menschen gewöhnten Jungmöwe wirkungslos. Ausschlaggebend ist offenbar ein Moment, das wir nicht anders als mit dem Ausdruck Angst bezeichnen können (Steiniger). – Weitere Parallelen im menschlichen Verhalten zu Reaktionshemmung, Totstellreflex, flexibilitas cerea usw. bringen die Kapitel über „Primitivreaktionen" und „Wesen der Suggestion und Hypnose".

Das Angstzittern erklärt sich wohl aus einer ungenutzten Erregbarkeitssteigerung des Nervensystems; bei (Flucht-)Bewegung, im aktiv innervierten Muskel, kann es nicht auftreten (s. Kapitel „Tremor"). Zittern tritt nicht nur bei instinktiver Leistungsbereitschaft aus Angst auf, sondern auch bei instinktiver Leistungsbereitschaft aus freudiger oder sexueller Erregung. Die vernünftige Einsicht in die Vergrößerung der Gefahr bei Flüchten kann zwar die Willkürmotorik beherrschen, nicht aber das willkürunabhängige Zittern aufheben. Dagegen vermag der suggestive Einfluß eines anderen auf dem Wege einer Affektumstimmung dieses zu leisten. Weiteres klinisch Wichtige über Zitteranfälle, Schreianfälle, Bewegungssturm, Panik, Stupor usw. siehe im Kapitel „Primitivreaktionen". – Vegetative Auswirkungen der verzweifelten Angst (Operationsangst usw.) sind im Kapitel über die „Angina pectoris" dargestellt mit Abb. 85 und 86.

Eine Katze reagiert einem Hund gegenüber in einem *Imponiergebaren* mit Buckelmachen und Fellsträuben, wodurch sie größer erscheint (Abb. 5a). Dabei werden die Skelettmuskeln vom zentralen, die musculi arrectores pilorum vom vegetativen

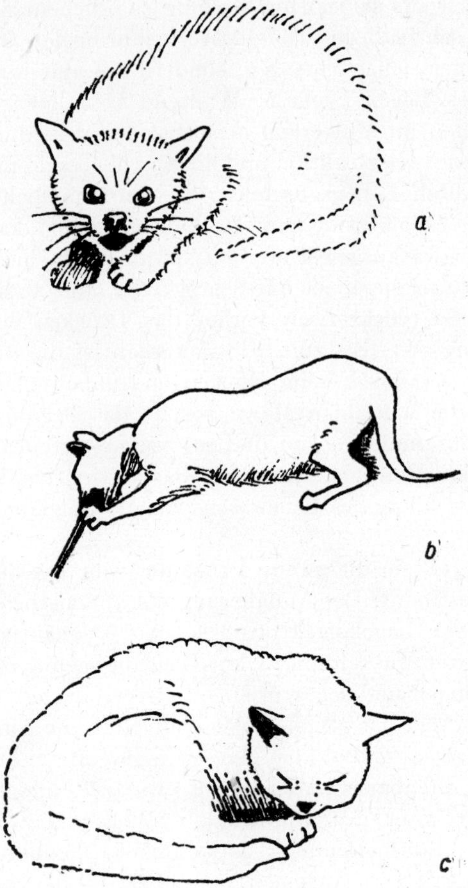

Abb. 5. Triebhafte Reaktionen, ausgelöst durch punktförmige Reizung im vorderen Zwischenhirn. a) Affektive Abwehrreaktion; b) Freßtrieb; c) Schlaftrieb. Siehe Abb. 29! (Nach HESS)

Nervensystem innerviert. Beide wirken in vollkommener Koordination zusammen zur gleichen instinktiven Leistung, der Vergrößerung des Körperumrisses.

Das Aufplustern einem Feind gegenüber, verbunden mit anderen Imponierbewegungen, ist im Tierreich weit verbreitet. Auch Primaten bilden dabei keine Ausnahme. Schimpansen vergrößern ihren Körperumriß durch Vorwinkeln der Ellenbogen und Fellsträuben. Genauso gehen menschliche Raufbolde aufeinander los (Abb. 6). Der gesittete, zur Selbstbeherrschung erzogene Mensch vermag dieses Triebverhalten im Bereich der Willkürmotorik auszuschalten, nicht aber auch im autonomen vegetativen Bereich, d.h. nicht das Haarsträuben, das Überlaufenwerden von einer Gänsehaut bei Gefahr.

Die Beobachtung ist sehr wichtig, daß *an einem Instinktvorgang Animalium und Vegetativum synchron und synerg beteiligt* sind. Ebenso ist es von weittragender medizinischer Bedeutung, daß die *Unterdrückung eines Triebverhaltens nur die Willkürmotorik betrifft, während die autonomen vegetativen Komponenten in atavistischer Form eintreten.*

Einer meiner Mitarbeiter berichtete mir, ihm sei heute ein Kind ins Auto gelaufen. Es wurde schwer verletzt, mußte in die Klinik und der Ausgang sei ungewiß. Unser Kollege berichtete, in dieser Situation habe er eine ausgeprägte Gänsehaut an sich festgestellt. Wie versteht sich das? Der Arzt, der ein Kind überfahren hatte, sah sich nun in einer ernsten Gefahr. Diese Gefahr war eine nur intellektuell voraussehbare. Gleichwohl reagierte er vegetativ mit dem atavistischen Haarsträuben wie angesichts eines leibhaftigen Gegners. – Immer wieder werden wir festzustellen haben, daß die *ererbten Verhaltensformeln nicht unsrer geistig gestalteten Welt angemessen* sind, sondern daß sie jede Leistung als eine körperliche und jede Gefahr als eine greifbare behandeln.

Auf angeborenen *Beißdrang* beim Menschen wollen wir an dieser Stelle jetzt nicht näher eingehen, sondern verweisen auf das Kapitel „Onychophagie“.

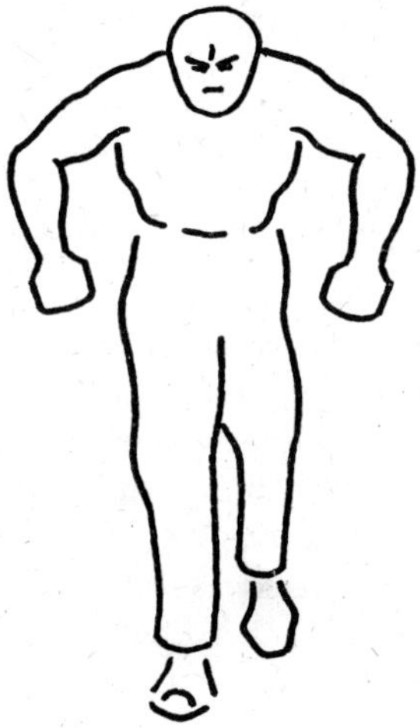

Abb. 6. Auch Primaten vergrößern bei Gefahr ihren Körperumriß wie die buckelnde und fellsträubende Katze. Der Mensch kann diese Raufboldhaltung unterdrücken, nicht aber das Sträuben der Haare (Gänsehaut) bei Gefahr.

Junge Moorschneehühner wurden vom Schlüpfen aus dem Ei an in geschlossenen Räumen und getrennt von Alttieren aufgezogen. Eines Tages wurden sie dann auf einen Hof gelassen. Dieser war von einem Draht überspannt, an dem man *Raubvogelattrappen* entlangziehen konnte. Bestand die gezeigte Figur nur aus einem einfachen Kreis (Abb. 7a), so schauten die Schneehühner neugierig und aufmerksam nach oben, ohne aber eine Schutzreaktion auszuführen. Zog man hingegen die Silhouette eines Falken über den Hof (Abb. 7c), so drückten sich die unerfahrenen Hühnchen an den Boden, einige sofort, andere, nachdem sie sich zuvor unter eine Deckung gestürzt hatten. Wurde die Silhouette eines fliegenden Adlers über den Hühnerhof gezogen (Abb. 7b), so erfolgte ebenfalls eine Schutzreaktion, jedoch in anderer Form. Einige der kleinen Hühnchen flogen auf, die übrigen, noch flugunfähigen zeigten typische Auffliegestimmung durch Halsrecken und Schwanzwippen an. Hierzu muß bemerkt werden, daß der Falke seine Beute im Fluge fängt, der Adler sie am Boden schlägt. Die erfahrungslosen Tiere suchten angesichts der Falkenattrappe sich an den Boden zu drücken, angesichts der Adlerattrappe aufzufliegen (Kraetzig). Die

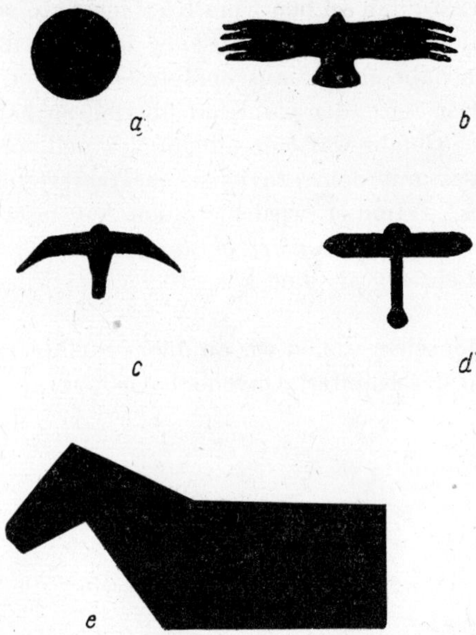

Abb. 7. Angeborene Schemata. Isoliert aufgezogene Vögel reagieren ohne Erfahrung differenziert auf die Attrappen b), c) und d), nicht auf a) (nach Kraetzig). – e) Einfachste Umrißzeichnung, auf die ein Pferd zunächst wie auf einen Artgenossen reagiert.

Falkenattrappe ist bis nahezu auf die Form eines Kreuzes vereinfacht worden, wobei nur die typischen Proportionen erhalten blieben (Abb. 7d), trotzdem löste sie immer noch die Reaktion des Sichdrückens aus. Der Schlüsselreiz ist also einfacher als das Naturbild, in dem er enthalten ist. Zu ihm gehört aber in diesem Falle die Bewegungsrichtung; denn zog man diese Attrappe schwanzvoran über den Hof, so daß sie uns an einen fliegenden Schwan mit seinem langgestreckten Hals erinnert, dann wurde sie von den unerfahrenen Hühnchen aufmerksam, aber ohne Fluchtreaktion betrachtet.

Den Schlüsselreizen auf der sensorischen entsprechen die Instinkthandlungen auf der motorischen Seite der Reaktion. Instinktbewegungen sind als Erbkoordinationen im Zentralnervensystem angelegt. Ihr Ablauf ist blockiert durch einen Angeborenen Auslösenden Mechanismus (AAM), der wie ein Schloß nur bei passenden Schlüsselreizen den Handlungsablauf freigibt (Lorenz).

Die Schlüsselreize sind *komplizierter als bei den einfachen Reflexen.* Sie sind aber viel unkomplizierter als aus der lebensvollen Erfahrung gewonnene Vorstellungen. Meist handelt es sich um einige ganz einfache Merkmale. Bei alledem scheint das Prinzip des Reflexes mit einem afferenten Schenkel, zentraler Umschaltung und efferentem Schenkel gewahrt. Dies gilt auch streng für die Aufnahme des Schlüsselreizes, den zentralen angeborenen Auslösemechanismus und *seine* Efferenz, nämlich die Beseitigung des Blockes, der den Ablauf der Instinkthandlung sperrt. Diese selbst läßt sich *nicht* als eine Reflexautomatik darstellen, wie sich noch zeigen wird. Hier sei jedoch schon hervorgehoben, daß die gesamte Efferenz viel komplizierter ist als bei den einfachen Reflexen. Sie betrifft nicht nur quergestreifte und glatte Muskulatur in Bewegung und Tonus sowie sekretorische Leistungen, sondern schließt auch zusätzliche sensorische, also afferente Leistungen mit ein. Die unerfahrenen Moorschneehühnchen stürzten sich z. B. in eine Deckung. Auf die Verknüpfung mit *Orientierungsmechanismen* sei hier nur hingewiesen, nicht ausführlicher eingegangen.

Die Koordinationen in der Instinkthandlung finden eine Steigerung in der Zusammenfügung zu ganzen Handlungsketten. Sie kommen dadurch zustande, daß der Erfolg einer Instinkthandlung den Schlüsselreiz für die jeweils nächste bildet.

Auf ein vorbeischwimmendes Weibchen mit dickem Bauch reagiert das Männchen beim dreistachligen Stichling im *Paarungsverhalten* mit einem Zick-Zack-Tanz. Darauf nähert sich das Weibchen. Auf dieses Signal schwimmt das Männchen voran zum Nest. Ihm folgt das Weibchen. Flachgelegt zeigt das Männchen mit der Schnauze den Nesteingang. Dieser Anblick veranlaßt das Weibchen zum Einkriechen. Das Weibchen im Nest erregt beim Männchen Zittern. Dessen Tremulieren bildet für das Weibchen den Reiz zur Eiablage. Diese löst beim Männchen den Besamungsvorgang aus (Abb. 8).

Weder das Stichling-Männchen noch das Weibchen überschaut den Gesamtvorgang, wie Attrappenversuche beweisen. Man kann außer der Reihe an jedem beliebigen Punkt einsetzen, beispielsweise durch das Zittern einer Männchenattrappe bei einem reifen Weibchen das Ablaichen auslösen, ohne daß dies in einem Nest

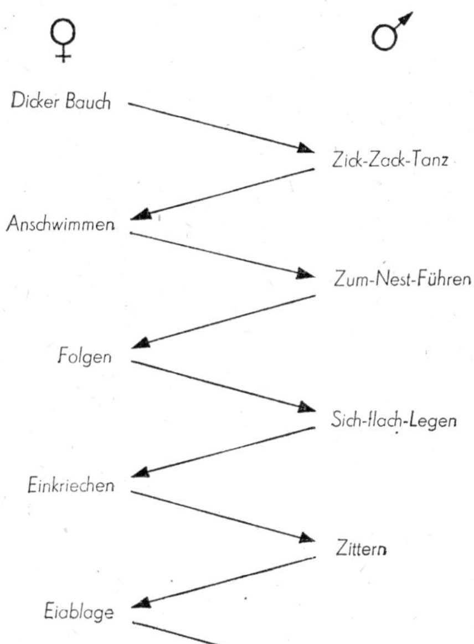

Abb. 8. Verkettung einer Abfolge von Instinkthandlungen. Beim dreistachligen Stichling setzt der auffällig dicke Bauch des eiträchtigen Weibchens beim Vorbeischwimmen an einem paarungsbereiten Männchen die Kette der Paarungshandlungen in Gang. Das Männchen reagiert mit bestimmten Bewegungen und auf diese wieder das Weibchen und so fort. Die Aktivität jedes Partners reicht immer nur bis zum nächsten Glied der Handlungskette. Durch Versuche mit Attrappen sind diese Zusammenhänge gesichert (nach Tinbergen).

erfolgt. Die Zweckmäßigkeit des Zusammenhanges resultiert nicht aus einer augenblicklichen Einsicht, sondern aus den Evolutionsprozessen, die zu der ererbten Programmierung von Instinkthandlungen mit ihren Auslösemechanismen geführt haben.

Übrigens macht es auch das Einmalige der *ersten Liebe* des Menschen aus, daß diese ohne Vorerfahrungen und ohne Hintergedanken, ohne einen „Fortpflanzungstrieb", nur in kleinen, beglückenden Stufen abläuft. Der junge Mann wird von der Schönheit des Mädchens fasziniert und folgt ihren Spuren, wobei er zunächst kein anderes Bestreben hat, als ihr nahe zu sein. Die Nähe führt dann zu dem Einander-in-die-Augen-Schauen, zu dem Wunsche, einander zu berühren usw. Das Erreichen jeder neuen Stufe ist Selbstzweck. Bei späteren Liebeserlebnissen wird diesen Einzelschritten viel von ihrem Eigenwert genommen, weil sie durch das rationale Vorausgreifen dann als bloße Mittel zum Zweck erscheinen.

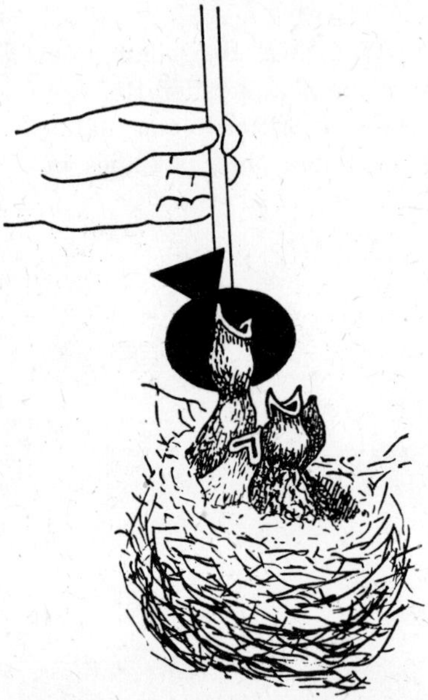

Abb. 9. Frisch geschlüpfte Vögel, die kein Elterntier gesehen haben, reagieren mit Sperren auf bestimmte Attrappen und recken sich dabei nach dem „Kopf" (nach TINBERGEN u. KUENEN)

Aus dem Ei geschlüpfte Vögelchen, die keine Erfahrung mit der *Brutpflege* durch ihre Eltern machen konnten, reagieren mit Recken und Schnabelsperren beim Auftauchen einer Silhouette, die etwa rund sein muß und oben eine beliebig geformte Hervorragung hat (Abb. 9). Diese Hervorragung kann auch etwas nach links oder rechts gesenkt werden, jedoch nicht über einen gewissen Winkel hinaus, sonst verliert die Attrappe ihre reaktionsauslösende Wirkung (TINBERGEN u. KUENEN). Sind Kleinvögel noch nicht sehtüchtig, so läßt sich die Reaktion des Sperrens ohne Vorerfahrung auslösen durch eine künstliche Erschütterung des Nestes in der Weise, wie sie beim Anfliegen und Aufsetzen eines Elterntieres eintritt (HEDIGER).

Beim menschlichen *Säugling*, der zunächst nicht sehtüchtig ist, sehen wir das Sperren des Mundes in Verbindung mit einem pendelnden Links- und Rechtswenden des Kopfes eintreten. Dieser Suchmechanismus wird normalerweise ausgelöst durch die Wärmestrahlung der mütterlichen Brust. Diesen Schlüsselreiz der Wärmestrahlung kann man auch attrappenmäßig bieten, beispielsweise durch die Annäherung einer erwärmten Kupferplatte. Die Suchreaktion mit geöffnetem Mund tritt daraufhin genauso ein (PEIPER). Der nächste Schlüsselreiz für den Säugling ergibt sich

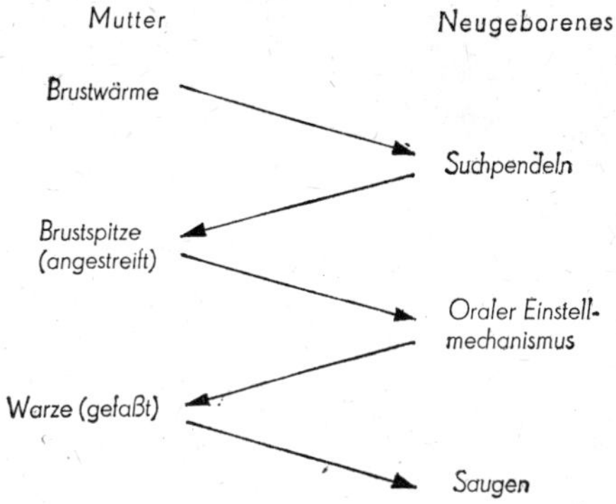

Abb. 10. Auch der menschliche Säugling nimmt die Mutterbrust im Ablauf einer instinktiven Handlungskette.

normalerweise mit dem Anstreifen seines Gesichtes an der Brustwarze. Hierauf reagiert er mit dem „oralen Einstellmechanismus": Er richtet nun den Kopf so, daß er mit dem geöffneten Mund die Warze fassen kann. Die erfaßte Warze ihrerseits bildet den Schlüsselreiz für die Instinkthandlung des Saugens (Abb. 10). – Auch aus dieser Handlungskette kann man einzelne Glieder herausgreifen und ohne den zweckentsprechenden Zusammenhang isoliert auslösen. Der Nuckel als Attrappe für die Warze setzt das Saugen in Gang, ohne daß die Einstellung auf die Brust vorausgegangen ist.

Mit Hilfe des tonischen Hand- und Fuß-Greifreflexes klammert sich der Jungaffe an das Vorderfell der Mutter. Beim Menschen hat die Mutter kein Haarkleid mehr, aber der Säugling vermag sich sogar noch an einer Schnur mit Händen und Füßen, ja mit den Händen allein festzuhalten (Abb. 11). Unseren Neugeborenen fehlt die Einsicht, daß ihre Mütter kein Fell mehr haben und daher auch ihre Säuglinge nicht ständig darin tragen. Im schönsten Kinderbettchen stimmen sie ihr unglückliches Verlassenheitsgeschrei bis zur Erschöpfung an. Ihre Instinktausstattung ist einem Leben vor vielen Jahrzehntausenden angepaßt. Nur an der sich bewegenden Mutter sind sie von Natur aus ruhig. Eine *Wiege* als Attrappe dafür beruhigt sie sofort. – Gegen das Wiegen gibt es keinen wissenschaftlich stichhaltigen Grund, nur die Bequemlichkeit, daß man es ja nicht immer wiederholen könne. Und das sagt eine Zeit mit Küchen-, Wasch-, Rasier- und Zahnputzmaschinen, sagen Erwachsene, die alles Erdenkliche anstellen, um ihren eigenen atavistischen Instinktregungen frönen zu können! Dabei wäre es heute so einfach, einen Regler zu konstruieren, der auf das Unruhigwerden des Säuglings die Wiege einschwingt. Nicht nur der Säugling wäre zufrieden, auch seine Umgebung.

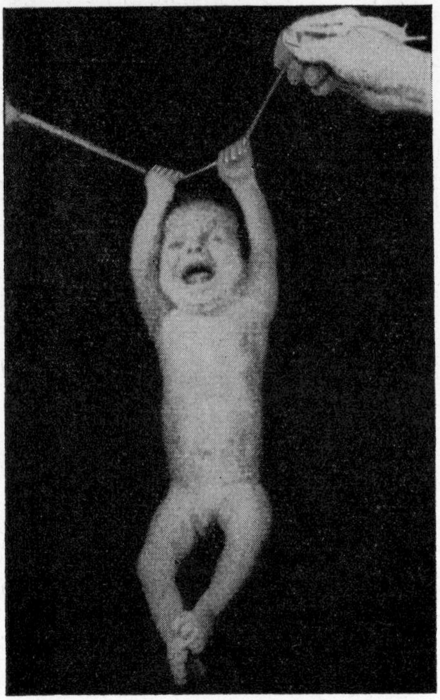

a

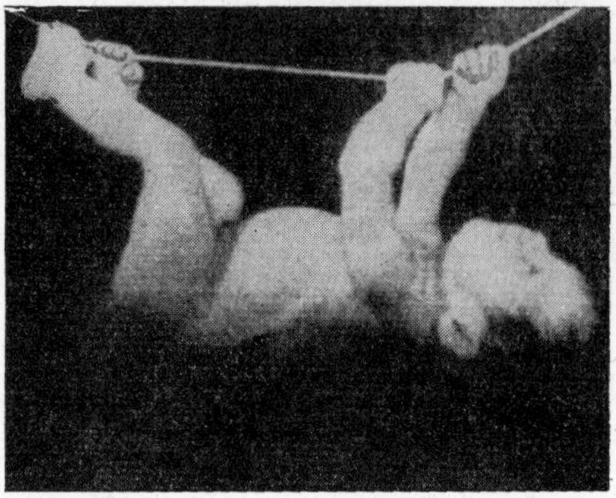

b

Abb. 11 a und b. Die Menschenmutter hat kein Haarkleid mehr, aber der Säugling vermag sich sogar noch an einer bloßen Schnur festzuhalten; und zwar mit Pronation der Großzehe, wenn die Füße beteiligt sind (nach PEIPER).

Wie der Säugling gegenüber der Mutter, so zeigen auch umgekehrt *Erwachsene gegenüber dem Kind* instinktive Regungen. Wenn wir einen gesunden Säugling sehen, so lacht uns das Herz. Es reizt uns, ihn in den Arm zu nehmen, „zu herzen", und die Mütter haben Mühe, dies den vielen angelockten Tanten zu versagen. Alles, was das Kleine tut, finden wir süß, ob es die Stirn runzelt, niest, gähnt oder auch nur schläft. Das Gefühl des Herzigen und unsere Zuwendung werden ausgelöst durch einige ganz bestimmte Schlüsselreize. Es sind dies der relativ große Kopf, die Pausbacken, die relativ großen Augen, die gewölbte Stirn des relativ großen Hirnschädels (Abb. 12a), schließlich auch die relativ kleinen Extremitäten und die tolpatschigen Bewegungen. Es ist sehr bemerkenswert, daß Tiere, die diese Merkmale des *Kindchenschemas* zufällig verwirklichen, ihrerseits beim Menschen das Gefühl des Herzigen und Zuwendung auslösen. Handele es sich etwa um junge Katzen, die in diesem Entwicklungsstadium gewisse Parallelen zum Säugling zeigen, z.B. den relativ großen Kopf, die relativ großen Augen usw. (Abb. 12b), oder handele es sich um erwachsene Pekineser-Hündchen, die von vielen kinderlosen Frauen gewissermaßen zum Ersatz als Schoßhündchen gehalten werden. Man kann die Merkmale des Kindchenschemas hier im einzelnen genau nachweisen. Erschreckend ist es jedoch, wenn man feststellt, daß menschliche Säuglinge nur durch den Verlust der vorhin genannten Schlüsselreize statt des Eindruckes des Herzigen und Niedlichen den Eindruck des Häßlichen in uns auszulösen vermögen. Häßlich kommt von hassen. Dystrophische Säuglinge,

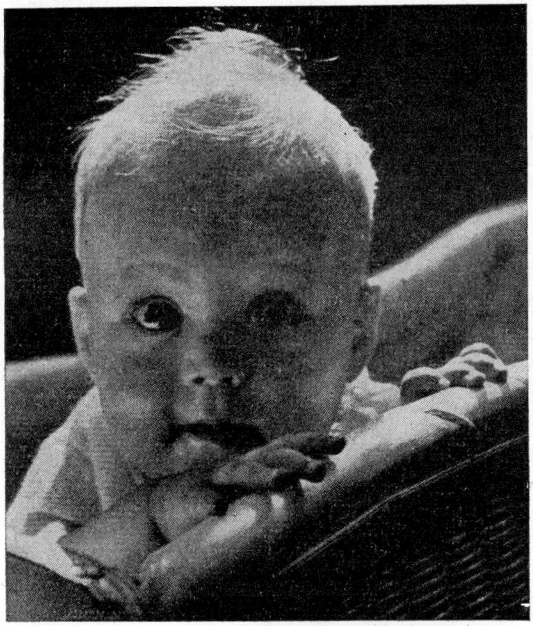

a

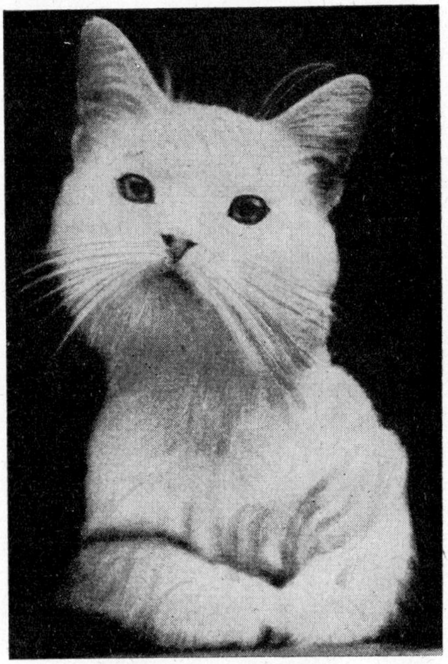

b

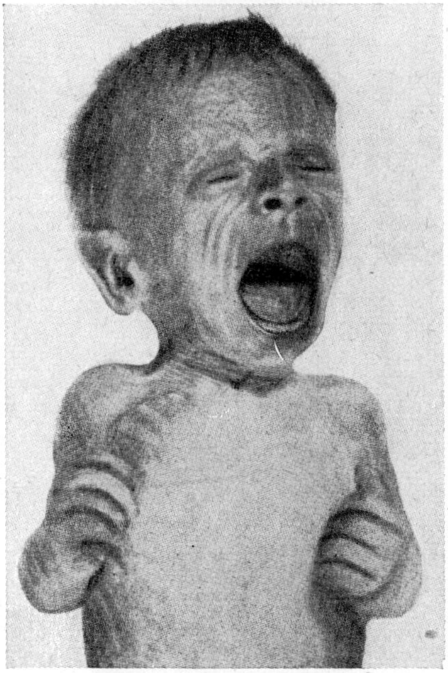

c

Abb. 12. Leistung und Fehlleistungen des angeborenen Kindchenschemas beim Menschen. Eine Reihe ganz bestimmter Merkmale, Pausbacken, relativ große Augen usw., sind bei uns die Auslöser für das Gefühl des Niedlichen (a). Tiere, die zufällig die gleichen Merkmale aufweisen, lösen die gleiche Emotion und instinktive Zuwendung aus (b). Menschenkinder dagegen, die jene Merkmale nicht bieten, vermögen das Gefühl des Niedlichen nicht zu erregen (c) (Foto MATTHES, WALTHER u. KLEINSCHMIDT).

denen der Wangenfettpfropf fehlt, deren Augen zurückgesunken sind, erwecken einen ganz unkindlichen, ja, gefühlsmäßig sogar abstoßenden Eindruck (Abb. 12c). Dabei sind gerade sie unserer Hilfe besonders bedürftig. Aus vernünftigen Überlegungen heraus nehmen wir uns ihrer besonders an, und von ihren Eltern werden diese dystrophischen Kinder selbstverständlich auch besonders umsorgt und geliebt, aber nicht wegen, sondern trotz ihres Aussehens. Der Mensch handelt hier als ein vernunftbegabtes Wesen, in dessen Fähigkeiten es liegt, solch einem kranken Kind die volle Gesundheit wieder zurückzugeben. Wir fühlen uns aber doch an primitivere Kulturzustände und Vorgänge im Tierreich erinnert, wo das Aussetzen oder Aus-dem-Nest-Werfen kranker bzw. dystrophischer Junger bekannt ist.

Der *Wangenfettpfropf*, der so wesentlich für die Niedlichkeit eines Säuglings ist, wird zum Saugakt nicht gebraucht und fehlt in dieser Form auch allen anderen Säugern. Seine ganze Funktion besteht in der Aktivierung des Pflegeinstinktes. Gewisse Schöpfungen der Natur von Signalcharakter, wie wir sie in den Farben und Formen der Blumen und Früchte, der Fische und Vögel, in der Mähne des Löwen und der Blume des Hasen beobachten, fehlen also auch dem Menschen

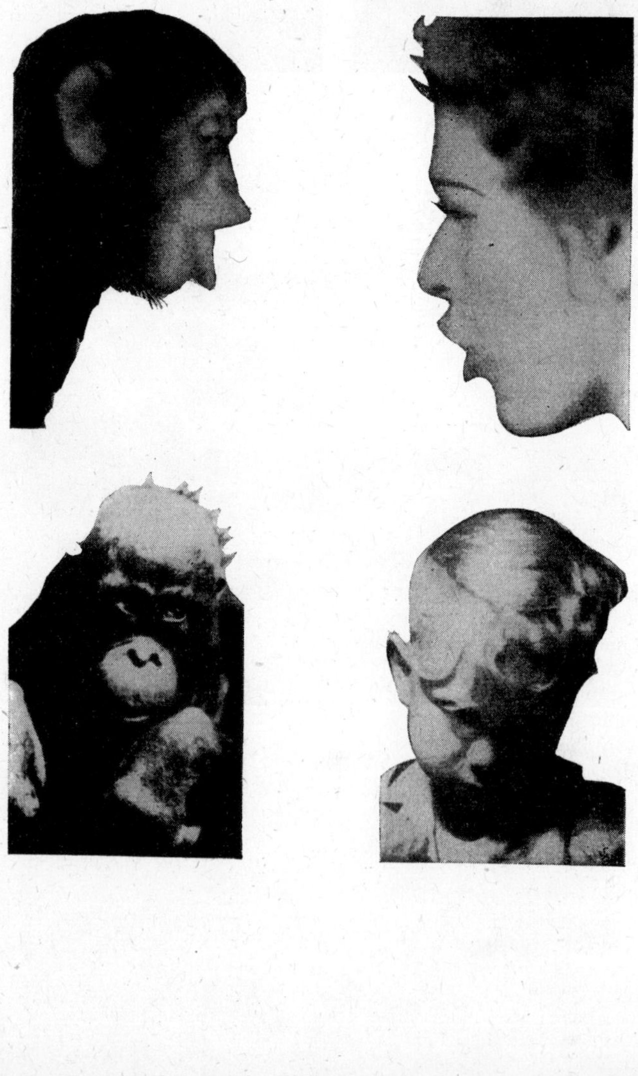

nicht. Im vorliegenden Falle handelt es sich um die stärkere Herausmodellierung einer Form mit Hilfe von Fettgewebe. Das gilt übrigens in gleicher Weise wie für die Pausbacke auch für die *weibliche Brust*. Sie besteht bekanntlich nur zur Hälfte aus Drüsengewebe, zur anderen Hälfte aber aus Fettgewebe. Zur Erfüllung der Nährfunktion für den Säugling ist das Fettgewebe völlig überflüssig. Bei anderen Säugetieren sehen wir eine solche voluminöse Überbetonung der Brustdrüse nicht, das alltäglichste Beispiel sind uns vielleicht Hündinnen. Für den menschlichen Säugling ist der Fettgewebsgehalt der Brust sogar störend; man muß aufpassen, daß er beim Saugen die Nase zum Atmen frei behält, und es ist nicht selten nötig, dort die Brust etwas beiseite zu drücken. Eine biologische Bedeutung hat der Fettgewebsgehalt der Brust des menschlichen Weibes nur zur Erzielung eines Schlüsselreizes im Rahmen der Verpaarung. Fehlt dieser Fettanteil und ist die Brust auf das bloße Drüsengewebe weitgehend reduziert, dann erleidet diese Frau damit eine Einbuße an Liebreiz. Sie pflegt sich dann Attrappen zu beschaffen. Ganze Industriezweige können heute davon leben; womit die Bedeutung dieses Schlüsselreizes nachdrücklich unterstrichen wird.

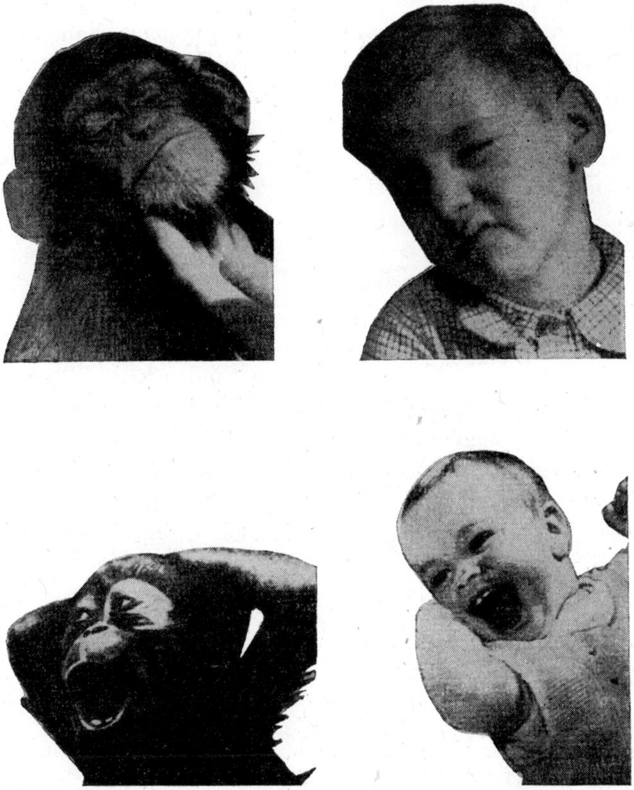

Abb. 13. Der mimische Ausdruck ist nicht nur bei allen Menschen in gleicher Weise vererbt, sondern reicht im phylogenetischen Zusammenhang über die Artgrenzen hinaus.

Wie einfach Schlüsselreize bei Säugetieren gestaltet sein können, zeigten z.B. Versuche an Pferden. Sie begrüßten ein ausgestopftes Pferd noch in gleichartiger Weise wie andere *Artgenossen*. Ebenso aber auch ein an die Wand gemaltes Pferd. Die einfachste Figur von gewisser Größe, die bei ihnen noch die Reaktionen auf einen Artgenossen auszulösen vermochte, zeigt Abb. 7e auf S. 20.

Ausdruck der *sozialen Natur* des Menschen ist es, daß er angesteckt wird von Begeisterung und Gähnen, Mut und Furcht, Lachen und Weinen, Appetit und Ekel, Ernst und Übermut, Neugier und Überdruß, Recken, Dehnen und Sichkratzen seiner Artgenossen. Das mag uns heute als Problem erscheinen. Unter primitiven Verhältnissen des Naturlebens hängt aber das Leben einer Horde oder Herde entscheidend davon ab, daß eine instinktive Übereinstimmung zwischen den einzelnen Individuen eintritt und daß nicht das eine sich müde schlafen legt, während das andere unternehmungslustig ist. Daß Gähnen *ansteckend* wirkt, hat also seine natürliche Begründung. Das gleiche gilt von allen anderen Ausdruckserscheinungen, die instinktiv eine Übereinstimmung in einer Gemeinschaft herstellen. Sowohl die mimischen Ausdrucksformen müssen dafür erbmäßig verankert und bei allen Artgenossen die gleichen sein als auch die auf diese Schlüsselreize gemünzten angeborenen Auslösemechanismen. Tatsächlich überschreitet die Gleichartigkeit der *Mimik* teilweise sogar die Artgrenzen, und zwar in Wahrung phylogenetischer Zusammenhänge. Das Mienenspiel des Schimpansen ist dem des Menschen so ähnlich, daß es ein unmittelbares Affektverstehen ermöglicht; GRZIMEK hat hierzu Bildvergleiche veröffentlicht (Abb. 13). Um vom Gesicht eines Mitmenschen seine innere Stimmung abzulesen und davon angesteckt zu werden, braucht man zuvor keinen Unterricht über Mimik genossen zu haben. Die Schlüsselreize werden ebenso instinktiv verstanden wie gegeben. Sie sind auch hier viel einfacher als die Lebenswirklichkeit. Man denke nur daran, wie man den Unterschied zwischen einem freudigen und traurigen Menschen mit einem einzigen Bogen für den Mund in einer Strichzeichnung angeben kann. Immer handelt es sich um ganz wenige Merkmale (Abb. 14). Ihre zufällige Verwirklichung z.B. in der Fellzeichnung eines Hundes (Abb. 15) löst unweigerlich unser Mitgefühl aus. Wir müssen den Eindruck des Traurigseins erst intellektuell korrigieren in dem Sinne, daß dieser Hund genauso ist wie alle anderen Hunde und daß seine „Physiognomie“ gar keinen Rückschluß auf sein Befinden zuläßt. – Das instinktive Mitreagieren, welches nur schwer unterdrückt werden kann (Lachen, Gähnen), spielt bei der Hypnose eine grundlegende Rolle. Wir verweisen auf die Kapitel über Wesen und Technik der Hypnose. – Es ist sehr bezeichnend, daß eine abstrakt-intellektuelle Ausdrucksform, nämlich diejenige der Verneinung, *nicht* erblich fixiert und nicht bei allen Menschen die gleiche ist. Bei uns verneint man durch Kopfschütteln, im Vorderen Orient durch Nicken. Eine unerschöpfliche Quelle von Mißverständnissen!

Der Mimik steht eine instinktive *Gestik* zur Seite. Die Urtümlichkeit dieser Ausdrucksbewegungen geht schon daraus hervor, daß sie Intentionsbewegungen zu Primitivhandlungen darstellen: Faustschwenken, mit der Faust auf den Tisch hauen, Aufstampfen usw. Zu den Ausdruckserscheinungen des Menschen gehört auch die geschwellte Brust und der hohe Muskeltonus des Helden und Siegers, daneben die eingesunkene Brust, die hängenden Schultern und der hängende Kopf des Unter-

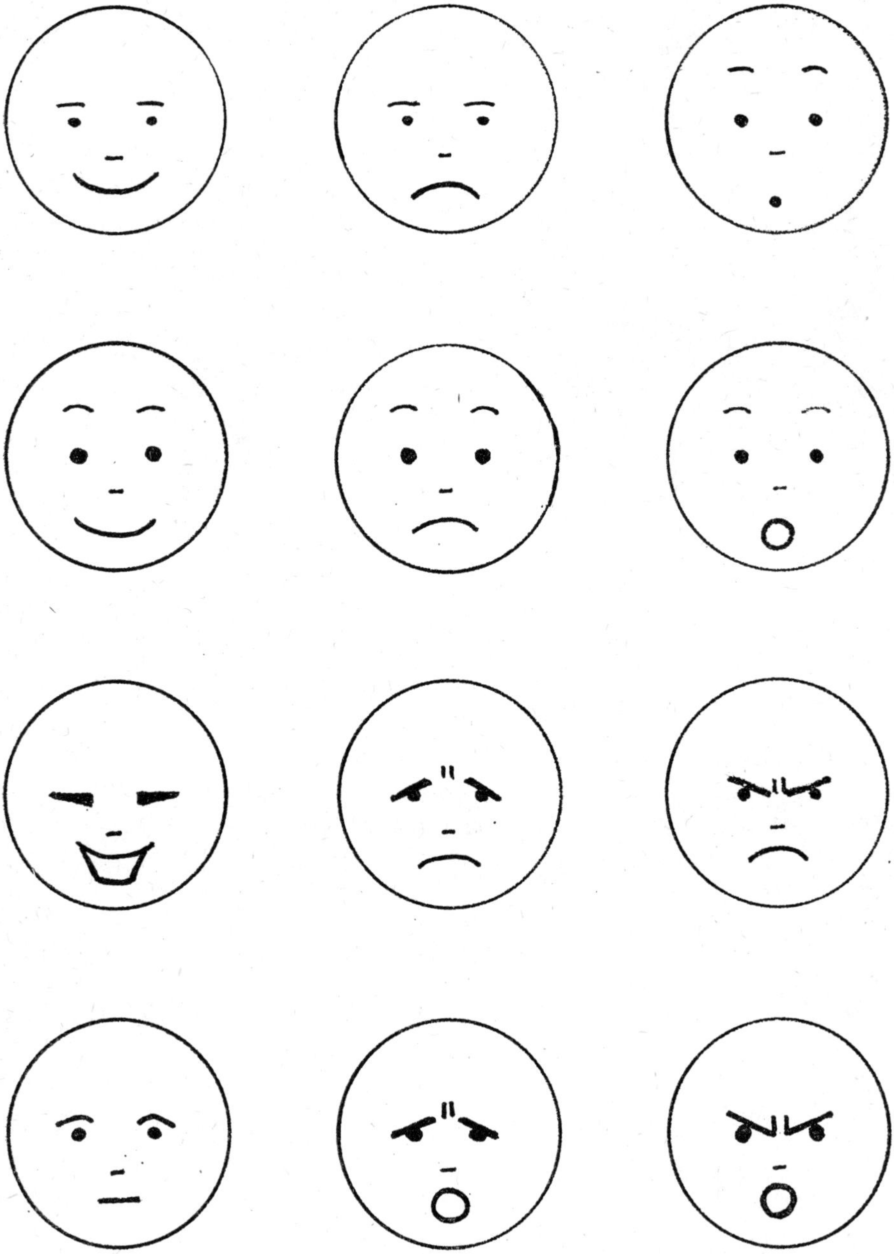

Abb. 14. Nicht nur das Geben, sondern auch das Verstehen des mimischen Ausdrucks ist angeboren. Die Schlüsselreize haben die Einfachheit von Kinderzeichnungen. Es ist erstaunlich, welche Fülle zwischenmenschlicher Kommunikation durch wenige Merkmale und geringste Varianten vorprogrammiert ist. Schon die kleine Zahl von Beispielen gibt davon einen Begriff.

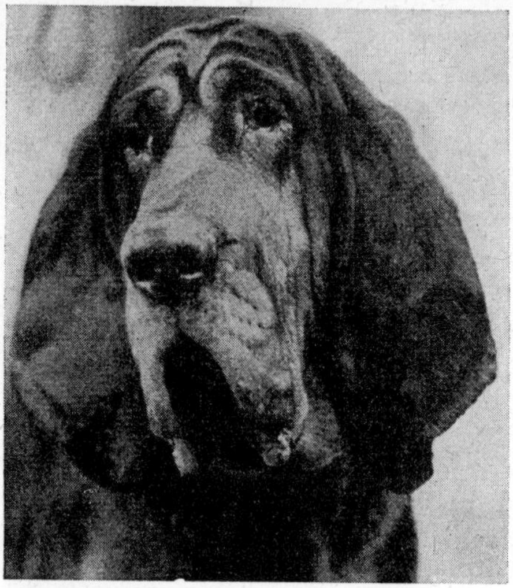

a

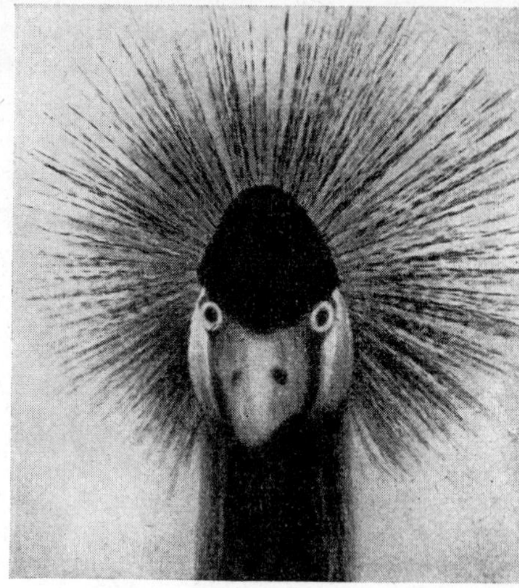

b

Abb. 15. Die zufällige Ähnlichkeit eines menschlichen mimischen Ausdruckes in der Form oder Färbung des Felles eines Tieres vermittelt uns den Eindruck seiner Gemütslage (a), natürlich völlig irrig, aber es bedarf der rationalen Korrektur einzusehen, daß dieser Hund wechselnde Stimmungen hat, und zwar solche wie jeder andere Hund. – Noch so kunstvoll gestaltete Schlüsselreize in der Natur, für die wir aber als Menschen keinen angeborenen Auslösemechanismus haben, können keine adäquate Empfindung wachrufen (b).

legenen. Physiologisch ist die geschwellte Brust Intentionsausdruck der *Preßatmung*. Ohne Pressen bei luftgefülltem Thorax ist keine Kraftleistung möglich; denn erst hierdurch gewinnt die Brust- und Bauchwand die nötige Verfestigung als unnachgiebiges Widerlager für Muskelleistungen (Ebbecke).

Auch die atemlose Spannung ist eine Bereitschaftsstellung der Preßatmung mit erhöhter Reserveluft. Die Lösung der Spannung und Ausatmung der Luftreserve erfolgt unter einem gehauchten A, das bei Anwesenheit von Artgenossen instinktiven Mitteilungscharakter als betontes Ah! erhält. Die tatsächliche Preßatmung bei Kraftleistung hat als natürlichen *Lautausdruck* das Stöhnen, Ächzen, anschließend den „Ton der Erleichterung". Diese Lautäußerungen haben auch ohne Schwerarbeit Ausdruckscharakter gewonnen. Jedoch beruht dies nicht auf einer Nachahmung der Laute, sondern darauf, daß die Preßatmung instinktiv bei allen stärkeren Leistungen auftritt, so bei Schwerkranken, wenn sie mit ihren Schmerzen kämpfen und dabei stöhnen und ächzen. Auch wenn der Stotterer sich anstrengt, über eine Schwierigkeit hinwegzukommen, schnürt ihm die instinktive Preßatmung den Atem ab. Der Gereizte preßt, wenn er in einer Auseinandersetzung das Wort noch nicht hat.

Der Sprachlaut gibt unmittelbar über inneres Befinden Auskunft. *Stimmung und Stimme* sind nicht bloß zufällig sprachverwandt. Die unterschiedliche Sprechmelodie in den Sätzen: „Das weiß ich ganz genau!" – „Ich kann mir das nicht vorstellen." – „Weißt du das nicht?" bleibt, in welche Sprache diese Sätze auch immer übersetzt werden, stets die gleiche. Sie ist Ausdruck wie die Mimik und kann ähnliche, den Artgenossen ansteckende Wirkungen entfalten. Wir verweisen auf das Kapitel über das Wesen der Suggestion. Den menschlichen Ausdruck in Mienen, Gesten und Phonen hat LEONHARD jüngst eingehend dargestellt.

Für Beziehungen zwischen Artgenossen hat die vergleichende Verhaltensforschung eine Fülle weiterer Beobachtungen beigebracht. Wir müssen uns hier auf bloße Hinweise beschränken, daß solche Erbkoordinationen bestehen. – Die instinktive *Verteidigung des Artgenossen* ist verbreitet. Schlüsselreiz ist beispielsweise bei Dohlen: Ein schwarzer, hängend getragener Gegenstand. Als Attrappe genügt also eine schwarze, in der Hand getragene Badehose, um in einem Dohlenschwarm den angeborenen Auslösemechanismus zum Angriff auf den Träger zu betätigen (LORENZ). Einem angegriffenen Schimpansen kommt seine ganze Horde zu Hilfe. Wie auch sonst bei gesellig lebenden Tieren wird dabei Not und Mut durch erregte Lautgebung alarmiert. Der Ranghöchste tritt den anderen voran der Gefahr entgegen. Die Untergeordneten stellen sich hinter die Ranghöheren (W. KÖHLER).

Von den bei gesellig lebenden Tieren anzutreffenden *Rangordnungen* ist die lineare Hackordnung des Hühnerhofes wohl die bekannteste. Das Spitzentier hackt alle andern am Futterplatz beiseite, jedes andere immer nur die in der Ordnung niedriger Stehenden; ein letztes Huhn wird von allen fortgehackt. Die Entscheidung über die Einordnung fällt durch Kämpfe oder Auftritte. Die Ordnung macht sich geltend bei Gefahr, beim Futter, am Heimplatz und bei der Partnerwahl.

Ein gegen einen Ranghöheren wütend gewordenes Tier, das diesen aber nicht anzugreifen wagt, läßt seine entfachte Aggressivität leicht an einem Rangschwächeren aus. Beim Menschen wird solches Buckeln nach oben und Treten nach unten bekanntlich als sogenanntes Radfahren verspottet. Dererlei fehlgerichtete Ersatzhandlungen können sich auch an Gegenständen entladen, vom Zerschmettern einer Vase bis zum Zerschlagen ganzer Einrichtungen, und sie können ausgelöst werden von Mißerfolgen verschiedener Art (Fallbeispiel S. 423/424).

Mißgestaltete, verwundete oder kranke Artgenossen werden bei vielen Tierarten aus dem Rudel ausgestoßen (Rotwild), getötet (Störche) oder wenigstens gehackt (Pinguine). Verkrüppelte Menschen werden von Kindern triebhaft verspottet; wenn es sich um Altersgenossen handelt, werden dadurch leicht psychische Probleme ausgelöst. Wir verweisen auf das Kapitel „Körperfehler, Rehabilitation". Für eine Herde ist zwar ein verwundetes Tier eine große Gefahr, beim Menschen liegen dank seiner Vernunft die Verhältnisse völlig anders, aber er muß sie auch gebrauchen, um die atavistischen Verhaltensweisen zu unterdrücken.

Eine *Tötungshemmung* gegenüber Artgenossen ist in der Natur weitverbreitet nachgewiesen. Es gibt heftige Auseinandersetzungen zwischen Löwen, Hirschen, Bisons, Wölfen, Hunden usw., aber normalerweise ohne tödliche Verletzungen. Schausteller von Hahnenkämpfen befestigen an den Tieren, um die Darbietung zu „vermenschlichen", kleine, scharfe Dolche, weil andernfalls nur ein paar Federn fliegen. Die Stärke der Tötungshemmung entspricht der Gefährlichkeit der natürlichen Waffen, Pranken, Hauer, Reißzähne, Gehörn, Geweih, Hufen usw. Verhältnismäßig schwach ist dieser hemmende Instinkt beim Menschen ausgebildet. Seine Auseinandersetzungen mit bloßen Händen enden normalerweise nicht tödlich. Nicht angepaßt ist seine instinktive Bremsung, Menschen zu töten, der Gefährlichkeit intellektuell erschaffener Waffen, etwa der des Messers. Keine Gesellschaft kommt daher ohne *intellektuelle* Gegenmotive gegen Mord in Form harter Gesetze und Gesetzesdurchführungen aus. Bei weittragenden Feuerwaffen ohne Kontakt mit dem Opfer, seinen Schmerzen und seinen Bitten findet überhaupt keine unmittelbare instinktive Auslösung von Hemmungen mehr statt. Vorstellungskraft und Herzensbildung, sich in die Lage des anderen zu versetzen, können wenigstens noch mittelbar helfen. Aber diese Befähigungen sind keine Voraussetzung für die Fähigkeit, zielen und abdrücken zu können. Bei Anwendung bereits kleiner Atombomben versagen aber auch alle intellektuellen Hilfen zu einer gleich starken instinktiven Hemmung; denn um sich den Tod von 100000 Menschen zu vergegenwärtigen und um den Todesqualen jedes Kindes, jeder Frau und jedes Mannes auch nur 3 Minuten zu widmen, bedürfte es vorher der Zeit eines vollen Jahres mit täglich 14 Stunden ununterbrochen dieser einen Beschäftigung. Voraussetzung für die Tötungshemmung innerhalb einer Art ist, daß sie ererbtermaßen zuverlässig bei allen Artgenossen in gleicher Weise besteht. Eben das gilt für den Menschen nicht. Wirkliche oder vermeintliche lebensgefährliche Bedrohung durch Artgenossen entwertet seine Tötungshemmung. Das wird auch intellektuell bzw. gesetzlich als Notwehr anerkannt.

Die hieraus erwachsende Gefährdung des Menschen, ganzer Völker, ja heute der gesamten Menschheit, bedarf keiner Erläuterung. Die Gefahr ist den intellektuellen Fähigkeiten entsprungen und kann auch nur mit deren Hilfe gezügelt werden. Die Lebensaufgaben der *Vergesellschaftung* lassen sich beim Menschen, wie dieses Beispiel zeigt, nicht auf der Ebene instinktiver Veranlagungen lösen.

Wir sprachen nur über die Austragungsform, nicht über die Ursache von Konflikten. Aber auch diese läßt sich nicht ausreichend nur biologisch erfassen, etwa als Aggressionstrieb. Erst der soziologische Aspekt gibt Einblick in die bedeutendsten Konfliktursachen. Blutrache, Staatsraison, revolutionäre Klassenauseinandersetzungen und Kriege, aber auch die Weltfriedensbewegung und das Streben nach sozialer Gerechtigkeit entziehen sich einer allein biologischen Betrachtungsweise.

Zwar gibt es bewundernswerte Tiergesellschaften mit hochentwickelten Ordnungen, mit Arbeitsteilung und gegenseitiger Information, doch stehen uns die wichtigsten, nämlich die der Insekten, phylogenetisch fern. In Fisch- und Vogelschwärmen oft riesigen Ausmaßes gibt es dagegen keine persönlichen Beziehungen und keine Über- und Unterordnung, so daß z.B. ein erschrecktes Individuum den ganzen Schwarm mitreißen kann. Interessanterweise sind die zentralnervösen Grundlagen für den Schwarmzusammenhalt, also die Rücksichtnahme auf den Artgenossen, teilweise bekannt und bei Elritzen im Vorderhirn lokalisiert. Operiert man dieses vorsichtig heraus, so schwimmt das Tier künftig rücksichtslos seinen eigenen Zielen zu. Und alle gesunden Individuen eines Schwarmes folgen instinktiv diesem hirndefekten (v. Holst). Kollektive Tötung von Artgenossen kommt nur bei Termiten, Ameisen und Bienen gegenüber Fremden im eigenen Nest vor, jedoch bei den Rudeln der Ratten in der Verteidigung des gesamten *Reviers* (Steiniger). Die sonst überall in der Natur verbreiteten Revierkämpfe werden zwar oft bis zur Erschöpfung, aber doch ohne Tötung eines Angehörigen der gleichen Art ausgetragen. Menschenaffen, nämlich Schimpansen- und Gorillahorden, leben als Nomaden und verteidigen kein Territorium. Bei Begegnung von Schimpansenhorden wurde sogar beobachtet, daß sie eine Strecke gemeinsam weiterziehen und daß es trotz entsprechender Veranlassungen nicht einmal zu Eifersuchtsszenen kam. Dieselben Schimpansen sind Raubkatzen gegenüber höchst streitbar. Gerade bei den Anthropoiden ergeben sich also wenig Parallelen zur menschlichen Gesellschaftsorganisation. Was nochmals darauf hinweist, daß diese nicht instinktmäßig vererbt, sondern mehr oder weniger bewußt gestaltet wird.

Bestimmte Instinktgrundlagen sind jedoch auch hier nicht zu verkennen, so der Hang zur *Geselligkeit.* Hunger oder Übersättigung dieses Triebes erzeugen lebhafte Gegenreaktionen bis hin zum sogenannten Zuchthausknall, Polarkoller usw. Unsere Kapazität zur Herstellung wirklich inniger Beziehungen zu gleicher Zeit ist mit etwa einem Dutzend Nahestehender erschöpft, auch dies dürfte noch zurückgehen auf die Entwicklung aus Horden von solcher Größe. Weitere soziale Zusammenhänge und allgemeine Humanität müssen gelernt werden bzw. sind eine Bildungsaufgabe.

In Verfallszeiten gesellschaftlicher Ordnungen scheint es aber in der Geschichte immer wieder einmal zu Regressionen zu kommen, die stark an das geschilderte Schimpansenhordenverhalten erinnern; und zwar unter so verschiedenartigen Umständen wie z.B. während der Pest in Florenz, wie dies die Rahmenerzählung des Dekameron schildert, während der Westwanderung in Amerika, in deren Verlauf sich die Entwicklung der Mormonen abspielte, und während des Spätkapitalismus, der die Hippybewegung hervorbrachte.

Neben Instinktbewegungen und -hemmungen müssen auch triebbedingte Ruhezustände genannt werden. Für sie wird meist ein *Heim* als Ort der Geborgenheit und für die Aufzucht der Jungen geschaffen. Seinem Bau sind im Tierreich zahlreiche Instinkte gewidmet. Die Einteilung in eine Schlaf-, Wohn-, Eß- und Vorratskammer ist verbreitet, ebenso eine ziemlich pünktliche Tageseinteilung. Über die Bedeutung des Heimes für triebbedingte Ruhezustände des Menschen ist Weiteres im Kapitel „Schlafstörungen" gesagt.

Daß zu den beliebtesten *Kinderspielen* in aller Welt neben Jagen, Verstecken und Aufspüren auch das Häuschen-Bauen gehört, mag auf instinktive Antriebe hindeuten. Wenn Kleinkinder triebhaft alles, was sie neu gefunden oder fertiggebracht haben, unentwegt den betreuenden Erwachsenen zeigen wollen, selbst wenn diese sich davon gestört fühlen, dann bietet dieser instinktive Drang den Kindern jedenfalls in hohem Maße einen Schutz.

Die *sexuelle Reifung* erfolgt bei den Mädchen am häufigsten mit 13, bei den Jungen am häufigsten mit 14 Jahren. Der Häufigkeitsabfall zu den benachbarten Altersjahren entspricht einer Gaußschen Zufallskurve. Die Masturbarche beim männlichen Geschlecht erweist sich ebenfalls als altersgebunden. Die größte Häufung innerhalb der biologischen Streuung fällt in das Alter von 14 Jahren (Abb. 115). Der zeitliche Zusammenhang zwischen Ejakularche und Masturbarche ist augenfällig. Verwunderlich ist er nicht. Zugleich mit der Spermaproduktion erwacht die sexuelle Aktivität. Beides sind nur zwei Komponenten einer einheitlichen biologischen Leistung. Ihre Trennung ist unnatürlich. Es ist schwer, in der Synchronie etwas anderes zu sehen als den Ausdruck einer biologisch gesunden Reifung. Vegetativum und Animalium werden synergistisch in Tätigkeit gesetzt. Allerdings ist bei Eintritt der Geschlechtsreife die intellektuelle und Berufsausbildung noch nicht so weit gediehen, daß die wirtschaftlichen Voraussetzungen für die Gründung eines eigenen Heimes schon gegeben sind. So mündet die normal erwachte sexuelle Aktivität, unter unseren Kulturverhältnissen von einer natürlichen Betätigung abgehalten, in Selbstbefriedigung. Wenigstens zumeist (88 %). Es gibt freilich auch Jugendliche, welche sofort regulären Geschlechtsverkehr aufnehmen. Weder Masturbarche noch Kohabitarche wiesen nur 2 % der von mir 1955 anonym befragten männlichen Studenten auf. Die Winzigkeit dieses Anteils spricht weniger für Erziehungserfolge als für biologische Insuffizienzen. Bei den Naturvölkern und den großen Kulturvölkern des Altertums fielen Eintritt der Geschlechtsreife und Heiratsalter zusammen. Noch in unserem Jahrhundert galt in Indien, wo die sexuelle Reifung früher eintritt, ein 13jähriges Mädchen als alte Jungfer (TAGORE). Heute ist allerdings auch dort im Interesse der wirtschaftlichen Entwicklung durch Gesetz das Heiratsalter vom Eintritt der Geschlechtsreife weit getrennt.

Bei Eintritt der Geschlechtsreife zeigen Jungen ein bemerkenswertes Appetenzverhalten. Sie beginnen, ihre heimische Umgebung zu verlassen, und entwickeln eine ausgesprochene *Neigung zu Wanderungen* in ihnen bis dahin unbekannte Bereiche. Dabei sind sie sich nicht darüber im klaren, daß diese Verhaltensänderung mit der geschlechtlichen Reifung in Zusammenhang steht und zu Erlebnissen der Attraktivität weiblicher Schönheit führen wird. Zunächst jedenfalls erscheint ihnen die Wander- und Abenteuerlust als Selbstzweck. Nur *objektiv* ist mit der Reifung das Suchen nach entsprechenden Schlüsselreizen verbunden, ein Appetenzverhalten.

Schönheit ist ein Schlüsselreiz. Es sind sehr interessante Versuche darüber angestellt worden, was für den Eindruck des Schönen an einem menschlichen Antlitz entscheidend ist. Die interessantesten Untersuchungen stammen von KATZ. Er kopierte Fotos von Mädchen übereinander. Bei einem Summationsbild von 14 Personen ergibt sich bereits ein so überindividuelles Allgemeinbild, daß man es nicht unterscheiden kann von dem Summationsbild 14 anderer Gleichaltriger (Abb. 16). Vergleicht man die Einzelaufnahmen von Jugendlichen mit solch einem Summationsbild, so muß man diesem die Palme der Schönheit zuerkennen. Genau das gleiche gilt, wenn man solche Summationsbilder von jungen Männern herstellt (Abb. 17). Die faszinierende Schönheit beruht nicht auf einer ungewöhnlichen Besonderheit in der Form der Augenbrauen, der Nase, des Mundes oder dgl., sondern in der vollendeten Ebenmäßigkeit. Beim Betrachten individueller Einzelbilder und solcher Summationsbilder wird man sich überaus deutlich dessen bewußt, wie stark der einzelne von einem allgemeinen Mittelmaß doch abweicht. Gemeint sind hier nicht nur auffällige Asymmetrien zwischen linker und rechter Gesichtshälfte. Extravagante Merkmale können durch die Mode einmal vorübergehend zu einem zeitbedingten Schönheitsideal erhoben werden. Die Summationsbilder mit ihrer ganz und gar ungekünstelten, aber eindringlichen Schönheit gleichen den griechischen Götterbildern. Ebenmäßig und faltenlos, sind diese Gesichter von keinem persönlichen Schicksal geprägt. Sie entsprechen nicht den Werken einer naturalistischen Kunstauffassung. Und doch entspricht ihnen eine Wirklichkeit. Nicht die Wirklichkeit des zufälligen Einzelschicksals, sondern sie bieten in einer reinen Form die Schlüssel-

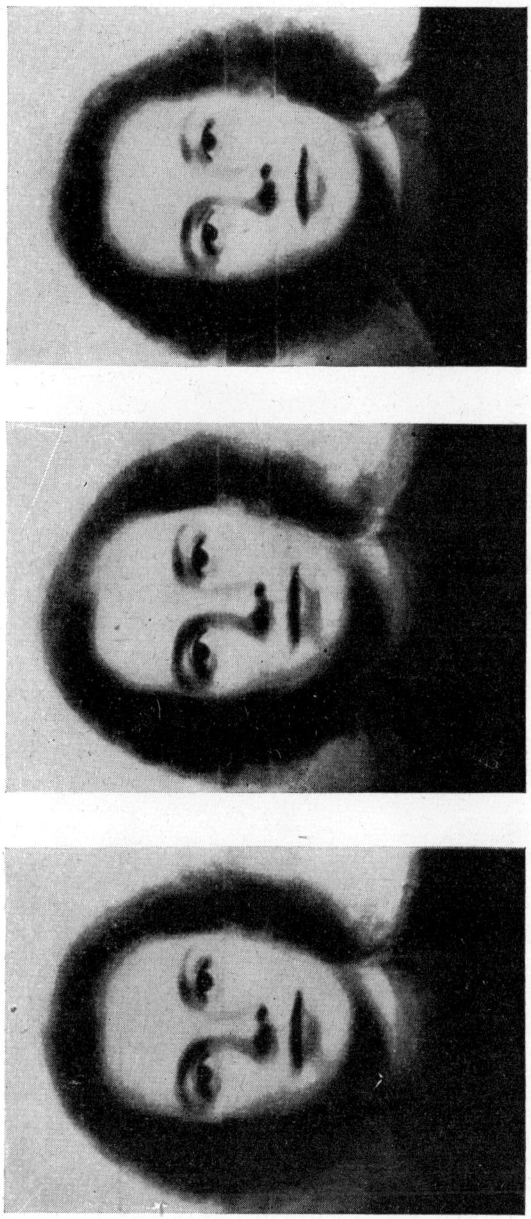

Abb. 16. Wieviel Mädchen sind hier dargestellt? – Nachdem Sie es geprüft haben, hier die Antwort: Es sind 42 Schwedinnen von etwa 23 Jahren fotografiert und je 14 übereinanderkopiert worden. In keinem der 3 Bilder ist ein Mädchen aus einem anderen enthalten (nach KATZ).

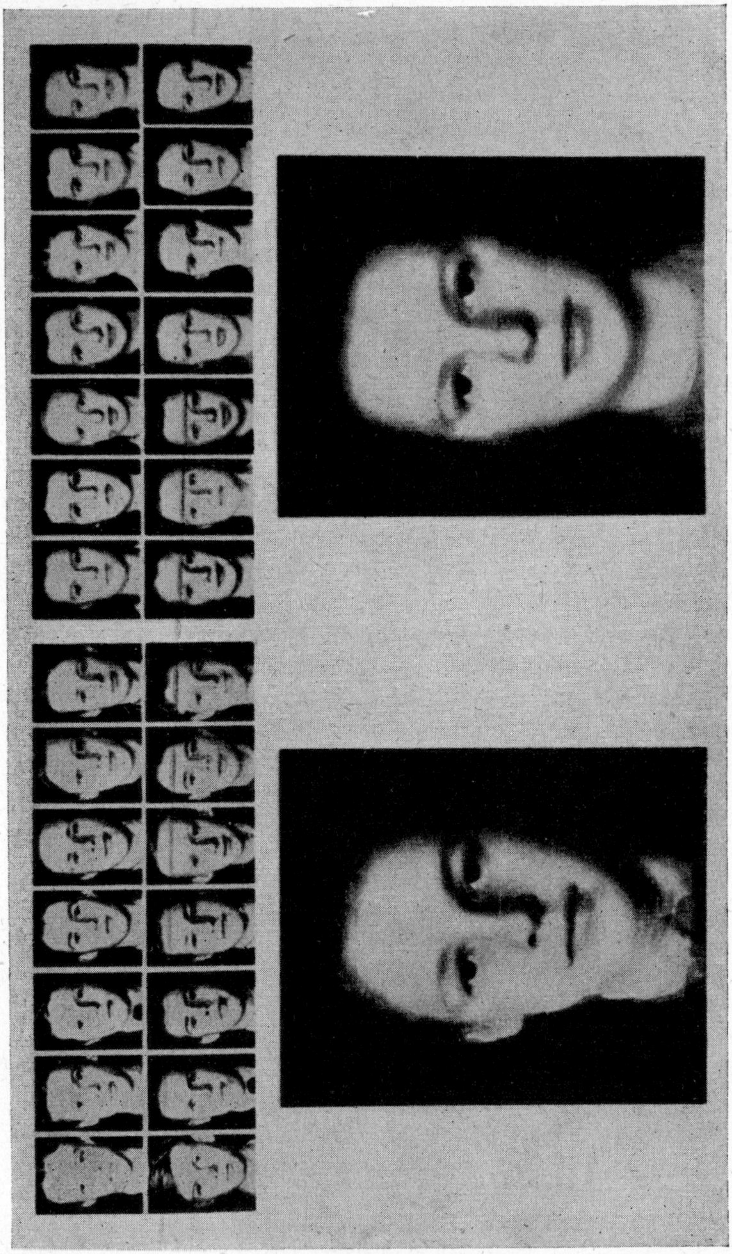

Abb. 17. Vergleich zwischen den Einzelbildern und dem Summationsbild bei 17jährigen Schweden, jungen Männern und Mädchen (nach KATZ). Das Schönheitsempfinden spricht auf das Summationsbild in besonderer Weise an.

reize zur Auslösung des Eindrucks vollendeter Schönheit. Diese Schönheit ist etwas spezifisch Menschliches. Sie läßt sich nicht mit geometrischen Regeln über den Goldenen Schnitt oder dgl. erfassen. Sie existiert offenbar auch nicht für Wesen anderer Art; jedenfalls haben wir als Menschen für das Hochzeitskleid vieler Tiere keinerlei Auslösemechanismus, der auf die von ihnen gebotenen Schlüsselreize das Gefühl uns bestrickender Schönheit erweckt, wenngleich die auffälligen Farb- und Formmerkmale in ihrer kunstvollen Gestaltung unsere Beachtung und Bewunderung durchaus finden können (Abb. 15b).

Eine sehr charakteristische Gesetzmäßigkeit für instinktives Verhalten ist die Wirkung supranormaler Auslöser. Legt man in ein Vogelnest zu den dort vorhandenen Eiern noch artgerecht gefärbte künstliche, deren beispielsweise braune Flecken aber in einem intensiveren Braun gehalten sind, so erfreuen sich diese supranormal gefärbten Eier der bevorzugten Pflege, selbst wenn die natürlichen Eier dabei zugrunde gehen. Für Attrappen von Fischweibchen, deren etwa blaue Punkte auf den Schuppen übertrieben farbig gehalten sind, lassen Fischmännchen ihre natürlichen Weibchen im Stich. Auch im Gebrauch des *Lippenstiftes* wird man das Streben nach einem supranormalen Auslöser schwer verkennen können. In Modejournalen übertreiben die Zeichner die Enge der Taille in einer anatomisch unmöglichen Weise (Abb. 18). Als ein für Frauenschönheit charakteristischer Schlüsselreiz vermag er aber in supranormaler Ausprägung offensichtlich den Reiz noch zu steigern. Die einstige *Schnürtaille* nutzte diese merkwürdige Instinktgesetzmäßigkeit auch am Lebenden. Die daraus resultierenden Schäden der Schnürleber usw. führten oft genug in ärztliche Behandlung. Eine über das Normale etwas hinausgehende Größe der weiblichen *Brust* macht die sogenannten Sex-Bomben zu Kassenschlagern des Films und anderer Massenveranstaltungen. Wir hatten die weibliche Brust schon als Schlüsselreiz bei der Verpaarung bezeichnet und dabei auf den Fettgewebsanteil für ihre Herausformung hingewiesen. Auch den Wangenfettpfropf bzw. das *Wangenprofil* des Säuglings kann man über das normale Maß hinaus übertreiben, wie dies in Bilderbüchern und bei bestimmten Puppen geschieht. Tatsächlich wird der Eindruck des Niedlichen und Herzigen hierdurch gesteigert und die Beliebtheit erhöht. – Die Nutzung supranormaler Auslöser spielt auch bei der Hypnosetechnik eine Rolle. Es sei auf das entsprechende Kapitel verwiesen.

Nachdem wir schon mehrfach darauf hingewiesen haben, daß Schönheitsmerkmale als Schlüsselreize in die Handlungskette der *Liebesäußerungen* eingehen, und auch darauf, daß Mimik und Gestik über Artgrenzen hinaus die phylogenetische Verwandtschaft zu erkennen geben, möchte ich nicht darauf verzichten, eine persönliche Beobachtung von TEMBROCK zu zitieren, die dieser in seiner „Schimpansen-Psychologie" (1949) mitteilt: „Eigentümlich war aber im weiteren Verhalten der Susi, daß sie mich mit zunehmender Bekanntschaft gegenüber Herrn Weiss deutlich bevorzugte. Dabei erhielt sie von mir niemals Nahrung oder irgendwelche Leckerbissen, wogegen Herr Weiss stets solche (etwa Zwiebeln) in seinen Hosentaschen bei sich hatte, so daß sie bald regelmäßig diese auf ihren Inhalt hin prüfte, was sie bei mir niemals tat. Als wir zum drittenmal den Käfig betraten, eilte Susi (die sich in einer sexuellen Ruhephase befand) sofort zu mir. Sie richtete sich auch mehrfach an mir auf, legte ihre Arme um meinen Hals und kam mit ihrem Gesicht dicht vor das meine,

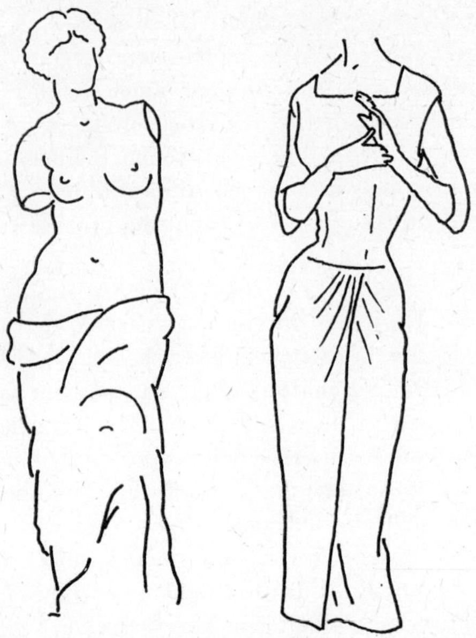

Abb. 18. Supranormale Auslöser, deren Wirksamkeit für Instinktreaktionen typisch ist, haben auch beim Menschen Erfolg: Lippenstift, Kunstwimpern, Kunstbusen usw., im Wandel der Mode auch immer wieder einmal die überbetonte Taille. Sie wird dann einfach als schick empfunden. Die Gegenüberstellung einer solchen Modezeichnung mit einer natürlich proportionierten Taille etwa der Aphrodite von Melos zeigt dem rationalen Urteil, wie sehr das instinktive Urteil durch supranormale Auslöser betört wird. Praktizierte Schnürtaillen führten bekanntlich zu Leberfurchen mit Kapselverdickung und Parenchymatrophie.

wobei sie häufig meine Augen fixierte. Bei unserem nächsten Besuch war sie kurz vor der Schwellung und daher wesentlich erregter. Sie befand sich im Innenkäfig, als sie uns hörte, und kam mit lebhaften Rufen (Och-Och-Och) in den Außenkäfig, den wir betraten. Sie eilte sehr lebhaft zu mir (außer Herrn Weiss kam stets ihr Wärter Liebetreu mit herein) und biß mich zur Begrüßung dicht oberhalb meines linken Knies. Dann suchte sie mich wieder ab. Auch an diesem Tag umhalste sie mich wieder, was sie bei Herrn Weiss noch nie getan hat. Sie legte sich später vor mir in Begattungsstellung nieder.“ Gerade weil hier keine intellektuelle Disziplinierung der instinktiven Regungen vorliegt, treten diese um so klarer hervor. Wohl überraschend erweist sich dabei z. B. das Umhalsen und das nahe Einander-in-die-Augen-Schauen nicht als etwas spezifisch Menschliches. Auch der Kuß als Begrüßung ist unter Schimpansen gebräuchlich.

Die Friktionen bei der *Kohabitation* sind als Instinktbewegungen ebenso ererbt wie die rugae vaginales und die corona glandis penis. Gleichzeitig ist damit als Erbkoordination ein mehrphasiger vegetativer Ablauf verknüpft, der keinesfalls als bloße momentane, regulative Anpassung an die Belastung durch die Friktionsbewegungen erklärbar ist. Die Ergebnisse der Abb. 19 haben wir, wie andernorts beschrieben, durch fortlaufende Ekg- und Blutdruckregistrierung gewonnen (Klum-

BIES u. KLEINSORGE, 1950). KINSEY et al. sowie MASTERS u. JOHNSON haben sie mit anderen Beobachtungen verglichen. Dabei hat sich der Ablauf in Phasen bestätigt: 1. Erregung, 2. Plateau, 3. Orgasmus und 4. Lösung. Verknüpft ist damit eine vorübergehende Anschwellung der Genitalien und Brüste wie auch weitere Vorgänge. Die absolute Höhe der Pulssteigerung wurde z.T. noch höher gefunden als in unserem Beispiel, und die Puls- und Blutdrucksteigerungen bei Frauen waren vielfach nicht niedriger als bei Männern. In unserem Beispiel stieg der Blutdruck des Mannes von 120 auf 245 mm Hg unter gleichzeitigem Pulsanstieg von 64 auf 142. Die klinischen Beobachtungen über Stenokardien, Apoplexie, Lungenödem und Todesfälle in coitu, z.T. mit forensischem Nachspiel, werden auf diese Weise verständlich (Beispiel S. 96). Erforderlichenfalls sind prophylaktisch 20 Tropfen Dihyt-

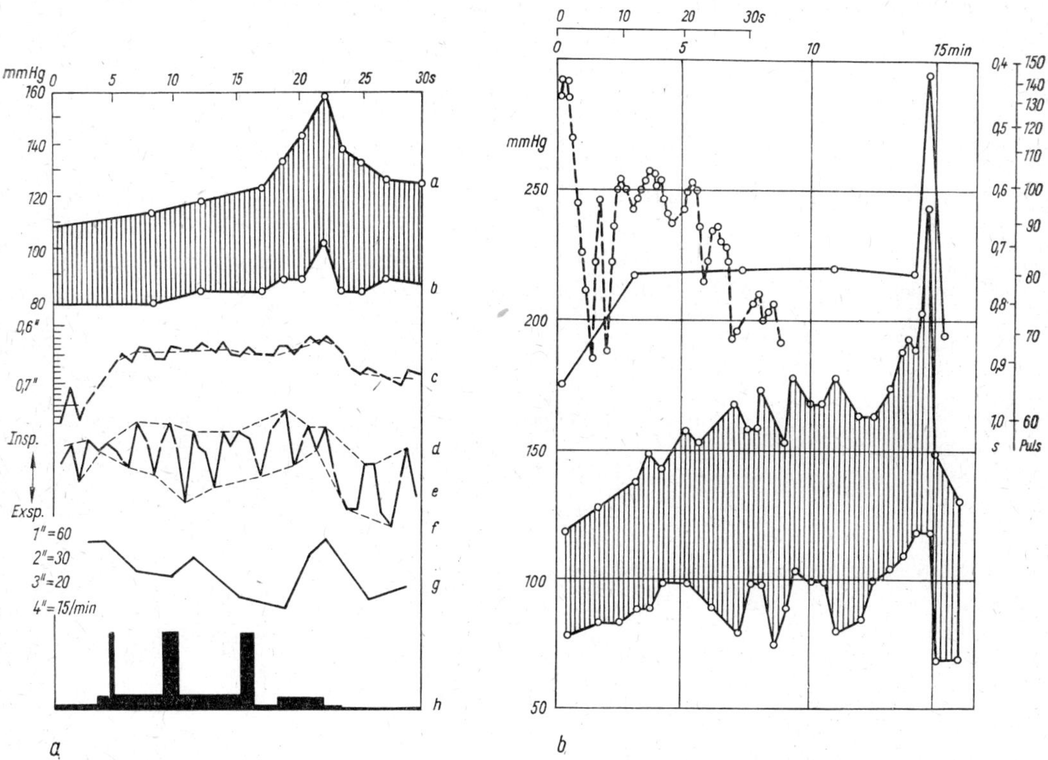

Abb. 19. Entwicklung des Orgasmus bei einer Frau (a) und einem Mann (b). In der ersten Darstellung bedeutet *a* systolischer, *b* diastolischer Blutdruck, *c* Herzschlagfolge, *d* Inspirationstiefe, *e* Atembewegung, *f* Exspirationstiefe, *d–f* Atemtiefe näherungsweise (gemessen ist die Änderung der Herzlage im Ekg, sie wurde als Indikator der Zwerchfellbewegung bzw. Atembewegung benutzt), *g* Atemfrequenz, *h* Muskelzittern. In der Darstellung für den Mann befindet sich links der Maßstab zur Blutdruckkurve, rechts zur Pulskurve. Der steile Abfall der Pulskurve ist noch einmal in zeitlicher Dehnung als gestrichelte Kurve unter genauer Angabe der Herzschlagfolge wiederholt, mit einem gesonderten Zeitmaßstab am oberen Rand. – Die vegetativen Vorgänge lassen sich hier nicht als ein bloßes Sekundärphänomen der motorischen erklären. Das emotionelle Erlebnis ist eng mit dem vegetativen Ablauf verknüpft.

amin+ bzw. Hydergin eine Stunde ante coitum zu empfehlen. Den Koitus ganz zu verbieten ist meist ein hoffnungsloses Beginnen; der Arzt ist wohl stärker als Bacchus, aber schwächer als Venus.

Als Schönheits- und Geschlechtsmerkmale haben wir nicht einen, sondern mehrere Schlüsselreize aufgezählt, Gesicht, Taille usw. Oft ist der Eintritt einer Reaktion durch mehrere Schlüsselreize gesichert. Genaue Untersuchungen liegen beim Buntbarsch vor; und zwar wird *Rivalenkampf* ausgelöst durch: 1. blauglänzendes Schuppenkleid eines artgleichen Männchens, 2. schwarze Abzeichen an Kiemenhaut und Flossen, 3. Breitseite mit gespreizten Flossen, 4. Schwanzschlag und 5. Rammstoß. Die kampfauslösende Wirkung jedes dieser Schlüsselreize ist quantitativ konstant. Man kann die Einzelreize in Attrappenversuchen beliebig kombinieren und die Reizsumme bzw. Stärke der Antwortreaktion voraussagen: Reizsummenregel (Seitz; quantitativ genauer als gewogen-additiv dargestellt durch Curio).

Bringt man in ein Aquariumbecken mehrere Buntbarschpaare, so sucht sich jedes ein Territorium, die Männchen verteidigen dieses, und die Partnerschaften sind harmonisch. Setzt man dagegen in das gleiche Aquarium nur ein einziges Paar, dem also nun alles gehört, so ist mit hoher Gewißheit voraussagbar, daß nach einigen Wochen das Männchen das Weibchen angreift und sogar umbringt (Lorenz). Mancher Frau, die ihrem Mann z.B. den Sportplatz verargt, sollte man dieses Experiment vorführen. Wenn auch beim Menschen alles beherrschter abläuft, ist das innere Verhältnis der Gatten zueinander doch nicht nur von ihnen beiden allein abhängig. Die *Ehen* sind wie andere Lebensbereiche immer nur als Teil einer Gesamtsituation zu betrachten. Auch andere Triebe drängen zur Betätigung.

Die verschiedenen Tendenzen hängen in komplizierter Weise zusammen. In Abb. 20 ist versucht worden, die zentralnervöse Schaltung für das Fortpflanzungsverhalten des Stichlingmännchens zu rekonstruieren. Es ergibt sich eine Zentrenhierarchie. Ein hormoneller Einfluß auf das Zentralnervensystem löst das Wandern im Frühjahr aus. Durch dieses Appetenzverhalten wird unter anderem auch flaches, warmes Süßwasser erreicht. Kommt ein bestimmter Pflanzenbewuchs hinzu, so bietet diese Kombination im Verein mit einem körperlichen Reifungsprozeß den Schlüsselreiz dafür, daß ein Angeborener Auslösender Mechanismus die Blockade für eine Reihe ererbter Reaktionsformeln beseitigt. Bietet sich noch kein zusätzlicher Reiz, so setzt sich das Herumwandern jetzt in dem neuen Lebensbereich fort. Es erweist sich, von der Wirkung her gesehen, als Appetenzverhalten, das schließlich zu einer Abgrenzung des eigenen Reviers gegenüber anderen Rivalen und zum Nisten, Paaren und Pflegen der Brut führen wird. Trifft unser Stichling z.B. auf ein anderes Männchen, so bietet dieses den Schlüsselreiz dafür, daß ein Angeborener Auslösender Mechanismus die Blockade für mehrere Reaktionsmöglichkeiten der kämpferischen Auseinandersetzung beseitigt. Schwimmen die Männchen aufeinander zu, so ist dieser Anblick Schlüsselreiz für die Freigabe des Handlungsablaufes Beißen. Wird dagegen das andere Männchen von hinten erblickt, so führt dies zur Freigabe des Bewegungsablaufes für das Verfolgen. Der Anblick des anderen Männchens von der Seite aber ist Schlüsselreiz dafür, daß ein angeborener Auslösemechanismus die Blockade der Instinktbewegung für einen Rammstoß beseitigt, der durch die Innervation der Flossen, der Strahlen jeder Flosse, der Muskelfaserbündel jedes Strahles

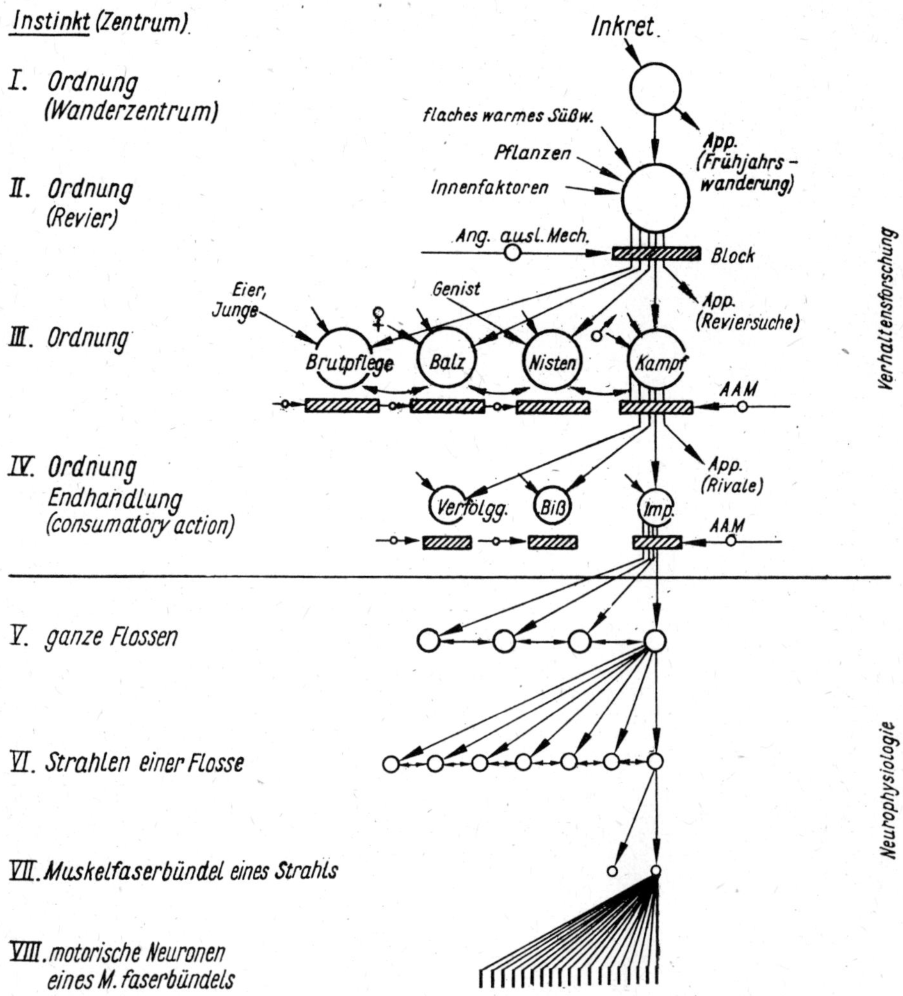

Abb. 20. Beispiel für die Zentrenhierarchie instinktiven Verhaltens, dargestellt am Fortpflanzungsverhalten des Stichlingmännchens (nach TINBERGEN). Im Nervensystem erbmäßig angelegte Funktionskoordinationen zu bestimmten Leistungen sind hier als Zentren bezeichnet (Kreise). Unter dem Einfluß adäquater Reize veranlassen sie ein Appetenzverhalten (App.), das zur Begegnung mit bestimmten Schlüsselreizen führt. Unter deren Eindruck beseitigt der Angeborene Auslösende Mechanismus (AAM) den Block (schraffiert) zu weiteren koordinierten Funktionsmöglichkeiten, z.B. Kampf um ein Revier, Nisten, Balzen, Brutpflege. Deren Realisierung ist jeweils vom Auftreten weiterer Schlüsselreize abhängig. Der Anblick eines anderen Männchens löst Kampfbereitschaft aus, und dessen Ansicht von hinten, von vorn, von der Seite oder vorübergehendes Verschwinden führt zur Auslösung unterschiedlicher Verhaltensweisen. So führt nur der seitliche Anblick zur vorprogrammierten Innervierung des Rammstoßes (Imp.).

und der Neuronen jedes Muskelfaserbündels zustande kommt. In der Abbildung ist nur dieser eine Innervationsablauf vollständig dargestellt, während die Abzweigungen anderer Möglichkeiten angegeben, aber nicht weiter ausgeführt worden sind.

Nicht jeder Schlüsselreiz löst eine *Endhandlung* aus (Abb. 20). Viele öffnen nur den Weg zu weiteren Möglichkeiten abwärts in der Zentrenhierarchie. Sie wecken die Bereitschaft zu einer Serie verschiedenartiger Verhaltensweisen. Diese Bereitschaft muß nicht, kann aber psychologisch interpretiert werden, z.B. als „Kampfstimmung“ bei Auftauchen eines Rivalen. Beim Menschen jedenfalls ist es uns wohlbekannt, daß er in verschiedene *Stimmungen* versetzt wird beim Anblick von Rivalen, Freunden, Vertretern des anderen Geschlechts, von Kindern, Speisen usw. Ausgelöst wird dabei die *Bereitschaft* zu bestimmten Verhaltensweisen, wobei gleichzeitig andere Verhaltensmöglichkeiten zeitweilig gehemmt werden. Auf Instinkthandlungen ist der Mensch kaum angewiesen, ja er hat sie weitgehend eingebüßt, denn er benutzt seine intellektuell begründete Willkürmotorik. Dieses betrifft aber nur die Endhandlung. Die Stimmungen dagegen, die zu den einen oder anderen Handlungsweisen tendieren, sind nicht rational ausgelöst. Sie können allenfalls rational diszipliniert werden, aber nur im Interesse einer anderen Gestimmtheit. *Der Verstand findet Mittel und Wege, die letzten Ziele aber setzt das Gefühl.* In ihm kommen die Bedürfnisse zum Ausdruck, die in unserer Natur liegen, oder richtiger: die unsere Natur sind.

Sehr charakteristisch für Instinktvorgänge ist die Art des Ausweges, wenn zwei entgegengesetzte Regungen einander blockieren. Bietet man einem Schimpansen eine Banane in einem Drahtkörbchen, bei dessen Berührung er erfahrungsgemäß einen elektrischen Schlag erhält, so – kratzt er sich hinter dem Ohr. Diese auch menschliche Verlegenheitsgeste ist ein Beispiel dafür, daß die nicht normal abzuführende Triebenergie auf ein drittes Verhaltensgebiet *überspringt*. Häufig ist dies das Gebiet der *Körperpflege*. Instinkthandlungen der Körperpflege haben wir alle in den typischen Bewegungen der sich verschränkenden Beine der Fliege und in ihrem Augenwischen beobachtet, in dem Sichwaschen der Katze, in dem Kratzen des Hundes und in dem Augenausreiben der Kinder: symmetrisch mit der Außenseite der Grundglieder der Zeigefinger bei geschlossenen Händen. Phylogenetische Zusammenhänge werden sichtbar, wenn Vögel sich in der Art von Vierfüßern am Halse kratzen, also wie beispielsweise ein Hund: mit dem Hinterbein über die Vorderpfote hinweg zum Hals. Hühner z. B. senken erst die Schulter, um über den Flügel (Vorderextremität) hinweg mit dem Fuß den Hals zu erreichen. Nur sehr lernfähige Vögel (Papagei) gehen von dieser unsinnigen, lediglich atavistisch begründeten Kratzweise ab und führen die Kralle direkt vorn hoch zum Hals (LORENZ). Beim Menschen kann in Verlegenheitssituationen eine Übersprungbewegung auf das Gebiet der Körperpflege oder, besser gesagt, die Erregung der Stimmung dazu Kragenrücken, Schlipsrücken u. ä. auslösen; und bei ihm kann das verlegene Kratzen, Hüsteln, Räuspern, Schneuzen sogar ein pathologisches Ausmaß annehmen und zur Inanspruchnahme des Arztes führen. Wir gehen im Kapitel „Pruritus“ und in den entsprechenden anderen Kapiteln darauf ein.

Der markanteste und wichtigste Unterschied zwischen Reflexen und vielen Instinkthandlungen modifiziert alles, was wir bisher über diese berichtet haben. Das Neugeborene beantwortet nicht jederzeit entsprechende Schlüsselreize mit Suchpendeln und Saugen, sondern nur in Abhängigkeit von seinem Durst. Die Stärke der *Instinktbewegung hängt also entscheidend vom inneren Zustand ab.* – Der Säugling vermag vom 2. bis 3. Monat an zu lachen, und zwar mit zugewendetem Blick; es ist der erste direkte zwischenmenschliche Kontakt. Das *3-Monate-Lächeln* bedarf folgenden Schlüsselreizes: Fläche von ungefährer Größe des Menschengesichts mit zwei Augen, Nase und Bewegung (Lächeln, Sprechen oder Nicken). Ein Mund ist nicht nötig, Stirnrunzeln darf nicht dabeisein. Die Auslösung ist also mit einfachsten Attrappen möglich (SPITZ). Auf den Schlüsselreiz reagiert der Angeborene Auslösende Mechanismus wie ein Reflex und gibt den Bewegungsablauf frei. Dieser selbst erfolgt nun aber keineswegs wie ein Reflex. Es kann sein, daß der Säugling nur wenig lächelt, gar nicht oder stark. Das hängt von seinem Wohlbefinden ab.

Zu dieser inneren Quantifikation der Instinktbewegung kommt die bereits früher besprochene äußere (Reizsummenregel, supranormale Auslöser usw.), so daß eine doppelte Quantifikation von Instinkthandlungen besteht. Hierzu hat v. HOLST ein instruktives Experiment durchgeführt. Fische orientieren ihre Raumlage sowohl nach dem statischen Organ als auch nach dem Lichteinfall. Bei operativ ausgeschalteten Statolithen richtet sich der Fisch ausschließlich nach dem Licht und schwimmt bei seitlichem Lichteinfall in Seitenlage. Bei intaktem statischem Apparat und seitlichem Lichteinfall erfolgt eine Kompromißlösung in Form der Schräglage. Bei manchen Fischarten führt der Anblick von Beutetieren zu einer Erregungssteigerung des optischen Apparates. Unter den vorgenannten Bedingungen legt sich ein solcher Fisch stärker auf die Seite, weil er vom Licht jetzt stärker beeinflußt wird. Diese stärkere Seitneigung wurde nun bei den Experimenten exakt mit dem Winkelmesser ausgemessen. Die Seitneigung war um so stärker, je beliebter

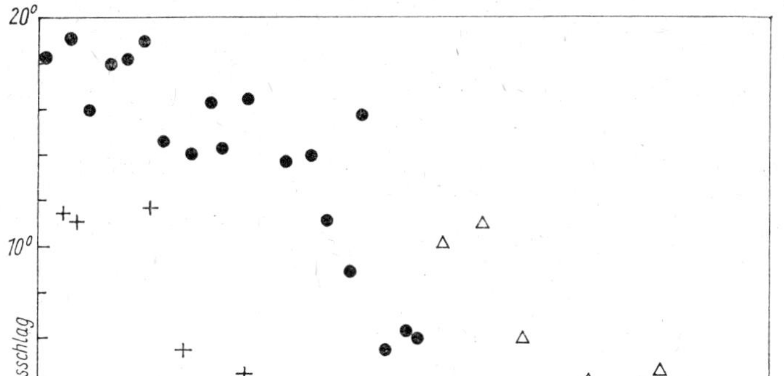

Abb. 21. „Appetit“-Messung bei einem Fisch. Gemessen wurde die Seitenneigung durch stärkere Orientierung nach dem künstlichen Seitenlicht beim Fixieren möglicher Beute. Nach 2tägiger Fastenzeit sind die Ausschläge zunächst stark und werden mit zunehmender Nahrungsaufnahme immer geringer (innere Quantifikation). Sie hängen aber gleichzeitig auch von der möglichen Beute ab (äußere Quantifikation): Das hungrige Tier reagiert sogar auf Kotpartikel u.ä. (+), wenn auch nicht so stark wie auf Würmer (●). Bei weitgehender Sättigung, wenn Würmer kaum noch einen oder keinen Ausschlag mehr bewirken, geschieht dies noch eine Weile lebhafter bei den als Leckerbissen bevorzugten Cyclops-Krebsen (△) (nach v. HOLST).

Tab. 2. *Zusammenfassende Übersicht* der geschilderten Beispiele für Instinktvorgänge gegenüber Umweltkomponenten. Die Beispiele betrafen (Seitenzahl in Klammern)

B Buntbarsche (40)	D Dohlen (31)	E Elritzen (32)	F Fische (37; 43)
G Stichlinge (40)	H Hühner (19)	K Katzen (17; 46)	L Möwen (17)
M Menschen (13–48)	P Pferde (28)	Q Vierfüßer (15)	R Ratten (32)
S Schimpansen (28; 33; 37; 42)	V Vögel (22; 37; 42)	W Warmblüter (15)	+ zahlreiche Beispiele

Eigentlich müßte die Tabelle für jede beliebige Spezies gesondert ausgefüllt werden, und zwar nicht nur vollständig, sondern sogar wesentlich erweitert. Tatsächlich liegen für viele Arten umfangreiche Ethogramme bereits vor. Unsere Tabelle soll ein Hinweis sowohl auf diesen Gesamtrahmen sein als auch auf das Fragmentarische unseres Bemühens, ihn mit Hilfe einer systematisierten Auswahl sinnfälliger Beispiele zu veranschaulichen.

Hauptanliegen ist die Einbeziehung des Menschen. Seine relative Instinktarmut wird zwar noch dadurch überboten, daß er viele vorhandene instinktive Regungen durch seine Willkürmotorik unterdrücken kann, nicht aber doch die gleichzeitigen und dazugehörigen autonomen Funktionen des Vegetativums und der extrapyramidalen Tonussteuerung. Ihre unerwünschten Reaktionen sind großenteils durch die hier dargestellten Zusammenhänge naturgesetzmäßig determiniert. Sie bilden „funktionelle Störungen", z. T. Erkrankungen. Ihre Auslösbarkeit wird durch die weiter unten dargelegten Lernvorgänge stark erweitert.

	Wetter	Gefahren	Nahrung	Art-genosse	Sexual-partner	Rivale	Revier	Bau	Nach-kommen	Eltern	Spiel	Ermü-dung	Körper-pflege
Instinkthandlung	M W	M Q		M +	M S		R S	+			M		V
Angeborener Auslösemechanismus und Schlüsselreize		H		M P D	M				M	M V			
Supranormale Auslöser					M F				M V				
Reizsummenregel					M	B							

Leerlaufreaktion			M K		M					M			
Doppelte Quantifikation			F							M			
Spezifisches Aktionspotential			M +	M +	M +							M +	M +
Übersprungbewegung													M S
Fehlgerichtete Ersatzhandlung				M									
Appetenzverhalten					M		G						
Handlungskette					M G					M			
Zentrenhierarchie						G							
Animalium und Vegetativum		M K			M								
Sozialer Zusammenhalt		M +	M +	M E								M +	
Ausdrucksbewegungen				M S									
Verhaltensentwicklung		L			M								

die angebotene Beute war, und sie war andererseits um so stärker, je ausgehungerter der Fisch war. Die wirkliche Reaktion ergab sich jeweils als Resultante aus der äußeren und der inneren Quantifikation (Abb. 21 auf S. 43).

In seinem Instinktverhalten reagiert ein Lebewesen also nicht auf äußere Reize wie ein Reflexautomat. Es verfügt vielmehr den äußeren Reizen gegenüber über eine weitgehende *Freiheit*, d.h. Reizbeantwortung gemäß den endogenen Intentionen des Individuums. Daß diese ihrerseits wieder klaren Naturgesetzmäßigkeiten unterliegen, nimmt diesem Tatbestand nichts von seiner Wichtigkeit.

Die Qualität der Schlüsselreize verliert an Bedeutung, wenn der innere Reizdruck übermäßig wird. Wir erinnern nur daran, daß ein Fisch ohne Nahrung sich für seinen Kot interessiert, ohne Rivalen schließlich sein Weibchen angreift usw. Zuletzt kann die Instinktbewegung sogar ohne einen äußeren Reiz, allein auf den inneren Reizdruck hin als Leerlaufhandlung eintreten. Dann macht das Neugeborene Saugbewegungen spontan. Ein anderes Beispiel ist das Knurren des Magens im Leerlauf seiner Motilität. In diese Reihe gehört auch die Pollution des Mannes. Von Hauskatzen kennen wir das Anschleichen, Jagen und Neueinfangen nicht vorhandener Mäuse als Leerlaufreaktion. Diese Beispiele markieren den Extremfall der Regel: Die auf einen Reiz in biologischer Erregung freigesetzte Energie entspricht nicht dem Energiebetrag des Reizes. Auch der Schlüsselreiz zu einer Instinktbewegung bewirkt nur die Freisetzung eines schon vorhandenen Maßes an reaktionsspezifischer Energie. Da diese nicht unmittelbar gemessen werden kann, verwendet die Verhaltensforschung als Maßgröße das am Verhalten selbst ablesbare „Spezifische Aktions-Potential" (SAP). Die ihm zugrunde liegende reaktionsspezifische Energie wird endogen meist fortlaufend aufgebaut, und zwar in unterschiedlicher Geschwindigkeit für Luftholen, Trinken, Essen, Strecken, Bewegung, Geselligkeit, Ruhe, Auseinandersetzung, Sexualität und Schlaf. In der Endhandlung eines Instinktverhaltens wird das Potential verbraucht (consumatory action). Aus Wiederaufbau und Verbrauch entwickelt sich ein *Rhythmus*, dessen Frequenz für die einzelnen Triebgebiete unterschiedlich ist und der von äußeren Gelegenheiten innerhalb bestimmter Grenzen *modifiziert* wird.

Tab. 2 faßt noch einmal in Form einer Übersicht zusammen, was wir über die Instinktbereiche und Instinktgesetzmäßigkeiten berichtet haben. Sie ließe sich erweitern, genügt aber wohl, um zu verstehen, daß ein Tier ohne rationale Einsicht, allein aufgrund seiner Instinktgarnitur voll ausgestattet ist zu höchst bewundernswürdigen Wechselbeziehungen mit seiner Umwelt. Es ist augenfällig, daß wir nur Einzelbeispiele für die verschiedenen Gesetzmäßigkeiten und Triebgebiete gebracht haben, dazu noch von unterschiedlichen Arten. Anstelle dieser lückenhaften Darbietung müßte eine vollständige und erweiterte Darstellung für jede einzelne Tierart auf jedem Triebgebiet alle Instinktgesetzmäßigkeiten berichten. Solche „*Ethogramme*" sind von der Verhaltensforschung in mehr oder weniger weitgehender Vollständigkeit so zahlreich erarbeitet worden, daß sie heute viele Bände der einschlägigen Fachliteratur füllen. Es sei nur auf die 36 Bände der „Zeitschrift für Tierpsychologie" und zahlreiche Monographien allein in deutscher Sprache hingewiesen. Unsere Auswahl von Beispielen verfolgte den Zweck, auf die Bedeutung ererbten Verhaltens und seiner Gesetzmäßigeiten auch beim Menschen hinzuweisen, da sich hieraus

Ansatzpunkte zum Verständnis und zur Behandlung bestimmter **Erkrankungen** ergeben.

Wir haben zahlreiche solche Anknüpfungspunkte genannt und dabei auch schon die häufigste Störquelle hervorgehoben: Die Unstimmigkeit zwischen Willkürmotorik und vegetativer Autonomie bei Instinktregungen. Es handelt sich um einen Koordinationsdefekt der menschlichen Natur. Bei appetit-, sexuell oder furchterregenden Reizen kann der Mensch beherrscht das Zugreifen, Anbändeln oder Weglaufen unterdrücken, nicht aber das gleichzeitige Zusammenlaufen des Wassers im Munde, die Tumeszenz der Genitalien oder das Anspringen der Herzleistung. Der Koordinationsfehler kann bis zu schweren Krankheiten führen.

Um das zu belegen, wählen wir hier als Beispiel die essentielle Hypertonie. Wir haben orientierend vor zwei Jahrzehnten 126 Hypertoniker nach Berufsgruppen eingeteilt und unter Berücksichtigung der Stärke dieser Berufsgruppen in der Gesamtbevölkerung die Erkrankungshäufigkeit in den einzelnen Berufsgruppen geprüft. Es ergab sich Tab. 3.

Tab. 3. Hypertoniehäufigkeit nach Berufen. $n = 126$

	Anteil an Hypertoniepatienten %	Anteil an Gesamtbevölkerung %	Erkrankungshäufigkeit Durchschnitt = 100
Arbeiter	11	25	**44**
Hausfrauen	33	45	**73**
Selbständige	6	6	**100**
Rentner	22	13	**170**
Angestellte	28	10	**280**

Tab. 4. Hypertoniehäufigkeit nach Schwere der Körperarbeit. $n = 2192$ (nach WEITZ)

Berufsklassen mit Körperarbeit	Anteil an Hypertoniepatienten mit über 200 mm Hg %	Verhältnis in der Gesamtbevölkerung %	Erkrankungshäufigkeit Durchschnitt = 100
Schwer	15	23	**65**
Mittelschwer	34	42	**82**
Leicht	31	24	**128**
Sehr leicht	20	11	**177**

In die Augen springt die niedrige Erkrankungshäufigkeit der Arbeiter an Hypertonie und die hohe Erkrankungshäufigkeit der Angestellten. (Sie übertrifft sogar beträchtlich die der Rentner, bei denen natürlich die Altersdisposition die Hypertoniehäufigkeit erklärt.) WEITZ klassifizierte nach BILECKI 2192 Hypertoniker mit körperlicher Arbeit nach deren Schweregrad und erhielt dabei Tab. 4.

Je schwerer die Körperarbeit, desto seltener also die Hypertonie. Warum? Weil die Leistungseinstellung des Organismus stereotyp im Sinne eines Sympathikotonus, einer Adrenalinausschüttung erfolgt. Dadurch kommt es bekanntlich zu einer Steigerung der Herzleistung und zu einer allgemeinen Gefäßkontraktion, jedoch mit einer wichtigen Ausnahme: Es erweitern sich die Gefäße der arbeitenden Muskulatur einschließlich der Koronarien. Das Adrenalin führt als Kreislaufhormon zu einer Blutverschiebung aus den ruhenden in die arbeitenden Gebiete (Rein). Nur wenn es keine arbeitenden Muskelgebiete gibt, deren Gefäße sich eröffnen, kommt es zu einer Blutdrucksteigerung. Nur dann kommt es zu dem sinnleeren Anarbeiten des Herzens gegen eine allgemeinverengte Strombahn. Bei schwerer Körperarbeit ist, von einer kurzen Anfangsschwankung abgesehen, der Blutdruck nicht erhöht. Die Leistungsumstellung des Organismus erfolgt immer nach derselben Formel. Sie ist einem naturhaften Leben angepaßt, in dem jede Leistung eine Körperleistung ist. Sie ist nicht der modernen Technik angepaßt, die uns zunehmend von körperlicher Arbeit befreit. Bei geistigen Leistungen tritt unter Fortfall der Körperleistung die stärkste Blutdrucksteigerung ein. In diesem Sinne sind die angeführten Statistiken zu verstehen über die Häufung der Hypertonie bei Leichtarbeitern und Angestellten. Die „Regulationskrankheit" ist wesentlich mit begründet durch naturentfremdete Lebensverhältnisse. – Die essentielle Hypertonie hat eine multifaktorielle Genese (s. S. 336). Wir haben hier nur einen Faktor herausgehoben, dem aber eine maßgebende Bedeutung zukommt, wie die Zahlen zeigen.

Angeborene Verhaltensweisen zeigen sich beim Menschen zahlreicher am Vegetativum als an der Willkürmotorik. Der Spezielle Teil dieses Buches wird das vielfältig belegen. Manches ist auch so allgemein bekannt, daß es genügt, den vegetativen Vorgang zu beschreiben, und jeder weiß sofort, welche Stimmung bzw. Handlungsbereitschaft soeben ausgelöst worden ist:

Sein Herz pochte	schnaubte
sein Herz jagte	hielt die Luft an
ihm blieb das Herz stehen	rang nach Luft
es schnürte ihm das Herz ab	seufzte
er erbleichte	es zehrte an ihm
er errötete	machte ihn schlaflos
die Stirnader schwoll ihm	bereitete ihm Kopfschmerzen
der Mund wurde ihm wäßrig	ihm wurde ganz schwindlig
die Spucke blieb ihm weg	seine Pupillen weiteten sich
er schluckte	er weinte
er mußte sich übergeben	er schwitzte
machte sich in die Hosen	ihn überlief eine Gänsehaut
spürte einen Kloß im Halse	usw.

Genaugenommen ist nicht nur das neurohumorale Vegetativum dem Willküreinfluß entzogen, sondern *auch das extrapyramidale System* mit seiner Tonusregulierung. Diese ist wie der „Sympathikus" und Parasympathikus von den ausgelösten Stimmungen bzw. Handlungsbereitschaften abhängig, so daß man Gestimmtheiten auch vom Tonus ablesen kann:

Er ließ den Kopf hängen	mit geschwellter Brust
ging erhobenen Hauptes	er ging gebeugt
mit hängenden Schultern	mit festem Schritt

mit weichen Knien	grüßte mit schlaffer Hand
er schlotterte	seine Stimme wurde heiser
zitterte	usw.
bebte	

Die **physiologische Erforschung** ererbter Verhaltensweisen ist hinsichtlich der *vegetativen* Komponenten noch nicht mit solcher Systematik und zahlenmäßigen Fundierung durchgeführt worden wie die des äußeren Verhaltens. Sie ist eine wichtige Aufgabe. Versuche an Tieren mit ihrer einheitlichen Steuerung von Animalium und Vegetativum werden die Basis für das Verständnis bilden müssen. Wie so viele moderne Aufgaben liegt auch diese auf einem Grenzgebiet, nämlich zwischen Zoologie und Medizin, genauer zwischen Ethologie und Physiologie; sie kann also von einem Kliniker nicht geleistet werden. Heute bleiben noch manche Probleme offen, unter anderem dieses: Gibt es neben der *spezifischen* Verknüpfung bestimmter vegetativer Vorgänge mit bestimmten Emotionen auch *unspezifische* vegetative Reaktionen und wann? Wir verweisen auf das Kapitel „Vegetativer Symptomenkomplex" und unseren dort mitgeteilten Versuch mit gleichzeitiger Registrierung der Körper-, Atem-, Herz- und Magenmotorik. Auf einen unerwarteten Startschuß erfolgte das Zusammenzucken und bei 30 von 40 Versuchspersonen eine schnelle In-, meist auch ebenso schnelle Exspiration. Dies alles läuft rascher ab als ein Herzschlag. Etwa 0,6 Sekunden nach dem Reiz (vgl. Tab. 1) folgt die optische Orientierung und psychische Verarbeitung, die allgemein entlastend, im einzelnen aber individuell unterschiedlich sich vollzieht. In diesem nicht genau definierbaren Zustand fand mein Mitarbeiter Blum die Atmungs-, Herz- und Magenmotilität unabhängig voneinander teils beschleunigt, teils verlangsamt, teils stark, wenig oder gar nicht beeinflußt, und zwar in jeder denkbaren Kombination.

Auf dem engeren Gebiet der *Neurophysiologie des Verhaltens* sind einige sehr bemerkenswerte Ergebnisse erarbeitet worden. Wird z.B. an einem Regenwurm ein Stück des Bauchmarks freigelegt, so lassen sich hiervon rhythmische elektrische Impulssalven ableiten. Sie zeigen die gleiche Folge, in der die Segmente des Wurmes sich bewegen. Trennt man das freigelegte Mark ab, so erfolgen die rhythmischen Salven an dem vollkommen isolierten Abschnitt des Zentralnervensystems weiter (v. Holst). Die Automatie der Verhaltensimpulse hier läßt sich mit der Automatie des Herzens vergleichen oder mit der Automatie verschiedener Rezeptoren (z.B. der Sinneszellen des Bogengangsystems), wo ein Grundrhythmus vorhanden ist, der durch andere Einflüsse nur *modifiziert*, nicht aber etwa erst erzeugt wird. Ähnliche Beobachtungen einer Neuroautomatie der Bewegung sind an Fischen und Amphibien gemacht worden. Hier ist ein Rest von Afferenz zum abgetrennten Rückenmark nötig, der aber beliebig unspezifisch sein kann, weder aus den heilen Segmenten, noch aus äußeren Reizen stammen muß, sondern beispielsweise der Automatie der Bogengangssinnneszellen entspringen kann. Gestützt auf diese Beobachtungen an Würmern und Wirbeltieren ist die Vermutung ausgesprochen worden, daß vielen Instinktbewegungen Automatien zugrunde liegen (Lorenz, v. Holst). Dies ist ein Erklärungsversuch für die doppelte Quantifikation des Instinktverhaltens oder, genauer gesagt, für die innere Quantifikation. Der innere Reizdruck könnte durch eine Neuroautomatie mit Reizsummation anwachsen, bis jeweils ein Schlüsselreiz den Auslösemechanismus betätigt oder aber bis eine Leerlaufreaktion eintritt. Die verallgemeinernde Hypothese wird wohl in absehbarer Zeit durch das Experiment bestätigt, eingegrenzt oder durch eine stichhaltigere Begründung ersetzt werden. Sie wäre eine Erklärung für das SAP (s. S. 46).

Ein wichtiges Ergebnis der Verhaltensphysiologie ist die Darstellung des Reafferenzprinzips durch v. HOLST und MITTELSTAEDT. – Jeder kennt den momentanen Zweifel, ob der eigene Eisenbahnzug sich in Bewegung setzt oder der Zug auf dem Nachbargleis. In beiden Fällen bewegt sich das Bild des Nachbarzuges auf der Netzhaut, aber auch in einem dritten Fall, nämlich bei Bewegung des Auges. Hierbei tritt niemals ein Zweifel auf, und zwar deshalb, weil der aktiven Bewegung bereits im voraus eine genau angemessene Änderung der Afferenz zugeordnet ist. Auch wenn gleichzeitig ein äußerer Vorgang und eine aktive Bewegung erfolgen, kann aus der resultierenden Afferenz der umweltbedingte Anteil (*Exafferenz*) nur dadurch abgegrenzt werden, daß der selbstbedingte Anteil (Reafferenz) schon im voraus feststeht.

Für die Vorausberechnung der Reafferenz bietet Abb. 22 ein anschauliches Beispiel. Den gleichen Versuch haben SPERRY u. WEISS an Amphibien durchgeführt, deren Augen am Optikusstiel um 180° gedreht werden konnten. Das Ergebnis war das gleiche. Zusätzlich wurde geprüft, ob die Fehlbewegung durch Lernprozesse schwindet. Das ist nicht der Fall.

Beim Menschen mit Augenmuskellähmung führt eine gewollte Augenbewegung objektiv zu nichts, subjektiv zur Sinnestäuschung einer quantitativ entsprechenden Bewegung der Umwelt, wie KORNMÜLLER im Selbstversuch bestätigte. Mit der Efferenz ist die Erwartung einer bestimmten Reafferenz so fest verknüpft, daß deren

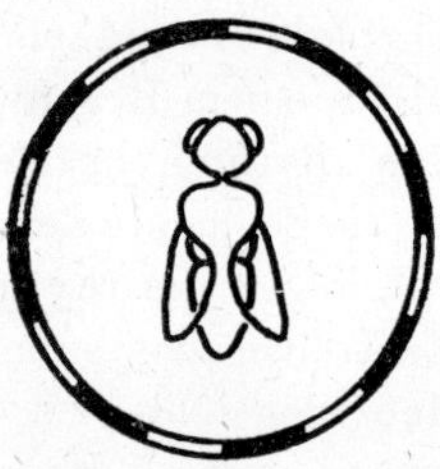

Abb. 22. Zum Reafferenzprinzip. Insekt in einem schwarzweißgestreiften Zylinder. Bei Drehung des Zylinders dreht das Tier sich mit (optomotorischer Reflex). Dreht sich das Insekt bei stillstehendem Zylinder, so tritt die Bildverschiebung auf seiner Retina wie im ersten Falle ein; eine korrigierende Wendung zum Festhalten des Retinabildes erfolgt jedoch in diesem Falle nicht. Ist der optomotorische Reflex bei Eigenbewegung gehemmt? Nein, aber bei Eigenbewegung wird eine entsprechende Reafferenz (hier als Retinabildverschiebung) im voraus erwartet und nicht weiter verwertet. Den Beweis bringt die Wiederholung des Versuches, nachdem der Kopf des Insektes auf dem dünnen Hals um 180° gedreht und so fixiert worden ist. Bei Drehung des Zylinders nach rechts wendet sich das Insekt nach links, da die Bildverschiebung nach dem Verdrehen des Kopfes gegensinnig erfolgt ist. Bei stillstehendem Zylinder und Eigenbewegung des Tieres tritt statt der erwarteten Reafferenz eine entgegengesetzte Verschiebung des Netzhautbildes ein, die nun wie eine unabhängige Drehung des Zylinders wirkt und in Auslösung des optomotorischen Reflexes zum ständigen Weiterdrehen des Tieres führt bis zur Erschöpfung. In einer optisch homogenen Umgebung ist das Verhalten dieses Tieres nicht gestört (nach MITTELSTAEDT).

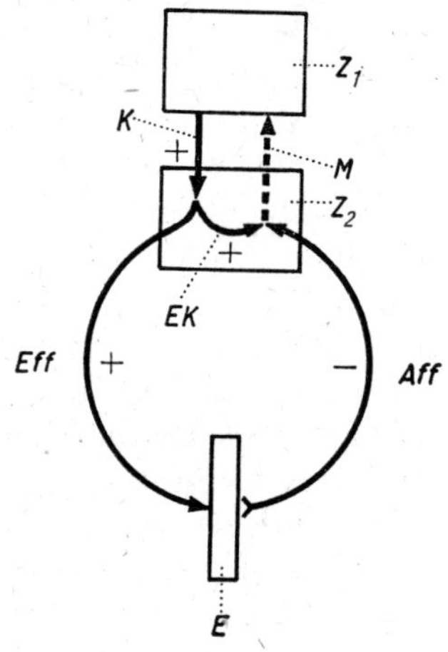

Abb. 23. Schema des Reafferenzprinzips. Aus einem Nervenzentrum Z_1 ergeht ein Bewegungskommando K an ein niederes Zentrum Z_2, von dem eine Efferenz *Eff* an ein Bewegungsorgan als Effektor E ausgesandt wird. Die Bewegung löst eine Reafferenz aus, die ins Zentrum zurückkehrt. Es wird nun einfach gefordert, daß diese Reafferenz schon im niederen Zentrum annulliert wird. Hierzu dient die Annahme, daß die Efferenz im Zentrum eine bestimmte Zustandsänderung hinterläßt, bezeichnet als Efferenzkopie *EK*. Sie wird von der in der Afferenz *Aff* zurückwirkenden Reafferenz durch lineare Summation aufgehoben, was durch die Plus- und Minuszeichen symbolisiert ist. Nur wenn die Afferenz durch Außeneinflüsse größer oder kleiner gemacht ist, bleibt von ihr oder der Efferenzkopie ein Rest übrig, der allein als Meldung M an das höhere Zentrum zurückgeleitet wird. Die gesamte Afferenz wird also schon in einem niederen Zentrum so weit gereinigt, daß ein höheres Zentrum nur die Änderungen der Umgebung, die Exafferenz, registriert bzw. zur Wahrnehmung bringt (nach v. HOLST u. MITTELSTAEDT).

Ausbleiben nicht als Defekt, sondern als ausgeglichen durch eine Exafferenz gleichen Ausmaßes erlebt wird. – Bei Bewegung des gelähmten Auges mittels einer Pinzette ergibt sich ebenfalls eine Scheinbewegung der Umwelt. Eine Reafferenz wird nicht erwartet und die Afferenz daher als Exafferenz wahrgenommen. – Stillstehen der Umwelt (*Raumkonstanz*) wird nur wahrgenommen, wenn dem Bewegungsimpuls die Augenbewegung mit entsprechender Netzhautbildverschiebung folgt.

Alle diese komplizierten Vorgänge – die mit einer Efferenz verbundene Erwartung einer bestimmten Reafferenz und die Berechnung der Exafferenz durch Abzug der Reafferenz aus der Afferenz – erfolgen *unbewußt*, erreichen also die höchsten Zentren nicht. Ein entsprechendes Schaltschema zeigt Abb. 23. Aus dem höheren Zentrum Z_1 geht ein efferenter Impulsstrom als Kommando K an das untergeordnete Zentrum Z_2. Dieses gibt die Efferenz *Eff* weiter an den Effektor E, der die Bewegung ausführt (worunter der ganze Körper oder ein einzelner Muskel verstanden werden kann). Seinen Sinneszellen entspringt die Afferenz *Aff* an Z_2. Damit die Reafferenz bereits hier annulliert werden kann, wird angenommen, daß in Z_2 bei Entsendung der Efferenz eine *Efferenzkopie EK* zurückgeblieben ist, zwischen welcher und der erwarteten Reafferenz es zu einer gegenseitigen Auslöschung kommt. Durch die Zeichen + und – für Efferenzkopie und Reafferenz ist dies in der Abbildung symbolisiert. Als Meldung M gehen an das höhere Zentrum nur Abweichungen zwischen Efferenzkopie und Reafferenz weiter, d.h. die umweltbedingte Exafferenz.

Solange man nur einen Muskel als Effektor und die aus den Muskelspindeln entspringende Afferenz betrachtet, erscheint das Schema in Abb. 23 einfach; zu einfach, wenn der ganze Körper mit allen Bewegungen und Rezeptoren im vollständigen Zusammenhang erfaßt wird. Diese weitergehende Koordination wird aber vom Organismus geleistet, z.B. bei gleichzeitigen Augen-, Hals-, Rumpf- und Beinmuskelbewegungen die Vorausbestimmung der erwarteten Reafferenz im Netzhautbild. Die *komplizierte Verrechnung* kommt in der Zusammenführung eines + und − höchst unvollkommen zum Ausdruck, wenn das vereinfachende Schema auch im Prinzip richtig bleibt. Uns hilft es bei der Klärung der Frage, was von der eigenen angeborenen Verhaltenssteuerung dem Menschen **bewußt** wird.

Wir bitten den Leser zu einer experimentellen Selbstbeobachtung bestimmter Bewußtseinsphänomene. Man betrachte ein grelles Objekt, z. B. Tafel V auf S. 581, aus wechselnder Entfernung, meinetwegen zwischen 45 und 15 cm! Dabei fällt gar nichts auf. Bemerkenswerterweise, denn das Netzhautbild wächst dabei auf die neunfache Größe. Was wir wahrnehmen, ist die gleichbleibende Größe des Objektes unabhängig vom Abstand. Und das ist eben nur der Anteil der Exafferenz an der gesamten Afferenz. Ein Größenunterschied um das Neunfache oder der Mechanismus, ihn zu vermeiden, stellt sich im Selbstbewußtsein nicht dar. Unser wechselnder Abstand vom Objekt verändert die Afferenz stark; jedoch wird dieser Anteil als Reafferenz bereits eliminiert, ehe er ins Bewußtsein gelangen kann. Unser wechselnder Abstand geht mit der Bewegung des Ziliarmuskels bzw. der Akkommodation einher. Daß seine Innervation die Größenunterschiede der Netzhautafferenz ausgleicht, bitten wir nun den Leser zu überprüfen. Das Prinzip des Versuches besteht darin, den Ziliarmuskel unterschiedlich zu innervieren, jedoch dabei die Größe des scharfen Abbildes auf der Netzhaut konstant zu halten. Dies wird ermöglicht durch die Nutzung des Nachbildes. Der Leser fixiere also Tafel V unter heller Beleuchtung unverwandt für einige Zeit und schaue anschließend auf einen einfarbigen Untergrund, etwa die Innenseite des Buchdeckels. Es erscheint das Nachbild der Tafelfigur. Fixiert man die Tafel in einem geringen und dann das leere Blatt in einem weiten Abstand oder umgekehrt, so erscheint die Figur in beträchtlichen Größendifferenzen. Dies tritt ein, obwohl Abbild und Nachbild auf der Netzhaut von gleicher Größe sind. – Die Muskelbewegung bei der Akkommodation beeinflußt die Größenwahrnehmung so, daß sie nahe Objekte in dem Maße verkleinert, wie ihre Größe auf der Netzhaut zunimmt, und umgekehrt. Das Reafferenzprinzip erklärt uns die *Größenkonstanz.*

Zu den beschriebenen Leistungen der Raumkonstanz und der Größenkonstanz treten weitere, auf die wir hier nicht näher eingehen können; so die *Farbkonstanz* trotz unterschiedlicher Beleuchtungsverhältnisse, die *Formkonstanz* trotz wechselnder perspektivischer Verzeichnungen, ferner die mit Hilfe der genannten Fähigkeiten erarbeitete *Dingkonstanz* und schließlich die trotz weitgehenden Fehlens aller dieser genannten Kriterien vollbrachte *Gestaltwahrnehmung*, die etwa einen Bekannten auf einem Bilde wiederzuerkennen gestattet. Ohne die genannten Konstanzleistungen böten die unmittelbaren Sinnesdaten ein ziemlich wüstes Durcheinander. Natürlich könnte man aus ihnen mittels einer bewußten, umfangreichen Korrekturrechnung den Anteil eigener Bewegung, Entfernung und Perspektive abziehen, bleibende Absorptionseigenschaften bei den Beleuchtungszufälligkeiten berechnen und daraus das Objekt mit seinen Eigenschaften rekonstruieren. Das würde für jeden Augenblick der Sinneswahrnehmung längere Zeit dauern. In Wirklichkeit werden diese ratioiden Leistungen völlig unbewußt und so schnell vollbracht, daß sie den wechselnden Sinneseindrücken mit einer winzigen zeitlichen Differenz folgen. *Und was wir bewußt wahrnehmen, sind nicht die Sinneseindrücke, sondern das rekonstruierte Modell der Außenwelt.*

Gleichzeitig mit diesem Prozeß setzt die Steuerung des angeborenen Verhaltens ein. Auch hier wird uns erst das Resultat bewußt, nicht sein Zustandekommen. Wir wissen nicht, daß wir auf einfache Schlüsselreize reagieren, kennen weder diese im einzelnen noch die Bedeutung von Reizsummen oder supranormalen Auslösern. Wir ahnen nichts davon, daß dadurch Angeborene Auslösende Mechanismen reflektorisch jeweils ein Instinktverhalten freigeben oder daß dessen Intensität auf einer vorausgegangenen inneren Quantifikation beruht. *Das Resultat, dessen wir uns bewußt werden, ist eine Emotion* von bestimmter Intensität. Wir erleben die Emotion (emovere = herausbewegen) als Quelle der Reaktionen im Bereich des Vegetativums und der Körpermotorik und sagen z.B.: vor Schreck zusammenfahren, wutentbrannt handeln, aus Angst fliehen, vor Scham erröten, vor Freude weinen, sich vor Sehnsucht verzehren usw.

Die qualitativ unterscheidbaren Emotionen entsprechen je einer angeborenen Verhaltensweise (McDougall). Nicht immer ist dies gleich ein Handeln, sondern entsprechend Abb. 20 häufiger eine Stimmung, eine Bereitschaft zu bestimmten Handlungen unter gleichzeitiger Hemmung anderer Handlungsmöglichkeiten. Beim Menschen, der arm an festgelegten Instinktbewegungen ist und diese durch eine vielfältigere Willkürmotorik ersetzt, bilden so *Emotionen Motivationen motorischen Handelns.*

Wo emotionales Handeln unterdrückt wird, geschieht dies im Interesse anderer Emotionen, was die Beteiligung des Verstandes nicht ausschließt. *Konflikte* zwischen kurzen, heftigen Emotionen (Affekten) einerseits und beständigeren (Gefühlen) andererseits zeigen besonders auffällig die Unterdrückung in der einen oder anderen Richtung. Der inneren Konflikte wie auch der gegenseitigen Unterstützung von Emotionen sind wir uns bewußt.

Durch Lernprozesse, die wir im folgenden Kapitel besprechen, werden Emotionen auch schon von Signalen und Mitteln der Triebbefriedigung hervorgerufen. Die Emotionen lösen sich dadurch weitgehend von angeborenen Schlüsselreizen, daß sie von diesen *abgeleitete, zusätzliche Verbindungen* eingehen, und zwar auch mit Gedanklichem. Qualitativ neue Emotionen werden jedoch dadurch nicht erzeugt. Alle Gemütsbewegungen sind in ihren qualitativen und quantitativen Möglichkeiten als angeborene Anlage mitgegeben, unabhängig, wieviel davon aktualisiert wird.

Die ererbten Verhaltensweisen, die sich im biologischen Entwicklungsprozeß so langsam wandeln, daß sie in kulturgeschichtlichen Zeitmaßen fast stillzustehen scheinen, bieten einen Blick auf die tiefe Verwurzelung des Menschen in der allgemeinen Natur. Diese Feststellung hindert uns nicht, auch das Besondere und Einmalige am Menschen zu sehen, im Gegenteil, hilft uns, dieses Auszeichnende klarer zu erkennen.

Erworbene Verhaltensanteile

Alle höher organisierten Tiere lernen zu ihren artspezifisch ererbten Verhaltensweisen individuell Erworbenes hinzu. Viele müssen unterscheiden lernen: das eigene Nest, das eigene Revier, den eigenen Partner, die eigenen Jungen, die eigenen Eltern, die Mitglieder der eigenen Gruppe, deren Rangordnung, Aufenthaltsorte der Beute, der Feinde, Objekte unangenehmer Erfahrung usw.

Diese Lernprozesse vollziehen sich im wesentlichen nach dem Schema des *bedingten Reflexes*: Mit dem unbedingten Reiz, dem einfachen Schlüsselreiz, bietet sich gleichzeitig der bedingte Reiz, nämlich die viel reichhaltigere Wahrnehmung des Trägers des Schlüsselreizes. So signalisiert später schon die Umgebung das erstrebte Heim, so werden auch ohne unmittelbare Kämpfe die Reviergrenzen respektiert usw.

Das Appetenzverhalten, also das Suchen bis zum Auftreten der Schlüsselreize für die Entspannung eines spezifischen Aktionspotentials einer Instinkthandlung, ist jedesmal eine bevorzugte Lernperiode. Hierbei spielt eine besondere Form des Lernens eine Rolle, nämlich das *Lernen durch Probieren*. Charakteristisch dafür ist, daß keine Einsicht in die Zusammenhänge besteht, sondern einfach beibehalten wird, was Erfolg brachte. Es handelt sich um eine Selektion. Zur Prüfung der Lernfähigkeit wird in Tierversuchen die Probiermethode provoziert, wenn den Tieren sogenannte Problemboxen angeboten werden, die nur unter Betätigung unterschiedlicher Mechanismen zu öffnen sind. Jede Dressur, die mit Belohnung und Strafe arbeitet, nutzt die Lernweise der Selektion bestimmter Verhaltensformen.

Für obligatorische Lernaufgaben gibt es vielfach eine *sensible Periode*, vor und nach welcher ein entsprechender Lernakt gar nicht oder nicht so leicht möglich ist. Dafür einige Beispiele. Hunde müssen in den ersten 14 Lebenswochen mit dem Menschen bekannt werden, andernfalls löst dieser Fluchtverhalten aus (Tembrock). Das Menschenkind stellt nach dem 3. Monat eine Beziehung durch Anlächeln zu jedem her, der bestimmte Schlüsselreize bietet (s. S. 43: Dreimonatelächeln); vom 8. Monat ab jedoch zeigt es jedem Fremden gegenüber Ängstlichkeit, ein Verhalten, das nach seinem Beginn als Achtmonateangst bezeichnet wird (Spitz). Rhesusaffen vermögen im Erwachsenenalter Begattungen nur zu vollziehen, wenn sie das Verhalten in der Jugend mit ihresgleichen spielerisch kennenlernen konnten (Harlow). Für verschiedene Tiere ist der Eintritt der Geschlechtsreife die sensible Periode zum Erlernen von Territorialgrenzen. Mit der Geschlechtsreife tritt beim Menschen eine sensible Phase für das Verlieben ein, deren Erfolg eine Zeit irreversibel ist und bei erzwungener Trennung daher bis zum Suizid führen kann. Unter bestimmten Voraussetzungen kommt es zu Wiederholungen einer solchen sensiblen Phase.

Irreversibel Erlerntes wird als *Prägung* bezeichnet. Frisch geschlüpfte Küken von Graugänsen nehmen das erste Lebewesen, dessen sie ansichtig werden, als Elterntier an, auch wenn dies ein Mensch ist; sie sind dann nicht zu bewegen, sich ihren wirklichen Eltern anzuschließen (Heinroth).

Bemerkenswert ist also auch, *was nicht erlernt werden kann*. Trotz gleicher äußerer Gegebenheiten lernen die meisten Tierarten nie, was bei vielen Insekten-, Vogel- und Fischarten regelmäßig gelingt, nämlich den Weg nach Himmelsrichtungen zu finden. Ihren Kompaß bildet die wandernde Sonne und eine „innere Uhr“. Ameisen brauchen drei Stunden im Sonnenschein für diesen Lernprozeß (JANDER). Wir erlernen zwar auch, aus Sonnenstand und Tageszeit die Himmelsrichtung zu bestimmen, aber vergleichbar zuverlässig gelingt uns das nur mit einer Uhr in der Hand. Die bekannte Regel ist unnötig kompliziert: Richte den kleinen Zeiger auf die Sonne; sein Winkel zur 12-Uhr-Stellung halbiert weist nach Süden. Müßte der Stundenzeiger unserer Uhren nicht an einem Tage zweimal umlaufen, sondern wären statt 12 alle 24 Stunden auf dem Zifferblatt aneinandergereiht, so hieße die Regel einfach: Richte den kleinen Zeiger auf die Sonne, dann weist die 12 in die Südrichtung. Trotz dieser Einfachheit gelingt es uns ohne äußere Hilfsmittel nicht, die Kompaßleistung der Ameise zu erreichen. Es ist natürlich kein Zufall, daß gerade Fische, Vögel und Insekten über einen biologischen Kompaß verfügen. Er ist für viele Arten eine Komponente der Existenz. Bei manchen ist seine Anwendungsfähigkeit noch erweitert durch höherentwickelte Sinnesapparate, die den Sonnenstand auch durch Wolken hindurch ermitteln.

Der Mensch bringt von Natur eine völlig andere Form der Raumbeherrschung mit, die – wie wir noch sehen werden – nicht weniger kompliziert und ebenso existenznotwendig ist. Nur auf ihrer Basis gelingt es ihm, eine Uhr zu konstruieren, ohne welche die innere Uhr und der mit ihrer Hilfe erlernte biologische Kompaß vieler Arten ihm ebenso verschlossen bliebe wie den übrigen Lebewesen. Was erlernt werden kann, hängt vom jeweiligen Nervensystem ab. S. 50 bietet hierfür noch ein zweites Beispiel und ein weiteres das Folgende.

Für manche Vogelarten genügt es, daß der eigene Partner und die eigenen Jungen nur am gemeinsamen Bewohnen des Nestes erkannt werden. Die aufopferndste Fürsorge im Nest kontrastiert mit dem Fehlen jeder besonderen Beziehung außerhalb des Nestes (LORENZ). Trotzdem die äußeren Bedingungen für das individuelle Kennenlernen nicht geringer sind als bei anderen Tierarten, kommt es nicht zustande. Es sind eben Voraussetzungen für das Unterscheidungsvermögen erforderlich, die unabhängig von der Schärfe der Sinnesorgane gegeben sein müssen. Das kennen wir als Menschen sehr gut; denn wir benötigen bei der ausgeprägten Individualität unserer Artgenossen eine Unterscheidungsfähigkeit für potentiell jeden einzelnen Mitmenschen. Tatsächlich gibt es solche, die ein einmal gesehenes Gesicht stets wiedererkennen, jedoch auch andere, die an einer peinlichen Schwäche im Wiedererkennen von Physiognomien leiden.

Neben dem obligatorischen, vorprogrammierten Lernen, von dem wir bisher gesprochen haben, besteht noch ein Überschuß an *fakultativer Lernfähigkeit*, wenigstens meistens und in sehr unterschiedlichem Umfang. Hühner, über deren Hof wiederholt Raubvogelattrappen entlanggezogen worden sind, lernen es, bedingt-reflektorisch schon in Deckung zu gehen, wenn der Strippenzieher sich auf den Baum schwingt.

Reaktionen auf unvorhergesehene Betriebsstörungen im Organismus werden auch erlernt. Dies ist von hohem klinischem Interesse. Bei Wirbeltieren führt einseitige Entstatung zu einer beständigen Drehtendenz nach der operierten Seite. Im Verlauf einiger Tage wird das Fehlverhalten aber korrigiert und der Ausfall kompensiert, d.h. die Informationsdifferenz der operierten gegenüber der gesunden Seite quantitativ voll ausgeglichen. Ein Stichling, den v. HOLST einseitig entstatet hatte, schwamm wieder völlig normal. Als sich ihm aber ein anderes Männchen mit ge-

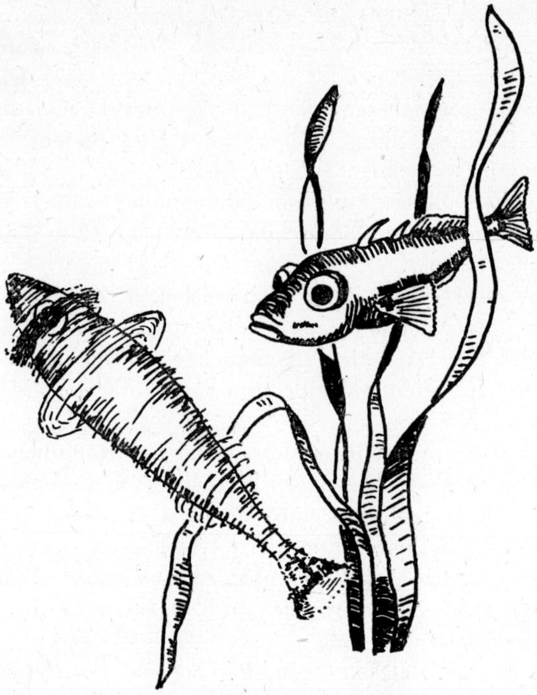

Abb. 24. Dekompensation im Erregungszustand. Ein Stichlingsmännchen wurde einseitig entstatet und zeigte eine ständige Drehtendenz. Nach einigen Tagen war der Ausfall voll kompensiert. Der Fisch schwamm wieder normal. Jedesmal beim Auftauchen eines anderen Männchens trat aber das Kreiseln erneut ein. Im Gleichgewichtszentrum war die durch den Ausfall des statischen Organs einer Seite eingetretene Differenz ausgeglichen, und zwar bei gewöhnlicher Aktivität. Bei gesteigerter Erregung und entsprechend erhöhter Differenz reichte diese Kompensation aber nicht mehr aus (nach v. HOLST).

spreizten Stacheln drohend näherte, trat wieder anhaltendes Kreiseln um die Längsachse ein (Abb. 24). Mit der gesteigerten Erregung des Nervensystems vergrößerte sich die Informationsdifferenz zwischen beiden statischen Organen. Der erlernte Ausgleich der normalen Differenz genügte nicht mehr. Es kam zu einer *Dekompensation im Erregungszustand.*

Wir können uns nicht damit begnügen festzustellen, daß alle diese Lernprozesse auch beim *Menschen* vorkommen. Das Volumen seiner Lernfähigkeit hebt ihn über die anderen Lebewesen hinaus. Es bietet sich letztlich als ein im wesentlichen gesellschaftlich erworbener und vermittelter Erfahrungsschatz für das Verhalten dar. Wenn andere in hochorganisierten Gesellschaften lebende Wesen mit Arbeitsteilung und Informationsvermittlung, wie Bienen und Ameisen, nichts Vergleichbares hervorgebracht haben, so weist dies auf zusätzliche Bedingungen im Menschen hin.

Wie eine Reihe höherer Wirbeltiere zeigt der Mensch *Neugierverhalten.* Bemerkenswerterweise sind die mit diesem Trieb ausgezeichneten Arten alle aus der Begrenztheit spezieller Lebensräume zu weltweiter Verbreitung gelangt. Es handelt sich um ein Lernen im Probieren. Jedoch erfolgt dies nicht wie beim Appetenzverhalten im Dienste eines anderen Triebes, so daß etwa bei der Nahrungssuche das Interesse erlischt, wenn sich etwas als nicht eßbar erweist. Im Gegenteil, zuverlässige Befriedigungsmöglichkeiten anderer Triebe werden ausgeschlagen zugunsten des Neugierverhaltens. Auch diese Instinkthandlung folgt einer doppelten Quantifikation und zeigt bei Ausbleiben des äußeren Reizes ein eigenes Appetenzverhalten, eben die Suche und förmliche Gier nach etwas ganz Neuem. Die Befriedigung liegt zumeist allein in der gründlichen Kenntnis des neuen Gegenstandes. Geprüft wird, ob er gefährlich ist, genießbar ist, sich bewegen kann, aufhebbar ist, etwas verbirgt, Schutz bietet, sich als Nistmaterial eignet usw., und dies alles ohne drängende Not, sondern in ruhiger Sachlichkeit. Ein unmittelbarer Nutzen ergibt sich gewöhnlich nicht. Doch die Möglichkeit, im Bedarfsfalle darauf zurückzukommen und es zu verwerten, macht den hohen biologischen Gewinn aus. Ein großes Volumen an Lernfähigkeit ist naturgegeben dem Neugiertier eigen.

Bei diesen Tierarten ist das Neugierverhalten auf die Jugendzeit beschränkt. Die Lernfähigkeit ist dann noch nicht erschöpft, aber doch ihre Nutzung durch Neugier. Allein beim *Menschen* besteht das Neugierverhalten bis ins Alter fort. Diese Feststellung vergleichender Verhaltensforschung verdanken wir LORENZ, dem wir hier folgen.

Neugierwesen sind relativ instinktarm. Das gilt auch für den Menschen. Die erstaunlichsten Instinktleistungen finden wir nicht bei ihnen, sondern gerade bei den am engsten spezialisierten Tieren. Diese weisen die kompliziertesten Instinktbewegungen, Handlungsketten und Angeborenen Auslösemechanismen auf. *Unspezialisiertheit* und Neugierverhalten hingegen bilden eine lebensnotwendige Einheit.

Die Unspezialisiertheit des Menschen ist phylogenetisch nichts Primäres, sondern eine *Entspezialisierung*. Zu deutlich weisen seine Greifhand, seine Augenstellung zum binocularen Sehen, seine ungewöhnliche Raumbeherrschung, Zeitberechnung und Handlungsplanung zurück auf ein Baumleben, bei dem unter Gefahr des Absturzes beim Sprunge der Handschluß genau im vorhergesehenen Augenblick einen Ast bestimmter Entfernung, Lage und Dicke ergreifen muß und bei dem die Fortsetzung der Schwünge häufig schon die Einrechnung der nachfolgenden in die Ausführung der vorhergehenden verlangt. Diese elementaren Fähigkeiten teilt der Mensch mit Affen und anderen Greifhandspringern.

Das Ungewöhnliche der *Orientierungsfähigkeit* wird erkennbar im Vergleich zu anderen Tieren. Von im Meer treibenden Planktoneinstrudlern, die über gar keine räumlich gerichtete Reaktionsfähigkeit verfügen, über Tiere der Hochsee und der Steppenebenen, die mit senkrechten Hindernissen nicht fertig werden, zu solchen, die eine durch ein Gitter erspähte Beute nicht durch seitliches Umgehen des Gitters zu erreichen vermögen, bis zu denen, die tatsächlich ihre eigenen Chancen aus möglichen anderen Positionen im Raum voraussehen können, liegt bereits eine enorme Entwicklung an Raumbeherrschung. Sie steigert sich in der Fähigkeit, in einem unübersichtlichen Netz von Gängen die beste Verbindung zu einem Ziel von jedem Punkt aus neu kombinieren zu können, wie es Ratten vermögen, d.h. Neugiertiere, die nicht nur Gangsysteme leidenschaftlich erkunden, sondern auch über die Aneinanderreihung von Sinneswahrnehmungen hinaus sich ein räumlich strukturiertes Gesamtbild aufzubauen vermögen und sogar in der Lage sind, Erfahrungen aus einem Gangsystem in einem spiegelbildlich gestalteten zu verwerten.

Eine überlegene Leistung von Primaten ist es, nicht nur die eigenen Möglichkeiten an unterschiedlichen Positionen im Raum voraussehen zu können, sondern auch die von *anderen* Gegenständen bei deren eventueller Verlagerung im Raume. Damit beginnt der Werkzeuggebrauch. Am bekanntesten sind die Köhlerschen Versuche auf Teneriffa, bei denen Menschenaffen durch Aufeinanderstellen von Kisten oder Ineinanderstecken von Hohlstäben zu sonst unerreichbaren Bananen gelangten. Hier geht der Handlungsausführung das Probieren in der räumlichen Vorstellung voraus, ein zeitlich meßbares Überlegen. Solche Messungen nahmen Rensch und Döhl bei Schimpansenversuchen vor, in denen der Schlüssel zu einem Kasten mit der Belohnung in einem komplizierten Labyrinth lag. Abb. 25 zeigt ein Beispiel.

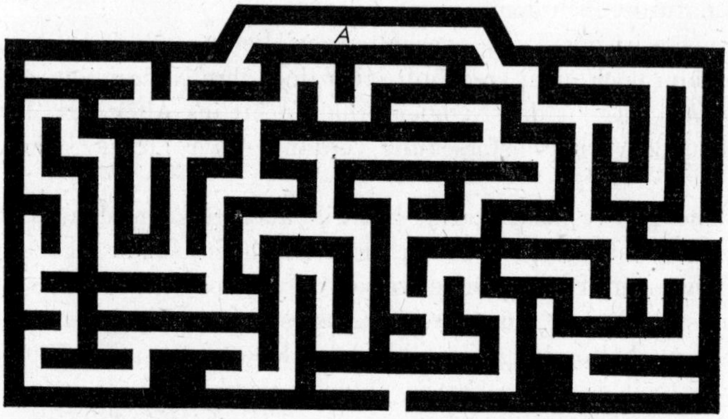

Abb. 25. Beispiel eines Labyrinths aus der Versuchsreihe von Rensch und Döhl, in der Leistungen von Studenten und Schimpansen verglichen wurden. Aus dem mit Plexiglas abgedeckten Labyrinth war mit Hilfe eines Magneten ein bei *A* liegender Schlüssel herauszuführen. Die beste Schimpansin brauchte dazu an mehreren Labyrinthen weniger Zeit als der Durchschnitt der Studentengruppe.

Das Labyrinth ist von oben mit einer Plexiglasplatte abgedeckt. Der Schlüssel kann mit Hilfe eines Magneten im Gangsystem verschoben werden. Der Weg zum Ausgang wird auch von Schimpansen nicht durch Zufallslösungen beim Herumschieben nach allen möglichen Richtungen gefunden, sondern durch Probieren in der Vorstellung und anschließendes Herausführen auf dem gewählten Wege. In einer Serie von Versuchen mit verschiedenen Labyrinthen wurde die dafür benötigte Zeit verglichen mit der von Studenten für die gleiche Aufgabe. Die Leistung der besten Schimpansin war bisweilen besser als der Durchschnittswert der Studentengruppe. Bemerkenswert ist die große Variationsbreite der erforderlichen Zeit sowohl bei Schimpansen als auch bei Menschen. Wie bei allen phylogenetischen Erwerbungen sind die jüngsten die am wenigsten gefestigten.

Als wesentlichen Verhaltensunterschied zwischen Menschenaffen und Menschen beobachtete Lorenz, daß der *Mensch* nicht nur im Anschluß an eine Orientierung eine Handlung ausführt, sondern auch die Handlung selbst noch kontrollierend zu steuern vermag. Der Anthropoide führt, z. B. beim Aufeinandertürmen von Kisten, keine Korrekturen mehr aus. Ähnlich wachsen bei Kleinkindern Bauklotztürmchen wegen ihrer Baufälligkeit nur begrenzt.

Die Entwicklung der menschlichen Leistungen im immer ausgedehnteren Gebrauch von Werkzeugen und in der Arbeitsteilung ist mit der Entwicklung der Sprache, der kulturellen Tradition und des gesellschaftlichen Lebens in ihren verschiedenartigen Ausprägungsformen verknüpft. Daraus leiten sich weitere, sozial determinierte Verhaltensweisen des Menschen ab. Wir werden darauf noch eingehen.

Diese jüngsten Erwerbungen sind angewiesen auf Lernen, Orientierung, Handlungsplanung, Einberechnung nachfolgender Handlungen in die vorhergehenden, korrigierende Kontrolle des Handlungsablaufs, also auf Leistungen, die in sehr variabler Schnelligkeit und Güte erbracht werden und die besonders störanfällig sind. Es können sich *falsch programmierte Verhaltensweisen* ausbilden. Ganz ohne Korrekturen kommt niemand aus. Meist genügt freundschaftliche, kollegiale, kollektive und bisweilen forensische Hilfe. In besonderen Fällen gelingt die Verhaltenskorrektur jedoch nur unter Nutzung spezieller biologischer Kenntnisse physiologischer und psychologischer Art. Hier liegt eine der Aufgaben der Psychotherapie. Das gilt in erster Linie, wenn die erworbene Verhaltensstörung nicht nur psychische, sondern auch körperliche Funktionen betrifft.

Die *neurophysiologische Grundlage* individuell erworbener Reaktionsweisen wurde in klassischer Weise dargelegt am Beispiel des durch Erfahrung b e d i n g t e n R e f l e x e s. Die grundlegenden Versuche PAWLOWS über die Speichelsekretion bei Hunden auf Signalreize hin sind so bekannt, daß sich ihre Beschreibung für den ärztlichen Leser erübrigt. Abb. 26 gibt die wichtigsten Gesetzmäßigkeiten bedingter Reflexe wieder.

Wegen ihrer hohen praktischen Bedeutung muß neben dem bedingten Reflex die *bedingte Hemmung* ausdrücklich hervorgehoben werden. Aus elektrophysiologischen Untersuchungen wissen wir heute, daß die afferente Erregung von Neuronenkomplexen im Zentralnervensystem immer verbunden ist mit einer Hemmung anderer Neuronenkomplexe. Ein angeborener Mechanismus (unbedingte Hemmung) sichert damit das Zustandekommen des dominierenden Reflexes gegenüber konkurrierenden Reflexvorgängen. Es handelt sich um ein grundlegendes Funktionsprinzip des integrierten Nervensystems. Die dominante Erregung kann auch durch einen bedingten Reiz herbeigeführt werden. Auch dadurch werden dann andere Funktionen einer unbedingten Hemmung unterworfen. Also eine unbedingte Hemmung geläufiger Funktionen durch einen bedingten Reiz.

In der psychotherapeutischen Praxis weniger bedeutungsvoll ist die bedingte Hemmung im strengen Sinne. Sie tritt ein bei Nichtbestätigung bedingter Reflexe. Deren Erlöschen beruht nicht auf einem Dahinschwinden, sondern auf aktiver Hemmung. In geeigneten Versuchsanordnungen läßt sich sowohl ihr latentes Weiterbestehen als auch die Existenz des Hemmungsprozesses nachweisen. Eine bedingte Hemmung spielt ferner bei der Differenzierung von Signalreizen eine Rolle. Ein bedingter Reflex kann anfangs auch von ähnlichen Reizen in Gang gesetzt werden. Wird jedoch immer nur ein ganz bestimmter bekräftigt und die anderen nicht, so verfallen diese einer Differenzierungshemmung. Weitere Einzelheiten hat PICKENHAIN systematisch dargestellt.

Experimentell überzeugend nachgewiesen wurde von der Schule PAWLOWS und seiner Nachfolger BYKOW und KURZIN, daß bedingte Reflexe nicht nur bei der Speichelsekretion, sondern bei praktisch *allen Körperfunktionen* eine Rolle spielen: Herztätigkeit, Gefäßreaktionen, Magen- und Darmtätigkeit, Leber- und Pankreasfunktion, Atmung, Nierenfunktion, Stoffwechsel, Gewebeprozesse, Wärmehaushalt, vegetative Periodik, Schmerzrezeption u.a. Im allgemeinen nützlich, wirken sich diese erworbenen Reaktionen aber in Einzelfällen auch *gesundheitsschädlich* aus. Diese einer sachgerechten Psychotherapie bedürftigen Patienten gehören zum Krankengut des Allgemeinmediziners und Internisten.

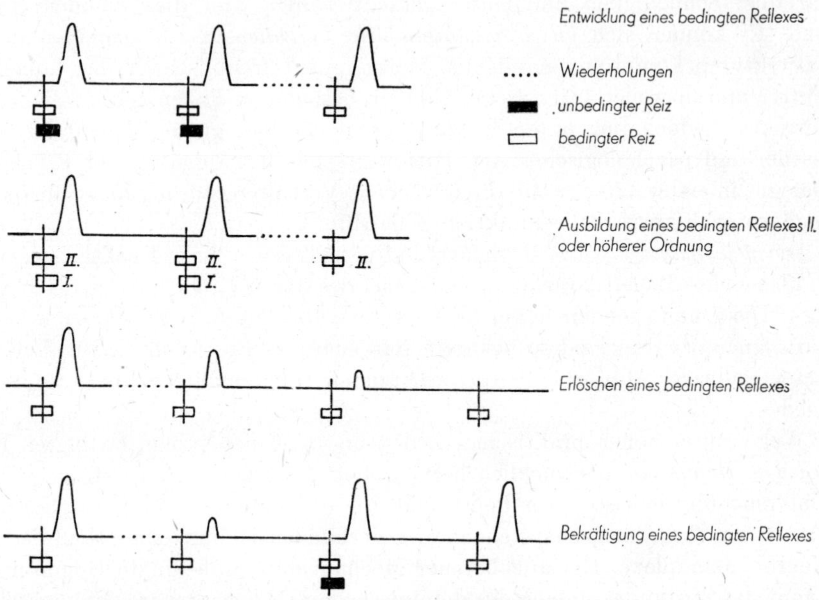

Abb. 26. Gesetzmäßigkeiten bedingter Reflexe nach PAWLOW.

Einfach bedingt-reflektorische Gesundheitsstörungen sind im Speziellen Teil dieses Buches so zahlreich angeführt, daß eine abermalige Zusammenstellung hier zu weitläufig sein würde. Die Verbreitung über alle Organgebiete sei nur angedeutet mit dem Hinweis auf Beispiele wie bedingt-reflektorische Angina pectoris (S. 310), Hüsteln (S. 349), Durchfälle (S. 398), Miktion (S. 415 oben), Vaginismus (S. 433), Urtikaria (S. 469), Blepharospasmus (S. 409/10), Schmerzzustände (S. 457), Stottern (S. 517), Schlaflosigkeit (S. 531), Bauchtic (S. 510) usw.

Als Besonderheit des Menschen ist dabei hervorzuheben, daß gelegentlich bereits nach einem einmaligen Zusammentreffen von Signalreiz und unbedingtem Reiz der bedingte Reflex hergestellt ist. Der Mensch lernt offenbar schneller. Auch bei ihm ist es aber so, daß sich ein bedingter Reflex um so schneller und um so dauerhafter bildet, je stärker der Affekt im Augenblick der Bildung ist. Dabei braucht der Affekt sachlich mit den reflektorischen Vorgängen gar nichts zu tun zu haben. Er wirkt wie ein Katalysator.

Nicht nur die Bildung pathologischer, sondern auch das *Ausbleiben* eines normalen bedingten Reflexes kann zur ärztlichen Konsultation führen. Wir verweisen auf das über die Enuresis nocturna Dargelegte (S. 415).

Sehr wichtig ist, daß Signalreize keineswegs der äußeren Sinnessphäre angehören müssen, sondern daß auch *interozeptive Reize* (z.B. die Blasenfüllung) durch zeitliches Zusammentreffen mit einem unbedingten Reiz schließlich Signalbedeutung erlangen können.

Es wurde aber noch eine andere Gruppe von Signalreizen erkannt. Als letztgereifte Frucht seiner Arbeit lernte PAWLOW, das *Wort als Signal* im Sinne seiner Reflexlehre zu betrachten. Er stellte die Sprache, ein soziales Phänomen, als zweites Signalsystem allen anderen Reizen gegenüber. Jeder Reiz kann durch das entsprechende Wort vertreten werden. Das bedarf einer Erläuterung.

Da Worte vielfach nur Gedanken ansagen und keine Ereignisse, dann also als Signalreize nicht bekräftigt werden, unterliegen sie einer weitreichenden Differenzierungshemmung. Legt man einem Patienten im Sprechzimmer das Meßgerät für den psychogalvanischen Hautreflex an (S. 172) und sagt dann in Anwesenheit der Schwester: „Spritze!“, so ist eine um das Vielfache stärkere Reaktion abzulesen als bei belanglosen anderen Reizworten. Einer Reihe solcher Beobachtungen habe ich eine zweite angeschlossen. Bei gleicher Versuchsanordnung und gleichem Aussprechen des Wortes „Spritze!“ steigt die Reaktion kaum über das Niveau anderer Worte, wenn diese zuerst gesprochen werden und der Patient erfahren hat, daß die Worte der Serie keine Ereignisse signalisieren (Abb. 61). – Die körperliche Auswirkung des Wortes Spritze hätten wir natürlich auch durch Puls-, Blutdruck-, Atemmessung und anderes objektivieren können; der auf Durchblutung und Schweißsekretion ansprechende psychogalvanische Hautreflex war uns nur ein solcher Indikator. Die bedingt-reflektorische Wirkung hat das Wort bereits durch die frühere Lebenserfahrung gewonnen.

In der Psychotherapie wird bei der Hypnose und dem Autogenen Training die bedingt-reflektorische Wirkung von Worten genutzt, um ganz gezielte körperliche und psychische Funktionsänderungen herbeizuführen. Hierzu verleiht man den Worten den Charakter eines Signals für unmittelbar eintretende Ereignisse.

Von praktischem Interesse sind schließlich auch die *„experimentellen Neurosen“*, die man z.B. dadurch auslöst, daß man im Tierversuch zwei bedingte Reflexe für einander entgegengesetzte Reaktionen ausbildet und dann die beiden Signalreize zu gleicher Zeit gibt. Damit gelingt es, das Funktionsprinzip einer dominanten Erregung und unbedingten Hemmung konkurrierender Prozesse zu durchbrechen. Lediglich durch solch ein Zusammentreffen zweier Sinnesreize wurden dann schwerste vegetative Dysregulationen, abnormes Verhalten, Haarausfall, extreme und teilweise irreversible Hypertonien, koronare Durchblutungsstörungen und Herzinfarkt ausgelöst. – Wir berichten u.a. in dem Hypertonie-Kapitel Einzelheiten darüber.

Die Gesetzmäßigkeiten bedingter Reflexe wurden experimentell gewonnen. In einem guten Experiment werden alle Versuchsbedingungen konstant gehalten bis auf eine einzige Variable, auf die allein dann der unterschiedliche Ausfall des Ergebnisses zurückgeführt werden kann. Variabel in den hier zur Rede stehenden Experimenten ist immer nur die zeitliche Beziehung zweier Reize. Über die Bedeutung der konstant gehaltenen Bedingungen sagt solch ein Experiment gar nichts aus. Zu den konstanten Bedingungen gehören z. B. gleiche Fütterungszeiten und gleiche Versuchszeiten. Ändert man diese, so stört das die Ergebnisse. Genauer gesagt: Die Ergebnisse werden *komplizierter*; denn der hungrige Hund sondert reichlicher und der satte weniger oder gar keinen Speichel ab, ebensowohl auf einen bedingten wie auf einen unbedingten Reiz. Hier tritt der unlösliche Zusammenhang zwischen erworbenen und angeborenen Verhaltensweisen mit ihrer doppelten Quantifizierung, ihrer Motivation hervor. Das war immer da, kam nur in den obengenannten Experimenten nicht zum Ausdruck. Es gibt keine bedingte Reaktion, die sich nicht auf einer unbedingten aufbaut; selbst wenn dies bei bedingten Reflexen höherer Ordnung über mehrere Etagen geschieht. Es sind nur zusätzliche Auslösemechanismen hinzugekommen, erworbene Auslösemechanismen.

Die Motivation wird als dominierender Zustand des Organismus auch von Anochin hervorgehoben. Er hat das ursprüngliche Schema des bedingten Reflexes systematisch erweitert und gelangte zu einer Konzeption der allgemeinen Struktur des Verhaltensaktes (Abb. 27). Ein Hund, dessen bedingte Reflexe jahrelang mit Zwieback bekräftigt wurden, erhielt statt dessen Fleisch. Er reagierte mit einer Orientierungs- und Untersuchungsreaktion und mit einer vorübergehenden Nahrungsverweigerung. Anochin erhielt hierdurch den ersten Anstoß zu der Annahme, daß auch der bedingte Reflex an eine Erfolgserwartung gebunden ist. Das alte Schema des Reflexbogens mit seinem Anfang und seinem Ende bot der Bewertung der Ergebnisse keinen Platz. Es mußte zum Schema eines Funktionskreises erweitert werden.

Ein Versuchshund, der nach dem gleichen Klingelsignal morgens Futter und abends einen elektrischen Schlag erhielt, reagierte schließlich auf das Klingelzeichen morgens mit Speichelabsonderung und abends mit Zurückziehen der Pfote. Anhand dieses Beispiels verweist Anochin darauf, daß neben dem bedingten Reiz als auslösender Afferenz auch Umgebungsafferenzen für den Ausfall der Reaktion entscheidend sind. Zur Afferenzsynthese gehört, daß ein Teil aller Afferenz in die formatio reticularis fließt und die Vigilanz erhöht. Auch, daß die im Gedächtnisapparat niedergelegten, früheren Erfahrungen zur Verfügung stehen. Von der dominierenden Rolle der Motivation war schon die Rede. Aus der schier unendlichen Fülle von Afferenzen und Erinnerungen läßt sie die im Augenblick in ihrem Sinne bedeutsamen zur Geltung kommen. Sie ist ein Filter für das Erforderliche. Aus der Afferenzsynthese ent-

---

Abb. 27. Struktur des Verhaltensaktes nach Anochin. Zu Situations- oder Umgebungsafferenzen (*UA*) gesellt sich eine auslösende Afferenz bei (*AA*). Ein Teil der Afferenz fließt in die formatio reticularis (*RF*). Die Afferenzen treten in Beziehung sowohl zur Motivation (*M*) als auch zum Gedächtnis (*G*). Der Mechanismus der Afferenzsynthese verarbeitet dies. Ihm entspringt ein Handlungsziel und daraus ein Handlungsprogramm mit einerseits einer Handlungsprognose und andererseits den efferenten Erregungen zur Handlung. Deren Ergebnisse werden in geeigneten Parametern über eine rückläufige Afferenz mit der Prognose verglichen und akzeptiert oder nicht. Im letzteren Falle aktiviert eine Orientierungsreaktion (*OR*) die Afferenzsynthese.

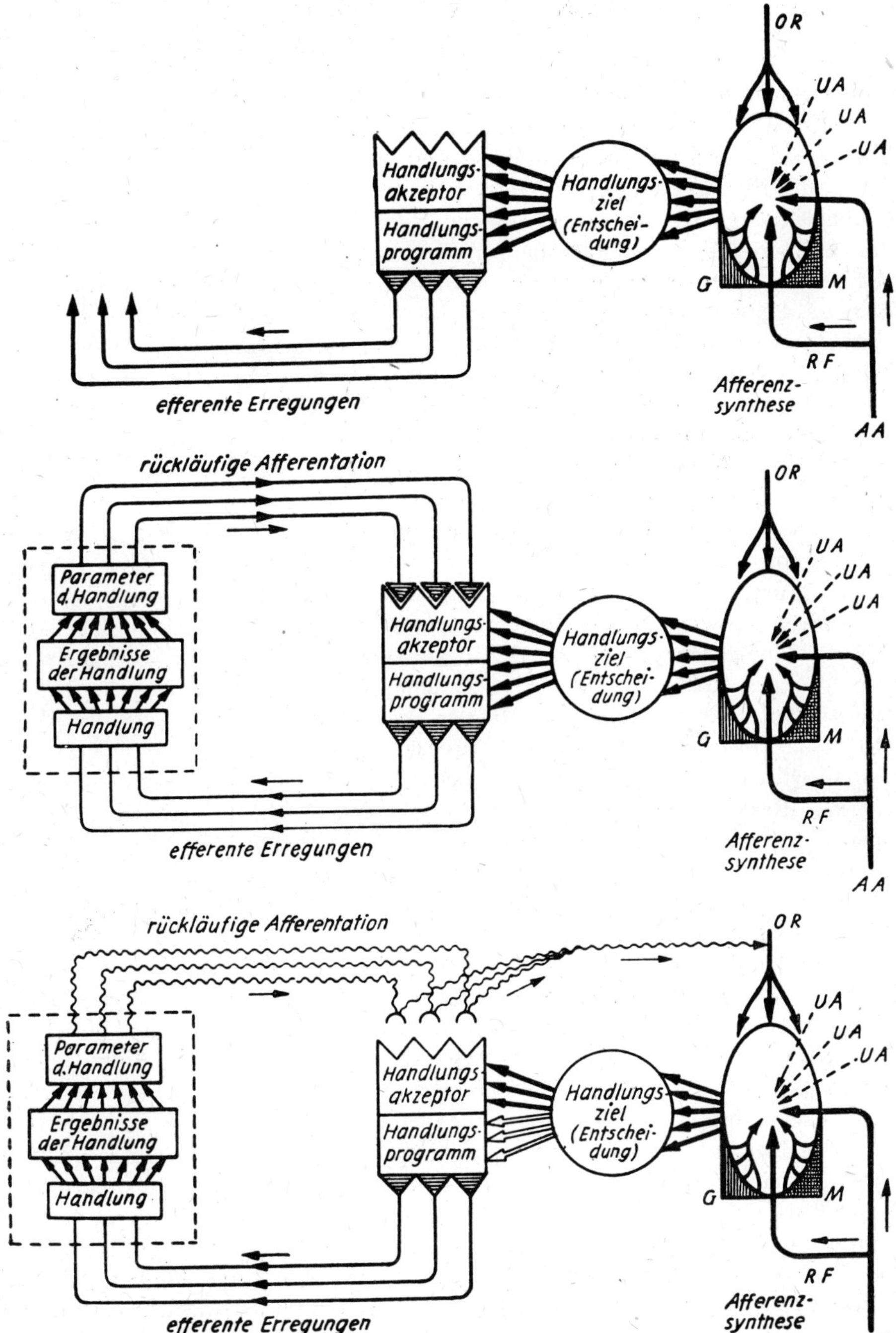

Abb. 27. Legende nebenstehend

wickelt sich die Entscheidung für ein bestimmtes Handlungsziel. Nicht nur bei Verhaltensakten, sondern auch bei vegetativen Funktionen müssen ständig Entscheidungen fallen, z. B. für die Umschaltung zwischen In- und Exspiration, zumal etwa beim Sprechen. Während Anochin für die meisten anderen Mechanismen des Verhaltensaktes Hypothesen über das neurophysiologische Substrat entwickelt hat, betont er die noch ungelöste Problematik dieser Entscheidungsfindung. „Wenn wir heute mit aller Kraft auf ganz verschiedenen Untersuchungsebenen arbeiten, von der molekularen Ebene bis zur höheren Nerventätigkeit und bis zur Psychologie, um all unsere Kenntnisse über die Funktionen des Gehirns in einer einzigen Konzeption zu vereinen, so sind wir uns durchaus der außerordentlichen Schwierigkeit dieser Aufgabe bewußt."

Anochin ist ein Vorläufer der kybernetischen Betrachtungsweise. Diese ist in der Medizin für einzelne Funktionen schon früh vorweggenommen worden, so z. B. bei der Tabes dorsalis in der Erklärung der Ataxie durch den Ausfall der Tiefensensibilität. Die normale Bewegungsfunktion setzt eine begleitende Rückmeldung voraus. Die zyklische Wechselwirkung wurde in ihrer allgemeinen Bedeutung etwa gleichzeitig von mehreren Forschern, unabhängig voneinander, erkannt. „Offenbar entstehen die wirklichen Leistungen in einer fortgesetzten kreisartigen Verbundenheit von Organismus und Umwelt ..." schrieb v. Weizsäcker (1931). Seine Lehre vom „Gestaltkreis" ging dabei von einem psycho-physischen Dualismus aus und büßte mit dessen Auswüchsen ihre anfängliche Bedeutung ein (siehe z. B. S. 570 Mitte). Die rückläufige Afferenz ist ein wesentlicher Bestandteil des „funktionellen Systems" von Anochin (1935); er definiert es als einen Kreis physiologischer Erscheinungen zur Ausführung einer Funktion. Mit der Begründung der Kybernetik hat Wiener (1948) das Prinzip des Regelkreises in der heute allgemein gebräuchlichen Form formuliert.

[Das „Reafferenzprinzip" nach v. Holst u. Mittelstaedt (1950) will nur einen speziellen Fall biologischer Regeltechnik abgrenzen, nämlich die ohne Veränderung der Außenwelt, durch eigene Bewegung erzeugten Änderungen der Afferenz: Reafferenz, im Gegensatz zu allen Afferenzänderungen durch Veränderung der Umwelt: Exafferenz.]

Da die Konzeption Anochins nicht nur eine erweiterte Auffassung des bedingten Reflexes, sondern eine allgemeine Theorie der physiologischen Struktur des Verhaltensaktes entwickelt hat, bietet sich der Vergleich mit unserer Abb. 4 an. Es ist beide Male der gleiche verwickelte Prozeß der Verhaltenssteuerung dargestellt, wenn auch mit unterschiedlicher Akzentuierung einiger Einzelheiten. Gemeinsam ist zunächst das Zusammentreffen der Afferenz mit der Emotion bzw. Motivation und mit dem Denken bzw. Gedächtnis. Gemeinsam ist der Weg über die Entscheidung für ein Handlungsziel bzw. über das Wollen zum Handeln. Gemeinsam ist schließlich, daß die Handlung eine Änderung herbeiführt, die wiederum einen afferenten Prozeß einleitet.

Die Unterschiede in der Darstellung sind folgende. Wir haben all die verschiedenen Afferenzen als in der Situation vereinigt aufgefaßt, wohl wissend, daß sie unbedingte Reize, Schlüsselreize, Signalreize und auch vom Denken als zweckdienlich erkannte Strukturen enthält und dadurch Reaktionen auslösen kann. Wir hatten Veranlassung, die emotionell bedingten Reaktionen motorischer und vegetativer Art besonders hervorzuheben und in ihrer Beeinflußbarkeit durch den Willen zu unterscheiden. Von diesen angeborenen Reaktionsformen haben wir die durch Erfahrung bedingten, auf Gedächtnis angewiesenen und im Denken gipfelnden, erworbenen Reaktionsformen getrennt. Dagegen hat ANOCHIN anderes stärker herausgestellt, nämlich Handlungsprogramm und Handlungsprognose, weil gerade die letztere die Entwicklung vom linearen zum zyklischen Verhaltensschema begründet. Wie ihm ja auch die Hervorhebung der Umgebungsafferenzen neben der auslösenden Afferenz zur Überwindung des zu wenig ganzheitlichen alten Reflexschemas dient.

Insgesamt zeigt der Vergleich der beiden auf den ersten Blick so verschiedenen Abb. 4 und 27, daß sie dieselbe Realität in den Grundzügen übereinstimmend skizzieren, wobei aber jeder von seinem besonderen Gesichtspunkt aus bestimmte Einzelheiten schärfer sieht. Diese schließen keineswegs einander aus, sondern ergänzen sich gegenseitig zu einer vertieften Kenntnis des Verhaltensaktes.

Unbeschadet der ganzheitlichen Modifizierung des bedingten Reflexes durch ANOCHIN bleiben bedingt-reflektorische Lernprozesse natürlich experimentell verifizierte Tatsachen.

Das Erlernen von Signalreizen muß klar unterschieden werden von dem Lernen durch Probieren. Beim ersten tritt das reaktive Verhalten, beim zweiten das aktive stärker hervor. Je nach Betonung einzelner Teilaspekte wird das Lernen durch Probieren und Selektion der Aktivitäten auch bezeichnet als Lernen durch Versuch und Irrtum (BAIN), Lernen am Erfolg (HOFSTÄTTER), Typ II des bedingten Reflexes (KONORSKI), operatives Konditionieren (SKINNER), instrumentelles Konditionieren (THORNDIKE). HULL hat diesem Lernvorgang das Prinzip der Reaktionsverstärkung theoretisch zugrunde gelegt: „Wenn eine Reaktion mit der mnestischen Spur eines Reizes assoziiert ist, und wenn diese Reiz-Reaktions-Verbindung mit einer schnellen Verringerung der Bedürfnisspannung assoziiert wird, dann verstärkt sich die Tendenz, daß der erinnerte Reiz diese Reaktion wieder auslöst.“

Die Verringerung der Bedürfnisspannung, die Befriedigung ist der Erfolg. Da der Handlungserfolg für die Handlungssteuerung verwertet wird, liegt eine Rückkoppelung vor, ein sich verstärkender Kreisprozeß. Doch ist das Reaktionspotential nicht nur von dem Gewohnheitspotential abhängig, sondern auch von der Bedürfnisspannung: $R = G \cdot B$. Daher wird das Erlernte nur im Rhythmus der inneren Quantifizierung aktualisiert. Übrigens ist der Lernerfolg umgekehrt proportional der Zeitspanne zwischen Handlung und Erfolgserfahrung: $L = 1/t$. Je später die Konsequenzen des eigenen Handelns erkennbar werden, desto undeutlicher ist die Erinnerung und desto dürftiger der Lerngewinn.

Lernen durch Probieren ist schon bei Einzellern beschrieben worden (bei Paramaecium; FRENCH, GELBER). Nachgewiesen ist es bei Weichtieren, Würmern, Insekten und Wirbeltieren. Die Aktivitäten des Probierens entspringen meist dem Appetenzverhalten, der triebhaften Unrast bis zur Begegnung mit Schlüsselreizen zur Auslösung einer bestimmten Instinkthandlung. Bei einigen Arten entspringen die Aktivitäten außerdem dem Neugierverhalten. Das Probieren erfolgt im einfachsten Falle völlig ungerichtet, wird später aber durch zunehmende Erfahrungen beeinflußt. Das heißt, zuerst wird das in ähnlichen Fällen erfolgreiche Verfahren zur

Anwendung gebracht, dann dasjenige in weniger ähnlichen Fällen, und erst wenn alles nichts hilft, bricht ungerichtete Aktivität wieder durch. – Extrem heftig erfolgt dies im sogenannten Bewegungssturm, der zur Inanspruchnahme des Arztes führt und im Kapitel „Primitivreaktionen“ besprochen wird.

Das Schema des Lernens durch Probieren liegt auch dem *einsichtigen Verhalten* zugrunde. Der Unterschied besteht darin, daß das Probieren zunächst nur in der Vorstellung erfolgt und damit auch die Selektion des geeignetsten Verfahrens für den gewünschten Erfolg. Allein diese zielstrebige Handlung wird dann ausgeführt. Hier spielt die Erwartung eine entscheidende Rolle; TOLMAN hat dies lerntheoretisch betont. Von physiologischer Seite bezeichnete ANOCHIN die Fähigkeit des Organismus, eine sich wiederholende Vorgangskette mit „vorauseilender Erregung“ zu organisieren, als die Grundlage, auf der sich der bedingte Reflex und jede Prognose zukünftiger Ereignisse entwickelt. Einsicht, d.h. Erkennen der Anwendbarkeit früherer Erfahrungen, ist Voraussicht. Freilich kann sie irren. Insofern bleibt Erwartung, Hypothese und Verifizierung letzte Probe.

Für die weitere neurophysiologische Aufklärung der Prozesse, die dem Lernen und damit der Ausbildung erworbener Verhaltensweisen zugrunde liegen, werden von der Kybernetik wertvolle Anregungen erwartet. Elektronenrechner, die nicht nur nach Programmen arbeiten, sondern selbständig lernen können, sind schon vom Begründer der Kybernetik, WIENER, erläutert worden. Lernmaschinen sind aufwendig und für die Lernforschung noch nicht nennenswert fruchtbar geworden. Das Ziel ist, funktionelle *Analogien zu Lernprozessen* zu entwickeln, und dann aus den technischen Lösungen Hypothesen für die neurophysiologische Forschung abzuleiten. Gegenwärtig herrschen noch theoretische Überlegungen für eine kybernetische Modellierung von Lernprozessen vor (PFEIFFER: Abb. 28; KLIX, EHRHARDT u.a.).

Alles, was wir bisher über den Erwerb von Verhaltensweisen dargestellt haben, geschah im Hinblick auf den Menschen und betraf vorwiegend die biologische Basis,

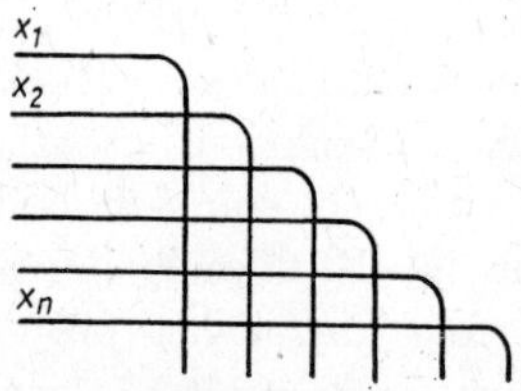

Abb. 28. Technisches Modell einer Lernmatrix. Die Leitungen x_1, x_2, ... dienen der Übermittlung von Signalen. Durch eine entsprechende Anordnung ergeben sich Kreuzungen jeder isolierten Leitung mit jeder anderen. Werden die Knotenpunkte eines derartigen Leitungsnetzes nach dem Vorschlag von STEINBUCH mit Magnetringen umgeben, so wird nach wiederholter Signalkoinzidenz die Kreuzung „leitend“ und gestattet den Signalübertritt von einer Leitung in die andere. – Die Signale am Eingang eines solchen Systems mögen nun etwa die verschiedenen optischen, akustischen und Geruchswahrnehmungen symbolisieren, wie sie für einen bestimmten Gegenstand, etwa das Beutetier eines Raubtieres charakteristisch sind. Auch wenn nie sämtliche Signale hiervon zugleich auftreten, sondern immer nur gewisse Gruppen, die sich aber überschneiden, wird die Matrix zu einem Modell des Beutetieres: Schon bei Vorliegen eines einzigen der kennzeichnenden Merkmale der Beute ergibt sich dieselbe Signalgruppe am Ausgang wie bei gleichzeitigem Eingang aller charakteristischen Sinnessignale (nach PFEIFFER).

die bei psychotherapiebedürftigen Krankheitszuständen immer so stark einbezogen ist, daß spezielle ärztliche Kenntnisse benötigt werden. Auf der biologischen Grundlage entwickeln sich die erworbenen Verhaltensweisen des Menschen überwiegend *unter sozialen Bedingungen.*

Familie, Schule und Berufsausbildung müssen hier an erster Stelle genannt werden. Alle geschilderten Lernformen kommen dabei zum Einsatz; zum Teil durch die sozialen Lebensbedingungen modifiziert. So werden Sachkenntnisse und Verhaltensschemata vermittelt, die bereits einer Auslese auf Zweckmäßigkeit entstammen. Der Schüler braucht die Fehlschläge des Probierens nicht nachzuvollziehen und erhält dafür eine um so größere Zahl erprobter Rezepte. Zum nicht geringen Teil lernt er Verhaltensweisen durch Nachahmung. Bedingt-reflektorisch erfolgt das Erlernen der Sprache, des 2. Signalsystems. Probierendes Verhalten der Kinder und Jugendlichen unterliegt einer Auslese durch Belohnung und Strafe, Lob und Tadel. Soweit dies nicht mit Einsicht gepaart ist, entspricht es einer Dressur. Alles einsichtigere Lernen ist angewiesen auf das innere Probieren und wird als leistungsfähigste und menschengemäße Verhaltenssteuerung besonders gefördert. Für das Lernen ist eine hohe Aktivität erforderlich. Sie sollte natürlicherweise durch die Anregung der Neugier und bewußter Bedürfnisse gewonnen werden, während Angst nur Dressur fördert und Einsicht beeinträchtigt. Vorteilhaft ist daher ein lebensnaher Unterricht, unter unseren Lebensbedingungen ein polytechnischer Unterricht. Die Verbindung mit regelmäßigen Lerntagen in Betrieben dient diesem Ziel und zugleich dem sozialen Interesse.

Eine *soziale Normierung des Verhaltens* manifestiert sich schließlich in gruppenspezifischen „Rollen", Berufsrollen, Geschlechtsrollen, Altersrollen, Führungsrollen, Klassenrollen, Standesrollen, Nationalrollen, durch die Gesellschaftsordnung geprägte Rollen usw. (Hiebsch). Eine Rolle ist eine Form des sozialen Verhaltens, die dem Handelnden angemessen erscheint im Hinblick auf die Ansprüche und Erwartungen seiner Gruppe als einer gegebenen Situation (Sargent). Diese Rollen werden hauptsächlich durch Nachahmung und Einsicht gelernt. – Die Psychotherapie hat sich nicht selten mit Persönlichkeiten zu beschäftigen, die aufgrund biologischer Entwicklungsmängel oder aber früherer Erlebnisse nicht in der Lage sind, ihre soziale Rolle zu übernehmen, z.B. die Rolle als Ehefrau oder Ehemann, die Mutterrolle oder Vaterrolle.

Andererseits kennen wir auch die Klage aus den USA, wo ganze Betriebsbelegschaften mit Hilfe psychologischer Tests unter dem Gesichtspunkt der Angepaßtheit ausgesucht worden sind, daß dann ein Mangel an Elan im Entwicklungsprozeß festzustellen ist. Die Dynamik originaler und eigenwilliger Persönlichkeiten fehlt. Ohne Ablehnung der alten Frauenrolle gäbe es keine Emanzipation der Frau. Auch die Rolle des Arztes befindet sich in einer Wandlung. Sie ist mit steigender Allgemeinbildung stärker auf das Verständnis des Patienten eingestellt und ist im sozialistischen Bereich keine Standesrolle mehr.

Das *selbständige* Lernen, wie es im Spiel, in den eigenen Lebenserfahrungen und in der Ausdehnung unserer Kenntnisse durch die wissenschaftliche Erforschung des Unbekannten erfolgt, bleibt ein Lernen durch Probieren, wenn auch in der Form von Hypothese und Verifizierung.

Anatomische Grundlagen

Instinktreaktionen konnte der für seine Versuche mit dem Nobelpreis ausgezeichnete Züricher Physiologe W. R. HESS durch punktförmige elektrische Reizung engumgrenzter Zwischenhirnbezirke auslösen: Abb. 29 und 5. (Die feinen Elektroden wurden durch das Schädeldach bei Katzen eingeführt und ihre genaue Lage später durch histologische Serienschnitte überprüft.) Von den zur Beobachtung gekommenen Triebreaktionen seien nur einige genannt:

a) Abwehrreaktion. Buckeln, Fellsträuben, Fauchen, Anspringen des Nächsten oder gut gezielter Pfotenschlag mit entblößten Krallen (Abb. 5a). Der Synergismus von Animalium und Vegetativum bei der Vergrößerung des Körperumrisses springt in die Augen.
b) Freßtrieb. Bei Mangel von Genießbarem wird sogar ein hingehaltener Stock gepackt und daran gekaut (Abb. 5b).
c) Schlaftrieb. Die Katze sucht sich ein Plätzchen, legt sich bequem, gähnt, schnurrt, schläft ein und ist durch Fleischgeruch sofort erweckbar. Der Gegensatz zu einem narkotischen Schlaf ist sinnfällig (Abb. 5c).
d) Bewegungsdrang, evtl. in Flucht übergehend. Die Katze wandert unruhig hin und her, versucht vom Tisch abzuspringen und erspäht die dafür günstigen Gelegenheiten. Der Unterschied zu den bekannten Reizerfolgen in der motorischen Region der Hirnrinde mit einfachen Teilbewegungen des Körpers ist nicht zu verkennen.

Von klinischer Seite erklärte eine Kapazität wie E. KRETSCHMER hierzu: „An der grundsätzlichen Übertragbarkeit der Tierversuche von HESS auf die menschliche Psychophysiologie und Pathologie ist kein Zweifel. Hier ist nicht die Frage, wie weit die Gehirnlokalisationen im Gang der Phylogenese des Zwischenhirns und der jüngeren Hirnteile durch morphologische Umbildung und durch Funktionswanderung im einzelnen variieren. Daß aber die Verhältnisse grundsätzlich und im großen gesehen beim Menschen ungefähr dieselben sind, wird man behaupten dürfen. Denn bei zwischenhirnnahen Basalfrakturen und Encephalitiden ebenso wie bei neurochirurgischen Eingriffen in dieser Gegend springen dem Kliniker dieselben Syndrome entgegen, wie sie die Hessschen Tierversuche aufzeigen. Auch hier findet man neben tiefgreifenden Veränderungen der Sexualtriebe die Enthemmung der reinen Bewegungstriebe, der Aggressionstriebe, der oralen und analen Triebgruppen und tiefgreifende Alterationen der Wach-Schlaf-Steuerung“.

Wir möchten in diesem Zusammenhang auf *die anatomische Vorzugsstellung* des Hirnortes aufmerksam machen, an dem HESS diese Reizerfolge erzielte. Das Großhirn wird in der anatomischen Nomenklatur als Telencephalon bezeichnet, als Endhirn. Das ist aber nicht richtig. Wo das Hirnende wirklich liegt, lehrt die Betrachtung der embryonalen Hirnentwicklung. Beim Keimling bildet sich bekanntlich auf dem äußeren Keimblatt die Neuralrinne, die sich dann zum Neuralrohr schließt. Dieses Rohr ist zunächst an beiden Enden offen (Neuroporus cranialis und caudalis). Wo der cranialste Abschnitt des Zentralnervensystems liegt, kann gar keinem Zweifel unterworfen sein. Es ist der dem cranialen Neuroporus anliegende Abschnitt. Dieser Neuroporus schließt sich erst und läßt dann eine Ablösung des Neuralrohres vom Ektoderm zu, nachdem sich an den cranialen Bezirken des Rohres bereits die drei aufeinanderfolgenden Hirnbläschen gebildet haben (Abb. 30a). Aus dem ersten Bläschen entwickelt sich bekanntlich das Großhirn und das zwischen den Hemisphären gelagerte Zwischenhirn. Verfolgt man die Entwicklung des Gehirns, so zeigt sich, daß das oberste Hirnende, die Verschlußstelle des Neuroporus cranialis, am fertigen Gehirn im Zwischenhirn liegt. Genauer: in der vorderen Verschlußplatte des sogenannten dritten Ventrikels (Abb. 30e). Die beiden Großhirnventrikel mit ihren Hemisphären stellen nichts anderes dar als Seitensprossen aus dem ersten Hirnbläschen. Besonders deutlich wird das, wenn man einen Formausguß des Ventrikelsystems betrachtet (Abb. 30f). Zwischen dem Recessus opticus am Chiasma und der Commissura anterior, wo die Lamina terminalis als Verschlußstelle des Neuroporus die einstige Mündung verschließt, beginnt der Kanal; er führt zuerst durch das Zwischenhirn, dann als Aquaedukt, als vierter Ventrikel und Zentralkanal abwärts bis ins

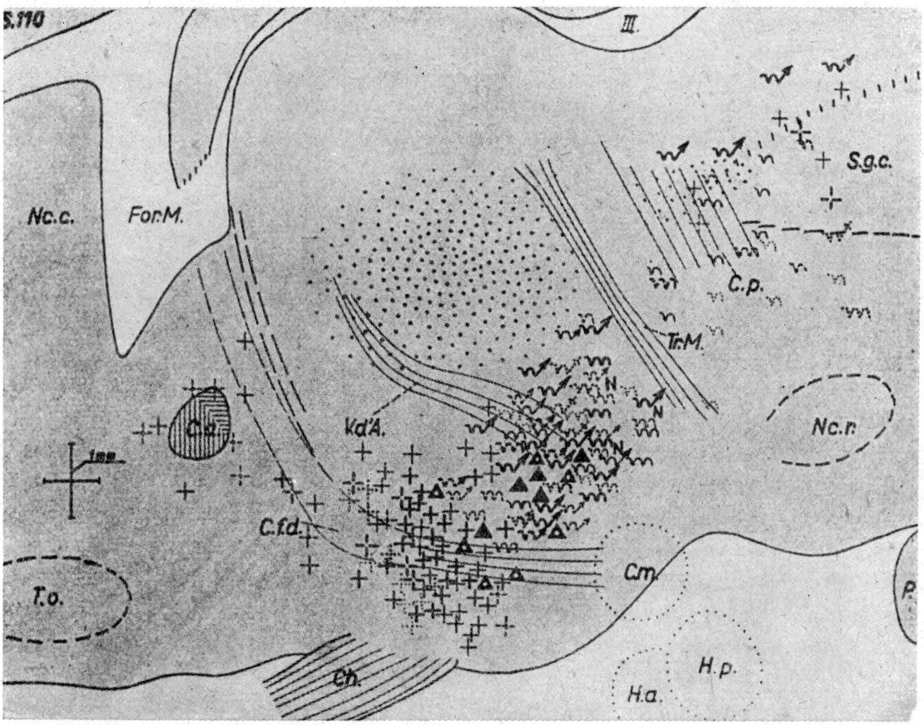

Abb. 29. Reizstellen der Auslösung triebhafter Reaktionen im Zwischenhirn der Katze (S. 110 = Sagittalschnitt durch die Wand des III. Ventrikels 2 mm lateral der Medianebene, halbschematisch).

Kreuz = affektive Abwehrreaktion; Dreieck = Freßtrieb; Schlängellinie = Bewegungstrieb; mit Pfeil = Übergang in Flucht; punktiertes Feld = hypnogene Zone; *C. a.* = Commissura anterior; *C. f. d.* = Columna fornicis descendens; *Ch.* = Chiasma opticum; *C. m.* = Corpus mamillare; *C. p.* = Commissura posterior; *For. M.* = Foramen interventriculare (Monroi); *H. a.* = Hypophysis anterior; *H. p.* = Hypophysis posterior; *Nc. c.* = Nucleus caudatus; *Nc. r.* = Nucleus ruber; *P.* = Pons; *S. g. c.* = Substantia grisea centralis; *T. o.* = Tuberculum olfactorium; *Tr. M.* = Tractus Meynert; *V. d'A.* = Fasciculus Vicq d'Azyr; *III.* = Ventriculus tertius (nach W. R. Hess), vgl. Abb. 5.

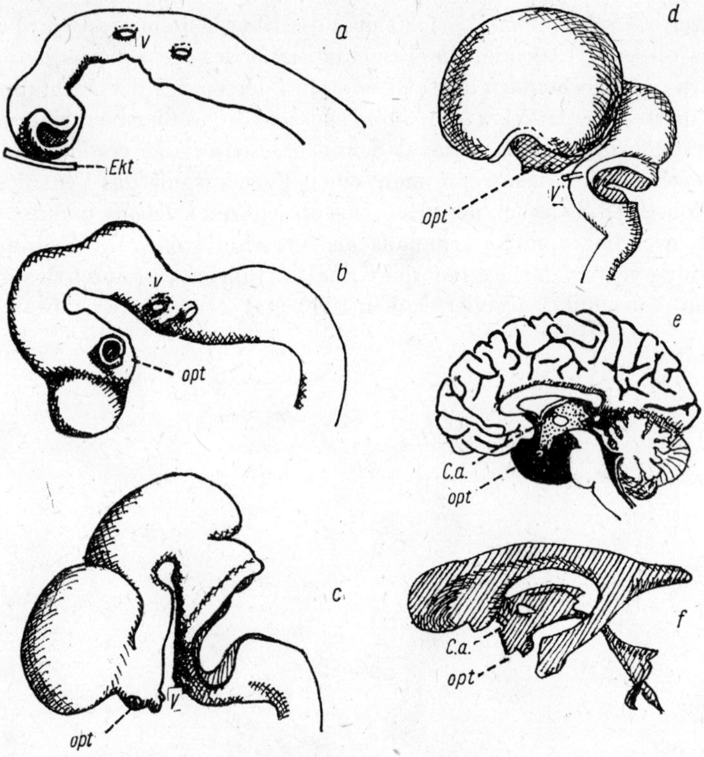

Abb. 30. Praecortex. Das Zentralnervensystem zeigt kranialwärts immer umfassendere Koordinationen. Das kraniale Hirnende wird nur scheinbar vom Großhirn gebildet. Entwicklungsgeschichtlich (a–e) bildet sich auch beim Menschen das Zentralnervensystem aus dem Neuralrohr, dessen vorderes Ende der Neuroporus cranialis bzw. dessen Verschlußstelle bildet. Hier besteht am längsten der Zusammenhang des Neuralrohres mit dem Ektoderm (*Ekt*). Am ausgebildeten Gehirn (e) bildet die median gelegene, den dritten Ventrikel vorn verschließende, graue Lamina terminalis zwischen Chiasma opticum (*opt*) und Commissura anterior (*C. a.*) die Verschlußstelle. f) Ventrikelausguß; $V = 5$. Hirnnerv, Trigeminus (Fig. a–e nach HOCHSTETTER, f nach KOPSCH)

Filum terminale des Rückenmarks. Auf diesem Wege erfährt er einige Ausweitungen, bedingt durch besondere Ausbildungen des Nervensystems: z.B. den Recessus opticus, Recessus infundibuli, Recessus pinealis, die Ausweitung zum sogenannten dritten Ventrikel durch die Ausbildung des mächtigen Thalamus, zum vierten Ventrikel durch die Ausbildung des Kleinhirns. Nur eine solche partielle Aussackung, wenn schließlich auch die größte, stellt beiderseits der Seitenventrikel mit seiner Großhirnhemisphäre dar. Die Bezeichnung des Großhirns als Endhirn kann nicht akzeptiert werden. Daher ist die Benennung Sphärencephalon statt Telencephalon von NEUMAYER vorgeschlagen worden (RAUBER-KOPSCH). Die Sonderstellung der Bezirke, welche der Lamina terminalis zwischen Chiasma und Commissura anterior unmittelbar anliegen, haben wir durch die Bezeichnung Praecortex hervorgehoben. In diesem anatomisch beachtenswerten Gebiet hat HESS die so erstaunlichen funktionellen Reaktionen ausgelöst (Abb. 29).

Das im Aufbau des Nervensystems waltende Prinzip, daß die Koordinationen cranialwärts immer umfassender werden, ist bis hinauf zum obersten Hirnende gewahrt, wo im Präkortex Animalium und Vegetativum zu gemeinsamer Funktion in angeborenen Formen des Verhaltens koordiniert sind.

Der Ausdruck „höchster Hirnabschnitt" ist doppelsinnig. Man kann darunter den cranialsten oder den phylogenetisch höchstentwickelten Abschnitt verstehen. Höchstentwickelter Teil ist der Präkortex natürlich nicht, sondern seine Animalium und Vegetativum synergistisch zusammenfassenden Formeln angeborenen Verhaltens sind dem Tier ebenso eigen wie dem Menschen. Das Zwischenhirn und das mit ihm verbundene limbische System ist bei allen Wirbeltieren im wesentlichen gleich (FISCHEL).

Wie ist es zu verstehen, daß eine so komplizierte Reaktion wie z.B. in Abb. 5a, wo die Motorik mit dem Vegetativum zusammenwirkt und sensorisch gelenkt wird, punktuell ausgelöst werden kann? Ein so umfangreich koordiniertes Verhalten ist durch einen Reiz im Großhirn nirgendwo zu erreichen. Es genügt offensichtlich nicht, eine funktionelle Zusammenschaltung aller Teile des Gehirns dadurch in Aktion zu versetzen, daß man sie an irgendeiner beliebigen Stelle reizt. Nach experimenteller Erfahrung gibt es dafür jeweils nur einen engbegrenzten Bereich. Auch theoretisch gibt es dafür nur eine Stelle, nämlich dort, wo die *Blockade* für den Ablauf einer Instinkthandlung aufgehoben wird, nachdem ein Schlüsselreiz den Angeborenen Auslösenden Mechanismus (AAM) betätigt hat. In Abb. 20 ist graphisch veranschaulicht, wie sich die Innervation des ganzen Organismus unter dem Einfluß einer ererbten Verhaltensformel dann von einem Punkt ausbreitet. Auch von der sensiblen Seite her hat man sich umgekehrt eine Einengung der Afferenzen bis auf diesen gleichen Punkt vorzustellen. Am Anfang steht die Riesenzahl einzelner Sinnesempfindungen aller Rezeptoren zusammen. Die Identifizierung eines Schlüsselreizes ist eine begrenztere, aber immer noch komplizierte Leistung. An ihrem Ende erfolgt das Reagieren des AAM, und jetzt bedarf es nur eines einfachen Reizes, auf den hin der Block weicht. Gelingt es artifiziell, diesen einen Ort zu treffen, wo ein einziger ganz gewöhnlicher Reiz genügt, tritt die ganze komplizierte Instinkthandlung ein.

Aus der theoretischen Verbindung aller experimentellen Beobachtungen schlußfolgern wir, daß die auf Schlüsselreize ansprechenden angeborenen Auslösemechanismen im Zwischenhirn lokalisiert sind, und zwar im *Hypothalamus* (Abb. 29) wie auch im *Thalamus*. Werden doch nicht nur emotionelle Endhandlungen ausgelöst, sondern, wie wir von der Zentren-Hierarchie her wissen (Abb. 20), vorher schon Handlungsbereitschaften (Gestimmtheiten). Die Afferenzen der Sinnesorgane erreichen zuerst den Thalamus. Sie erhalten dort z.T. eine Gefühlstönung angenehmer oder unangenehmer Art. Nur die Schmerzleitung wird immer und meist negativ getönt, so daß subjektiv Schmerzempfindung und Schmerzgefühl normalerweise nicht zu trennen sind, im Gegensatz etwa zu Berührungsempfindungen mit unangenehmer, angenehmer oder fehlender Gefühlstönung. Aber bei Erkrankungen des Thalamus kann trotz normaler Afferenz ein hochgradig gesteigertes Schmerzgefühl bestehen, umgekehrt kann durch stereotaktische Neurochirurgie mit Läsion der mittleren Thalamusabschnitte die affektive Besetzung verschiedener Empfindungen beschnitten werden. Bei Durchschneidung von Bahnen aus dem Thalamus, die nicht zum Neocortex führen, ist dieser Effekt auch zu erreichen. Er besagt, daß Empfindungen und ihre Gefühlstönung zwar im Thalamus verknüpft, dann aber auf verschiedenem Wege weitergeleitet werden. In diesen Fällen wird auch die Trennbarkeit von Schmerzempfindung und Schmerzgefühl offenkundig.

Für die Auslösung einer Gestimmtheit oder Triebhandlung sind also angeborene Auslösemechanismen im Thalamus und Hypothalamus theoretisch zu lokalisieren. Wo sind die Erbkoordinationen für den instinktiven Handlungsablauf zu suchen? Die Programme für die motorischen Reaktionen sind, wie man mit hoher Wahrscheinlichkeit annimmt, in den großen *Basalganglien* angelegt (Corpus striatum = Nc. caudatus + Nc. lentiformis). Sie liegen über und neben dem Thalamus und Hypothalamus und fassen mit diesem die Masse der sensiblen und motorischen Bahnen der Capsula interna ein. Die motorische Funktion der Basalganglien und ihre Bedeutung im extrapyramidalen System ist bekannt. Sie spielen eine maßgebende Rolle bei allen unwillkürlichen Bewegungen, d. h. angeborenen und automatisierten erworbenen. Eine lokalisatorische Trennung dieser beiden Untergruppen liegt noch nicht vor.

Die angeborenen vegetativen Verhaltensreaktionen werden synergistisch mit den motorischen im Zwischenhirn ausgelöst. Die ausführenden Steuerungen des neurohumoralen Vegetativums dürften den vegetativen Zentren abwärts im Hirnstamm zufallen und der Hypophyse, die den Hypothalamus nach unten begrenzt.

Der Praecortex oder Hypothalamus ist darüber hinaus in ein relativ selbständiges System eingeschaltet, dessen frühere Bezeichnung als Riechhirn aufgegeben worden ist und das in seiner Ausdehnung sämtliche Lappen des Großhirns berührt. Seine Benennung als Emotionalhirn oder Viszeralhirn zeigt Deutungsunterschiede für vegetative Funktionsänderungen an, die von dort auslösbar sind, je nachdem, ob man sie für mittelbar oder unmittelbar ausgelöst, d. h. mit anderen Körpervorgängen integriert oder nicht integriert vermutet.

Wenn auch das erstere näherzuliegen scheint, vermeidet man jedes Vorurteil mit der einfach morphologischen Bezeichnung als *limbisches System.* Zu ihm gehört der Lobus limbicus sive Gyrus fornicatus = Gyrus cinguli + Gyrus hippocampi. Er liegt an der Medialseite der Großhirnhemisphären direkt über dem Balken, umgreift diesen rostral und occipital und setzt sich auf der Medialseite des Temporallappens fort. Diese Großhirnteile gehören entwicklungsgeschichtlich nicht zum Neocortex, sondern zum Palaeocortex. Der Gyrus cinguli erhält Impulse vom Hypothalamus über einen vorderen Thalamuskern, der nicht in die Sinnesafferenz eingeschaltet ist. Der Gyrus hippocampi entsendet einen starken Faserzug, Fornix, zum Hypothalamus. Das ganze, in Einzelheiten noch weiterreichende System empfängt und entsendet Impulse von bzw. zu der Formatio reticularis des Mittelhirnes mit seiner Bedeutung für die Vigilanz, den Wachheitsgrad des Bewußtseins.

Erfahrungsbedingte Reflexe werden bei niederen Wirbeltieren, nämlich den Fischen und Amphibien, durch Leistungen des Zwischenhirnes hergestellt. Das Zusammentreffen von zwei Wahrnehmungen genügt dazu nicht. Es muß ein Affekt dabei sein. Daher ist es einfacher und ausreichend anzunehmen, daß nicht zwei äußere Wahrnehmungen, sondern eine Wahrnehmung mit einem Affekt, also z. B.

nicht ein Napf und darin Beute, sondern Napf und Freßtrieb assoziiert werden (FISCHEL). Je stärker der Affekt, desto rascher und desto nachhaltiger wird die Verbindung hergestellt. Wir haben aufgrund klinischer Erfahrungen betont, daß letzteres auch für den Menschen gültig ist. Wir sehen jedoch, daß bei ihm der Affektzustand nur eine katalysatorische Wirkung für die Entstehung einer bedingten Verbindung zwischen zwei Wahrnehmungen hat, ohne inhaltlich mit ihr etwas zu tun haben zu müssen.

Beim Menschen ist das Großhirn das mächtige und einzigartige Organ der Herstellung erfahrungsbedingter Reaktionen. Es hat nach den experimentellen Ergebnissen nervale Beziehungen, wenigstens mittelbar, zu jedem Punkt des Körpers, und es vermag zwischen jedem Punkt und jedem anderen erfahrungsbedingte nervliche Beziehungen herzustellen. Es paßt sowohl die animalischen als auch die vegetativen Körperfunktionen dadurch den besonderen Lebensbedingungen besser an. Diese Leistung liegt nicht darin, daß der Organismus überhaupt umweltangepaßt reagiert, sondern darin, daß er auf die Ereignisse schon reagiert, ehe sie eingetreten sind. Das ist die Bedeutung des Signalreizes, und mehr leistet ein bedingter Reflex zunächst nicht.

Hinsichtlich der kortiko-viszeralen Verbindungen stellte BYKOW daher fest: „Der kortikale Einfluß beschränkt sich darauf, die Arbeitsmechanismen in Gang zu setzen, die in der Mehrzahl der Fälle wahrscheinlich in den nächstliegenden subkortikalen Zentren zu suchen sind.“ Nicht nur der Organismus wird aber der Reflexwirkung angepaßt, sondern auch umgekehrt diese selbst der Gesamtregulation. Wie stark z. B. die Speichelsekretion auf einen Signalreiz reagiert, hängt vom Hunger- bzw. Sättigungszustand ab (KRASNOGORSKI). LISSAK stellte experimentell über die Rolle

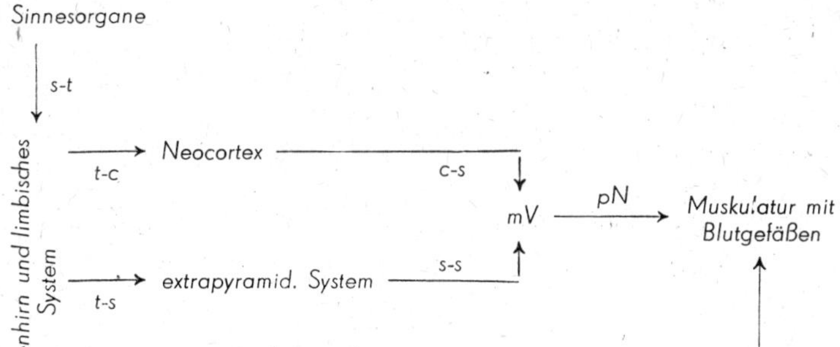

Abb. 31. Anatomische Grundlagen der Verhaltenssteuerung, schematisch. Vgl. Abb. 4 auf S. 12. *Ad* = Adrenalin; *c–s* = Tractus corticospinalis (Pyramidenbahn); *mV* = motorische Vorderhornzellen; *pN* = peripherer Nerv; *pv* = paraventrikuläre Faserbündelsysteme zum tieferen Hirnstamm; *s–h* = Tractus supraoptico-hypophyseus; *s–s* = Fasciculi subcortico-spinales (extrapyramidale Faserbündel); *s–t* = Tractus spinothalamicus, bulbothalamicus, opticus, Stria medullaris thalami aus dem Trigon.-olfact.-Kern; *t–c* = Tractus thalamocorticales, Tr. geniculocorticales; *t–s* = Faserzüge aus dem Thalamus zum Striatum.

subkortikaler Mechanismen bei bedingten Reflexen fest: „Vom Gesichtspunkt der allgemeinen Gehirnfunktion sind die Erregungszustände des Hypothalamus dominant. Das bedeutet unter anderem, daß das weitere Schicksal der ins Nervensystem eintretenden Impulse primär durch den Erregungszustand des Diencephalon und anderer in unseren Versuchen nur aus Orientierungsgründen untersuchten subkortikalen Systeme bestimmt wird."

Eine höhere Funktion des menschlichen Gehirns ist aufgrund ihrer diffizilen Komplexität der neurophysiologischen Forschung noch nicht zugänglich geworden, nämlich die von der psychologischen Seite her gut erfaßbare Tätigkeit des probierenden inneren Handelns an Modellvorstellungen. Dieses denkende Überlegen und die damit verbundene innere Handlungsauslese ist die Voraussetzung für das zweckmäßige äußere Handeln des Menschen. An diesen inneren Vorgängen sind ohne Frage zahlreiche Hirnfunktionen beteiligt, triebhafte Bewegungsansätze, Engramme früherer Wahrnehmungen, erfahrungsgemäße Verbindungen usw. in einem ständigen Wechselspiel.

Abb. 31 bringt eine kurze Zusammenfassung der anatomischen Grundlagen der Verhaltenssteuerung, und wir bitten, sie im Zusammenhang mit unserer Abb. 4, S. 12 zu sehen. Sämtliche Sinnesafferenzen erreichen den Thalamus opticus. Vor der Weiterleitung zum Neokortex wird ein Teil von ihnen zum Auslöser emotioneller Erregungen. Diese werden auf anderen Bahnen weitergeleitet und führen im Zwischenhirn unter Mitwirkung des limbischen Systems zur Auslösung einheitlicher, motorisch-vegetativer Emotionalreaktionen. Der motorische Anteil kann vom Neokortex gehemmt werden. Der vegetative nicht.

Die Erforschung der subjektiven Seite

Es gibt heute keinen Physiologen, der den Unterschied zwischen Hoffnungslosigkeit und Hoffnung neurophysiologisch erklären könnte oder zwischen Opferbereitschaft und List; es gibt aber andererseits keinen Arzt, der bei seiner helfenden oder gutachtenden Tätigkeit auf solche Begriffe verzichten kann. Wir sind genötigt, wesentliche Teile der Lebenswirklichkeit des Menschen von der subjektiven Seite her zu erfassen, und wir haben dies mit der gleichen Gründlichkeit und Sorgfalt zu tun, die wir sonst den objektiven Methoden widmen.

Es besteht ein wesentlicher Unterschied in der Erfassung objektiver und subjektiver Zusammenhänge. Der objektive Zusammenhang wird erklärt, der subjektive verstanden. Der objektive ist ein kausaler, der subjektive ein finaler. Um es konkreter zu sagen: Bei einem Subjekt geht es im Grunde immer um sein Wollen und erst daraus läßt sich weiteres als Folge ableiten. Das ist kein Riß in der Natur.

Den Lebewesen gegenüber befindet sich der Biologe in einer ähnlichen Lage wie einst der Chemiker sich seinen Elementen gegenüber vor der Erkenntnis des Atombaus und des Periodischen Systems befand: Er stellt gewisse „Wahlverwandtschaften" fest, registriert sie genau, weiß aber nicht, wie sie sich im einzelnen erklären.

Anziehung und Abstoßung sind Finalvorgänge in reinster Form. Ebenso sind die positiven und negativen Valenzen, auf die sich alle Vorgänge der Chemie gründen, finale Erscheinungen. In der Bezeichnung Affinität ist das ja auch klar zum Ausdruck gebracht.

Je komplizierter die Ordnung, desto mannigfaltiger ihre finalen Äußerungen. Beim Menschen ist die Individualität, nicht nur in den Eiweißbausteinen, etwas Einmaliges. Wir vermögen sie nicht zu erklären, wir können nur versuchen, sie zu verstehen; und zwar einfühlend zu verstehen, weil der subjektive Aspekt tiefer in die Fülle der Bestrebungen eines Menschen hineinreicht als der objektive.

Beide Beobachtungsweisen ergänzen einander. Wir sehen allerdings nicht Kausalität und Finalität als einander ausschließende Gegensätze. Das wird besonders naturwissenschaftliche Denker mit tiefer Skepsis erfüllen. In der Tat handelt es sich um eine so grundlegende Frage der Wissenschaftlichkeit, daß wir ihrer Beantwortung ein eigenes Kapitel widmen (S. 121). Zunächst konfrontieren wir aber die objektive und kausale Betrachtungsweise des Verhaltens mit der subjektiven und finalen.

Wir werden bei der Darstellung der subjektiven Seite zuerst wieder die angeborenen und dann die erworbenen Verhaltensweisen besprechen, also zuerst die Anlage und die Fehlveranlagungen der Psyche, dann die Entwicklung und die Fehlentwicklungen.

Psychische Anlage – Fehlveranlagung (Psychopathie)

Angelegt sind in der Psyche die instinktiven Regungen und die Fähigkeit zu lernen. Dementsprechend werden wir hier zunächst die emotionellen Äußerungen und dann die sie überlagernden geistig-willensmäßigen Funktionen betrachten.

Es muß aber gleich betont werden, daß die Gefühlswelt und die Verstandeswelt des Menschen sich nicht ohne Gewaltsamkeit auseinanderreißen lassen; entwickeln sie sich doch unter ständiger gegenseitiger Einflußnahme. Wenn wir z.B. einen Menschen als „häuslich“ bezeichnen, so stellt dieser Charakterzug eine instinktive Eigenart mit einer geistigen Prägung dar. Derartiges ist für den Menschen typisch; und wenn wir bei ihm von instinktiven Regungen sprechen, dann oft, ja meist nur im Sinne eines Hinweises auf die Verwurzelung.

Die nachfolgende Übersicht ist, wie alle Versuche dieser Art, unvollkommen. Trotzdem gibt sie leitende Gesichtspunkte und eine Andeutung davon, wie groß die Zahl menschlicher Regungen und Züge ist, die sich in den Individuen in der verschiedensten Stärke miteinander kombinieren. Erläuterungen sind ja kaum nötig, so daß wir nur Stichworte zu geben brauchen.

Instinktgetragenes Fundament

Selbsterhaltungstriebe: Schreck, Entsetzen, jagende Angst, kopflose Angst (S. 520), kräfteverdoppelnde Angst, ohnmächtige Angst, unruhige Angst, Furcht, Vorsicht, Feigheit, Verzweiflung (S. 309), Mut, Wut, Kampflust, Grausamkeit, Beißlust (S. 479), Verschlagenheit, Verstecken, Suchen, Jagen.

Nahrungstriebe: Hunger, Durst, Lufthunger, spezieller Appetit, Eßlust, Kaulust, Trinkfreude, Sattheit, Ekel.

Paarungstriebe: dranghaftes Jugendwandern, Schönheitsergriffenheit, dranghaftes Folgen, dranghaftes Blicksuchen, Glück der Nähe, Zärtlichkeit, Liebe, Wollust, Eifersucht, Liebessehnsucht, Liebeskummer.

Elterliche Triebe: Mutterliebe bzw. väterliche Liebe, Familiensinn.

Kindliche Triebe: Hang zur Mutter, Spieltrieb, Nachahmungstrieb, Trotz.

Soziale Triebe:

1. Geselligkeit, Offenheit, Herzlichkeit, Mitempfinden, Beeinflußbarkeit, Freundschaft, Sehnsucht, Trauer, Mitleid, Beistand; Absonderungsdrang, Verschlossenheit, Kälte, Feindschaft, Haß.

2. Anpassungsbereitschaft, Opferbereitschaft, Nachsichtigkeit, Güte, Dankbarkeit, Vertrauen, Aufrichtigkeit, Gewissenhaftigkeit, Reue; Eigensinn, Rücksichtslosigkeit, Selbstsucht, Neid, Nachträglichkeit, Boshaftigkeit, Lügenhaftigkeit, Mißtrauen.

3. Geltungsdrang, Eitelkeit, Ehrgeiz, Stolz, Überheblichkeit, Hochmut, Herrschsucht, Schroffheit, Grobheit; Weichheit, Scham, Demut.

Erlebnishunger: Neugier, Staunen, Erkenntnisdrang, Bewunderung, Schönheitsdurst, Rhythmusfreude, Verblüffung, Befremden, Überdruß, Gleichgültigkeit, Langweile, Abenteuerlust. (Ersatzbefriedigung: Klatsch, Romane, Theater, Fernsehen. Nicht angenehme, sondern starke Affekte sind das Ziel des Erlebnisdranges!)

Betätigungsdrang: besonders von Kraft und Können, Schaffensdrang, Fleiß; Lustlosigkeit, Faulheit.

Sammeltrieb: Besitzstreben, Habsucht, Geiz.

Körperpflegetriebe: Streck- und Dehnlust, Kratzdrang, Niesdrang, Hustendrang usw.

Ruhetriebe: Müdigkeit, Bequemlichkeit, Behaglichkeit, Häuslichkeit, Heimatliebe, Heimweh, Unheimlichkeit.

Personaler Oberbau

Denken: Urteilsfähigkeit, Beschränktheit; Aufmerksamkeit, Unachtsamkeit; Besonnenheit, Unüberlegtheit; Realdenken, Wunschdenken.

Wollen: Entschlossenheit, Zögern, Unentschlossenheit, Ziellosigkeit; Geduld, Ungeduld; Zähigkeit, Willensschwäche.

Gemeinverhalten

Gemütsmensch, Verstandesmensch; Gemütslosigkeit, Debilität.
Beherrschtheit, Explosibilität; Ausgeglichenheit, Labilität.
Dickfelligkeit, Empfindsamkeit, Empfindlichkeit.
Genußsucht, Bescheidenheit, Bedürfnislosigkeit.
Heiterkeit, Fröhlichkeit, Lustigkeit;
Ernst, Gesetztheit;
Mißmut, Verdrießlichkeit, Mühseligkeit, Langsamkeit.
Optimismus, Pessimismus.
Selbstsicherheit, Selbstunsicherheit.

Diese Regungen und Eigenschaften kombinieren sich. Die Variationsmöglichkeiten sind insbesondere auch hinsichtlich der Stärke der einzelnen Züge außerordentlich groß. Es gibt keine Norm, sondern die Vielfalt der Charaktere kennzeichnet die menschliche Gesellschaft und macht ihren Reichtum aus.

Was sich in subjektiver Hinsicht als *emotionelle* Regung darstellt, stellt sich in objektiver Hinsicht als *instinktive* Regung dar. Es dürfte schwer sein, sich dieser bekannten These von McDougall zu verschließen. In unserem Sprachgebrauch wird zwischen Gefühlen und Affekten unterschieden. Unter letzteren versteht man kurzdauernde, heftige Gefühlsausbrüche. Der Unterschied besteht in der Form des Auftretens, nicht in der Sache. Mit dem Ausdruck Emotion wird beides zusammengefaßt, Gefühle und Affekte.

Da die viszeralen Begleiterscheinungen nur im Affekt deutlich hervortreten, bevorzugen wir diese Bezeichnung häufig. Gefühlsausbrüche haben meist einen äußeren Anlaß, der das Individuum affiziert, ihm also etwas antut. Anders als beim Knochenbruch ist das Trauma hier aber nicht Ursache, sondern auslösender Reiz, und zwar für eine endogene Verhaltensbereitschaft, für eine E(x)motion.

Wenn das emotionelle Verhalten behindert wird, zeigt sich, daß es mit einer bemerkenswerten Durchsetzungskraft ausgestattet ist, die wir subjektiv in entsprechender Stärke als Wollen erleben. Das spezifische Aktionspotential jedes Triebes zeigt, wie schon besprochen, einen gewissen Rhythmus. Es gibt vitale Persönlichkeiten, bei denen die verschiedenen Triebregungen verhältnismäßig kraftvoll auftreten, und Psychastheniker, deren Anlage in den verschiedensten Richtungen nur ein relativ mattes Wollen hergibt.

Meist bestehen mehrere Regungen verschiedener Art gleichzeitig nebeneinander. Die stärkste Regung hat sich nicht nur der Umwelt gegenüber, sondern auch den anderen Regungen gegenüber durchzusetzen und sie zu hemmen. Sowohl die Zerrissenheit des Wollens wie der Verzicht auf anderes unter der dominierenden Kraft einer bestimmten Tendenz wird subjektiv erlebt. Aber auch die an sich stärkste Strebung kann zum Verzicht gezwungen werden, wenn mehrere andere gemeinsam eine überlegene Kombination realisieren. Immer fällt nach einer Zeit des Kräftemessens, die als Unentschlossenheit erscheint, eine Entscheidung. Sie wird dadurch besiegelt, daß die überlegene Tendenz einen Mechanismus zur Hemmung aller anderen auslöst. Es scheint sich um einen vorherbestehenden und immer gleichen Mechanismus zu handeln; denn er arbeitet in seiner Auslösbarkeit und Zuverlässigkeit, unabhängig von der jeweiligen Emotion, gleichartig bei einem Individuum und begründet dessen Eigenschaft der Entschlußfreudigkeit oder -unfähigkeit, Festigkeit oder Wankelmütigkeit.

Die wesentliche Funktion des Denkens besteht darin, daß es aufgrund von Erfahrungen, die in der Umwelt vor sich gehenden Entwicklungen und die Folgen des eigenen Handelns mit einer gewissen Wahrscheinlichkeit vorausberechnet. Die Fähigkeit der Voraussicht ändert das Verhalten in grundlegender Weise. Sie stellt damit die ganze Emotionalität vor eine neue Situation, indem sie die gegenwärtige Situation um die Dimension der Zeit erweitert. Selbstverständlich spricht die Emotionalität auf diese andere Situation anders an. Ein inneres Durchprobieren der Handlungsansätze aus verschiedenen Regungen führt unter Berücksichtigung der Konsequenzen zu einer anderen Bewährung und Auslese. So ergibt sich unter dem Einfluß des Denkens eine etwas kompliziertere Form der Willensbildung. Erst diese integrierte Form stellt im eigentlichen Sinne menschlichen Willen dar.

Der Fortschritt in dieser Entwicklung kommt in den von Freud geprägten Schlagworten *Lustprinzip* und *Realitätsprinzip* recht treffend zum Ausdruck. Das neue Prinzip bedeutet keinen Widerspruch zum alten, sondern im Gegenteil eine Steigerung an Lustgewinn.

Trotzdem gibt es *Konflikte zwischen triebhaftem und überlegtem Wollen*. Der Rauschgiftsüchtige, der wider bessere Einsicht nach der zerstörerischen Droge giert, ist ein Beispiel dafür. Ähnliches gilt aber auch für Faulheit, Überernährung, Sexualpraktiken u.a.

Häufig wird daher noch der Wille einfach als Gegenspieler der Triebe dargestellt. Die Triebe sind bei dieser Auffassung von niedriger, tierischer, selbstsüchtiger Art. Erhaben stehen auf der anderen Seite die altruistischen, ethischen Gebote oder Werte. Zwischen ihnen entscheidet sich der Wille, und zwar frei, aber verantwortlich.

Diese altehrwürdige, letztlich auf Zarathustra zurückgehende Vorstellung ist mit den heute bekannten Fakten nicht vereinbar. Alle gesellig lebenden Wesen und damit auch der Mensch haben in ihrer Instinktausstattung starke soziale Triebe differenzierter Art. Ich möchte Alverdes zitieren: ,,Bei vielen Tieren beobachten wir den Brutpflegetrieb und die von innen her wirkende Bindung an den individuell ausgewählten Gatten; wir sehen eine spezifische, und zwar positive Einstellung des Einzeltieres der Gesellschaft gegenüber, in die es hineingeboren ist oder der es sich angeschlossen hat; viele Tiere sind innerlich verwurzelt mit jenem Wohnort, in dem sie sich angesiedelt haben; und in manchen Fällen bezahlt das Tier seine Gebundenheit an Ehepartner, an Familie und Gesellschaft oder an die Heimat sogar mit dem Leben.“

Das Gefühl der *Willensfreiheit* gründet sich darauf, daß der Körper gefesselt werden kann, der Wille jedoch nicht. Aus diesem Freiheitsbewußtsein heraus wurde auch negiert, daß der Wille in die Kausalkette eingebunden ist. Die Selbstbestimmung ist das Entscheidende, eine Bewußtseinstatsache. Es trifft zu, daß Willensentscheidungen nicht die Wirkungen äußerer, ich-fremder Ursachen sind. Der Energiebetrag des Reizes ist völlig verschieden von dem Energiebetrag der Reaktion. Darüber hinaus erfolgen die Reaktionen nicht wie bei einem Reflexautomaten. Das Ansprechen auf äußere Reize findet nur auf dem Boden einer inneren Quantifikation statt (S. 43), die alle Grade zwischen einer starken Reaktion und dem Nichtreagieren möglich und nur von uns selbst abhängig macht. Diese Selbstbestimmung, in die auch das Überdenken der Folgen integriert ist, entspricht völlig den Bewußtseinstatsachen. Wie wir aber selbst bestehen, als ein Gewebe von Kausalzusammenhängen, liegt außerhalb des Selbstbewußtseins, das darüber nicht befinden kann.

Wir sehen also den menschlichen Willen nicht als Gegenspieler der Triebe, sondern als Ergebnis der Integration von triebhaftem Wollen einerseits und Denken andererseits. Die *Willenskräfte* stammen aus der Emotionalität. Die *Willensrichtung* wird erst durch das Denken realitätsangepaßt. Die *Willensentscheidung* ist ein formaler Vorgang, der nicht inhaltlich bestimmt, **was** geschehen soll, sondern **daß** von den vielfältigen Tendenzen die stärkste bzw. die stärkste Kombination den Handlungsablauf ungestört bestimmt.

So können wir nicht bei der Freiheit des Willens verweilen angesichts eines Menschen, der sich wider besseres Wissen zugrunde richtet durch Überernährung, Faulheit, Rauschgift, Sexualverhalten oder aber auch durch übertriebene Mutterliebe, Elternbindung, Unterordnung, Vertrauensseligkeit, Beeinflußbarkeit, Rastlosigkeit, Sehnsucht oder Trauer. Alles das spielt ja in der Psychotherapie eine Rolle. Wir fahnden nach den Gründen der *mangelhaften Integration* von Trieb und Denken. Sie sind sehr mannigfaltig. Heftige Emotionen können das Denken hemmen. Schwächliche Emotionalität kann auch durch die Vorstellung des Künftigen nicht forsch werden. Die Vorstellungen können aus Mangel an Erfahrung und Kenntnissen ungenügend sein. Statt kritischen Denkens kann ein Wunschdenken bestehen, dessen Lückenhaftigkeit der Realitätsanpassung nicht mehr gerecht wird. Die erst in der Zukunft erwarteten emotionellen Ziele sind mit einem Risiko des Mißerfolges belastet. Sie erfordern Verzichtbereitschaft und Anstrengungsbereitschaft. Die Reaktionen darauf sind je nach den Lebenserfahrungen unterschiedlich, Erfahrungen der Enttäuschung, der Verwöhnung usw. Hinter den überschießenden Triebregungen kann sich aber auch anderes verbergen, Angst, Geltungsstreben, Übergewissenhaftigkeit, oder es kann eine Ersatzbefriedigung vorliegen. Die Möglichkeiten sind noch nicht erschöpft und sollen auch nur die Notwendigkeit einer Analyse andeuten.

Das Denken ist für Realitätsanpassung entscheidend. Das gilt auch in der Psychotherapie. Instinktives für sich allein ist heute nicht mehr realitätsangepaßt. Die Fähigkeit zum Denken ist uns in unserer Anlage mitgegeben, ähnlich wie die Fähigkeit zum Sprechen. Mit seinen besonderen Inhalten entwickelt es sich erst im sozialen Zusammenleben. Auf seine Gesetzmäßigkeiten braucht hier nicht eingegangen zu werden. Nicht etwa im Sinne des Wortes: Wer logisch denkt, braucht Logik nicht zu lernen; wer nicht logisch denkt, kann Logik nicht lernen. Der Problemkreis ist umfassender. Aber das Denken hat keinen unmittelbaren Einfluß auf die viszeralen Körperfunktionen, ganz im Gegensatz zur Emotionalität. Aus der Sicht unserer Aufgabe mußten wir uns daher mit ihr eingehender befassen.

Die Skizzierung der psychischen Anlage des Menschen muß durch den Hinweis auf **Fehlveranlagungen** ergänzt werden.

Die eingangs aufgezählten Regungen und Eigenschaften treten, wie schon zum Ausdruck gebracht, bei verschiedenen Menschen in unterschiedlicher Stärke auf. Doch kommen auch Extremvarianten vor, die sich in den Rahmen einer normalen Lebensführung nur unter Schwierigkeiten einfügen. Es treten Störungen auf im Umgang mit anderen, im Beruf, in der Gestaltung der Ehe, im sozialen Leben oder in Form eines Versagens. An der Fehlveranlagung leiden die Betroffenen oder durch sie andere oder auch beide Seiten. In diesem Sinne ist die Bezeichnung Psychopath zu verstehen. Damit ist weder die ganze Persönlichkeit gekennzeichnet, noch auch nur das Wichtigste, so daß der Hinweis auf eine Teilanomalie keine Wertung der Gesamtpersönlichkeit bedeutet. Im Prinzip kann jeder extrem ausgebildete seelische Zug eine Psychopathie begründen, z.B. Ängstlichkeit, Eifersucht, Geltungssucht, Faulheit („Arbeitsscheu"), Geiz, Willensschwäche u.a. (Abb. 32). Besonders lästig ist es, wenn das Allgemeinverhalten betroffen ist wie bei den meist kriminellen Gemütslosen, den Explosiblen, den primitiven Stimmungslabilen, den Empfindlichen,

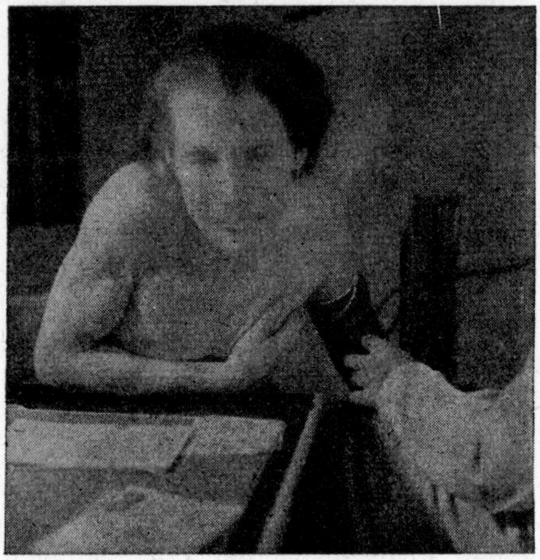

a

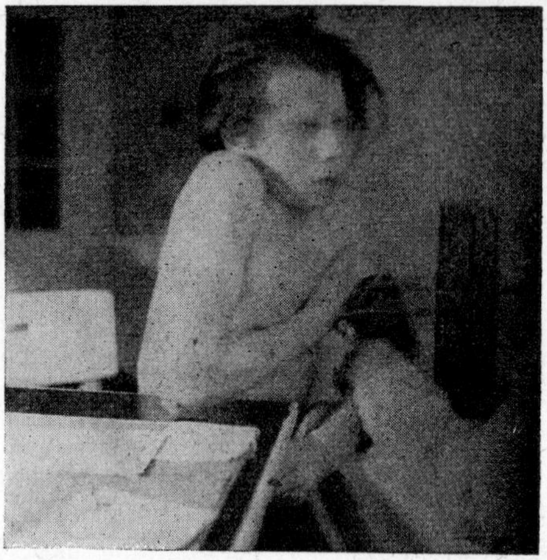

b

Abb. 32a und b. Anlagemäßige abnorme Schmerzempfindlichkeit (Hyperalgesie), deren unbeherrschbare Äußerung hier durch nichts anderes ausgelöst ist als durch eine gewöhnliche Blutdruckmessung.

den Hypomanischen, den depressiven Mühseligen oder Mißmutigen, den Verbohrten, den selbstunsicheren Gewissensmenschen mit Übergängen zu ausgesprochenen Anankasten. Hinzu kommen Zyklothyme und Schizothyme aus dem Umkreis entsprechender Psychosen.

Es gibt keine einheitliche Gruppierung oder Benennung der Psychopathien, so daß wir die wichtigsten mit gebräuchlichen Parallelbezeichnungen noch einmal zusammenstellen:

Ängstliche, Selbstunsichere	Subdepressive
Geltungssüchtige, Hysterische	Verbohrte, Fanatische, Paranoide
Willensschwache, Haltlose	Anankastische
Gemütlose, Stumpfe	Schwernehmende
Explosible	Asthenische, Nervöse
Stimmungslabile, Epileptoide	Zyklothyme
Empfindliche, Sensitive	Schizothyme, Autistische, Verschrobene
Hypomanische, Hyperthyme	

Die Häufigkeit solcher Charakteranomalien in der Bevölkerung wird bis zu 10% geschätzt. Sie können sich untereinander und mit Schwachsinn kombinieren. Intelligenzstörungen, die auf ähnlichen Fehlveranlagungen beruhen, werden jedoch nicht zu den Psychopathien gezählt. Sofern keine Oligophrenie besteht, wird also von dem Psychopathen Einsichtsfähigkeit und Verantwortlichkeit erwartet und möglichste Einordnung gefordert. Daß ihm dies schwerfallen kann, bleibt unbestritten. Es besteht eine Parallele zu Fehlveranlagungen des Sexualtriebes, auf denen ein Teil der verschiedenen Perversionen beruht.

Als Anlagedefekte sind Psychopathien therapieresistent. Sekundär können sich auf sie leicht seelische Fehlentwicklungen aufpfropfen, und diese sind dann natürlich abbaufähig, im ganzen aber wesentlich schlechter als bei psychisch harmonischen Persönlichkeiten. Im Einzelfall können große Bemühungen mit Undank, andererseits schon einfache Worte als bleibende subjektive Hilfe quittiert werden. „Was Sie haben, ist nicht gefährlich, nur beschwerlich!" Das ist ein Beispiel für ein Arztwort, das einem Psychopathen bis zur Katamnese nach 24 Jahren wichtig geblieben war. Mit Krankschreibungen ist äußerste Zurückhaltung geboten, auch im Hinblick auf die Dauerhaftigkeit der Beschwerdenursache. Invalidisierungsfragen gehören in die Zuständigkeit des Psychiaters und müssen in der Regel verneint werden. Die

Tab. 5. Operationszahlen bei Hysterikern im Vergleich zu einer Kontrollgruppe. Je 50 Probandinnen im Alter von durchschnittlich 37,5 Jahren (nach COHEN, ROBINS, PURTELL, ALTMANN u. REID).

	Hysterikerinnen %	Kontrollgruppe %
Dilatation und Curettage	70	6
Appendektomie	68	28
Tonsillektomie	58	50
Ovariektomie	48	8
Salpingektomie	32	10
Uterusexstirpation	24	6
Sterilisation	20	0
Adhäsiotomie	18	0
Uterusfixation	16	0
Sectio caesarea	14	4
Cholezystektomie	14	0
Haemorrhoidektomie	12	0
Nephropexie	8	2
u.a.m.		
Je Proband im Durchschnitt:	*n*	*n*
Größere Operationen	3,8	1,2
davon gynäkologische	1,66	0,24

Operationsindikation bedarf kritischer Strenge (Tab. 5 und Fall S. 117). Zum Allgemeinmediziner und Internisten kommen mit dem Angebot einer körperlichen Erkrankung vor allem Ängstliche aus Hypochondrie, Carcinophobie o. ä., Geltungs-, Erlebnissüchtige oder in die Krankheit Flüchtende mit theatralischen Beschwerdeproduktionen, Überempfindliche mit einem neurasthenischen Syndrom (beides wohl auf der Grundlage einer Fehlveranlagung im vegetativen Grau des Stammhirns), Schwernehmende und depressive Mühselige. Die wichtigste Aufgabe ist die Differentialdiagnose zwischen Fehlveranlagung und Fehlentwicklung. Die Bilder können sich gleichen, aber die therapeutische Indikation ist nur im letzten Fall gegeben.

Psychische Entwicklung – Fehlentwicklungen (Neurosen)

Während des ganzen Lebens paßt sich das psychische Verhalten seinen Erfahrungen entsprechend den wechselnden Lebensumständen an. *Abnorme Erfahrungen* führen zu Fehlanpassungen. Sind diese so weitgehend, daß eine selbständige Korrektur nicht gelingt, vielmehr neue abnorme Erfahrungen laufend hinzutreten, so sprechen wir von einer psychischen Fehlentwicklung.

Daß eine dem Leben nicht angepaßte Abnormität in dem instinktiven, gefühlsmäßigen Verhalten (Psychopathie) ebenfalls zu Fehlentwicklungen disponiert, haben wir schon betont. Auch in der Lebensentwicklung auftretende, endogene Reifungsstörungen können schwere Fehlanpassungen begründen. Dazu gehört mehr noch als das Stehenbleiben auf einer Stufe (Infantilismus) oder die allgemeine Reifungsverzögerung (Retardierung) die Asynchronie der Entwicklung (*Teilretardierung*), also die körperliche Reifung bei seelischem Infantilismus oder umgekehrt, und vor allem die unharmonische Entwicklung einzelner seelischer Komponenten der Reifung (z. B. Selbstverantwortung und Sinnlichkeit).

Die Möglichkeiten seelischer Fehlentwicklungen sind äußerst mannigfaltig. Die Wirklichkeit spricht jedem Schema Hohn. Es ist auch nicht zweckmäßig, hier mit Schablonen zu arbeiten, in die, als in ein Bett des Prokrustes, alles was einem begegnet, hineingereckt oder gestaucht wird. Es ist nur möglich, häufiger zur Beobachtung kommende Entgleisungen aus der Fülle der anderen hervorzuheben. In diesem Sinne nur möchten wir die folgenden Hinweise verstanden wissen. Wir berichten im Speziellen Teil über sehr viele psychische Fehlentwicklungen, die einen Eindruck von der wirklichen Reichhaltigkeit der Probleme geben. Hier wollen wir nun in Gedanken einen *normalen Lebenslauf* durchgehen und dabei diejenigen Punkte angeben, an denen häufiger *Fehlentwicklungen abzweigen.*

Das erste, was ein Mensch auch zur psychischen Gesundheit braucht, ist **Mutterliebe**. Hygienisch einwandfreie Versorgung genügt nicht. Spitz berichtete von einem Findelhaus mit besten sanitären Verhältnissen (jedes Kind einzelne Glaskoje), die Betreuung erfolgte durch ausgebildete Schwestern, jedoch hatte jede Schwester 5 Kinder zu versehen, und die Kinderbettchen benahmen außerdem durch ihre Bespannung den Kindern jeden Ausblick. Es wurde ein größerer Teil der Kinder blind befunden, stumm, geistig zurückgeblieben, unfähig zu laufen, fast alle wurden ernstlich krank, 37 % starben. Drei Monate ohne wirkliche mütterliche Betreuung im ersten Lebensjahr führen zu irreversiblen Schäden. Spitz spricht vom Affektentzug. An der Mutter lernt der Mensch das Lieben. Man beobachtet, daß Menschen ohne Mutterliebe später Schwierigkeiten bei der Kontaktaufnahme mit einem Partner haben. Diese Fehlhaltung kann dann über eine vegetative Affektreaktion zum Arzt führen.

Im Rahmen der Weltgesundheitsorganisation hat Bowlby einschlägige Arbeiten zusammengetragen und Ainsworth 10 Jahre später die in weltweitem Echo erschienenen Publikationen wiederum zusammengefaßt. Er kommt zu dem Ergebnis, daß ein Schaden eintritt, a) wenn ein Kind von seiner Mutter oder einer ständigen Mutterperson getrennt wird und in einer Einrichtung ohne hinreichenden Mutterersatz aufwächst, b) wenn die Mutterperson häufig wechselt, c) wenn die Betreuung durch die Mutter oder Mutterperson unzulänglich ist. Beeinträchtigt wird dann das soziale Verhalten des Kindes, vor allem die Fähigkeit zur Herstellung tiefer Bindungen und zur Steuerung von emotionellen Impulsen im Interesse übergreifender Ziele. Grob gestört werden die intellektuellen Leistungen der Sprache und Abstraktionsfähigkeit. Am schwersten wirken sich Vernachlässigungen aus, die im ersten Lebensjahr, besonders in der zweiten Hälfte, bestehen und für 3 Jahre anhalten. Setzt der Mutterverlust erst im 2. Lebensjahr ein, bleiben nachhaltige Persönlichkeitsstörungen zurück, während der Rückstand in der allgemeinen Intelligenz reversibel ist. Wiederholter Verlust der Pflegepersonen schädigt in dieser Zeit besonders die emotionelle Bindungsfähigkeit.

Emotionelle Äußerungen zeigt das Neugeborene als erstes, und zwar mimisch und akustisch zwischen der Alternative Unbehagen und Ruhe. Diese Zustände sind verknüpft mit angeborenen Verhaltensweisen der Nahrungsaufnahme u.a., die wir schon besprochen haben. Sehr früh beginnt das Lernen, denn eine bedingt-reflektorische Nahrungsleukozytose haben ARCHANGELSKAJA und KRATSCHKOWSKAJA schon am 7. Lebenstag nachweisen können. Im 2. Monat beginnt die Aufmerksamkeit: DasKind folgt mit den Augen dem Gesicht des Erwachsenen. Auf diesen Schlüsselreiz erfolgt schließlich bei entsprechender innerer Quantifikation das Dreimonatelächeln, wie S. 43 dargestellt. Diese Zuwendung kann durch keinen anderen Reiz, einschließlich der Nahrung, ersetzt werden. Nun werden auch andere optische Strukturen erfaßt, und vom 3. Monat an setzt die Bildung bedingter Reflexe auf äußere Reize ein. Das 6 Monate alte Kind benutzt die Instinktbewegung des Suchpendelns, die eigentlich zum Auffinden der Brustwarze dient, nach eingetretener Sättigung bereits selbständig, um sich der Nahrungsquelle zu entziehen, indem es den Kopf von einer Seite zur anderen hin- und herwendet. Wenn die Mutter diese negierende Bewegung übernimmt und sie auf andere Gelegenheiten der Ablehnung überträgt, und wenn dieses vom Kinde nachgeahmt und in vielfältiger Form erlebt wird, bildet sich so auf konventionellem Wege das „Nein“ als erster unanschaulicher abstrakter Begriff. Inzwischen ist dem allerdings einiges vorausgegangen. Im 8. Monat entwickelt sich die Fähigkeit zur Bewältigung komplizierter Reize und Reaktionen. Zwischen Bekanntem und Fremdem wird unterschieden, und zum ersten Mal erscheint die Reaktion der Angst. Ein sensorisches Sprachverständnis offenbart sich in der Zuwendung auf Fragen wie: „Wo ist der Papa?“ oder in dem Hinzeigen auf etwa die Frage: „Zeig 'mal dein Öhrchen!“ oder in dem Händeklatschen bei der Aufforderung: „Backe, backe Kuchen!“. Hierbei spielt, wie KOLZOWA demonstrieren konnte, das Wort selbst zunächst die unbedeutendste Rolle, die Wiederholung der Gesamtsituation mit bestimmter Umgebung, Körperlage, Frageperson und Intonation die wichtigste. Allmählich verlieren die anderen Umstände ihre Bedeutung, zuletzt die Intonation, und dann wird das Wort zum selbständigen bedingten Reiz. Die Entwicklung der Affekte geht jeder anderen Entwicklung voraus und bahnt ihr den Weg. Es tritt dann die Entwicklung des aktiven Sprechens hinzu. Eine Fülle von Belehrungen ist notwendig, bis das Kind differenzieren kann, daß das Wort „Wau-Wau“ nicht auf alle möglichen Tiere, Pelzmützen usw. angewendet wird, und bis es in Kenntnis der verschiedenen Hundeformen einen immer weniger anschaulichen Begriff „Hund“ bildet.

Nach einer Untersuchung in Tageskrippen, Wochenkrippen und Dauerheimen vor über zwei Jahrzehnten konnte SCHMIDT-KOLMER wertvolle Hinweise für eine entsprechende Verbesserung der Betreuung geben. Die Autorin fand damals bei Kindern in Tageskrippen : Wochenkrippen : Dauerheimen Augen- und Kopfwendung mit Armausstrecken nach einem Gegenstand im Alter von 4 : 5 : 6 Monaten, Stehen mit Festhalten nach 9 : 10 : 11 Monaten, einen 2-Wort-Satz frühestens nach 21 : 25 : 31 Monaten. Von diesen Kindern konnten im 11. Vierteljahr ihren vollen Namen nennen 45 % : 21 % : 11 % und bezeichneten sich selbst mit „ich" in 50 % : 8 % : 0; im 12. Vierteljahr beantworteten die Frage „Warum?" 45 % : 22 % : bis fast 0 und vermochten bezeichnenderweise nach Farbangaben zu sortieren 39 % : 27 % : 4 %. Nicht nur das Gehenlernen zeigt Verzögerungen, sondern vor allem auch die komplexeren Fertigkeiten wie Stecken, Auffädeln, Ballspiel, Drehbewegungen usw. Wo durch Fehlen der Anregung die ständige Wiederholung, Übung und Differenzierung der Reaktionen ausbleiben, entstehen keine neuen Fähigkeiten und Fertigkeiten, bereits erworbene erlöschen wieder. Eine kritische Periode tritt mit Beginn des 6. Lebensvierteljahres ein. Wenn das Kind mangels Anregung bis dahin nicht mit der Artikulation von einfachsten Wörtern begonnen hat, versucht es nicht mehr wortähnliche Laute von sich zu geben, sondern beginnt zu grunzen und Kehllaute auszustoßen. Mit $2^1/_2$ Jahren beginnt das Fragen „Was ist das?". Erfolgen keine Antworten, so erlischt dieser Drang und damit auch die Entwicklung des Mitteilungsbedürfnisses. Es wird verständlich, daß ein mehrfacher Wechsel der Mutterperson sich in diesen komplizierten Entwicklungen störend auswirkt. Besonders empfindlich reagiert das Kind auf einen Wechsel am Ende des 1. Lebensjahres, wenn es also zwischen Bekanntem und Fremdem scharf unterscheidet und mit Angst reagiert. Eine Umgruppierung in dieser Zeit führt bei fast allen Kindern zu mehr oder weniger ausgeprägten Anpassungsstörungen, die sich in Gewichtsverlust, Verhaltensstörungen und manchmal auch Regressionserscheinungen äußern. Es wurde schon betont, daß die Verzögerung der intellektuellen Entwicklung später nachgeholt werden kann, nicht so leicht wird die emotionelle Fehlentwicklung korrigiert, besonders wenn sie über längere Zeit besteht.

Bei normaler Entwicklung sind mit $1^1/_2$ Jahren die Formen des vertrauten zwischenmenschlichen Kontaktes so weit ausgebildet, daß Beziehungen zu anderen Kindern aufgenommen werden können. Der Umgang mit anderen Kindern enthält starke Entwicklungsimpulse. Zuerst wird die Ausbildung der Motorik gefordert, später in den sogenannten Fiktionsspielen der zwischenmenschliche Umgang, indem verschiedene Kinder fiktive Rollen übernehmen. An den Geschwistern lernt man das Fingerspitzengefühl für den Umgang mit anderen Menschen. Der eigene Geltungsanspruch wird im Kinderzimmer handgreiflich mit dem der anderen auf ein ausgewogenes Maß abgestimmt. Die ganze Gruppe der sozialen Triebe wird in der **Kinderstube** bzw. im Kindergarten ausgeformt. Das Einzelkind dagegen, verwöhnt und immer in den Mittelpunkt gestellt, gerät, ohne daß es dafür kann, in eine Fehlanpassung an die Verhältnisse des wirklichen Lebens, besonders dann, wenn es durch Begabung auch noch in der Schule eine Sonderstellung einnimmt. Größte Schwierigkeiten im Umgang mit Berufskollegen durch unangepaßten Geltungsanspruch und durch mangelhafte Formen des Miteinander-Auskommens können als Folge beobachtet werden.

Am Umgang mit dem **Vater** lernt das Kind das Verhalten gegenüber Autoritäten. Entstehen hier Mängel und gleicht ein guter Lehrer diese später nicht aus, dann werden häufiger Lebensschwierigkeiten mit dem Lehrmeister, den beruflichen Vorgesetzten und beim Umgang mit Repräsentanten der öffentlichen Ordnung jeder Art gesehen. Wenn das Kleinkind im Laufe seiner Erziehung nicht durch eine feste Führung lernt, daß es mit Hinwerfen, Strampeln, Umsichschlagen und Schreien nichts erreicht, können diese Verhaltensweisen später in schwierigen Situationen leichter wieder als Primitivreaktionen (hysterische Anfälle) durchbrechen. In scheinbar aussichtslosen Situationen, zu deren Meisterung eine vernünftige Lösung nicht bereitliegt oder nicht gefunden wird, kommt es unter Versagen der geistigen Funktionen zu einem Rückfall auf früher erfolgreiches Verhalten. Abgesehen von den eben genannten Primitivreaktionen ist an das Schreien nach der Mutter bei Verwundeten im Kriege, an das kindliche Sichanklammern von Ertrinkenden oder anders Gefährdeten und ähnliche Vorgänge zu erinnern. Auch ohne eine so dramatische Form können in schweren Lebenslagen *Regressionen* z.B. in den Zustand kindlicher Gläubigkeit beobachtet werden.

Neurotiker schildern signifikant häufiger als Gesunde ihre **Eltern** als kontaktschwach, wenig anpassungsfähig, seelisch labil, kränkbar und aggressiv, mit übersteigerten Idealen und Erwartungen, klagsamer, zu ernst, stark verärgerbar, pessimistisch, unbeherrscht und unbesonnen, vermindert oder überhöht leistungsbestimmt, unsachlich, nicht lernbereit, eifersüchtig; signifikant mehr Neurotiker als Gesunde bezeichnen den Vater als intolerant, herrisch und jähzornig. Signifikant mehr Neurotiker als Gesunde schildern die Ehe der Eltern als von einem Elternteil beherrscht, diskrepant im Bildungsniveau, mit häufigen Auseinandersetzungen, mangelnder Rücksichtnahme des Vaters, Herabsetzung des einen durch den anderen, arm an Liebesbezeugungen, gefährdet. Signifikant mehr Neurotiker wurden von ihren Eltern als Kind bei Auseinandersetzungen mit Geschwistern nicht mit Geschick geführt, bei Kontakten mit anderen Kindern behindert, in Freundschaften mit Jugendlichen des anderen Geschlechts behindert, mit wenig Zeit, Zuwendung, Verständnis, Wärme, Herzlichkeit, Zuneigung und Zärtlichkeit bedacht, durch Überbesorgnis gehemmt, mit dem autoritativen Anspruch des Gehorchens und Nichtwidersprechens erzogen, mit Härte erzogen, mit altersmäßigen Überforderungen beansprucht, bestraft, geschlagen, nicht anerkannt, seelisch verletzend behandelt.

Signifikant mehr Neurotiker als Gesunde wurden von ihren Eltern zum Verpönen der Ausscheidungsvorgänge angehalten, zur Unterdrückung der Onanie, zu früh oder zu stark auf die Sexualität hingelenkt; signifikant mehr Neurotiker erhielten von ihren Eltern keine angemessene Hilfe bei der Berufswahl, keine Anleitung zu sinnvoller Freizeitgestaltung, keinen Austausch über Lebensanschauungen. Gefühle der Angst und Feindseligkeit gegenüber den Eltern hatten in der Kindheit 24,5% der Neurotiker gegenüber 3,5% der Gesunden. Dieser Unterschied ist der zahlenmäßig gewichtigste, gefolgt von dem bei Jähzorn des Vaters, Härte der Eltern, fehlender Anleitung zur Freizeitgestaltung, Behinderung des Kontaktes mit anderen Kindern und Fehlen des Austausches über Lebensanschauungen. Offen bleibt, wie weit die Erziehungsfehler *Ursache* der neurotischen Fehlentwicklung oder selbst *Symptom* einer erblichen Fehlveranlagung sind. Beides dürfte im Spiele sein. Jedenfalls sollten diese Ergebnisse von H. R. Böttcher auch neurosenprophylaktisch genützt werden.

Im **Vorschulalter** von 3–6 Jahren wächst der soziale Erlebnisbereich des Kindes – wir folgen nun Clauss und Hiebsch – über den Rahmen der Familie hinaus. Die Neigung zur Gesellung mit anderen Kindern besteht im ausgesprochenen Maße. Die ursprüngliche Vermenschlichung von unbelebten Gegenständen und Tieren in Verbindung mit einer lebhaften Phantasie, die sich auch in der Neigung zu Märchen kundtut, wird allmählich abgebaut. Das anfangs impulsive und rasch wechselnde Handeln wird zielbeständiger. Das Interesse am Erreichen des Zieles befähigt das Kind zunehmend, auch Unlust bereitende Abschnitte der Tätigkeit zu überwinden.

In den ersten 3–4 **Schuljahren** beginnt sich der ursprüngliche Zusammenhang von Wahrnehmung und Gefühl zu lösen. Anstelle einfacher Wenn-dann-Beziehungen tritt allmählich das Verständnis für Kausalzusammenhänge. Im Zusammenhang damit tritt an die Stelle des mechanischen Einprägens der Übergang zum logisch-sinnvoll arbeitenden Gedächtnis. Zwischen den Mitschülern entwickeln sich Verhaltensdifferenzierungen, wie beispielsweise die Anführerrolle, Rangordnungen und ein Gruppengefühl „Klassengeist". Verbunden damit ist die Ausprägung des Selbstbewußtseins.

Im Zusammenhang mit der Wandlung des Denkens genügt auch die frühere Auskunft nicht mehr, daß die Kinder unter dem Herzen der Mutter nach einem Wünschen oder Schenken heranwachsen. Die Form der sexuellen Aufklärung erweist sich oft auch in der Sprechstunde des Psychotherapeuten als belangvoll. Die ersten Informationen über den Geschlechtsverkehr dürften im allgemeinen im Alter von 9 Jahren erfolgen. In einer sehr ausführlichen Untersuchung über das Sexualwissen unserer Jugend fand Brückner, daß im Alter von 13 Jahren 9 % der Mädchen und 13 % der Jungen Auskunft über die Begattung geben konnten; jedoch waren 42 % der Kinder auch zu keiner falschen Angabe fähig und offenbar gehemmt. Der frühe Zeitpunkt der Aufklärung hängt statistisch signifikant sowohl vom Intelligenzgrad der Kinder als auch der Eltern ab, gemessen an den Schulzensuren und an den Berufen. Als Informationsquellen sind Eltern nicht viel ergiebiger als Freunde; beide werden überholt durch das Buch. Mädchen mit frühen Koituserfahrungen haben ein unterdurchschnittliches Sexualwissen und schlechtere Schulleistungen, letzteres übrigens auch die entsprechenden Jungen.

Das Alter zwischen 10 und 12 Jahren ist verhältnismäßig problemlos und bietet eine weitgehende Vervollkommnung. Die Körpermotorik wird vollendet beherrscht. Die Interessen gewinnen an Dauerhaftigkeit. Es zeigt sich ein Streben nach Ordnung und Zusammenfassung des Bekannten. Im Gruppenleben setzt eine Tendenz zur Geschlechtertrennung ein. Die Entwicklung der Pubes und bei den Mädchen auch der Brustdrüse beginnt etwa 1 Jahr vor Eintritt der Ejakularche bzw. Menarche. Plötzliches Längenwachstum ist mit einer motorischen Koordinationsstörung zu schlaksigen Bewegungsformen verbunden.

Die Flegeljahre im Zusammenhang mit der **Pubertät** sind ein instinktiv verankerter Vorgang, der unabhängig von sachlichen Gründen, die notwendige Befreiung des aus der Kindheit herausreifenden Menschen von der absoluten Autoritätsunterwerfung zum Inhalt hat, das Selbständigwerden. Kommen die Flegeljahre nicht zur

Entwicklung, so findet man unter diesen Reifungsgestörten häufiger „Nesthocker“, die also über die Zeit hinaus im Elternhaus bleiben, keine eigene Neigung zu Partnerschaft und Ehe zeigen, in ihrem Urteil von den Eltern abhängig bleiben, auf deren Arrangement hin schließlich spät in den dreißiger Jahren heiraten, womöglich sich dann noch als impotent erweisen und nun auch nicht von selbst, sondern von der Ehefrau ins Sprechzimmer geführt zum Arzt kommen und bei Besprechung ihrer Schwierigkeiten tief erröten.

Bei normaler Entwicklung setzt sich der Prozeß des Selbstbewußtwerdens über die Flegeljahrmanieren hinweg fort in die Betonung der eigenen geistigen Bedeutung (Tagebuchschreiben, Beschäftigung mit weltanschaulichen Fragen) und führt auf diesem Wege zur Ausformung einer eigenständigen Persönlichkeit.

Beim Mädchen ist der Eintritt der körperlichen Reife unmittelbar psychisch bedeutungsvoll, weil das Erlebnis der ersten Blutung einen nicht unbedeutenden Beitrag zur Einstellung gegenüber der eigenen Genitalität beisteuert. Die Blutung kann erschreckend erlebt werden, peinlich, aber bei entsprechender Vorbereitung durch die Mutter auch stolz. Auch die weiteren Perioden können u.U. stark auf die psychische Einstellung wirken. Bei einer unserer Patientinnen hatten sich Regeltempostörungen und dann Amenorrhoe eingestellt, als ein Sportlehrer verlangte, daß die nicht am Sport teilnehmenden Menstruierenden wenigstens als Zuschauer beim Unterricht anwesend sein mußten. Da es sich um eine gemischte Klasse handelte, war die Vorstellung, daß alle Jungen jetzt an ihre Genitalvorgänge dachten, für das junge Mädchen eine Qual.

Die sehr schwierigen Probleme der Jugendsexualität sind in dem Kapitel „Selbstbefriedigung“ eingehend besprochen, so daß wir darauf verweisen können. Vergleicht man Untersuchungen über die psychischen Auswirkungen der Akzeleration bei Pubertierenden in den letzten fünf Jahrzehnten unter Berücksichtigung von sozialer Zusammensetzung und Bildungsgrad – wie dieses zusammenfassend Rössler getan hat –, so zeigt sich eine frühere Entwicklung der intellektuellen Interessen und eine allgemeine Steigerung der geistigen Leistungsfähigkeit. Das Selbstwertgefühl ist differenzierter und vitaler. Die Ablösung von der Elternautorität erfolgt früher und erzeugt weniger Spannungen. Die sozialen Kontakte untereinander sind stärker. Das Verständnis für die Normen des Zusammenlebens tritt früher ein. Das sexuelle Interesse erwacht früher. Das sexuelle Verhalten ist aber nicht proportional zur somatischen Reifung vorverlegt, sondern von Moralvorstellungen gezügelt und führt überwiegend erst in der Adoleszenz zum Sexualpartner. Die Hinwendung zur Arbeit in ihrer tragenden Bedeutung erfolgt früher. Die verbreitete Annahme sexueller Zügellosigkeit, minderer Begabung und sozialer Unreife der Jugend heute wird durch die Tatsachen nicht gestützt.

Retardierungen in der Pubertätsreifung haben eine enge Beziehung zu neurotischen Erkrankungen mit Organsymptomatik. W. Kretschmer fand bei 50 unverheirateten Patientinnen mit Organneurosen in 40 Fällen deutliche Genitalhypoplasien, in der übrigen Bevölkerung nur 6,7%. Bei 43 dieser Frauen bestanden Zeichen der Reifungshemmung in der Ausbildung der Brust, des Beckens und der Behaarung. Der Menarchetermin bevorzugte frühe oder späte Extremwerte, zeigte also eine größere Streuung. Da Retardierungen auch ohne neurotische Fehlentwicklung vorkommen, besagen die Untersuchungsergebnisse lediglich, daß die Entwicklungsgestörten stärker als Normalreifende gefährdet sind, neurotisch zu erkranken. In einer noch umfassenderen Untersuchung bestätigte STEINWACHS den nachteiligen Einfluß der Asynchronie. Er ermittelte folgende Reihenfolge nach der Güte der Leistungsfähigkeit und Koordinierung des Handlungsverlaufes bezüglich Tempo, Fehlerverbesserung, Schwankung, Rhythmus, Antrieb und Steuerung: a) Synchronakzelerierte, b) Synchronunauffällige, c) Synchronretardierte, d) Asynchronakzelerierte, e) Asynchronretardierte. Dabei zeigte statistisch die Asynchronie einen stärkeren Einfluß auf die Durchführung des Handlungsablaufes, während die Retardierung mehr die höheren psychischen Steuerungsfunktionen beeinträchtigte. Die Ursache der Reifungsstörungen wird meist als anlagebedingt beschrieben, jedoch wird die Asynchronie auch auf enzephalographisch nachweisbare Schäden des zentralen Höhlengraus um den 3. Ventrikel, also im Bereich des Zwischenhirns, zurückgeführt als Folge einer durchgemachten Enzephalitis (E. KRETSCHMER).

Die **Jugend** ist eine Zeit der Welteroberung in geistiger Hinsicht und soweit möglich auch in körperlicher (Wanderungen, Reisen). Das Mannesalter verlangt eine Spezialisierung und Beschränkung in Beruf und Ehe. Dieser Wechsel von einer oberflächlichen allgemeinen auf eine tiefe persönliche Bindung gelingt nicht immer. Dies wird dann eine Quelle ernster Schwierigkeiten. Auch bei Frauen ist eine Retardierung in der Jungmädchenphase Anlaß zu Lebensschwierigkeiten, die Unfähigkeit, von Wunschträumen sich in die Realität zu finden oder mit dem Problem von Ideal und Wirklichkeit fertig zu werden.

Der **Beruf** wird von 24% der Psychotherapie-Patienten als Ursache ihrer Beschwerden bezeichnet. Wenn diese Angaben auch einer kritischen Prüfung nicht standhalten, so zeigen sie doch, welch großes Interesse wir Berufskonflikten entgegenbringen müssen. Aus einer Stichprobe von 1500 psychotherapeutischen Krankengeschichten unserer Klinik, die ohne Auslese in zusammenhängender Folge entnommen wurden, hat WALDMANN aufschlußreiche Zusammenstellungen vorgelegt. Abb. 33 zeigt die verschiedenen Ursachen pathogener Berufskonflikte und deren Häufigkeit bei den verschiedenen Berufsgruppen. Der Größenvergleich der Kreise zeigt die unterschiedliche Häufigkeit der Berufsgruppen in unserem Krankengut. Der Größenvergleich der Quadrate entspricht dem unterschiedlichen Vorkommen dieser Berufe in der Gesamtbevölkerung. Aus dem Vergleich der Kreise mit den Quadraten wird erkennbar, daß zwar weniger Lehrer als Arbeiter behandelt wurden, daß aber verglichen mit ihrer Zahl in der Bevölkerung die Lehrer sehr viel häufiger in psychotherapeutische Behandlung kamen.

Signifikant häufiger als Arbeiter erkranken Angestellte aus psychischen Gründen. Ebenso sind häufiger Menschen in verantwortlicher Stellung betroffen als solche mit geringerer Verantwortung. Bei den leitenden Angestellten spielt ihr Befaßtsein mit innerbetrieblichen Konflikten eine schwerwiegende Rolle. Diesem Verlust an Arbeitskraft und gesundheitlichem Befinden begegnen besonders amerikanische Firmen in zunehmendem Maße dadurch, daß sie psychologisch geschulte Mitarbeiter einstellen, die die Betriebsleitung in diesen Aufgaben greifbar entlasten (MACIVER). Diese entwickeln sich zu Experten der menschlichen Probleme ihres Betriebes und leisten zu deren Lösung Besseres, als es zuvor möglich war. Besonders geschätzt sind in dieser

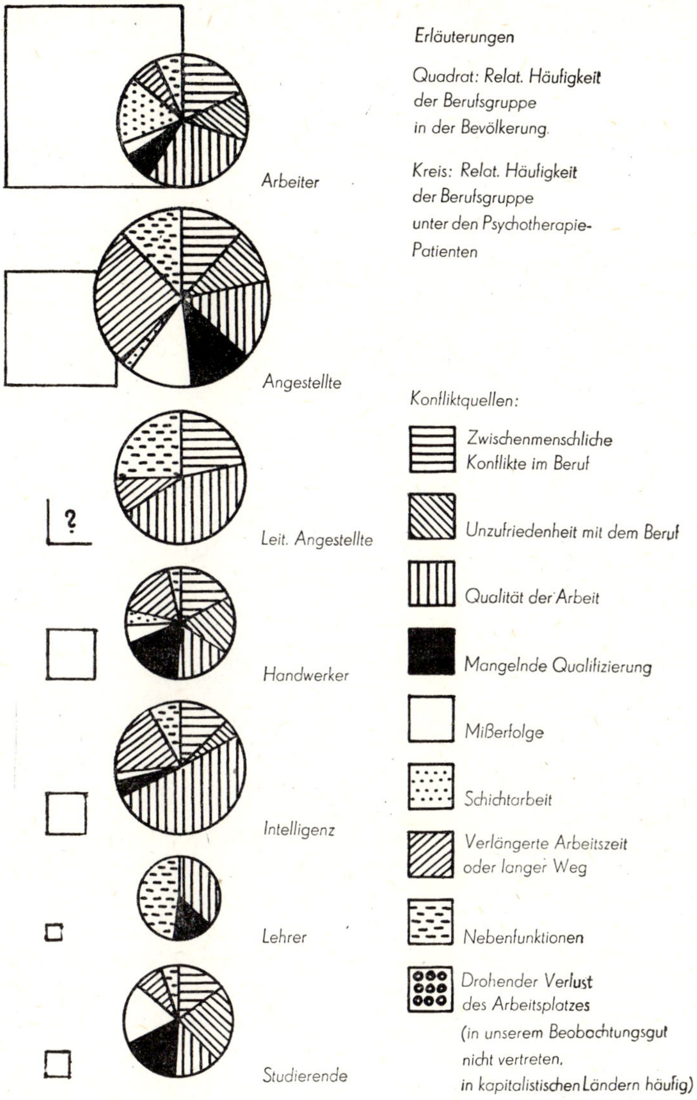

Abb. 33. Pathogene Berufskonflikte in den verschiedenen Berufsgruppen nach Quellen und Häufigkeit.

Rolle psychotherapeutisch und soziologisch geschulte Ärzte. Aus einer französischen Automobilfabrik mit 25000 Arbeitern berichten Prost, Abraham und Heits über gleiche 10jährige Erfahrungen. Sie bezeichnen als Voraussetzung für die Einstellung, daß der tragende Betrieb ziemlich groß sein muß. In der sozialistischen Gesellschaft, wo Betriebsgrenzen nicht Scheidewände zwischen Interessengruppen sind, ergeben sich noch bessere Möglichkeiten (Kulka, Leder, Tomorug, Wiele).

Die zwischenmenschlichen Probleme im Arbeitsprozeß ergeben sich nicht nur durch das Zusammentreffen von Menschen mit ihren besonderen Eigenschaften, Geltungsdrang, Rücksichtslosigkeit, Beschränktheit, Ungeduld, Unbeherrschtheit, Neid, Klatschsucht, Bequemlichkeit usw., sondern vor allem auch in den modernen Großbetrieben durch die mangelnde Beachtung des einzelnen, Übergangenwerden bei Beförderung, fehlender Dank bei besonderen Leistungen oder ganz einfaches Unbeachtetbleiben. Die sozialistische Bildung von Arbeitskollektiven wirkt einer solchen Entpersönlichung der Arbeit und der Vereinsamung des einzelnen in Massenbetrieben bewußt entgegen. Unsere Mitarbeiterin BEHRENDT konnte eine statistisch-signifikante Häufung an funktionellen Erkrankungen in den ersten zwei Jahren einer neuen Betriebszugehörigkeit feststellen. Dies trifft in vollem Maße auch auf Jugendliche zu, die erstmals Angehörige eines Fabrikationsbetriebes werden, und dies trifft zum Teil auch auf die Studenten zu (BETHGE, TEIRICH, BÖTTCHER, BÖKER, SPERLING).

Qualitative Überforderung wird häufiger geklagt als quantitative. Hohe Konzentration, Reagibilität und Eigenaktivität sind verknüpft mit größerer Sensibilität und Störbarkeit. Das betrifft in hohem Maße die Angehörigen der Intelligenz und die leitenden Angestellten, ist aber auch in der Gruppe der Arbeiter das wichtigste Problem. Im Zusammenhang damit muß auch die Übertragung von Aufgaben bei mangelnder Qualifizierung gesehen werden. Eine quantitative Arbeitsüberlastung spielt bei Arbeitern selten, bei der Intelligenz oft und bei den Angestellten an erster Stelle eine Rolle. Nebenfunktionen häufen sich besonders bei Lehrern und leitenden Angestellten. Zwischen Arbeitstempo und dem Ausmaß neurovegetativer Störungen fand WAGRET an Schweizer Arbeitern statistisch eine lineare Relation. Bei Schichtarbeitern treten Beschwerden in hochsignifikanter Häufung auf, und zwar in den ersten Jahren noch mehr als später. Relativ kurzfristige Schichtwechsel erschweren die Anpassung.

Aufgrund einer Exploration von 500 griechischen Fabrikarbeitern findet BAZAS, daß nicht die Arbeit selbst Störungen auslöst, sondern Nebenumstände wie unzureichender Lohn, drohender Arbeitsplatzverlust usw. Es treten hier unter anderen gesellschaftlichen Verhältnissen Klagen in den Vordergrund, die wir selten hören. Die pathogenen Arbeitsprobleme waren nach unserer Untersuchung die Arbeitsqualität 31%, Arbeitszeit bzw. -weg 16%, zwischenmenschliche Konflikte 13%, Nebenfunktionen 11%, mangelnde Qualifizierung 9%, Unzufriedenheit mit dem Beruf 9%, Mißerfolge 6%, Schichtarbeit 3%, Sonstiges 2%. STOLLBERG berichtet Untersuchungen aus der DDR über Arbeitszufriedenheit (Tab. 6) und zitiert eine vergleichbare Untersuchung aus Leningrad. Auch dort war die Differenz zwischen Zufriedenen und Unzufriedenen am größten in der Anwendungsmöglichkeit geistiger Fähigkeiten 72% und gering in den kollegialen Beziehungen 10%. Die Beziehung zu den Berufskollegen ist meist zufriedenstellend, auch bei den Unzufriedenen, so daß ihr Einfluß auf die Arbeitsunzufriedenheit statistisch fast an letzter Stelle steht; *wenn* aber im Einzelfall solche Konflikte bestehen, sind sie höchst kränkend im genauen Wortsinn.

Von den 24% unserer Psychotherapie-Patienten, die berufliche Gründe für ihre Beschwerden angaben, konnten wir dies nur in 7% bestätigen, in weiteren 7% spielten andere Konflikte mit und solche lagen in 10% überhaupt nur vor. Diese

Tab. 6. Arbeitszufriedenheit (standardisierte Interviews mit 501 Chemiearbeitern der DDR, nach STOLLBERG)

Arbeitssituation bzw. -komponenten	Antworten: zufrieden %	Antworten: unzufrieden %	Durchschnittliche Bewertung aller Befragten	Durchschnittliche Bewertung der im allgemeinen Zufriedenen	Durchschnittliche Bewertung der im allgemeinen Unzufriedenen	Einfluß auf die allg. Zufriedenheit
	z	u	z–u	Z	U	Z–U
Anwendungsmöglichkeiten geistiger Fähigkeiten	60	10	49	74	−10	**84**
Technische Ausrüstung	34	21	13	27	−21	**48**
Lohn	56	9	47	58	21	**37**
Arbeitsorganisation	51	7	45	55	19	**36**
Verhalten der Vorgesetzten	70	4	66	78	43	**35**
Fachliche Anleitung	73	6	68	79	47	**32**
Kollegenbeziehung	83	2	81	81	70	**11**
Arbeitsschutz	75	6	69	72	68	**4**
Materialqualität	35	10	26	26	23	**3**

anderen Ursachen waren in der Reihenfolge ihrer Häufigkeit Ehe- und Sexualprobleme, Generationsprobleme, Krankheits- oder Todesfälle in der Familie oder bei Nahestehenden, konstitutionelle Insuffizienz, generelle Kontaktschwierigkeiten, hypochondrische Befürchtungen, mangelhafte Wohnverhältnisse, Arbeitsscheu, Anankasmen und sonstige Konflikte. Es ist ja verständlich, daß gestörte Ehe- und Familienverhältnisse sich auch im Verhalten während der Berufstätigkeit auswirken können (USCHAKOW). Hier stoßen wir aber auch darauf, daß psychische Fehlveranlagungen oder Fehlentwicklungen eine entscheidende Rolle spielen können.

Die Klärung von *Konfliktsituationen* bleibt oberflächliches und oft unverständliches Stückwerk, wenn damit nicht verbunden ist eine ebenso sorgfältige Betrachtung der *Persönlichkeiten*, die in den Konflikt verstrickt sind. Dieser zweite Teil der Aufgabe ist oft sogar der wichtigere. Häufig besteht nämlich ein Mißverhältnis zwischen Anlaß und Ausmaß eines Konfliktes. Hier reagiert eine fehlentwickelte Persönlichkeit bei vielleicht unbedeutender Gelegenheit abnorm oder sogar bei völlig normalen Arbeitsumständen.

In unseren Untersuchungen fand WALDMANN, daß bei einem Drittel der Patienten, bei denen der Arbeitsplatz allein oder mitbeteiligt einen Einfluß auf die Krankheitsentstehung hatte, eine psychische Disposition vorlag. Diese Faktoren sind in Abb. 34 näher aufgegliedert. Signifikant (mit 99,9% Verläßlichkeit) liegt gehäuft überhöhtes Leistungsstreben und gesteigerte Empfindlichkeit vor, wenn der Arbeitsplatz entscheidender Ort der Neuroseauslösung ist. Das Leistungsstreben bewerten wir natürlich höher, wenn es nicht schwach, sondern kräftig entwickelt ist, aber es gibt ein Optimum, bei dessen Überschreitung das überbetriebsame Streben von einem Absinken des Gesamterfolges für den einzelnen und für die Gesellschaft begleitet ist. Dieses neurotische Leistungsstreben entspringt auch nicht der Leistungsfreude,

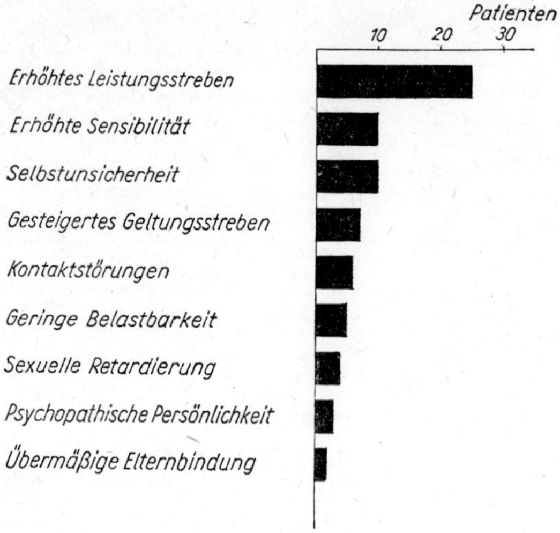

Abb. 34. Psychische Dispositionen zu pathogenen Berufskonflikten. $n = 72$ (nach WALDMANN aus unserer Klinik).

sondern Ängsten, Geltungsstreben oder der Kompensierung bzw. Überkompensierung von Insuffizienzgefühlen irgendwelcher Art. Die übrigen in der Abb. 34 ausgewiesenen psychischen Dispositionen, Selbstunsicherheit, gesteigertes Geltungsstreben, Kontaktstörungen, geringe Belastbarkeit, sexuelle Retardierung, psychopathische Persönlichkeit und übermäßige Elternbindung, lagen häufiger bei Patienten vor, bei deren Erkrankung der Arbeitsplatz nur als mitbeteiligte Ursache angesprochen werden konnte. Trotz der hohen Bedeutung dieser disponierenden Faktoren waren sich die betreffenden Patienten ihrer psychischen Fehlhaltung meist nicht bewußt.

Als Beispiel eines pathogenen Berufskonfliktes bei psychisch normal entwickelter Persönlichkeit kennen wir das Übergangenwerden trotz langjähriger hingebungsvoller Arbeit bei einer Beförderung, für die außerberufliche persönliche Beziehungen den Ausschlag gaben. Ein Beispiel für das andere Extrem, nämlich einen Berufskonflikt bei völlig einwandfreien Arbeitsverhältnissen, hervorgerufen lediglich durch einen psychisch fehlentwickelten Menschen, stellen wir in der Krankengeschichte einer 21jährigen Studentin mit Obstipation und Krankschreibung auf S. 574 vor. Meist haben wir es weder mit dem einen noch mit dem anderen Extrem zu tun, sondern mit einem Zusammentreffen mehr oder weniger schwieriger Situationen und Persönlichkeiten. Einen didaktisch einprägsamen Fall für eine solche Verflechtung bietet das Beispiel eines 31jährigen Konzertmeisters mit einem Beschäftigungskrampf auf S. 514. Hier sprechen besondere Berufsprobleme mit (PETER, KOSCHLIG, WOLFF).

Von seiten der Industrie wird die Berücksichtigung psychischer Störungen heute nachdrücklich gefordert. Zugrunde liegen dabei Messungen der Leistungen am Arbeitsplatz und wirtschaftliche Erwägungen. In allen Ländern mit hoher Arbeitsproduktivität ist das ständige Verbessern des technologischen Produktionsvorganges verschmolzen mit arbeitsphysiologischen und auch mit psychologischen Untersuchungen. Man weiß beispielsweise, daß ein Arbeiter aus psychologischen Gründen schlechtere Leistungen erzielt, wenn der kontrollierende Meister ihm von hinten über die Schulter schaut, als wenn er ihm von vorn gegenübertritt, und man nutzt solche aus Leistungsmessungen gewonnenen Kenntnisse. Überragende Bedeutung für die Leistungsfähigkeit haben aber die funktionellen Gesundheitsstörungen. Schon im Arbeitsmilieu ist es ersichtlich, daß ihnen vielfach psychische Konflikte zugrunde liegen. Für den Arzt ist das nichts Überraschendes; der Sympathikus verdankt schon seinen Namen diesem In-Mitleidenschaft-gezogen-Werden des Organismus, insbesondere der inneren Organe. Das Zusammentragen der Erfahrungen über pathogene Berufskonflikte hat nicht nur den Sinn, das Verständnis für den Einzelfall zu vertiefen und damit die Behandlungsmöglichkeiten zu verbessern. Die Darlegung der Ursachen soll gleichzeitig konkrete Hinweise zur allgemeinen Vorbeugung gegen Berufskonflikte geben. Die Prophylaxe ist zum großen Teil im Berufsleben möglich, zu einem wesentlichen Teil erweist sie sich aber als eine Aufgabe bereits der früheren Erziehung und des gesellschaftlichen Lebens.

Aus unserem Arbeitskreis liegen eingehendere Arbeiten über die pathogenen Berufskonflikte bei Arbeitern und Angestellten von Bolland vor, bei Menschen in leitender Stellung von Schaeffer (hierzu liegt inzwischen auch eine bemerkenswerte Veröffentlichung von Böttcher vor), bei Berufskonflikten vor der beruflichen und familiären Konsolidierung von Schnabel, nach der beruflichen und familiären Konsolidierung von Burkhardt und bei älteren Menschen von Bauer. Zusammengefaßt wurden diese mit den vorgenannten Erhebungen in einer von mir herausgegebenen Broschüre „Pathogene Berufskonflikte“. Szewczyk hat eine Sammlung von Arbeiten unter dem Titel „Konflikte im Beruf“ herausgegeben, in der u.a. die Konflikte von Studierenden, von Lehrern, von Kraftfahrern und anderen Angehörigen der Verkehrsberufe, von Flugzeugführern, von Hirnerkrankten, Schwerbeschädigten, von Tuberkulösen und von klimakterischen Frauen behandelt werden.

Die besonderen Probleme der berufstätigen Frau müssen noch berücksichtigt werden, soweit sie eine psychisch pathogene Bedeutung haben.

Die Schulabgängerinnen wünschen sich zumeist einen sauberen Beruf in angenehmer Umgebung (Bürokraft, Pflegekraft, Verkäuferin, Kindergärtnerin, Lehrerin, Friseuse, Laborantin). Frauen mit Berufserfahrung pflegen dagegen das Problem der Sauberkeit als längst nicht so gravierend für die Freude am Beruf zu bewerten wie die Schülerinnen. Die eigenen *Berufswünsche* der Schulabgängerinnen werden nur z.T. erfüllt. Von berufstätigen Frauen mit unerfülltem Berufswunsch wurden in 38% bestimmte Gesundheitsstörungen geklagt, bei erfülltem Berufswunsch in 13% (von Männern mit unerfülltem Berufswunsch in 86%, mit erfülltem in 5%). Während Männer in 90% einen eigenen Berufswunsch haben, äußern Frauen nur in 50% einen solchen und suchen sonst mehr eine gute Verdienstmöglichkeit als eine bestimmte Stelle. Nach Abschluß der Lehre wünschen zwei Drittel im Beruf zu bleiben. In beträchtlichem Prozentsatz werden bereits während der Lehre die Arbeitsverhältnisse von Tischlerinnen, Maurerinnen und Schlosserinnen gelöst. Erfolgt dies nicht im gegenseitigen Einverständnis, so rangiert der Weg zum Arzt vor dem Reagieren mit Disziplinlosigkeiten. Eine umfassendere Berufsberatung und Eignungsprüfung ist zur Vermeidung wertloser Ausbildungsgänge, unökonomischer Krankschreibungen und als Prophylaktikum gegen die Frühinvalidität dringend zu wünschen. Arbeitende

Männer *ohne Berufsausbildung* klagen zu 63 % körperliche Beschwerden, Frauen ohne Berufsausbildung zu 16 %. Es gibt aber auch zahlreiche Beispiele von Frauen, die eine tiefe innere Beziehung zum Beruf gewinnen mit sachlicher Befriedigung und Bestätigung des Selbstwertgefühles. Als *Motiv* für ihre Berufstätigkeit gaben uns 49 % der Frauen die Notwendigkeit des Unterhaltes an, 40 % als Ziel bestimmte Neuanschaffungen, 11 % Interesse an einer Berufstätigkeit; unter den letzteren auch solche, die wegen ungünstiger Wohnverhältnisse, dem Zusammenleben mit Schwiegereltern usw. von Hause fortstreben. Gesundheitliche Störungen klagten bei Arbeit für Neuanschaffungen 9 %, für eigenen Unterhalt 33 %, für den Unterhalt auch anderer 76 % und bei anderweitigem Interesse 81 %. Die Klagen betrafen komplexe vegetative Störungen, Schlafstörungen, Dysmenorrhoe, Schweißneigung, Errötenszwang, Magenschmerzen, Kopfschmerzen, Herzschmerzen, Obstipation, Diarrhoen, Verstimmungen, Schwindelerscheinungen, Frigidität usw. Allgemein geben Frauen als Ursache oder Mitursache für psychisch ausgelöste Beschwerden den *Arbeitsplatz* in 31 % an, Männer in 69 %. Genauer werden genannt Überforderungen an Kraft, Zeit, Intelligenz, Konflikte, Nebenfunktionen, Unbeachtetbleiben, Unzufriedenheit, Mißerfolge, lange Anfahrten. Bei Schichtarbeit klagen Frauen signifikant häufiger Beschwerden als Männer. Auch bei Frauen zeigt es sich, daß der Beruf häufig zu Unrecht beschuldigt wird und daß in der Mehrzahl der Fälle eigene Fehlhaltungen die eigentliche Ursache sind (krankhaftes Geltungsstreben, Selbstunsicherheit, Überempfindlichkeit, Verwöhntheit, sexuelle Konflikte usw.). Oft ist auch der Beruf in Mitleidenschaft gezogen bei häuslichen Auseinandersetzungen mit den Schwiegereltern, Ehegatten oder Kindern, bei Krankheiten oder Schulden in der Familie. Den stark beanspruchten werktätigen Frauen sollte daher überall die Möglichkeit zu einer psychotherapeutischen Beratung, Eheberatung und Erziehungsberatung gegeben sein. Zu der zeitlichen Doppelbeanspruchung berufstätiger Hausfrauen tritt auch die emotionelle Ambivalenz zwischen höheren Berufspflichten und Familienpflichten.

Fast ein Viertel der weiblichen Patienten, deren Störungen auf Arbeitsplatzeinflüsse zurückzuführen sind, ist zwischen 20 und 24 Jahre alt. Diese Häufung ist darauf zurückzuführen, daß viele Frauen in diesem Alter neben ihrem Beruf einen Haushalt aufbauen und mit der Versorgung kleiner Kinder beschäftigt sind. Es vollzieht sich in diesem Alter also eine Umstellung auf die Doppelbelastung durch Beruf und Hausarbeit.

Zwischen dem 30. und 50. Lebensjahr ist die Häufigkeit der arbeitsplatzbedingten kortiko-viszeralen Erkrankungen bei Frauen annähernd konstant.

Es wird zu wenig beachtet, daß bei Frauen nach dem Klimakterium meist eine geringere Belastung durch die Familie, nachlassende Spannungen im häuslichen Bereich, stabiles körperliches Befinden und Neigung zu einer Berufstätigkeit besteht, sofern kürzere Arbeitszeit und längere Ferien der etwas eingeschränkten Leistungsfähigkeit entgegenkommen.

Das Gewicht der hier dargestellten Zusammenhänge zwischen psychischer Gesundheit und Beruf wird auch durch eine Erhebung von Steinbäcker unterstrichen, die er an 1000 Patienten eines nicht ausgelesenen Durchgangsmaterials des Nervenambulatoriums der Steiermärkischen Gebietskrankenkasse gewonnen hat. 33 %

gaben an, gern zu arbeiten, 42 % ungern. Bei den lustbetont Arbeitenden lautete nur in etwa 3 % die Diagnose auf Neurose, vegetative Erschöpfung, nicht organisch bedingte Schmerzzustände und Rentenbegehren mit Aggravation, bei den unlustbetont Arbeitenden aber in 96 %.

Störungen des Familienlebens können sich im Beruf auswirken, aber auch umgekehrt. Überhaupt ist das harmonische Verhältnis des Daseins für den Beruf und für die **Familie** eine nicht immer leicht zu beantwortende Frage. Ein besonders wichtiges Problem der Familie liegt darin, daß sie mit steigender Industrialisierung zunehmend an Bedeutung einbüßt:

a) Immer mehr Familienväter arbeiten nicht mehr zu Hause (in ihrem Handwerk, Geschäft, Hof) und sind meist abwesend.
b) Immer mehr Frauen arbeiten ebenfalls.
c) Die Frau ist wirtschaftlich nicht mehr auf den Mann angewiesen.
d) Die Altersversorgung wird nicht mehr durch die eigenen Kinder gewährleistet, sondern durch Renten. Als eine Zumutung empfinden es bereits vielfach die Kinder, wenn sie ihren alten Eltern oder Schwiegereltern finanzielle Zuwendungen machen sollen. Zur eigenen Sicherung bedarf es heute keiner Kinder. So scheint es wenigstens, obwohl eine alternde Generation ohne eine junge Generation nicht existieren kann. Dessen wird der einzelne aber nicht gewahr, vielmehr gilt für ihn, daß eine zusätzliche Altersversicherung ihm einmal mehr bieten wird als eigene Kinder.
e) Die Kinderzahlen sind im Laufe der letzten 100 Jahre ständig zurückgegangen, besonders in den Städten. Früher waren 12 oder 15 Kinder in einer Familie keine Seltenheit. Heute sind Geldprämien von seiten des Staates zur Hebung der Geburtenzahlen in den Industrieländern nötig.
f) Die Kinder werden in zunehmendem Maße Krippen, Horten und Heimen übergeben.
g) Die Küche der berufstätigen Hausfrau ist teuer. Sie bedient sich maschineller Hilfsmittel und gebrauchsfertiger Konserven. Großküchen können in dieser Hinsicht rationeller arbeiten und ein reichhaltigeres Angebot bieten. Es ist abzusehen, daß das Essen außer Haus bei guter Qualität preisgünstiger werden wird als an dem Familientisch.
h) In den Industrieländern nimmt der Alkoholkonsum zu, gleichzeitig seine zum Teil ungünstigen Auswirkungen auf das Eheleben.
i) In den hochtechnisierten Ländern nehmen die funktionellen Gesundheitsstörungen zu, darunter die Impotenz und die Ejaculatio praecox.
k) Eheliche Untreue erregt heute meist keinen öffentlichen Anstoß, auch nicht bei Frauen. In den Betrieben weiß man vielfach: der und die haben etwas miteinander, ohne daß die Betreffenden dadurch eine Einbuße in ihrem sozialen Ansehen erleiden.
l) Der Frauenüberschuß – in monogamen Kulturen ohne geeignete Frauenberufe ein Förderungsfaktor der Prostitution – ist bei uns durch zwei männermordende Kriege verstärkt worden und hat das Familienproblem berührt, denn die unverheirateten Frauen haben natürlich – wirtschaftlich unabhängig und nur aufgrund ihrer persönlichen Neigungen – ihr Liebesleben geführt.

m) Kirchliche Lehren über das Sakrament der Ehe haben ihre richtunggebende Kraft weitgehend verloren, und wenn sie das Leben nicht bloß schmückend begleiten, sondern sich ihm entgegenstellen, erscheinen sie heute z. T. recht fragwürdig.[1])

n) Die Zahl der Ehescheidungen steigt. Sie ist in diesem Jahrhundert in Deutschland auf das Mehrfache angewachsen und vergrößert sich sowohl in der DDR wie in der BRD. In den USA wurde 1900 jede 16. Ehe geschieden, 1950 jede 3. Ehe (Saller, Mehlan, Geissler, Rossberg u.a.).

Die günstigeren wirtschaftlichen Voraussetzungen ermöglichen eine frühere Eheschließung. Die Männer heiraten heute am häufigsten mit 22 Jahren, die Frauen mit 19 Jahren. Ehe und Familie werden heute weniger von wirtschaftlichen Bedingungen regiert als früher. Das gilt auch für nebeneheliche Beziehungen. Es gibt weniger Vernunftehen, mehr Liebesheiraten. Umgekehrt ist auch die Beständigkeit der Verbindung zunehmend allein von den Neigungen abhängig. Bei den verschiedensten Kulturen sind die Ehegebräuche unter Einbeziehung wirtschaftlicher und sozialer Aufgaben unterschiedlich differenziert. Eine Entdifferenzierung der Ehe, eine Loslösung von überholten wirtschaftlichen und sozialen Aufgaben, erleben wir heute und ein Hervortreten der eigentlichen Liebesbeziehungen.

Psychosomatische Störungen bei 1000 Ehekonflikten (1670 Personen) hat Duc, Leiter der Eheberatungsstelle in Basel, systematisch untersucht. Bei den Frauen kommt es stärker zu affektiven und depressiven Verlassenheitsreaktionen und Ambivalenzen mit ausgedehnter vegetativer Symptomatik, beim Manne mehr zu Entfremdungsempfindungen mit umschriebener Symptomatik. Im Vergleich zu anderen Konflikten treten hier wesentlich häufiger Schlaflosigkeit und Herzbeklemmung auf, sonst bei Frauen vorwiegend Kopfschmerz, Migräne, Magenhypofunktion und Brechreiz, beim Mann Magenhyperfunktion und Ulcus ventriculi oder duodeni.

In die Familienproblematik spielen die Wohnungsverhältnisse hinein. Die Teilung der Wohnung mit den Schwiegereltern, die Notwendigkeit, Kinder im ehelichen Schlafzimmer mit unterzubringen, sind häufige Eheprobleme. Für viele Frauen ist

---

[1]) • Wegen vegetativer und willkürmotorischer Störungen psychogener Natur wird eine 35jährige Patientin überwiesen. Sie litt unter einer Eheproblematik. Nach einer längeren Zeit des Kennenlernens hatte sie ihren späteren Mann verlassen, weil er sich nicht zur Ehe entschloß. Sie war evangelisch, er katholisch. Er warb weiter um sie. Seinetwegen trat sie zur katholischen Kirche über und heiratete ihn. Eine kirchliche Trauung konnte zur Überraschung der Patientin aber nicht stattfinden. 1945 hatte ihr Mann seine erste Frau mit einem Kind von einem anderen angetroffen; diese Ehe wurde daraufhin gerichtlich geschieden, konnte aber kirchlich nicht geschieden werden. Wegen der jetzigen Ehe wurde die Patientin mit ihrem Ehemann von der Kirche exkommuniziert. Es trat eine Schwangerschaft ein, während dieser Zeit erlitt der Ehemann nach einem Koitus einen Schlaganfall. Die Halbseitenlähmung bildete sich in einem Jahr vollständig zurück, doch mied der Mann fortan eheliche Beziehungen. Um ihrem herangewachsenen Sohn eine ordentliche Aufnahme in die Kirchengemeinschaft zu ermöglichen, bemühte sich die Patientin um eine Aufhebung der Exkommunizierung. Da eine eheliche Intimbeziehung zur Zeit nicht mehr bestand, wurde das Ehepaar wieder zur Kommunion zugelassen; denn die kirchlich noch bestehende erste Ehe des Mannes wurde nicht mehr verletzt. Der Sohn aus der kirchlich nicht bestehenden zweiten Ehe konnte nun ebenfalls zur Kommunion. Das verheiratete Elternpaar mußte aber versprechen, in Zukunft keine ehelichen Beziehungen mehr aufzunehmen.

der unerfüllte Kinderwunsch ein zentrales Problem, bei anderen die Gebärangst, aus der heraus sie unablässig und dramatisch krank erscheinen, um den Ehemann zur „Schonung" zu zwingen. Ungelebtes Leben drängt nach Erfüllung in den sogenannten gefährlichen Jahren der Frau. Während einerseits die Scheidungszahlen zunehmen, gehört die unfreiwillige Trennung der Gatten zu den schwersten seelischen Belastungen, und wenn dies durch den Tod geschieht, so ergeben sich bei Kinderlosigkeit die Fragen nach einem Lebenssinn mit depressiv-vegetativer Symptomatik.

Aus Verzweiflung an der **Sinnhaftigkeit** des Lebens entspringende, noogene Neurosen bilden nach Frankl in Wien 12% der psychisch bedingten Erkrankungen. Sie ergeben sich aus einer typisch menschlichen, nämlich denkenden Betrachtung des Daseins (νόος = Sinn). Sie wurzeln vielfach in einer ichbezogenen Lebensauffassung und mangelnder Eingliederung in größere Lebenszusammenhänge. Sonderprobleme ergeben sich bei Straffälligen (Szewczyk, Donalies, Richter).

Die Lebensführung eines Menschen kann verwöhnend sein und dadurch eine Fehlhaltung ausbilden, die sich in der Überwertung geringer körperlicher Störungen äußert. Curtius zählte in Westdeutschland bei Patientinnen der 3. Klasse in 2,5% und der 2. Klasse in 30% ein vegetativ-endokrines Syndrom. Fehlentwicklungen zu Alkoholismus und Sucht stellen Spezialaufgaben (Skala, Szulc, Hausner, Dolezal, Klinger).

Die verschiedenen Völker, Staaten, Gesellschaftsordnungen, Kulturen, Religionen und Weltanschauungen mit ihren besonderen Tendenzen bieten der Entfaltung einzelner Antriebe besonderen Raum und hemmen die Entwicklung anderer. Das Ideal des bedürfnislosen Asketen, des kriegerischen Helden, des stillen Gelehrten, des cleveren Erfolgsmenschen oder des für andere sich Aufopfernden sind Beispiele dafür. Unter dem Einfluß solcher Leitbilder vollziehen sich Anpassungen, die für die Ausbildung des Charakters eine nachhaltige Bedeutung haben.

Bei bildungsoffenen Menschen ist eine Formung durch die kulturelle Tradition ersichtlich, die ihrerseits besondere Ansprüche und Störbarkeiten schafft. Griechischer Schönheitsdrang, christliche Haßunfähigkeit, hochmittelalterliche Ritterlichkeit, renaissantische Weltoffenheit, Freimut der Aufklärung, Empfindungsreichtum der Romantik, Teilhabe an der Technik und soziale Lebensansprüche bestimmen viele Menschen unseres Kulturkreises, auch wenn sie sich im Augenblick dieser Zusammenhänge nicht deutlich bewußt sind. Unbewältigte Störungen in dieser Richtung führen bisweilen zu depressiven Erscheinungen mit vegetativer Begleitsymptomatik.

Auch das **Alter** verlangt noch mit dem persönlichen Zurücktreten eine seelische Wandlung, der sich oft innere Schwierigkeiten in den Weg stellen. Lernfähigkeit und Gedächtnisleistungen gehen zurück, der Interessenkreis wird enger. Geltungsdrang und Erfolgstreben müssen zurücktreten. Ebenso die Sexualität. Die Unvollkommenheit des eigenen Lebenslaufes und sein Abschluß werden deutlicher. Die Entwicklung führt leicht zu mürrischem Eigensinn oder zu freundlicher Beschaulichkeit. Die Einordnung des eigenen Lebens in übergreifende Lebenszusammenhänge ist ebenso von wesentlicher Bedeutung wie die geistige Lebendigkeit; besonders die letztere kann aber im Alter nicht mehr geschaffen werden, sondern ist von dem im Leben erreichten Entwicklungsstand abhängig (Schwarz, Sitte). Der Herbst des Lebens ist biologisch eine allmähliche Wandlung, gesellschaftlich aber erfolgt das

Ende der Berufstätigkeit vielfach als ein Bruch. Gerade an dieser Stelle wird sichtbar, wie die Einschaltung in den beruflichen Funktionskreis nicht nur die Sensomotorik, sondern auch den Vollzug der vitaleren vegetativen Funktionen betrifft. Am Beispiel von 5000 pensionierten Beamten konnte JORES eine überhöhte Sterblichkeit, ganz besonders im ersten Jahr nach Beendigung der Berufstätigkeit statistisch signifikant nachweisen. Es überleben vorzugsweise diejenigen, die noch in der Lage sind, ihr Leben sinnvoll zu gestalten und ihm einen sie selbst befriedigenden Lebensinhalt zu geben. BOLLAND prüfte bei uns die Wirksamkeit mehrerer bekannter Geriatrika und fand signifikante Besserungen in Befinden und Leistungsfähigkeit, jedoch in gleichwertiger Weise bei Placebos im Blindversuch; d.h., für die Hebung von Wohlbefinden und Leistung in meßbarer Form war die psychische Zuwendung und das Interesse am alten Menschen entscheidend.

Man stößt auf ein sehr interessantes Problem, wenn man die *Anlässe* kortikoviszeraler Erkrankungen vergleicht mit der *Häufigkeit* dieser Erkrankungen in den verschiedenen Lebensaltern. Die Anlässe treten z.T. krisenhaft auf in der Pubertät, beim Berufseintritt, während der Entscheidung zur Ehe, in der Klimax usw. Wir hätten demnach in verschiedenen Lebensaltern Häufigkeitsgipfel psychogener Erkrankungen zu erwarten. Was wir aber in Wirklichkeit beobachten, zeigt uns Abb. 65. Die Häufigkeit psychogener Erkrankungen nimmt bis zum 30. Lebensjahr fortlaufend zu und danach fortlaufend ab. Obwohl also zahlreiche Anlässe mit einer verschiedenartigen Altersverteilung am Zustandekommen psychogener Erkrankungen beteiligt sind, können wir doch die äußeren Konfliktstoffe gar nicht unabhängig von der inneren Dynamik des Individuums betrachten. Mit der Entfaltung und dem Welken des Lebens kommen und schwinden die Lebensprobleme. – Einzelbeispiele s. S. 137.

Das Unbewußte

Der Begriff des Unbewußten ist vor und nach FREUD in vielfacher Weise unterschiedlich abgegrenzt worden (BASSIN). Es ist daher nötig, zuerst klar zu umreißen, wovon hier die Rede sein soll. Nicht zählen wir zum Unbewußten die zahlreichen Körpervorgänge aller Organsysteme, die sich ohne Beteiligung des Bewußtseins abspielen. Nicht rechnen wir hierher unterbewußte Vorgänge, die sich etwas abseits vom Blickpunkt der Aufmerksamkeit vollziehen, doch durch eine Hinlenkung der Aufmerksamkeit in die helle Mitte des Bewußtseins gerückt werden können. Wir tun es auch dann nicht, wenn jemand aus einem Komplex verschiedenster Motive für sein gegenwärtiges Handeln das sittlich Höchste in die Mitte des gelenkten Bewußtseins stellt und das Eigensüchtigste in das Randgebiet des Unterbewußtseins verdrängt. Nicht bezeichnen wir den unübersehbaren Schatz von Erinnerungen als zum Unbewußten gehörig, den wir immer nur in kleinen Teilen ins Bewußtsein aufnehmen können. Er ist uns zu einem großen Teile frei zugänglich; bei einem größeren gelingt es nur schwer und nicht sofort oder auch gar nicht mehr, Einzelheiten in die Erinnerung zurückzurufen. Aber auch einfach Vergessenes gehört für uns nicht zum Unbewußten. Auch dann nicht, wenn jemand eine unangenehme Erinnerung gemieden und nur die schönen Erinnerungen wiederbelebt und dadurch das Unangenehme schneller vergessen hat. Und selbst, wenn eine Erinnerung im Augenblick völlig unzugänglich ist, aber sich zu einem späteren Zeitpunkt klar vorfindet wie bei der postkommotionellen, retrograden Amnesie, ist der Ausdruck unbewußt nicht angebracht. Eine Berechtigung hat die Namensgebung Unbewußtes nur, wenn man sich darunter etwas Wirkendes, und zwar *nach psychischen Gesetzen Wirkendes* vorstellt. Also durch Motivation. Auch Hormone haben weitgehende Wirkungen auf das seelische und körperliche Verhalten und bleiben dem Subjekt unbewußt, aber sie wirken nicht dadurch, daß ihr Effekt sich als eine psychologisch verständliche Folge aus ihnen ergibt.

Nachdem wir abgegrenzt haben, worum es geht, stellt sich die Frage, ob es denn so etwas überhaupt gibt, ein nach psychischen Gesetzen wirkendes Unbewußtes. – In der medizinischen Literatur ist ein Schluß beliebt, den wir in folgende kürzeste Form fassen können:

Psychisches = Bewußtes
Unbewußtes $\neq$ Bewußtes
also Unbewußtes $\neq$ Psychisches.

Mit einem solchen Zirkelschluß kann man natürlich auch beweisen, daß es keine unhörbaren Töne gibt und kein unsichtbares Licht. Man kann doch nicht aus den Begriffen der alten Erfahrung den Beweis gegen neue Erkenntnisse herausbuchstabieren! Ob solche Erkenntnisse wirklich vorliegen, läßt sich nur anhand der neuen Erfahrungen prüfen.

Freud schrieb: „Wenn es beim Menschen ererbte psychische Bildungen, etwas dem Instinkt der Tiere Analoges gibt, so macht dies den Kern des Unbewußten aus.“ – Inzwischen ist die Instinktforschung als eigener Wissenschaftszweig aufgeblüht, und es läßt sich heute auf diese Meinung Freuds in sachlich begründeter Weise antworten. Wie wir es in dem Kapitel über die angeborenen Verhaltensweisen näher dargestellt haben, sind für jeden Einzelinstinkt zwei Mechanismen angelegt, nämlich die Instinkthandlung und ihr Auslösemechanismus. Die Instinkthandlung erleben wir von Anfang an bewußt; sie regt sich unwillkürlich (nicht unwillentlich), keinesfalls aber unbewußt. Der angeborene Auslösemechanismus ist uns dagegen nicht bewußt, er läßt sich in seinen verschiedenen Formen lediglich recht genau erschließen. Es ist experimentell völlig gesichert, daß er einfach auf Reize reagiert, die zu ihm passen wie der Schlüssel ins Schloß. Wegen dieser simplen Mechanik ist er ja auch mit der Bezeichnung Mechanismus benannt worden. Er reagiert also nicht auf Motive, ist nichts nach psychischen Gesetzen Wirkendes. Es bleibt am ganzen Instinkt nichts, was den Kern für ein Unbewußtes abgeben könnte.

Es gibt aber dessenungeachtet Beobachtungen und Experimente, die das Vorkommen eines nach psychischen Gesetzen wirkenden Unbewußten beweisen. Ein jederzeit reproduzierbares Experiment ist das von O. Vogt: Er suggerierte einer Versuchsperson im hypnotischen Somnambulstadium, daß in Pflaumen Maden seien. Im Wachzustande hatte die Vp. keinerlei Erinnerung an den Hergang der Hypnose. Im Gegensatz zu früher lehnte sie aber nunmehr angebotene Pflaumen entschieden ab und gab dafür auch selbst zurechtgelegte Gründe an. Erst als die hypnotische Amnesie suggestiv aufgehoben wurde und die Vp. sich mit dem wirklichen Grund ihrer

Pflaumenabwehr vernünftig auseinandersetzen konnte, verschwand die Abneigung wieder, und sie aß Pflaumen wie früher. Hier hatte also bei der Ablehnung der Früchte etwas Unbewußtes gewirkt, und zwar im Sinne einer Motivierung, also nach psychischen Gesetzen.

Es gibt psychogene Erkrankungen nach diesem Modell. Der von BREUER behandelte und gemeinsam mit FREUD veröffentlichte Fall Anna O. war ein solcher (S. 247). Es sind weitere bekannt, aber sie sind nach unserer Erfahrung selten.

FREUD hatte in der Erklärung solcher unbewußter Komplexe andere Vorstellungen als BREUER und schrieb: „In der Frage, wann ein seelischer Ablauf pathogen, das heißt von der normalen Erledigung ausgeschlossen werde, bevorzugte BREUER eine sozusagen physiologische Theorie; er meinte, solche Vorgänge entzögen sich dem normalen Schicksal, die in außergewöhnlichen, hypnoiden Seelenzuständen entstanden seien. Damit war eine neue Frage, die nach der Herkunft solcher Hypnoide, aufgeworfen. Ich hingegen vermutete eher ein Kräftespiel, die Wirkung von Absichten und Tendenzen, wie sie im normalen Leben zu beobachten sind." – Wir können nach kritischer Prüfung an unserem Erfahrungsgut weitestgehend BREUER beitreten.

Für die pathogene Wirkung einer Vorstellung ist nicht entscheidend, ob sie von der momentanen Erinnerung ausgeschlossen ist oder nicht. Die Erinnerungsblockierung, das Unbewußte, ist allenfalls Begleitphänomen. Man vergleiche hierzu z.B. die beiden Fälle von Blindheit auf S. 484. Im zweiten war die autosuggestive Formel bewußt, im ersten nicht; beidemal knüpfte sich die Entstehung an einen sehr starken Affektzustand, der geeignet war, flüchtige hypnoide Zustände zu schaffen.

Im Gegensatz dazu räumte FREUD dem Unbewußten in seiner Neurosenlehre den entscheidenden Platz ein. Er hat auf der doktrinären Suche nach unbewußten Motiven meist bis in die Kindheit zurückgehen müssen; das, woran man sich nicht mehr erinnerte, war jedoch *nicht verdrängt, sondern einfach vergessen*, darin ist SCHULTZ-HENCKE zuzustimmen (Abb. 35b).

Eine Reihe namhafter Autoren hat den Begriff des Unbewußten in der eingangs geschilderten Weise verwässert und sich damit das attraktive Wort für eine breite Anwendung gerettet. Wir legen aber auf eine scharfe Fassung Wert, um klar zum Ausdruck bringen zu können, daß solche unbewußten seelischen Wirkungen vorkommen, und zwar selten.

Pathogenesen neurotischer Erkrankungen

Geschichtliche Entwicklung des Neurosebegriffs

Zur Klärung jeder Krankheit interessieren uns zwei Hauptfragen, nämlich nach dem Ort und der Art der Veränderung. Das gilt seit MORGAGNI, dem Begründer der pathologischen Anatomie, der 1761 sein berühmtes Werk schrieb „De sedibus et causis morborum". In diesem Sinne ging auch der Begründer der Neuropathologie, CULLEN, vor, als er 1776 unterschied zwischen Neuritis, Neurom und Neurose. Die Neurose definierte er als Nervenkrankheit ohne anatomisch-pathologischen Befund.

Jeder, der im Definieren etwas bewandert ist, weiß, daß diese Definition eine ausgesprochene Mißgeburt ist, denn man nimmt in eine Definition keine negativen Bestimmungen auf; also beispielsweise: ohne anatomisch-pathologischen Befund. Das, was Cullen hier der medizinischen Wissenschaft beschert hat, ist keine Definition, sondern ist ein Sammeltopf all derjenigen Krankheitserscheinungen, mit denen er als pathologischer Anatom auf dem Gebiet der Nervenkrankheiten nichts anfangen konnte.

Begriffsschwierigkeiten entstehen besonders, weil sich viele gar nicht darüber klar sind, daß es sich hier um einen Sammelbegriff handelt. Sie hegen die irrige Vorstellung, Neurose, das sei eine ganz bestimmte Erkrankung, ausgehend von einer einheitlichen Ursache, sich entwickelnd nach einer einheitlichen Pathogenese, und diese müsse man nur noch genauer und eingehender herausarbeiten, um sich dem Wesen dieser Krankheit zu nähern. In Wirklichkeit hat die pathologische Anatomie, insbesondere die Histologie, aus diesem Topf im Laufe der Zeit eine Menge von verschiedenartigen Krankheiten schon herausgeholt, z.B. die Tabes dorsalis, die funikuläre Myelose usw. Im Fortschreiten der morphologischen Forschung ist die Neurose aus dem Gebiete der Neurologie im engeren Sinne vollständig verdrängt worden und eingeengt worden auf zwei Sondergebiete, zu denen die pathologische Anatomie schwer Zugang findet, nämlich auf das Gebiet der neurovegetativen Störungen und auf das Gebiet der psychischen Störungen. Als Beispiel seien die Vasoneurose einerseits (Morbus Raynaud u.a.) und die Zwangsneurose andererseits genannt.

Wir wollen hier nicht die vielfältige Entwicklung des Neurosebegriffes im einzelnen nachzeichnen. Doch seien einige markante Punkte der Entwicklung herausgegriffen, die noch zum Verständnis der heutigen Problematik wichtig sind. Auf Freuds Neurosentheorie, die er aus der Traumtheorie entwickelte, weist schon S. 100 und Abb. 35a hin. Die raffinierte Maskierung, in der es dem verdrängten Komplex gelingt, die Kontrolle zwischen dem Unbewußten und Bewußten zu passieren, erfolgt danach ebenfalls in den vom Traum her bekannten Formen: Verschiebung oder Verdichtung (vgl. S. 153). Im ersten Falle wird die eigentliche Wunschvorstellung durch eine andere geeignete substituiert, und es entsteht eine *Zwangsneurose.* Im zweiten Fall verschmilzt die Wunschvorstellung mit einer körperlichen Erscheinung, z.B. Schwangerschaftswunsch mit Erbrechen, und es entsteht eine *Konversionsneurose.* So kommt es also entweder im psychischen oder im körperlichen Bereich zu einer fortgesetzten Fehlinnervation. Es gilt, sie als symbolische Ersatzbefriedigung eines unbewußten Wunsches zu erkennen.

Diese von Freud seit der Jahrhundertwende entwickelte Vorstellung ist für viele *das* Schema der Neuroseentstehung. Es muß hervorgehoben werden, daß Freud selbst auch andere Formen von Neurosen kannte: „Aktualneurosen" hielt er für toxisch bedingt, und zwar meist durch Coitus interruptus. 1931 bezeichnete er in seinem Geleitwort Nunbergs „Allgemeine Neurosenlehre" als vollständigste und gewissenhafteste Darstellung einer psychoanalytischen Theorie der neurotischen Vorgänge. Die *Aktualneurosen* (Angstneurose, Neurasthenie und Hypochondrie) stehen hier wieder als psychisch nicht erklärbar den *Psychoneurosen* gegenüber. Zwischen beiden bestehen wichtige Beziehungen; denn die Aktualneurose fehlt in keinem Falle. Auf sie bauen sich die psychoneurotischen Symptome auf. Eine einmal wirklich vorhanden gewesene somatische Störung wird psychisch assimiliert und zu einer Psychoneurose verarbeitet. Die Aktualneurose kann sehr lange dauern, chronisch

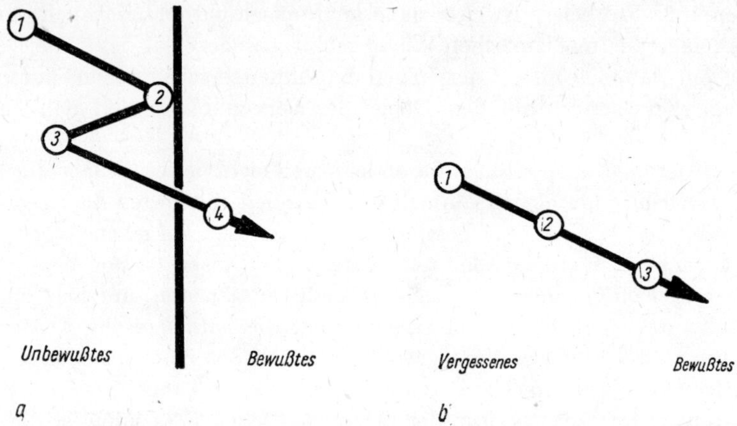

Abb. 35. *Psychoanalytische Auffassungen der Neuroseentstehung.*
a) Die Auffassung FREUDS gründet sich auf seine Vorstellung von der Entstehung des Traumes: „Traumgedanken", d.h. anstößige Wünsche (*1*) werden durch eine „Traumzensur" daran gehindert, als „Trauminhalt" bewußt zu werden (*2*). Im Unbewußten werden sie nun durch eine „Traumarbeit", „Traumentstellung" in so raffinierter Weise verkleidet (*3*), daß es ihnen gelingt, die „Traumzensur" zu täuschen und in verkappter Symbolgestalt als „Trauminhalt" bewußt zu werden (*4*). Genauso erklärt FREUD die Entstehung der Neurose: Ein anstößiger Wunsch (*1*) wird durch einen inneren „Widerstand" von der Bewußtwerdung „verdrängt" (*2*) und bildet im „Unbewußten" einen „Komplex" (*3*), dem es gelingt, als Krankheitssymptom verkappt in Erscheinung zu treten (*4*) und eine symbolische Ersatzbefriedigung zu erlangen.
b) Die *neopsychoanalytische* Auffassung SCHULTZ-HENCKES betrachtet als Ursache von Neurosen in der Regel psychische Traumen, meist Mikrotraumen (*1*), die vergessen werden (*2*), aber als Folge Gehemmtheiten hinterlassen (*3*) und dann zu weitreichenden Anpassungsvorgängen an diese Hemmungen führen. „... dieses Vergessen ist Begleitumstand und nicht etwa zentrale Gegebenheit. Es handelt sich um Gehemmtheiten im wesentlichen und nicht um Verdrängung; und es handelt sich bei dem Gros der Neurosen mehr um Folgeerscheinungen und deren Gewicht als um die Gehemmtheiten selbst".

werden. Sie mündet in diesem Falle in eine Psychoneurose. Neurasthenie wird Konversionshysterie, Angstneurose wird Phobie, Hypochondrie wird Schizophrenie.

Diesen von FREUD entwickelten und z.T. über ihn hinausführenden Anschauungen können wir im wesentlichen nicht folgen. Seiner historischen Bedeutung entsprechend, haben wir uns auch mit anderen Seiten seiner Lehre auseinandergesetzt, und zwar jeweils im sachlichen Zusammenhang, also an verstreuten Stellen. Zusammenfassend seien hier Hinweise auf die verschiedenen Fragen gegeben: Grundvorstellungen S. 247 u. 365, das Unbewußte S. 98, die psychoanalytischen Methoden S. 141, freies Assoziieren S. 142, Traumanalyse S. 147, die Übertragung S. 183, zur Therapie S. 182 u. 219, spezielle Anwendungen der psychoanalytischen Betrachtungsweise S. 400, 431 u.a., das Symptom als Symbol S. 133 u. 219.

Unsere kritische Einstellung hindert uns in keiner Weise, den Grundgedanken FREUDS anzuerkennen, daß bei vielen Neurosen erst die Analyse psychologischer Hintergründe und lebensgeschichtlicher Zusammenhänge weiterführt. Wenn er diesen Gedanken auch nicht als erster ausgesprochen hat, so ist es doch sein unvergängliches Verdienst, ihm allgemeine Anerkennung verschafft zu haben. Und viele Fakten sind von ihm erstmals beschrieben worden, die wir heute nur in einem anderen theoretischen Zusammenhang sehen als er seinerzeit. Ja, sehen *müssen*; denn, wie FREUD selbst schrieb: „Das Lehrgebäude der Psychoanalyse, das wir geschaffen haben, ist in Wirklichkeit ein Überbau, der irgend einmal auf sein organisches Fundament aufgesetzt werden soll, aber wir kennen dies noch nicht."

In seiner Neo-Psychoanalyse hat SCHULTZ-HENCKE ein einfacheres Schema der Neuroseentstehung gegeben (Abb. 35b). Es verzichtet auf das listenreiche Unbewußte, auf den übertölpelten Schrankenwärter zwischen Unbewußtem und Bewußtem namens Widerstand und auf die maskierten Einbrüche in Bewußtseinsvorgänge aus dem Untergrund einer Tiefenpsychologie. Die Neurosenentwicklung nach SCHULTZ-HENCKE ist ein ganz normalpsychologischer Vorgang. So sehr, daß er der symptomlosen, unter Umständen lebenslang symptomlosen Neurose ein ganzes Kapitel seines Lehrbuches widmet. Die neurotische Entwicklung zum *gehemmten Menschen* schafft nur eine Disposition zu erkranken. Erst eine *Situation der Versuchung und Versagung* im Gehemmten läßt den Konflikt aufbrechen. Die neurotische Symptomatik erklärt SCHULTZ-HENCKE als ein der Hemmung entgangenes Antriebssprengstück. Beispielsweise kann anstelle einer gehemmten Furchtreaktion lediglich eine Tachykardie bestehen, anstelle einer gehemmten liebenden Hingabe im Sexualstreben lediglich das Symptom einer neurotischen Astasie und anstelle eines gehemmten intentional-kaptativen Besitzstrebens nur ein Schielen. Besteht das neurotische Symptom, so erfolgt eine sekundäre Anpassung mit Rationalisierung (etwa in der Überzeugung, eine organische Ursache liege vor), mit einem Krankheitsgewinn, mit Verwöhnung und Ansprüchen (neurotisches Arrangement). Diese Folgen sind vielfach größere Hemmnisse bei der psychotherapeutischen Überwindung der neurotischen Erkrankung als das Symptom selbst.

Die Geschlossenheit der theoretischen Konzeption SCHULTZ-HENCKES ist, auch über das hier Skizzierte hinaus, bewundernswürdig. Sie wird aber – und das ist unser wesentlicher Einwand – durch eine zu weitgehende Vereinfachung erkauft. Nicht nur, daß jede Neurose auf eine psychische Fehlentwicklung zurückgeführt wird, beschränkt sich auch diese noch auf die Entwicklung von Hemmungen. In Wirklichkeit disponiert das Fehlen normaler Hemmungen ebenfalls zu Konflikten. Sie führen beim hemmungslosen Menschen zu Affektreaktionen, auch vegetativer Art, und zu sekundären Lebensgestaltungen, von denen er psychotherapeutisch zumindest nicht leichter abzubringen ist als der Gehemmte. Die Alternative zu starker oder zu geringer Hemmungen wird der Fülle psychotherapiebedürftiger Krankheitsbilder noch nicht gerecht; denn diese schließt falsche Gewöhnungen und Symptome bei normalentwickelten Persönlichkeiten ein.

Das Wort Neurose ist wegen seiner außerordentlich unterschiedlichen Anwendung als Verständigungsmittel unbrauchbar geworden. Jedenfalls über den engeren Kreis hinaus, in dem man sich auf eine gemeinsame Definition geeinigt hat. Die negative Begriffsbestimmung durch CULLEN als Schöpfer des Ausdrucks Neurose hat der Vielfältigkeit Tür und Tor geöffnet, aber der Irrtum, eine Krankheitseinheit und nicht einen Sammeltopf unterschiedlicher Krankheitsprozesse vor sich zu haben, hat die Konfusion erst vollständig gemacht. Heute wird der Ausdruck Neurose gebraucht

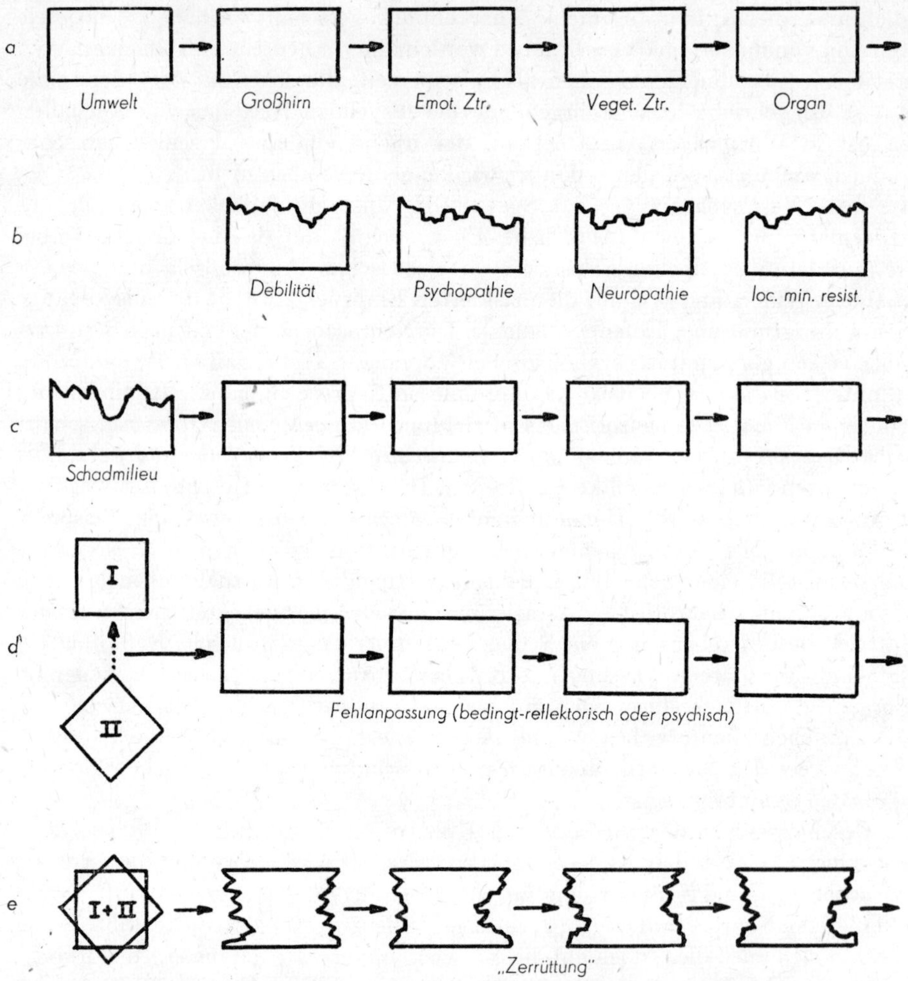

Abb. 36. Die 3 Grundformen der Neuroseentwicklung. a) Normalerweise beeinflussen Umwelteindrücke – vereinfacht dargestellt – über das Großhirn, über die emotionalen Zentren und über die vegetativen Zentren die Organfunktionen. b) Schädigung der einzelnen Abschnitte bezeichnen wir als Debilität, Psychopathie, Neuropathie oder locus minoris resistentiae. Diese sind von den Neurosen abzugrenzen. c) Eine Neurose kann bei voller organischer Gesundheit dadurch entstehen, daß ständige psychische Traumen (Schadmilieu) die Grenzen der Anpassungsfähigkeit überschreiten und dadurch zu Fehlreaktionen führen. d) Eine Neurose kann auch dadurch entstehen, daß normale Umweltanpassungen bei einem Wechsel der Umwelt unangepaßt sind. Dabei kann es sich um einfache bedingt-reflektorische Störungen handeln, jedoch auch um weitreichende psychische Anpassungsstörungen. Wenn deren Korrektur nicht eintritt, wachsen sie weiter aus durch psychische Anpassungen an die Anpassungsstörungen und sind dann natürlich besonders schwierig zu beheben. e) Eine dritte Form der Neuroseentstehung zeigt die tierexperimentelle Neurose der Schule Pawlows: Durch gleichzeitiges Auslösen zweier unvereinbarer Reflexabläufe kommt es zu einer monatelangen Schädigung aller Funktionen vom Großhirn bis zu den inneren Organen.

für neurovegetative Störungen unterschiedlicher Genese (z. B. vasoneurotische Gangrän), für vegetative Affektreaktionen (Angstneurose), für bedingte Reflexe (neurotische Fixierung, neurotische Hemmung), für Reflexkollisionen (experimentelle Neurose Pawlows), für psychische Fehlentwicklungen mit Krankheitserscheinungen, allein für tiefenpsychologisch begründete Fehlentwicklungen, allein für normalpsychologische Fehlentwicklungen bestimmter Art (z. B. partielle Gehemmtheit), für psychische Fehlentwicklungen auch ohne Krankheitssymptome. Sachlich sind gar keine Verwechslungen möglich, begrifflich ist alles klar, nur der Ausdruck Neurose stiftet Verwirrung, weil man vielfach nicht wissen kann, was der andere darunter versteht. Es gibt unnötigerweise Mißverständnisse und Aneinander-Vorbeireden.

Grundformen der Pathogenese

Am weitestgehenden würde man sich wohl dahin einigen können, daß als Neurosen diejenigen Erkrankungen bezeichnet werden sollen, deren adäquate Behandlung die Psychotherapie ist. Aber unabhängig von der übergreifenden Bezeichnung wollen wir die Pathogenesen dieser Erkrankungen jetzt darstellen (Abb. 36). Die Zusammenhänge sind so weit vereinfacht, wie es unser Vorhaben zuläßt. Figur a deutet an, daß die Umwelteindrücke vom Großhirn verarbeitet werden, daß die emotionalen Zentren mit angesprochen werden und daß die körperlichen Auswirkungen großenteils über die vegetativen Regulationszentren das Erfolgsorgan erreichen; dieses dient wieder der Einwirkung auf die Umwelt, womit sich der Funktionskreis schließt. In diesem System können nun einzelne Apparate gestört sein oder von vornherein nicht richtig funktionieren. Im letzteren Falle sprechen wir, wenn das Großhirn betroffen ist, von Oligophrenie bei diesem Menschen; wenn die emotionalen Zentren betroffen sind, von Psychopathie; wenn die vegetativen Regulationszentren betroffen sind, von Neuropathie; und wenn es sich um das periphere Organ handelt, von einem locus minoris resistentiae sive majoris irritabilitatis, da das Organ auf die zugeführten Reize abnorm anspricht (Fig. b). Alle diese Störungen sind psychotherapeutisch nicht zu beseitigen.

In Fig. c–e sind drei verschiedene Prozesse dargestellt, die aber alle eines gemeinsam haben, nämlich eine Störung der Beziehung zwischen Organismus und Umwelt. In jedem dieser Fälle kann der Organismus primär vollständig gesund sein. In Fig. c ist die Umwelt abnorm. Unser Organismus ist für eine große Variationsbreite von Umwelteinflüssen eingerichtet, aber wie es für unsere Haut und unsere Knochen Grenzen der Belastbarkeit gibt, so auch für die normale Funktion unseres Nervensystems. Eine **schädigende Umwelt** (Schadmilieu) kann sich bis in abnorme vegetative Funktionen auswirken. Auch wenn wir uns in unserem äußeren Verhalten beherrschen, so lassen sich doch die autonomen vegetativen Funktionsstörungen nicht unterdrücken, Kopfschmerzen, Schlaflosigkeit, Herzfunktionsstörungen usw. Schädliche Wirkungen einer abnormen Umweltsituation spielen z. B. eine Rolle bei kleinen Kindern, wo selbst bei hygienisch einwandfreien Verhältnissen Gewichtsstürze, Krankheiten und Frühsterblichkeit eintreten. Wir haben das bereits mit Zahlenangaben belegt (S. 82).

Fig. d zeigt einen **Wechsel der Umwelt**. Der Organismus oder besser die ganze Persönlichkeit hat sich einem bestimmten Milieu angepaßt. Der Organismus und seine Adaptation sind völlig in Ordnung. Dann aber erfolgt der Wechsel in ein qualitativ anderes Milieu. Die Reaktionsweise des Organismus, die eine gelungene Anpassung an die früheren Verhältnisse darstellt, bedeutet im veränderten Milieu eine Fehlanpassung. In der einfachsten Form kann dies eine *bedingt-reflektorische Fehlanpassung* sein. Beispielsweise, wenn jemand in der Nähe eines Bahndammes wohnt und nachts beim Herannahen eines Zuges regelmäßig mit Entsetzen und Herzklopfen aus dem Schlafe auffährt, weil er im Kriege Tieffliegerangriffe erlebt hat und das Heranbrausen der Flieger und des Zuges sich im Geräusche gleichen. Die Anpassung im Kriege, nämlich das sofortige Reagieren schon auf das Signal der Gefahr und selbst aus dem Schlafe heraus, war bestens gelungen. Die gleiche Reaktion im Frieden bei einer Wohnung am Bahndamm kann, wie unsere Beobachtungen lehren, zur Inanspruchnahme des Arztes führen. Ein nicht in der geschilderten Weise vorbelasteter Mensch hört nachts vorbeifahrende Züge bald überhaupt nicht mehr und hat sich dann dieser Situation angepaßt. Sein Organismus hat aber nichts anderes geleistet als der des Fehlangepaßten, dessen Störung nur in der Umweltänderung begründet ist.

Diese vitale, bedingt-reflektorische Fixierung ist aber nur das einfachste Beispiel für eine solche Fehlanpassung bei Milieuwechsel. Sie kann auch in einer weitreichenden *psychischen Fehlentwicklung* bestehen. Beispielsweise: Ein Mensch wächst als Einzelkind heran, wird besonders verwöhnt, besonders beachtet, besonders herausgestellt. Nach Verlassen des Elternhauses, in der Berufswelt wird er nicht in den Vordergrund geschoben, nicht so beachtet, nicht so belobigt und – wir alle kennen solche Fälle – leidet darunter. Er fühlt sich umgeben von Ehrabschneidern, Mißgünstigen, Übelwollenden. Er empfindet sich in ein Schadmilieu versetzt und zeigt entsprechende vegetative und Verhaltensreaktionen. Die ganze Lebensgestaltung und Persönlichkeitsentwicklung kann dadurch verunstaltet werden. Ausgangspunkt war ein Milieuwechsel, durch den eine Anpassung zur Fehlanpassung geworden ist.

Oder: Ein Sohn paßt sich im Verhalten seinem herrischen Vater an, der ja für ihn sorgt. Nachdem er aber ins Leben entlassen worden ist und für sich selber sorgen muß, erweisen sich die erworbenen Hemmungen in der Durchsetzungsfähigkeit als Handicap. Und nun setzt sich das fort, was wir schon unter Hinweis auf SCHULTZ-HENCKE von der neurotischen Erkrankung des gehemmten Menschen berichtet haben. Auch hier wurde durch einen Milieuwechsel eine gelungene Anpassung zur Fehlanpassung.

In Fig. e ist die Störung dargestellt, welche wir als tierexperimentelle Neurose der Pawlowschen Schule kennengelernt haben. Ein Signalreiz wird für einen Nahrungsreflex, Begattungsreflex o.ä. eingeübt, ein zweiter Signalreiz für einen Fluchtreflex. Man kann auch schlagartig wirkende unbedingte Reize wählen. Nachdem der prompte Ablauf der Reflexe auf die gebotenen Reize sichergestellt ist, erfolgt dann eine Kombination: Der Reiz für den Nahrungsreflex und den Fluchtreflex wird gleichzeitig geboten. Es kommt bei diesem Zusammenprall, bei dieser **Reflexkollision** zu einer erheblichen Störung in allen nervalen Apparaten und Erfolgsorganen. Das Großhirn mit seinen bedingt-reflektorischen Leistungen erweist sich als schwer beeinträchtigt. Das emotionale Verhalten des Versuchstieres ist stark gestört. Für Wochen oder Monate sind erheblichste vegetative Regulationsstörungen festzustellen.

Hypertonie, Haarausfall, Herzinfarkt und andere Auswirkungen werden beobachtet. Die Schädigung des Nervensystems wird als Zerrüttung bezeichnet. Zugrunde liegt nichts anderes als die Wahrnehmung zweier Signalreize gleichzeitig. Ich glaube nicht, daß dies nur als Kunstprodukt unter den besonderen Bedingungen des Laboratoriumsexperimentes auftritt. Im Alltagsleben ist es aber retrospektiv schwer nachzuweisen. Ein Beispiel bietet Fall 9 in Tabelle 24 auf S. 372. Angesichts des schwierigen Nachweises dürfte es meist so sein, daß solche Fälle bei uns in der Gruppe der vegetativen Affektreaktionen bei einem Schadmilieu aufgehen.

Die beiden Schemata c und d in Abb. 36 zeigen diejenigen Gesundheitsstörungen, die mit Psychotherapie adäquat behandelt werden. Im einzelnen können wir sie als unbedingt-reflektorische Störungen, bedingt-reflektorische Störungen und psychische Entwicklungsstörungen klassifizieren. Das ist eine ganz einfache Stufenfolge:

unbedingte Reaktionen,
bedingte Reaktionen,
psychische Reaktionen.

Deshalb sollte man meinen, daß wir nicht die ersten sein können, die darauf gekommen sind, alle psychotherapiebedürftigen Erkrankungen in dieser Gliederung zu sehen.

Tatsächlich haben wir eine Neurosengliederung von J. H. Schultz, die das gleiche Einteilungsprinzip erkennen läßt. Schultz drückt sich etwas weniger pathophysiologisch, dafür aber sehr anschaulich aus, indem er die zunehmend kompliziertere Verarbeitung der Umweltreize in das Bild eines immer tieferen Eindringens von außen nach innen faßt:

Fremdneurose,
Randneurose,
Schichtneurose,
Kernneurose.

Was wir als vegetative Affektreaktionen bei einer gesunden Persönlichkeit in einem Schadmilieu beschreiben, bezeichnet er als „exogene Fremdneurose". Was wir als bedingt-reflektorische Störung anführen, benennt er „physiogene Randneurose". Was wir als psychische Fehlanpassung charakterisieren, etikettiert er als „psychogene Schichtneurose" oder, wenn sie in früher Kindheit eingesetzt und daher die Persönlichkeitsentwicklung tiefgreifend verunstaltet hat, als „charakterogene Kernneurose" (vgl. Schwarz, Hess u. Höck). Diese letztgenannte Differenzierung ist, vom therapeutischen Aufwand her gesehen, sehr wichtig, wenn es auch fließende Übergänge zwischen der Kern- und Schichtneurose gibt, im Gegensatz zur klaren Grenze nach der Randneurose und Fremdneurose.

Ähnlich hat sich die Gesellschaft für ärztliche Psychotherapie in der DDR zur klaren Verständigung darauf geeinigt, körperliche und psychische Krankheiten folgender Genese als Neurosen zu bezeichnen und zu unterscheiden:

nachhaltige Affektreaktionen,
funktionell fixierte Reaktionen,
sekundäre } psychische Fehlentwicklungen,
primäre }

wobei die sekundäre Fehlentwicklung nach bisher normaler Lebensentwicklung einsetzt, die primäre aber bereits von kindauf die Persönlichkeitsentwicklung verbildet. Weitergehende Merkmale zur Unterscheidung der 4 Neuroseformen hat HÖCK dargelegt. (Eine stark vereinfachte Übersicht bietet Tab. 7). Mit jeder zusätzlichen Kennzeichnung wächst allerdings die Zahl der Ausnahmen. Zum Beispiel beobachtet man nicht selten die Affektreaktion schon bei geringer Belastung, aber erhöhter Organansprechbarkeit (locus majoris irritabilitatis) mit chronischem Verlauf.

Tab. 7. Merkmale der verschiedenen Neuroseformen (nach HÖCK, vereinfacht)

	Affektreaktion	Fixierung	Sekundäre Fehlentwicklung	Primäre Fehlentwicklung
Pathogenese	reflektorisch	bedingt-reflektorisch	psychisch	psychisch
Auslösende Belastung	exogen, stark	anfangs stark bzw. wiederholt, zugleich mit unspezifischem Reiz; Belastung später bedeutungslos	wesentlich veränderte Lebenssituation	gering, ubiquitär
Emotion	situations-adäquat	situations-adäquat	labilisiert, selbstunsicher	nicht situationsspezifisch, nur persönlichkeits-spezifisch einfühlbar
Symptomatik	kontinuierlich	reizabhängig intermittierend	hartnäckig fixiert	Symptomwandel
Zeitlicher Zusammenhang	eng	eng mit bedingtem Reiz	vorher unauffällig, nachher Veränderung der Lebensentwicklung	nicht prompt
Zusammenhang mit Belastung	bewußt	bewußt, passiv	bewußt, später unwichtig	nicht bewußt
Verlauf	akut	rezidivierend	chronifizierend	chronisch
Besonderheiten		z.T. sekundär Phobie	Fehleinstellung zur Krankheit unter falschem Entgegenkommen der Umwelt	als Kleinkind inadäquates Verhalten erlernt

Eine Einteilung der Neurosen nicht nach pathogenetischen Gesichtspunkten, sondern nur nach symptomatischen nimmt die Internationale Klassifikation der Krankheiten der WHO vor (S. 130). – Zusammenfassend kann man formulieren: Neurosen sind erlebnisbedingte Erkrankungen. Ausgenommen bleiben die reaktiven Psychosen.

Die **Pathogenese der körperlichen Symptomatik** sei nun eingehend erörtert. Die der Reihe nach zu besprechenden Stichworte dafür gibt Tab. 8 in systematischer Übersicht.

Tab. 8. Entwicklung der körperlichen Symptomatik bei den verschiedenen Formen neurotischer Störungen

Neurotische Störung	reflektorisch	bedingtreflektorisch	psychisch
disponierend	Loc. min. resist.		psych. Fehlveranlagung, psych. Fehlentwicklung, Hirnschädigung
symptombildend	vegetative Affektreaktion	Fixierung, Suggestivwirkung	Konflikt-Affekte, Simulation
symptomverwertend			Aggravation, Symptomwandel
symptomfrei			Krankheitseinbildung

An einem locus minoris resistentiae oder bei funktionellen Störungen richtiger majoris irritabilitatis kann eine vegetative Affektreaktion in gleicher Weise wie ein anderer Reiz einen abnormen Effekt auslösen. Bei Patienten mit einer Angina pectoris vasomotorica, deren Entwicklung wir über 7 Jahre verfolgten, bekamen 9 von 53 ihre Beschwerden stets ohne ersichtlichen Grund. 44 gaben folgende Auslösungsweisen an:

psychische Belastungen	35
körperliche Belastungen	25
ohne ersichtlichen Grund	15
bestimmte Wetterlagen	5
Monatsregel	2
bei Schichtwechsel	1
nach dem Essen (ROEMHELD)	1

Dabei berichteten 27 Patienten über mehrere dieser Auslösungsmodi. Die in der Beobachtungszeit beschwerdefrei Gewordenen hatten in der Mehrzahl nur einen einzigen Auslösungsmodus. Bei gleichzeitig mehreren Auslösungsarten, wo also nicht eine bestimmte Ursache, sondern die abnorme Reizansprechbarkeit des Organs maßgebend war, überwog die Zahl der rezidivierend oder dauernd Befallenen.

Angeregt durch das Krankheitsbild des Icterus ex emotione prüfte KLEINSORGE bei 9 gesunden Versuchspersonen das Verhalten des Bilirubinspiegels nach Angstsuggestionen in Hypnose. Bei 3 Personen, die eine Hepatitis überstanden und keine klinisch manifeste Leberschädigung zurückbehalten hatten, stieg der Bilirubinwert an, bei den anderen ohne Hepatitis in der Anamnese nicht.

Auf eine objektive Organprädisposition weist DELIUS hin. Eine auf 0,12 und darunter verkürzte PQ-Zeit im Ekg bis hin zum WPW-Syndrom disponiert zum Auftreten von paroxysmalen Tachykardien (TOBIEN u. GÖTTING, u.a.). Auslösende Momente müssen hinzukommen. Affektive Erregungen können für das Auftreten von Anfällen entscheidend sein.

Die disponierende Schwäche kann auch in nervalen Regulationszentren lokalisiert sein. Eine weitreichende vasomotorische Regulationsschwäche drückt sich in dem gehäuften Zusammentreffen von ST-Senkung im Steh-Ekg mit der Ulkuskrankheit aus. Wir prüften das Steh-Ekg bei einer auslesefreien Reihe von 176 Patienten, die einer röntgenologischen Magenuntersuchung unterzogen wurden (Tab. 9).

Tab. 9. Zusammentreffen von ST-Senkungen im Steh-Ekg mit Ulcus ventriculi oder duodeni

	n	ST-Senkung im Steh-Ekg	Normales Steh-Ekg	Verhältnis
Ulkusfreie	123	16	107	1/7
Ulkusträger	53	18	35	1/2

Genau betrachtet sind die regulationsschwachen vasomotorischen Zentren in diesem Falle ein locus *minoris* irritabilitatis. Die schon von Adler betonte Organminderwertigkeit als disponierendes Moment neurotischer Symptombildung läßt sich also an Beispielen in signifikanter Weise nachweisen. Wir warnen aber davor, derartiges einfach zu verallgemeinern und jeder anhaltenden Funktionsstörung eine organische Grundlage anzudichten. Man kann in vielen konkreten Fällen nichts beweisen und nichts widerlegen. Aber auch die tierexperimentellen Untersuchungen reden doch eine eindrucksvolle Sprache, wonach durch einfache gleichzeitige Reizung des Vagus und Sympathikus eine Flimmerarhythmie am Herzen ausgelöst werden kann oder wo durch eine bloße Kombination sich widersprechender Signalreize auf die normale Sinnestätigkeit schwerste koronare Durchblutungsstörungen, Ulzera, Hypertonie usw. ausgelöst werden konnten. Den psychonervalen Einflüssen kommt in vielen Fällen nicht nur eine krankheitsauslösende, sondern eine krankheitsbegründende Bedeutung zu. In der Praxis muß man beides in Betracht ziehen. Man findet zwischen den Extremen einer nur psychisch bedingten und einer nur peripher bedingten Reizverarbeitungsstörung jede Kombination mit Vorwiegen mehr des einen oder des anderen (Abb. 37).

Die psychische Fehlentwicklung ist keine notwendige Voraussetzung für eine neurotische Erkrankung. Die psychische Fehlentwicklung als solche ist körperlich symptomlos. Als Anpassungsstörung disponiert sie nur in besonderem Maße zu Konflikten und affektiven Erregungen mit ihren Folgen. Ist eine neurotische Symptomatik

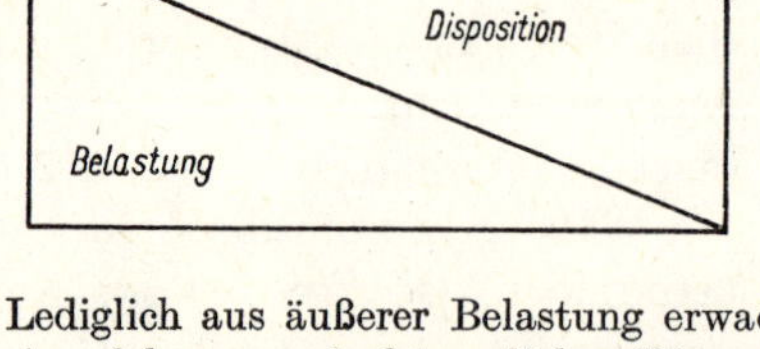

Abb. 37. Lediglich aus äußerer Belastung erwachsene Funktionsentgleisungen sind ebenso ein Extrem wie solche aus rein körperlicher Disposition. Zwischen den Extremen liegen die zahlreichen Fälle jeder Kombination im Anteil von Belastung und Disposition.

aufgetreten, so disponiert eine sekundäre psychische Fehlentwicklung mit Nutzung des Krankheitsgewinnes, Rationalisierung usw. zur Fixierung der Krankheitssymptomatik. In besonderen Fällen wird daher die Korrektur der Fehlentwicklung zu einer unerläßlichen Teilaufgabe der Psychotherapie. Im Kapitel über die psychische Entwicklung und in diesem Kapitel ist dazu bereits Näheres ausgeführt. – Es sei hier auf eine Parallele zu den mitgeteilten psychoanalytischen Erfahrungen hingewiesen, wonach Aktualneurosen keine Psychoneurosen zur Voraussetzung haben, wohl aber umgekehrt. In der neopsychoanalytischen Darstellung SCHULTZ-HENCKES führt die psychische Fehlentwicklung zur Versuchungs- und Versagungssituation; der symptombildende, wenn auch nur mit einem Sprengstück symptombildende Antrieb besteht unabhängig von der Fehlentwicklung und vor ihr.

Die Gesamtpersönlichkeit ist für die Ausbildung und Ausformung einer psychischen Fehlentwicklung von maßgebender Bedeutung. Wenn die Persönlichkeit auch etwas individuell Einmaliges ist, versucht man doch Gruppen ähnlicher Persönlichkeiten darzustellen, um Gesetzmäßigkeiten nachzuweisen. Auf die Fülle der Varianten des Individuellen haben wir im Kapitel über die Anlage der Psyche anhand einer langen Aufzählung von Persönlichkeitszügen und ihrer verschieden starken Ausprägung hingewiesen. Man kann Gruppierungen vornehmen nach den oder den hervorstechenden *Wesenszügen*. Oder, da diese nicht als isolierte Elemente bestehen, sondern in Wechselwirkung mit den anderen Seiten der Persönlichkeit und das Zusammenspiel zwischen Emotionalität, Verstand und Willen beeinflussen, kann man einteilen nach Persönlichkeitsstrukturen. Die schwierige Aufgabe, Menschen nach ihrem psychischen Verhalten zu gruppieren, haben in verdienstvoller Weise zuerst Psychiater in Angriff genommen. Es ist aber zu beklagen, daß der Einteilung von Gesunden das Schema der Geisteskrankheiten zugrunde gelegt wurde. Eine Aufgliederung in schizoide, depressive, hypomanische, epileptoide, paranoide Persönlichkeiten usw. ist möglich, aber nicht adäquat. Wenn man akzentuierte Wesenszüge nach normalpsychologischen Gesichtspunkten klassifiziert, könnten sich sehr wohl deutlichere Entwicklungszusammenhänge ergeben als bei der Gruppierung nach entfernten Ähnlichkeiten mit psychiatrischen Krankheitsbildern.

Vorerst besitzen wir nur die letztgenannte Typologie. Das Einteilungsschema entspricht also auch dem der Psychopathien (S. 80). Wenn betonte Wesenszüge an einer psychischen Fehlentwicklung beteiligt sind, dann meist in einer Kombination. Häufig ist die Kombination von einer hypochondrischen, depressiven und hysterischen Wesensart (neurotische Trias im MMPI-Test). Auch die paranoische, schizoide und psychasthenische Wesensart ist signifikant häufiger vertreten als unter nicht neurotisch Erkrankten (THAUT). Aus der hysterischen, anankastischen und hypochondrischen Persönlichkeitsstruktur erwachsen förmlich neurotische Erkrankungen bestimmter Art (LEONHARD, TASCHEV). Charakteristische Neuroseformen bei den häufigsten Kombinationen betonter Wesenszüge hat BERGMANN dargestellt. So führt die Kombination von paranoischer und epileptoider Wesensart zu besonders heftigen Affektreaktionen. Verbindet sich ein anankastischer Wesenszug mit einem hypomanen, dann kommt es vereinzelt zu Phobien, die mit Vorliebe die eigene Gesundheit betreffen. Wenn bei subdepressiver Wesensart eine Suizidneigung entsteht und ein hysterischer Zug vorliegt, sind Suizidversuche durchaus ernst zu nehmen, wenn sie auch eine demonstrative Note erkennen lassen. Durch einen paranoischen Zug wird auch die Nachhaltigkeit hysterischer Reaktionen erhöht; dies liegt meist bei hartnäckigen Rentenneurotikern vor. Bei willensschwacher Wesensart droht vermehrt hysterisches Versagen.

Diese Feststellungen gelten auch für Psychopathien mit entsprechenden, aber ins Abnorme gesteigerten Wesenszügen. Im Kapitel über die Anlage der Psyche und die psychischen Fehlveranlagungen sind auch Ausführungen über den Krankheitswert und die Therapie bei solchen angeborenen seelischen Mißbildungen gemacht.

Der Hirnschaden oder mehr noch seine Begleitumstände disponieren zu neurotischen Reaktionen. BRUN zählte solche in 58% bei 1648 Schädel-Hirn-Traumen. Unter diesen Neurotikern sind die Hauptgruppen durch Rentenbegehren (45%) oder vegetative Symptomatik (42%) gekennzeichnet. Die Ursachenfrage ist kompliziert. Psychische Fehlveranlagungen oder -entwicklungen disponieren zu Unfällen. Zwei Drittel der posttraumatischen Neurotiker waren vorbelastet. Im übrigen kann das Fehlverhalten nach dem Unfall organisch oder rein emotionell bedingt sein. Beides kommt vor, jedoch ist die Abklärung und entsprechende Behandlung Aufgabe des Neurologen und Psychiaters. In ähnlicher Weise wie Anlagestörungen können *frühkindliche* Hirnschäden einen nachhaltigen Einfluß auf die psychische Entwicklung haben. Besonders im Kapitel über die Adipositas bringen wir Beispiele dafür.

Den vegetativen Affektreaktionen verdankt der Sympathikus seinen Namen. Die Alternative Sympathikotonie oder Vagotonie hat sich allerdings als ein simplifizierender Irrtum erwiesen. Die Reaktionen beobachten wir in zwei Formen: 1. affektspezifisch, 2. ungeordnet. Letzteres z.B. nach der Schreckreaktion, die selbst nur eine halbe Sekunde dauert. Die Änderung der Frequenz der Atmung, Herztätigkeit und Magenperistaltik erfolgt unabhängig voneinander, teils als Steigerung, teils als Verlangsamung und ganz unterschiedlich im Ausmaß. Näheres berichten wir im Kapitel über den vegetativen Symptomenkomplex. Die andere, für eine bestimmte Emotion spezifische Form ist gerichtet auf Leistungen des Organismus im Umweltkontakt. Blaßwerden, Schwarzwerden vor den Augen und Ohnmacht bei peinigenden Eindrücken (Anämisierung der Kontaktorgane Haut und Hirn), Herzklopfen und Blutdrucksteigerung bei Wut und Angst (Anspringen erhöhter Kreislaufleistung), Erbrechen bei Ekel, Erektion bei entsprechenden Umweltreizen, das sind Beispiele für unterschiedliche vegetative Reaktionen, die in der Regel mit ganz bestimmten Emotionen verknüpft sind. Das Weinen hat eine gesteigerte mimische Signalfunktion für die Eltern oder Artgenossen und ist dementsprechend auch mit akustischen Signalen verbunden; es könnte seine Funktion gar nicht erfüllen, wenn es unspezifisch mit jedem beliebigen Affekt auftreten könnte, z.B. mit Stolz, Neugier, Eßlust. Bei den leistungsgerichteten Affekten wird die motorische Triebreaktion vom heutigen Menschen meist beherrscht, so daß die damit koordinierte vegetative Reaktion autonom und störend abläuft. Diesen Zusammenhängen ist das Kapitel über die angeborenen Verhaltensweisen gewidmet. – Die vegetative Affektreaktion entspricht weitgehend dem „Antriebssprengstück“ SCHULTZ-HENCKES, der „Aktualneurose“ FREUDS und der „vegetativen Neurose“ in der Psychosomatischen Medizin ALEXANDERS.

Primitivreaktionen sind Affektzustände ohne Beherrschung der motorischen Triebreaktionen. Den Arzt beschäftigt gelegentlich der Bewegungssturm („hysterischer Anfall"), wie er in scheinbar aussichtslosen Gefahrsituationen im ganzen Tierreich verbreitet ist, ferner Schreianfälle, Weinkrämpfe, Zitteranfälle und Stupor. Wir haben den Primitivreaktionen ein eigenes Kapitel gewidmet.

Die Übersprungreaktion wird, wie die neuere Literatur zeigt, von Unbewanderten als eine bequeme Symptomerklärung für jeden Konfliktzustand herangezogen. Vor Leichtfertigkeiten hierbei muß gewarnt werden. Wer diese Erklärungsweise benutzt, muß die einschlägigen ethologischen Beobachtungen berücksichtigen, vor allem: die Allgemeinheit der Verbreitung, die Konfliktspezifität und die phylogenetischen Beziehungen. Wir haben dazu nähere Ausführungen gemacht (S. 42) und bringen klinische Beispiele im Abschnitt über das Hüsteln und Räuspern.

Die Überforderung zeigt neben dem Erschöpfungssyndrom oft reaktiv affektive Verstimmungen. Erholungsmangel und Schlafdefizit führen zum Versagen der vegetativen Regulationen in Form von abnormen und paradoxen Reaktionen.

Bedingt-reflektorische Störungen können in verschiedener Form auftreten: 1. Fixierung störender Reflexe (z.B. Übelkeit und Durchfall bei sirenenähnlichen Geräuschen seit dem Erlebnis eines Luftangriffs); 2. Bedingte Hemmung (Fixierung einer Schluckstörung nach Verschlucken und Entfernung einer Gräte); 3. Nichtzustandekommen eines normalen bedingten Reflexes (Enuresis nocturna). Einzelheiten sind im Kapitel über die erworbenen Verhaltensweisen angegeben und im speziellen Teil viele Patientenbeispiele.

Tab. 10. Zur Unterscheidung zwischen Simulation und Autosuggestion

Simulation	Autosuggestion
Bewußt	Unbewußt
Willkürlich	Dem Willenseinfluß entzogen
Entstehung aus Überlegung	Entstehung im Affekt
Symptom zweckbestimmt	Symptom oft sinnlos
Demonstratives Jammerbild	Echte Klage
Oft asozial, fehlentwickelt	Nicht asozial oder fehlentwickelt
Unechtes Inanspruchnehmen des Arztes, Wegbleiben von der Behandlung	Echte Inanspruchnahme, Mitarbeit bei der Therapie, Opfer für Heilungsaussichten
Unbeobachtet erscheinungsfrei	Auch unbeobachtet bleibt Störung
Simulationsproben auch anderer Art oft positiv (Vitalkapazität über 300 ml Abweichung; psychogalvanischer Reflex fehlt bei Schmerzangabe)	Simulationsproben sonst negativ
Sperrt sich gegen Suggestionen bzw. bekommt nachher Rezidiv	Oft durch einmalige Suggestivtherapie heilbar
Aufgeben bei größerer Unannehmlichkeit (Therapia dolorosa)	Kein willkürliches Aufgeben möglich

Symptom verschwindet im Ätherrausch, kehrt aber anschließend wieder.

Unterscheidung schwierig, wenn Autosuggestion aus Simulation erwachsen.

Die Zerrüttung als Folge einer Reflexkollision ist in diesem Kapitel in Zusammenhang mit Abb. 36 besprochen.

Suggestivwirkungen können sich auf sensorische, willkürmotorische und autonome Funktionen erstrecken. Sie entwickeln sich bei einer Kombination bestimmter emotioneller und bedingt-reflektorischer Prozesse. Die Wirkungsweise wird in einem besonderen Kapitel ausführlich dargestellt: Wesen der Suggestion und Hypnose.

Simulation ist nicht nur eine Diagnose, sondern eine Beschuldigung. Diese wäre ungerecht, wenn es sich um eine differentialdiagnostisch nicht immer leicht abzugrenzende Autosuggestion handelt. Die Therapie unterscheidet sich in beiden Fällen vollständig. Wir geben in einer Gegenüberstellung allgemeine Hinweise, ohne daß diese in jeder Einzelheit als bindend zu betrachten sind; nicht jeder Simulant bietet z.B. ein Jammerbild (Tab. 10).

Die Aggravation ist eine symptomverwertende Simulation. Diese Übersteigerung des Körperlichen findet ein Gegenstück in der Übersteigerung des Seelischen. Solche psychische Überlagerung eines Krankheitszustandes ist oft Ausdruck einer primitiven, geistig wenig beherrschten Persönlichkeitsstruktur.

Krankheitseinbildungen pflegen affektiv tief verwurzelt zu sein (Onaniefolgenfurcht, Luophobie, Karzinophobie, Infarktphobie nach dem Infarkttod eines Arbeitskameraden usw.). Wir haben den Krankheitseinbildungen ein eigenes Kapitel gewidmet.

Komplexe Pathogenesen

Komplizierte Pathogenesen neurotischer Erkrankungen kommen häufig vor. Über das Zusammenspiel von disponierenden und symptombildenden, -verwertenden oder -freien Erscheinungen hinaus ergeben sich vor allem noch Kombinationen der symptombildenden Prozesse untereinander. Sie stellen den Arzt vor schwierige Fragen. Als anschauliche Hilfe zum Eindenken in die teilweise recht verwickelten Verhältnisse und zur Bewahrung einer klaren Überschau sei auf Abb. 38 verwiesen. Dargestellt sind vor allem die wichtigsten fünf symptombildenden Vorgänge, die Kombinationen miteinander eingehen: Simulation, bedingt-reflektorische Fixierung, Primitivreaktion, vegetative Affektreaktion und Suggestivreaktion. Das sind klar definierte und wohlbekannte Begebenheiten. Das Bild vereinfacht sich noch, wenn man den gemeinsamen Ausgangspunkt der Affekt- und Primitivreaktion berücksichtigt. Beiden zugrunde liegt eine instinktive Reaktion mit Kooperation von Animalium und Vegetativum bei Angst, Schmerz, Wut, Ekel usw. Nur, die vegetative Affektreaktion erfolgt *mit*, die Primitivreaktion *ohne* die dem erwachsenen Menschen zukommende Beherrschung der Willkürmotorik.

Suggestivwirkungen sind nicht nur dem Willenseinfluß des Betroffenen entzogen, sondern ihre Herkunft verschließt sich auch leicht der Erinnerung. Die Ausführung eines posthypnotischen Befehls trotz völliger Amnesie für die Hypnose ist das Musterbeispiel für Äußerungen von bewußtseinsverwandtem Unbewußtem. Wir haben dargelegt, daß wir derartiges Unbewußtes nur im Rahmen der Suggestion bzw. Autosuggestion kennen.

Die vielfältigsten Beziehungen zwischen den verschiedenen Pathogenesen ergeben sich in Abb. 38 im näheren Bereich des Feldes „Fixierung“, sie sind unten rechts noch einmal in ihrer Mannigfaltigkeit vorgelegt. Für jede der dort bezifferten Mög-

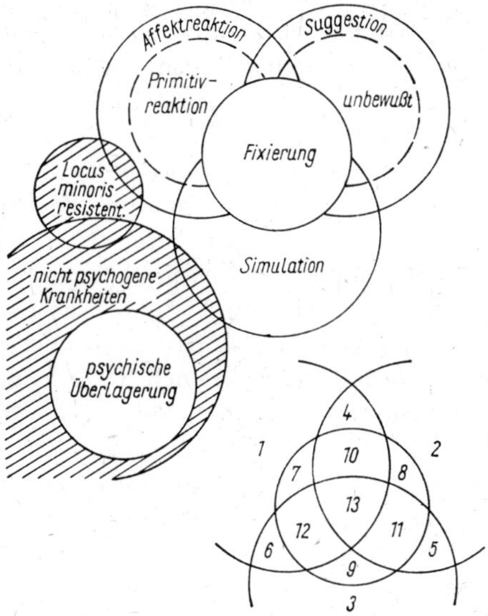

Abb. 38. Komplexe Pathogenesen. Besprechung im Text.

lichkeiten bzw. Kombinationsmöglichkeiten kennen wir Fälle. Einzelne Bereiche haben schon lange einen eigenen Namen, ähnlich wie die Aggravatio, die Verbindung von Simulation und organischer Krankheit. Wir greifen nur einige Beispiele heraus (die laufenden Nummern verweisen auf die Abbildung):

4. *Suggestive Affektreaktionen*: s. Abb. 86 auf S. 306.

5. *Simulative Autosuggestion.* Hierher gehören u. E. die Fälle der „Konversionsneurose" FREUDS. Dazu ein (auf das Wesentliche beschränktes) Beispiel einer dem Willen entglittenen psychogenen Stummheit, das zeigen soll, wie wir (a) den gleichen Tatbestand nur anders auffassen als FREUD (b):

a) Ein Knabe, der seine Mutter bestohlen hat, scheut sich vor dem Geständnis. In seiner Erregung ist der Gedanke: „Ich *kann* nicht reden" autosuggestiv und ungewollt von einer bleibenden psychogenen Stummheit gefolgt.

b) Im Widerspruch zwischen Aufrichtigkeit und Unaufrichtigkeit wird letztere ins Unbewußte verdrängt, aber äußert sich symbolisch im Symptom der Stummheit, welches die Ersatzbefriedigung gewährt, insgeheim doch unaufrichtig sein zu dürfen, was man offen vor sich selbst nicht zugeben will.

Über die unterschiedliche Auffassung aus der Sicht der therapeutischen Wirkung siehe Kap. „Wachsuggestion".

6. *Simulierte Affektreaktion.* Beispiel: Demonstrative Übertreibung eines Angsttremors. – „Willkürliche Reflexverstärkung" KRETSCHMERS.

7. *Fixierte Affektreaktion* – „Randneurose" nach J. H. SCHULTZ.

8. *Bedingt-reflektorische Suggestion* – Siehe „Ablationshypnose".

12. *Bedingt-reflektorische Fixierung* der unter 6 angeführten Störung. – „Hysterische Gewöhnung" KRETSCHMERS.

Von praktischer Bedeutung ist der *Symptomwandel.* Das Problem des Symptomwandels ist das Problem der Effektivität der Psychotherapie. FREUD stellte der bis dahin geübten Hypnosebehandlung seine Psychoanalyse gegenüber und bezeichnete jene als symptomatische Therapie mit dem Erfolg des Symptomwandels, diese als kausale Therapie mit dem Erfolg der Neuroseheilung. Die Frage des Symptomwandels ist bis heute umstritten. EYSENCK negiert sie in der theoretischen Grundlegung der Verhaltenstherapie und erklärt: Das Symptom ist die Neurose. Zahlenangaben über beobachteten Symptomwandel schwanken in weiten Grenzen: CREMERIUS registrierte ihn bei 573 Psychotherapie-Patienten katamnestisch in 31%, und zwar nach hypnotischer Behandlung in 43%, nach analytischer in 12%, DÜHRSSEN dagegen nach analytischer Behandlung bei 845 Patienten in 1,7%. Kriterien für die Abgrenzung des Symptomwandels sind nicht dargestellt, obwohl auch Nichtneurotiker bei mehrjähriger Katamnese verschiedene Symptombilder berichten, denn 89,5% der Bevölkerung sucht ein- oder sogar mehrmals jährlich den Arzt auf, meist aus wechselnden Anlässen. Unsicher ist daher auch die Konsequenz, ob nämlich ein anfänglich höherer therapeutischer Aufwand durch die größere Konstanz des Erfolges gerechtfertigt ist.

Wir haben dieser Frage 1972 ein Symposium mit internationaler Beteiligung gewidmet. Wissenschaftler aus 9 Ländern tauschten ihre Erfahrungen aus. Das Vorkommen von Symptomwandel bei Neurosen war von allen Teilnehmern beobachtet worden. Bezüglich der Häufigkeit ergaben sich manche Übereinstimmungen, die jedoch insgesamt noch nicht befriedigten. Die Streuung wurde analysiert und war begründet in a) Unterschieden bei verschiedenen Neuroseformen, b) wechselnden Akzentsetzungen bei einem Symptomenkomplex durch den Patienten, c) unterschiedlichen Bewertungen durch die Ärzte aufgrund verschiedenartiger Erfahrungen, Theorien, Terminologien und unterschiedlicher Ausführlichkeit der Exploration und d) wechselnder gesundheitlicher Einstufung eines Verhaltens in der sozialen Umwelt. Beispielsweise wurde das gehäufte Auftreten hysterischer Anfälle auch heute in Abhängigkeit vom gesellschaftlichen Milieu und seiner Resonanz geschildert. Bei nicht wenigen Neurotikern hemmt die Existenz der Sozialversicherung den Gesundungswillen. Diskutiert wurde die Mehrdeutigkeit der Bezeichnungen „Wandel" (Akzentwechsel, Symptomneubildung, Symptomaustausch), „Hysterie" usw. Biologische, psychologische, medizinische und soziale Komponenten können in ihrem Zusammenwirken einen Symptomwandel sowohl vortäuschen als auch hervorbringen. Es ist Aufgabe der Theorie, die Fülle der Fakten in angemessene und übersichtliche Grundschemata zu ordnen.

Nicht jedes neue Symptom bei einem neurotischen Menschen beruht auf Symptomwandel (ALEKSANDROWICZ, BECK, BOUCHAL, CRODEL, CLEMENS, DUMMER, HAUSNER, KNAPPE, KRUSKA, LEDER, LÖRINCZ, SVJADOSTSCH, SATSCHEPIZKI, SEIDEL, VATER, VIANU, VIËTOR u. a.). Zustimmung fand KÖNIG darin, daß die Kriterien für die Diagnostik einer neurotischen Symptomatik in gleicher Weise erfüllt sein müssen für die Diagnostizierung eines neurotischen Symptomwandels.

Symptomwandel wird kaum bei reflektorisch ausgelösten Neurosen beobachtet (Affektreaktionen, Fixierungen), dagegen sehr wohl im Zusammenhang mit psychodynamischen Vorgängen (Fehlentwicklungen). Nur im letzteren Fall ist eine analysierende Psychotherapie sinnvoll.

• Ein besonders drastisches Beispiel demonstrierte CHERTOK im Rahmen eines Filmes „Hysterie – Sprache des Körpers". Es handelt sich um einen Patienten, der eine wahre „medico-chirurgische Tour de France" antrat und noch verfolgt. Von etwa 100 Ärzten, die er konsultiert hat, haben ihn einige sogleich als Psychopathen erkannt. Trotzdem ist es ihm gelungen, etwa 20 Eingriffe an sich vornehmen zu lassen, darunter einige Probelaparotomien, 2 partielle Colektomien, 1 Splanchnektomie, 1 Phrenicotomie, 3 stereotaktische Eingriffe, ohne die zahlreichen endoskopischen Untersuchungen aufzuzählen.

Die Organwahl der Neurose

Eine eigentliche Wahl gibt es nur bei der Simulation. In allen anderen Fällen besteht keine Wahl, sondern regieren ungeistige Mechanismen die Organmanifestation. Die Autosuggestion arbeitet blind und verwirklicht Befürchtungen nicht weniger als Wünsche. Bedingt-reflektorische Funktionsstörungen knüpfen sich an zeitliche Zufälligkeiten. Übersprungsreaktionen liegen artspezifisch fest. Primitivreaktionen sind reine Atavismen. Affektreaktionen können an einem locus minoris resistentiae entgleisen. Ohne die Bedeutung organischer Dispositionen zu schmälern, prägt doch die Emotion selbst das vegetative Bild, der spezielle Affekt, Wut, Trauer usw. Die folgende Selbstbeobachtung verdanken wir einem Ordinarius:

I. *Angina-pectoris-Anfälle*: a) 1945 bei Zerstörung des Wohnhauses und bei Verlust der beruflichen Existenz; b) 1951 auf gebirgiger Route nach einer Selbstreparatur des Autos, Sorge, die Bremse könnte an gefährlicher Stelle versagen; c) 1953 Bedrohung der beruflichen Existenz.

II. *Gallenanfälle*: a) 1949 Bahnschaffner lochte irrtümlich die Rückfahrkarte, Scherereien; b) 1950 bei einem Wochenendausflug zum Ferienort wird das dort ständig gemietete Zimmer kurzzeitig an einen anderen vermietet vorgefunden; c) 1954 Brief ärgerlichen Inhalts vom Hauswirt.

Über die Affektspezifität gerade der Coronarspasmen sind im Kapitel über die Angina pectoris reichliche Beobachtungen mitgeteilt.

Es gibt gewichtige Fakten, die für eine ältere Auffassung ins Feld zu führen sind, wonach eine dem Bewußtsein und Willen entzogene Instanz im Untergrund der Person schlau berechnend Symptome wählt, die der Flucht in die Krankheit am dienlichsten sind. Ich meine den Symptomwandel in den Kriegsneurosen zwischen dem 1. und 2. Weltkrieg. GESSNER hat auf meine Veranlassung eine noch unveröffentlichte umfangreiche Literaturzusammenstellung vorgenommen. Im 1. Weltkrieg herrschten vor: Allgemeiner grobschlägiger Tremor, lokalisierter Tremor, Primitivreaktionen in Form des Bewegungssturms, Muskelzuckungen, Kontrakturen, Tics, Manirieren mit Blinzeln, Gesichtsverzerrungen usw., Lähmungen, Geh- und Stehstörungen, manirierte Gangarten mit Watscheln, Stampfen, Stelzen, Rhythmus- und Amplitudenstörungen der Schritte, Schlottern, Schwanken, Taumeln, Hüpfen, Tänzeln, Zucken, Haltungsanomalien, Sensibilitätsstörungen, Gesichtsfeldeinengungen, Taubheit, Stupor, Dämmerzustände, Stottern, Flüstern, Taubstummheit u.ä. Die meisten Symptome waren Ausdrucksformen von Angst und Schrecken. Das Abklingen wurde jedoch zweckhaft durch eine willkürliche Reflexverstärkung und hysterische Gewöhnung verhindert. Bei Schwerverwundeten und Kriegsgefangenen gab es fast keine Kriegsneurosen. Die Behandlung mit Protreptik, Hypnose, Wachsuggestion, faradischem Strom oder Isolierung hatte fast immer Erfolg. Zahlreiche Heilungen erfolgten allein durch das Kriegsende.

Im 2. Weltkrieg standen vegetative Angstsymptome, Schlafstörungen, Kopfschmerzen, depressive Verstimmungen, viszerale Symptome kardialer, vasomotorischer, gastrointestinaler Art usw. im Vordergrund. Beispielsweise nahmen die Ulzera zu, nach Beobachtungen in Frankfurt a. M. auf 130 %, in München und Leipzig auf 200 %, in Wien auf 283 %. Im damaligen Breslau wurde eine Kompanie ulkuskranker Soldaten zusammengestellt. Ein Magenlazarett englischer Truppen in Frankreich war zu 40 % mit Ulkuskranken belegt. Von 287 der nach England zurückgekehrten Soldaten des aus Frankreich geflüchteten Expeditionsheeres waren 60 % Ulkusträger.

Man redet im Hinblick auf die Symptome der Kriegsneurosen von einem „Wandel der Mode", und zwar in dem Sinne, daß an die Stelle der unglaubwürdig gewordenen grobmotorischen Symptomatik jetzt die schon diagnostisch aufwendigere, vegetative Symptomatik getreten ist. Das würde in der Tat für eine ausgeklügelte und dabei, wie etwa das Ulkus zeigt, für eine willensunabhängige und unbewußte Organwahl sprechen.

Diese Auffassung vom Wandel der Kriegsneurosen ziehe ich aber in Zweifel. Nicht die stärkere Beherrschung der Willkürmotorik im 2. Weltkrieg, wohl aber, daß im 1. Weltkrieg die motorischen Ausdrucksformen der Angst nicht schon von der vegetativen Komponente begleitet waren. Ich halte es für möglich, daß sich in bezug auf die willensunabhängigen, vegetativen Störungen bei den Kriegsneurosen wenig geändert hat. Beweisen kann ich es nicht, doch führe ich für die Berechtigung meiner Zweifel folgende Gründe an. Die diagnostischen Möglichkeiten für die Erfassung vegetativer Störungen (Ekg, Röntgen usw.) waren im 1. Weltkrieg quantitativ und qualitativ nicht die gleichen wie im letzten Kriege. Hinter den groben motorischen Erscheinungen und Beschwerden damals dürften diskretere Störungen unwichtig erschienen sein. Zumal die ärztliche Belastung mit solchen Neurotikern beträchtlich war. DILLON berichtete, daß in der englischen Armee bei Ende des 1. Weltkriegs schätzungsweise ein Drittel der Unverwundeten wegen funktioneller Neurosen und Geistesstörungen dienstunfähig war. Immerhin war neben der „Hysterie" die „Neurasthenie" eine sehr verbreitete Diagnose bei Kriegsneurotikern, wobei außerordentlich häufig beides kombiniert angegeben wurde. Die unauffälligeren und schwerer faßbaren neurasthenischen Erscheinungen fanden aber im allgemeinen nur am Rande Erwähnung. Es wurden Tachykardien, Herzrhythmusstörungen, pektanginöse Beschwerden, Magenbeschwerden, Diarrhöen, Miktionsbeschwerden, Kopfschmerzen, Verstimmung, Angstgefühl u. a. registriert.

Markantestes Beispiel ist das sogenannte Kriegsulkus. In London stiegen mit den Luftangriffen 1940 die Ulkusperforationen plötzlich von 22 auf 35 im Monatsdurchschnitt an. Sie fielen im Juli 1941 wieder auf 20 ab, als sich die Hauptkriegshandlungen nach dem Osten verlagerten (SPICER et al.). Jetzt häuften sich aber die Perforationen in Leningrad (DANOWITSCH). Die Ulkuszahlen stiegen dann auch in Berlin, Leipzig, München, Wien usw. Aber schon im 1. Weltkrieg war eine Ulkuszunahme registriert worden. KUTTNER zählte im ersten das 3,8fache, KALK im zweiten das 3,9fache. Sowjetische Autoren berichten für beide Weltkriege einen Anstieg auf das 3–5fache (BYKOW, KURZIN).

Ob die Häufigkeit der Kriegsneurosen insgesamt sich geändert hat, ist mangels repräsentativer Vergleichszahlen schwer zu sagen. Übereinstimmend wird festgestellt, daß die meisten Kriegsneurotiker sowohl im 1. als auch im 2. Weltkrieg schon vor dieser Erkrankung psychopathische oder neurotische Züge geboten haben. In einer Minderzahl sind aber auch psychisch völlig gesunde Burschen bei entsprechend schweren psychischen Traumen erkrankt. Offiziere waren beidemal selten und wenn, dann nicht von einer grobmotorischen Symptomatik betroffen. Das gleiche gilt im 2. Weltkrieg von bedrohten Antifaschisten und Religiösen. Man darf zusammenfassend doch wohl sagen:

Ein Symptomwandel ist nur eingetreten durch den Fortfall massenhaften Auftretens psychomotorischer Störungen. Nicht bewiesen ist dagegen, daß **an deren Stelle** vermehrt vegetative Störungen aufgetreten sind. Diese scheinen auch früher in gleichem Ausmaß bestanden zu haben, aber angesichts anderer theatralischer Symptome und bei geringerer Verbreitung von Röntgen- u.a. Geräten nicht immer ebenso erfaßt worden zu sein.

Der Rückgang psychomotorischer Störungen steht im Zusammenhang mit dem Verlust ihres Krankheitswertes, nachdem sie nicht mehr als traumatisch-kausal, sondern als neurotisch-final verstanden wurden.

Die Neurosen der Gesunden

Mit Gesunden meinen wir hier Arbeitsfähige und dabei nicht in ärztlicher Behandlung Stehende. Die Betreffenden selbst würden sich nicht als gesund bezeichnen und auch ein Arzt könnte dies nicht.

In Zusammenfassung verschiedener Veröffentlichungen schätzt MacIver, daß 25% der Arbeiter in den USA aufgrund psychischer Störungen behandlungsbedürftig werden. Bei einer Stichprobe von 3000 Fabrikarbeitern in verschiedenen englischen Industriezentren fand ein Team nach dem Bericht von Fraser in 30% Neurosen. Van Alphen de Veer zählte bei 300 holländischen Arbeitern in 40% psychogene Störungen, mit Krankschreibungen in 23%. In Berlin fand Winter in 64% neurotische Erkrankungen unter 200 Angehörigen eines technischen Betriebes. Schubert, Leipzig, berichtet über gesundheitliche Störungen bei 86% einer genau befragten Belegschaft von 100 Probanden. Wenn auch die Bewertungskriterien in diesem fließenden Übergangsbereich zwischen gesund und krank nicht einheitlich sind und zur Streuung der Zahlen beitragen, so bezeugt die Größenordnung dieser Zahlen doch eine außerordentliche Verbreitung dieser leistungsmindernden Gesundheitsstörungen.

Wir haben die Verhältnisse bei uns untersucht. 560 Werktätige, die im arbeitsrechtlichen Sinne gesund waren und nicht von sich aus zur ärztlichen Untersuchung kamen, sondern die zu einer Reihenuntersuchung bestellt waren, wurden von Behrendt exploriert, um Häufigkeit, Arten, Anlässe und Objektivierbarkeit funktioneller Störungen festzustellen.

34% der werktätigen Gesunden berichteten über bestehende gesundheitliche Beschwerden. Zu Vergleichszwecken wurde unsere methodisch gleichbleibende Prüfung in zwei ganz verschiedenen Industriebetrieben Thüringens und Sachsens vorgenommen. Der Prozentsatz der Gesunden mit Beschwerden war in beiden Fällen gleich, zeigte jedenfalls keine außerzufällige Differenz.

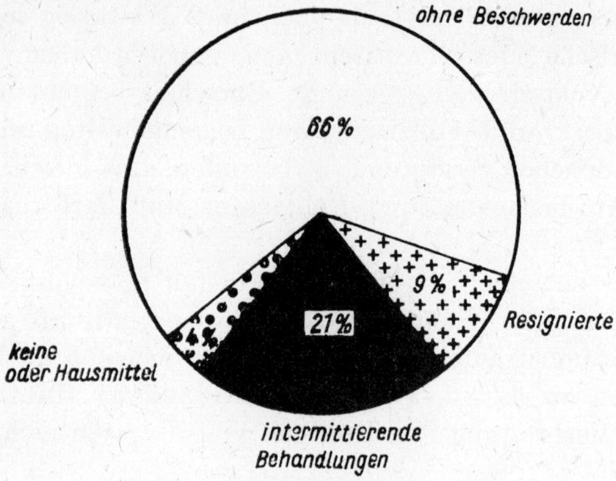

Abb. 39. Von 560 Berufstätigen, die nicht in ärztlicher Behandlung standen, waren nur zwei Drittel beschwerdefrei. 21 % suchten lediglich bei Exazerbationen den Arzt auf, 9 % aus Resignation nicht mehr (nach BEHRENDT aus unserer Klinik).

Wie verhielten sich die 34 % Betroffenen gegenüber ihren Beschwerden? 21 % suchten bei Exazerbationen den Arzt auf und nahmen zeitweise Medikamente und Arbeitsunfähigkeitsschreibungen in Anspruch. 9 % der Werktätigen waren nach erfolglosen Behandlungen resigniert und erduldeten ihre Beschwerden und Leistungsminderung als unabänderlich. Nur 4 % kamen mit Hausmitteln oder ohne etwas aus (Abb. 39).

Im einzelnen handelt es sich um folgende Störungen, die in der Reihenfolge ihrer Häufigkeit genannt seien:

Vegetativer Symptomenkomplex	20%	„Nervenzusammenbruch"	7%
Angstzustände	20%	Depressive Verstimmung	6%
Schlafstörungen	18%	Schwindel / Ohnmachten	6%
Dysmenorrhoe	17%	Onychophagie	6%
Schweißausbrüche	15%	Frigidität	5%
Erythrophobie	15%	Anorexia nervosa	3%
Magensymptomatik	14%	Enuresis nocturna	3%
Kopfschmerzen	13%	Tic convulsiv	3%
Herzbeschwerden	13%	Asthma bronchiale	3%
Obstipation	13%	Impotenz	2%
Aërophagie	13%	Ekzem	1%
Diarrhoe	7%	Globusgefühl	1%
Karzinophobie	7%		

und in geringerer Häufigkeit anderes.

Die verschiedenen Erscheinungen treten oft in Kombination miteinander auf. Eine signifikante Häufung solcher neurotischer Symptome fand unsere Mitarbeiterin BEHRENDT

bei Asthenikern,

bei Einzelkindern und bei durch großen Altersabstand zu den Geschwistern relativen Einzelkindern,

bei unharmonischer Ehe der Eltern,

bei schlechten Erziehungsverhältnissen (Vernachlässigung, Härte, Verwöhnung),
bei schlechten Einkommensverhältnissen der Eltern,
bei in einer Großstadt Aufgewachsenen,
bei 25- bis 35jährigen, dann
bei 45- bis 55jährigen,
bei Frauen allgemein; besonders
bei Frauen, die für die Erhaltung des Lebensstandards arbeiten (nicht bei solchen, die lediglich im Interesse bestimmter Neuanschaffungen arbeiten),
bei Männern mit nicht selbst gewünschtem Berufe,
bei Personen mit Wohnungs- und Sachverlusten durch den Krieg (nicht so sehr bei Verlust von Angehörigen),
bei Personen in wechselhaft auf- und absteigender sozialer Familienposition,
bei Verwitweten und Geschiedenen,
bei schlechten Eheverhältnissen.

Nach allen vorgenannten Untersuchungen ist mehr als ein Viertel aller Berufstätigen neurotisch erkrankt, und zwar meist in einer leistungsmindernden Weise. Fast alle nehmen intermittierende Behandlungen in Anspruch oder sind resigniert. Die Frage „Haben diese Neurosen Krankheitswert?“ muß also bejaht werden.

Daraus ist zweierlei abzuleiten. 1. Bei einem großen Teil der Werktätigen hängt es nur von der psychischen Lage ab, ob sie im Bewußtsein der Berechtigung erneut einen Arzt und vielleicht sogar eine Krankschreibung beanspruchen. Aus diesem riesigen Reservoir aktualisieren sich ständig neue Erkrankungsfälle. Alternierend fällt ständig ein Teil von ihnen aus diesem Grunde aus. 2. Die ärztliche Behandlung der neurotisch Kranken ist quantitativ und qualitativ noch ganz unzureichend.

Kausalität oder Finalität?

Eine unabweisbare Frage der Wissenschaftlichkeit hat sich uns auf S. 74/75 gestellt. Stimmungen (Handlungsbereitschaften), Willensbildungen und Überlegungen, die das menschliche Handeln steuern, streben Zielen zu und sind auch nur so zu beschreiben. Eifersucht, Ungeduld oder Rechnen als nichtfinale Vorgänge darzustellen, steht jedermann frei, ist aber bisher niemandem gelungen. Für den Naturwissenschaftler, der aus seinem Erfahrungsbereich weiß, daß nur strenges Kausaldenken wirkliche Fortschritte bringt, ergibt sich daraus eine sehr problematische Lage. „Kompensierung“, „Adaptationssyndrom“, „Sparschaltung“, „Regulation“, „Sicherung“, „Anpassung“, „Abwehrvorgang“, „Schutzreaktion“ und ähnliche teleologische Begriffe spielen allerdings in der gegenwärtigen Forschung eine beherrschende Rolle. Daneben hat sich aber auch eine kompromißlos kausale Erklärungsweise (Ricker) Anerkennung verschafft; und immer wieder entkleiden neue Forschungsergebnisse bekannte Tatsachen ihrer alten finalen Deutung (z.B. Millberger: „Finale oder kausale Betrachtung der Infektionsimmunität?“ oder De Rudder: „Knabengeburt und Krieg“). Über die entgegengesetzten Erklärungsweisen kommt es in der medizinischen Fachliteratur zu regelrechten Polemiken (z. B. DITTMAR – ZETKIN). PAWLOW schrieb: „... das Hineinpressen der Idee eines Zieles in diese Forschung ist eben eine grundsätzliche Verwechslung verschiedener Dinge und ein Hindernis für die uns jetzt zugängliche fruchtbringende Forschung.“ ANOCHIN hingegen setzt in den entscheidenden Punkt des funktionellen Systems des Verhaltensaktes das „Handlungsziel“ (Abb. 27 auf S. 63). Es besteht ein unverdeckbarer *Widerspruch* in den Prinzipien unserer Erklärung der Lebenserscheinungen, und ernsthafte Versuche zur Behebung dieses Makels dürfen nicht aufgegeben werden. Wir wenden uns hier der Aufgabe zu, eine Lösung des Problems zu finden.[1])

Der unvereinbare Gegensatz zwischen kausaler und finaler Naturerklärung liegt darin: daß der kausale Ablauf bestimmt wird durch Vorhergegangenes, der finale durch Künftiges. Diese Unterscheidung zwischen einer causa efficiens und einer causa finalis geht auf ARISTOTELES zurück.

Finalität der Vernunft

Im Widerspruch zu der soeben genannten, alten Gegenüberstellung erweist sich Finalität gar nicht als Gegenstück zur Kausalität. Keineswegs liegt entweder das eine oder das andere vor. Das einfachste Beispiel wird das klarste sein: Wenn eine elastische Kugel zentral auf eine gleiche stößt und beide ihre Geschwindigkeiten austauschen, so ist das ein zweifelsfrei kausaler Vorgang. Genau dieser selbe Vorgang kann aber im Rahmen eines Billardspieles ein finaler sein. Gewiß ist es nicht der ganze finale Vorgang, aber doch ein Teilvorgang, der in dem finalen Geschehen nicht fehlen darf. Wenn ein finaler Vorgang also aus Teilvorgängen zusammengesetzt ist, deren wenigstens einige kausal ablaufen, so muß man fragen: Welcher andere Teilvorgang oder welche Teilvorgänge kennzeichnen denn nun den Finalvorgang als einen solchen?

Erlauben Sie ein betont drastisches Beispiel! In der Oper ist Feuer ausgebrochen. Luftmangel läßt Sie das Freie suchen. Sie sehen Haupt- und Nebenausgänge des Saales verstopft, die schmalen Galerien werden dagegen rasch leer, der Orchesterraum ist schon frei. Weil also der übliche Weg ungangbar und das Erklettern des Ranges unnötiger Aufwand ist, springen Sie in den Orchesterraum und gelangen von dort ins Freie.

Dieser Vorgang setzt sich aus fünf Teilvorgängen zusammen, und ich sehe kein bewußt finales Geschehen, in dem diese fünf nicht enthalten sind, handele es sich nun um die Tätigkeit eines Arztes, eines Ingenieurs, eines Künstlers, eines Politikers, eines Schachspielers oder wessen man will. Diese fünf obligaten Charakteristika sind:

1. Das Bedürfnis
2. Die Zielvorstellung
3. Das Durchgehen der Möglichkeiten
4. Die Auslese der geeignetsten
5. Die Realisation.

---

[1]) Bereits erschienen in: Ärztl. Wschr. *11* (1956) 768 u. 1048, gewidmet meinem verehrten Lehrer, Herrn Professor Dr. med. Dr. h. c. F. LOMMEL, dem Urenkel HEGELS.

Es läßt sich einsehen, daß nicht nur der letzte Teilvorgang, sondern daß der gesamte Finalvorgang durch und durch kausal (gesetzmäßig durch Vorausgegangenes) bedingt ist! Mit der gleichen Zwangsläufigkeit, mit der in unserem Beispiel das Feuer Sauerstoff verzehrt, führt dieses zur Dyspnoe, diese gesetzmäßig assoziativ auf die freie Luft, durch weitere Assoziationen auf das Absuchen der Ausgänge und dieses auf dem Wege des kleinsten Widerstandes ins Freie.

Dieser Hinweis reicht für den physiologisch und psychologisch Bewanderten aus. Er weiß auch, daß es ganz unmöglich ist, in Kürze den Wirkungsablauf aller dieser Vorgänge ausführlich darzulegen.

So setzt beispielsweise das „Durchgehen der Möglichkeiten" eine Fülle von Erfahrungen voraus, diese wiederum Sinneswahrnehmungen, Gedächtnis usw. Ebenso liegt diesem „Durchgehen der Möglichkeiten" ein motorischer Mechanismus zugrunde; wir wissen von ihm, daß er nicht allein auf die Geistestätigkeit beschränkt ist und daß er phylogenetisch älter ist als diese: So werden bei einem Theaterbrand viele zu beobachten sein, die nach einer Angstlähmung ihres Denkens eben jene Möglichkeiten, die wir in Gedanken durchgegangen sind, in persona durchlaufen. Dieses kopflose Hin und Her einer Panik ist homolog den Such-Zickzack-Bewegungen gescheuchter Hühner und letztlich den Bahnen der Paramaecien im Sinne einfacher Probierhinwendungen (KRETSCHMER).

Wie die fünf Teilvorgänge einzeln gesetzmäßig bedingt sind durch Vorhergehendes, so auch in ihrer Verbindung untereinander. Daß z.B. zum Bedürfnis eine Zielvorstellung sich gesellt, ist ein wesentliches Glied der Finalkette; für sich betrachtet ist es aber nichts anderes als ein durch Erfahrung bedingter Reflex und als solcher naturgesetzmäßig beschreibbar: Der Sinneseindruck eines Gegenstandes ist zur Erweckung seiner Engramme nicht erforderlich, sobald durch wiederholte Verbindung mit ihm das Bedürfnis den Charakter eines Signalreizes gewonnen hat. Sinngemäßes gilt für abstrakte Zielvorstellungen und läßt sich leicht experimentell nachprüfen.

Jeder Ausschnitt des Finalvorganges ist für sich genommen ein rein kausaler Ablauf. Finales Geschehen erweist sich als ein kompliziert aufgebautes kausales. Das finale Geschehen ist nicht in einem einzelnen jener Teilvorgänge begründet, sondern liegt in ihrer Verbindung. Fehlt nur eines der fünf obligaten Teilgeschehnisse, so kommt ein bewußt finaler Vorgang nicht zustande. Daß bei Wiederholungen Abkürzungen eintreten, kann über diese Voraussetzung nicht hinwegtäuschen. Also nicht eine besondere Art von Ursache (eine „causa finalis") begründet den finalen Vorgang, sondern eine besonders geartete Reihe mehrerer kausaler Vorgänge. Niemals wird der Finalvorgang durch das *Ziel* bedingt, welches am Schlusse erreicht wird. Er enthält vielmehr in seiner Kausalkette eine *Zielvorstellung*; diese ist aber durchaus nichts Zukünftiges, sondern eine bereits kausal bedingte Realität und eine wiederum nur kausal bedingende.

Finalität der Natur

Es ist ersichtlich, daß wir in der Natur ähnliche Vorgänge kennen.[1])

> Das Durchgehen der Möglichkeiten,
> die Auslese der geeignetsten und
> die Realisation

---

[1]) K. BÜHLER darf wohl in Anspruch nehmen, als erster einen Hinweis darauf gegeben zu haben, daß die Anwendung der Darwinschen Konzeption gleichermaßen auf Natur und Vernunft möglich ist.

sind dabei derart verbunden, daß bereits das Durchspielen der Möglichkeiten in der Realität erfolgt und daß die Auslese sich durch Erhaltenbleiben vollzieht. Dieser Prozeß wird der Entwicklung der Lebensformen auf der Erde zugrunde gelegt. Das Verfahren der Natur gleicht hier einem Denkprozeß. Oder richtiger umgekehrt: *Die Übereinstimmung zwischen Natur und Vernunft kommt nicht dadurch zustande, daß es in der Natur vernünftig zugeht, sondern in der Vernunft natürlich.* Wer die Zweckmäßigkeit durch Auslese (DARWIN) als einen unvernünftigen Mechanismus geringschätzt, muß auch die Vernunft für einen unvernünftigen Mechanismus halten oder eine verworrene Vorstellung von ihrer Tätigkeit haben.

Unterschiede

Das Verhältnis zwischen Natur und Vernunft wird klarer, wenn man nicht nur das Gemeinsame ihrer Finalvorgänge sieht, sondern auch die Unterschiede. Zur flüssigeren Verständigung stellen wir gegenüber: die *Selektion* der Natur und die der Realisation vorausgehende *Präselektion* der Vernunft. (Wir bezeichnen damit im weiteren Sinne die Prozesse insgesamt, welche die Finalität im natürlichen Geschehen bzw. im vernünftigen Geschehen herbeiführen. Also „Präselektion" umfasse auch jenen ganzen fünfteiligen Vorgang.)

Daneben stellen wir eine dritte Form der Finalität fest. Sie unterscheidet sich grundlegend von den beiden genannten; denn sie ist eine Finalität sine selectione. Es sind dies die zielgerichteten Vorgänge der Anziehung und Abstoßung, die Äußerung der Elementarteilchen, auf die alle Naturerklärung schließlich hinführt. (Protonen, Elektronen, Neutronen usw. sind charakterisiert durch ihre Masse, elektrische Ladung und magnetisches Moment, richtiger: durch ihre Massenanziehung, elektrische und magnetische Anziehung bzw. Abstoßung.)

Die drei Formen der Finalität stehen nicht zusammenhanglos nebeneinander. Auf aselektive Finalvorgänge können sich selektive gründen, auf selektive präselektive. Ein Feuer ist als elementare Vereinigung ein aselektiver Finalvorgang; das Fortbrennen des Feuers, wo immer es Nahrung findet, ein selektiver; das Nähren des Feuers ein präselektiver. Das Fallen jedes Körnchens zur Erde ist ein aselektiver Finalvorgang; das Fallen des Samens auf geeignetes Land ein selektiver; das Säen auf guten Boden ein präselektiver. Alle Finalvorgänge wurzeln letztlich in geradlinig zielgerichteten sine selectione. Nur haben diese Elementarvorgänge sehr primitive Ziele, und erst in ihrer Zusammenfassung durch die Vorgänge cum selectione erreichen sie die für unsere Begriffe „höheren" Ziele.

Und nun wollen wir die Finalität der Vernunft (Präselektion) von der Finalität der Natur (Selektion) weitergehend abgrenzen und betrachten dazu nacheinander: 1. Das Bedürfnis, 2. Die Zielvorstellung, 3. Das Durchgehen der Möglichkeiten, 4. Die Auslese der geeignetsten und 5. Die Realisation.

1. Enthält nicht bereits das *Bedürfnis*, mit welchem jedes präselektive Geschehen beginnt, die ganze Finalität? – Bedürfnisse sind nicht notwendig an ein Bewußtsein gebunden und dann mit einer Zielvorstellung assoziiert. Sie treten nicht nur bei Mensch und Tier auf, sondern auch bei der Pflanze und sogar schon bei den einfachsten anorganischen Systemen. Die „ungesättigten" Valenzen der Atome sind mit einem Ausdruck belegt, der zu anthropomorph ist, sich jedoch auf die Erkenntnis von etwas Identischem in verschiedenartigen Erscheinungen gründet; die Benennung wurde der bekanntesten Erscheinung entnommen und verallgemeinert (denominatio

a potiori). Der Mangel im Atombau ist von einer Tendenz zur Beseitigung dieses Mangels begleitet. Das Beispiel der ungesättigten Valenz des Atoms kann uns mit erwünschter Klarheit zeigen: a) Das Bedürfnis allein stellt noch keinen Finalvorgang dar, sondern kann ihn nur mitbegründen. b) Das Bedürfnis ist durch die zugrunde liegende Struktur kausal bedingt. c) Seinen Antrieb schöpft es letztlich aus aselektiver Finalität.

Befriedigt ein Finalvorgang ein bewußtes Bedürfnis, so nennen wir ihn *sinnvoll.* Präselektives Geschehen, das also mit einem Bedürfnis beginnt, ist stets ein sinnerfülltes; selektives hingegen nicht. Als Beispiel für einen zielgerichteten Vorgang in der Natur denke man z.B. an den Entropiesatz (den zweiten Hauptsatz der Wärmelehre, welcher besagt: Wärmeenergie kann nicht vollständig in andere Energieformen zurückverwandelt werden; ihre Summe nimmt daher ständig zu auf Kosten anderer Energien). Wir können uns kein Bedürfnis vorstellen, dem das Zusteuern auf den allgemeinen Wärmetod entsprechen würde. Die selektive Entwicklung bleibt uns daher sinnleer.

Indessen gibt es zwei Möglichkeiten, die einen selektiven Vorgang sinnvoll erscheinen lassen können und dadurch eine Vernunftfinalität vortäuschen.

a) Es kommt vor, daß ein Vorgang einem Bedürfnis zwar nicht entspringt, aber entspricht. Zum Beispiel: die Häufung der Knabengeburten in Kriegszeiten.

Mangelernährung führt zu einer Minderproduktion der auf exogene Eiweißbausteine angewiesenen Hyaluronidase. Dieses Ferment benötigen die Spermien zum Durchdringen der Eihülle. Fermentschwäche erschwert das Vordringen und vergrößert damit zugleich auch die Chancen der schon physiologischerweise begünstigten Androspermien (de Rudder). Tatsächlich nehmen die Knabengeburten nicht nur in Kriegs-, sondern in allen Hungerzeiten zu.

b) Zweite Täuschungsmöglichkeit: Wenn ein Vorgang keinem Bedürfnis angepaßt ist, so kann doch umgekehrt ein Bedürfnis diesem Vorgang angepaßt sein. Zum Beispiel: dem Wechsel von Tag und Nacht unser Tätigkeits- und Schlafbedürfnis; oder dem Wechsel der Jahreszeiten die Lebensbedürfnisse von Pflanzen, welche etwa zum Keimen Frost und zum Gedeihen Sonne brauchen.

Das Nichtaufhören von Sommer und Winter, Tag und Nacht erscheint daher sinnvoll und legt eine vernunftfinale Erklärung nahe (1. Mose 8,21–22). Wir sind aber überzeugt, daß die Pflanzen unserer Breiten dem kosmischen Wechsel angepaßt sind und nicht umgekehrt.

So erscheint uns auch die Evolution der Lebewelt als ein sinnvolles Geschehen, und zwar nur deshalb, weil höhere Lebenstüchtigkeit einem Bedürfnis in uns entspricht, keineswegs deshalb, weil uns etwa ein Bedürfnis bekannt ist, welches der Entwicklung vorherging. Ein präselektiver (vernunftfinaler) Prozeß wird also von uns hier nicht herausgelesen, sondern hineingesehen.

2. Das alleinige Ausleseprinzip der Natur ist die Erhaltung. Demgegenüber kann die Auslese der Vernunft unter den verschiedensten *Zielvorstellungen* erfolgen. Zum Beispiel kann sie gerade darauf ausgehen, Unhaltbares zu erhalten. Indessen durchbricht die Präselektion als bloßer Spezialfall der Selektion nicht deren Rahmen: Eine unzweckmäßige Zwecktätigkeit der Vernunft ist nicht ihre Würde, sondern ihr Ende.

3. Das *Durchspielen der Möglichkeiten* in der Vernunft setzt Erfahrungen voraus. Diese sind häufig lückenhaft und trügerisch und verursachen so ein irregehendes Ausleseergebnis, die Realisation entspricht dann nicht den Erwartungen. – Aber auch wenn die Vernunft die Gesetzmäßigkeiten ihrer Objekte völlig beherrscht (z.B. Schachspieler), so gehört zum Durchspielen der Möglichkeiten doch weiterhin erst noch deren Aufsuchen. Anstelle bloßer Probierhinwendungen kann die Vernunft auch eine Hinwendung zu der überschaubaren Ordnung möglicher Ansätze erwählen und damit zum systematischen Absuchen. Hierdurch kann sie die Natur in übersichtlichengen Bereichen übertreffen (z.B. in der Bildung organisch-chemischer Verbindungen).

4. *Auslese.* Der Vorteil der Vernunftsauslese gegenüber der Naturauslese liegt auf der Hand: Das Experimentieren mit Vorstellungen benötigt viel weniger Zeit als die Experimente sonst in der Natur. Was hier erst in geologischen, wird dort in kalendarischen Zeiträumen erreicht (z.B. das Fliegen).

5. *Realisation.* Der sinnfälligste, aber unwesentlichste Unterschied zwischen Vernunft- und Naturfinalität liegt in dem, was uns davon vor Augen tritt. Denn während bei letzterer das Durchspielen aller Möglichkeiten und der ganze Ausleseprozeß sich sichtbar abspielen, nimmt bei ersterer der sichtbare Vorgang nach erfolgter Vernunftsauslese einen *linearen* Verlauf. Dieser augenfällige Unterschied hat ja auch den Irrtum von einer Verschiedenheit toto genere entstehen lassen und die scheinbare Kluft zwischen Kausalität und Finalität aufgerissen.

Daß die Natur in der Art eines Denkprozesses verfährt, bedarf noch einer Ergänzung durch die Ausweitung des Blickfeldes vom Einzelfall auf das Ganze! Unser Leben zählt nicht Tage soviel wie die Natur Jahrzehntausende bloß seit dem ersten Auftreten der Säuger (Trias), seitdem also alles biologisch Wesentliche bereits da war. Unser Nachdenken ist daher selbst bei lebenslangem Studium nur ein oberflächliches Überfliegen der natürlichen Entwicklung, und *wir* können immer gerade nur *einen* Gedankengang verfolgen, die Natur jedoch Milliarden denkprozeßähnliche Vorgänge gleichzeitig nebeneinander. Ihr erwächst daraus eine uns schlechterdings unvorstellbare Kombinationsfähigkeit. Und dabei ist sie keinem Irrtum unterworfen, wie er uns aus ungenügender Anwendung der Naturgesetze unterläuft. Insoweit besitzt die Natur also eine vielfältige und kaum ermeßliche Überlegenheit über die Vernunft.

Folgerungen

Kompensierende Hypertrophie, Adaptationssyndrom auf Stress, leukozytäre Abwehrreaktion, Blutspeicher, Cornealschutzreflex und ähnliche finale Begriffe finden in einem strengen Kausaldenken ihren vollberechtigten Platz. Sie *sind* nicht moderne Reste einer vorwissenschaftlich-anthropomorphen Betrachtungsweise, sondern *haben* solche Reste oft beigemischt, lassen sich aber von ihnen vollständig läutern. Ein anthropomorphisierender Analogieschluß ist es, finale Vorgänge als primär sinnvoll und zweckmäßig zu betrachten. Sinn und Zweck sind überhaupt kein Charakteristikum für Finalvorgänge (Beispiel: Entropie). Typisch für alle Finalentwicklungen ist, daß sie nur durch Selektion zustande kommen, gleichgültig ob sie natur- oder vernunftbewirkt sind. Indessen sind Naturfinalität und Vernunftfinalität durch einige aus ihrem Wesen verständliche Kennzeichen klar auseinanderzuhalten:

Naturfinalität	*Vernunftfinalität*
erscheint u. U. sekundär sinnvoll	primär sinnvoll
Ziel (finis) nur Erhaltung	vielfältige Ziele
Durchgehen der Möglichkeiten in natura	Durchgehen der Möglichkeiten an erfahrungsbedingten Vorstellungen
Auslese in natura (Selektion)	Auslese im Vorstellungsbereich (Präselektion)
daher langsam (geologische Zeitmaße)	daher schnell (Kalenderzeitmaße)
in neuartigen Situationen nicht schnell anpassungsfähig und	rasch neu anpassungsfähig
häufig nur überwiegende Eignung bei teilweiser Widersinnigkeit (Schmerz, Fieber)	meist bald gute Angepaßtheit
Realisation auch aller Fehlentwicklungen	lineare Realisation

Diese nachprüfbaren Kriterien verwehren es uns, die Finalvorgänge in der Natur als ein primär sinnvolles Geschehen anzuerkennen. Vieles kann aber sekundär sinnvoll *erscheinen*, wenn es nämlich übereinstimmt mit dem Bedürfnis nach Lebenserhaltung. Naiver Anthropomorphismus verlegt ohne Besinnen das Bedürfnis an den Anfang des Finalvorganges. Er stellt damit jedoch den Zusammenhang auf den Kopf; denn der Erhaltungstrieb ist gar nicht Ursache, sondern selbst nur eine Folge der selektiven Naturfinalität. Daß nicht nur einem Bedürfnis ein Vorgang entspringen kann, sondern auch umgekehrt einem Vorgang ein Bedürfnis, haben wir bereits oben vorgewiesen als einen Quell von Täuschungen (Tag-Nacht-Rhythmus).

Die weitgehende Gleichartigkeit finaler Prozesse in der Natur und in der Vernunft schuf für die Naturforschung eine unschätzbare Möglichkeit: Wir können einen Finalvorgang der Natur, *ohne ihn zu kennen*, in der Vernunft gewissermaßen modellmäßig nachspielen. Um so ähnlicher, je vollständiger unsere Kenntnis des Ausgangszustandes und der allgemeinen Naturgesetze ist. Die Zielvorstellung „Erhaltung" vertritt in der Vernunft das natürliche Ausleseprinzip. Das Durchspielen der Möglichkeiten und die Auslese der geeignetsten erfolgt dann wie in der freien Natur. Durch dieses Verfahren gewinnen wir Hinweise zur Auffindung der wirklichen Zusammenhänge, sowohl der entwicklungsgeschichtlichen als auch der kausalen Abläufe in dem ausgelesenen Fall.

Das Durchdenken einer Probeaufgabe erläutert dies am besten, etwa: „Erhaltung der lebenswichtigen, nie ruhenden Gewebsdurchströmung bei schubweisem Herzauswurf mit diastolischer Pause." Bei der Spezialisierung des Kreislaufantriebs auf kurze pulsierende Abschnitte bleiben von allen gedanklich durchzuprobenden Möglichkeiten nur zwei erhaltungsfähig im Hinblick auf die ununterbrochene Durchströmung: gedanklich am einfachsten a) alternierendes Schlagen parallelgeschalteter Herzen; gedanklich schwieriger durch Einführung eines neuen Prinzips b) ein energiespeichernder Abschnitt hinter dem Herzen in Form eines betont elastischen Gefäßes. In der Naturwirklichkeit zeigt nun Branchiostoma als einfachster Chordatentyp parallelgeschaltete Herzen (Bulbilli), und bei den höheren Chordaten ist die Aorta auf die „Windkesselfunktion" spezialisiert.

Bereits Kant hat die Behauptung einer inneren Zweckmäßigkeit der Natur zurückgewiesen und doch gleichzeitig die Zweckbetrachtung („Erhaltung des Lebens") als *heuristisches Prinzip*, als Fahndungsgrundsatz für die Naturforschung bezeichnet, ohne – zwei Menschenalter vor Darwin – einen Zusammenhang zwischen natürlichem und vernünftigem Geschehen sehen zu können, wie er hier dargestellt ist als Parallele zwischen Selektion und Präselektion.

Anmerkungen

I. In anderer Weise ist durch das Heranziehen der *Akausalität* das Finalitätsproblem jüngst zu lösen versucht worden (PASCUAL JORDAN). Die Tatsache, daß wir im atomaren Bereich prinzipiell keine Kausalvorgänge nachweisen können (HEISENBERG), wurde zur Einführung einer übersinnlichen Finalität ins Naturgeschehen benutzt, wobei unterstellt wird, die akausalen Vorgänge würden übersinnlich planvoll gelenkt (s. S. 3). Wir stellen dazu fest: Wenn dies richtig wäre, müßten die Finalvorgänge in der Natur die Kennzeichen präselektiver Vorgänge besitzen; in Wirklichkeit entsprechen sie den Kriterien der selektiven (Auslese nur im Sinne der Erhaltung, geologisch-langsamer Wandel, teilweise Widersinnigkeit usw.).

II. Aus gleicher Fachrichtung ganz anders erklärte MAX PLANCK das Finalitäts-Kausalitäts-Verhältnis: s. S. 8/9 und Abb. 2. PLANCK bringt dies als ein Beispiel für das Prinzip der kleinsten Wirkung, dem sämtliche Naturvorgänge unterliegen. Wie schon LEIBNIZ folgert er, daß also im ganzen Bereich der Natur eine Gesetzmäßigkeit herrscht, welche „eine Formulierung zuläßt, die einem zweckmäßigen Handeln entspricht. Sie stellt also eine vernünftige Weltordnung dar ...“ In aller Ehrerbietung gegenüber LEIBNIZ und PLANCK zögerten wir doch nicht, hier mit klaren Gründen zu widersprechen und diese Ihrem Urteil vorzulegen.

PLANCK erklärte in seinem Paradigma: Entsprechendes wie in der Physik dürfte auch in der Biologie zutreffen. – Ein entsprechendes biologisches Beispiel: Die bekannten Drehungen und Flexionen, welche die Fruchtwalze bei der Geburt ausführt, erfolgen, wie SELLHEIM gezeigt hat, nach dem Prinzip des kleinsten Zwanges. Man könnte zu einer teleologischen Interpretation wie oben versucht sein, da das Kind also auf dem relativ bequemsten Wege zur Welt kommt. Jedoch, auch die gebärunfähige mentoposteriore Gesichtslage wird auf dem Wege des kleinsten Zwanges erreicht, d.h. die gröbste Zweckwidrigkeit. Jenes blinde Prinzip können wir nicht als Ausdruck einer vernünftigen Ordnung ausdeuten.

III. KANT, der eine bis heute aktuelle Kosmogonie entwarf, der die Subjektivität der euklidischen Raum- und der Zeitvorstellung bewies, der die Kausalität als einen Verstandesbegriff erkannte und der die Evolution der Organismen antizipierte, hat einen bis heute vielbeachteten Lösungsversuch gegeben mit seiner Unterscheidung zwischen empirischer und intelligibler Natur. Empirisch gilt der Kausalnexus uneingeschränkt. Hinsichtlich des Kausalität-Finalität-Problems war KANT der Überzeugung, „eine Erklärungsart schließt die andere aus“, jedoch sei das gemeinschaftliche Prinzip der mechanischen einerseits und der teleologischen Ableitung andererseits das Übersinnliche, „das übersinnliche Substrat der Natur, von dem wir nichts erkennen“. Diese Problemlösung geht davon aus, es sei uns schlechterdings unmöglich, aus der Natur selbst hergenommene Erklärungsgründe für Zweckverbindungen zu schöpfen. Zweckmäßigkeit durch Naturmechanismus bezeichnete KANT als ungereimt, phantastisch und als Hirngespinst. Über die Tragfähigkeit dieses Grundpfeilers seiner Überzeugung urteilte er allerdings selbst: „Wir können die Unmöglichkeit der Erzeugung der organisierten Naturprodukte durch den bloßen Mechanismus der Natur keineswegs beweisen.“ Zwei Generationen später kam DARWIN und begründete überzeugend Zweckmäßigkeit durch Auslese, d.h. durch Naturmechanismus. KANT hat selbst ein Kriterium für die Richtigkeit seiner Lösung des Finalitätsproblems gegeben, das über das Tatsachenwissen seines 18. Jahrhunderts hinausging, von uns aber heute genutzt werden kann. Ich verweise auf seine im § 80 der „Kritik der Urteilskraft“ ausgesprochene Überzeugung, daß es *nur arterhaltend zweckmäßige Erbänderungen* geben könne, und seine eigene ausdrückliche Erklärung dazu, andernfalls würde die Anwendung des seiner Darstellung zugrunde liegenden Prinzips der Teleologie sehr unzuverlässig und für die uns bekannten Lebewesen ungültig.

Unsere Lösung des Finalitätsproblems darf nicht auf eine leicht gegebene, schnelle und allgemeine Zustimmung rechnen. Den Charakter eines ernsthaften Versuches zur Bereinigung der wohl gröblichsten Unsauberkeit unserer wissenschaftlichen Erklärungsweise wird ihr niemand absprechen können. Die Zuversicht auf Bewährung spricht sich aus in der Bitte, kritisch zu prüfen und eine andere Reinigung von dem wissenschaftlichen Makel zu versuchen.

Zusammenfassung

Eine Problemlösung wird unterbreitet, welche darlegt, daß es in der Natur nicht vernünftig zugeht, sondern in der Vernunft natürlich. Eine Zielvorstellung erübrigt nicht das Durchgehen der Möglichkeiten und die Auslese der geeignetsten. Sie ist nicht schöpferisch, sondern nur verwerfend. Vernünftiges und natürliches Geschehen ist gleichermaßen durch Auslese zielgerichtet und in diesem Sinne final. Die Finalerklärung umfaßt einen Komplex kausaler Abläufe und bezeichnet das Auslesemoment (z.B. *Schutz*reflex). Sie leistet, *was die Kausalanalyse eines einzelnen finalen Ablaufes gar nicht vermag*, nämlich macht diesen in seiner Auserlesenheit verständlich. In diesem Sinne hat die Finalerklärung in der Medizin und allgemein in den Naturwissenschaften ihren wohlberechtigten Platz. Zu einer wissenschaftlich widerspruchsvollen Betrachtungsweise wird sie nur, wenn man den allgemeinen Fall aus dem speziellen ableiten will, die Naturfinalität aus der Vernunftfinalität, und nicht umgekehrt.

Diagnostik

Allgemeines

Die Feststellung der Psychogenese per exclusionem ist eine unerfüllbare Aufgabe. Nicht nur, weil Patient und Arzt nach einer gewissen Zahl negativer diagnostischer Bemühungen einander überdrüssig zu werden pflegen, sondern weil man die Möglichkeiten auch der modernsten Diagnostik nicht überschätzen darf. Richtig ist aber, daß eine gründliche körperliche Untersuchung jeder Psychodiagnostik vorauszugehen hat. Die Lokalisierung einer psychogenen Störung an einem vorgeschädigten locus minoris resistentiae kommt häufig vor, und der bündigste Nachweis psychogener Momente samt erfolgreicher Psychotherapie bliebe ohne Berücksichtigung des organischen Befundes eine unzulängliche Sache. Für den positiven Nachweis der Psychogenese einer Störung geben wir in diesem Abschnitt methodische Hinweise, und als ein praktisches Beispiel sei die Abklärung der psychogenen Angina pectoris auf S. 300ff. genannt.

Die Diagnose einer psychogenen Erkrankung muß eine bestimmte verbindliche Form haben. Es ist ein Wirrwarr, wenn der gleiche Fall aufgrund des gleichen Befundes von verschiedenen Ärzten als „Ohrensausen", „Gefäßneurose" „Neurotiker", „psychogen" oder „o.B." bezeichnet wird. Wir meinen den konkreten Fall auf S. 330. Eine Lösung dieser Schwierigkeit ist nur möglich, wenn man nicht mit *einem* Worte alles sagen will. Wir haben bei der Diagnose einer psychogenen Erkrankung 5 Punkte zu berücksichtigen:

Organische Disposition,
Psychische Disposition,
Auslösende Situation,
Pathogenese,
Symptom.

Zugunsten einer gewandteren sprachlichen Ausdrucksweise ändern wir aber die Reihenfolge, d.h. kehren sie im wesentlichen nur um, und kennzeichnen dann unseren eben genannten Fall diagnostisch folgendermaßen:

1. Pathogenese:	Affektbedingtes
2. Symptom:	Ohrensausen
3. Auslösende Situation:	bei Berufsschwierigkeiten
4. Psychische Disposition:	–
5. Organische Disposition:	und neurozirkulatorischer Dystonie.

Entsprechend muß es in anderen Beispielen heißen:
- Affektbedingte Impotenz bei Impotenz-Befürchtung eines explosiblen Psychopathen (Fall S. 424 Mitte), oder:
- Bedingt-reflektorisches, urtikarielles Exanthem bei Aufregungen seit einem Sturz in Brennesseln (Fall S. 472 ob.), oder:
- Autosuggestive Parese beider Arme bei Onanieproblematik nach psychischer Fehlentwicklung (Fall S. 507 unt.), oder:
- Aggravierte Rückenschmerzen bei beruflich-häuslicher Überlastung (Fall auf S. 458) usw.

So muß eine klare und ordentliche Diagnose in der Psychotherapie schon gestaltet sein. Wenn man die Formulierung kürzer halten will oder bis zur Abklärung auch halten muß, dann empfiehlt es sich, regelmäßig das Symptom mit der Beifügung „psychogen" anzugeben, also Psychogenes Ohrensausen, Psychogene Impotenz, Psychogenes Exanthem usw. Eine uneinheitliche Benennung unter Herausgreifen hier des einen, da des anderen Gesichtspunktes muß jede Übersicht zerstören.

Die „*Internationale Klassifikation der Krankheiten*" registriert diese Krankheitsbilder einfach nach ihrer Symptomatik:

316 Psychosomatische Krankheiten mit Gewebsschädigung behalten ihre auch sonst übliche Schlüsselnummer und zur Kennzeichnung der *psychischen Faktoren* im individuellen Fall zusätzlich die Ziffer 316, also z. B. beim Ulcus ventriculi die Doppelzahl 316 und 531.

306/307 *Psychosomatische Funktionsstörungen* werden unter der Nummer 306 verschlüsselt und nach ihrer Lokalisation untergliedert; hier fehlen die Störungen am Nervensystem, doch erscheinen diese als spezielle Symptome unter der Nummer 307.

306.0 Muskel-Skelett-System	307.0 Stottern
.1 Atmungssystem	.1 Anorexia nervosa
.2 Herz-Kreislauf-System	.2 Ticks
.3 Haut	.3 Bewegungssterotypien
.4 Magen-Darm-Trakt	.4 Schlafstörungen
.5 Urogenitalsystem	.5 Sonstige Eßstörungen
.6 Endokrines System	.6 Enuresis
.7 Spezielle Sinnesorgane	.7 Enkopresis
.8 Sonstige	.8 Psychogener Schmerzzustand
.9 Nicht näher bezeichnete	.9 Sonstige

Die psychosomatische Funktionsstörung Impotenz ist unter Sexualstörungen eingeordnet, neben den Perversionen und gemeinsam mit der Frigidität (302.7).

300 *Neurosen* werden nach ihrer psychischen Symptomatik gegliedert, wobei die ihnen ähnlichen Zustände abzugrenzen sind:

300	Neurosen	Nicht Streßreaktionen (308), Anpassungsstörungen (309), kinder- oder jugendspezifische Störungen (313–315)
.0	Angstzustände	Nicht psychosomatische Funktionsstörungen (306)
.1	Hysterie	Nicht hysterische Persönlichkeit. (301.5)
.2	Phobie	
.3	Zwangsneurose	Nicht anankastische Persönlichkeit. (301.4)
.4	Depressive N.	Nicht reaktive Depressionen (298)
.5	Neurasthenie	Nicht asthenische Persönlichkeit. (301.6)
.6	Neurotisches Depersonalisationssyndrom	
.7	Hypochondrie	
.8	Sonstige (z. B. Psychasthenie)	
.9	Nicht näher bezeichnete	

Mißbrauch oder Abhängigkeit von Alkohol, Arzneimitteln oder Rauschgift wird gesondert unter 303–305 registriert.

Die psychische Genese ist immer zu beweisen und nicht nach Ausschluß anderer Ursachen zu unterstellen, vielmehr sind ungeklärte Symptome unter 780–799 einzuordnen, ebenso nicht anders klassifizierbare Verhaltens- oder depressive Störungen unter 311 und 312. – Simulation und Krankheitseinbildung sind trotz ihrer praktischen Bedeutung nicht als medizinische Tatbestände aufgeführt (soweit sie sich nicht in Artefakten, phobischen und hypochondrischen Symptomen ausweiten).

Diese 9. Revision der Internationalen Klassifikation weist gegenüber der vorausgehenden gerade auch auf dem hier besprochenen Gebiet gewisse Veränderungen auf, die zeigen, daß die Einteilungsbemühungen noch im Flusse sind. Beispielsweise wurde der Neurosebegriff im Handbuch der 8. Revision in seinem weiteren Sinne unter Zusammenfassung der psychischen und der psychogenen körperlichen Störungen angewandt; aber in der damaligen Taschenbuchausgabe und auch in der neuen Ausgabe für unsere Ärzte erscheint er nur in seinem engeren Sinne.

Die vorliegende Klassifikation ist von der 29. Weltgesundheitsversammlung angenommen worden. Sie ist in der DDR Grundlage für die statistische Berichterstattung über Ergebnisse und Leistungen und für den internationalen Vergleich. Sie wird zunächst in dieser Form bis etwa 1990 verbindlich bleiben.

So notwendig eine korrekte Verschlüsselung in diesem Sinne ist, die statistische Eingruppierung ist kein Ersatz für die individuelle Diagnose. Man braucht nur einmal die obengenannten Beispiele zu klassifizieren: Ohrensausen 306.7, Impotenz 302.7, Urtikaria 316 und 708, Parese 506.0 und die aggravierten Rückenschmerzen etwa als Myalgie 729.1, als Erschöpfung 994.4, als Anpassungsstörung 309.3 oder gar nicht. Eine für die Therapie richtungweisende Einsicht zeigt sich nur in der oben geschilderten eingehenderen Diagnose.

Im folgenden behandeln wir zuerst als grundlegende Methode die Explorationsdiagnostik, anschließend die der Objektivierung der Psychogenese dienende Provokations- und Enthemmungsdiagnostik, dann eine Reihe von z.T. unentbehrlichen Hilfsmethoden.

Explorationsdiagnostik

Die psychische Exploration verfolgt ein Hauptziel und ein Hilfsziel. Das Hauptziel ist die Prüfung des *zeitlichen Zusammenhanges* zwischen dem Einsetzen einer psychischen Belastung und einer körperlichen Erkrankung. Diese Aufgabenstellung an sich ist durch nüchterne Klarheit und sachliche Lösbarkeit gekennzeichnet. Sie wird verschärft durch den selbstverständlichen kritischen Nebengedanken, daß ein zeitlicher Zusammenhang ein bloß zufälliger sein kann. Theoretisch ist das Mitspielen des Zufalls beim Zusammentreffen seelischer und körperlicher Vorgänge niemals mit idealer, 100%iger Sicherheit auszuschließen; niemals, d.h. auch nicht z.B. bei Schmerzempfindungen oder Willenshandlungen, denn auch für den Schmerz oder das Wollen als subjektive Wahrnehmung kennen wir keinen kausalen, sondern nur einen zeitlichen Zusammenhang mit körperlichen bzw. zerebralen Vorgängen. Der Gedanke einer prinzipiellen Zufallsmöglichkeit muß also quantitativ präzisiert werden hinsichtlich der Zufallswahrscheinlichkeit. Der zeitliche Zusammenhang zwischen einem psychischen und einem körperlichen Vorgang *kann*, wie das Beispiel der Willenshandlung zeigt, mit an Sicherheit grenzender Wahrscheinlichkeit als nicht zufällig erkannt werden, man möchte weniger theoretisierend „mit absoluter Sicherheit“ sagen. Dieses in trillionenfacher Erfahrung gewonnene Maß an Wahrscheinlichkeit kann in der Diagnostik psychogener Erkrankungen begreiflicherweise nicht erreicht werden, jedoch läßt sich vielfach ein hohes und selbst ein an Sicherheit grenzendes Maß an Wahrscheinlichkeit gewinnen, und zwar auf genau dem gleichen Wege, nämlich durch Häufung gleichartiger Erfahrungen. Tausendfache Erfahrung, daß Angst zu Durchfall führen kann, Ekel zu Erbrechen, Zorn zu Blutdrucksteigerung, Furcht zu Impotenz usw. macht bei einem erneuten zeitlichen Zusammentreffen den inneren Zusammenhang wahrscheinlich. Da häufige Ereignisse auch häufiger Zufallsverbindungen eingehen, reichen bei selteneren Ereignissen auch relativ kleinere Zahlen übereinstimmender Beobachtungen aus, um ein nicht bloß zufälliges Zusammentreffen wahrscheinlich zu machen. Ein Beispiel hierfür ist der Schreck-Basedow, in gleicher Weise das plötzliche Weißwerden der Haare, der Eintritt einer Achalasie, einer absoluten Arhythmie u.a. nach gewissen Affekten. Immer ist die Wahrscheinlichkeit eines inneren Zusammenhangs abhängig von der Beobachtungszahl; und wer über keine einschlägigen Erfahrungen oder Kenntnisse bei einem bestimmten Krankheitsbild verfügt, kann selbstverständlich bei einem Einzelfall nur etwas von der prinzipiellen Zufallsmöglichkeit, aber nichts von der konkreten Zufallswahrscheinlichkeit sagen. Immerhin läßt sich oft noch am einzelnen Patienten eine Serie übereinstimmender Beobachtungen gewinnen, wenn man nämlich nicht nur den Krankheitseintritt, sondern auch Besserungen, Verschlechterungen, erscheinungsfreie Zeiten, Rezidive usw. an entsprechende Änderungen der psychischen Belastung gebunden findet. Es kann dadurch bisweilen noch eine an Sicherheit grenzende Wahrscheinlichkeit für einen außerzufälligen Zusammenhang erzielt werden. Dies ist selbst bei der mit besonderen Problemen verbundenen Kinderpsychotherapie möglich (Göllnitz, Israel, Rösler). Selbstverständlich muß die Feststellung zeitlicher Zusammenhänge mit Präzision und Kritik vorgenommen werden. Ungenauigkeiten oder Suggestivfragen, die zur unzutreffenden Konstruktion eines zeitlichen Zusammenhanges führen, ziehen einen hohen Aufwand sinnloser therapeutischer Bemühungen für den Arzt und den Patienten nach sich.

Bei der Prüfung der zeitlichen Zusammenhänge muß eine Latenzzeit bis zum Auftreten der körperlichen Symptomatik berücksichtigt werden, die gewissen Regeln folgt. Die zeitliche Reaktionsnorm auf affektive Konflikte erwies sich als altersabhängig. Das Zahlenverhältnis früher zu verzögerten Reaktionen fällt von der Kindheit bis zum Alter ständig ab, und zwar von 4,8 auf 0,5. Chronischen Belastungen hält der ältere Mensch wesentlich länger stand als der jüngere. Vergleicht man die Resistenz unter und über 2 Jahren Dauer, so ist sie bei den bis 30jährigen sehr signifikant geringer als bei den Älteren. Auch die verschiedenen Erkrankungen zeigen unterschiedliche Latenzzeiten. Am häufigsten treten rasche Reaktionen bei Asthma und Migräne ein, dann auch bei Kopfschmerzen und Schlafstörungen sowie Störungen der Willkürmotorik. Ein deutliches Überwiegen ist auch bei der Colitis mucosa und Tetanie festzustellen, in abnehmendem Maße bei Obstipation, Herzsymptomen, Colitis ulcerosa und peripheren Kreislaufstörungen. Bei der Ulkuskrankheit beginnen dann verzögerte Reaktionen zu dominieren, d.h., erst nach einer längeren Belastung kommt es in der Regel zur Manifestation der Krankheit (Clauser).

Das Feststellen zeitlicher Zusammenhänge bis zum Unwahrscheinlichwerden des Zufalls ist eine unangreifbar wissenschaftliche Methode. Dieses Prädikat darf eine Exploration nicht beanspruchen, wenn sie darauf ausgeht, zu prüfen, ob das körperliche Symptom als psychisches Symbol verstanden werden kann. Die Erklärung eines Knöchelbruchs dadurch, daß die Patientin sich an diesem Tage eines früheren moralischen „Fehltritts" erinnerte, entbehrt jeder wissenschaftlichen Verbindlichkeit. Ebenso die „Deutung" eines Asthma als sexuelle Ersatzbefriedigung, wobei die Trachea die Vagina und die Luftsäule den Phallus vertrete, oder die Erklärung einer Impotenz damit, daß der Patient unbewußt Sperma mit Urin verwechsele, seine Partnerin mit seiner Mutter und seine eigene Situation mit seiner Säuglingszeit. Genauso die Herleitung einer Obstipation davon, daß die Patientin mangelnde „Hingabebereitschaft" habe. Dagegen ist wissenschaftlich relevant die einfache Tatsache, daß Frigidität in weit über zufälliger Häufigkeit mit Obstipation zusammentrifft. Es ist notwendig, daß man sich über den Unterschied zwischen allgemeinverbindlichen Fakten und bezweifelbaren Hypothesen absolut im klaren ist, wenn man ein stichhaltiges Explorationsergebnis erarbeiten will.

Das Suchen nach originellen Formulierungen, mit denen man das körperliche und das psychische Verhalten sozusagen unter einen Hut bringen kann, ist keine wissenschaftliche Arbeitsleistung, sondern nur ein modernes Beispiel für die altbekannte Tatsache, daß im allgemeinen mehr Spitzfindigkeit zur Bestätigung von autoritären Lehrsätzen aufgewandt wird als Vernunft zu ihrer kritischen Prüfung. Die Symptom-Symbolik („Organsprache", „Semantik der Symptome", „Gebärdensprache des Leibes", „Ausdruckspathologie") wird oft wie ein Dogma behandelt und nicht wie eine Hypothese. Deren Brüchigkeit haben wir schon anderwärts dargelegt. Hier sei betont, daß die Beweiskraft einer Exploration nicht auf Gedankenkunststücke aufgebaut werden kann, sondern nur auf die Güte und die Zahl von Beobachtungen.

Wir haben eingangs gesagt, daß die Exploration auch ein Hilfsziel verfolgt. Ohne sich dieses zu stecken, erreicht sie bisweilen nicht das Hauptziel: die Prüfung des zeitlichen Zusammenhanges zwischen psychischer Belastung und Erkrankung. Es kann nämlich die psychische Überlastung aus dem Auflegen einer Last zu einem bestimmten Zeitpunkt allein nicht abgelesen werden, oft ist es nur der Tropfen, der ein Gefäß zum Überlaufen bringt. Die individuelle Tragfähigkeit spielt bei der Frage der Überlastung außerdem eine ebensogroße Rolle. Es ist notwendig, sich ein Bild von der *Veranlagung und Entwicklung des Patienten* zu machen. Dieses Hilfsziel zu erreichen, beansprucht gewöhnlich die meiste Zeit im Rahmen der Diagnostik. Gerade deshalb aber vergesse man nie, daß die Vertiefung in die Lebensgeschichte und Persönlichkeit eines Menschen kein Selbstzweck ist. Zumal, wenn man nicht daran gläubig ist, daß „die Neurose“ auf verdrängten Kindheitserlebnissen beruhe, bis zu denen man nun schürfen müsse. Wie in der Natur die Kausalverknüpfungen sich bis ins Unendliche zurückverfolgen lassen, so im Psychischen die Zusammenhänge bis zum ersten Dämmern des Bewußtseins. Selbstverständlich gibt es Fehlentwicklungen, die in jenen frühesten Stadien wurzeln. Selbstverständlich kann es dann unumgänglich nötig sein, psychodiagnostisch bis ins Detail dorthin vorzudringen. Aber, daß dies immer oder auch nur sehr häufig so sei, ist eine zu Unrecht behütete Hypothese. Dagegen muß betont werden, daß überflüssige „Seelenspaziergänge“ (J. H. Schultz) zwar für den Psychotherapeuten interessant, aber für den Patienten schädlich sein können. Es werden ja dabei nicht nur unsinnige, sondern auch sinnvoll von der Sitte errichtete Tabus durchbrochen. Wo dies zur Heilung eines Leidenden notwendig ist, muß dieser Eingriff erfolgen und auch für die psychische Heilung Sorge getragen werden. Dagegen ist ein Herumoperieren ohne Indikation und nur aus Interesse zu verwerfen. Aus diesem Grunde betonen wir, daß die Vertiefung in die Lebensgeschichte nur Hilfsaufgabe ist, deren Sinn sich letztlich in der Nutzbarkeit für die Therapie erschöpft. Auch bei Beschränkung auf das Erforderliche wird der Explorierende ohnehin viel Sand zu seihen haben, um Goldkörner zu finden.

Die *Explorationstechnik* setzt zweierlei voraus: Begabung und Kenntnisse. Was eine glückliche Veranlagung, ausgereift im vielseitigen verständnisvollen Umgang, in puncto Gesprächsführung gelernt hat, vermag kein Reglement zu ersetzen. Es hieße, jemandem die Arme amputieren und dafür Prothesen zu bieten. Die natürliche Fähigkeit in ihrer individuellen Form ist die Basis jeder Psychotherapie. Lust und Liebe dazu pflegen der Begabung parallel zu gehen. Zusätzliche Kenntnisse sind nicht ebenso unerläßlich. Schöne sporadische Erfolge lassen sich auch ohne sie erzielen. Die Leistungsbreite der heutigen ärztlichen Psychotherapie ist jedoch ohne spezielles Wissen und methodische Disziplin undenkbar.

Methodisch unterscheiden wir die *Kurzexploration* und die bei ihrem Versagen erforderliche *systematische Exploration*. Die *Kurzexploration* versucht die Klärung geradewegs zu erreichen. Man eröffnet dem Patienten, daß trotz der eingehenden Untersuchung keine krankhafte Organveränderung zu finden war, daß die Störung der Körperfunktionen vielmehr nerval bedingt sei, vielleicht durch seelische Belastungen, man schlüge daher eine Suche nach den Ursachen in dieser Richtung vor.

Einige Patienten, nicht nur Simulanten, begehren hier auf, man hielte also wohl ihre Beschwerden für Einbildung. Andere vermeinen, so ausgeprägte Beschwerden könnten doch nicht von den Nerven kommen. Manche aber werden das nur im stillen denken. Will man bei der Psychotherapie nicht von vornherein Steine im Weg haben, ist es wichtig, keinen Zweifel darüber zu lassen, daß die Funktionsstörungen nachgewiesen seien oder nicht bezweifelt würden, sondern daß ja gerade ihretwegen die Klärung fortgesetzt werden soll. (Bei Simulanten wie bei organischen Krankheiten psychischer Genese wird man natürlich etwas andere Formulierungen wählen.) Viele Patienten halten aber die Berücksichtigung seelischer Ursachen für etwas ganz Natürliches, ganz gleich ob sie solche schon selbst angenommen haben, richtig oder falsch, oder ob ihnen in ihrem Fall solche Zusammenhänge nicht aufgefallen sind.

Ist man sich der Zustimmung des Patienten zur gesprächsweisen Exploration sicher, so fragt man ihn, ob er seinerzeit bei Ausbruch der Beschwerden größere Sorgen, Kummer oder etwas Besonderes erlebt hätte. Auffällig rasche und lachende Verneinung ist selten und dann auf Überkompensieren eines Versagens verdächtig. Weiß der Patient nichts vorzubringen, so fragen wir speziell nach seiner beruflichen, familiären und sonstigen Lebenssituation zur damaligen Zeit. Ergeben sich Hinweise, so verfolgen wir vergleichend den zeitlichen Verlauf des psychischen und körperlichen Befindens. In zahlreichen Fällen gelingt es so im direkten Zugriff, die Grundlagen einer psychogenen Erkrankung in dem therapeutisch erforderlichen Umfang zu klären, nämlich bei vegetativen Affektreaktionen ohne Fehlentwicklung, bei einfachen Überforderungen, bei bedingt-reflektorischen Fixierungen und bei Autosuggestionen. Es ist wichtig, daß man nicht nur fragen, sondern auch zuhören kann.

Selbst bei mancher psychischen Fehlentwicklung bekommt man so den Ariadnefaden in die Hand, der durch das Labyrinth der Vergangenheit des Patienten zum Ausgangspunkt führt. Zur Klärung, ob eine Fehlhaltung für die Auslösung der körperlichen Symptomatik maßgebend war, ist die damalige Lebenssituation und die psychische Reaktion des Patienten in aller Klarheit gegenüberzustellen und zu prüfen, ob er situationsgerecht reagierte. So leicht das Erkennen einer Fehleinstellung sein kann, so schwer das Auffinden ihres Ausgangspunktes. Die Sondierung erfolgt nach den Vermutungen des Arztes und führt manchmal zum Ziel. Vielfach erweisen sich aber die Mutmaßungen selbst eines Erfahrenen als ergebnislos. Die Kurzexploration belehrt in diesem Falle auch den Patienten darüber, daß in dieser Form nichts zu erreichen ist, und schafft damit eine günstige Voraussetzung für seine verständnisvolle Mitarbeit bei der systematischen Exploration.

Die *systematische Exploration* wirft über das ganze Leben des Patienten ein Netz von Fragen, um anlagemäßige oder unter besonderen Belastungen entwickelte Fehlhaltungen in ihrer ganzen Ausbildung zu erfassen. Sind die Maschen des Fangnetzes zu groß, kann Wichtiges entgehen, sind sie zu klein, so wächst der arbeitsmäßige Leerlauf bei ihrem Absuchen. Wir halten das folgende Frageprogramm für angemessen. Die leitenden Gesichtspunkte ergeben sich aus den Kapiteln „Psychische Anlage – Fehlveranlagungen“ und „Psychische Entwicklung – Fehlentwicklungen“. Ohne Kenntnis der dort dargestellten Tatsachen ist der ganze Fragenablauf eine nutzlose Beschäftigung, zu vergleichen einer ausführlichen Krankenuntersuchung ohne Vorkenntnisse in der Anatomie und Pathologie. Bei sachverständigem Vorgehen wird man dort, wo sich ein auffälliger Befund zeigt, eingehendere Erhebungen machen, die das allgemein-orientierende Untersuchungsschema nicht vorschreibt.

Bei allem hüte man sich hier vor der unpersönlichen, wenig ergiebigen Form eines Frage-und-Antwort-Spiels, sondern wahre den Charakter eines klärenden Gesprächs, das nacheinander folgende Punkte berührt.

Zeitgenaue Eigenanamnese. Familienanamnese, insbesondere auffällige Persönlichkeiten.

Frühe Beziehung zur Mutter, zum Vater, der Eltern untereinander, zu den Geschwistern. Erziehungsweise. Spielverhalten. Einschulung, Schulleistungen, Beziehung zu den Lehrern, Mitschülern. Freundschaft.

Flegeljahre, sexuelle Aufklärung, Jugendsexualität, Befürchtungen daraus, Jugendinteressen, Ideale, Ideal und Wirklichkeit, Freundeskreise.

Beruf, Berufswahl, Berufsleistungen, Berufsbelastungen, Berufsärger, Berufswechsel (-wunsch), Beziehungen zu Vorgesetzten, Mitarbeitern, Untergebenen.

Gattenwahl, Eheleben, Ehekrisen, Kinder, Wohnverhältnisse, gemeinsames Schlafzimmer mit Kindern? Familienleben, Frau berufstätig? Wirtschaftslage. Beziehung zu den Verwandten und Nachbarn.

Ausspannung, Liebhabereien, Geselligkeit, Trunk und Essen, Besitz, Geltung, Ehrenämter, Auseinandersetzungen. Lebenswerte und höhere Maßstäbe. Gedanken an Versäumtes, Erhofftes, Alter, Tod.

In diesem Netz von Fragen verfangen sich in der Regel Situationen und Reaktionen, die eine psychische Fehlhaltung klären. Von dem *mutterlos* aufgewachsenen Kontaktschwachen mit seinen Schwierigkeiten im Liebes- und Eheleben, die ihn schließlich mit einer Impotenz zum Arzt führen, bis zum *todesfürchtigen* jungen und lebenshungrigen Heilstättenpatienten, der andere zugrunde gehen sah und nun allnächtlich mit Tachykardien und Pektanginen nach der Klingel greift oder mit Alkohol seine Herzerscheinungen erfolgreich therapiert. Die eigentliche Aufgabe besteht also darin, zu sehen, ob unter besonderen Lebensumständen eine Verhaltensweise sich entwickelt hat, die für das normale Leben eine Fehlanpassung bedeutet, oder umgekehrt, ob ein Fehlverhalten sich zurückführen läßt auf eine Anpassung an abnorme Lebensumstände. Man prüft also bei auffälligen Situationen bleibende Reaktionen oder bei auffälligen Reaktionen zugrunde liegende Situationen. Es kann eine einzelne Situation den Suchfragen viel leichter entgehen als bleibend auffällige Reaktionsweisen. Deren primäre Beachtung ist wichtig. Sie darf nicht durch die anschaulichere, nur an äußere Lebensumstände anknüpfende Betrachtungsweise in den Schatten gedrängt werden! (Verhaltensauffälligkeiten s. S. 75/76 und 80.)

Die Klärung, ob ein solches Dauerverhalten erlebnisbedingt ist, wird in systematischer Form herbeigeführt durch die Prüfung, *vor* welchem Zeitpunkt es nicht bestand und in welche Lebenssituationen die Entstehungszeit fällt. Läßt sich die Fehlhaltung bis in die Kindheit zurückverfolgen, so darf eine anlagemäßige Abnormität nicht einfach angenommen werden, wenn eine gestörte Kindheitsentwicklung ersichtlich ist. Diese ist in solchem Falle einer speziellen Klärung zu unterziehen. Die Erfahrung lehrt, daß diese Aufgabe langwieriger, schwieriger und therapeutisch weniger aussichtsvoll ist als die Behandlung später entstandener Fehlentwicklungen. Daß frühkindlich erworbene Fehlhaltungen in jedem Falle „die Neurose“ begründen, stimmt mit der Erfahrung *nicht* überein und ist als doktrinäre Einseitigkeit abzulehnen. Im Krankengut des Internisten spielen solche Fälle vielmehr eine zahlenmäßig sehr bescheidene Rolle. Beim Psychiater liegen die Verhältnisse zwangsläufig anders. Bei den auffälligen Reaktionsweisen kann es sich grundsätzlich auch um abnorme Veranlagungen handeln, also anlagemäßige Selbstunsicherheit, Verstimmtheit, Überempfindlichkeit usw. Sie lassen sich dann auf keine Ausgangssituation zurückführen, weisen dagegen oft eine familiäre Belastung auf. Wir verweisen auf das Kapitel „Psychische Fehlveranlagungen (Psychopathien)". Ob einer Fehlhaltung eine Fehlentwicklung zugrunde liegt, ob also therapeutische Möglichkeiten bestehen oder nicht, ist bei der systematischen Exploration tunlichst zu klären.

Folgende Seiten bieten Beispiele (falls mehrere, zeigt die Punktstellung hinter der Seitenzahl, ob das obere oder untere gemeint ist):

Auslösende Situation Todesfall 248 292˙ 311 315 327 332 374 378 380. 381 390 511 522 523 553; Krankheitsfall 397 507. 509. 522 523 572; Erkrankungen 345 413; Symptomfehldeutung 321 373 376 423˙ 486. 487; Unfall 374 381˙ 501. 540; Überfall 463. 523; Krankenhaus 430 505˙; vor Operation 317 369˙; Eingriffe 374 379. 482.; Kunstfehler 358; Iatrogen 321 322 368 423. 455 505˙; Liebesenttäuschung 327 390. 532 552; Untreue 329 347. 357 391 410 421 505. 522 536; Scheidung 374 410 468 505.; Probleme der Sexualität 367 368 422 435˙ 455 461. 470. 505., der Kohabitation 326. 327˙ 368. 420 421˙ 422˙ 436˙ 522 544, des Geschlechts 140, der unehelichen Grav. 522, der Ehe 96 326 348˙ 355 409 421. 435 435. 436 457 471. 472 507 569, der Familie 328 374 378˙ 400˙ 413 416 523, der Familienneurose 434, der Erziehung 360 369 390˙ 487 522 523, der Wohnung 374; Milieuwechsel 523; Trennung 480. 522 552; Alleinsein 347˙ 543.; Nicht-Alleinsein 297 512; Berufsprobleme 386. 506˙; -konflikte 385 410˙ 461 487., -überlastung 292˙ 327. 328 330 374 386˙ 456 504. 514˙ 523; Rentenbegehren 510.; Flucht in die Arbeit 507˙; gerichtliche Verfolgung 328 374 376 379˙ 508.; Kriegsereignisse 327 374 378. 381 388 423˙ 518˙ 522; andere Situationen der Angst 117 294 303 310˙ 347. 368 398˙ 415 422. 514˙ 550 567, der Erwartungsspannung 292 314 317 368 374 416 480˙ 484 523, des Ärgers 117, der Enttäuschung 504˙ 518 518. 555˙ 574, des Ekels 296 374, der Peinlichkeit 324 325 352˙ 523 527, der Herabsetzung 563 564, der Schuld 374, des Rechtsgefühls 501., der Weltanschauung 504˙ 523, der Ambivalenz 293 310. 468 468. 469, der Erregung 293 316 348 374 385 416 470 476 480 486. 510.; bedingte Reize 295 303 353. 361 410 415 531 531.

Psychische Disposition (Fehlentwicklung oder *Fehlveranlagung*) Hereditär *369 480˙ 480 487*; Retardierung *347˙ 382 409˙ 434*; Oligophrenie *369 508*; Unbeherrschtheit *378* 422; Erziehungsfehler 361 386. 410 434 501. 505. 519˙; Einzelkind 398˙ 487 506˙ 518˙ 563 574; Mutterbindung 361 523; Vateridentifikation 347.; Generationskonflikt 326˙ 339; Berufsproblematik 355; Rentenverfahren 505˙; Todesfurcht 311 398 531; Krankheitsfurcht 303 321 322 339 367 386 487 509; Sexualfurcht 505.; Gebärangst 468; Eifersucht *421.*; Geltungsstreben 292 398˙ 409˙ 487 514 518. 528; Rechthaberei 501.; Selbstwertproblem 512 514. 542. 552.; Überkompensieren 324 339 369˙ 398˙ 409˙ 514.; Selbstunsicherheit 324 *324 369˙* 422 *458* 507. 512 518; Überempfindlichkeit 329 470; Kontaktunfähigkeit 369˙ 386 398˙ 434 484 487 512 519˙ 552 563; Durchsetzungsschwäche 367; Beeinflußbarkeit 422; Trotzhaltung 519˙; Pedanterie 326. 367 *487*; Anakasmen 339 *368*; psychogene Vorerkrankung 505˙ 508 509 510.; Circulus vitiosus 324 348; bestimmendes Erlebnis 321 435˙ 455 530.; Symptomwandel 117/118 361 505.

Die Explorationsdiagnostik ist (im Gegensatz zur Provokationsdiagnostik und Enthemmungsdiagnostik) keine *objektive* Methode. Trotzdem ist sie unentbehrlich. Man tut aber gut, sich über die subjektiven Fehlerquellen von vornherein ein klares Bild zu machen und sie dann im Auge zu behalten. Die ständig abwägende Berücksichtigung der Subjektivismen gehört zu einer soliden Explorationstechnik. Wir wollen auf die drei Möglichkeiten eingehen, daß der Patient a) etwas verschweigt, b) uns täuscht, c) sich täuscht.

a) Jedem Menschen fällt es schwer, über manche persönlichen Dinge zu sprechen. Deren Erörterung ist für die Psychotherapie aber oft notwendig. Die Lösung dieser Schwierigkeit ist eine Frage des individuellen Vertrauens zur Persönlichkeit des Arztes. Erleichternd wirkt, daß der Arzt in Erfüllung seiner Aufgaben immer auf Persönliches eingeht, das sonst verhüllt bleibt. Wesentlich ist auch Herzenstakt und eine geschickte Taktik bei den Fragestellungen. Entscheidend ist aber das persönliche Vertrauen. Es ist eines der nicht lehrbaren Fundamente der Psychotherapie. Eine geschickte Frageweise kann man sich dagegen aneignen. An empfindlichen Stellen ist es wie bei der Palpation: Brüskes Vorgehen ruft Abwehrspannung hervor. Man wird also besonders Fragen des sexuellen Lebens nur in bedachtsamem Eingehen berühren, also beginnend mit der Menarche bzw. Ejakularche und fortschreitend über die sexuelle Aufklärung und deren Gehalt; oder beginnend mit der Frage nach wohnraumbedingter Unterbringung von Kindern im Elternschlafzimmer bzw. nach Kinderzahl und Kinderwunsch. Die Frage nach Onanie und Kohabitarche wird man geschickterweise nie mit „ob", sondern mit „wann" formulieren. Hier kann man auch ein: „... wie das ja im allgemeinen ist ..." anschließen. Der Patient kann uns aber etwas ihm Peinliches, und das braucht nun keineswegs sexueller Natur zu sein, verschweigen. Falls es für die Psychodiagnostik eine wesentliche Bedeutung hat, werden wir bei der systematischen Exploration zwangsläufig an dieser Lücke herumsuchen, was dem Patienten nicht entgehen kann. Bei einigermaßen psychologischer Beobachtungsgabe kann das wiederum uns nicht entgehen. Meist aber äußert der Patient dann schon von sich aus, daß er etwas Bestimmtes nicht sagen möchte. Theoretisch könnte daran eine psychotherapeutische Behandlung scheitern. Praktisch ist uns das nie begegnet. Entweder spricht der Patient nach einigem Zögern doch, oder er wird zu einer Klarstellung angeregt durch eine Äußerung unserer Vermutungen, eventuell durch einen Hinweis auf die Blockierung der Behandlung. Es stellt sich die Frage, ob man nicht von vornherein mit dem Patienten vereinbaren soll, daß eine Behandlung nur unter der Bedingung unbeschränkter Offenheit stattfinden würde. In der Tat gibt es Psychotherapeuten, die vor Behandlungsaufnahme gewissermaßen in einem Pakt bedingungslose Berichterstattung festlegen und späterhin auf eine Erfüllung dieser Vereinbarung drängen. Diese Forderung ist ein Ausfluß der Methode des freien Assoziierens (s. u.); denn diese Methode lebt von dem Anspruch bedingungslosen Mitteilens. Erfüllt wird dieses Ansinnen allerdings nie. Immer stellen sich Widerstände ein; und damit rechnet ja auch ein Verfahren, welches das Wesen „der Neurose" in Gehemmtheiten erblickt. Aber, es gibt nicht nur Fehlentwicklungen, deren Wesen gerade in einem *Mangel* an Hemmungen liegt (Beispiel: Einzelkind), sondern es gibt auch Hemmungen, die keiner Fehlentwicklung entspringen, jedoch einer psychisch *gesunden* Entwicklung. Und das ist hier zu betonen. Jeder

Mensch birgt nicht nur eigene, sondern bewahrt auch Geheimnisse anderer Menschen. Gerade ein Arzt sollte daher das Ansinnen hemmungslosen Offenbarens nicht stellen. Wenn uns ein Patient sagt, daß er sich über etwas ausschweigen möchte, so gestehen wir ihm hierin volle Freiheit ausdrücklich zu und betonen dabei, daß berechtigte Verschwiegenheit von niemandem stärker respektiert wird als vom Arzt. Die Gedanken „Entscheidungsfreiheit", „*un*berechtigte Verschwiegenheit" und „ärztliche Schweigepflicht" führen jeden Patienten zu einer Überprüfung seiner Zurückhaltung, wenn man ihm nur die notwendigen Augenblicke Ruhe dazu läßt; in der Regel erhält man dann die erbetene Auskunft in dem erforderlichen Umfange. Andernfalls gelingt es durch Anwendung diagnostischer Hilfsmethoden (s. u.) den dunklen Punkt zu klären, sofern er wirklich von Belang ist. Dann handelt es sich aber nicht mehr darum, den Patienten zu einem Geheimnisbruch zu drängen, sondern die Feststellungen des Arztes beruhen auf einer Art höherer Einsicht, die für den Patienten völlig überraschend ist. Nicht auf eine Indiskretion, sondern auf eigene Beobachtungen gründet sich dann die Erkenntnis des Psychotherapeuten. Wenn man dies unter dem Gesichtspunkt gesunder Hemmungen im Patienten betrachtet, wird man den Unterschied nicht als belanglos ansehen können.

b) Daß der Explorand uns bewußt täuscht, kommt selten in schwerwiegender Form vor. Die meisten psychogen Erkrankten wollen gesund werden und widmen sich aufrichtig diesem Ziel. Das Märchen, daß sie im Unbewußten doch allesamt krank sein wollen, ist einer theoretischen Konstruktion entsprungen und eine der häßlichsten wissenschaftlichen Verirrungen, geboren aus dem Wahn, alles psychologisierend erklären zu können und zu müssen. Gar nicht geschmälert werden soll natürlich die Tatsache, daß es auch Simulanten gibt, raffinierte sowohl als auch triebhafte. Ihre Psychotherapie hat aber in Entlarvung, Gesundschreibung und Rentenentzug zu bestehen. Man wird sich zwar wenigstens orientierend über die Hintergründe der Simulation immer ein Bild zu machen suchen, um gegebenenfalls durch ein zusätzliches Eingehen auf den Patienten eine nachhaltigere gesundheitserzieherische Wirkung zu erreichen, doch pflegt in diesem Falle der Patient seine seelischen Belastungen nicht zu verbergen, eher zu vergröbern. Lediglich, wenn es sich um einen Simulationsverdacht handelt, zu dessen Klärung eine Exploration beitragen soll, kann von einem gewiegten Betrüger nicht bloß seine Leistungsunfähigkeit beklagt, sondern auch jede Wurzel seiner geheimen Motive verdunkelt werden. Beides gelingt oft nur unvollkommen, jedenfalls wächst unter der Exploration die Zahl der aufgeklärten Simulationen. Wir haben in dem Kapitel „Artefakte" noch Beherzigungswertes dazu gesagt, was wir hier nicht wiederholen wollen. – Leichtere Täuschungen im Sinne von Abschwächungen eigenen Versagens u. ä. kommen bei Explorationen natürlich überall vor, aber gar nicht anders als sonst im gewöhnlichen Leben. Man ist ja gewohnt, von vornherein damit zu rechnen, daß jeder Bericht ein wenig gefärbt ist. Solche kleinen Schönheitskorrekturen werden begrenzt durch den Gang des Lebenslaufes. Daß dieser selbst umgelogen wird, ist sehr selten. Bei geltungsbedürftigen Psychopathen sei man immerhin auf der Hut.

c) Die praktisch wichtigsten Subjektivismen bei der Exploration liegen darin, daß der Patient sich selbst täuschen kann. aa) Ein Einzelkind, das immer verwöhnt im Mittelpunkt der Familie stand und das in solcher Haltung dann ins Leben tritt, fühlt sich allerseits von Ehrabschneidern und rohen Egoisten umgeben. Es wird daher in voller Aufrichtigkeit seine Lebenssituation unzutreffend beschreiben. Man kann in diesem und ähnlichen Fällen von einer *Projektion* eigenen, undurchschauten Verhaltens auf andere sprechen, wobei das Absichtslose und bloß Irrtümliche des Projizierens stark betont werden muß (Beispiel: Fall auf S. 487). bb) Die Fabel vom Fuchs und den Trauben ist nach dem Leben geschrieben: Als er sie unerreichbar hoch fand, meinte er: „Sie sind mir auch zu sauer!" Solch eine falsche *Rationalisierung* führt natürlich zu einer Entstellung der ganzen Darstellung. Es handelt sich um ein selbstaufgelegtes Seelenpflaster, unter dem eine Wunde liegt (Beispiel: Fall auf S. 324 unt.). Dem Explorierenden fällt es zu, die beiden vorgenannten Formen der Selbsttäuschung im Einzelfalle zu durchschauen. Bei der folgenden Form aber gelingt ihm das in der Regel ohne weiteres nicht. cc) Es kann sein, daß der Patient das Gewicht einer entscheidenden psychischen Tatsache vollkommen verkennt. Wenn sie dann nicht durch Vermutungen des Psychotherapeuten aufgefunden wird, die sich an Erfahrungen halten müssen und nicht ein Zufallsspiel mit Tropfen aus dem Meer aller Denkmöglichkeiten sind, und wenn jene entscheidende psychische Tatsache außerdem womöglich noch hinsichtlich ihrer Entstehung sich zeitlich nicht genauer festlegen läßt, dann steht die Explorationsmethode vor einer absolut unlösbaren Aufgabe. Wir wollen ein praktisches Beispiel nehmen, um diese Grenze der Methode ganz klar hervortreten zu lassen.

• Eine Pianistin wird wegen schwerer Dysmenorrhoen überwiesen, durch die sie jeden Monat 10 Tage bettlägerig ist, nachdem jahrelange fachärztliche Behandlungen keinen Erfolg und keine Erklärung gebracht haben. Wenn überhaupt eine Psychogenese vorliegt, ist sie in erster Linie in einer Störung der fraulichen Empfindungen der Patientin zu suchen; wir haben im Kapitel „Menstruationsstörungen" entsprechende Erfahrungen berichtet. Tatsächlich stellt sich bei unserer Pianistin eine völlige Frigidität heraus mit Fehlen jedes Zärtlichkeitsbedürfnisses und jeder persönlichen Zuneigung zu einem Mann. Die vermutbaren möglichen Ursachen dieser Fehlhaltung werden explorativ abgesucht: Es liegt kein Krankheitsgewinn bei beruflichem Versagen gegenüber männlichen Konkurrenten vor, die künstlerischen Leistungen finden im Gegenteil hohe Anerkennung; es liegen keine Liebesenttäuschungen vor; traumatisierende Erlebnisse mit draufgängerischen Männern gab es, sie sind aber psychisch bewältigt und haben keine aktuelle Bedeutung mehr; die Menarche wurde nicht als Trauma, sondern nach verständnisvoller Vorbereitung durch die Mutter mit einem gewissen Stolz erlebt, war aber schon sehr schmerzhaft; die Erziehung und sittlichen Anschauungen waren natürlich; Mutter und Vater hatten in einer harmonischen Ehe gelebt; nichts zeigt sich, was geeignet war, die Frigidität zu erklären. So blieb der eigentliche Grund der Explorationsmethode verschlossen, nämlich: dieses musikbegnadete Menschenkind sehnte sich vergeblich danach, Dirigent zu sein, weil es – leider – eine Frau war. Der Wunsch, ein Mann zu sein, erschien der Patientin so dumm und irreal, daß sie seine Bedeutung als psychische Realität völlig verkannte und ihm bei der ernsthaften Suche nach Gründen für ihre Frigidität keine Beachtung schenkte. Der Explorator seinerseits hatte keine Vermutung des Dirigentenwunsches. Dieser Wunsch bestand überdies schon vor der Geschlechtsreife, so daß die dysmenorrhoische Menarche kein Zeitsignal für aktuelle Erlebnisse sein konnte, deren Besprechung vielleicht jenen Punkt doch noch zutage gefördert hätte. Unter solchen Umständen muß die Explorationsdiagnostik versagen. Nun ist freilich ein kindlicher Berufswunsch allermeist eine harmlose und pathologisch vollkommen gleichgültige Angelegenheit. Um etwa eine Frigidität mit Dysmenorrhoe zu unterhalten, muß er fortbestehen und gegenwärtig im Denken und Fühlen, selbst im Schlaf beim Träumen eine beträchtliche Rolle spielen. (Tatsächlich ist ja auch der eben beschriebene Fall durch Traumanalysen geklärt worden, und wir wollen bei Besprechung dieser Methode auf ihn zurückkommen, um gleich hier anknüpfend die Technik dieses Verfahrens zu erläutern. S. 148 u. Abb. 41.)

Der Diagnostiker muß also, um weiterzukommen, in solchem unklaren Fall, die gesiebten und geordneten Gedanken seines Patienten beim Gespräch als unergiebig erkennen und sich dann dem nativen, ungesiebten und ungebundenen Denken des Patienten zuwenden. Hier bieten sich nun eine Reihe von Methoden an: freies Assoziieren, Assoziationsexperimente, Traumanalyse, experimenteller Traum (katathymes Bild-Erleben), bildhaftes Gestalten, psychologische Testmethoden, psychogalvanischer Hautreflex und Narkoanalyse. Vorweg sind hier also die eigentlichen psychoanalytischen Methoden aufgezählt. Unbeschadet aller Auseinandersetzungen über theoretische Grundfragen ist hier festzustellen, daß diese diagnostischen Verfahren zur Lösung bestimmter Aufgaben bewährt und völlig unentbehrlich sind; nicht im einzelnen, im Prinzip. Wenn es sie nicht gäbe, würden sie aus sachlicher Notwendigkeit neu entdeckt werden müssen. Wer auf sie verzichtet, wird zwangsläufig einen Teil seiner Psychotherapie-Patienten infolge unüberwindlicher diagnostischer Schwierigkeiten nicht heilen. Eine zweite Frage ist es, wie groß dieser Teil ist. Nach unseren Erfahrungen gilt das nur für einen Bruchteil der Psychotherapie-Patienten. Seine Größe hängt ab von der Erfahrung des Therapeuten. Ein sehr erfahrener Psychotherapeut hätte in dem letztgeschilderten Beispiel im Rahmen der Exploration bei Frigidität die Frage gestellt: „Würden Sie lieber ein Mann sein?", und er würde bei jeder systematischen Exploration die Frage nach Versäumtem und Erhofftem ausdrücklich auch auf phantastische Wünsche ausdehnen. Mit zunehmender Erfahrung verlagert sich das Schwergewicht immer mehr auf die Exploration. Das ist eine allgemeine Beobachtung. Verglichen mit den durchweg sehr schwerfälligen und zeitraubenden analytischen Methoden ist eine gekonnte Exploration ein ausgesprochen elegantes Verfahren. Nichtsdestoweniger wird es immer ausgefallene psychogene Krankheitsentwicklungen geben, vor denen die sich auf frühere Erfahrungen stützende Exploration versagt. Dann ist die Diagnostik auf jene Hilfsmethoden angewiesen, die wir als solche weiter unten abhandeln.

Die klassische psychoanalytische Methode Freuds knüpfte unmittelbar an die Psychokatharsis Breuers an und unterschied sich zunächst nur dadurch von ihr, daß die Hypnose durch den Wachzustand ersetzt wurde. Der Patient hatte sich dazu ebenfalls entspannt auf einen Divan zu legen und dann ungestört alles, was ihm durch den Sinn ging, ohne Siebung und ohne Ordnung bedingungslos auszusprechen. Diagnostik und Therapie waren hier nicht geschieden; denn nach der damaligen Theorie waren ins Unbewußte verdrängte Komplexe pathogen und ihre Bewußtmachung zugleich Heilung. Die auf ein größeres Erfahrungsgut zurückblickende Neo-Psychoanalyse Schultz-Henckes unterstellte in der Regel nicht mehr ins Unbewußte verdrängte Traumen, sondern vergessene Mikro-Traumen und aus diesen bleibend hervorgegangene Gehemmtheiten, und sie sah die Therapie in dem Überwinden der Hemmungen durch vertrauensvolles Aussprechen aller Gedanken vor einem anderen Menschen in der geschilderten analytischen Situation. Die kathartisch-analytische Methode ist eben das empirisch gefundene Primäre, die Theorie das hinzuerfundene und darum variable Sekundäre. Diese Methode des freien Assoziierens erforderte aber bei wöchentlich mehreren Sitzungen eine Gesamtbehandlungszeit von durchschnittlich anderthalb Jahren, im einzelnen oft das Vielfache. Alle methodischen Modifikationen sind im Grunde nur Mittel zur Verkürzung des Verfahrens: das Aussprechen von Vermutungen („Deutungen"), die FREUD zunächst nur mit großer Zurückhaltung äußerte, die Traumanalyse, Assoziationsexperimente usw. Wenn wir gerade die elementare Methode des freien Assoziierens, unbeschadet ihrer historischen Bedeutung, wenig lieben, so liegt das nicht nur an Gründen der Zeitdauer, sondern auch an solchen der Schonsamkeit gegenüber gesunden Hemmungen. Wir haben uns bereits dazu geäußert und auch unsere Ablehnung einer ungerechtfertigt einseitigen Betrachtungsweise zum Ausdruck gebracht, die alle „Neurosen" durchweg aus Verdrängungen oder Gehemmtheiten erklären zu können glaubt.

Die systematische Exploration mit den erforderlichenfalls hinzugezogenen Hilfsmethoden klärt die Frage einer rein psychischen Fehlentwicklung. Sie mündet aus in die Klärung der anderen Frage nach der Entwicklung der körperlichen Symptomatik. Die Prüfung, ob eine Affektreaktion, Selbstüberforderung, Simulation o.ä. vorliegt, bildet also den Schlußstein, nicht anders als bei einer erfolgreichen Kurzexploration.

Die Exploration ist als subjektives Verfahren den messenden psychodiagnostischen Verfahren kritisch gegenübergestellt worden (GUTJAHR u.a.). SZEWCZYK ist in einer zusammenfassenden Betrachtung zu dem Ergebnis gekommen, daß gegenwärtig das eine durch das andere nicht ersetzbar ist. Er stellt dabei fest, daß die Exploration trotz subjektiver Mängel folgenden Zielsetzungen dient:

1. Ermittlung der Lebensgeschichte, Krankheitsgeschichte, Konfliktanamnese und Persönlichkeitsentwicklung.
2. Erfassung der Gesamtpersönlichkeit.
3. Deskriptive Diagnosenstellung, wo ein Diagnosenschema für messende Einordnung noch nicht besteht.

Dabei sollte die freie Exploration auf die Bereiche beschränkt werden, auf denen standardisierte Explorationen (Fragebogen, Frageschema) nicht anwendbar sind. Die psychometrischen Verfahren sind dagegen vorwiegend angebracht:

1. bei einer eingeschränkten Fragestellung,
2. wenn das Umfeld der Untersuchung relativ gleichgültig ist,
3. wo die Einordnung in ein bekanntes Diagnosenschema erfolgt,
4. wenn es auf eine Funktion, nicht auf eine Entwicklung ankommt,
5. wo lediglich das Syndrom, aber nicht die Genese für die Diagnose ausschlaggebend ist,
6. wo besondere Auffälligkeiten des Patienten eine instruktionsgemäße Anwendung möglich machen.

Wir wollen abschließend noch auf eine praktisch wichtige Frage, nämlich die Rolle *schriftlicher Aufzeichnungen* im Rahmen der Exploration eingehen. Wer sich nicht in mehrjährigen Analysen nur mit entsprechend wenigen Patienten beschäftigt, sondern wer in einer aktiven Behandlungsform beträchtlich mehr Patienten dient, der kann die Fülle verschiedener Lebensschicksale und Krankheitsverläufe in termingerechter Form nur anhand schriftlicher Unterlagen jederzeit präzise überschauen. Hierzu ist es ratsam, zunächst vor Beginn der systematischen Exploration vom Patienten einen *Lebenslauf* schreiben zu lassen. In diesen soll er auch seine früheren Krankheiten zeitgerecht einflechten. Diesen letzten Umstand stellen wir bei der Aufforderung in den Vordergrund, weil er den natürlichsten Anknüpfungspunkt bietet, dem Patienten leicht einleuchtet und ihn zur willigen Mitarbeit gewinnt. Den unlusterregenden Ausdruck „Lebenslauf" selbst vermeiden wir dagegen, erklären dem Patienten mit ein paar Worten unsere Bitte und sprechen höchstens von „einer Art Lebenslauf". Dabei überreichen wir ihm einen Doppelbogen und bedeuten, daß der Umfang 3 bis 4 Seiten nicht überschreiten soll. Detailschilderungen der Krankheitsbeschwerden werden als nicht hineingehörig bezeichnet mit dem Hinweis, daß diese bereits bei der mündlichen Anamnese registriert worden sind. Dagegen wird um Angaben über Zeiten der Beschwerdefreiheit oder der Verschlechterung ausdrücklich gebeten. Nach der Ablieferung des Lebenslaufes nimmt man zum Durchlesen einen Zweifarbenstift zur Hand und unterstreicht Krankheiten, Besserungen usw. mit der einen Farbe und wichtige Stichworte des Lebensweges mit der anderen. Bei jeder Unterstreichung wird mit der entsprechenden Farbe am freien linken Rand der Seite die Zeit des Ereignisses vermerkt. Nur dadurch ist bei einem Vergleich mit späteren Aufzeichnungen zum gleichen Fall eine bequeme Übersicht gewährleistet. Das gleiche Anstreichungsverfahren wird also bei allen Berichten angewandt. Im Gegensatz zu dem Durcheinander von Altersangaben und Jahreszahlen im Text, erscheint auf dem linken Rand immer die gleiche Art der Zeitordnung. Dabei ist die Datumsangabe wegen ihrer erforderlichenfalls höheren Präzisierbarkeit der Altersrechnung vorzuziehen. Die Prüfung der zeitlichen Zusammenhänge zwischen psychischen und pathologischen Geschehnissen bleibt immer der übergeordnete Gesichtspunkt.

Darf man sich während der Exploration selbst Notizen machen oder soll man den Patienten damit nicht irritieren und bis nach seinem Fortgang warten? Wir selbst pflegen während der Unterhaltung nicht zu schreiben und führen diese auch in Sesseln, mehr nebeneinander als gegenüber sitzend, so daß eine zwanglose Zuwendung möglich ist und der Patient ebenso ungezwungen vom Gefühl des Fixiertwerdens befreit werden kann (Abb. 40). Wir haben aber auch tüchtige und erfolgreiche Mitarbeiter, die über den Schreibtisch hinweg explorieren und sich dauernd Aufzeichnungen machen. Sie legen den vom Patienten angefertigten Lebenslauf vor sich hin, beginnen sich mit ihm darüber zu unterhalten, gehen auf nähere Einzelheiten ein und machen dabei hier und da eine kleine Ergänzung zum Lebenslauf; es herrscht dabei ein gutes Klima der Zusammenarbeit mit dem Patienten, und die Exploration bleibt keineswegs oberflächlich. Es versteht sich, daß auch bei diesem Vorgehen an manchen Stellen des Gesprächs aus psychologischen Gründen nicht geschrieben wird. Übrigens werden die Ergänzungen zum Lebenslauf zweckmäßigerweise auf einem eigenen Blatt niedergeschrieben und durch übereinstimmende Zeichen in beidem gekennzeichnet.

Kann man die systematische Exploration durch *Fragebogen* erleichtern? J. H. SCHULTZ hat rund 200 Fragen für den Patienten in dieser Form zusammengestellt. Sie gehen auf seine Lebenssituationen und auch auf seine Reaktionsweise ein. Ganz ersetzen kann und soll der Fragebogen die persönliche Exploration nicht. Für eine zuverlässige Beurteilung der Reaktionsweise des Patienten kommt es nicht nur darauf an, *was* er sagt, sondern sehr wesentlich, *wie* er es sagt. Daher beschränken wir die Verwendung des Fragebogens bei uns auf begründete Ausnahmefälle. Die Bogen sind aber dadurch besonders bemerkenswert, daß sie zeigen, mit wie schlicht formulierten Fragen sich ein erfahrener Psychotherapeut an den Patienten wendet („Können Sie allein sein? – Sind Sie ungern in Gesellschaft? – Kennen Sie wirkliche Freundschaft?“ usw.).

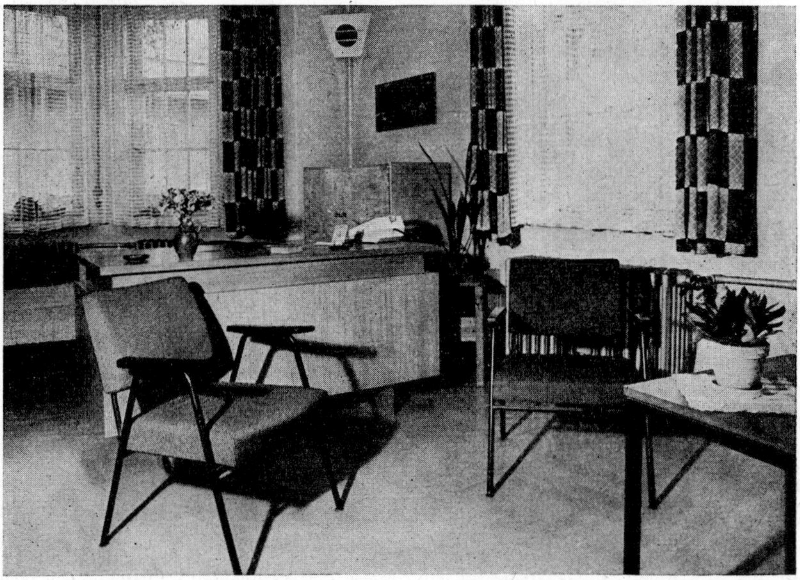

Abb. 40. Arbeitsplatz in der Psychotherapeutischen Abteilung der Medizinischen Universitäts-Poliklinik Jena: häusliche Atmosphäre durch Sessel, Gardinen, Pflanzen, Deckenlampen.

Eine Schlußbemerkung zu den schriftlichen Explorationsaufzeichnungen gelte den Forderungen der ärztlichen Schweigepflicht. Daß ihr hier im höchsten Maße vom Patienten vertraut wird, bedarf keiner Erörterung. Ins Krankenblatt, das in einem Krankenhause durch manche Hände wandert, gehören jene Unterlagen nicht hinein. Auch aus sachlichen Gründen nicht, denn es handelt sich bei diesen Aufzeichnungen um keine Urkunden, sondern um bloße Gedächtnishilfen für den persönlichen Gebrauch des Arztes, die auch im Falle seiner Erkrankung nicht in die Hand seines Vertreters übergehen. Für einen gesonderten Verschluß, eventuell ohne Namen, nur mit Kennziffern versehen, ist also in geeigneter Weise Sorge zu tragen.

Provokationsdiagnostik

Ein objektiver Nachweis der Psychogenese vegetativer Funktionsstörungen ist möglich durch psychische Provokation. Voraussetzung ist die explorative Feststellung eines Zusammenhanges bestimmter psychischer Belastungen mit den körperlichen Beschwerden, also eines zeitlichen Zusammentreffens. Dann kann man eine gesprächsweise Verlebendigung jener Lebensschwierigkeiten mit geeigneten Funktionsprüfungen verbinden und eintretende Störungen registrieren. Als Prüfmethoden kommen beispielsweise in Betracht die Elektrokardiographie, Blutdruckmessung, Kapillarmikroskopie, Messung der Urinmengen, Sedimentuntersuchung auf Phosphate, quantitative Zuckerbestimmung im Urin, Blutzuckerbestimmung, Bilirubinspiegel im Serum, Blutcalciumspiegel, Grundumsatzbestimmung, Temperaturmessung, Messung der Hauttemperatur, Registrierung der Muskelaktionsströme usw., um nur einige der im speziellen Teil dieses Buches dargestellten Möglichkeiten bereits im voraus zu nennen. Die Zahl der verfügbaren Methoden ist natürlich viel größer, wir brauchen sie aber wohl nicht sämtlich aufzuzählen, da sie sich mit den gebräuchlichen klinischen Untersuchungsmethoden weitgehend decken. Was im Einzelfall herangezogen wird, hängt selbstverständlich von den Beschwerden des Patienten ab.

Am Beispiel des „psychischen Belastungs-Ekg“ haben wir Hinweise für die Durchführung einer Provokationsdiagnostik gegeben (S. 304 und Abb. 85). Es genügt daher, wenn wir hier die wesentlichen Punkte kurz zusammenfassen. Die Funktionsstörungen sind an Affekte gebunden, nicht an Worte. Daher ist entscheidend, daß die Zwiesprache von einer bloß nüchternen zu einer affektgetragenen Beteiligung des Patienten führt. Affekt bedeutet nicht Exaltieren, er kann mit Schweigen einhergehen. Die Gefühlsaufwallung wird ausgelöst durch die menschliche Anteilnahme des Arztes. Bereits einmal Durchgesprochenes erreicht nie wieder die affektive Höhe einer Erstbesprechung. Eine Provokationsdiagnostik läßt man daher nicht der abgeschlossenen Exploration folgen, sondern fügt sie in die Exploration an entscheidender Stelle ein, sobald sich diese abzuzeichnen beginnt. Das detaillierte Eingehen auf die belastende Situation reserviert man also dafür. Die Funktionsprüfung ist weniger ein technisches als ein psychologisches Problem. Sie muß sehr beiläufig erfolgen.

Der allgemeinere Wert der Provokationsdiagnostik liegt darin, daß sie dem Arzt zeigt, daß sein „o. B.“ bei den meisten „Psychogenen“ nur darauf beruht, daß das Netz seiner Diagnostik zu weite Maschen hat. Vor allem in zeitlicher Hinsicht. Sich wiederholende Funktionsstörungen sind nicht deshalb Einbildung, weil sie gerade während der gewöhnlichen Konsultation nicht da sind.

Enthemmungsdiagnostik

Während die Provokationsdiagnostik indiziert ist, wenn das fragliche psychogene Symptom nur in der Anamnese berichtet wird und zur Zeit der Sprechstunde gerade nicht vorliegt, ist im anderen Falle die Enthemmungsdiagnostik angebracht, nämlich, wenn das Symptom ständig, also auch bei der Untersuchung besteht. Es handelt sich wieder um eine objektive Methode. Sie basiert auf der Vorstellung, daß psychogene Funktionsstörungen vom Großhirn ihren Ausgang nehmen. Lähmung der Großhirntätigkeit muß also diese Störungen aufheben (Enthemmung). Praktisch besteht die einfache Methode darin, daß der Patient in das Exzitationsstadium einer Narkose gebracht wird. Wir benutzen nach Chloräthyleinleitung Äther, um eine gute und in ihrer Tiefe leicht steuerbare Exzitation zu erhalten. Man vertieft langsam bis zum Eintritt des Toleranzstadiums und geht auch langsam wieder zurück. Manchmal tritt die Normalisierung der psychogenen Funktionsstörung erst an der Grenze zum Toleranzstadium ein. Häufig hat man aber die schönsten Ergebnisse auf der Höhe der Exzitation. Daß die Vorbereitung, Durchführung und Überwachung der Narkose in kunstgerechter Form zu erfolgen hat, auf die wir hier nicht näher einzugehen brauchen, versteht sich von selbst.

Als Beispiel sei etwa auf den Fall einer seit 3 Monaten bestehenden Beugekontraktur beider Kniegelenke verwiesen, einer seit 5 Monaten bestehenden Heiserkeit oder einer seit 4 Jahren bestehenden Lähmung beider Beine mit hochgradiger (Inaktivitäts-) Atrophie. Die Fehldeutungen als Polyarthritis, Kehlkopftuberkulose und Encephalomyelitis disseminata und die langen Fehlbehandlungen stehen in einem sinnfälligen Gegensatz zu der in 5 Minuten erfolgten Klärung einer Psychogenese durch Enthemmungsdiagnostik (Fall auf S. 506 unten, 517 unten und 501 oben).

Durch solche Beispiele wird der Wert der Methode lebhaft veranschaulicht. Sie erstrecken sich meist auf Störungen der Willkürmotorik, aber auch für die zeitlich begrenzten vegetativen Störungen haben wir Beispiele genannt, etwa für das Verschwinden operationsangstbedingter ST-Senkungen im Ekg mit Eintritt der Narkose. Übrigens liegt die Selbstbehandlung mancher Angina-pectoris-Patienten, Impotenten usw. mittels Alkohol vollständig auf der Linie der Enthemmungsmethode. Auch das Narkoseverfahren kann man bei geschicktem Vorgehen in therapeutischem Sinne ausbauen. Als Beispiel diene der Übergang zu einer Suggestivtherapie (Fall auf S. 506 unten).

Vollkommen verfehlt wäre es, zu glauben, die Heilung ergebe sich ohne weiteres, sozusagen als Nebenprodukt der Klärung der Psychogenese. Bei den Gelähmten, Sprachgestörten, Miktionsunfähigen, Impotenten, Angina-pectoris-Patienten usw. kehrt die Störung in der Regel nach Abklingen der Enthemmung in alter Weise wieder. Die psychische Ursache ist ja durch den Rausch nur vorübergehend entmachtet und keineswegs bleibend beseitigt. Noch verfehlter und ein rechtes Armutszeugnis für die Kenntnis psychogener Pathogenesen wäre es, wollte man nun den Patienten beschimpfen, er solle seine Gaunerei endlich aufgeben, es sei jetzt ja alles als „psychogen" erwiesen. Die Enthemmungsdiagnostik hat zwar den Vorteil, eine objektive Methode, aber den Nachteil, die oberflächlichste aller diagnostischen Methoden der Psychotherapie zu sein. Man braucht den Patienten vorher nicht einmal exploriert zu haben, um sie erfolgreich anwenden zu können, ja man braucht nicht einmal einen Schimmer psychotherapeutischer Kenntnisse zu besitzen. Ganz unzweifelhaft besteht die Gefahr, daß die so einfache Enthemmungsdiagnostik in den Händen von Unerfahrenen und Ignoranten unsachgemäß ausgewertet wird, deren beschränkter Begriff von „psychogen" nur Einbildung und Simulation umfaßt, und daß dies zu psychischen Roheitsdelikten gegenüber unschuldig Kranken führt. Es handelt sich um eine rein diagnostische Methode, deren erfolgreiche Anwendung allein noch niemanden zur Psychotherapie befähigt. Wenn uns also auch zum Nutzen vieler Kranker eine allgemeine Verbreitung der Enthemmungsdiagnostik wünschenswert erscheint, so ist doch unser dringendes Anliegen, daß dies von vornherein immer verbunden bleibe mit der Warnung vor grobschlächtigen Therapieversuchen.

Abschließend sei noch besonders darauf hingewiesen, daß sich eindeutig psychogene Störungen gelegentlich an einem locus minoris resistentiae manifestieren und daß darum die weitere Kontrolle des Lokalbefundes niemals vernachlässigt werden darf. Auch kommen ausnahmsweise Versager der Methode vor, d.h. keine Funktionsnormalisierung in der Exzitation trotz später erwiesener Psychogenese der Störung. Über die Gründe dafür lassen sich nur beliebige Hypothesen aufstellen, solange nicht weitere Beobachtungen von Versagern vorliegen und vergleichende Schlußfolgerungen erlauben.

Traumanalyse

Nachdem Traumdeutung jahrtausendelang mit Wahrsagerei verknüpft war, ist es selbstverständlich und gewissermaßen Ehrensache, daß jeder Gebildete der Verwertung von Träumen nur mit äußerster Skepsis gegenübersteht. Gleichweit entfernt wie von der Auffassung, daß Träume auf übernatürlicher Eingebung beruhen, sind wir allerdings davon, daß sie ursachlos sind und daher jeder Begründung und Folgerung entrückt. *Was* sie darstellen, kann nur nüchterne und gründliche Beobachtung lehren. Wissenschaftliche Traumanalyse hat nichts gemein mit Traumdeuterei. Wissenschaftliche Bemühungen und Schlußfolgerungen sind nicht gegen Irrtum gefeit, aber sie unterwerfen sich in einem ständigen Läuterungsprozeß immer erneut dem Urteil des kritischen Verstandes.

Traumanalyse ist uns kein Selbstzweck. Wir haben ihren Wert für uns zu wägen. Daher formulieren wir noch einmal ganz klar, mit welcher Fragestellung wir an den Traum herantreten, und prüfen seine Eignung. Die Frage lautet: „Kann der Traum über *wichtige* psychische Tatbestände Auskunft geben, die bei der geordneten und gesiebten Gedankenäußerung des Gesprächs dem Explorierenden verborgen bleiben; Tatbestände u. U., die der Arzt nicht vermutet und deren Bedeutung der Patient völlig verkennt?“ Es wäre ja leicht denkbar, daß der Traum als ein wüstes Durcheinander befunden wird, in dem alle psychischen Inhalte verunstaltet sind, daß überhaupt keine psychischen Ordnungen hier walten, sondern ganz elementare neurophysiologische Reize, die in dem psychischen Apparat so etwas wie Extrasystolen oder eine absolute Arhythmie auslösen. Die auf eingehende und sorgfältige Beobachtung gegründete Antwort auf unsere Frage heißt aber: „Ja, im Traum spielen sogar vornehmlich wichtige psychische Tatbestände eine Rolle. Sie werden durch kein verkennendes Fehlurteil unterdrückt. Auch verhehlte Vorgänge werden dem Therapeuten so offenbar. Die meisten der wichtigen, im Traum zum Ausdruck kommenden psychischen Tatbestände sind allerdings dem Psychotherapeuten aus einer guten Exploration bereits bekannt. Das Verkennen oder Verhehlen entscheidender Momente dort ist nicht die Regel, sondern Ausnahme. Und nur bei diesen explorativ nicht zu klärenden Ausnahmen hat die zeitraubende Traumanalyse einen vernünftigen Sinn.“ Wir wenden uns sogleich der Begründung dieser Antwort zu.

Im *Traumerleben* werden folgende Ordnungen mehr oder weniger vollständig vermißt: die Erfahrungen der räumlichen Ordnung, der zeitlichen Ordnung, der gestaltlichen Ordnung, der kausalen Ordnung, die Empfindungen für die moralische Ordnung, die logische Ordnung und die kritische Ordnung psychischer Inhalte durch das Realitätsurteil. Diese rein negative Kennzeichnung kann durch eine positive Charakterisierung ergänzt werden. Erhalten ist im Traum das Gefühlsleben, ausgenommen manchmal die ethischen Gefühle. Erhalten und disponibel sind Erinnerungen, herausgelöst aus den vorher als ausgefallen aufgezählten Ordnungen. Wo höhere Funktionen ausfallen, werden statt dessen von ihnen solange gehemmte, primitivere, phylogenetisch ältere tätig. Das ist im ganzen Organismus so, auch bei psychischen Funktionen (s. Primitivreaktionen), und das ist auch beim Traumgeschehen so. Die räumliche, zeitliche, gestaltliche, kausale, moralische, logische und realitätskritische Ordnung werden allesamt ersetzt durch eine einzige, nämlich durch die emotionale Ordnung der psychischen Gegenstände (Katathymie; κατά gemäß, θυμός Gemüt). Dieser Satz enthält die wichtigste Feststellung der wissenschaftlichen Traumforschung. Alles weitere wird ihn nur zu beweisen und in seinen Auswirkungen zu erläutern haben.

Der *Mutterboden* jedes Traumes, aus dem heraus er sein ganzes Leben erhält, ist immer ein Gefühl bzw. ein Drang, Sehnsucht, Furcht, Sexualdrang, Ehrgeiz, Enttäuschung usw. Man erkennt das am überzeugendsten, wenn die Traumszenerie mehrfach wechselt, während das tragende Gefühl sich dabei nicht wandelt. Beispielsweise folgt in dem mit Abb. 42 veranschaulichten Traum trotz ständigen Übergangs

---

Abb. 41. Lehrbeispiel einer Traumanalyse. Zugrunde gelegt sind die wörtlich mit den Originalen übereinstimmenden, schriftlichen Berichte einer Pianistin, die wegen Dysmenorrhoe mit jeweils 10tägigem Krankenlager zur Psychotherapie überwiesen worden war. Die Exploration deckte auch eine Frigidität auf, konnte aber die Ursache dieser Störung der weiblichen Funktionen nicht klären. Im Traumbericht haben wir den katathymen Zusammenhang der wechselnden Szenen herausgestrichen. Man kann sich davon überzeugen, daß dies ohne Deuten und Willkür geschieht. Es werden nur Beziehungen erfaßt, die auch ohne unsere Unterstreichungen bestehen. Dabei zeigt sich zunächst der Drang nach Ruhe und Absonderung; dann beschäftigt sich die Patientin aber gern mit einem jungen Dirigenten, der sich als ein rechter Pechvogel erweist. Auch der Zusammenhang, daß es sich hier um die Patientin selbst handelt, ergibt sich aus ihrem eigenen Bericht, wenn dies ihr auch nicht bewußt war. – Der Nutzen der Beschäftigung mit dem Traum lag in diesem Falle in der Erkenntnis, daß und warum die Patientin sich gegen ihre Frauenrolle auflehnte, womit letztlich auch ihre Frigidität und übertrieben erlittene Dysmenorrhoe zusammenhing.

2. Traumbericht:

„Der Traum ist wirr. Es ist so gut wie ausgeschlossen, alle Bilder festzuhalten. Ein Motiv, das mehrmals auftritt: ich bin sehr müde, möchte mich schlafen legen. Doch ich muß dabei sein, fremde Menschen sind bei uns zu Besuch (die ich noch nie gesehen habe, drei Damen und drei Herren). Ich soll sie unterhalten, soll ihnen vorspielen. Meine Schwester hat es verstanden zu verschwinden. Auch Mutti denkt nicht daran, sich um die ungebetenen Gäste zu kümmern. Weiter kann ich es nicht verfolgen.
In einem anderen Bild besuche ich meine Schwester im Bereitschaftsdienst. Hier werde ich wieder müde und liege sogar in ihrem Bett, während wir uns darüber unterhalten, daß man reisen müßte und daß meine Sehnsucht immer größer wird. (Das ist auch in Wirklichkeit oft der Fall, das Reiseziel ist im Traum das gleiche.)
Seltsamerweise komme ich dann ausgerechnet nach Afrika (was der Himmel verhüten möge!). Die Gesellschaft vom Anfang ist wieder da und beginnt sich plötzlich zu ermorden. Ich sehe und höre nichts davon, weiß auch den Grund nicht. Das alles berührt mich wenig, ich liege wieder in einem Bett und bin müde und froh, daß keine Menschen mehr um mich sind und ich schlafen kann. Doch lange bleibe ich nicht allein. X, ein junger Dirigent, taucht auf. (Er ist in Italien beheimatet und kam mehrmals nach Berlin – es wurde jedesmal ein Erlebnis, wenn er dirigierte. Die Programme sind einmalig, ein geistiger Genuß ist es allerdings nicht immer gewesen.) Ich rechne es mir zur Ehre an, daß mich dieser X im Schlafe stört. Er steht am Fußende des Bettes, und ich kann mir in Seelenruhe seine leicht abstehenden Ohren betrachten, die ich als Segelohren bezeichne. Ohne ein Wort zu sagen, verschwindet er wieder.
In einem mir unbekannten, kleinen Saal soll ein Konzert stattfinden. Bis jetzt ist er noch leer, und ich stehe mit Managern der Konzert- und Gastspieldirektion vorn auf dem Podium. Ob das noch in Afrika ist, möchte ich anzweifeln. Der vorhin erwähnte Dirigent wird kein Orchester leiten, er spielt in einem Trio Klavier. Von dem Geiger und dem Cellisten bekomme ich nichts zu sehen – zu hören leider von dem ganzen Trio nichts. X kann plötzlich nicht spielen, er ist krank. Publikum ist nicht erschienen – das Bild verlischt.
Wohl beschäftigt mich der kranke Dirigent noch eine Weile, doch das ist bereits im Halbschlaf. Ich sehe nichts mehr und denke nach, wie ich es sonst auch tue. –
So, diesmal fand ich es schon ziemlich schwer. Eine kleine Nebensache noch, die mir eben einfällt: In einer fremden Wohnung halte ich plötzlich einen toten Kanarienvogel in der Hand, leuchtend gelb, mit dem Kopf nach unten und einem erschreckend langgezogenen Hals!
Wenn ich das Geschriebene durchlese, möchte ich behaupten, daß ich einen lebendigen Vogel im Kopf habe. –"

13. Traumbericht mit einer spontanen, klärenden Assoziation:

„. . . Der arme Pianist ist nicht zu sehen, er ist in einen kohlschwarzen Raben verwandelt worden und hockt abseits auf einer Stange. Ich streichele den Raben, er verhält sich ruhig und wirkt wie tot und ausgestopft. (Schöner Quatsch, nicht wahr? Dabei fällt mir ein, daß mich dieser Rabe an ein Bild in meinem Berliner Zimmer erinnert, mit dem ich mich in einsamen Stunden unterhielt – seither heiße ich hier „Rabe".) . . ."

Der Patientin wurde daraufhin die Frage vorgelegt: Sagen Sie einmal, sind Sie nicht der arme Pianist, der abseits hockt, wie tot, ein toter Kanarienvogel, ein kranker Dirigent, der nicht spielen kann, ohne Publikum und ohne Orchester? Die Patientin erschien darauf etwas verwirrt. Es wurde ihr aufgetragen, bis zum nächsten Mal über diese Frage nachzudenken. Sie äußerte sich aber bereits vorher brieflich:
„Vielleicht ist es besser, daß ich inzwischen schon einmal schriftlich zu den Problemen Stellung nehme, die sich aus den Aufzeichnungen der Träume und einem früheren Gespräch mit Ihnen ergeben; da ich nicht alles sagte, weil ich es nicht für so wichtig hielt. Nun muß ich aber wohl zu dem Punkt Musik ausführlich sprechen, weil es das ist, was mein Leben bestimmt – auch das Leben zur Umwelt und zum anderen Geschlecht ... Es ist nun einmal die Tragödie meines Lebens, daß ich kein Junge geworden bin. Dann hätte mir die Musik restlose Erfüllung gegeben – ich wäre Dirigent geworden! . . ."

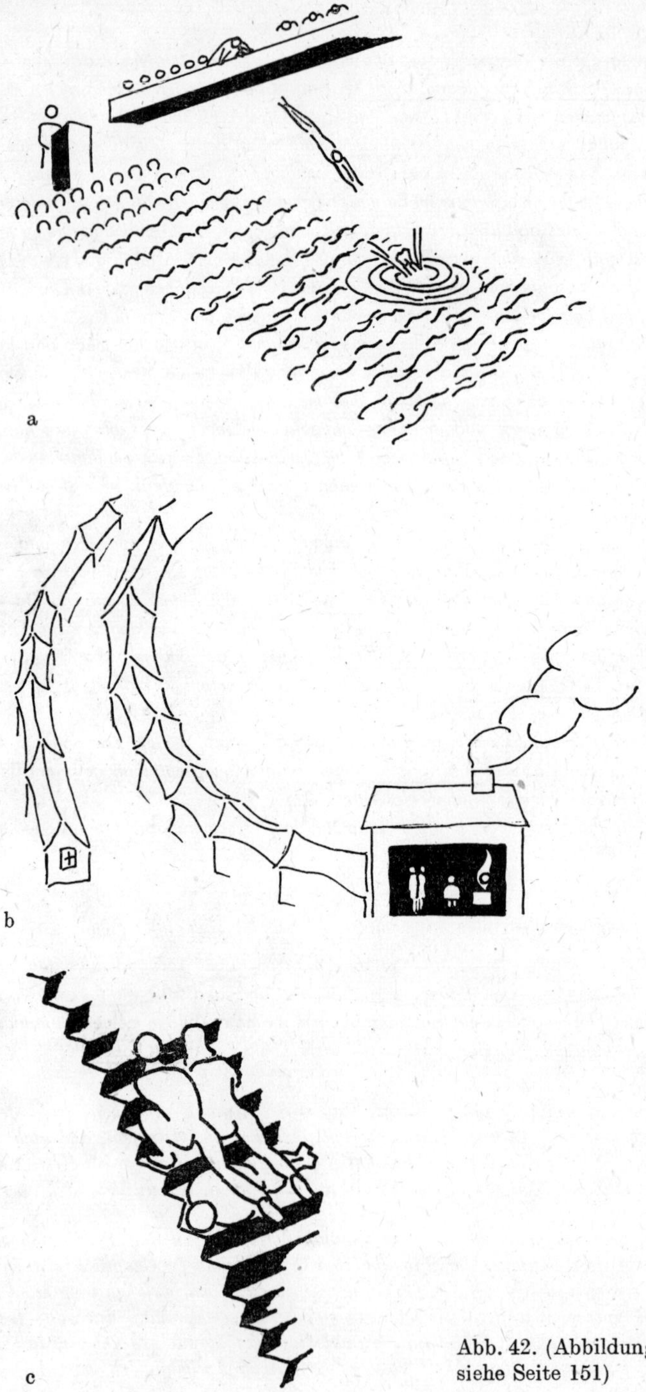

Abb. 42. (Abbildungsunterschrift siehe Seite 151)

in eine andere Situation stets eine Enttäuschung der nächsten: mit den eigenen Gedichten, mit dem eigenen Lebensweg, mit dem Ehemann, mit seiner niederen Herkunft, mit der Eheschließung, mit der sittlichen Reinheit, mit dem Verhältnis zur Mutter. Bei Fall auf S. 310 ob. haben wir vier vollständig verschiedene Traumsituationen, die Angst, nicht fortzukommen, ist immer die gleiche. In Abb. 41 zeigen wir an einem anderen Beispiel dasselbe, nämlich wie Grenzen der einzelnen Traumbilder nicht zusammenfallen mit einer Wandlung des hier zugrunde liegenden Dranges nach Ruhe und Absonderung. Auch bei dem in Abb. 43 von einer Patientin gemalten

---

Abb. 42. Als Lehrbeispiel von uns skizzierter Traum nach folgendem Bericht einer 25jährigen Lehrerin mit psychisch fixierter Trigeminusneuralgie: „6. Traum: Es ist eine Schulfeier. Mein Mann trägt Gedichte vor, zu meiner Enttäuschung aber nicht meine eigenen. Von einer Galerie stürzen sich junge Mädchen kopfüber in einen Strom, der nun durch den Raum fließt, zu meinem Entsetzen aber zu flach ist. Ich will das nicht mitmachen und gehe mit meinem Mann durch kleine Gassen abwärts. Wir treten in einen dunklen Raum, in dessen Mitte ein Feuer brennt, eine Schmiede. Ich soll einen Ring bekommen; aber meine Mutter tritt dazwischen und verhindert das. Nun steige ich mit meinem Mann eine Treppe hinauf. Auf einer Stufe liegt meine Mutter. Wir steigen über die Gestürzte hinweg. – Nach dem Erwachen bin ich über das Verhalten meiner Mutter gegenüber betroffen." Um Einfälle zu den einzelnen Traumbildern gebeten, assoziiert die Patientin unter anderem zum Strom „Lebensstrom". – Aus der biographischen Anamnese: Die als Einzelkind im Elternhaus vielbewunderte Patientin spielte ihre hervortretende Rolle im Berufsleben als Lehrerin weiter und verfaßte z. B. für Schulfeiern Gedichte, die dann aber häufig nicht ins Programm aufgenommen wurden. Als schöpferische Künstlerin, wie sie sich selbst bezeichnete, fühlte sie sich auch von ihrem Ehemann nicht genügend gewürdigt. Übrigens Ehemann: Im Elternhaus hatte sie strenge Ideale erhalten, und sie wollte sich nicht wie andere Mädchen kopfüber in den Strom des Lebens stürzen, der ihr seicht und gefährlich erschien. Sie wollte mit ihrem späteren Mann die Ehe eingehen, obwohl das in kleinere Verhältnisse führte. Ihre Mutter versuchte, diese Verbindung zu verhindern. Daraufhin setzte sich das junge Paar über die Mutter hinweg, und die offizielle Hochzeit fand erst später statt, entgegen den ethischen Idealen. – Von verschiedenen Traumforschern ist bemerkt worden, daß der Koitus sich bisweilen als Eskalation darstellt. – Unser Beispiel zeigt als Wichtigstes: Wie die Schnur einer Perlenkette trägt eine durchgehende Grundstimmung die aufeinanderfolgenden Traumbilder. Hier ist es die Enttäuschung des Selbstwertgefühls, sei es mit den eigenen Gedichten, mit der Anerkennung durch den Ehemann, mit der Distanzierung vom Verhalten anderer Mädchen, mit der ärmlicheren Herkunft ihres Mannes, mit der behinderten Eheschließung, mit den sittlichen Idealen, mit dem Verhalten gegenüber der Mutter. Die Einfälle sind gefühlsabhängig (Katathymie). Die Menschenmasse als Lebensstrom, in dem sich das Schicksal leichtfertiger Mädchen vollzieht (Verdichtung), der Ehrabschneider als Gedichtsprecher mit dem Habitus des Ehemannes (Verschiebung) sei ebenso im Text besprochen wie die Symbolik: Das sich kopfüber in etwas Stürzen, Abstieg, Gasse, die Schmiede, der Ring, das Dazwischentreten, das stufenweise Höhersteigen, der Sturz der Autorität Mutter, das Sichhinwegsetzen über etwas. – Der Nutzen der Beschäftigung mit dem Traum lag in diesem Falle nicht in den einzelnen Bildern: Die Vorgänge waren aus der biographischen Anamnese bereits bekannt oder, wenn dies nicht der Fall war, belanglos wie z. B. die vorehelichen Intimitäten unter Skrupeln. Dies war bei der Exploration nicht zur Sprache gekommen, ergab sich aus dem Traum und wurde bei dessen Besprechung von der Patientin in diesen zeitlichen und entwicklungsmäßigen Zusammenhängen bestätigt. Aber psychotherapeutisch belangvoll war der Nährboden dieser ganzen katathymen Traumbildfolge: Enttäuschung des Selbstwertgefühls. Bis in den Schlaf hinein ließ dies der Patientin keine Ruhe. Und auch ihr Krankheitssymptom, die psychische Fixierung einer abgeheilten Neuralgie, war ihr nur ein Retter aus den Niederlagen im neurotischen Geltungsstreit im Beruf. (Die Krankengeschichte ist auf S. 488 beschrieben)

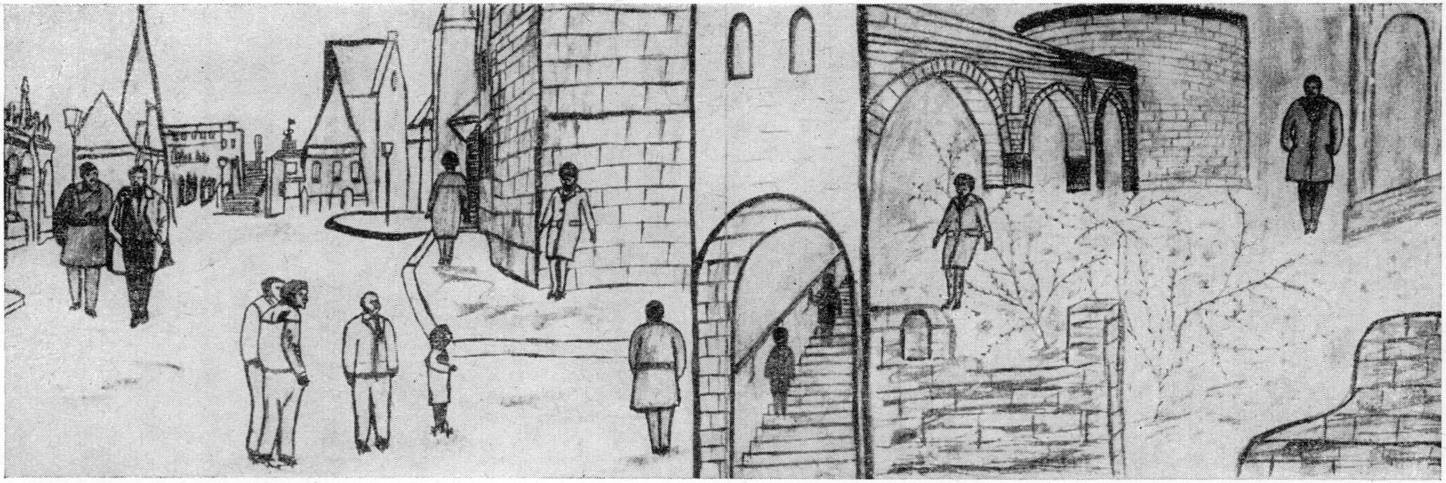

Abb. 43. Bildnerische Darstellung eines Traumes von einer Patientin mit einer Partnerproblematik. Als ihr Geliebter, ein verheirateter Mann, sich nicht für sie scheiden ließ, heiratete sie ihren jetzigen Mann, von dem sie sich aber nicht genügend beachtet fühlt. In der bildhaften Beschreibung eines Traumes hier hat sie sich selbst viermal dargestellt und viermal ihren Mann, letzteren immer mit den Händen in der Tasche, ausgenommen auf der Treppe. Die Traumszenen folgen von links nach rechts aufeinander. Die Patientin erläuterte dazu folgendes: Wir waren bei einem Ausflug. Während ich nach unserem plötzlich verschwundenen Töchterchen Ausschau hielt, schloß sich mein Mann einer Gruppe an, um eine alte Burgruine zu besichtigen. Er wartete dann an der Treppe auf mich. Wir gingen die Treppe hinauf und gelangten auf einen großen Platz, der von Ruinen umgeben war. Dort wucherte viel Dornengestrüpp. Mein Mann ging so rasch vor mir her, daß ich ihm nicht folgen konnte. An den Dornen verletzte ich mich und rief nach ihm. – Auf dem Bild kommt zum Ausdruck, daß der Mann sich weder bei der Suche nach dem Töchterchen, noch beim Anstieg auf der Treppe, noch bei der Verletzung mit seiner Frau verbunden zeigt, selbst das Warten an der Treppe ist mehr von vorwurfsvoller Eile als von Verständnis für ihr enttäuschtes Suchen geprägt. Immer läuft ihr der Mann davon und läßt sie zurück. Als sie im Wochenbett erfuhr, daß ihr Geliebter sich hatte scheiden lassen, erkrankte die Patientin an einer Colitis ulcerosa, und diese schritt unter der bis in die Träume lebendigen Partnerproblematik (siehe oben) so fort, daß eine Colektomie erfolgen mußte (Fallbeschreibung S. 409 unten)

Traum bleibt das Grundgefühl gleich trotz Wechsels der Bilder. Wenn wir einen anschaulichen Vergleich heranziehen wollen, so können wir sagen: Der Träumende gleicht einem Klavierspieler, der aus übervollem Herzen eine Melodie an die andere reiht, aber nicht wahllos, sondern alle diese Melodien fallen ihm seiner Stimmung entsprechend ein. Der seelische Quellpunkt des ganzen Spiels ist natürlich das Wesentlichste daran. Und wenn wir gesagt haben, im Traum kämen sogar vornehmlich *wichtige* psychische Tatbestände zum Ausdruck, so waren damit nicht die einzelnen Traumbilder gemeint, sondern ihr Brunnquell, handelt es sich doch hier um Regungen, die selbst noch in der Ruhe der Nacht diesen Menschen beseelen. Sie unterscheiden sich meist von den Tagesregungen durch geringere Augenblicksgebundenheit und stärkere Bezogenheit auf die ganze Lebenssituation.

Nicht nur das Aufsteigen von Erinnerungsbildern nacheinander, sondern auch im gleichen Moment und ihre Beziehungen untereinander folgen allein der affektiven Ordnung. Vielfach wird im Traum erlebt, daß ein und dieselbe Gestalt der Bekannte X und auch wieder der Bekannte Y ist. Diese *Verdichtung* läßt sich analysierend darauf zurückführen, daß eine gleiche Empfindung gegenüber beiden Personen besteht (Abb. 44). Ein Beispiel für den Fall, daß nach perfekter Agglutination die sekundäre Person dem Verdichtungsbild das Gepräge gibt, bietet der erste Traum des Krankenberichtes auf S. 332. Der Mann dieser Patientin war gestorben, im Traum aber lag im Sarge ihr Vater. In beiden sah sie *den* Mann. Der Vater aber, ein Pfarrer, war ihr das Idealbild des Mannes, und sie hatte auch im Leben ihren Ehemann immer nach diesem Idealbild zu sehen gesucht. Das scheinbar Realitätslose dieser *Verschiebung* erklärt sich aus einer psychischen Realität. Verschiebungen treten übrigens keineswegs nur an Personen auf. Ein anderer merkwürdiger Fall der Verdichtung ist die *Identifikation* der eigenen Person im Traum mit einer anderen Person, einem Tier, einem Auto o. ä. Zugrunde liegt aber der gleiche Vorgang, daß man nämlich von einer Eigenart der eigenen Person und des anderen gleichartig berührt wurde. Umgekehrt kann bei unterschiedlichen Affekten gegenüber verschiedenen Seiten der eigenen Person eine *Ich-Doppelung* eintreten. (Eine durch Krankheit in ihrer Entwicklung gehemmte Akademikerin lieferte uns unter ihren Traumaufzeichnungen den folgenden Bericht: „Es läßt sich nur schwer schildern. Ich führe ein Doppelleben, bin also im Traum zweimal da. Nicht nacheinander, sondern nebeneinander. Das eine ‚Ich' begeht Selbstmord, das andere ‚Ich' erfährt es durch Bekannte und wundert sich darüber. An meinen Selbstmord kann ich mich nicht mehr erinnern – es wird mir erzählt. Das eine ‚Ich' ist unheilbar krank und will das Leben beenden und nimmt sich eine große Schere. Damit schneide ‚Ich' mir vom Hals bis zum Nabel den Brustkorb auf, vergesse auch Halsschlagadern und Pulsadern nicht. Kein Tropfen Blut wird dabei vergossen, und doch ist das eine ‚Ich' tot. Meine eigene Beerdigung erlebe ich nicht mehr.") Eigentlich ist ja das Ich in *allen* auftretenden Personen, Tieren usw. lebendig und die Nicht-Identifikation ist das Auffälligste. Manchmal ist die *Projektion* eigener Regungen in andere hinein recht offensichtlich; ein Beispiel ist der zweite Traum, in dem die liebeshungrige Witwe sich von einer Meute Männer verfolgt erlebt (S. 332).

Zum Verständnis der Traumerlebnisse ist es nötig, sich zu verdeutlichen, daß Wahrnehmen und Denken nicht die beiden einzigen Stufen bewußten Erkennens sind. Das Vorstellen bildet eine besondere Zwischenstufe.

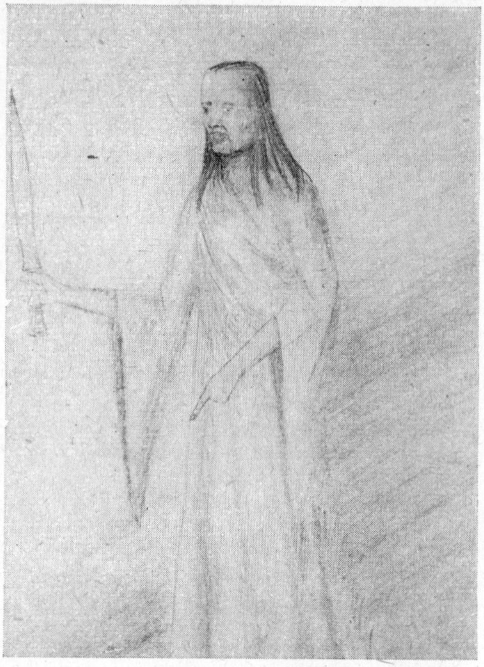

Abb. 44. Bildagglutination im Traum. Ein junges Mädchen mit Onanieproblematik erinnerte sich nur dunkel an Träume und daß dabei etwas Emporragendes eine Rolle gespielt habe. Angeregt, es sich durch Malen deutlicher in Erinnerung zu rufen, brachte sie obiges Bild. Es erinnerte sie an den Erzengel in der heimatlichen Kirche, hinsichtlich der Gesichtszüge aber bei näherer Betrachtung an die eigene Mutter (nach Bauer aus unserer Klinik)

Stellen Sie sich vor, daß zwei Autos zusammenstoßen! Widmen Sie sich Ihrer Vorstellung bitte so, daß Sie anschließend einige Fragen beantworten können. Dann erst lesen Sie weiter. Nun die Fragen zu diesem Beispiel. Hatten Sie sich den Zusammenstoß nur optisch oder auch akustisch vorgestellt? Hatten Sie sich das Ereignis blaß oder farbig vorgestellt; können Sie die Farben der beteiligten Autos angeben? Hatten Sie sich Personenwagen vorgestellt oder Lastwagen; einer bestimmten Marke? Hatten Sie sich den Zusammenstoß frontal oder von der Seite vorgestellt? Hatten Sie sich allein die beteiligten Autos vorgestellt oder auch eine Umgebung; war es Wald, Stadt oder Feld? Entsprang Ihre Vorstellung der Erinnerung an einen miterlebten Unfall oder Ihrer Phantasie? Alles das ist ja vorstellbar. Auf jeden Fall dürfte der Unterschied zu einer Wahrnehmung klar sein und ebenso der Unterschied zum begrifflichen Zusammenstoß zweier Autos. Der letztere umfaßt die Kollision von vorn, seitlich, hinten und schräg zwischen zwei Autos beliebiger Typen und Farben gleichzeitig und ist in dieser verallgemeinerten Form unanschaulich und nur abstrakt definierbar; aber nur in dieser Form gelingen umfassende Regelungen etwa für die Schadensversicherung. Die Vorstellung nimmt einen vermittelnden Platz zwischen Wahrnehmung und Begriff ein:

Wahrnehmung	Vorstellung	Begriff
sinnfällig	sinnfällig bis blaß	
deutlich	deutlich bis undeutlich	unanschaulich
konkret	teils konkret, teils	abstrakt
mit Zufälligem	mit Verallgemeinerungen	nur Allgemeines
nicht disponibel	nicht disponibel bis disponibel	disponibel

Der Traum spielt sich im Bereich der Vorstellungen ab. Wenn man sich dies vollkommen klarmacht, kann man sich eigentlich nicht mehr darüber wundern, wie es im Traume zugeht, nämlich überhaupt nicht anders als auch sonst mit Vorstellungen. Wir vereinigen ja auch im Wachbewußtsein die Vorstellung von Herrn X und Y zu der allgemeineren eines Freundes. Genauer gesagt: Der Begriff Freund würde nie entstehen ohne solche *Verdichtungen* ursprünglich getrennter Wahrnehmungen im Vorstellungsbereich. Der abstrakten Begriffsbildung geht die gefühlsbedingte Vorstellungsverdichtung voraus: Abb. 44. Die Verschmelzung des Erzengel- und Mutterbildes ist schneller emotional nachempfunden als rational definiert. Etwa als: Strafandrohende moralische Autorität. Im Wachbewußtsein kennen wir auch die *Verschiebung* von Vorstellungen, beispielsweise bei der Deklarierung eines bestimmten Turngerätes als Pferd. Die *Identifikation* mit einer Vorstellung liegt vor, wenn wir uns gelegentlich selbst als Hornochse oder als D-Zug bezeichnen. *Ich-Doppelung* in der Vorstellung ist es, wenn wir beispielsweise sagen, daß wir für jemand gestorben sind, mit dem wir nichts mehr zu tun haben wollen. Wer in der Dunkelheit durch eine einsame Gegend geht und vor einem Busch oder Laut erschrickt, hat aus seiner Angst heraus beängstigende Vorstellungen nach außen *projiziert*. Kurz, Traumbilder bieten nichts Absonderliches, wenn man sie nicht als Wahrnehmungen betrachtet, sondern als das, was sie sind, nämlich Vorstellungen.

Zwischen den Wahrnehmungen einerseits und den Begriffen andererseits zeigen die Vorstellungen eine breite Variabilität, und es ist richtig, daß die Traumvorstellungen den Wahrnehmungen nahestehen. Sie sind sehr sinnfällig und nicht disponibel. Auch im Wachbewußtsein können sich Vorstellungen ungerufen einstellen. Unter Umständen drängen sie sich sogar als Zwangsvorstellungen auf, d.h. gegen den Willen des Betroffenen. Im Schlaf treten sie nicht gegen, aber doch ohne den Willen des Träumenden auf, d.h. wie Wahrnehmungen.

Daß dann aber ein anderer Wille die Traumvorgänge gestalte, ist nicht nur eine jahrtausendealte Meinung gewesen, sondern liegt auch FREUDS Auffassung von der Traumentstehung zugrunde; denn anstelle des bewußten Denkens und Wollens inszeniert bei ihm das Unbewußte den Traum, indem es anstößige Traumgedanken so raffiniert verkleidet, daß sie die Zensur beim Übergang ins Bewußtsein passieren können.

Sich aufdrängende Vorstellungsreihen im Wachzustand, z.B. bei einem Eifersüchtigen, lehren uns jedoch einen anderen Entstehungszusammenhang. Die Beteiligung der Emotionen am Traumerleben ist allgemein bekannt. Sie werden als Reaktionen auf den Traum verstanden, in Parallele zu emotionalen Reaktionen auf Wahrnehmungen. Dies ist der Hauptirrtum. Die Gefühlsregung ist nicht die Folge, sondern die Ursache der sich aufdrängenden Vorstellungen, im Traum wie im Wachen. Die empirische Tatsache, daß völlig wechselnde Traumszenen aufeinanderfolgen, während die dazu passende Gefühlsstimmung unverändert die gleiche bleibt, beweist: Die im Traum auftauchenden Vorstellungen spielen eine sekundäre Rolle; sie fallen einem bei der bestehenden Stimmung ein.

Die Assoziation zwischen Affekt und Wahrnehmung dürfte die stammesgeschichtlich älteste Assoziationsform in der Wirbeltierreihe sein (FISCHEL). Sie ist einfacher als die bedingt-reflektorische Verknüpfung zweier äußerer Wahrnehmungen. Sie erfolgt nach Tierexperimenten mit Endhirnabtragungen im Zwischenhirn. Menschliche Introspektion beobachtet, daß mit dem Affekt dann auch die *Erinnerung* an die Wahrnehmung, d.h. eine Vorstellung assoziiert bleibt.

Vorstellungen, die gefühlsbedingt als Erinnerung an eine Wahrnehmung erwachen, sind sinnfällig, deutlich und konkret im Gegensatz zu Vorstellungen, die als Anschauungsbeispiel für einen Begriff gebildet werden. Für den Begriff Autozusammenstoß kann eine Vorstellung mit zwei schemenhaften Autos, die gegeneinander fahren, genügen. Die affektgetragene Erinnerung eines wirklichen Zusammenstoßes in ihrer Plastizität und Eindrucksfülle bildet das andere Extrem. Zwischen beiden liegen zahlreiche Möglichkeiten einer mehr oder minder weit konkretisierten Vorstellung.

Die zum *Begriff* gehörende Vorstellung bildet man sich, aktiv. Die *Erinnerungs*vorstellung aber wird nicht gebildet, sie ist da. Der gleiche Unterschied ergibt sich auch bei der Neuanordnung von Vorstellungselementen. Willensgesteuerte, konstruktive Phantasievorstellungen erfolgen aktiv. Gefühlsgesteuerte, katathyme Phantasievorstellungen erfolgen passiv. Beides verschränkt sich häufig. Im Traum steht das aktive Ich seinen katathymen Erinnerungs- und Phantasievorstellungen gegenüber.

Die Deutlichkeit der Traumvorstellungen ist wechselhaft und reicht an die der Wahrnehmungen kaum heran. Das hat jeder erfahren, der im Traume etwas Längeres zu lesen sucht oder der erkennen will, welche Person mit wechselnder Identität er nun genau vor sich hat. Viele Menschen träumen stets oder häufig farblos. Wenn all dies und dazu noch die seltsamsten katathymen Bild- und Gestaltzusammenstellungen vom Träumer als Wahrnehmung hingenommen werden, so hat eben der Ausfall des kritischen Denkens dabei grundlegende Bedeutung.

Die charakteristische Sinnfälligkeit der Traumvorstellungen ist gleichbedeutend mit Einbuße an Abstraktions- und unbeschränkter Kombinationsfähigkeit im Traum. Unser kompliziertes begriffliches Denken ist aus einer primitiven Sinnfälligkeit herausgewachsen. Zum Beleg dessen brauchen wir nur Worte anzuschauen wie: besitzen, begehen, begreifen, benehmen, behalten, betragen, bedeuten, beweisen, bezeichnen, behandeln, bestechen, beschließen, behagen, beantragen, bestellen, beschweren, belasten, beeinflussen, behüten, beschirmen usw. Das Absinken der Vorstellungen im Traum auf die Stufe grober Dinglichkeit ist schön in unseren Beispielen zu beobachten: Bekanntenkreis, Rivalengeist (S. 488), sich kopfüber in den Strom des Lebens stürzen (S. 151), sich aufbäumen (S. 321), die sich mordende Gesellschaft (S. 149) u.a.

Der Strom in Abb. 42 ist ein Sinnbild des allgemeinen Dahinlebens, genauso wie er es uns auch im Wachzustande ist. Er verdankt seine Rolle einer Verschiebung in dem oben erläuterten Sinne. Ähnlich kann eine Rose im Traum ihre sinnbildliche

Bedeutung, die sie im gewöhnlichen Leben hat, behalten. Neben den allgemein bekannten können durch Verschiebung individuelle Symbole entstehen, z.B. die Goldringschmiede für das Standesamt (Abb. 42, S. 150f.), oder der aufgebahrte Vater ist so ein individuelles Sinnbild für den verstorbenen Mann (Fall auf S. 332). In unklaren Fällen läßt man den Patienten Einfälle zu dem Traumgegenstand bringen. Nicht in jedem Fall erhellt das die Zusammenhänge, und dann kann die diagnostische Klärung versagen, man „schwimmt" (Fall auf S. 332, Traum 4 und 5).

Unter den vielen Sinnbildern der Träume kommen auch gelegentlich sexuelle vor, individuelle wie auch allgemeiner bekannte. Zu den allgemeiner bekannten gehören der bewaldete Hügel als Sinnbild der Vulva und das Treppaufsteigen als Sinnbild des Koitus. Das beobachtete schon Freud, und uns war es eindrucksvoll, als bei einer Gruppentherapie für Impotente der erste nach seinen Träumen Befragte, ein biederer Mann, sofort erklärte, er träume häufig von vergeblichen Versuchen, einen bewaldeten Hügel hinaufzukommen. Einen Treppentraum bietet der Fall auf S. 150. Es ist dies ein Beispiel dafür, wie verborgene Tatsachen aus dem Traum erkennbar werden können. Zugleich ist es aber auch ein Beispiel dafür, daß es sich bei solchen Dingen oft um ganz belanglose Nebenbefunde handelt, die therapeutisch ohne jede Bedeutung sind. Wenn man etwa die als Beispiele angeführten Träume daraufhin prüft, worin sie die Exploration überboten haben, wird das Ergebnis für sie sehr mager sein. Das tut der Tatsache keinen Abbruch, daß wir in manchen Fällen nur mittels der Traumanalyse ein diagnostisches Problem zu lösen vermögen.

Es sei nun einiges zur *Technik* der Traumanalyse gesagt. Wir fordern den Patienten auf, uns seine Träume aufzuschreiben. Die Aufzeichnungen müssen unmittelbar nach dem Erwachen gemacht werden, sonst entstehen sehr rasch große Lücken. Binnen 5 Minuten ist alles von einem Traum vergessen, was nicht bewußt ins Langzeitgedächtnis aufgenommen worden ist. Wenn dem Patienten irgend noch sonst etwas zu dem Geträumten einfällt, soll er es gleich mit aufschreiben. Wir können am Beispiel der Abb. 41 beobachten, wie nützlich das sein kann. Der in dieser Abbildung wiedergegebene Traumbericht diene zur Veranschaulichung für die folgenden praktischen Hinweise. Bei der Durcharbeitung eines vom Patienten abgelieferten Traumberichtes konzentriere man sich zunächst auf die Ermittlung des Grundmotivs, das durch den Traum klingt. Zu diesem Zweck beachtet man, was in den wechselnden Szenen übereinstimmt. Das Übereinstimmende unterstreicht man zweckmäßigerweise und verbindet es durch einzelne Striche.

Man beachte, wie hier ohne „Deuten" oder Willkür mit dem Traum verfahren wird. Es sind lediglich Beziehungen erfaßt worden, die auch ohne unsere Unterstreichung bestehen. Weitere Einblicke in die Zusammenhänge gibt eine längere Serie von Traumberichten. Fehlentwickelte Seelenregungen, durch die der Patient im Leben Anpassungsschwierigkeiten hat, beschäftigen ihn öfter emotional und tauchen daher öfter als Grundregung eines Traumes auf. Fast immer tritt dies bei Beginn einer psychotherapeutischen Behandlung, wenn die allgemeinen Lebensschwierigkeiten besprochen werden, ein. Daher ist auf die Wichtigkeit gerade der sogenannten Initialträume stets mit Recht hingewiesen worden. Bei dem Überblicken einer Serie von Berichten hat man den Schlüssel zum Verständnis der Bilder keineswegs schon immer in der Hand. Oft muß man den Patienten um seine Einfälle dazu bitten. Der

Einfall der Patientin in Abb. 41, daß sie selbst „Rabe“ genannt werde, erschloß von diesem Punkte her die ganzen Traumzusammenhänge. Die Äußerung erfolgte hier spontan, hätte aber sonst auch in dem gebräuchlichen Verfahren gewonnen werden können, daß man im persönlichen Gespräch den Patienten systematisch anleitet, zu den Einzelheiten des Traumes seine Assoziationen zu sagen. Natürlich hätten auch andere Einfälle den Schlüssel zum Verständnis bringen können, wenngleich bei weitem nicht jeder Einfall.

Die psychophysiologischen Wechselwirkungen mahnen, den Traum nicht einseitig nur als psychologisch determiniert zu betrachten. Äußere Reize (Weckerklingeln) oder innere (die gefüllte Blase) können auslösend wirken und zu Assoziationen Veranlassung geben. Man kann also nicht nach einem einzigen Rezept, welches es auch sei, alle Träume interpretieren.

Die meisten Träume treten aber spontan auf, und zwar in einem endogenen Rhythmus, der den Großhirnschlaf in jeder Nacht durchschnittlich viermal unterbricht. Diese Zwischenphasen sind durch physiologische Besonderheiten gekennzeichnet. Das EEG nähert sich stark dem Bild des Wachzustandes. Paradoxerweise sind dabei aber die Rückenmarksreflexe weitgehend aufgehoben, der Muskeltonus ist stärker herabgesetzt und die Schwelle für Weckreize um das Mehrfache erhöht. Bewegungen zeigen nur die Augen, schnell und koordiniert. Diese Schlafphasen werden meist nach ihnen benannt: REM-Schlaf (rapid eye movements). Gleichzeitig zeigen sich aber in Puls- und Atemänderungen sowie ganz regelmäßigen Erektionen auch vegetative Funktionsänderungen. Die erste REM-Schlafphase tritt normalerweise nach $1^1/_2$ Stunden Tiefschlaf ein und dauert durchschnittlich 9 Minuten. 3 Stunden nach dem Einschlafen folgt die zweite REM-Periode mit etwa 19 Minuten Dauer. Die dritte erstreckt sich über durchschnittlich 24 Minuten. Die letzte dieser Perioden zwischen der 6. und 7. Schlafstunde hält im Durchschnitt 28 Minuten an. Insgesamt sind das fast $1^1/_2$ Stunden REM-Schlafphasen in jeder Nacht. In solchen Perioden geweckte Probanden bestätigen regelmäßig, aus einem Traum geweckt worden zu sein. Die systematische Verhinderung des Traumschlafes durch Wecken des Probanden bei Beginn jeder REM-Periode führt nach wenigen Tagen zu Konzentrationsunfähigkeit, Apathie und gestörtem Verhalten (Dements). Vergleichspersonen, die ebensooft geweckt wurden, aber immer im Anschluß an die REM-Phasen, zeigten trotz der Schlafstörungen diese Symptome nicht. Bei verhindertem REM-Schlaf sucht der Organismus durch weit verlängerte REM-Zeiten das Defizit aufzuholen. Der Traumschlaf erfüllt also eine notwendige Funktion. Welche das ist und ob der Traum dabei wesentlich ist oder nur eine unwichtige Nebenerscheinung, darüber kann man zur Zeit nur spekulieren. In diesem Zusammenhang muß man aber darauf hinweisen, daß REM-Schlafperioden nicht nur beim Menschen, sondern auch bei den höheren Tieren festgestellt werden.

Das schnelle Vergessen der Träume ist eine besondere Leistung des Organismus. Eine Unsicherheit darüber, ob man etwas Erinnertes erlebt oder nur geträumt hat, ist nicht bloß quälend, sondern hat ja praktische Konsequenzen und kann zu Fehlhandlungen führen.

Unerläßlich ist es, traumanalytisches Arbeiten damit zu beginnen, daß man selbst erst einmal längere Zeit konsequent die eigenen Träume aufschreibt und dadurch die

Schwierigkeiten und Fehlerquellen praktisch kennenlernt. Man wird dann auch die Indikationsstellung zur Traumniederschrift mit gebotener Besonnenheit handhaben.

Freud, der die Traumanalyse begründete, hat selbst das meiste Bleibende und das meiste Vergängliche zu dieser Wissenschaft beigesteuert. Durch übertriebene Hervorhebung der Traumsymbolik hat Steckel der wissenschaftlichen Trauminterpretation mehr geschadet als genützt. Schultz-Hencke bietet in seinem Lehrbuch der Traumanalyse erfundene Modellträume, die seiner neopsychoanalytischen Neurosenlehre angepaßt sind. Eine u. E. vorzügliche Traumlehre hat E. Kretschmer im Rahmen seines Lehrbuchs der Medizinischen Psychologie vorgelegt. Eine kritische Sichtung der von verschiedenen Schulen unterschiedlich gehandhabten Traumanalyse gab Leonhard und in einer ausführlichen Monographie v. Siebenthal, worauf wir hier hinweisen.

In einer anderen Hinsicht wird uns der Traum ebenfalls wichtig. Das Traumerlebnis geht wie das reale Erleben mit körperlichen Funktionsstörungen einher. Es kommt nicht bloß zu Tachykardien, Blutdruckerhöhungen, Schweißausbrüchen usw., sondern auch zu Angina-pectoris-Anfällen, absoluten Arhythmien, tetanischen Krampfanfällen und ähnlichen pathologischen Erscheinungen. Das zugrunde liegende Traumerlebnis gibt dann Hinweise auf Faktoren, die auch am Tage eine Rolle spielen. Diese Tatsache wird an Beispielen der eben genannten Art in den speziellen Kapiteln illustriert.

Experimentelles katathymes Bild-Erleben

Das experimentelle katathyme Bild-Erleben nach Leuner ist eine Art künstlichen Träumens unter aktiver Mitwirkung des Therapeuten. Der Patient wird suggestiv in eine leichte Somnolenz gebracht, in der wie auch sonst beim Halbschlaf einerseits die Vorstellungen dazu neigen, einen bildhaften Charakter anzunehmen, andererseits aber die Abschaltung gegenüber der Umwelt noch keine vollkommene ist, vielmehr wird der Patient veranlaßt, fortlaufend über diese Bilderlebnisse zu berichten. Die Bildentwicklung wird suggestiv angeregt etwa mit den Worten: „Stellen Sie sich nun einmal eine grüne Wiese vor. Ganz geduldig, und achten Sie darauf, was Sie trotz Ihrer geschlossenen Augen sehen. Stellen Sie sich das grüne Gras vor. Allmählich wird es deutlicher und deutlicher werden ...“ usw. Sobald der Patient etwas sieht, soll er nicken und dann laufend berichten. Anfangs sind hierzu weitere Anregungen meist nötig, z.B. die Frage: „Wie ist das Wetter?“ oder einfach „Und was sehen Sie noch?“. Man darf allerdings nicht treiben, das Absinken der geistigen Vorstellungen auf die Stufe grober Anschaulichkeit erfolgt allmählich und in fließenden Übergängen. Eindösen lassen, nicht fordern führt zum Ziel. Mit dem Absinken der Vorstellungsqualität aus dem abstrakteren Bereich ist wie beim Traum verknüpft ein Verlust der räumlichen, zeitlichen, gestaltlichen, kausalen und logischen Ordnung der Vorstellungen. Das einzige Prinzip der Vorstellungsverknüpfung ist dann auch hier wieder die affektive Zusammenordnung (Katathymie). Ein sehr anschauliches Beispiel hierfür und zugleich einen Beleg des diagnostischen Wertes der Methode gibt unser Fall auf S. 422 Mitte. Der mit dem Patienten in ständigem gesprächsweisem

Kontakt bleibende Arzt wird die Bilder natürlich auf die explorationsgemäß wichtige Thematik hinlenken und dort die affektiven Verknüpfungen abwarten.

Leuner hat eine Suchreihe folgender Motive empfohlen: 1. Wiese, 2. Aufstieg durch den Wald auf einen Berg, 3. bachabwärts gehen, 4. Haus, 5. ideales Persönlichkeitsvorbild, 6. Vater, Mutter oder andere wichtige Beziehungspersonen, 7. Aufforderung eines Autobesitzers, einzusteigen und mitzufahren, 8. Sumpfloch und Höhleneingang. Hier liegen also bekannte Erfahrungen über weitverbreitete Vorstellungsverknüpfungen im Sinne einer Symbolik zugrunde, deren Bedeutung statistischer Natur ist und nicht für den Einzelfall relevant. Ebenso sind unserer Erfahrung nach die damit angeschlagenen Themen häufig, aber bei weitem nicht immer maßgebend für die psychische Fehlhaltung. Der explorativen Umsicht des Arztes und seiner individuellen Bildmotivgebung fallen also wesentliche Aufgaben zu.

Die experimentelle Methode gestattet Vergleichsbeobachtungen im Verlauf der Behandlung zur Kontrolle des Erfolges.

Freies Gestalten

Das freie Gestalten ist eine sinnvolle Beschäftigung für Leerstunden stationär behandelter Psychotherapie-Patienten. Sinnvoll aus drei Gründen: 1. Der Patient widmet sich einer Aufgabe, die in der Regel zunehmende Schaffensfreude auslöst. 2. Da das Bilden bei freier Themenwahl von Empfindungen gespeist wird, die den Gestaltenden jeweils erfüllen, wird es bewußt oder unbewußt zum Spiegel seines Innern. Der Therapeut gewinnt dadurch Einblicke in die Gefühlswelt seines Patienten, und zwar meist lebendiger als durch das gesprochene Wort. 3. Der Arzt kann diese Äußerung des Patienten in relativ kurzer Zeit in sich aufnehmen. Der zweite Punkt ist natürlich der wichtigste.

Durch einige Beispiele sei dies belegt. Eine Patientin mit sexuellen Problemen, Liebesenttäuschungen und dennoch bestehenden Hoffnungen malt den „Tanz der Frauen um das Feuer“ (Abb. 45, S. 631). Der Gehalt ist sofort verständlich. Es bedeutet kaum eine Vertiefung des gefühlsmäßig sogleich Erfaßten, wenn man abstrakt formuliert: Das Feuer ist etwas zugleich Schönes und Gefährliches. Es steht hier als Symbol für etwas anderes. Zugrunde liegt eine Vorstellungsverdichtung, wie sie uns sprachlich als „Feuer der Liebe“ allen geläufig ist. Im Bilde selbst stellt sich eine abgeschlossene Verschiebung der Vorstellung dar: Das Feuer steht hier anstelle von Liebe und Sexualität. Daß es nicht nur etwas Schönes, sondern auch etwas Gefährliches symbolisiert, ist so allgemein bekannt, daß es sich in Sprachgewohnheiten niedergeschlagen hat: Feuer des Diamanten, mit dem Feuer spielen, sich die Finger verbrennen, Strohfeuer usw. Auch das Tanzen ums Feuer ist im übertragenen Sinne zu verstehen. Daß die Patientin in ihrer Lage sich nicht nur als Individuum sieht, sondern als mit andern Frauen in der gleichen Situation, bringt der Reigen anschaulich zum Ausdruck. Daß die Gestalten unbekleidet sind, weist auf das Thema Sexualität und Liebe hin. Ist dem Bilde zu entnehmen, ob die Patientin diesen Tanz um das Feuer als Ausdruck von Lebenslust bejaht oder als einen rauschhaften

Taumel ablehnt? Tatsächlich hatte sie nach ihren enttäuschenden und deprimierenden Erfahrungen, die zur Erkrankung und Inanspruchnahme des Psychotherapeuten führten, inzwischen wieder Lebensmut gewonnen, im vollen Bewußtsein der damit verbundenen Möglichkeiten auch unangenehmer Erfahrungen.

Wenn ein Bild nicht leicht verständlich ist, müssen wir den Patienten, ähnlich wie bei der Traumanalyse, um seine Gedanken und Einfälle dazu bitten. Abb. 46, S. 632 ist in der Endphase einer Behandlung entstanden. Der Patient erläutert das Bild so: Die Behandlung sei ihm als ein schwerer Aufstieg erschienen, nun sei er aber wieder auf der Höhe; nur noch eine kleine Wolke verdecke ihm die Sonne, aber er sei schon im Begriff, sie wegzuschieben. Mit diesem Hinweis ist es nicht schwer, das ganze Bild zu verstehen. Die Tiefe versinnbildlicht den Zustand, in dem der Patient in die Behandlung gelangte. Die Steilheit des Anstiegs weist darauf hin, wie schwer dem Patienten die psychotherapeutischen Fortschritte gefallen sind. Das Auf-der-Höhe-Sein, der Sonnenschein und die dunkle Wolke sind bereits aus der Alltagssprache so geläufige Sinnbilder, daß sie keiner Erläuterung bedürfen.

Bietet ein zunächst unverständliches Bild keinen geschlossenen Zusammenhang, muß man nach Einfällen zu einzelnen Bildelementen fragen, beispielsweise bei Abb. 47, S. 633 etwa nach dem großen Stern. Wir erhielten dazu folgende Antwort: „Mir kommt da eine Geschichte, die ich als Kind gehört habe, in Erinnerung. Ein Mädchen sah am Himmel einen ungewöhnlich schönen, großen Stern. Es war Winter und der Stern stand über einem blankgefrorenen See. Das Mädchen wollte zu dem Stern und lief auf seinen Schlittschuhen immer weiter auf ihn zu. Dabei merkte es nicht, wie draußen das Eis immer dünner wurde, brach ein und ging unter." Wie bei allen Assoziationen ist es so, daß gegenwärtig Empfindungen bestehen müssen, die eben „daran erinnern". Auch in diesem Falle war das die Situation der Patientin selbst. Sie war einem ihr eigentlich unerreichbaren Ziel nachgejagt, hatte anderes darüber vernachlässigt und war daran gescheitert. Auch die Weintraube neben See und Stern hat in diesem Zusammenhang eine Bedeutung, ebenso der von rechts über den Berg wehende Wind, der nun den ganzen Spuk vertreiben und den Himmel klären soll.

Abb. 48, S. 634 zeigt das Überwinden einer Klippe, die nicht Anlaß der Behandlung war, sondern erst in der Behandlung entstand. Die Patientin malte es als ein Märchenbild: Aschenbrödel kommt vom Fest zurück. In der Darstellung hat Aschenbrödel alle Zeichen der schönen Illusion abgelegt und steigt mit einem letzten sehnsüchtigen Blick wieder fromm ins Alltagsgewand. Die wirkliche Situation dabei: Die Behandlung war in eine Sackgasse geraten. Aus Zuneigung zum Therapeuten war die Patientin von dem Wunsch, geheilt zu werden, übergewechselt zu dem Wunsch, behandelt zu werden. Daher war ein Therapeutenwechsel vorgenommen worden.

Wir haben die Möglichkeiten der Nutzung von Patientenmalereien ausführlicher in einer besonderen Monographie behandelt: „Patientenzeichnungen als Ausdruck psychischer Fehlhaltungen" (KLUMBIES, SCHAEFFER, BAUER). An über 100 farbigen Malereien und weiteren einfarbigen Strichzeichnungen sind dort Verlaufsserien dargestellt. Insbesondere ist die diagnostische Bedeutung für die Erkennung von psychischen Fehlhaltungen illustriert: Krankheitsfurcht, Leidensdemonstration, Selbstwertproblematik, Selbstunsicherheit, Schuldproblematik, sexuelle Retardierung,

Onanieproblematik, Elternbindung, Kontaktproblematik, zwanghaftes Verhalten, Ambivalenz usw. Zugleich haben wir dort die geschichtliche Entwicklung dieser psychotherapeutischen Hilfsmethode und ihre heute international zunehmende Bedeutung kurz geschildert.

Wenn wir einen Patienten zum freien Gestalten auffordern, geben wir ihm als Instruktion, er solle mit Stiften, Tinte oder Pinsel auf dem Papier umgehen wie er wolle. Jeder Patient wird zunächst sagen, daß er nicht malen könne. Wir betonen ihm gegenüber, daß es auf Schönheit gar nicht ankomme und daß er auch einfach Farben zusammenschmieren oder krakeln könne, alles sei uns recht. Viele Patienten werden als erstes eine Darstellung vorlegen, die sie früher irgendwann einmal als besonders schön eingeübt haben, z.B. Blumen. Wir tragen das geduldig, freuen uns, daß der Patient stolz darauf ist, und fordern zu weiterem auf; denn das Eingeübte versiegt. Wir können ihm auch erläutern, daß er nicht abbilden möge, sondern bilden.

Manche Autoren tragen dem Patienten auf, gedankenlos zu kritzeln wie etwa während eines Telefongesprächs und die Hand dabei nicht zur Ruhe zu legen. Vorbild ist hier das freie Assoziieren, und auch die theoretischen Voraussetzungen sind die gleichen wie dort, so daß wir auf unsere darüber gemachten Erklärungen verweisen können. An erster Stelle ist JUNG zu nennen, der die „Gestaltungen des Unterbewußten" gepflegt hat. Als die vollendetste Form von dort her pries er das Mandala und veröffentlichte schöne Beispiele. In seinem Einflußbereich entstanden überaus *viele* Mandalas, ganz gewiß nicht unbewußt.

Es ist ein für den Patienten sehr eindrucksvolles Verfahren, wenn seine Probleme mit ihm anhand seiner Bilder durchgesprochen werden. Dieser vorteilhafte therapeutische Gebrauch hat manchen veranlaßt, auch ambulante Patienten malen zu lassen. Anstelle des Zeichnens oder Malens kann auch Kneten, Schnitzen oder Geschichtenschreiben treten, je nach Neigung des Patienten. Der Gebrauch dieser bildnerischen Methoden ist natürlich auch von der Veranlagung des Psychotherapeuten abhängig (ALEKSANDROWICZ, DERBOLOWSKI u. a.).

Psychologische Testmethoden

Eine Methode, die den Anspruch erhebt, psychologische Feststellungen objektiv zu treffen, findet naturgemäß das Interesse des Psychotherapeuten. Seitdem BINET den Staatsauftrag erhielt, für die Feststellung schwachbegabter und eines Sonderunterrichts bedürftiger Schüler ein exaktes, die Notengebung der Lehrer übertreffendes Verfahren zu finden, und seitdem er seinen Intelligenztest vorlegte, haben psychologische Testmethoden in zahlreichen Ländern eine außerordentlich große Bedeutung erlangt. Sie werden bei der Berufsberatung, in der Industrie, beim Militär und bei anderen Eignungsbeurteilungen vielfältig verwendet. Von Anbeginn bis heute hat auch die Medizin maßgebenden Anteil an der Entwicklung und Nutzung von Testmethoden.

Der älteste Versuch in der Reihe psychologischer Testmethoden bestand in der Erfindung des Fieberthermometers. SANTORIO schuf es als „instrumentum tempera*men*torum", also zur Objektivierung des sanguinischen, phlegmatischen, cholerischen oder melancholischen Temperaments. Die antike Auffassung der Krankheit als überschießende Temperamentsäußerung, wie sie in stark gemäßigter Form schon bei Gesunden erkennbar ist, bildete den Hintergrund hierzu. Ohne Meßinstrumente waren bereits Zusammenhänge zwischen Psyche und Hauttemperatur aufgefallen (vgl. unsere Abb. 119 auf S. 466).

Heute werden testpsychologische Verfahren eingesetzt zur

1. Prüfung von Leistungen,
2. Erfassung charakteristischer Persönlichkeitszüge,
3. Aufdeckung individueller Konflikte,
4. Hilfe bei der Diagnosestellung.

Die Prüfung der Reaktionszeit ist das bekannteste Beispiel zur quantitativen Erfassung psychischer Teilfunktionen. In der einfachsten Form wird ein Knöpfchen auf ein Signal hin gedrückt. Den Lebensanforderungen meist näher stehen Wahlreaktionen, deren Geschwindigkeit und Treffsicherheit in komplizierterer Weise geprüft werden müssen (Abb. 49).

Ein emotionelles Verhalten wird gemessen bei der Prüfung der Schmerzempfindlichkeit. Man bedient sich beispielsweise einer einfachen Apparatur zur Belastung des Daumennagels mit steigenden Gewichten. Verwiesen sei auch auf die Möglichkeit der Kontrolle, ob die subjektiven Schmerzangaben eines Patienten den objektiven vegetativen Schmerzreaktionen entsprechen, mit Hilfe des psychogalvanischen Hautreflexes (S. 172).

Der Erfolgs-Mißerfolgs-Versuch in der für klinische Zwecke geeigneten Modifikation von unserem Mitarbeiter Bauer läßt eine einfache Sortieraufgabe unter

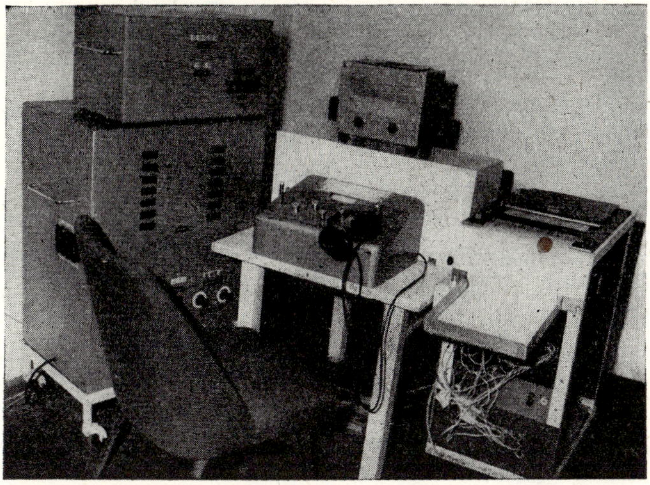

Abb. 49. Reaktionsprüfgerät unseres psychologischen Laboratoriums. Dem Prüfling werden auf einem Sichtschirm wechselnde Form- und Farbsignale dargeboten, dazwischen durch Kopfhörer akustische Signale. Er soll entsprechend verschiedene Tasten, Hebel und Fußschalter bedienen. Die Fehler werden registriert. Programm und Geschwindigkeit des Ablaufs sind variabel.

Berücksichtigung der aufgewandten Zeit lösen. Nach dem Versuch wird der Proband jedesmal gefragt, ob er jetzt aufhören will; wenn nicht, in welcher Zeitspanne er die Wiederholung nunmehr schaffen wolle. Die Stoppuhr zeigt ihm – völlig unabhängig von der wirklichen Leistung – zunächst wiederholt eine Unterbietung der erwarteten Zeit (Erfolg), dann laufend eine Zeitüberschreitung (Mißerfolg). Abb. 50 illustriert an Beispielen die Hingabe der Patienten an die „Leistungsprüfung". Der Test gestattet quantitative Feststellungen über psychisches Tempo, Ehrgeiz, Vorsicht und Ausdauer. Er bildet ferner eine Provokationsmethode für psychogene Störungen auf dem Boden einer Mißerfolgsproblematik (Abb. 50c). Schließlich wird dieser Test dann auch im therapeutischen Gespräch als anschauliches Beispiel für die Krankheitsproblematik erörtert (ohne Aufdeckung der Versuchsanordnung).

Für die Prüfung der Konzentrationsfähigkeit (fortlaufendes Ausstreichen eines bestimmten Buchstabens in einem Text) und die Prüfung der Ermüdbarkeit (Geschwindigkeitsänderung beim Addieren einstelliger Zahlenreihen) gibt es Vordrucke, die eine rasche Auswertung ermöglichen.

Der Intelligenztest nach BINET-SIMON hat zum Maßstab das Intelligenzalter, das nach den Durchschnittsleistungen der verschiedenen Altersklassen bestimmt wird. Es führt z.B. vom Abzeichnen eines Quadrates und Abzählen von 4 Pfennigen mit 5 Jahren bis zum Reimeschmieden und Definieren abstrakter Begriffe mit 13 Jahren. Als Intelligenzquotient wird das Verhältnis von Intelligenzalter zu Lebensalter bezeichnet. Gebräuchliche ähnliche Tests stammen von WECHSLER, HAWIK und RAVEN. Bei uns wird der Intelligenzstrukturtest IST von AMTHAUER gern genutzt. Er quantifiziert Leistungen auf verschiedenen Gebieten (Abstraktionsfähigkeit, verbale Ausdrucksfähigkeit, räumliches Vorstellungsvermögen, Rechenleistungen usw.) und liefert so ein Leistungsprofil, das mit bekannten Durchschnittsleistungen in verschiedenen Berufsgruppen verglichen werden kann. Bei beruflichem Versagen ergibt sich in der Psychotherapie auch die Frage, ob die Intelligenzstruktur den speziellen Anforderungen dieses Berufes genügt; und wenn nicht, in welcher Richtung die Rehabilitation die besten Ergebnisse erwarten läßt.

Auch die einfache Fragebogenmethode ist für psychometrische Zwecke qualifiziert worden. Die Gültigkeitsbestimmung einer Aussage (Validierung) erfolgt empirisch durch statistische Erhebungen und mittels Korrelationsberechnung oder auch mit Hilfe der Faktorenanalyse. Der Geltungsbereich erstreckt sich auf die Population, für welche die Validierungs-Stichprobe repräsentativ war. Eine Übertragung in andere ethnische oder gesellschaftliche Populationen ist daher nicht ohne weiteres möglich.

Der Lügentest nach EYSENCK mischt in Fragebogen sogenannte Lügenfragen ein, z.B. „Meine Tischmanieren sind zu Hause weniger gepflegt als in Gesellschaft – Ja/Nein" oder „Manchmal spreche ich über Dinge, von denen ich nichts verstehe – Ja/Nein". Die Anzahl der Lügen wird gezählt und die Verwertbarkeit des gesamten Fragebogens danach bemessen.

Bekanntester Persönlichkeitsfragebogen ist der MMPI (Minnesota Multiphasic Personality Inventory) von HATHAWAY und MCKINLEY. Er stellt dem Patienten über 550 Fragen und mißt dann in 10 Skalen gleichzeitig verschiedene Persönlichkeitszüge, die sich an das psychiatrische Diagnosensortiment anlehnen (schizoide, depressive,

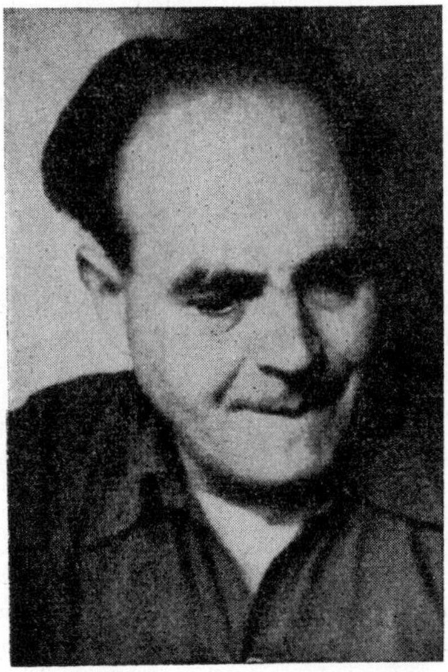

a

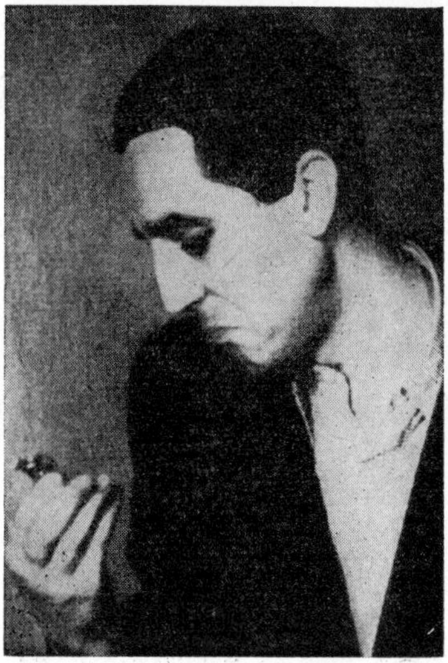

b

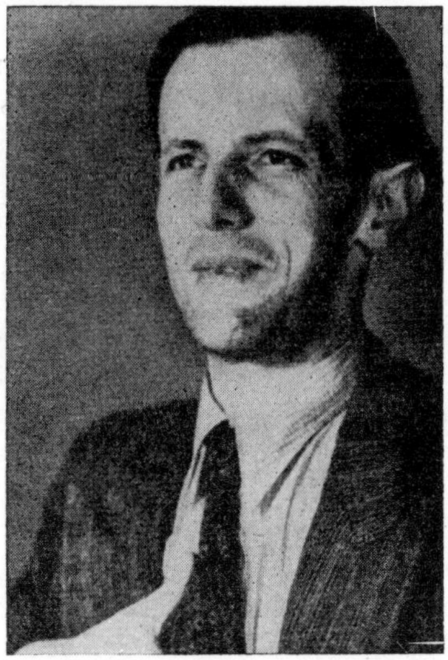

c

Abb. 50. Momentaufnahmen aus Erfolgs-Mißerfolgs-Versuchen nach BAUER, die für die lebensvolle Angepacktheit der Patienten trotz der Experimentiersituation zeugen. Bei c) ist nach Mißerfolgen ein unechtes Lächeln zu sehen, und es sind pektanginöse Beschwerden eingetreten, wie sie bei dem Patienten im wirklichen Leben immer nach Mißerfolgen auftraten.

hypomanische, paranoide, psychopathische, psychasthenische, hypochondrische, hysterische, introvertierte und perverse). Zur Entwicklung des Tests dienten psychiatrische Patienten. Er enthält außerdem 4 Validitätsskalen (Lügen, Unterdrückung, Unentschiedenheit, Verwirrung). Unter der Bezeichnung MMPI-Saarbrücken wurde dieser Fragebogen zur Anwendung in der BRD, Schweiz und Österreich umgearbeitet. Eine Adaptierung an die Entwicklung der DDR-Bevölkerung unternahmen Stephan, Hess und Höck, wobei die Zahl der Fragen auf 470 reduziert wurde, zum 470-F-Test. Gleichzeitig ist im Leningrader Bechterew-Institut eine Entwicklung für die dortige Bevölkerung vorgenommen worden.

Andere Persönlichkeitsfragebogen sind der EPI von Guilford, der PI von Cattell und der MPI von Eysenck. Von letzterem leiteten die beiden Brengelmann den E-N-NR ab. Dieser wurde von Böttcher für die Nutzung in der DDR umgearbeitet, und zwar unter dem Namen INR als Hinweis auf die Messung von Introversion, neurotischem Zustand und Rigidität der Persönlichkeit. Einen Vergleich zwischen Selbstbild und Idealbild des Probanden, ausgedrückt in Quotienten, ergibt die Q-Sortierung nach Frohburg. Mit diesem Test sind durch wiederholte Anwendung auch Wandlungen im Verlauf der Therapie zu erfassen.

Ein ausgesprochen neurosendiagnostisches Ziel hat der MMQ (Maudsley Medical Questionnaire) von Eysenck. In kritischer Auswertung auch ähnlicher Listen haben Höck und Hess in der DDR einen Beschwerdefragebogen BFB entwickelt. Er fragt nach 90 körperlichen und psychischen Symptomen, die großenteils eine enge Beziehung zu neurotischen Erkrankungen haben. Genutzt wird die Tatsache, daß es solche neuroserelevanten Klagen gibt, und zugleich, daß Neurotiker durchschnittlich zahlreichere Beschwerden vorbringen als andere. Die Summe der neurosenrelevanten Beschwerden wird als Hinweis auf das Bestehen einer Neurose gewertet. Nach bisherigen Mitteilungen werden etwa 80% der Neurotiker mit diesem Fragebogen erfaßt, der in seiner leichten Anwendung und Auswertbarkeit als Groborientierung besonders für ambulant tätige Ärzte gedacht ist. Die Autoren ergänzten ihn durch einen Verhaltensfragebogen (VFB). – In ähnlicher Weise dient der VELA-Fragebogen von Fahrenberg der Erkennung der vegetativen Labilität. – Eine Zusammenfassung von vegetativer, Neurosen- und Persönlichkeitsdiagnostik durch eine solche Fragebogenanamnese versucht der VNPI von Regel und Schulze.

Die bis hierher aufgezählten *psychometrischen* Tests bieten im Prinzip quantitative Befunde und in der Auswertung Wahrscheinlichkeitsaussagen von mathematisch definierter Gewichtigkeit. Einschränkungen ergeben sich dadurch, daß fundierte Tests nicht einfach von einer Population auf eine andere übertragen werden können und daß die erstrebte Fundierung von Tests in der eigenen Population sehr aufwendig ist. – Für die Ermittlung individueller Probleme, Konflikte, Willens- und Gefühlstendenzen wurden *projektive* Tests geschaffen. Sie bieten nur Anreize für den Patienten, sich zu äußern. Vieldeutige Bilder, unvollendete Bilder, Kleckse, Erzählungsanfänge, Spielzeug oder ähnliches fordern den Probanden heraus, aus eigenen Antrieben Erklärungen, Ergänzungen und Sinnzusammenhänge zu geben. Die so in den Test hineinprojizierte eigene Denk- und Fühlweise ist das Entscheidende. Im Gegensatz zu den vorher dargestellten psychischen Leistungsmessungen und Ja/Nein-Fragebogen ergeben sich hier unbegrenzte Möglichkeiten der Äußerung. Die Tests sind zwar so gestaltet, daß in einem gewissen Ausmaß eine Analyse und Klassifizierung der Antworten oder Reaktionen vorgesehen ist, aber bei der Einzelauswertung wie schon bei der Testkonstruktion spielt die subjektive Überzeugung häufig eine große Rolle.

International sehr verbreitet ist der Rorschach-Test, der nur Farbkleckse bietet, die durch Zusammenfalten des Papiers eine symmetrische Form angenommen haben. Die standardisierten 10 Bildtafeln werden dem Patienten einzeln mit der Frage vorgelegt, was sie bedeuten können. Die Auswertung erfolgt nach zahlreichen Gesichtspunkten (Teil- oder Ganzdeutungen, Bewegungsdeutungen usw.) und kommt auf dem Wege umfangreicher Verrechnungen zu persönlichkeitsdiagnostischen Äußerungen. Dabei wird von statistischen Normalwerten ausgegangen und zugleich von einer Exploration des Probanden zur Auswertung seiner projizierten Vorstellungen.

Der Wartegg-Vetter-Deutetest bietet Bildtafeln unbestimmten Inhalts.

Der Wartegg-Zeichentest ist recht bekannt. Für 8 kleine Bilder sind qualitativ unterschiedliche Anfangszeichen gegeben; der Patient soll diese nach seinen Intentionen beenden (Abb. 51). Für die Auswertung jedes Bildes nach zahlreichen Gesichtspunkten (druckstark, dekorativ, sorgfältig, romantisch, verschroben usw.) und für eine charakterologische Zusammenfassung (Vitalität, Umweltanpassung, Durchsetzung u.a.) sind umfangreiche Punktbewertungen und Rechnungen vorgeschlagen. – Eine Parallele zu diesem Weiterzeichnen-Test stellt der Weitererzähl-Test mit verschiedenen Geschichtsanfängen dar.

Der TAT (Thematic-Apperceptions-Test) von Murray legt sein Schwergewicht gerade auf die Klärung erlebnisbedingter Einstellungen des Probanden. Die Projektion wird provoziert durch dramatisch wirkende Bildtafeln mit problematischen Situationen verschiedener Art (eine junge und eine alte Frau; ein Mann und zwei Frauen u.ä.) oder mit symbolhaft ungegenständlichen Darstellungen. Der Patient soll dazu eine Geschichte erfinden. – Der Rosenzweig-Test bietet 24 Bilder, in denen je zwei Personen sich in verschiedenen Situationen gegenüberstehen. Was die linke Person sagt, bringt der rechtsstehenden eine Enttäuschung. Der Proband ist aufgefordert, sofort für die rechte Person zu antworten. Man möchte so Einblicke in das Verhalten des Getesteten gegenüber Frustrationen gewinnen. – Eine Abkürzung auf nur 3 Tafeln stellt der Z-Test nach Zulliger dar.

Der Farbpyramiden-Test nach Pfister-Heiss-Hiltmann gibt dem Probanden zahlreiche Farbtäfelchen in die Hand mit der Aufgabe, eine Auswahl zum Legen eines Dreiecks zu wählen. Die Auswertung stützt sich auf die unterschiedliche Wirkung von Farben auf die Affektivität. Die Wahlfarben, ihre Konstanz, Vielfalt, Strukturen usw. werden zahlenmäßig erfaßt und mit statistischen Normwerten verglichen. – Der World-Test (Weltbauspiel) nach Lowenfeld und der Sceno-Test nach v. Staabs lassen den Prüfling mit Bausteinen, Puppenfamilien, Auto, Zäunen usw. nach freiem Ermessen etwas aufbauen. Dabei erfolgt eine Beobachtung nach psychologischen Gesichtspunkten.

Beim House-Party-Test leben Prüflinge mit psychologischen, medizinischen und beruflichen Sachverständigen einige Tage kollegial zusammen unter gemeinsamer Arbeit und Freizeit. Er dient in England der Auswahl von Anwärtern auf führende Militär- und Beamtenstellen. Nicht ausdrücklich als Test bezeichnet, aber der Sache nach gleichartig sind solche Beobachtungsformen sicher vielfältig verbreitet. Ein Beispiel dafür ist die diagnostisch äußerst wertvolle Beobachtung des Patienten während einer stationären Gruppenpsychotherapie. Die gewonnenen Eindrücke sind sehr komplex und kaum mathematisch quantifizierbar.

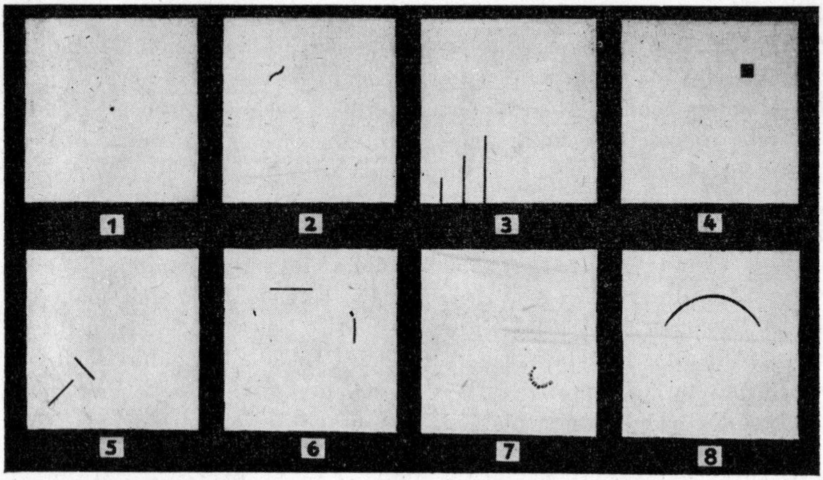

a

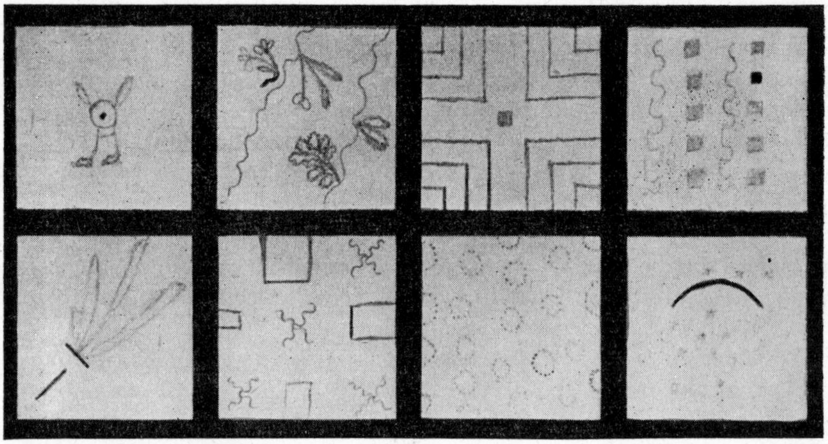

b

Abb. 51. Beispiele für Wartegg-Zeichenteste.
a) Die Vorlage mit Anfangszeichen sehr unterschiedlichen Charakters; b) Zeichentest einer 55jährigen antriebsschwachen, empfindsamen, einfallsarmen, doch auf Geltung bedachten infantilen Persönlichkeit (Teilbild 2 soll keinen Weg darstellen, sondern ein Tapetenmuster).

Dieser Verzicht auf Zahlen zugunsten einer lebensnahen Beobachtung spontaner Äußerungen ist eine Kritik an der einseitigen Überschätzung von Testmethoden; jedoch nur in dem Sinne, daß diese allein nicht ausreichen und die freie Beobachtung nicht vollständig ersetzen können. Es stellte sich auch heraus, daß eine isolierte Messung psychischer Teilfunktionen eine Illusion ist. Schmerzempfindlichkeit, Konzentrationsfähigkeit, Ermüdbarkeit usw. sind keine individuellen Konstanten, sondern von der Emotionalität entscheidend abhängig. Die Intelligenz am Schreibtisch erlaubt keinen Rückschluß auf die Intelligenz in aufregenden Lebenssituationen.

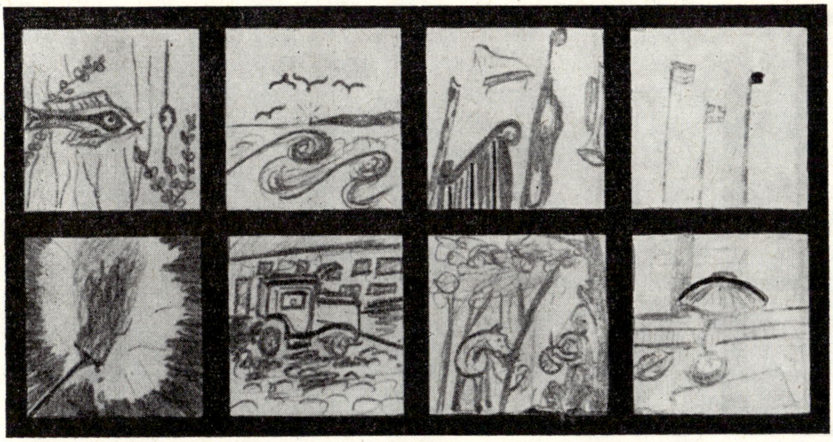

c

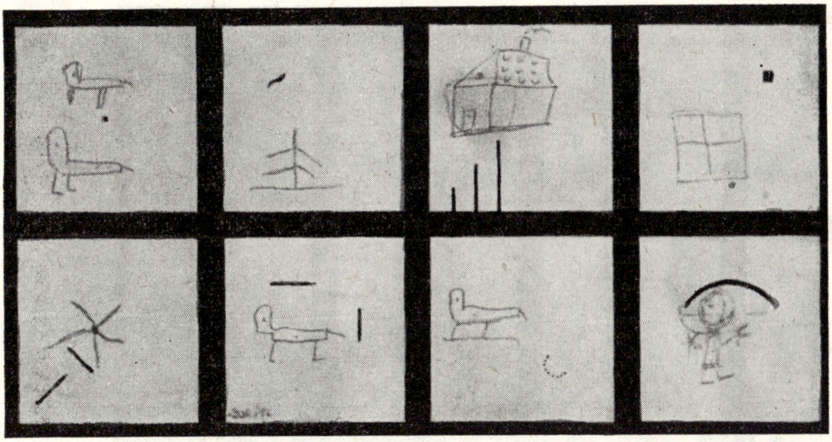

d

Abb. 51 c) Testergebnis einer Persönlichkeit mit kräftigem, wenig gehemmtem Antrieb, Aufgeschlossenheit und Innerlichkeit und mit auch aus der Thematik ablesbaren Hinweisen auf die Reifungsphase des 16jährigen; d) Zeichentest eines Debilen, ohne Einfühlung und Anpassung an die vorgegebenen Zeichen.

Dennoch bleibt eine Testung für vergleichbare Situationen gültig. – Die Berechnung der Testergebnisse ist zumeist ein umständlicher und zeitraubender Vorgang. Die Auswertung verlangt ein gutes testpsychologisches Grundlagenwissen, das dem Arzt in der Regel nicht zur Verfügung steht. Die Durchführung und Auswertung psychodiagnostischer Tests ist daher in erster Linie eine Aufgabe der *klinischen Psychologen*. Den Patienten einer Testung zu unterziehen und das Ergebnis nachher nur gefühlsmäßig auszuwerten, hieße etwa, einen Patienten auf die Präzisionswaage zu setzen, sein Gewicht aber dann nicht abzulesen, sondern nach Augenmaß zu

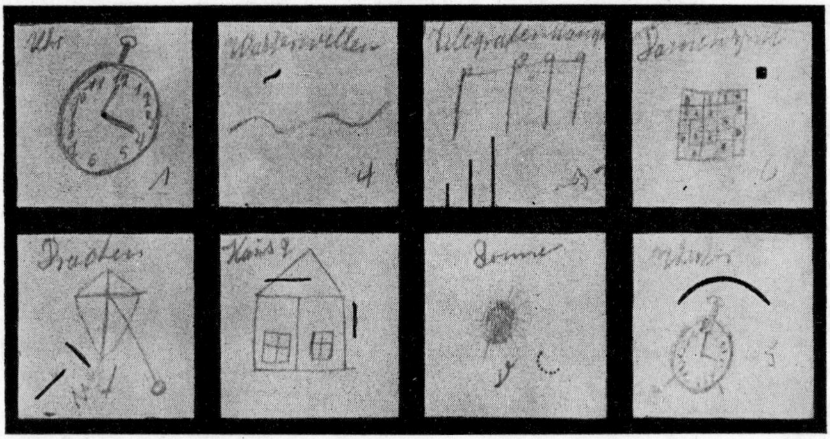

e

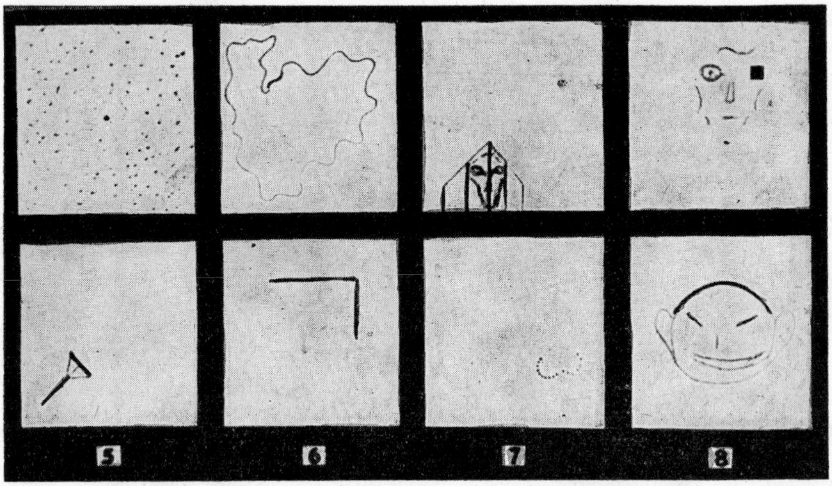

f

Abb. 51 e) Zeichentest eines Simulanten; absichtliches Vorbeizeichnen trotz ersichtlicher Erfassung der Zeichen; f) Schizophrenie; Teilbild 1 „Sonnenfinsternis", 7 „Handschelle vor dem Zuschnappen", 8 „höhnisches Lächeln über die Menschlichkeit im 20. Jahrhundert". – Zeichenteste von Depressiven fallen dürftig aus im Sinne der Antriebsarmut und Einfallslosigkeit.

schätzen. Den Testungen haftet ein lebensfremder Versuchscharakter an, damit sie einen Ansatzpunkt für zahlenmäßige Objektivität bieten; wenn man aber doch nur subjektiv auswertet, dann besteht ihre ganze Funktion widersinnigerweise darin, eine lebensferne Situation für das Beobachten zu schaffen.

Für die *Krankheitsdiagnostik* sind psychologische Tests eine Hilfsmethode. Manche Hirnschäden lassen sich durch Versagen bei gezielten Leistungsprüfungen erfassen. Einige Fragebogen übernehmen zum Teil die Anamnesenerhebung, und zwar mit besonderer Gründlichkeit. Jeder Arzt weiß den Wert einer guten Anamnese für die

Diagnosenstellung zu würdigen. Die Wahrscheinlichkeitsaussagen der Tests haben eine höhere Trefferquote als jede andere diagnostische Methode zur Feststellung des angesprochenen Sachverhalts. Die statistische Grundlage von Tests bewährt sich besonders bei Gruppenuntersuchungen, also vor allem in der Forschung; z.B. zum signifikanten Nachweis von psychotropen Arzneiwirkungen. In der *individuellen* Diagnostik des Einzelfalles läßt eine Wahrscheinlichkeitsaussage zwangsläufig eine Unsicherheit bestehen. Insofern sind die Testergebnisse für den Psychotherapeuten nicht Beweise, sondern Hinweise.

So wenig aus dem Überschreiten der durchschnittlichen Lebensdauer abgelesen werden kann, daß der Patient tot ist, kann aus dem Überschreiten eines psychodiagnostischen Normwertes abgelesen werden, daß der Patient ein Neurotiker oder was auch immer ist. Es gilt, jeweils zu prüfen, ob der mit überwiegender Wahrscheinlichkeit gegebene Hinweis auch zutrifft. Vor einer unkritischen Verwertung von Testergebnissen muß also gewarnt werden; ebenso aber auch vor unqualifizierten Tests. Die Zahl der international publizierten Testmethoden geht in die Tausende. Es gibt Tests mit mangelhaften wissenschaftlichen Grundlagen, deren Anwendung häufiger zu Fehlurteilen führt als ihre Unterlassung. Das Bemühen um gut fundierte Methoden ist erfreulicherweise groß; so wirken für unsere Population beispielsweise außer den schon Genannten Crodel, Fischer, Helm, Mehl, Schnabel, Schubert u. a.

Assoziationstest

Der Assoziationstest nach Jung wird so ausgeführt, daß dem Patienten jeweils ein Wort zugerufen wird, auf das er mit dem nächsten ihm daraufhin einfallenden Wort antworten soll. Es werden ihm in dieser Weise etwa 100 verschiedene Reizworte geboten. Festgestellt wird zu jedem Reizwort die Zeitspanne bis zur Antwort. Gleichgültige Worte werden nämlich innerhalb einer engen zeitlichen Variationsbreite rasch beantwortet, dagegen erfolgen auf affektiv erregende Vorstellungen die Antworten erst nach einer auffallenden Latenz. (Läßt man aus der Erinnerung Reizworte wiederholen, so bringt der Patient die affektiv selbstbezogenen Worte oft entstellt. In anderen Fällen läßt er sie *ganz* aus.) Auch *was* der Proband antwortet, kann wichtig sein. Entscheidend ist aber das Zeitmaß und das Reizwort. Im folgenden Kapitel über den psychogalvanischen Reflex finden sich Beispiele für Reizworte. Die Antwortweise dort ist aber eine andere als hier beim Assoziationstest; hier muß der Patient die Instruktion erhalten, auf *jedes* Wort rasch zu antworten, und zwar mit einem freien Einfall. Unbrauchbar ist es, wenn der Patient nach einer bestimmten Methode antwortet, also z.B. eine vernünftige Antwort sucht, oder, wenn er zu jeder ihm gegebenen Vorstellung ein Detail angibt oder den Oberbegriff oder das Gegenteil. Bei der Auswahl der Reizworte wird man Vermutungen nachgehen und sie unter belanglose Wörter mischen. Hat man keine Vermutungen, sondern sucht ungezielt, so fügt man in die Wortreihe solche Vorstellungen, die erfahrungsgemäß mit affektiven Vorstellungen assoziiert sind; z.B. verachten, fallen, ungerecht, scheiden, Familie, Storch, falsch, Angst, küssen, rein, wählen, Frau, schimpfen; auch das folgende Kapitel bringt solche Suchworte, und im Kapitel „Psychische Anlage“ und „Psychische Entwicklung“ finden sich Anregungen in Fülle. Die Auswertung der Ergebnisse geschieht in gleicher Weise wie bei der folgenden Methode.

Psychogalvanischer Reflex

Der psychogalvanische Reflex nach Veraguth gestattet, die affektive Erregung an einem Amperemeter abzulesen. Das Galvanometer liegt in einem von einer schwachen Batterie gespeisten Stromkreis, der eine Strecke weit durch den Körper verläuft, wozu zwei Elektroden auf die Haut aufgesetzt werden. Die Stärke des Stromflusses ist abhängig vom elektrischen Widerstand der Haut. Der Hautwiderstand seinerseits wird von der Schweißsekretion, Durchblutung und anderen Faktoren beeinflußt, die affektbedingten Änderungen unterliegen. Einer affektiven Erregung folgt daher in wenigen Sekunden Abstand ein Ausschlag des Amperemeters, der in Richtung, Schnelligkeit, Ausmaß und Dauer variiert (Abb. 52). Wir bewerten als Maß der Erregung die Weite positiver Ausschläge, die wohl in erster Linie von der Schweißsekretion bestimmt wird. Als Nullpunkt wird die Ruhelage der Nadel gewählt, wobei im Verlaufe eines Versuches Verlagerungen eintreten können. (Erforderlich: Taschenlampenbatterie, Mikroamperemeter, Reglerwiderstand, 2 Elektroden, ähnlich wie beim Ekg für 2 Finger der gleichen Hand, Gummifingerlinge zur Befestigung.)

Wir wenden die fortlaufende Beobachtung des psychogalvanischen Reflexes gelegentlich während der Exploration an, vielfach bei Assoziationstesten und schließlich zur Entlarvung von Simulanten. Im folgenden das Beispiel eines Assoziationsversuches. Aus ihm geht hervor, wie man sich verhältnismäßig rasch und objektiv ein Bild über die psychische Belastung eines Menschen machen kann. Die vom Therapeuten gesprochenen Reizworte sind ohne bestimmte Vermutungen gewählt und mit beliebigen Worten durchmischt. Das Beispiel bringt nur einen Ausschnitt aus dem umfassenderen Assoziationsversuch.

Reizwort	*Ausschlag*	*Antwort*
Allein:	80	Bin oft und gern allein.
Lange:	10	–
Zahlen:	8	–
Gericht:	30	Auf das Gericht zu gehen, ist mir furchtbar.
Lampe:	10	Wenn die Lampe zu hell ist, stört sie.
Sündigen:	40	Mein Mann trotz aller Versprechungen, immer wieder.
Berg:	2	Ist etwas Schönes.
Sterben:	80	Da denkt der Mensch noch einmal an sein ganzes Leben.
Heft:	4	–
Trauer:	80	Alles, was mich an meinen ersten Mann erinnert.
Bleistift:	2	–
Heiraten:	43	Würde nie mehr heiraten.
Blume:	3	–
Liebe:	30	Bringt nur Leid.
Waschen:	40	Habe mich vor meinem zweiten Mann nie ausziehen können.
Lügen:	4	–
Glück:	60	–

Liest man sich einmal nur die Reihe der Reizworte durch (ein Ausschnitt aus einer viel längeren Serie), so wird man überrascht sein von der Ergiebigkeit der Methode. Zeigt sich doch eine in den Grundzügen klare Skizze der psychischen Last dieser Frau. Ihre Antworten enthielten den wesentlichen Teil der Aufklärung, der Galvanometerausschlag setzte die Akzente. Andere Patienten schweigen sich mehr aus, dann

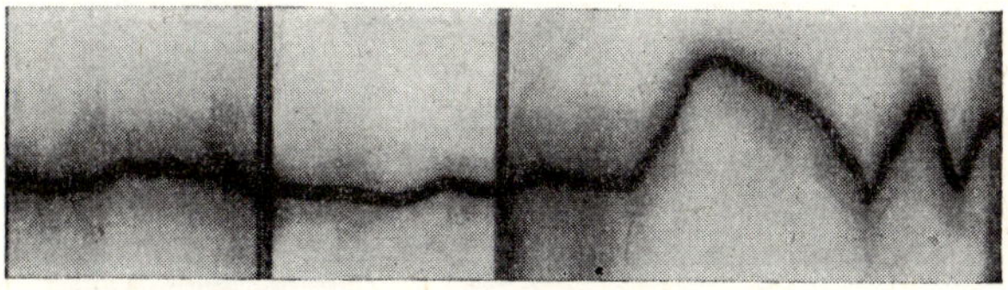

„Rauch“ „Mann“ „Kein Ausweg“

Abb. 52. Prüfung psychogalvanischer Reflexe, oszillographisch registriert. Keine Reaktion auf die Reizworte „Rauch“ und „Mann“. Die Reaktion auf die Worte „Kein Ausweg!“ dagegen beweist das Auftreten einiger affektvoller Assoziationen bei dem Patienten.

spricht hauptsächlich das Amperemeter. Man braucht sich im vorliegenden Falle nur einmal die Antworten hinwegzudenken. Dann würde das Schwergewicht auf „Allein“, „Sterben“ und „Trauer“ fallen. Man würde das Lebensproblem dieser Frau daraufhin in einer Vereinsamungssituation nach einem Todesfall vermuten. Unter Berücksichtigung des Lebenslaufes ergäben sich weitere Fingerzeige. Mit einer Serie neuer Reizworte würde man diese Möglichkeiten umkreisen und die zutreffenden herausfinden können. Dieses immer enger umkreisende Suchen ist wertvoll. Wertlos sind dagegen kühne weitläufige Gedankenkonstruktionen, beispielsweise aus den auch aufgefallenen Worten: Gericht, Sündigen, Heiraten, Waschen und Glück – daß die Patientin von Schuldgefühlen reingewaschen sein möchte, um in der neuen Heirat Glück finden zu können. Die mathematische Kombinatorik belehrt darüber, daß mit jeder neuen Größe die Zahl der Kombinationsmöglichkeiten stark anwächst. Es ist daher wichtiger, von wenigem Gewissem aus das weitere Gewisse zu suchen, als von vornherein tausend komplizierte Möglichkeiten durchzuprobieren, von denen 999, wenn nicht gar alle falsch sind.

Simulanten kann man mit dem psychogalvanischen Reflex entlarven, weil wirklicher Bewegungsschmerz oder Druckschmerz mit kräftigen Amperemeterausschlägen einhergeht, der simulierte Schmerz dagegen nicht. Jede Bewegung, jeder leichte Kneifschmerz, ja, die Ankündigung des Kneifens, sogar das Hören eines bloßen Fingerknipsens macht einen Galvanometerausschlag. Aber ein bemerkenswerter Schmerz ist eben auch von einem bemerkenswerten Ausschlag gefolgt.

Die Registrierung des psychogalvanischen Hautreflexes gemeinsam mit der Registrierung der Atmung, des Ekg, des Blutdrucks u.a. durch einen Polygraphen ist als „Lügendetektor“ verwendet und bezeichnet worden. Das Aggregat spricht ja auf vegetative Reaktionen in der einen oder anderen Form sofort an. Es hat sich aber gezeigt, daß die Verwendung als Lügendetektor viele Trugschlüsse herbeiführt. Wo es im Ausland verwendet wurde, ist es mit Recht als gerichtliches Beweismittel nicht anerkannt worden. Vegetative Alterationen treten ja nicht nur beim Aussprechen bewußter Unwahrheiten auf. Assoziationen, Empörung wegen Unterstellungen oder Angst dabei, eine Beeinflussung durch den Experimentator wie bei dem unzuverlässigen „einfachen Blindversuch“, ergeben Reaktionen, deren einseitige Interpretierung als Lügensymptome ganz abwegig wäre.

Als Test für die psychophysiologische Belastbarkeit hat MÜLLER-HEINRICH einen Polygraphen verwendet.

Häufigste Fehldiagnosen

Das *Verkennen einer Psychogenese* hat seine Hauptursache darin, daß für viele der Begriff „psychogen“ sich in den beiden Möglichkeiten Einbildung und Simulation erschöpft. Wird ein greifbarer Befund erhoben, so halten sie die Psychogenese bereits für ausgeschlossen. Es handelt sich hier um eine ärztliche Bildungslücke bzw. Ausbildungslücke. Nachdrücklich muß betont werden, daß „psychogen“ ein Begriff der Ätiologie ist und keine Diagnose. Gerade bei greifbaren Befunden muß eine Psychogenese berücksichtigt werden und ist gegebenenfalls eine Psychotherapie indiziert. Der ganze zweite Teil unseres Buches dient zum Beleg dessen.

Die *Fehlannahme einer Psychogenese* kann verschiedene Gründe haben. Sehr oft kommt es vor, daß bei einem Patienten mit *vegetativen Beschwerden* kein Befund erhoben wird, dagegen eine Belastung mit Sorgen erkennbar geworden ist. Die Exploration bringt dann aber zutage, daß von zeitlichen Zusammenhängen keine Rede sein kann. Sorgen sind etwas Häufiges, und vegetative Beschwerden sind etwas Häufiges, und das zufällige Zusammentreffen beider ist auch etwas Häufiges. Es ist aber richtig, daß hier eine Exploration die Klärung bringen muß. Diese Methode sollte jedem Arzt zu Gebote stehen als eine der am häufigsten erforderlichen diagnostischen Maßnahmen.

Es gibt Erkrankungen, bei denen besonders oft eine Psychogenese fälschlich angenommen wird, dazu gehören in erster Linie funktionelle Kopfschmerzen, Stottern und – modebedingt – Asthma bronchiale sowie Ulcus ventriculi.

Die zweite Gruppe von Fehlindikationen zur Psychotherapie wird von *Psychosen* gestellt. Natürlich handelt es sich dabei nicht um voll ausgeprägte, sondern diagnostisch schwierige Fälle. Bei der eingehenden Exploration ergeben sich oft erst die Verdachtsmomente. Die Notwendigkeit psychiatrischer Kenntnisse und Erfahrungen des Explorierenden, zumindest in dem Maße, daß er die Zweckmäßigkeit der Überweisung zum Psychiater erkennt, ist daraus klar ersichtlich. Der Umweg über eine psychotherapeutische Exploration müßte sich aber vermeiden lassen, wenn ein Patient etwa über „Rauch im Kopf“ und „inneres Schwanken“ klagt, wenn sich eine inadäquate Erregbarkeit zeigt oder wenn in fraglichen Fällen die sachgerecht erhobene Familienanamnese die schwere erbliche Belastung sofort erkennen läßt.

Fast ebenso häufig spielen Depressionen eine Rolle. Depressionen mit stark hervortretender vegetativer Symptomatik gelangen ja häufig erst zum Internisten. Bei reaktiven Depressionen mit ihrer oft erschütternden Anamnese erscheint dem Unerfahrenen Psychotherapie sehr leicht als indiziert. Hinzu kommt, daß diese Patienten sich oft besonders bittend an den Arzt klammern und damit die sachliche Notwendigkeit der Überweisung zum Psychiater erschweren. In den fließenden Übergängen die Grenze zu finden, von der ab eine depressive Verstimmung nicht mehr psychotherapeutisch beeinflußt werden kann oder von der ab Suizidgefahr besteht, verlangt Erfahrungen, wie sie der junge Arzt, auch wenn er psychotherapeutisch sehr interessiert ist, nicht besitzen kann. Es ist ihm deshalb besonders nahezulegen, daß er bei anhaltend traurig verstimmten, sich Selbstvorwürfe machenden, leicht weinenden und psychisch verlangsamten Patienten den Rat eines Älteren oder eines psychiatrischen Konsiliarius einholt.

Auch das Verkennen der Epilepsie kommt vor. Die Einweisung wegen „Enuresis nocturna" ist gewiß einmal begreiflich. Zu häufig werden aber eindeutig epileptische Anfälle als hysterische erwogen, wohl in der Hoffnung, eine günstigere Prognose zu gewinnen. Auf die Differentialdiagnose gehen wir im Kapitel „Primitivreaktionen" ein. Dort wird auch darauf hingewiesen, daß ein „Nervenzusammenbruch" erste Äußerung einer Psychose sein kann.

Erwähnt sei, daß *schwere Psychopathien*, also therapeutisch kaum beeinflußbare seelische Mißbildungen, auch wenn sie im Leben überall zu Anecken und Schwierigkeiten führen, keine Indikation zur Psychotherapie rechtfertigen. Und wenn man sich nicht sicher ist, ob nicht vielleicht eine therapierbare, in früher Kindheit eingetretene Fehlentwicklung („Kernneurose") vorliegt, dann fallen die sehr zeitraubenden psychotherapeutischen Maßnahmen jedenfalls nicht mehr in den Bereich der Möglichkeiten des Internisten.

Nicht genügend bekannt ist offenbar das Krankheitsbild der *Narkolepsie*, d.h. der unwiderstehlichen Schlafanfälle, oft mit der anderen Erscheinung verknüpft, daß bei starken Affekten, z.B. Lachen, ein Tonusverlust der Muskulatur eintritt, so daß die Patienten in die Knie gehen oder hinfallen. Gerade bei Fehlen des affektiven Tonusverlustes wird die Natur des geklagten „Einschlafens bei der Arbeit" erfahrungsgemäß verkannt. Es handelt sich ja auch um ein nicht sehr häufiges Bild.

Eine geringe, aber erwähnungswerte Rolle spielen bei der Fehldiagnose Psychogenie neurologische Krankheitsbilder mit vielfältigen Klagen. „*Multiple Klagen*" werden von manchen direkt als Synonym für „psychogen" angesehen. So kommt es, daß gering ausgeprägte multiple Sklerosen, funikuläre Myelosen und Wurzelschmerzen verschiedener Lokalisation bei nicht gleich ins Auge springender Osteochondrose der Wirbelsäule fehlgedeutet werden.

Aber nicht nur „multiple Klagen", sondern auch die übertriebene *Klageweise* des Patienten kann die Annahme einer Psychogenie zu Unrecht nahelegen.

Es kann auch durchaus vorkommen, daß psychische Belastungen zufällig der Entwicklung einer organischen Krankheit vorausgehen. Häufig ist das nicht, es handelt sich ja hier um eine einfache Aufgabe der Wahrscheinlichkeitsrechnung. Die Fehlannahme einer Psychogenie wird sich dann besonders verfestigen, wenn eine probatorische Psychotherapie von einem ersichtlichen Erfolg begleitet ist. *So wenig ein greifbarer Befund eine Psychogenese widerlegt, so wenig kann ein greifbarer psychotherapeutischer Erfolg sie beweisen!* Wir bringen hierfür die folgenden drei Beobachtungen.

• Bei einem 54jährigen Oberbürgermeister traten unter den nach dem Einmarsch von Besatzungstruppen einsetzenden beruflichen und privaten Aufregungen Schluckstörungen ein, die für einen Kardiospasmus sprachen. Mehrfache röntgenologische Untersuchungen von chirurgischer und interner Seite bestätigten die Diagnose. Es trat durch Hypnosebehandlung eine weitgehende Beschwerdefreiheit ein. Eine Erfolgskontrolle prüfte 2 Monate nach Behandlungsbeginn den röntgenologischen Befund. Bei dieser Gelegenheit wurde ein Kardiakarzinom erkennbar. – Einen sehr ähnlichen Fall beschreibt CURSCHMANN in der „Differentialdiagnose innerer Krankheiten". Vgl. auch S. 377/379.

• Bei einer 40jährigen Patientin mit einer Miktionssperre waren der lokale, vaginale, zystoskopische, neurologische Befund und die Nierenfunktionsprüfung normal. Atropin, Doryl, Strychnin, Sitzbäder, Einläufe, Abführmittel, Urethraätzungen und schließlich eine Dehnung des Blasensphinkters in Narkose blieben erfolglos. Einen Monat hindurch war ständiger Katheterismus nötig, da zog uns der Gynäkologe zur Psychotherapie heran. Eine Psychogenese war annehmbar, da der Harnsperre eine inzwischen abgeheilte Zystitis mit äußerst schmerzhaften Harnentleerungen unmittelbar vorausgegangen war, die das zunächst willentliche Unterdrücken der Entleerung zur Folge hatte. Durch Hypnose kam nun das spontane Wasserlassen wieder in Gang. Mit nachlassendem Erfolg wirkte dieses Verfahren 4 Wochen. Dann wurde gynäkologisch ein periurethral wachsendes Karzinom nachweisbar. Es bestand keine Operationsmöglichkeit mehr.

• Die erfolgreiche Psychotherapie einer Polydipsie bei Hirntumor ist auf S. 549 berichtet.

Die wichtigste Lehre aus diesen Erfahrungen ist die Notwendigkeit einer laufenden Kontrolle des Organbefundes auch während erfolgreicher Psychotherapie; und die wichtigste Konsequenz ist, daß die Psychotherapie nicht *neben* die verschiedenen Fachrichtungen treten kann, sondern in sie hineingehört. Der Therapeut muß immer die *ganze* Verantwortung tragen und tragen können.

Therapie

Das therapeutische Ziel

Die seelische Krankenbehandlung stellt den Arzt vor derartig neue, in der naturwissenschaftlichen Medizin völlig unbekannte Fragen, daß es sich erfahrungsbedingt als notwendig erweist, zunächst den lapidaren Satz auszusprechen: Das therapeutische Ziel ist die Beseitigung der Gesundheitsstörung. Wenn ein Psychotherapeut rühmt, die Störung sei zwar geblieben, aber der Patient würde jetzt viel leichter damit fertig, so ist das gewiß ein verdienstvolles Werk, aber dieser Arzt hat seinen Beruf verfehlt. Das gilt im strengsten Sinne, wenn der Patient mit einer körperlichen Störung in die Behandlung kommt. Gewinnt der Psychotherapeut die Überzeugung, daß eine Neurose zugrunde liegt, bessert er diese durch seine Behandlung, aber die körperliche Störung bleibt, so ist seine Leistung ein aufwendiger Mißerfolg. Es besteht keine Berechtigung, von einem Teilerfolg oder einer Besserung zu sprechen, vielmehr muß in Zweifel gezogen werden, daß die Ursache der Störung mit dieser Konzeption überhaupt adäquat erfaßt worden ist. Natürlich gibt es auch in der Psychotherapie Mißerfolge und Irrtümer. Nichts ist dann nützlicher, als dies festzustellen und zu analysieren. Schädlich ist es dagegen, diese zu Erfolgen ummünzen zu wollen unter dem Motto: Der Psychotherapeut muß dem Patienten zu einer Bewußtwerdung über sich selbst verhelfen, dann verschwinden die Symptome von selbst, und wenn – wie so oft – nicht, so sei das nicht so schlimm, denn man habe ja etwas viel Wichtigeres erreicht. Eine solche Verschiebung des therapeutischen Zieles kann nur als unkritisch und lax bezeichnet werden.

Damit ist gar nichts dagegen gesagt, daß bei einem Teil der psychogenen körperlichen Störungen eine psychische Fehlentwicklung entscheidend beteiligt ist und daß bei einem Teil dieser Fehlentwicklungen erst ein Bewußtmachen der Ursachen die Heilung bringen kann. Bei klar begrenzter Indikation und mit der Beseitigung der Krankheitserscheinungen als Erfolgskriterium ist dieser therapeutische Ansatz sogar unentbehrlich. Nur in seiner ungerechtfertigten Verallgemeinerung wird er insuffizient, da fehlt es meist an Kenntnissen über die verschiedenartigen pathogenetischen Grundlagen für das Zustandekommen psychogener körperlicher Störungen und an Fertigkeiten im Umgang mit adäquaten Behandlungsmethoden.

Übersicht und Indikationsstellung

Die psychotherapeutischen Behandlungsmethoden sind recht vielfältig. Nichtsdestoweniger fügen sie sich zu einer sachlich begründeten Ordnung zusammen. In Abb. 53 wird das augenfällig. Die unterschiedlichen Verfahren besitzen verschiedene Angriffspunkte auf den pathogenetischen Zusammenhang psychogener Erkrankungen, in unserem Beispiel auf die Kausalkette bei vegetativen Affektreaktionen. Im Prinzip kann an jedem Punkte der schädigende Ablauf blockiert werden. Die Wahl des Verfahrens entspringt einer überlegten Indikationsstellung. Dabei spielen nicht nur die Natur der Erkrankung, der Schwerpunkt in der Konstellation der pathogenen Bedingungen, die Ansprechbarkeit des Patienten und die Möglichkeiten seiner Situation eine Rolle, sondern auch die zeitlichen Möglichkeiten des Arztes.

Im allgemeinen läuft der Gedankengang bei der *Indikationsstellung* folgendermaßen ab. Zeitraubende Psychotherapie wird nie ins Auge gefaßt, wenn *medikamentös* bereits ein befriedigender Erfolg zu erzielen ist. Mit Medikamenten den Symptomen dauernd nachzulaufen oder Ataraktika in laschmachender Weise zu geben, kann aber sehr unbefriedigend werden. Zuerst wird dann immer der Gedanke einer *Milieutherapie* erwogen. Er muß fallengelassen werden, wenn a) eine Milieusanierung sich als undurchführbar erweist oder b) wenn der Patient aufgrund einer psychischen Fehlhaltung einer durchaus zumutbaren Lebensbelastung gegenüber versagt. Durch diese beiden Einschränkungen sind die Möglichkeiten der Milieutherapie sehr eingeengt. Sodann wird in erster Linie eine Psychotherapie in Betracht gezogen, die sich an die Vernunft des Patienten wendet. In einem gewissen Maße ist das *Gespräch* (Aussprache, Beratung, Gruppengespräch, Psychagogik usw.) ein integrierender Bestandteil jeder humanen Therapie und insbesondere jeder Psychotherapie. Als ausschlaggebender Heilfaktor bewährt es sich aber nur in einem beschränkten Umfange. Das ist der Fall a) bei vegetativen Affektreaktionen durch psychische Umstimmung und b) bei psychischen Fehlentwicklungen durch Umerziehung. Im letzteren Fall kann der diagnostisch-therapeutische Einsatz *psychoanalytischer Methoden* notwendig werden, wie wir das bereits geschildert haben. Auch diese Verfahren rechnen, wenigstens in ihrer Ausmündung, zu einer rationalen Form der Psychotherapie. Eine Vertiefung der Einsicht des Patienten in dieser oder jener Form – auch wenn sie wie beim analytischen Vorgehen sehr weitreichend ist und auf Evidenzerlebnisse Wert legt – leistet zur Beseitigung körperlicher Symptome nur in einem Teil der Fehlentwicklungen

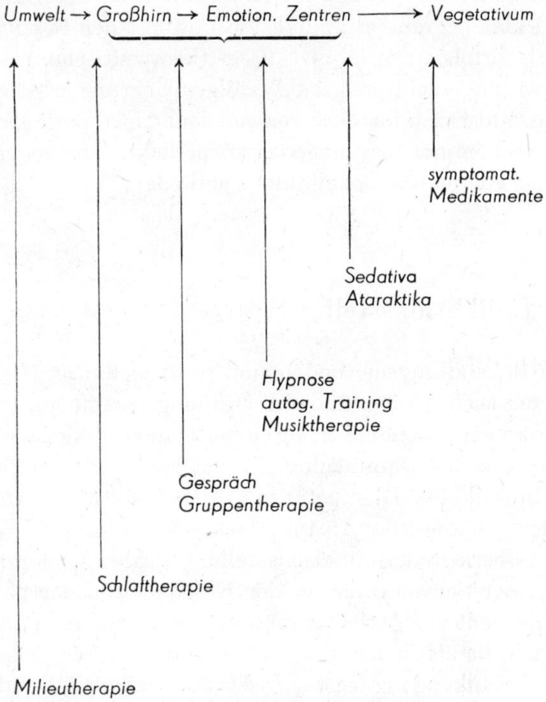

Abb. 53. Schematische Übersicht über die pathogenetischen Zusammenhänge und therapeutischen Angriffspunkte bei den vegetativen Affektreaktionen, d.h. bei den häufigsten psychogenen Erkrankungen.

etwas und bei anderen Pathogenesen oft gar nichts, zum Beispiel bei bedingt-reflektorischen Fixierungen oder bei Suggestivwirkungen. Wo ein psychotherapeutischer Eingriff unmittelbar in die körperlichen Funktionen wirklich erforderlich ist, stellt sich die Indikation zur Hypnose oder dem ihr entstammenden *Autogenen Training*. Aus Gründen der Leistungsökonomie ziehen wir das Autogene Training vor und beschränken die Indikationsstellung zur *Suggestivtherapie* (Hypnose, Ablationshypnose, larvierte Suggestionen) auf folgende Fälle:

a) wenn dadurch ein sofortiger Erfolg nach ärztlicher Erfahrung möglich ist (Singultus, Enuresis nocturna, Impotenz, Schreibkrampf, Kontrakturen, Lähmungen, Blindheit u.ä.);

b) wenn ein Erfolg zwar nicht sofort zu erwarten, aber doch dringlich ist (Kardiospasmus, unstillbares Erbrechen, Colitis ulcerosa, Ischurie, Anorexia usw.), da das Erlernen des Autogenen Trainings Monate in Anspruch nimmt;
c) wenn Leistungen gefordert werden, die das Autogene Training gegenüber der Hypnose nicht erreicht (z.B. Analgesie bei schwersten, unheilbaren Schmerzzuständen).

Beide Verfahren, die Hypnose und das Autogene Training, können auch bei ausgesprochenen psychischen Fehlentwicklungen zur dringlichen Beseitigung einer körperlichen Symptomatik eingesetzt werden, während die psychagogische bzw. analytische Behandlung daneben weiterläuft und für den Dauererfolg entscheidend ist. KRETSCHMER bezeichnet dieses Vorgehen bei psychischen Fehlentwicklungen als „*zweigleisige Standardmethode*".

Die übrigen Verfahren spielen eine zahlenmäßig zurücktretende Rolle. Die *Schlaftherapie* ist zur Durchbrechung eines circulus vitiosus zwischen Ruhelosigkeit und vegetativen Funktionsstörungen geeignet, nicht aber, um einmal Ruhe zu finden, bei starken äußeren Belastungen, die nach Beendigung der Schlafzeit unverändert fortbestehen und bald alles wieder auf den alten Zustand zurückwerfen. Weitere Einzelheiten über Indikationen und Gegenindikationen sind dem entsprechenden Kapitel zu entnehmen. *Psychokatharsis* bei Zugrundeliegen sehr umschriebener psychischer Traumen, *Protreptik* zur Durchbrechung stuporöser Primitivreaktionen und Remobilisierung der Willkürmotorik, *Verhaltenstherapie* bei entsprechenden monosymptomatischen Störungen, *Gymnastik* und *Atemtherapie* zur Beeinflussung der psychischen Haltung unter Benutzung ausdruckspsychologischer Korrelationen, *Arbeitstherapie* zur Hinführung auf ein sinnvolles wertschaffendes und selbstwerthebendes Dasein, *Musik* zur Unterstützung, *Bücher* zur Erleichterung der rationalen Psychotherapie und andere Verfahren in zum Teil *freier Improvisation* bereichern die therapeutischen Möglichkeiten.

Besonders wichtig ist der Hinweis darauf, daß die *Kombination* von zwei oder mehr psychotherapeutischen Verfahren in statistisch signifikanter Weise die Erfolgsquote erhöht und die Zahl vorzeitiger Behandlungsabbrüche und unbekannt bleibender Erfolge senkt (S. 279f. mit Tab. 17 u. 18). Die Ursache ist zum Teil in dem subjektiven Umstand der vielseitigeren Interessierung des Patienten zu erblicken, zum anderen aber auch in der objektiven Tatsache eines Doppelangriffs auf zwei verschiedene Punkte des pathogenetischen Zusammenhanges (Abb. 53).

Rationale Psychotherapie

Die sich an die vernünftige Einsicht und entsprechende Verhaltensänderung des Patienten richtende, gesprächsweise Therapie ist eigentlich nur die Nutzanwendung der in der Psychodiagnostik zutage getretenen, lebenswidrigen Affektverranntheit, Fehlentwicklung, Überforderungsbereitschaft, der Trugschlüsse oder Simulationsentlarvung. Die Trennung dieser Therapie von der Diagnostik ist mehr eine theoretisch lehrmäßige als eine praktisch zeitliche. Beides geht vielmehr meist Hand in

Hand. Zum Teil zieht der Patient die vernünftigen Schlußfolgerungen aus der diagnostischen Klärung seiner Lage von selbst. Zum anderen Teil muß man seiner Einsicht Hilfestellung leisten.

Die Form ist dabei sehr variabel. Solche Nuancen finden Ausdruck in den gebräuchlichen Benennungen: Unterredung, Beratung, ärztliches Gespräch, sokratisches Gespräch, personale Begegnung, Logotherapie, Psychosynthese, Psychagogik. Man lasse sich von diesen schönen Namen nicht zu einem Streben nach Künsteleien verleiten. Die natürliche Menschlichkeit des Therapeuten in ihrer individuellen Ausdrucksform ist das einzig Richtige.

Allerdings muß der Arzt, wenn er den Patienten an Lebensentscheidungen heranführt, als ganzer Mensch handeln, seine bloße Bildung als Mediziner wird dieser Aufgabe nicht gerecht. Das Niveau, wo man das Ringen um den persönlichen Lebenssinn mit Sedativa und Ataraktika behandelt, muß er ebenso hinter sich lassen wie das gewohnte Ordinieren. Der Arzt hat nicht Lebensschicksale zu verordnen, Ehescheidungen zu empfehlen, Koitieren anzuraten usw. Die Verantwortung für eine ganze Lebensführung kann er dem Patienten nicht abnehmen. Er hat ihn als Persönlichkeit zu würdigen bis zu deren höchsten Lebenswerten und letzten geistigen Maßstäben. Wir haben zwar in der Entstehung psychogener Erkrankungen, z.B. von Affektreaktionen, das Atavistische betonen müssen. Wir haben uns auch gegen einen unwirklichen Humanismus gewendet, der z.B. phantasierend einen Zerfallsherd in der Lunge als der Sünde Sold und stellvertretenden Sühnetod erklärt (S. 554). Wir erachten unsere Betrachtungsweise dabei ebensowenig für menschenunwürdig wie einen Arzt, der bei Hämorrhoidalbeschwerden keine Irisdiagnostik treibt, sondern den Lokalbefund anschaut. Aber alles, wo es hingehört! Sobald es um Probleme der Lebensgestaltung geht und nicht mehr um Fragen eines biologisch-pathogenetischen Zusammenhanges, muß sich das Blickfeld entsprechend weiten.

Wo im Interesse der Gesundung weittragende Entscheidungen zu treffen sind, wird der Therapeut den Patienten nur an die Entscheidung heranführen. Er wird die Alternativen völlig klarlegen, vor denen der Patient die Augen verschließt und sich zu drücken sucht. Man kann das in sehr verschiedener Weise tun. SCHAETZING geht mit bewundernswerter Schlichtheit vor und regt den unentschlossenen Patienten nur zum überlegten Sich-Widersprechen an: „Tun Sie's doch! ... Na also! ... Sehen Sie! ...“. FRANKL spricht dagegen von einer Logotherapie, wenn er Patienten beim Aufspüren von Möglichkeiten hilft, ihrem Leben wieder einen Sinn zu geben, und sie auffordert, sich zu entscheiden. (Nach Zählungen der psychotherapeutischen Ambulanz sowohl in Wien als auch in Tübingen kommt etwa jeder 8. Patient mit Störungen, die der Verzweiflung über die Sinnlosigkeit seines Lebens entspringen. So sehen auch wir Mädchen, die darüber alt geworden sind, daß sie ihren vergreisenden Eltern den Haushalt geführt haben, oder Frauen nach dem Verlust von Mann und Kind und Menschen in ähnlichen Situationen.) Es ist sicherlich nicht notwendig, an dieser Stelle noch einmal die ganzen Möglichkeiten verfahrener Lebenssituationen aufzuzählen, die sich aus falscher Ängstlichkeit, sexuellen Problemen, familiären Konflikten, Generationsproblemen, Verfeindungen, enttäuschtem Vertrauen, Eitelkeit, Ehrgeiz, Habsucht, Bequemlichkeit, Unbesonnenheit, Wunschdenken, Ungeduld, Willensschwäche, Empfindlichkeit, Selbstunsicherheit usw. ergeben. Wir haben dazu schon Ausführungen gemacht und werden im speziellen Teil dieses Buches viele Beispiele dafür bringen.

Die Form des Gespräches gleicht derjenigen, wie sie im Abschnitt Explorationstechnik bereits geschildert wurde. Auf rationalem Wege kann es gelingen, durch die Korrektur falscher Vorstellungen die Reaktionsweise des Patienten zu ändern. In einer gesprächsweisen Therapie kann der Patient auch Klarheit über eine eigene psychische Fehlentwicklung gewinnen, so daß er sein Verhalten selbst vernünftig zu korrigieren vermag. Bei manchen Patienten genügt ein einziges Gespräch, bei vielen nicht, und es werden Behandlungen von Wochen, unter Umständen von vielen Monaten erforderlich. Die Dauer der Behandlung hängt stark von der Chronizität einer psychischen Fehlhaltung ab, mit der diese in die Lebensgeschichte des Patienten mehr oder weniger weit zurückreicht. Inhaltlich handelt es sich nicht um eine belehrende Beratung. Zur größeren Wirksamkeit ist es nötig, daß der Patient zum Nachdenken über sich selbst veranlaßt wird und *selbst* aus bestimmten Erkenntnissen Schlüsse zieht. Das Evidenzerlebnis bei solchen Einsichten ist häufig von starken emotionalen Erscheinungen begleitet. Eine therapeutische Bedeutung hat auch der Kontakt mit dem Arzt und das Erlebnis seiner Bemühung um den Patienten trotz aller zutage tretenden Schwächen und Mängel. Bei der rationalen Psychotherapie geht es also nicht um die Entwicklung von Gedankengängen und abstrakten Schlußfolgerungen, sondern um Selbsterkenntnis, emotional begleitete Umstellungen und um die Gewinnung von Erfahrungen im zwischenmenschlichen Kontakt.

Die Möglichkeiten der rationalen Therapie werden bisweilen einseitig *überschätzt*. Nicht die Erfahrungen der Praxis geben dazu Anlaß, sondern theoretische Vorstellungen. Die Begründung lautet: Die Ursachen der Nervosität liegen in Konflikten mit überwiegend gesellschaftlichen Wurzeln. Diese können nur auf der höchsten Ebene, durch Denken und Vernunft, gelöst werden. Wenn man dagegen den therapeutischen Angriffspunkt zu niedrig ansetzt, etwa im vegetativen Bereich, bedeutet das eine nur symptomatische statt einer kausalen Therapie. Ja, darin läge eine schwerwiegende Verzichtserklärung der Medizin, in das gesellschaftliche Leben im Interesse der Gesundheit gestaltend einzugreifen. – Dieser Überlegung wird man gern zustimmen bis zu dem Punkt, wo ihre genannten Voraussetzungen noch gelten. Sie unterstreicht die Bedeutung des Gespräches mit dem Patienten, das ja die Basis jeder Psychotherapie ist. Sie ist ein starkes Argument für die analytische Therapie. Sie hebt die Wichtigkeit der psychotherapeutischen Erfahrungen über die vielfältigen gesellschaftlichen Konfliktursachen, wie wir sie oben systematisch dargestellt haben, nachdrücklich hervor. Sie unterstützt zweifellos auch unsere ärztliche Forderung nach einer überindividuellen, allgemeinen Neurosenprophylaxe als einer gesellschaftlichen Aufgabe; und sie verpflichtet den Arzt, hierbei selbstverständlich maßgebend mitzuwirken.

Die vorgenannte Überlegung wird allerdings zur einseitigen Simplifizierung, wenn sie gegen alle anderen psychotherapeutischen Methoden ins Feld geführt wird, die sich nicht nur an Denken und Vernunft richten, etwa gegen Autogenes Training, Musiktherapie usw. Die gleiche Begründung macht konsequenterweise Kopfschmerzmittel, Schlafmittel, Ataraktika und Sedativa unnötig. Die Spitzenstellung, die sie heute im Arzneimittelverbrauch aller hochindustrialisierten Länder einnehmen, ist tatsächlich unerfreulich. Unbestreitbar ist durch Vernunft, gesunde Lebensführung und rationale Psychotherapie manches zu bessern, aber bei weitem nicht alles.

Die Schlußfolgerung von den gesellschaftlichen Ursachen der Gesundheitsstörungen auf die rationale als einzige adäquate Therapie verliert den Boden ihrer Voraussetzungen unter den Füßen, sobald biologische Komplikationen eingetreten sind, die dem Denken und Wollen nicht mehr gehorchen. Darin liegt eben die gesellschaftliche Aufgabe des Arztes, daß er sich dann in den biologischen Gesetzmäßigkeiten auskennt, um hier noch helfen zu können. Sind vegetative Fehlregulationen durch Schlafdefizit eingetreten, sei es durch Sorgen, Schichtarbeit oder nächtlichen Verkehrslärm, so nützt kein Reden. Schlafmittel oder ohne Medikamente Autogenes Training können helfen. Umgehungsstraßen, Einschichtbetrieb oder Sorglosigkeit mögen Zukunftsziele sein, rationale Lösungen für die aktuelle Aufgabe sind sie nicht. Und dies ist nur ein allereinfachstes Beispiel.

Psychoanalytische Therapie

Grundlage bildet FREUDS Konzept der Neurosenentstehung (S. 102 u. Abb. 35). Die psychoanalytische Theorie und Anklänge in der Methodik wurden von FREUD aus Erfahrungen bei der hypnotischen Psychokatharsis abgeleitet (S. 245). Der Patient liegt auf einem Sofa. Der Arzt sitzt hinter seinem Kopfende. Der Patient wird aufgefordert, alles zu sagen, was ihm durch den Kopf geht, auch Unwichtiges, Unsinniges oder Unangenehmes. Dem *freien Einfall* auf seiten des Patienten begegnet der Psychoanalytiker mit dem Angebot von *Deutungen* dieser Einfälle. Einbezogen sind auch die Besprechungen von *Träumen*. Die Deutung symbolisch verkleideter Traumbilder als verkappte Äußerungen eines vom *Widerstand* der Person ins *Unbewußte* verdrängten *Komplexes* bietet hierzu die theoretische Grundlage (Abb. 35a). Ablehnungen angebotener Deutungen werden auf den *Widerstand* zurückgeführt. Dieser ist dem Patienten nicht bewußt. Der Analytiker sucht die Motive der Ablehnungen zu erfassen (*Widerstandsanalyse*). In der Überwindung des Widerstandes wird die wesentlichste Leistung der Therapie gesehen. Sie erfolgt unter Nutzung der gefühlsmäßigen Bindungen, die der Patient dem Therapeuten entgegenbringt und in denen er kindliche Verhaltensweisen gegenüber Vater, Mutter oder anderen Personen wiederholt, sei es im Sinne der Zuneigung, sei es im Sinne heftiger Ablehnung (*Übertragung*). Die Bindung an den Therapeuten (*Übertragungsneurose*) führt zwar zum Überwinden der Widerstände, gestattet aber noch keine Beendigung der Behandlung. Zur Auflösung der Übertragungsneurose ist es notwendig, daß der Therapeut nunmehr in keiner Weise darauf reagiert und ihr Nahrung gibt, also keine *Gegenübertragung* entwickelt. Der Therapeut muß daher dem Patienten gegenüber Gefühlskälte bewahren (*Versagung*). „Der Kranke soll nicht zur Ähnlichkeit mit uns, sondern zur Befreiung und Vollendung seines eigenen Wesens erzogen werden."

Bis zur Entlassung des Patienten dauert eine psychoanalytische Behandlung bei wöchentlich 3–5 Sitzungen leicht 2 Jahre. Damit ist dieses Therapieverfahren auf eine relativ kleine Zahl von Patienten beschränkt. In dieser Form ist es in den kapitalistischen Ländern heute noch ziemlich verbreitet.

Bei dieser außerordentlich eingehenden Beschäftigung mit einzelnen Individuen haben sich Einsichten in psychodynamische Vorgänge ergeben, die wertvoll sind und allen nutzbar gemacht werden sollten. FREUDS ganzes Lehrgebäude leidet aber an seiner Neigung zu Verallgemeinerungen, für deren Berechtigung seine Beobachtungsbasis trotz seines großen Fleißes zu schmal war. Die Beobachtungen, die er bei einem wohlhabenden Patientenkreis um die Jahrhundertwende in Wien machte, wo unter der äußeren Fassade einer strengen Etikette sexuelle Ausschweifungen etwas Gewöhnliches waren, haben nicht das Gewicht, um daraus jenen Pansexualismus abzuleiten, der bei FREUD vom Ödipus-Komplex bis zum „Unbehagen an der Kultur" reicht. Diese Einseitigkeiten wurden in der Folgezeit von anderen noch dadurch überboten, daß sie die Aktualneurosen, die den größeren Teil der Neurosenkranken stellen und die FREUD von den analysierbaren Neurosen scharf unterschied, zu sehen verlernten und unterschiedslos auf alle Neurosen die psychoanalytische Therapie anzuwenden begannen.

Wir haben schon zum Ausdruck gebracht, daß wir die Freudsche Konzeption der Neurosenentstehung als generelles Modell für „die" Neurose ablehnen. Für eine begrenzte Zahl von Patienten halten wir aber ein Vorgehen nach dem Beispiel der Psychoanalyse für allein erfolgversprechend, ohne daß wir die damit verbundenen theoretischen Vorstellungen mit akzeptieren. Was die Vorstellungen über den zentralsten Bereich, nämlich das Unbewußte betrifft, so haben wir uns im Kapitel über die Traumanalyse mit kritischer Begründung gegen jene phantasiereiche Ausgestaltung gewandt, die FREUD hier gegeben hat (s. S. 155/156).

Es sei hier noch eingegangen auf den Begriff der *Übertragung*, der in der analytischen Psychotherapie eine vielgenannte Rolle spielt, von uns aber nicht verwendet wurde. Gemeint ist damit, daß der Patient während der psychoanalytischen Annäherung an die pathogene Konfliktsituation beginne, unbewußt die anderen Personen des einstigen Konfliktes auf Personen der Therapiezeit zu projizieren, unter anderem auf den Therapeuten, und daß er sein früheres Verhalten jenen gegenüber auf diese übertrage. Es resultiert daraus ein nicht situationsgerechtes Benehmen. Wir haben uns von einer gesetzmäßigen Entwicklung der Übertragung in diesem engen Sinne nicht überzeugen können. Das von früheren Erfahrungen mit seinen Mitmenschen geformte Verhalten des Patienten besteht in der psychotherapeutischen Situation nicht anders als sonst im Leben. Schwierigkeiten z.B. mit dem Vater wiederholen sich vielfach beim Lehrer, beim militärischen Vorgesetzten, beim Arbeitgeber und beim Arzt. Darin besteht eben eine Fehlhaltung. Sie ist natürlich Gegenstand der Klärung und Behandlung. Wir können übrigens feststellen, daß SCHULTZ-HENCKE zu der gleichen Auffassung gekommen ist, den engen Sinn des Wortes Übertragung kritisiert und hinzufügt: „Dieser sorgt eben öfter dafür, daß der Tatbestand, der gemeint ist und der vorschweben sollte, eher etwas verdunkelt wird als erhellt. Und dieser Nachteil überwiegt dann unter Umständen den Vorteil."

Während es bis heute orthodoxe Psychoanalytiker gibt, die sich streng an FREUDS Lehrgebäude halten, hat es andererseits schon unter seinen ersten Schülern Kritik und Abwandlungen gegeben, die auch heute noch beachtlich sind. So erfolgt die individualpsychologische Psychotherapie nach ADLER im Gegenübersitzen von Patient und Arzt. Die erste Behandlungsphase besteht in der Bemühung, die Schwierigkeiten des Patienten psychologisch zu verstehen. Eine zweite Phase bildet die Diskussion mit dem Patienten über die Gründe und Folgen seiner Gesundheitsstörung. Als drittes wird das Streben des Patienten nach einer Selbstkorrektur vom Therapeuten gelenkt und überwacht. Im Dialog spielen Themen der Vereinsamung, der sozialen Einordnung, der Selbstwerterhaltung, der Einstellung zu Arbeit und Beruf und die Lebensplanung eine dominierende Rolle. Der Patient wird zu einem selbständigen, auch vom Therapeuten unabhängigen Denken und Handeln ermutigt. In bestimmten Einzelheiten bestehen Beziehungen zur klassischen Psychoanalyse. Der Begriff analytisch erhält hier aber schon mehr die Bedeutung einer aktiven lebensgeschichtlichen Aufklärung der vorliegenden Gesundheitsstörung. Das Verfahren deckt sich bereits großenteils mit der oben dargestellten rationalen Psychotherapie.

Die Psychoanalyse hat im Laufe eines Dreivierteljahrhunderts lebendige Entwicklungen gezeigt. Was Psychoanalyse ist, läßt sich daher nicht mehr mit einem Satz definieren. Versteht man darunter die Auffassung, daß viele neurotische Symptome nur aus der Lebensgeschichte des Patienten zu verstehen sind und daß die Aufklärung dieser Zusammenhänge der Heilung dienstbar gemacht werden kann, dann sind heute fast alle Psychotherapeuten Analytiker. Versteht man aber unter Psychoanalyse ein erstarrtes System von Vorstellungen und Anweisungen, wie sie FREUD in seinen umfangreichen Schriften hinterlassen hat, dann gibt es heute nur noch eine schrumpfende Zahl von Vertretern. Zwischen diesen beiden Extremen existieren zahlreiche Zwischenstadien einer mehr oder weniger weitgehenden Anerkennung von Einzelheiten der Vorstellungen FREUDS. Die Grenzen, wer sich hier noch als Psychoanalytiker bezeichnen kann, sind verschwommen. Ein verbreitetes Kriterium ist die Anerkennung des Unbewußten als Ursprungsort neurotischer Symptome (sogenannte *Tiefenpsychologie*). Vielfach wird auch das Absolvieren einer eigenen Psychoanalyse (Lehranalyse) zur Voraussetzung einer Anerkennung gemacht.

Auf der 65jährigen Jubiläumstagung der 1910 von FREUD gegründeten Deutschen Psychoanalytischen Gesellschaft kritisierten Basisvorträge die früheren Vorstellungen von der Konversion, Libidotheorie, Urfeindschaft zwischen Trieb und Ich, Regression in der Analyse sowie den „Uniformitätsmythos" von der Einheitsneurose und -therapie, schließlich auch die Unwiderlegbarkeit der Psychoanalyse durch zu freigiebigen Gebrauch von Zusatzhypothesen; eine Kontrolle der Wirksamkeit z. B. an der Zahl der Krankenhaustage vor und nach Behandlung wurde gefordert (HAU; ELHARDT). Diese Selbstbesinnung war verbunden mit wissenschaftlicher Orientierung.

Daneben gab es allerdings auch in den Diskussionen Versuche, altersstarre Vorstellungen, z. B. von der Symptom-Symbolik umstandskrämerisch modern herauszuputzen, etwa: „Angeregt wurde, das psychosomatische Symptom unter kommunikationstheoretischen Gesichtspunkten zu betrachten, d. h. das psychosomatische Symptom als kommunikatives Angebot (s. homologe bzw. averbale Kommunikation) zu verstehen. Der therapeutische Prozeß besteht dann darin, das Symptom zu dechiffrieren, also die homologe in die digitale (verbale) Kommunikation zu übersetzen."

Gruppenpsychotherapie

Die Gruppenpsychotherapie ist eine soziale Therapie sozialer Verhaltensstörungen. Hiermit ist also nicht gemeint, daß ein Psychotherapeut gleichzeitig eine ganze

Gruppe von Patienten behandelt, sondern daß alle Teilnehmer Mitwirkende am therapeutischen Prozeß sind. Beide Verfahren gestatten es zwar, die Wirksamkeit des Psychotherapeuten zu vervielfachen – angesichts der Vielzahl Psychotherapiebedürftiger und der kleinen Zahl von ausgebildeten Psychotherapeuten in jedem geeigneten Fall ein bedeutender Vorteil –, aber die soziale Psychotherapie leistet bei der Korrektur sozialer Verhaltensstörungen häufig auch Besseres als die Einzelbehandlung.

Die Gruppenpsychotherapie hat sich seit Anfang dieses Jahrhunderts in zunehmender Progression verbreitet. Sie entspricht einer Tendenz unserer Zeit, in der die Menschen immer mehr sich von Belehrten zu Mitdiskutierenden entwickeln. In der Psychotherapie, soweit sie sich auf rationalen und emotionalen Erfahrungszuwachs stützt, ist dieser Wandel in einer erfreulichen Weise spürbar (Heigl-Evers, Hidas, Rubes, Skala, Urban, Wittich).

Das Ziel dieser Therapie ist in der Ausgangsfrage enthalten: „Wie kann man jenen Menschen helfen, die in Gruppen leben, aber sich nicht anpassen können?" Seit 1910 legte sich Moreno in Wien diese vor und beantwortete sie in bewußtem Gegensatz zu Freuds nur individueller und nur verbaler Methode, indem er eine theatrale Abreaktion ermöglichte (acting out, Psychodrama, „Jedes echte zweite Mal ist die Befreiung vom ersten"). 1931 prägte er den Begriff Gruppenpsychotherapie. Erst nach dem Heraustreten aus dem Schatten Freuds, in Amerika fand er für seine Anregungen wachsendes Interesse. Dort entwickelte er die Soziometrie. Sein Schüler Slavson ließ psychoanalytische Gedanken einfließen mit der Darstellung des diagnostischen Vorteils durch die multilaterale Übertragung innerhalb der Gruppe (vgl. S. 183). Fester knüpfte Wender in Wien die Verbindung zur Psychoanalyse, denn für ihn blieb die Familie Ursprungsort der Neurose und Urbild der Gruppe. Anders zeigte sich in empirischer Forschung Schindler, ebenfalls in Wien, die Gruppenstruktur (α, β, γ, ω). Die Gruppendynamik untersuchte Lewin in London (Interaktionen, Gruppenentscheidungen, Gruppennormen, Zusammenarbeit), und während sein Land mit dem Hitler-Reich im Kriege lag, verglich er autoritär und demokratisch geleitete Gruppen und gab einen Anstoß zu der späteren antiautoritären Bewegung, die z. B. auf dem Gebiet der Erziehung teilweise über das Ziel hinausschoß. Von ihr beeinflußt gestaltete Rogers in Amerika unter Ablegen des weißen Mantels eine non-directive = klientenzentrierte Gesprächs- und Gruppenpsychotherapie. Er ließ nicht die Entwicklungsgeschichte psychischer Störungen analysieren, sondern auf dem Boden bestehender Erfahrungen und in der therapeutischen Situation hinzukommender neue Lösungsmöglichkeiten finden. Man widmete sich auch averbalen Körperkontakten in sog. Begegnungsgruppen. Frank forderte, das neurotische Verhalten müsse sich erst einmal in der Gruppe zeigen, ehe es behandelt werden könne. Foulkes in London, der die Gegenwartssituation zur Basis der Gruppenarbeit machte (hic et nunc), erlegte dem Therapeuten völlige Passivität auf. Eine große Zahl von Varianten der Gruppenpsychotherapie hat sich besonders in Amerika entwickelt und zum Teil fehlentwickelt. In der DDR hat eine intendierte dynamische Gruppenpsychotherapie sich auf Initiative von Höck verbreitet. Erfahrungen bestehen auch in Polen (Leder), Ungarn (Hidas) und der ČSSR (Bouchal, Hausner, Knobloch, Kratochvíl).

Praktisch kann Gruppenpsychotherapie in verbaler oder nonverbaler Form durchgeführt werden. Unter letzterem versteht man die Nutzung von Gymnastik, Sport, Beschäftigungs-, Arbeits-, Musiktherapie und Tanzveranstaltungen zu Kontaktnahme, Zusammenwirken, Auseinandersetzung und Gemeinschaftsbildung. Die wichtigste Behandlungsform in dieser Richtung ist aber das Gruppengespräch.

Hierzu bildet man Gruppen von etwa 9 Patienten. Unter 7 oder über 12 sollte die Zahl nicht schwanken, weil dann entweder die Anregungen aus der Gruppe oder die Aktivität des einzelnen zu gering werden. Günstig ist es, wenn man eine Art Klubraum mit angenehmer Atmosphäre zur Verfügung stellen kann, der jedenfalls nicht schon eine die freie Entfaltung hemmende Gefühlstönung besitzt wie z.B. das Behandlungszimmer des Arztes. Es wird keine Sitzordnung festgelegt, sondern jeder kann jedesmal Platz und Nachbarn wählen (Abb. 54). Eine Zusammenkunft sollte

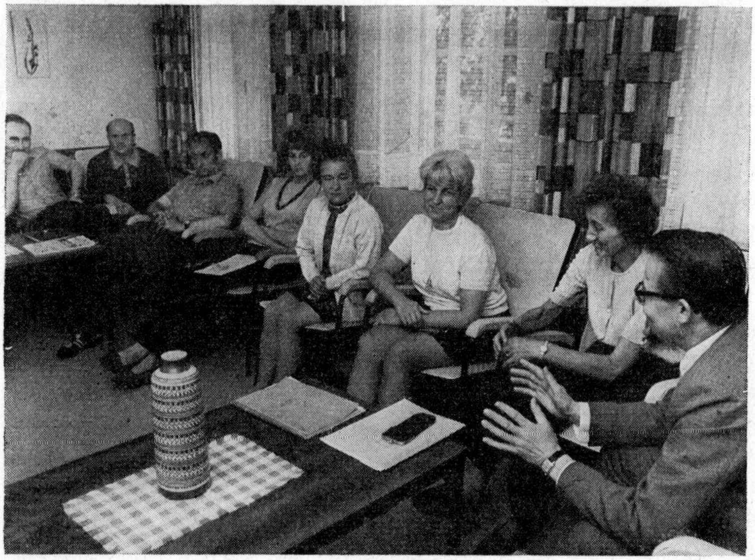

Abb. 54. Gruppengespräch in der Psychotherapie-Abteilung der Medizinischen Universitäts-Poliklinik Jena.

1–$1^1/_2$ Stunden nicht überschreiten. Bei stationärer Therapie ist eine Zusammenkunft fünfmal wöchentlich, bei ambulanter einmal in der Woche erfahrungsgemäß am günstigsten. Wenn man die Möglichkeit dazu hat, soll man der Gruppe auch freistellen, den Zeitpunkt für die Zusammenkünfte selbst festzulegen. Der Gedanke liegt nahe, jeweils spezielle Gruppen zusammenzustellen mit gleichen Beschwerden oder gleichen Problemen oder gleichem Alter oder gleichem Geschlecht (letzteres bei der Behandlung sexueller Probleme). Die Erfahrung hat gelehrt, daß der erwartete Vorteil nicht denjenigen aufwiegt, den eine gemischte Gruppe dadurch bietet, daß sie eine reichhaltigere Dynamik entwickelt. Man kann es so organisieren, daß alle Teilnehmer gleichzeitig eine Gruppentherapie beginnen und abschließen (geschlossene Gruppen) oder daß bei fortlaufender Gruppenarbeit laufend einzelne Patienten aufgenommen und entlassen werden. Beides hat Vor- und Nachteile: Bei der geschlossenen Form ist die Gruppenvertrautheit größer, bei der offenen Form wird die sich stets wiederholende Schwierigkeit des Anfangs einer Gruppenarbeit vermieden.

Das Ziel der Gruppenarbeit ist die Korrektur unangepaßter Erlebnis- und Verhaltensweisen. Es wird also angestrebt, daß die Patienten ihre Symptomatik, ihre Konflikte, ihre Lebenssituation, ihre Lebensgeschichte besprechen und vor allem, sobald dies möglich ist und sie sich gegenseitig kennen, auch ihre auffällig gewordenen Verhaltensweisen im Umgang miteinander. Letzteres ist bei stationärer Psychotherapie mit ganztägigem Beisammensein der Patienten über längere Zeit natürlich besser möglich als bei ambulanten Gruppen.

Erfahrungsgemäß zeigen die Teilnehmer an der Gruppenpsychotherapie zunächst Reserviertheit und Unbehaglichkeit gegenüber dem, was sie erwartet. Ein Gespräch kommt noch nicht recht in Gang; jeder ist in dem, was er äußert, bemüht, die Anerkennung der anderen zu finden, fühlt sich aber noch isoliert. Dieser Zustand wird nach aller Erfahrung überwunden mit der Entwicklung einer Gruppenstruktur, durch die erst aus dem Nebeneinander von Individuen eine Gruppe entsteht. Zu dieser Strukturierung gehört, daß ein Teilnehmer durch die Zustimmung anderer in eine führende Rolle kommt und diese auch übernimmt (Alpha-Position). Seine Anhänger bleiben arm an eigener Willensbildung (Gamma-Position). Davon ausgenommen bleiben Einzelpersönlichkeiten, die durch besondere Sachkenntnis in der erörterten Frage ein eigenes und begründetes Urteil haben (Beta-Position). Wenn sie auch in der vorhin geschilderten Dynamik nicht eng mit der allgemeinen Gruppe verbunden sind, so sind sie doch durch die Anerkennung von seiten Alphas ausgezeichnet, zu dessen eigenen Positionsbedingungen es gehört, die Leistung von Beta zu erkennen. Alle Positionen können sich ändern. Das ist abhängig von der gemeinsamen Zielsetzung der Gruppe. Hat die Gruppe z.B. das Ziel angenommen, bei der Lösung von Lebensschwierigkeiten zu helfen bzw. sich helfen zu lassen, so ist die Bereitschaft dazu bei den einzelnen Teilnehmern unterschiedlich ausgeprägt. In eine Sonderposition gerät der hierbei am wenigsten Bereitwillige. Er wird zum Repräsentanten der Gegnerschaft gegen das gemeinsame Ziel und zum Prügelknaben, gegen den sich die Aggressionen der Gruppenteilnehmer richten (Omega-Position). In dieser Lage fühlt sich Omega dazu gedrängt, tatsächlich die allgemeinen, gegen das Unternehmen sprechenden Gründe zu vertreten. Hat sich die Gruppe in dieser Weise strukturiert, so kommt die Gruppenarbeit in Fluß. Der Umschlag ist immer sehr faszinierend, wie sich aus einer Ansammlung einzelner Individuen eine dynamische Gemeinschaft bildet.

Die Neigung zur Gruppenbildung entspringt dem anfänglichen unangenehmen Gefühl des Isoliertseins. In dieser 1. *Phase* spricht man, mehr in Erwartung des Kommenden, von der Behandlungseinrichtung, von den eigenen Beschwerden, weicht auf Belangloses aus und erwartet von Therapeuten die Übernahme der Führung. Daß dieser sich weigert, diese Rolle zu übernehmen und alle diesbezüglichen Ansinnen und Erwartungen enttäuscht, macht den Inhalt der 2. Phase aus. In der Verärgerung über den Therapeuten schließt sich die Gruppe zusammen. Innerhalb der Gruppe kommt es zu Rivalitäten und Konflikten um die Führung und andere Rollen. Inhaltlich kommen dabei Proteste gegen die Erwartung zum Ausdruck, persönliche

Probleme vor anderen auszubreiten, Intimfragen zu besprechen und eigenes Verhalten durch Außenstehende beurteilen zu lassen. In dieser 3. Phase konstituiert sich die Gruppe. Sie unterscheidet sich zunächst von keiner anderen Gruppenbildung. Zu einer *therapeutischen* Gruppe wird sie erst, wenn es gemeinsames Ziel wird, sich gegenseitig bei der Lösung der gesundheitlichen und sozialen Probleme zu helfen. Ehrlichkeit, Offenheit und Verantwortlichkeit müssen als Voraussetzungen erst akzeptiert werden. Nicht alle entschließen sich dazu gleichzeitig. Der Wandel zur therapeutischen Zielsetzung in der Gruppe ist häufig mit einem Führungswechsel verbunden. In allen Gruppenpositionen tritt im Verlauf des Gruppenprozesses mehrfach ein Wechsel ein. Entscheidend für diese Entwicklung der therapeutischen Zielsetzung sind in dieser Phase die Anregungen des Therapeuten aus einer nichtautoritären Position heraus. Erst nach dieser 4. Phase kann es zur eigentlichen therapeutischen Arbeitsphase kommen. In den vorhergehenden Auseinandersetzungen haben sich die Patienten mit ihren Fehlverhaltensweisen kennengelernt, so daß diese hinterfragt werden nach falschen Motivationen und Fehlbeurteilungen. Das Streben nach Wertschätzung, Akzeptiertwerden und Selbstwertgefühl leitet nun die Patienten zu einem tieferen Nachdenken über sich selbst, zu neuen Einsichten und Verhaltensänderungen. In einer letzten Ablösungsphase fassen sie die in der therapeutischen Gruppe gewonnenen Erfahrungen zusammen, um sie dann in den Gruppen ihres eigenen Lebensbereiches, der Familie, dem Arbeitskollektiv usw. anzuwenden. Die Gesamtdauer eines solchen Ablaufs erstreckt sich bei ambulanten Gruppen etwa auf 1 Jahr, bei stationären auf ca. 2 Monate. Es handelt sich also um eine sehr zeitaufwendige Therapieform.

Das den Behandlungsablauf tragende Wechselgespräch (*Interaktionen*) schließt ein: Beredtes Schweigen, Anblicken, Austausch von Seitenblicken, Lächeln, andere mimische Äußerungen und Gesten. Es überträgt Informationen und Emotionen. Es dient der Verbalisierung zunächst nur gefühlter innerer Reaktionen und damit ihrer Klärung, ihrer Begründung, Hinterfragung und Korrekturfähigkeit. Auch die von den Patienten eingenommenen Rollen verfallen der kritischen Prüfung. Die Führungsrolle einer mehr geltungsstrebigen als gestaltungsfähigen Persönlichkeit wird negiert. Ebenso wird kritisch geprüft, ob die Rolle des Leidenden, zu Bemitleidenden, des Draufgängers, des Bescheidenen, des Außenseiters, des Kindlichen, des Clowns, des Freundlichen und Anpassungsfähigen nicht bloß gespielt und unecht ist. Der Rückzug in die Rolle des Schonungsbedürftigen, des Unverstandenen oder Beleidigten kann die Gruppenarbeit bedrücken und lähmen, jedoch kann auch ein treffend humorvolles Wort diesen Affektdruck mit befreiendem Lachen sprengen (Tögel).

Bei Patienten mit ausgeprägten psychosomatischen Funktionsstörungen oder *psychosomatischen Krankheiten*, also organischen Veränderungen mit psychischen Faktoren in ihrem Ursachenkomplex, ergeben sich besondere Schwierigkeiten. Diese Patienten wissen um ihre objektivierten Befunde, haben die gezielten therapeutischen Bemühungen ihrer bisherigen Ärzte erlebt und die Rücksichtnahme der Arbeitsstelle und der Familie auf ihre Erkrankung erfahren. Sie wehren sich vielfach gegen eine Psychotherapie, die ihrer Vorstellung nach gegen eingebildete Krankheiten gerichtet ist, und fühlen sich hier vom Arzt falsch beurteilt und behandelt. Selbst wenn sie aber nach Versagen aller Bemühungen mit üblichen Behandlungsweisen in der

Psychotherapie die letzte Möglichkeit sehen, von der sie wenig konkrete Vorstellungen haben, so beginnt doch ihre Auflehnung, sobald sie ihre Situation in der Gruppe kennenlernen und ihnen dann jedes Verständnis für den Zusammenhang mit ihrer Krankheit fehlt. Nur ein Teil der psychosomatisch Kranken hat die zeitlichen Zusammenhänge zwischen den psychischen Belastungen und den körperlichen Erscheinungen bereits selbst registriert. Die anderen müssen es erst unter den konfliktreichen Auseinandersetzungen in der dynamischen Gruppenpsychotherapie beobachten lernen.

Die geschilderte innere Abwehr hindert sie häufig daran. Die Gedankengänge, daß bei ihnen etwas objektiv da ist und daß etwas Objektives geschehen muß (pensée opératoire, wie es zuerst französische Psychotherapeuten herausgestellt haben), ist bei ihnen meist schon vor der Psychotherapie so dominierend, daß emotionelle Vorgänge dabei nicht beachtet, allenfalls als Störungen direkt ausgeblendet werden. Im Gegensatz zu einem neurotischen Patienten mit Störungen im sozialen Umgang ist ein psychosomatisch Erkrankter vielfach blind gegenüber seinen eigenen seelischen Abläufen (Alexithymie). Die 15jährigen Erfahrungen mit stationärer Gruppenpsychotherapie in unserer eigenen Klinik, die vor allem SCHAEFFER und später auch VENNER gewonnen und beschrieben haben, ließen diese Eigentümlichkeit deutlich hervortreten. Unsere Gruppen bestehen jetzt zu $^3/_4$ aus Patienten mit manifesten psychosomatischen Erkrankungen (Colitis ulcerosa, Anorexia mentalis usw.). Erst im Laufe der Jahre ist es uns zunehmend deutlicher geworden, warum es diesen Patienten Mühe bereitet, den Aufforderungen zur Verbalisierung ihrer emotionellen Erfahrungen nachzukommen. Anfangs zogen wir als Erklärung mehr den von FREUD beschriebenen „Widerstand“ gegen das Bewußtwerden von „Komplexen“ in Betracht. Es handelt sich aber um eine unentwickelte Eigenwahrnehmungsfähigkeit bei operationalem Denken. Diese Patienten bringen in der Gruppenarbeit wenig Auskünfte über ihre augenblicklichen inneren Vorgänge und neigen sehr viel mehr zu biographischen Erörterungen. In ihrer Verunsicherung zeigen sie ausgeprägtere Regressionszeichen, als es sonst in der dynamischen Gruppenpsychotherapie der Fall ist. Gegenüber dem Therapeuten bewahren sie ein, wenn auch ambivalentes Autoritätsverhalten, und niemals kam es zu einem offenen Protest, so sehr dieser auch provoziert wurde. Diese Patienten sehen sich in solchem Maße als Kranke, daß sie das traditionelle Arzt-Patient-Verhältnis nicht in Frage stellen. Dementsprechend ist die Dynamik solcher Gruppe wenig wechselhaft. Die Rangstruktur beispielsweise variiert zwar, doch kommt es selten zu einem völligen Wechsel.

In der Auseinandersetzung verfügen diese Patienten durchaus über eine sichere Ausdrucksfähigkeit im Sinne ihres handlungsgerichteten Denkens. Die Einladung, bei den Konflikten in der Gruppe die eigenen Verstimmungen, Kränkungen, Angriffslust und Ängste, also die eigenen Gefühlswahrnehmungen darzustellen, wird von den Therapeuten ergänzt durch die Frustrierung jeder Äußerung über Beschwerden, Krankheitsereignisse, die Patientenrolle und des auf äußere Therapie gerichteten Denkens. Verbot von Besuch und Urlaub in der 7wöchigen Gruppenzeit ergänzt diese Einengung auf Selbstdarstellung und Selbstbesinnung. Die Patienten lernen nun, den Zusammenhang zwischen ihren emotionellen Vorgängen und der Ausprägung ihrer Symptomatik zu beobachten. Das Fehlen jeder Resonanz, Schonung und Fürsorglichkeit bei Darstellung der Symptome wertet diese ab zu bloßen Begleiterscheinungen emotioneller Vorgänge. In der Gruppenarbeit lernen die Patienten, ihren eigenen Anteil am Zustandekommen der Konflikte und deren mangelhafter Bewältigung zu erkennen. Sie beginnen ihre psychische Fehlentwicklung wahrzunehmen. Damit gleicht sich die weitere Entwicklung der Gruppenarbeit derjenigen in anderen Patientengruppen an.

Therapeutische Faktoren. Das Verhalten der eigenen Gruppe gegenüber dem einzelnen ist eines der wirksamsten Mittel zur Verhaltenskorrektur. Damit verbunden sind emotionelle Abreaktionen, Neuerfahrungen, Unterstützungen, das Reflektieren von bisher Unbedachtem und das Erkennen von Zusammenhängen mit fast Vergessenem (oder wenn man es psychoanalytisch ausdrücken will: das Bewußtmachen unbewußter, verdrängter Komplexe). Wesentlich ist, daß die übrigen Gruppenmitglieder nicht bloß Neurotiker sind. Da ihre Symptome, Strukturen und Probleme unterschiedlich gelagert sind, bilden sie insgesamt zugleich auch weitgehend eine durchschnittlich reagierende Umwelt, an der die eigenen Verhaltensweisen erprobt und korrigiert werden. *Innerhalb* einer Gruppe entwickelt sich ein mitmenschlicher Kontakt, der den Patienten oft erst die weiteren Kontakte *außerhalb* der Gruppe ermöglicht. Inmitten der eigenen Schwierigkeiten als Persönlichkeit gewürdigt zu werden und auch als Berater anderer, das ist für unsere Patienten ein bisher meist unbekannter, bedeutender Antrieb.

Die *Ziele* der Gruppenpsychotherapie werden unterschiedlich formuliert als: Persönlichkeitskorrektur, Selbstverwirklichung, Ego-Stärkung u. ä. Erreicht wird bei den Patienten mit einer neurotischen Fehlentwicklung eine Verbesserung der Realitätsanpassung, der Einstellungen und Verhaltensweisen, der Konfliktbewältigung, der Kontaktfähigkeit und des Selbstwertgefühls.

Zur *Indikationsstellung.* Wenn bei einem Menschen mit psychischer Fehlentwicklung die Hauptklagen Störungen des sozialen Zusammenlebens mit ihren Rückwirkungen auf das psychische Befinden betreffen (solche Patienten finden sich überwiegend im Krankengut des Psychiaters), so bietet die Gruppenpsychotherapie eine direkte und adäquate Behandlungsform. Bei Patienten mit ausgeprägten psychosomatischen Funktionsstörungen oder psychosomatischen Krankheiten (wie sie vor allem im Krankengut des Allgemeinmediziners und Internisten auftreten) kann die Gruppenpsychotherapie indirekt erfolgreich sein, nämlich dann, wenn die körperlichen Störungen als affektive Begleiterscheinungen von Konflikten auftreten, welche der Patient durch sein Fehlverhalten immer wieder selber provoziert. Kein Erfolg ist zu erwarten, wenn die vegetativen Affektreaktionen eines psychisch normal entwickelten Menschen milieubedingt sind oder als physiologische Entgleisungen bei gegebener Organdisposition auftreten. Auch bei reflektorisch oder suggestiv fixierten Symptomen ist eine Gruppenpsychotherapie nicht angezeigt. Kontraindikationen gegen eine solche Therapie ergeben sich auch dann, wenn der Patient mangels Leidensdruck, Mitarbeitsbereitschaft, Einfügungsfähigkeit oder Einsichtsfähigkeit für das Durchhalten einer dynamischen Gruppenpsychotherapie ungeeignet ist.

In einer repräsentativen Analyse wurde das *Krankengut* stationärer psychotherapeutischer Einrichtungen von Hess, Benkenstein, Blum, Gunia, König und Listing untersucht. Bei einer vorgegebenen Altersgrenze zwischen 18 und 55 Jahren lag das Durchschnittsalter bei 33/34 Jahren. Im Vergleich zum Bevölkerungsdurchschnitt waren Männer im Alter von 21–25 und 31–36 Jahren stärker vertreten, Frauen besonders im Alter von 31–35 Jahren. Die Zahl der Frauen überwog mit 6 : 4. Ledige waren signifikant häufiger vertreten als es ihrem Bevölkerungsanteil entsprach. Das erhöhte Betroffensein von Angestellten zeigte sich ebenfalls. Die Überweisungen der Gruppenpsychotherapie-Patienten erfolgten zu 43% von Psychiatern, 18% von Allgemeinmedizinern, 17% von Internisten, 15% von Fachärzten anderer Fachgebiete und 7% meldeten sich von selbst, soweit es Männer betrifft. Die Vergleichzahlen bei den Frauen mit 35% – 21% – 15% – 16% und 13% besagen, daß weniger Frauen vom Psychiater, mehr vom Allgemeinmediziner und deutlich mehr aus eigenem Antrieb kamen. Die Hauptsymptomatik ist bei der Hälfte eine psychische (in der Reihenfolge der Häufigkeit: Depressivität, Minderwertigkeitsgefühle, Angst, schizoide Reaktionen, Zwangserscheinungen, Hypersensibilität), bei der anderen Hälfte eine körperliche (wobei die Häufigkeitsverteilung den ersten fünf Positionen unserer Abb. 68 entspricht, jedoch mit dem Unterschied, daß Sexualstörungen häufiger in den Gruppen vorkamen als psychomotorische). Die Überweisungen stiegen bis zu 2 Jahren Beschwerdedauer progressiv an und erfolgten dann in ständig abnehmender Häufigkeit; nach 5 Jahren Beschwerdezeit waren die Hälfte, nach 10 Jahren knapp $^3/_4$ der Patienten eingewiesen, nach 20 Jahren immer noch nicht alle. Die Krankheitsdauer bis zur Einweisung entspricht in der Kurvenschar unserer Abb. 71 weitgehend der Kurve von München, jedoch mit dem Unterschied, daß dort die Übernahme in die Psychotherapie, hier schon in die Gruppenpsychotherapie gemeint ist.

Indikationsgerecht basierte die Symptomatik fast durchweg auf einer Fehlentwicklung, wobei die primäre hier fast dreimal häufiger vertreten war als die sekundäre. Jeweils über $^1/_4$ der Patienten wurde als hysterisch, zwanghaft und depressiv beurteilt, 16% als schizoid. Im BFB lag die Zahl der Beschwerden im auffälligen Bereich. Ebenso verwies der Verhaltensfragebogen (VFB) und der 470-Fragen-Test auf eine neurotische Störung. Der sehr beachtliche Versuch einer Typisierung der Patienten durch Varianzanalyse und Diskriminanzanalyse erbrachte signifikante Ergebnisse, deren Interpretation noch nicht bis zur Evidenz geführt wurde, so daß weitere Untersuchungen in den faktischen, diagnostischen und theoretischen Grundlagen sich anbieten.

Besondere Anforderungen stellt die Gruppenpsychotherapie an den Therapeuten. Wenn er eine Vorzugsstellung über der Gruppe einnimmt, so zerstört er in dieser autoritativen Rolle das Engagement der anderen Teilnehmer und die Gruppendynamik. Er muß in die Gruppe integriert sein. Die Annahme der Alpha-Position ist nicht zu empfehlen. In dieser wird er zwar Zustimmungen finden, aber zu echten Auseinandersetzungen und daraus gewonnenen Erfahrungen kommt es in der Gruppe bei dieser Konstellation im allgemeinen nicht. Die Beta-Position entspricht seinem Beitrag in der Gruppe am besten. In der zeitweiligen Omega-Position kann es gelingen, die Dynamik der Gruppe anzustacheln und ihren Zusammenhalt zu fördern.

Eine entscheidende Aufgabe des Therapeuten ist es, den Wandel von der nichttherapeutischen zur therapeutischen Gruppe zu erreichen, und zwar ohne autoritäre Anweisung dieser Zielsetzung. Er erreicht dies durch sparsam eingestreute Fragen und Hypothesen (Interpretationen) im Sinne des Verstehenwollens. In Frage gestellt wird das Verhalten des einzelnen, seine Erklärung dafür und die Auseinandersetzung mit den Hypothesen, die auf andere Erklärungsmöglichkeiten hinweisen. Die Faszination dieser Interaktionen des Therapeuten beruht darauf, daß er während der bisherigen Konflikte in der Gruppe Auffassungsunterschiede und Fehlverhaltensweisen beobachtet, vielleicht sogar durchschaut hat, während die anderen Gruppenteilnehmer bei solchen Gelegenheiten zwar Unbehagen und Ärger empfunden haben, jedoch nun erstmals die Möglichkeit eines kritischen Verständnisses sehen. Hinzukommt, daß jeder einzelne in dieser oder jener Hinsicht selbst in Frage gestellt wird. Der Therapeut bleibt Anreger und Katalysator, ohne die Entscheidungen der Gruppe zu bestimmen. Wird auf unverbindliche Allgemeinprobleme ausgewichen oder auf immer neue Probleme oder in ein hartnäckiges Schweigen, so kann er nach der persönlichen Stellungnahme fragen, auf verlassene Fragen zurückkommen oder auf gemeinsam interessierende Fragen hinweisen, Fragen, wie dies Verhalten zu erklären sei, oder Fragen, ob es Parallelen gibt, wo man sich im Leben genauso verhält usw. Im wesentlichen soll es aber den Patienten überlassen bleiben, die sie interessierenden Lebensprobleme zur Sprache zu bringen, zu diskutieren, Auffassungen und Handlungsweisen gegenseitig zu kritisieren, sich mit emotioneller Beteiligung darüber auseinanderzusetzen und daraus zu lernen.

Wo dies möglich ist, hat sich die Ergänzung des Therapeuten durch einen Cotherapeuten bewährt. Der Therapeut ist dadurch stärker davor geschützt, sich in die leitende Rolle drängen zu lassen. Andere Vorteile ergeben sich für die Protokollführung, Auswertung, Vertretung bei Urlaub und Krankheit usw. Die Therapeuten und Cotherapeuten für Gruppenpsychotherapie bedürfen einer speziellen Ausbildung in Selbsterfahrungsgruppen. Seit 1971 werden solche in der DDR durch Höck regelmäßig veranstaltet.

Die Hypothesen (Interpretationen) des Therapeuten beim Aufspüren der Gründe falscher Erlebens- und Verhaltensweisen beeinflussen den inhaltlichen Ablauf der Gruppenarbeit maßgebend. Entfließen die Hypothesen mehr oder weniger weitgehend den Konzeptionen Sigmund Freuds, so wird diese Ausprägung der dynamischen Gruppenpsychotherapie als *analytische* oder *analytisch-orientierte Gruppenpsychotherapie* bezeichnet. Aus dieser Tradition erklärt es sich, wenn auch dort noch in Freudschen Worten geredet, wo nicht mehr in Freudschen Begriffen gedacht wird. So beispielsweise, wenn das „Unbewußte" auch Unreflektiertes umfaßt, der „Widerstand" auch in den Zweifeln am Sinn der Psychotherapie gesehen wird, die der Patient logisch aus seinem Informationsstand ableitet, wenn die „Übertragung" (S. 182) auch Stimmungen auf Grund angeborener Auslösemechanismen umfaßt usw.

Eine gewisse Rolle spielt in der Gruppenpsychotherapie das Psychodrama nach Moreno. Von der Abreaktion bei der Vorführung des eigenen Lebens war schon die Rede. Beliebt ist auch folgendes. Patienten mit psychischen Fehlhaltungen, die sich gegenseitig kennengelernt haben (meist bei stationärer Therapie), vertauschen in einer Art Theateraufführung ihre Rolle, indem jeder einen der anderen darstellt. Auf diese Weise hat der Patient Gelegenheit, seine Fehlhaltung gewissermaßen aus Distanz zu betrachten, zu erkennen, wie er von anderen gesehen wird, wie er auf andere wirkt und wie sich das zurück auf ihn auswirkt. Dieses Vorgehen unterstützt die Selbsterfahrung ebenso wie die Konfrontation mit neuen Problemen und das Nachdenken über sich selbst.

Mit der Gruppenpsychotherapie wird erfolgreich jene Form der Leitung einer stationären Einrichtung verbunden, die MAXWELL JONES unter der Bezeichnung **„Therapeutische Gemeinschaft"** eingeführt hat. Sie bedeutet das Abgehen von der hierarchischen, autoritativen Krankenhausorganisation mit der passiven Rolle des Patienten. Die Patienten und das Personal werden in einem möglichen Umfange an der Leitung wie an der Therapie beteiligt. An die Stelle der traditionellen Visite tritt eine tägliche Zusammenkunft der Patienten, des Personals und der Leitung der Abteilung. Hier erfolgt eine gegenseitige Information und Beratung der organisatorischen und psychischen Probleme. In psychiatrischen Kliniken hat sich diese Zusammenarbeit als nützlich erwiesen. Sie kann aber auch auf die stationäre Behandlung speziell von Neurotikern angewendet werden und hat sich hier als ein Faktor der komplexen Psychotherapie vielfach durchgesetzt. Das gilt auch von den sozialistischen Ländern. Ausgehend von der ČSSR (F. KNOBLOCH, S. KRATOCHVIL, M. HAUSNER, M. BOUCHAL, Z. SEKANINOWA, Z. MRAZEK u.a.) wird auch in Polen (S. LEDER, J. MALEWSKI) und in der DDR (K. HÖCK, CH. KOHLER, H. WENDT, G. SCHAEFFER) in einer Reihe von Orten in diesem Sinne gearbeitet. Die Gruppen und ihre Betreuer treten meist täglich zu einem ausführlichen Gespräch zusammen. Der halbe Tag ist gemeinsamer Arbeit vorbehalten. Dies geschieht vielfach in der Gärtnerei. Weitere Zeit ist dem Sport, Autogenem Training, Musiktherapie und Gestaltungstherapie, dem Psychodrama, psychohygienischen Vorträgen, Ausflügen und gemeinsamen Veranstaltungen gewidmet. Die Gruppenleitung und Dienste werden gewählt und wechseln. Jeder Patient stellt mündlich und auch in einer schriftlichen Auslage seinen Lebenslauf dar. Die Anteilnahme der anderen Patienten an seiner Entwicklung wird dadurch erhöht und seine eigene Aufnahme in die Gemeinschaft erleichtert. Am Ende der Behandlungszeit wird eine zusammenfassende Beurteilung des Erfolges für jeden einzelnen mit letzten Ratschlägen für das weitere Verhalten kollektiv erarbeitet.

Die *Ergebnisse* der Gruppenpsychotherapie in zusammenfassender Übersicht bleiben abzuwarten. Unsere eigenen Beobachtungen beziehen sich auf Gruppen psychosomatisch Erkrankter. Diese werden überdurchschnittlich spät zur Psychotherapie überwiesen und haben in der Gruppe besondere, oben geschilderte Schwierigkeiten. SCHAEFFER und VENNER haben für solche Kranken eine besondere Vor- und Nachbehandlungsphase eingeführt. Die Vorphase umfaßt außer der Diagnostik und Indikationsstellung Vorgespräche zum zeitlichen Zusammenhang von Emotionen und Symptomausprägung, teilweise schon verbunden mit Autogenem Training. Die Nachbehandlungsphase besteht in katamnestischen Untersuchungen und erforderlichenfalls Behandlung nach 1, 3 und 5 Jahren und kann in dieser Zeit die Dispensairebetreuung in Einzelbehandlungen oder ambulanten Gesprächsgruppen einschließen. Damit haben wir seit den Anfängen vor über einem Jahrzehnt die guten und sehr guten Ergebnisse von 68% auf 84% erweitern können. Aus dem Vergleich zwischen dem Ergebnis und der registrierten Gesprächsbeteiligung in der Gruppe ergab sich, daß die Aktivität nicht nur für die Gruppenposition einschließlich der

Führung sehr maßgeblich war, sondern auch für den Behandlungserfolg. Inhaltlich erweist sich dieser als abhängig von der Einsicht des Kranken in sein neurotisches Fehlverhalten.

Liegen keine schwerwiegenden psychischen Fehlentwicklungen vor, kann auch eine wesentlich kürzere Gruppentherapie erfolgreich sein, wie wir das z. B. für die Behandlung Impotenter gezeigt haben (S. 423–426).

Wesen der Suggestion und Hypnose

Viele gebildete Laien und selbst manche Ärzte vermögen sich unter dem Wesen der Hypnose nichts anderes vorzustellen als Aberglauben an übernatürliche Kräfte und eine unwürdige Kritiklosigkeit sowohl des Hypnotisierenden als auch des Hypnotisierten. Eine sachliche Klärung ist daher notwendig, vor allem deshalb, weil die Hypnose und das von ihr abgeleitete Autogene Training die wichtigsten Methoden der internistischen Psychotherapie sind; das Autogene Training als Methode der breitesten Anwendung und die Hypnose als Methode der effektiv größten Wirkung (s. S. 178, 278/282). Die wichtigste psychotherapeutische Methode des Internisten, das heißt: Nicht eine Verhaltens-, sondern eine Funktionskorrektur ist die therapeutische Hauptaufgabe; beides ist weder das gleiche, noch zwangsläufig miteinander verbunden. Die Hypnose hat die höchste Erfolgsquote, und es handelt sich dabei nicht um die Beseitigung von eingebildeten Beschwerden, sondern um die Behandlung von Cardiaachalasie, Colitis ulcerosa usw., wie wir dies im speziellen Teil unseres Buches vielfältig berichten unter Berücksichtigung langer Nachbeobachtungszeiten.

Rückblick

Zur vollen Einsicht gehört zunächst einmal Verständnis für das Aufkommen der irrigen Vorstellungen über das Wesen der Hypnose. Die Geschichte der Hypnose beginnt bekanntlich mit den Entdeckungen des Wiener Arztes Dr. Mesmer (1775). Ihm erging es dabei ähnlich wie Kolumbus mit der Entdeckung Amerikas: Er suchte etwas ganz anderes und vermeinte deshalb auch, etwas ganz anderes gefunden zu haben. Mesmer suchte Heilwirkungen bei Anwendung von Magneten zu ergründen. Der große Paracelsus hatte dem Magneten solche Wirkungen nachgesagt, und Mesmer selbst hatte das anscheinend erfolgreiche Auflegen von Magneten als Volksgebrauch kennengelernt, ehe er sich zu einer eigenen Prüfung dieser Frage entschloß. Um diesen Versuch voll zu würdigen, müssen wir uns in die Zeit vor zwei Jahrhunderten zurückversetzen und alle späteren wissenschaftlichen Erkenntnisse aus unserer Vorstellung streichen, in jenes Zeitalter also, in dem Galvani die erregende Beobachtung machte, daß ein lebloser Froschschenkel bei Berührung mit zwei Metallen wieder eine Bewegung ausführt. Ob nicht gerade magnetische Metalle mit ihren ordnenden Kräften dem Organismus nahestehen, ihm bei Störungen Hilfe bringen können? MESMER führte mit einem Magneten genau diejenigen Striche über Kranke aus, die man sonst beim Magnetisieren einer Nadel anwendet. Und dabei geschah es nun. Es traten die Erscheinungen der Hypnose auf. MESMER mußte sie als Auswirkung des Magnetismus auffassen. Um nun noch zu beweisen, daß der gesunde Organismus im Vollbesitz magnetischer Ordnungskräfte ist, führte MESMER die gleichen Striche (Passes) unter Fortlassung des Metallmagneten über die Kranken aus. Es trat der gleiche Erfolg ein. MESMER wurde in die Bayerische Akademie der Wissenschaften aufgenommen, siedelte nach Paris, der damaligen Weltmetropole, über und hatte großen Zulauf. Die dortige Akademie nahm sich der Sache an und kam zu dem Ergebnis, daß bei MESMERS Verfahren nicht eine Spur von Magnetismus im Spiele sei. MESMER wurde nun als Schwindler angeprangert, zumal er von seiner Überzeugung nicht abließ. Bis ans Ende seines Lebens ist er sich nicht darüber klargeworden, daß er etwas anderes entdeckt als gesucht hatte.

Das Schicksal seiner Entdeckung war ein dreifaches. Für die einen war die ganze Angelegenheit mit dem Urteil der Französischen Akademie der Wissenschaften erledigt. Sie nahmen diese Widerlegung der Erklärung als eine Widerlegung der Sache. Sie schütteten das Kind mit dem Bade aus. Darin wurden sie noch bestärkt durch den zweiten Schicksalsweg der Hypnose. Dieser bemächtigten sich nämlich okkultistische Kreise. Nichts konnte ihrem Streben nach übersinnlichen Wirkungen willkommener sein als ein Vorgang, bei dem sich wissenschaftlich nichts fassen ließ, dessen Realität sie aber der Welt überall vorführen konnten. Von daher leiten sich die Schaustellerhypnotiseure ab. Sie hypnotisieren Personen aus dem Publikum und lassen diese zum staunenden Vergnügen der übrigen Zuschauer frostige Kälte erleben, zusammenschauern und mit den Zähnen klappern, reichen ihnen eine Kartoffel als Apfel zu genußvollem Verzehr usw. Die Behauptung, hierbei handle es sich um ein abgekartetes Spiel, wird den Tatsachen nicht gerecht. Auch wenn der Schausteller zur Sicherung seiner Existenz Kumpane bereithält, was gar nicht bestritten werden soll, erzielt er vielfach echte Hypnosen an unbestellten Personen. Kraß und ungewollt bewies dies auch ein namhafter Wissenschaftler, der solche Schaustellungen offen als Schwindel anprangerte, dann aber, als er persönlich eine besuchte, zum Entzücken der Zuschauer selbst in Hypnose verfiel.

Die Schausteller haben die Hypnose zu Narreteien verwendet; in einzelnen Fällen wurde von ihnen sogar gesundheitlicher Schaden angerichtet. In der Erklärung der Hypnose haben sie sich Phantasien überlassen und als Ursache eine besonders große „Willenskraft“ des Hypnotiseurs verkündet. Im Volk herrscht deshalb die Vorstellung, Frauen und Kinder, Willensschwache seien leichter hypnotisierbar als willensstarke Männer. Diese Folgerung ist ebenso falsch wie die Voraussetzung. Männer sind nicht weniger hypnotisierbar als Frauen, wofür wir noch Zahlen geben werden. Alles Gerede von besonderen „Willenskräften“ ist natürlich barer Unsinn.

Die Suche nach der wahren Ursache, ihre wissenschaftliche Erforschung kennzeichnet das dritte Schicksal der Hypnose neben ungläubiger Verspottung und okkultistischer Schwärmerei. Vornehmlich waren es Ärzte, in zweiter Linie Juristen, die sich in beruflichem Interesse der Hypnoseforschung widmeten. Im Grunde nahm die Forschung hier den gleichen Weg wie bei der Untersuchung einer Heilpflanze: Man prüft immer weitergehende Einzelheiten, scheidet das Unwirksame aus, bekommt dadurch das Wirksame in immer reinerer Form, bis es sich schließlich allein herauskristallisiert. Was ist also wirksam?

Sind es die „Passes", die MESMER zuerst mit einem Metallmagneten, dann ohne ihn ausgeführt hatte und die sich bis heute beim Hypnotisieren erhalten haben? Sie erweisen sich in der Tat als völlig entbehrlich. Sind es die Augen, der Blick des Hypnotiseurs? Schaubudenhypnotiseure drücken das ja mit theatralischer Unheimlichkeit aus. Man denkt sofort an Berichte, daß Schlangen ihre Beute durch Anstarren gebannt halten, was erwiesenermaßen gelegentlich vorkommt (VÖLGYESI). Das Versteinern vor Schreck ist im Lebenskampf vieler Tiere zumeist ein Vorteil (s. S. 15/17). Wenn Schlangen die Schreckstarre ihrer Beute direkt ausnutzen, so zeigt das nur, wie im Kampf ums Dasein einer den anderen noch überbietet. Passive Haltungsänderungen im Starrezustand werden nicht aktiv korrigiert. Diesen Tatbestand demonstriert man bei der sogenannten *flexibilitas cerea*, der wächsernen Biegsamkeit; er hat mit Suggestion nichts zu tun. CHARCOT hat seinerzeit zur Hypnoseeinleitung ausgesprochene Schreckreize verwendet, unverhofftes Entflammen von Schießpulver, Zusammenschmettern von Metallkörpern usw. Er sah dann auch immer wieder die flexibilitas cerea. Aber vielfach kam es unter diesen Umständen zu keinem Rapport zwischen „Hypnotisiertem" und Hypnotiseur, d.h. zur Möglichkeit wirklicher Suggestionen. Erschrecken ist nicht Hypnotisieren. Und so sehen wir bei kunstgerechtem Hypnotisieren auch niemals einen Starrezustand eintreten. Man kann ihn dann zwar leicht suggestiv hervorrufen, jedoch besteht höchst selten dazu ein Anlaß (Abb. 55). Spontanes Auftreten muß auf eine überholte Form der Hypnosetechnik zurückgeführt werden. Weder ein erschreckender Blick des Hypnotiseurs bringt wirklich eine Hypnose zustande noch die *Fixation* irgendeines anderen Gegenstandes. Man kann das für eine ruhige Konzentration benutzen, man kann aber auch ganz darauf verzichten.

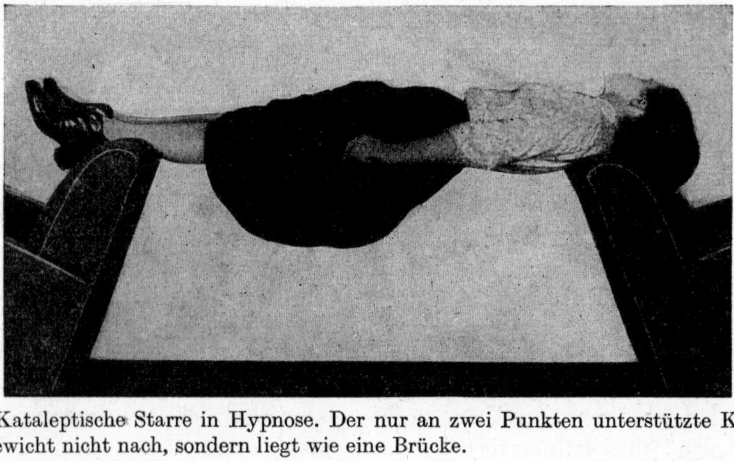

Abb. 55. Kataleptische Starre in Hypnose. Der nur an zwei Punkten unterstützte Körper gibt seinem Gewicht nicht nach, sondern liegt wie eine Brücke.

Beruht Hypnose auf (Selbst-)Täuschung?

Betrügen könnte der Hypnotiseur oder der Hypnotisierte. Beide Möglichkeiten sind zur Erklärung der Hypnose herangezogen worden. Die erste interessanterweise durch einen sehr erfahrenen Hypnotiseur! Es war der Jurist DELBOEUF. Er erklärte, daß der Hypnotiseur dem Patienten unter Vortäuschung einer falschen Macht lediglich etwas einrede, und sagte: „Das wird kein ernster Hypnotiseur zu leugnen wagen, obgleich sein Interesse und das seiner Klienten ihn veranlassen kann, es zu leugnen." Interessant ist diese Äußerung deshalb, weil sie zeigt, wie geringe Kenntnisse man vom Wesen der Hypnose zu haben braucht und welchen simplen Vorstellungen man sich hingeben kann, um selbst Hypnosen zustande bringen zu können. – DELBOEUF hat übrigens seine Hypnoseerklärung nicht wiederholt, nachdem er gemeinsam mit WINIWARTER folgenden Versuch durchgeführt hatte. Einer freiwilligen Versuchsperson wurde in Hypnose Schmerzfreiheit suggeriert und dann am linken und rechten Arm je eine gleichgestaltete Brandwunde beigebracht. Während der Heilung wurde die hypnotische Analgesie für den einen Arm aufrechterhalten, für den anderen nicht. Die hypnotisch schmerzfreie Wunde heilte überzeugend schneller.

Daß der Hypnotisierte täusche, war die Überzeugung von SIGMUND FREUD. Nachdem eine seiner besthypnotisierten Patientinnen beim Erwachen ihre Arme um seinen Hals schlug, gab er das Hypnotisieren auf und schrieb: „Ich war nüchtern genug, diesen Zufall nicht auf die Rechnung meiner persönlichen Unwiderstehlichkeit zu setzen, und meinte, jetzt die Natur des mystischen Elements, welches in der Hypnose wirkte, erfaßt zu haben." Die Neigung FREUDS, libidinöse Äußerungen für fundamental und allgemeingültig zu erklären, und zwar hier aufgrund einer einzelnen Beobachtung, erscheint uns bemerkenswert unkritisch. – Im Sinne FREUDS als das Ergebnis einer Übertragung erklärt neuerdings auch STOKVIS die Hypnose als eine halbbewußte Schauspielerei, zu deren Beendigung dem Hypnotisierten der Impuls fehle; er erlebe lustvoll wieder die innige Gefühlsbeziehung zu seinen Eltern und erwarte die Heilung auf dem Umwege über die magisch-archaische Denkweise des Kleinkindes. STOKVIS stützt sich besonders auf Protokolle über Selbstbeobachtungen in Hypnose. Dem von ihm veröffentlichten Bericht einer jungen Dame entnehmen wir, daß er bei seinen Hypnosen Suggestionen von „innerer Bereitheit" und „völliger Hingabe" formuliert. Wenn dann in den Protokollen ein erotisches Echo zu vernehmen ist, so muß das hierauf und darf keineswegs einfach auf die Hypnose als solche bezogen werden.

Die Erklärung der Hypnose als Überredung durch den Hypnotiseur oder als Schauspielerei durch den Hypnotisierten ist uns unvereinbar mit einer ganzen Reihe von Tatsachen. Dazu gehört bereits die hypnotische Analgesie (Abb. 56), die nach zahlreichen Berichten zu schmerzlosen Zahnextraktionen, Appendektomien, Strumektomien, Geburten und neuerdings auch Lungen- und Herzoperationen (MARMER) benutzt wurde (Abb. 57). Wir haben die hypnotische Analgesie für die Dauerbehandlung bei Trigeminusneuralgie, Kausalgie, Phantomschmerzen u.a. eingesetzt und dafür Morphium absetzen können (27 Fallberichte auf den S. 491–497; Abb. 58). Die raschere Heilung hypnotisch analgesierter Brandwunden wurde nicht nur in dem oben berichteten Experiment von WINIWARTER und DELBOEUF beobachtet, sondern wiederholt in der therapeutischen Praxis. KLEINSORGE zeigte, daß ein anaphylaktischer Schock durch Hypnose genauso verhindert werden kann wie durch Narkose. MARCHAND fand übereinstimmend bei 5 Versuchspersonen in Hypnose eine herabgesetzte Adrenalinwirkung. Beispielsweise erzielte 1 ml Suprarenin im Wachzustand eine Blutzuckersteigerung von 80 auf 165 mg %, in Hypnose nicht einmal eine von 80 auf 90. Es würde zu weit führen, alle im speziellen Teil berichteten Hypnosewirkungen noch einmal zu wiederholen, etwa das Kapitel „Achalasie“ mit Abb. 106, das Kapitel „Suggestiv erzeugte Ödeme, Blasen, Ulcera, Blutungen“ usw. – Wenn

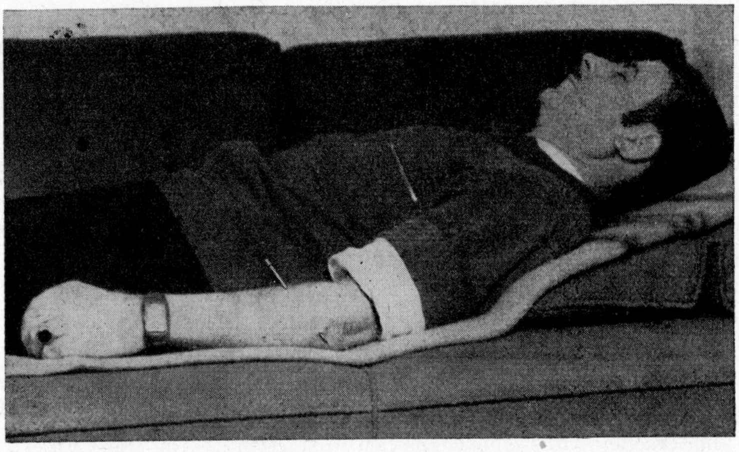

Abb. 56. Hypnotische Analgesie, geprüft durch Durchstechen des Unterarmes mit einer starken Nadel. Die Hypnose wurde ohne Hypnotiseur in Form der Ablationshypnose ausgelöst.

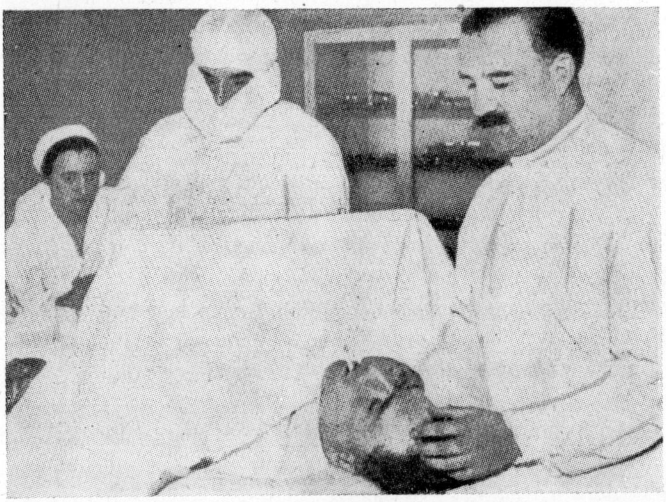

Abb. 57. Operation in Hypnose. Appendektomie ohne Narkose und ohne Analgetika. Operateur: Prof. Dr. KABANYI, Hypnotiseur: Dr. VÖLGYESI, Budapest. Der Patient blieb schmerzfrei, änderte seine Lage weisungsgemäß und rauchte schließlich eine Zigarette (nach VÖLGYESI).

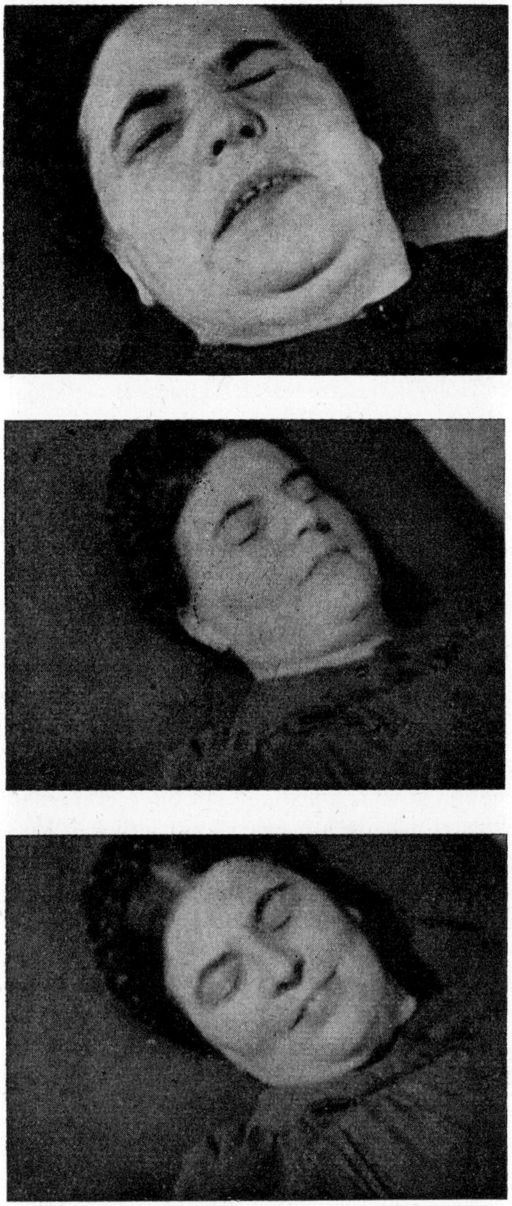

a

b

c

Abb. 58. Coupieren eines Trigeminusanfalls durch hypnotische Analgesie.
a) Tic douloureux, verbunden mit dem Auftreten von Schweißperlen über dem befallenen Gebiet (V, 1 und 2, links) und Verschwellen der linksseitigen Nasenhöhle;
b) nach Hypnoseeinleitung unter suggestiver Analgesierung Verschwinden des Schmerzes in Sekunden mit sofort einsetzendem Abschwellen der Schleimhaut in der linken Nase;
c) nach der Suggestion freudigen Wohlbefindens.
Die Aufnahmen wurden in einem Zeitraum von $1^1/_2$ Minuten gemacht; keine Ersthypnose.

man alle diese Wirkungen durch bloßes Psychologisieren erklären zu können glaubt, nach psychoanalytischer Manier, dann muß man freilich mit dem oft herangezogenen Wort enden: „Das Unbewußte kann alles“! In unseren Augen ist diese Emphase nur das beredte Armutszeugnis einer Richtung, die den Boden der naturwissenschaftlichen Medizin unter den Füßen verloren hat.

Selbstbeobachtungen in Hypnose

Die in der Literatur verstreuten Berichte über Selbstbeobachtungen in Hypnose hat unsere Mitarbeiterin Frau Dr. STELTER zusammengestellt und verglichen. Die Ergebnisse haben wir hier an verschiedenen Stellen bei der Erörterung von Hypnosefragen mitverwertet. Jetzt seien nur einige Zitate aus Selbstbeobachtungsprotokollen angeführt, die einen Einblick in die psychische Situation des Hypnotisierten geben, und zwar bei zwei besonders charakteristischen Gelegenheiten: bei der Suggestion einer Bewegungsunfähigkeit und bei der Suggestion einer Analgesie.

Der Züricher Psychiater Prof. E. BLEULER, selbst ein erfahrener Hypnotiseur, berichtet: „Mein Zustand war nun der einer angenehmen, behaglichen Ruhe; es fiel mir auf, daß ich gar kein Bedürfnis hatte, meine Lage zu ändern ... Mein Freund stellte mir den einen Vorderarm senkrecht in die Höhe und sagte mir, ich könne diesen nicht ablegen. Ich versuchte es unmittelbar nachher mit Erfolg, wurde aber an der kompletten Ausführung durch ein leichtes Halten an der Hand und erneute Suggestion verhindert. Nun fühlte ich meinen Biceps ganz gegen meinen Willen sich kontrahieren, wenn ich den Arm vermittels der Strecker nach unten bewegen wollte, einmal, als ich stärkere Anstrengung machte, meinen Willen durchzusetzen, wurde diese Kontraktion der Beuger so energisch, daß der Unterarm, statt, wie von mir beabsichtigt war, nach außen zu fallen, sich auf den Oberarm zurückbewegte. ... Wenn mir die Unmöglichkeit einer bestimmten Bewegung suggeriert worden war, so beobachtete ich die Kontraktion der Antagonisten nicht mehr häufig. Öfters schien einfach die Willensbahn unterbrochen, die Muskeln kontrahierten sich nicht trotz meiner größten Anstrengung.“

Ein von J. H. SCHULTZ hypnotisierter Arzt schildert: „Bei der Aufforderung des Versuchsleiters, den Versuch der Armbeugung vorzunehmen, mit der Suggestion, daß es nicht möglich sei, stutzte ich zunächst und machte nur einen kümmerlichen Versuch, es zu wollen, da es nicht gleich gelang, aus dem oben angedeuteten Nirwana herauszukommen. Erst bei der Aufforderung des Vorführenden, den ernsthaften Versuch zu machen, wachte das Interesse am Versuch selbst wieder auf: Du mußt es tun, sonst ist hernach keine Entscheidung darüber möglich, ob die Hemmung im Psychischen allein liegt, d.h. auf die Formel zu bringen ist: Man tut es dem Vorführenden zu Gefallen, oder um ihn nicht zu blamieren oder was der Ausreden mehr sind. Ich wollte erfahren, ob hier wirklich eine nervöse Hemmung des Nerv-Muskel-Apparates vorlag. Es kam zu einigen ruckartigen Bemühungen, dann gab ich auf. – Nach Beendigung des Versuches fiel mir hierzu ein: Es war, als hätte ich vergessen, wie man es macht, daß der Arm sich bewegt. Es kann auch so ausgedrückt werden: Hätte man den Einfall, den Oberarm zwischen Schulter und Ellenbogen zu beugen, wo gar kein Gelenk ist – man stände vor der gleichen Aufgabe wie in dem in Rede stehenden Zustand.“

Unsere vorerwähnte Mitarbeiterin STELTER kam ursprünglich als Patientin ohne alle Vorkenntnis über Hypnose zu uns und protokollierte damals als stud. med.: „Bei den Suggestionen, daß mein Bein so schwer sei, so bleischwer, daß ich es nicht von der Unterlage abheben könnte, ich sollte es nur versuchen und mich tüchtig anstrengen, gab ich mir alle erdenkliche Mühe und versuchte mit aller Kraft, das Bein hochzuheben; es gelang mir aber nicht. Immer wieder strengte ich mich an und spürte auch, wie sich Muskeln kontrahieren. Es waren aber nicht die Muskeln, die nötig gewesen wären, das Bein von der Unterlage abzuheben.“

Jetzt das Erlebnis der Analgesie, zunächst bei BLEULER, dem hypnotisierten Hypnotiseur: „Nun sagte mir mein Freund, die rechte Hand sei anästhetisch. Ich dachte mir, da mache er einen Fehler, denn es sei noch zu früh zu solch einer Suggestion, und als er behauptete, mich in den Handrücken zu stechen, glaubte ich, er täusche mich, um mich sicher zu machen, denn ich fühlte bloß die Berührung eines stumpfen Gegenstandes (ich vermutete, es sei die Kante meiner Taschenuhr). Nach dem Erwachen war ich nicht wenig erstaunt, doch gestochen worden zu sein.“

Die gleiche Situation bei der hypnoseunkundigen Patientin STELTER: „Eine suggerierte Schmerzlosigkeit in einem umschriebenen, etwa handtellergroßen Bezirk am rechten Unterarm war zweimal vollkommen. Die Berührung war zu spüren, nicht aber der Schmerz beim Stechen der Nadel. Außerhalb dieses Bereiches war die Schmerzempfindung noch vorhanden. Daß gestochen worden war, merkte ich beim ersten Mal erst nach der Hypnose an der Einstichstelle.“

Bei der Suggestion einer anderen Umgebung (STELTER): „Alle vom Hypnotiseur beschriebenen Bilder waren sehr deutlich und hinsichtlich der Farbe und Größe wie im täglichen Leben. Meist war es so, als würde ich alles mit eigenen Augen sehen, und nur einmal, als sähe ich mir Bilder an, und ich selbst sah mich dabei auf diesen Bildern. Eigenartig war, daß wenn von mir bekannten Landschaften die Rede war (Wald und Wiesen), ich immer Orte sah, an denen ich besonders gern weilte. Die Eindrücke von bekannten und nicht bekannten Orten waren gleich deutlich, nur stellten sich bekannte Bilder rascher ein. Ich sah die einzelnen Bilder reichhaltiger und plastischer als vom Hypnotiseur geschildert.“

Beispiel für die Ausführung suggestiver Befehle (BLEULER): „Wurde mir eine Handlung aufgetragen, so konnte ich lange widerstreben, schließlich wurde sie doch vollführt, und zwar zum Teil aus Mangel an Willenskraft, ungefähr wie man einem Reflex nachgibt, den zu verhindern es große Anstrengung kostet, oder – namentlich bei kleineren Aufträgen, z.B. ein Bein zu heben – fühlte ich, daß die Bewegung gemacht wurde ohne irgendwelche aktive Beteiligung meines Ichs. Dem Befehl, außerhalb des Zimmers etwas zu holen, konnte ich ziemlich leicht widerstreben, nicht mehr aber, als die Handlung zerlegt wurde, d.h. als ich die Suggestion erhielt, das eine Bein zu bewegen, dann das andere usw., bis die Handlung ausgeführt war. Mehrmals hatte ich auch das Gefühl, aus Gefälligkeit gegenüber dem Hypnotiseur dessen Anforderungen nachzugeben. Da ich aber meistens besonnen genug war, in solchen Fällen während der Ausführung den Widerstand doch noch zu versuchen, überzeugte mich dessen Nutzlosigkeit von der Unrichtigkeit meiner Auffassung.“

Abschließend noch ein Beispiel für das Haften einer Wachsuggestion, aus dem Bericht des von O. VOGT hypnotisierten Kollegen Dr. MARCINOWSKI: „Beim Fortgehen versicherte mir V., daß ich erstaunt sein werde, wie groß der Unterschied zwischen heute und dem nächsten Tage sein würde. Obwohl ich mir sofort bewußt war, daß diese so oft gehörten Worte eine Suggestion darstellten, so fehlte mir doch zu meiner Verwunderung die volle Kritik hierfür trotz meines wachen Zustandes;

ich empfand die Wirkung der Worte und konnte mir nicht darüber klarwerden, ob sie V.s wirklicher Überzeugung entsprachen oder lediglich auf Suggestivwirkung berechnet waren.“

Hypnose als Schlafvorgang

Der Schlaf (ὕπνος) hat der Hypnose den Namen gegeben. Der Ausdruck wurde schon von Braid (1843) eingeführt. In der Tat erinnert der Hypnotisierte immer irgendwie an einen Schlafenden. Nicht nur, wenn er mit geschlossenen Augen ruhig daliegt, sondern auch, wenn er auf Weisung sich bewegt oder schlaftrunken geht; selbst wenn man ihn in der Hypnose die Augen öffnen läßt, macht er einen etwas abwesenden Eindruck, erkennt die Umgebung nur langsam und sieht dann zudem noch – gleichsam mit offenen Augen träumend –, was man ihm suggeriert. Man hat einst darüber gestritten, ob der Hypnotisierte schlafe oder nur zu schlafen glaube. Heute ist durch das Elektroenzephalogramm der Beweis erbracht; die Hirnstromkurve verändert sich bei Eintritt der Hypnose in gleicher Weise wie bei Eintritt des Schlafes. Es zeigen sich alle Übergänge vom Wachzustand über das Bild der völligen Entspannung und des Einschlafens bis zum mitteltiefen Schlaf. Kurven des Tiefschlafes wurden nur dann registriert, wenn die Hypnose in einen regelrechten Schlaf übergegangen war mit Verlust des Rapportes zum Hypnotiseur. Alle registrierten Veränderungen gleichen den Hirnstromkurven bei entsprechenden normalen Vorgängen. Abnorme EEG-Befunde entwickeln sich in der Hypnose nicht. Die frühere Annahme, daß bei der Hypnose im Großhirn nebeneinander schlafende und wache Partien bestehen, werden durch die EEG-Befunde nicht bestätigt. Besonders häufig ist das EEG bei Hypnose durch Auftreten erhöhter α-Wellen gekennzeichnet. Dies entspricht einem entspannten Wachzustand bzw. Stammhirnschlaf (Gibbs u. Gibbs). Bei somnambuler Tiefenhypnose nähert sich die EEG-Kurve nicht etwa dem Bilde des Tiefschlafes, sondern im Gegenteil dem des Wachzustandes. Das entspricht übrigens den Befunden bei echten Schlafwandlern. Diese erheben sich im Tiefschlaf, während des Umhergehens verflacht der Schlaf, bis schließlich nur noch α-Wellen bestehen. Normalerweise verschwinden die α-Wellen sofort beim Öffnen der Augen. Trotz geöffneter Augen behält sie jedoch der Somnambule. Er schläft nicht, er ist aber auch nicht wach, sondern befindet sich in einem Zwischenzustand. Das EEG bei Hypnose steht dem der Tiefschlafphasen entfernter als dem der REM-Schlaf-Phasen (Traumphasen), die periodisch allnächtlich sich wiederholen und einen beträchtlichen Teil des Nachtschlafes ausmachen (s. Kapitel „Schlafstörungen“). In REM-Schlaf-Phasen reagiert der Betreffende auf geeignete Suggestionen ohne eine besondere Hypnoseeinleitung. Auch darin gleicht der Hypnotisierte dem Träumer, daß die Erinnerung an das Erlebte sehr unterschiedlich sein kann. Man erinnert sich an nichts oder bruchstückhaft oder sehr gut, ist bisweilen im Zweifel, ob man überhaupt geschlafen hat, ob man etwas erlebt oder geträumt hat. Der Herr in Abb. 56 hatte gute Erinnerungen an den Verlauf der Hypnose und durchaus nicht den Eindruck, geschlafen zu haben, nur von dem Stich wußte er nichts. Die junge Dame in Abb. 55 meinte dagegen, geschlafen zu haben, irgendwelche Erinnerungen hatte sie nicht. Und doch sind die Erinnerungen da. Man kann sie nämlich in einer erneuten

Hypnose wachrufen und dann auch erinnerungsfähig bleiben lassen. So verschiedenartig in diesen Beispielen die Erinnerung an die Hypnose erscheint, in der Hypnose selbst ist der Hypnotisierte immer – anders als etwa in Narkose – geistig da, mit Verständnis für die Worte des Hypnotiseurs. Die Persönlichkeit des Hypnotisierten ist niemals ausgeschaltet. Die Hypnose verflacht bei Zumutungen schnell wie der Schlaf bei einem bösen Traum.

Wenn man die Hypnose mit dem Schlafe vergleichen will, muß man sich allerdings in Erinnerung rufen, daß man im Schlafe träumen, reden, andere geordnete Bewegungen ausführen, sogar herumwandern und erstaunliche Kletterpartien vollführen kann. Am meisten verwundert daran, daß der Schläfer eine gewisse Wahrnehmungsfähigkeit für seine Umwelt hat. Dafür gibt es aber noch das viel geläufigere Beispiel, daß man mit einem im Traume Redenden ins Gespräch kommen kann. Man muß sich nur mit passenden Antworten einschalten, auf andere Zwischenreden reagiert der Träumer nicht. Nicht zu Unrecht erkennt man auch hier eine gewisse Ähnlichkeit zur Hypnose. Alle diese Zustände hat besonders eingehend 1896 O. Vogt als Teilschlaf erklärt. Teile des Gehirns schlafen dabei, andere sind wach. Ausdehnung und Lage dieser Bezirke kann sehr verschieden sein. Pawlow, der als Schüler von Heidenhain in Breslau war, zu einer Zeit, da dessen Buch über Hypnose die 2. Auflage erlebt hatte, kam zu gleichartigen Vorstellungen. Er sprach z. B. etwa von isoliertem Schlaf der motorischen Hirnrindenregion in einer Hypnose. Völgyesi glaubt auf die Abschaltung zuerst der präfrontalen Rindenregion in der Hypnose schließen zu können und bezeichnet dies im übertragenen Sinne als Leukotomie. Mit der Auffassung vom Schlaf einiger Rindenbezirke verbunden ist meist die Vorstellung einer Konzentration der Hirntätigkeit in die wachgebliebenen Gebiete. Auch der führende englische Hypnoseforscher van Pelt vertritt gegenwärtig diesen Standpunkt. Die Konzentration der Kräfte soll die ungewöhnliche Wirksamkeit der wachen Vorstellungen in der Hypnose begründen.

Wir haben gegen die Annahme, daß es sich beim hypnotischen Teilschlaf um den Ausfall gewissermaßen mit dem Skalpell abgrenzbarer Hirngebiete handelt, begründete Bedenken. Die Selbstbeobachtungen in Hypnose sprechen z. B. von Kontraktion der Antagonisten bei dem Versuch, gegen die Suggestion zu handeln. Das ist schwer aus einem Schlaf der motorischen Rindenregion zu erklären, ja, weist auf ein feineres, psychonervales Reagieren. Zu dem gleichen Ergebnis kommen wir auch aufgrund von Beobachtungen auf sensorischem Gebiet. Bei der Ablationshypnose (s. d.) verwenden wir u. a. auch Schallplatten. Beim einübenden Wirksammachen einer Schallplatte gehen wir so vor, daß zuerst der Hypnotiseur gleichzeitig mit ihr spricht und ihren Suggestionen bekräftigende hinzufügt. Aus solch einer Behandlungsphase, ehe noch die Schallaufnahme selbst Wirksamkeit erlangt hatte, berichtete uns eine Patientin, daß sie alles von der Schallplatte gehört habe, für die gleichzeitigen persönlichen Suggestionen war sie jedoch amnestisch. Es ist unmöglich anzunehmen, daß das persönlich Gesprochene und das von der Tonaufnahme Gesprochene in zwei verschiedenen Hörzentren von der Patientin aufgenommen und verarbeitet worden sei. Das gleichzeitige unterschiedliche Aufnehmen ist also nicht durch einen lokal unterschiedlichen Wachzustand erklärbar. Die Feststellung des Stimmunterschiedes und die getrennte Verwertung weist ebenfalls auf ein differenzierteres seelisches Reagieren. Wie also der partielle Schlaf bzw. das entsprechende partielle Wachsein hirnlokalisatorisch zu erklären sind, ist ein noch nicht überzeugend gelöstes Problem. Der Schichtenaufbau des Kortex läßt ja auch noch ganz andere Möglichkeiten einer partiellen Funktionsruhe zu.

Da das EEG keine spezifischen Veränderungen in der Hypnose zeigt, untersuchte Roshnow mit Aladshanowa und Kamenezki die Ultralangschwingungen der Hirnpotentiale (Abb. 59 u. 60). Es ergaben sich hypnosespezifische Hirnstromkurven, wie sie unter keinen anderen natürlichen oder medikamentösen Einflüssen auftreten. Im Wachzustand überwiegen in allen Hirnregionen Potentialschwingungen mit einer Periodendauer von 7–10 s und einer Amplitude von 0,1 mV. Dabei weisen die Schwingungsperioden in den einzelnen Hirnregionen Unterschiede auf. Bei Hypnose kommt es mit Somnolenz und Erschlaffung über den Großhirnhemisphären zu langsameren und gleichartigen Schwingungen von 30–40 s Dauer. Sie erinnern an die sonst bei Halbschlaf und Schlummer erhobenen Befunde. Außerdem erscheinen in einigen Hirnregionen Schwingungen von 2–4 min Periodendauer und einer Amplitudenhöhe von 0,5–0,8 mV, wie sie für Übergänge aus dem Wachzustand charakteristisch sind.

Der Wechsel von Somnolenz zu Tiefenhypnose erfolgte in den Versuchen nicht allmählich, sondern sprunghaft. In einer der Ableitungen tritt eine starke Veränderung des Potentialniveaus ein, an die sich eine kurze Serie von Schwingungen erhöhter Frequenz mit der Periodendauer von 5 s anschließt. Dies dauert etwa 2 min und führt zu einem neuen, stabilen hypnotischen Zustand mit den Erscheinungen der Katalepsie. Während des ganzen somnambulen Stadiums der Hypnose ist ein dafür spezifischer Rhythmus mit einer Periodendauer von 12–20 s vorherrschend. Er wird jedoch bald in der einen, bald in der anderen Ableitung vorübergehend von einem schnelleren Rhythmus kleinerer Amplitude abgelöst (Periodendauer 6 s). Der letztere ist charakteristisch für eine angespannte Hirntätigkeit. Die hypnosetypische Periodendauer von 12–20 s tritt in der Frontalregion doppelt so häufig auf als sonst über den Hemisphären und dort auch mit erhöhter Amplitude. Bis über 1 mV erhöhte Ausschläge zeigen sich bei suggerierten Halluzinationen. Ultralangschwingungspotentiale solcher Intensität werden im ruhigen Wachzustand nicht beobachtet, auch nicht beim Darbieten eines der Halluzination entsprechenden realen Objektes. Die hohen Ausschläge verschwinden mit dem Ende der suggerierten Halluzination.

Die beobachteten Ultralangschwingungspotentiale hängen also überzeugend mit den suggerierten Vorgängen zusammen. Sie zeigen in der Hypnose eine physiologisch uneinheitliche Hirntätigkeit. Von der Vorstellung Pawlows einer cerebralen Schlafhemmung mit „Wachpunkten" unterscheiden sich die objektiven Befunde vor allem dadurch: Es besteht keine Identität mit dem gewöhnlichen Schlaf und die Abschnitte mit unterschiedlicher funktioneller Aktivität wechseln in pausenloser Dynamik und interhemisphärischer Asymmetrie. Freilich ist der hypnotische Schlaf nicht die Ursache, sondern die Folge der Hypnose. Er erklärt uns daher noch nicht alles.

Hypnose als Reflexvorgang

Wie erklärt sich die unmittelbare Wirkung von Worten (bzw. Zeichen) und von durch sie ausgelösten Vorstellungen auf den Organismus? Eine Wirkung also, die nicht darin besteht, daß jemand veranlaßt wird, etwas willentlich zu tun, sondern die sich unabhängig vom Wollen des Betreffenden einstellt, gewissermaßen automatisch, und die sich auch auf Körpervorgänge erstreckt, die dem Willen gar nicht unterworfen sind? Es ist kein Zweifel, daß hier ein entscheidendes Problem der Hypnoseforschung vorliegt, und als solches ist es frühzeitig erkannt worden. BERNHEIM (1886) formulierte: „Jede Vorstellung strebt, sich zu verwirklichen.“ O. VOGT begründete: „Gleichzeitigkeitsassoziationen führen dann zu einer Bahnverbindung zwischen der Schlafvorstellung und den den Schlaf auslösenden niederen Zentren ... Auf diese Weise bekommt die Schlafvorstellung einen ganz motorischen Charakter. Dieses ist aber nur ein Spezialfall eines allgemeinen hirnmechanischen Entwicklungsgesetzes.“ Hiermit sagte dieser große Hypnose- und Hirnforscher 1895 genau das, was 1903 durch PAWLOWS klassische Ausführungen über die bedingten Reflexe zu einem wirklichen Besitz der Wissenschaft geworden ist. In einem berühmt gewordenen Experiment aus der Pawlow-Schule konnte der Zusammenhang von einem gegebenen Wort bis zur Auslösung einer autonomen Körperfunktion präzise bewiesen werden. Man verband wiederholt das Aufblenden einer Lampe mit einem Klingelzeichen, konnte

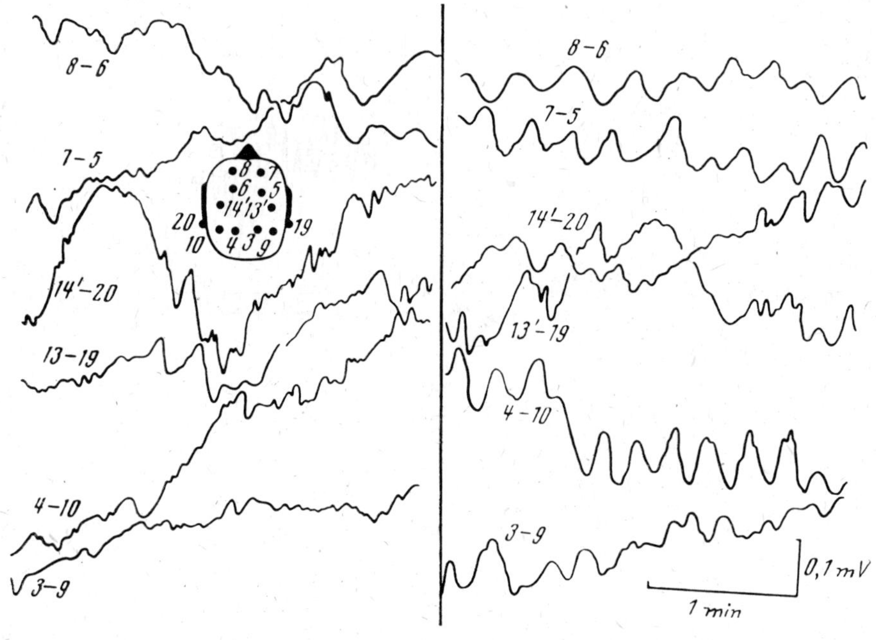

Abb. 59. Ultralangschwingungen der Hirnpotentiale im wachen und hypnotischen Zustand. Links: Ruhiger Wachzustand. Charakteristisch sind zwei Frequenzgruppen: 6–8 Schwingungen je Minute mit einer Amplitude von 0,05–0,1 mV und 1–1,5 Schwingungen je Minute mit einer Amplitude von 0,08–0,15 mV. Rechts: Tiefer Hypnosezustand. In allen Ableitungen beobachtet man einen stabilen Dekasekundenrhythmus in 3–5 Schwingungen je Minute mit einer Amplitude von 0,1–0,2 mV. Dieser Rhythmus ist weder für den Wachzustand noch für den Schlaf charakteristisch. (Das Maß für 1 min und 0,1 mV rechts unten. An jeder Kurve die Ableitungsstellen. Auf dem Kopfschema in der linken Bildhälfte die Lage der Ableitungspunkte.)

dann die Pupillenreaktion der Versuchsperson auf das bloße Klingelzeichen hin feststellen, schließlich auf das ausgesprochene Wort „Klingel“ hin, zuletzt bei dem bloßen Gedanken der Versuchsperson an eine Klingel. In Anwendung seiner fundierten Erkenntnisse auf die Hypnose formulierte PAWLOW (1924): „Das Wort ist natürlich für den Menschen ein ebenso realer bedingter Reiz wie alle übrigen bedingten Reize, die auch bei Tieren auftreten ... So ist die Suggestion als einfachster und typischer bedingter Reflex des Menschen anzusehen.“ Natürlich bedarf das Wort nicht erst einer Laboratoriumsarbeit, um diese Bedeutung zu erlangen, wie in dem genannten Versuch mit der Pupillenreaktion, sondern es besitzt eine erfahrungsbedingte psychonervale Verknüpfung seit seiner Erlernung, wie es etwa das bekannte

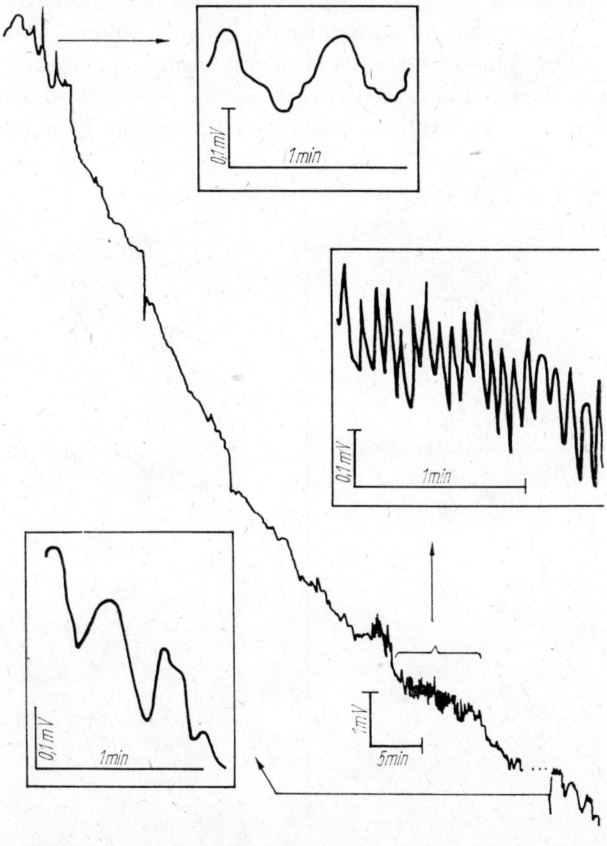

Abb. 60. Übergang von der Somnolenz in den tiefen Hypnosezustand. Transformation der Ultralangschwingungspotentiale auf die konvexe Kopfoberfläche im Zeitpunkt des Überganges (temporoparietale Zone der rechten Hemisphäre). Oberes Kästchen: Dekasekundenrhythmus im Zustand der Somnolenz (2 Schwingungen je Minute). Mittleres Kästchen: Eine Serie regelmäßiger Mehrsekundenschwingungen des Potentials (14 Schwingungen je Minute) im Moment des Überganges. Unteres Kästchen: Dekasekundenrhythmus (4 Schwingungen je Minute) bei tiefer Hypnose. (Maßstab der Gesamtkurve unten 5 min und 1 mV. Maßstab der Ausschnitte in den Kästchen 1 min und 0,1 mV.)

Beispiel der Beziehung zwischen „Zitrone“ und Speichelsekretion illustriert. Wie die Hypnoseforschung vorher seit BERNHEIMS vagem „Toute idée tend à se réaliser“ auf die Erkenntnisse PAWLOWS hindrängte, so haben alle späteren Hypnoseforscher diesen zugestimmt, sofern sie das Wesen der Hypnose nicht nur psychologisierend, sondern auch in physiologischem Zusammenhang gesehen haben.

Hypnose als Instinktvorgang

Es wirkt durchaus nicht jedes Wort suggestiv. Meist wird nur eine Vorstellung ausgelöst, aber keine darüber hinausgehende, ausgeprägte psychische und somatische Auswirkung. Eine ausführliche Beschreibung des Einschlafens kann man sich anhören, schläft aber deshalb nicht ein. Selbst wenn man die Schilderung monoton und liegend erhält, wird daraus keine Hypnose. Es muß also zum bloßen Inhalt der Suggestion etwas hinzukommen, das die ungewöhnliche Wirkung begründet. Nennen wir diese entscheidende Ergänzung vorläufig einmal die „suggestive Komponente“, und klären wir gleich, worum es sich dabei handelt!

Man deckt diese unbekannte Größe am leichtesten auf, wenn man sie von ihren Wirkungen her erfaßt. Jeder Erfahrene weiß, daß der Effekt der suggestiven Komponente darin besteht, daß im Hypnotisierten neben den bloßen Vorstellungen ein Realitätsbewußtsein erweckt wird, nämlich die unmittelbare Gewißheit: das Gesagte stimmt! Sehr unterschiedlich reagieren wir auf Worte (Gedanken, Vorstellungen), je nachdem, ob wir sie als wahr beurteilen oder als bloß gedacht. Beispielsweise kann man sich vorstellen, vor der Tür stehe jetzt ein lieber Besuch, und diesen Gedanken ganz klar fassen. Aber die Wirkung ist doch eine ganz andere, wenn man nicht nur diese Vorstellung hat, sondern mit ihr die Gewißheit verbindet, daß es wirklich so ist. In diesem Falle würden Sie dieses Buch schleunigst beiseite legen, Ihr Herz würde schneller klopfen, Sie würden im Aufstehen einen Blick über das Zimmer werfen und, Unordnungen rasch beseitigend, an die Tür eilen. Nicht der Gedanke, sondern das Urteil über die Wahrheit des Gedankens machte den Unterschied (Abb. 61). Bei der Hypnose spielt die Beeinflussung des Realitätsurteils eine entscheidende Rolle. Das ist natürlich eine Leistung des Hypnotiseurs. Wie vollbringt er sie?

Es gibt zwei Wege, um jemanden von der Wahrheit dessen, was man sagt, zu überzeugen. Der eine ist die verstandesmäßige Beweisführung, der andere erzielt eine gefühlsmäßige Gewißheit. Der erste führt zu einer Prüfung der empfundenen oder vermittelten Daten am bisherigen Erfahrungsgut. Hierdurch erhalten selbst Sinnestäuschungen ihr negatives Realitätsurteil. Der zweite Weg ist in dem sozialen Lebewesen Mensch instinktmäßig angelegt und ist nicht rationaler, sondern emotionaler Natur. Ansteckend wirkt auf unseren Artgenossen nicht nur Gähnen, Begeisterung, Furcht, Mut, Lachen, Weinen, Appetit, Ekel und Neugier, sondern auch Gewißheit. Auch diese hat ganz bestimmte, genau analysierbare ausdruckspsychologische Merkmale: sicheres Auftreten, fester Blick, Brustton der Überzeugung usw. Es gibt keine Suggestivkräfte, aber es gibt Suggestivreize! Man braucht sie nicht zu erlernen, genausowenig wie das Lachen oder das Weinen. Im Gegenteil, Künstelung wird von der Feinheit instinktmäßigen Empfindens sehr leicht als unecht durchschaut. Man braucht nur das entsprechende Gefühl in sich zu verlebendigen, der Ausdruck folgt von selbst. Es handelt sich um angeborene Auslöser im Sinne der Instinktlehre (S. 28). Sie sind die konkrete Manifestation der „suggestiven Komponente“.

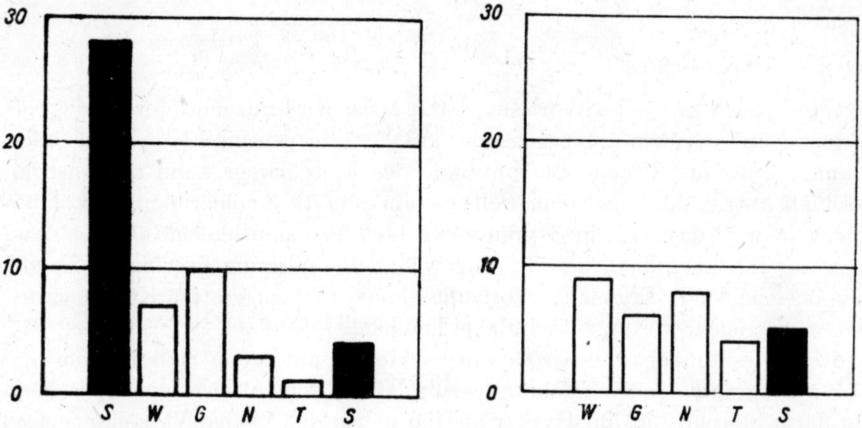

Abb. 61. Zur Erläuterung der Suggestivwirkung. Entscheidend ist nicht das gesprochene Wort allein, sondern, ob es als Signal für ein entsprechendes Ereignis aufgefaßt wird oder nicht (Realitätsurteil). Versuchsanordnung: Die Vp. legt sich im ärztlichen Behandlungszimmer auf das Sofa. Eine Schwester befestigt Elektroden; sie dienen der Messung des psychogalvanischen Hautreflexes. Der Arzt ruft: „Spritze!“ Über *S* ist der eintretende Galvanometerausschlag dargestellt, und zwar der Durchschnittswert von 20 Vp. Dann folgen in gleicher Weise die Worte: „Wiese! – Gebirge! – Nagel! – Tasse! – Spritze!“ (*W*, *G*, *N*, *T*, *S*). Obwohl das Reizwort Spritze beim ersten und zweiten Male in gleicher Weise gegeben wurde, ist die körperliche Reaktion begreiflicherweise sehr verschieden. – In Parallelversuchen mit 20 anderen Vp. fehlte das erste Wort „Spritze“. Als es dann zum Schluß erstmalig auftrat, wußten die Vp. einerseits, daß den Worten bisher nichts folgte, hatten aber andererseits diese Erfahrung noch nicht mit dem hier realitätsbezogenen Wort Spritze gemacht.

Es ist kein Zufall, daß suggestus im Lateinischen die Rednerbühne bezeichnet; denn hier zeigt es sich am sinnfälligsten, daß der „mitreißende“ Redner meist überzeugtere Zustimmung gewinnt als einer, der alle Gründe und Gegengründe abwägt. Ideal mag es sein, wenn alle Menschen immer ihre Entscheidungen auf eine eingehende Beweisprüfung gründen und eine solche tiefe Einsicht in alle Dinge haben, daß sie stets übereinstimmend zu denselben Überzeugungen gelangen. Die Wirklichkeit schaut ganz anders aus. Wie häufig sieht man in einem Kreis von Gelehrten, daß Rationalität zu Zersplitterungen und Individualismus führt. Wie oft hinkt die wissenschaftliche Anerkennung erst hinter den neugeschaffenen Tatsachen her und war stumm oder ablehnend gegenüber dem Versuch beweisführenden Überzeugens! Im Gegensatz dazu spielt das *suggestive* Mitreißen eine hervorragende Rolle bei der Ausrichtung ganzer Völker auf gemeinsame Ziele, gemeinsame Wertungen, gemeinsames Wollen. Wir mögen es beklagen, die Weltgeschichte ist voll davon. Der katastrophale Kinderkreuzzug zur Eroberung des Heiligen Landes durch Unschuldige sei als ein besonders krasses Beispiel unrationalen, emotionalen Überzeugens genannt.

Solche schweren Fehlleistungen des Instinkts sollen und können natürlich nicht darüber hinwegtäuschen, daß ihm eine überwiegend positive Bedeutung zukommt. Verstandesmäßige und gefühlsmäßige Gewißheit sind ja durchaus keine zwangsläufigen Widersacher. Ob nun zum Guten gebraucht oder zum Bösen, die Möglichkeit gefühlsmäßigen Überzeugens besteht. Das instinktive Realitätsurteil ist ausgesprochen gemeinschaftsbildend. Darin liegt seine biologische Bedeutung, und dies gibt uns das Verständnis für seine instinktmäßige Verankerung. Der Suggestor benutzt also eine allgemeinmenschliche, biologische Funktion, wenn er zugleich mit gewissen Vorstellungen auch das Realitätsbewußtsein dafür erweckt.

Alle Gesetzmäßigkeiten des Instinktverhaltens erweisen sich hier als verwirklicht, die wir in dem Kapitel über ererbte Verhaltensweisen dargestellt haben. Es sind die ausdruckspsychologischen Merkmale der Gewißheit in Mimik, Gestik, Haltung und Sprachklang *bei allen Menschen die gleichen*. Sie werden von jedermann *ohne Lernakt richtig gegeben und verstanden*. Sie folgen der *Reizsummenregel*, d.h., der Tonfall allein kann schon suggestiv wirken, jedoch erhöhen der Blick, das Auftreten usw. die Wirkung. In experimentellen Untersuchungen mit Stelter haben wir durch teilweises Verdecken des Gesichts des Suggestors klären können, daß für die Suggestivwirkung die Augenpartie und die Mundpartie von Bedeutung sind, weniger Stirn, Nase oder Kinn. Änderungen im Tonfall erwiesen sich ebenfalls als sehr maßgebend; Teirich und Trojan haben darüber phonographische Untersuchungen durchgeführt. Ferner beobachten wir bei der Suggestion wie sonst im Instinktverhalten die Möglichkeit *supranormaler Auslöser*. Die Schaubudenhypnotiseure übertreiben z.B. mit Erfolg den festen Blick, unterstreichen ihn durch geeignetes Schminken, lassen sich gar mit strahlenaussendenden Augen darstellen u.ä. Auch von der subjektiven Seite her wird die Suggestion wie sonst ein instinkthafter Trieb erlebt, nämlich *als ein Drang, dem mit einem Gefühl der Befriedigung nachgegeben wird*, während ein *entgegengerichteter Willenseinfluß nur in abnehmendem Maße möglich ist*. Wir verweisen auf die oben mitgeteilten Selbstbeobachtungen. Zum vollen Verständnis sei aber nochmals unterstrichen, daß es sich hierbei um gar nichts Außergewöhnliches handelt, sondern daß Gewißheit nicht anders als Gähnen oder Lachen ansteckt; man kann sich dagegen sträuben, doch kämpft man dabei bekanntlich gegen seine eigene Natur und keineswegs immer erfolgreich.

Die Hypnose als ein komplexer Vorgang

Drei Bestandteile haben sich also als unerläßlich für die Hypnose herauskristallisiert: der Partialschlaf, das bedingt-reflektorische Reagieren auf Wortsignale und die Wirkung instinktgemäßer Suggestivreize. Wie arbeiten diese drei Komponenten zusammen? Ein paar Striche mögen die Erläuterung des Zusammenhanges übersichtlicher gestalten: Abb. 62. Bloße Worte rufen Vorstellungen wach, und diese wiederum gewisse seelische und körperliche Wirkungen. Mit bestimmten Ausdrucksmerkmalen (Suggestivreizen) verbunden, erscheinen Worte gefühlsmäßig überzeugend als wahr. Diesem Realitätsurteil entsprechend sind die seelisch-körperlichen Auswirkungen viel weitgehender. Um sie aber noch zu steigern, kann man sozusagen einen Trick anwenden. Dieser besteht darin, daß man als erste seelisch-körperliche Auswirkung einen Halbschlaf (Teilschlaf) anstrebt. Denn nunmehr gewinnen die geistigen Vorstellungen traumbildhafte Realität. Es kommt also zu einem circulus sich gegenseitig verstärkender Wirkungen. In dessen wiederholtem Durchkreisen vertieft sich die Hypnose zunehmend. Das kann so weit gehen, daß wie im normalen Traum die Kritikfähigkeit für den Unterschied von Wirklichkeit und bloß Vorgestelltem völlig schwindet. Entsprechend der zunehmenden traumhaften Realität der gegebenen Vorstellungen vergrößern sich auch alle anderen angestrebten seelisch-körperlichen Auswirkungen. Das ist sozusagen das Skelett der Hypnose.

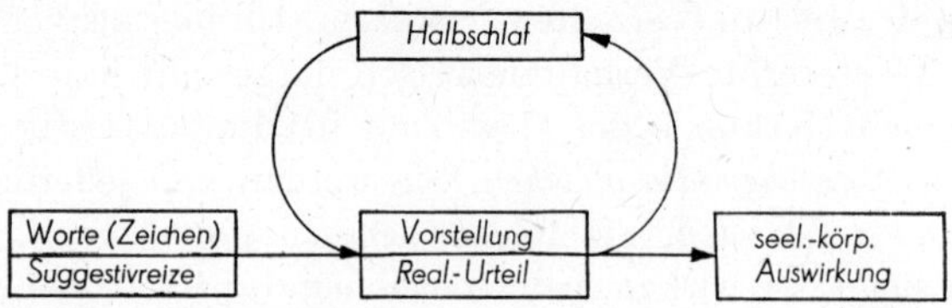

Abb. 62. Schema des Hypnosevorgangs

Wir zerlegen es noch einmal, aber nicht in seine Elemente, sondern in seine funktionellen Einheiten. Die Kombination von Worten mit Suggestivreizen ist das, was wir als gegebene *Suggestion* bezeichnen. Es liegen überzeugende Beweise dafür vor, daß die Hypnose durch nichts anderes ausgelöst wird als durch akustische und optische Reize, wenn diese auch als Wort und Ausdruck beim Geben der Suggestion hochkompliziert sind. Solche Beweise sind die Beobachtungen, daß Personen, die früher einmal unter Anschauen eines blitzenden Kristalls hypnotisiert worden waren, später unverhofft beim Aufblitzen irgendeines Gegenstandes in Hypnose verfielen. Die praktischen Folgerungen für die Hypnosetechnik zur Vermeidung von Gefahren und andererseits zur kunstgerechten Anwendung der Ablationshypnose ohne Hypnotiseur behandeln wir später in entsprechendem Zusammenhang. Hier weisen wir darauf hin, daß diese völlig unerwarteten und unvorhergesehenen Hypnosen schlaglichtartig das Wesen der Hypnoseauslösung erhellten. Jedem mit der Neurophysiologie Vertrauten wird nämlich augenblicklich klar, daß diese unbeabsichtigten Hypnosen infolge eines bedingten Reflexes eintraten. Nun gründen sich aber bedingte Reflexe letzten Endes immer auf unbedingte, angeborene. Erworbene Reflexe können keine Wirkung hervorrufen, die nicht zunächst durch angeborene Reflexe hervorgebracht werden kann. Damit erweist sich die angeborene Grundlage der Suggestibilität und der Hypnose (die Disposition zu Halb- bzw. Teilschlafzuständen, zu bedingt-reflektorischem Reagieren und zu instinktiv-affektivem Überzeugtwerden). Ein bedingter Reflex unterscheidet sich von dem zugrunde liegenden Reflex äußerlich nur durch den Wechsel des auslösenden Reizes. So also auch bei der bedingt-reflektorischen Hypnose. Das Glitzern kann nichts als einen anderen Reiz vertreten. Wenn dieser auch hochkompliziert war, es war nichts als ein Reiz. Das beweist die Beobachtung jener unverhofften Hypnosen.

Das direkte Anstreben bestimmter seelisch-körperlicher Auswirkungen, also ohne die Einschaltung eines Halbschlafes, ist das Verfahren der *Wachsuggestion*. Ein anschauliches Beispiel bietet der Fall S. 423–424, worauf wir verweisen. Von der Wachsuggestion unterscheidet sich die *Hypnose* nur durch das sinnvolle Einschlagen des Umweges über die Herstellung eines Teilschlafzustandes. Auch die Hypnose beginnt mit einer Wachsuggestion, und deren Leistung ist die Herbeiführung des Partialschlafes. Erst mit dessen Eintritt stellen sich durch eine Art Rückkoppelungseffekt im Patienten neuartige und günstigere Bedingungen für die Suggestion her. Hypnose ist also ein Zustand durch Suggestion gesteigerter Suggestibilität. – Auch die Autosuggestion kann in Teilschlafzuständen besonders wirksam werden. Als Beispiel sei auf die Beobachtungen an Therese Neumann aus Konnersreuth verwiesen (S. 477). Die meisten Autosuggestionen entsprechen aber Wachsuggestionen. Wenn Selbstsuggestionen auch ohne fremde Beeinflussung der Vorstellungen und des Realitätsurteils zustande kommen, so ist doch bei ihnen wie bei jeder Suggestion erforderlich, daß der Betroffene eine Vorstellung irrigerweise mit einem positiven Realitätsurteil verbunden aufnimmt. Ein Beispiel ist der Fallbericht auf S. 482–483. In dem Kapitel über die Blindheit haben wir unter Bezugnahme auf die Schielamblyopie eine aufschlußreiche Erörterung über die *Suggestivwirkung* allgemein vornehmen können. Das schielende Auge wird schwachsichtig oder blind. Diese Blindheit ist nicht simuliert. Es läßt sich aber nicht nur kein pathologischer Befund erheben, sondern die besondere Anordung der Nervenbahnen gestattete die bestimmte Schlußfolgerung, daß der Sehapparat bis zum kortikalen Sehzentrum einschließlich überhaupt nicht als Ursprungsort dieser einseitigen Blindheit in Frage kommt. Trotzdem vermag der Betroffene den Sehverlust willensmäßig nicht mehr zu korrigieren. Die Autosuggestion der Nichtigkeit des von einem Auge stammenden Bildes hat sich durchgesetzt. Büßt der Patient aber im Laufe des Lebens sein anderes gesundes Auge ein, so kann das vollständig erblindete wieder sehtüchtig werden, und zwar mit voller Sehschärfe.

Solch einer *gezielten Suggestivwirkung* entspricht auch eine zirkumskript lokalisierte hypnotische Analgesie, eine suggestiv erzeugte Blasenbildung auf der Haut, die hypnotische Beseitigung eines Cardiospasmus, einer Enuresis nocturna, einer Schlafstörung usw. Die Natur einer derartigen Wirkung haben wir eben im Abschnitt „Hypnose als Reflexvorgang" allgemein erörtert und im speziellen in den Kapiteln über Cardiospasmus, suggestive Hautblasen, Enuresis nocturna u. a. Es bedarf aber noch eines besonderen Hinweises auf die Situation, wo sich der suggerierten Vorstellung grobe Sinnesempfindungen entgegenstellen. Das ist z. B. bei der Prüfung der hypnotischen Analgesie mittels kräftiger und tief eingestochener Nadeln der Fall. Ein falscher Gesichtspunkt wäre es, wollte man hier einen realen Schmerz einer unrealistischen Analgesie gegenübergestellt sehen. Hier stehen sich zwei psychische Realitäten gegenüber, zwei Gewißheiten, die sich gegenseitig ausschließen und von denen also eine nicht bestehen kann. Die Erfahrung lehrt, daß in der Hypnose im allgemeinen die suggestive Gewißheit das Feld behauptet. Es sei auf die interessanten Experimente von Pschonik hingewiesen (Abb. 63). Er registrierte plethysmographisch auf Schmerzreiz Gefäßkonstriktion und auf Wärmereiz Gefäßdilatation. Dann verband er mehrfach den Schmerzreiz mit einem Klingelsignal und den Wärmereiz mit einem Lichtsignal. Nachdem er auf das bloße Klingelzeichen hin eine Gefäßkonstriktion eintreten sah und auf das bloße Lichtsignal hin eine Gefäßdilatation, prüfte er das Verhalten bei widersprüchiger Reizkombination. Er gab den Schmerzreiz mit dem Wärmesignal Licht. Der Plethysmograph registrierte eine Gefäßdilatation, also eine Wärmereaktion. Umgekehrt wurde der Wärmereiz mit dem Schmerzsignal Klingeln kombiniert. Daraufhin kam es zu einer Gefäßkonstriktion, also der Schmerzreaktion. Beidemal setzte sich also nicht der „reale" Reiz durch, sondern der erfahrungsbedingt signalisierte! In einem weiteren Versuch wurde der Wärme-

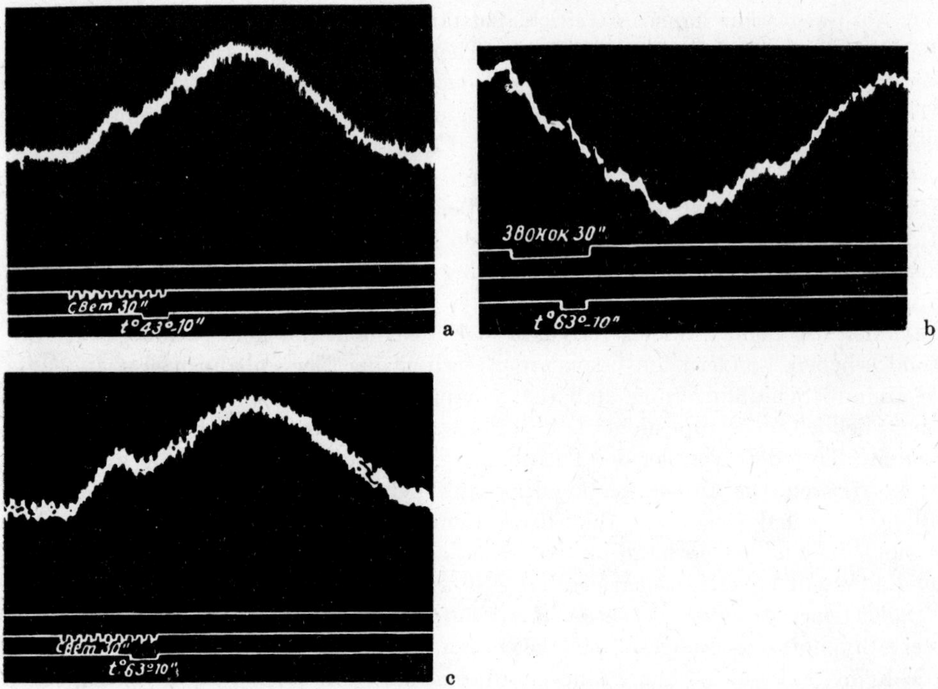

Abb. 63. Das Wort als bedingter Reiz. Ein Wärmereiz am Arm (43 °C für 10 Sek.) löst eine Mehrdurchblutung aus und dadurch in der plethysmographischen Kurve einen Wellenberg. Ein Schmerzreiz (63 °C für 10 Sek.) führt zu Minderdurchblutung und einem Wellental. Kombiniert man den Wärmereiz mit einem Lichtsignal (30 Sek.), so tritt nach wiederholter Kombination bedingt-reflektorisch auf das Lichtsignal ein Wellenberg auf (a). Bei Kombinationen des Schmerzreizes mit einem Klingelsignal (30 Sek.) löst schließlich das Klingelsignal ein Wellental aus (b). Bei der widersprüchlichen Kombination des Wärmesignals Licht mit einem Schmerzreiz reagiert der Organismus dem Signal entsprechend. Trotz des Schmerzreizes entwickelt sich eine Mehrdurchblutung, und die Versuchsperson empfindet subjektiv Wärme (c). Umgekehrt ergibt die widersprüchliche Kombination des Schmerzsignals Klingel mit dem Wärmereiz ein Wellental. Der bedingte Signalreiz bestimmt die Reaktion, der entgegengesetzte unbedingte Reiz setzte sich dagegen nicht durch. Wird in Fortführung des Versuches statt des eingeübten Schmerzsignals Klingel das Wort „Heiß!" gerufen, so wirkt dieses ganz genauso wie das Schmerzsignal: Eine Minderdurchblutung mit entsprechendem Wellental bildet sich aus; auch wenn dabei wirklicher Wärmereiz appliziert wird, bleibt seine durchblutungsfördernde Wirkung aus. Das Wort ist stärker. Dabei wirkt das Wort sofort bei der erstmaligen Anwendung. Die wiederholten Kombinationen des Wortes „heiß" mit wirklichem Schmerzreiz waren beim Erlernen des Wortes in der Kindheit und später schon erfolgt und brauchen deshalb nicht erst im Rahmen des Versuches eingeübt zu werden (nach PSCHONIK).

reiz (43 °C) kombiniert nicht mit dem Klingelsignal für den Schmerzreiz (63 °C), sondern mit dem Wort „heiß!". Auch auf das Wort hin trat genauso prompt wie auf das Klingelzeichen eine Gefäßkonstriktion ein. Die Wortbedeutung brauchte nicht erst eingeübt zu werden, sondern war bereits durch die Lebenserfahrung gewonnen und wirkte schon bei der ersten Anwendung im Versuch. Auch hier setzte sich also nicht der „reale" Reiz durch, sondern der durch das Wort signalisierte! Besonders hervorzuheben ist noch, daß die Versuchspersonen in ihren subjektiven Angaben mit den plethysmographischen Reaktionen zumeist übereinstimmten, d.h. trotz des Schmerzreizes nur eine Wärmeempfindung angaben bzw. trotz des Wärmereizes einen Schmerz! Die Experimente beweisen exakt, daß unter gewissen Bedingungen gegenwärtige Sinnesempfindungen von anderen Erwartungen völlig unterdrückt und überwogen werden können.

Von den auf einzelne Körpervorgänge zielenden Suggestivwirkungen sind solche zu unterscheiden, die primär nur durch lebhafte Vorstellungen auf eine psychische Emotion abzielen. Die körperlichen Vorgänge folgen in diesem Falle sekundär als normale *Affektreaktionen.* Bradykardie bei Schreck, ST-Senkung bei Angst, allgemeine Entspannung bei Ruhe sind Beispiele dafür. Die scharfe Trennung beider Arten der Suggestivwirkung ist theoretisch nötig, praktisch dagegen oft verwischt, weil z.B. Ruhehypnosen auch bei der Cardiospasmusbehandlung gewisse Vorteile bringen.

Im letzten Jahrzehnt hat Xenophon Barber zahlreiche Untersuchungen über objektive Voraussetzungen des hypnotischen Verhaltens durchgeführt und folgende unabhängige Variablen, die damit gesetzmäßig in Beziehung stehen, erfaßt:

1. ob dem Probanden das Verfahren als Hypnose bezeichnet wird,
2. ob ihm ein Motiv für das Akzeptieren der Suggestionen gegeben wird,
3. ob der Effekt als ganz leicht erreichbar bezeichnet wird,
4. ob zum Augenschluß aufgefordert wird,
5. ob Entspannungs- und Schlafsuggestionen gegeben werden,
6. ob die Suggestionen mit fester Stimme gesprochen werden,
7. welche Einstellung der Proband zur Hypnose hat,
8. welchen Grad eigener Hypnotisierbarkeit er erwartet,
9. welche Reaktionsbereitschaft er auf Testsuggestionen hat (Amnesie, Analgesie, Katalepsie, Halluzinationen usw.),
10. welche Beobachtungen der Proband über sein Reagieren auf entsprechende Suggestionen macht,
11. wie die Fragen nach dem Ergebnis formuliert werden,
12. was der Patient sich unter Hypnose vorstellt,
13. ob der Proband die Testsuggestionen auch im Wachzustand realisiert.

Die Auffindung aller Variablen, die das Ergebnis des hypnotischen Verhaltens beeinflussen, ist noch nicht abgeschlossen (z.B. Persönlichkeitsvariable). Barbers Ziel ist der Nachweis, daß sich im hypnotischen Verhalten zahlreiche objektivierbare

Variable bündeln. Er entspricht damit unserer Vorstellung, daß es sich bei der Hypnose um eine ungewöhnliche Kombination mehrerer normalphysiologischer bzw. normalpsychologischer Vorgänge handelt. Barber bemüht sich hier um die Ablösung des Begriffes „Hypnosezustand". Wenn er damit eventuell noch bestehende Vorstellungen eines mystischen, von nicht faßbaren Kräften gestalteten Vorganges stürzen will, so ist das sehr zu begrüßen. Sonst ist aber gegen den Begriff Hypnose ebensowenig etwas einzuwenden wie gegen den physikalischen Begriff der Dichte, bloß weil sie von den Variablen Masse und Volumen abhängig ist. Dieses anschaulich-kritische Beispiel stammt von Weitzenhoffer. Wegen leicht entstehender Mißverständnisse sei ausdrücklich unterstrichen, daß Barbers Kampf gegen den Begriff des Hypnosezustandes sich nicht gegen die Fakten (Katalepsie, Amnesie, Analgesie usw.) richtet, die er ja selbst vielfältig beschreibt und demonstriert, sondern gegen eine nebulose Erklärungsweise.

Aus Barbers Untersuchungen seien noch einige quantitative Ergebnisse mitgeteilt. Bereits die Bezeichnung des Vorhabens als Hypnose erhöht die Suggestibilität. Die Zuteilung zur Gruppe der Hypnosepatienten und die Entspannungs- und Schlafsuggestionen steigern aber mit zunehmender Kombination den Grad der Beeinflußbarkeit. Hinweise, die die Suggestionsbereitschaft erhöhen, zusammen mit Hinweisen, daß es ganz einfach sei, auf Suggestionen zu reagieren, erhöhen aber die Suggestibilität bereits in gleichem Maße wie die Kombination aller zur Hypnoseeinleitung verwendeten Variablen zusammen. Ob die Probanden ihre Augen schließen oder nicht, scheint ohne Einfluß zu sein. Suggestionen, die in festem Ton gegeben werden, wirken stärker als solche, die mitfühlend gegeben werden. Die Einstellung, Erwartung und Reaktionsbereitschaft des Probanden korrelieren signifikant miteinander und mit den hypnotischen Leistungen. Auf die Frage: „Erlebten Sie den Hypnosezustand als im Grund ähnlich dem Wachzustand?" verneinten 17 % der Probanden; formulierte man die Frage: „Erlebten Sie die Hypnose als grundsätzlich anders als den Wachzustand?", gaben dies 72 % der Probanden an. Ähnlich bei anderen Fragen. Barber kam zu der Überzeugung, daß durch die Hypnose keine echte Blindheit, Farbenblindheit, Taubheit, Analgesie, Altersregression usw. hervorzurufen sei. Dies hat Widersprüche ausgelöst, und es stehen objektivierende Meßmethoden mit ihren Ergebnissen gegeneinander. So hat etwa Korotkin bei entsprechenden Suggestionen eine audiometrische Erhöhung der Hörschwellen bis 60 dB und eine Erniedrigung bis zu 21 dB registriert, und zwar nicht nur nach den subjektiven Angaben der Patienten, sondern mit dem Auftreten bedingter Reflexe bei der minimalsten Tonwahrnehmung. Auch ich wüßte nicht, welche Kriterien bei unseren Behandlungen schwerster Schmerzzustände mit hypnotischer Analgesie und Ausbleiben jeder Reaktion im EEG auf grobe Schmerzreize noch zu erfüllen wären bis zur Feststellung einer Analgesie. Zunächst muß wohl angesichts der sich widersprechenden Ergebnisse mit objektiven Methoden angenommen werden, daß in den zahlreichen hypnotischen Reihenexperimenten Barbers die Hypnosetiefe nicht übereinstimmte mit derjenigen bei weiterreichenden Befunden. Von besonderem Interesse ist Barbers Ergebnis, daß Katalepsie, Halluzinationen, Amnesie usw. bei der allgemeinen Bevölkerung im Wachzustand fast so häufig suggerierbar sind wie unter Hypnose.

Verbesserte Methoden der Hirnstromregistrierung zeigten eine Verlangsamung der

Hirnaktivität in Hypnose (Miszaros), veränderte Muster der Hirnerregung (Monahof) und typische Wandlungen langsamer Potentialschwankungen (Rožnov). Den Einfluß auf vegetative, vitale Funktionen und Schmerz demonstrierten u. a. jüngst Franke, Maaz, Zikmund, Zakrzewski u. Szelenberger, in der Alkoholismusbehandlung Kása. Mehr stenische Hypnoseerlebnisse erzielte Banyai durch Verbindung mit körperlicher Anstrengung. Über die Hypnotisierbarkeit der Hypnotiseure konnte Hájek Beobachtungen sammeln.

Zur hypnotischen Analgesie

Zu den nicht simulierbaren Phänomenen der Hypnose gehört die Analgesie und die Hypermnesie. Über die letztere, die gesteigerte Erinnerungsfähigkeit, haben wir keine eigenen Untersuchungen vorgenommen. Wir sahen dazu keine therapeutische Notwendigkeit und können nur auf die zahlreichen Literaturmitteilungen verweisen, die Gheorghiu kürzlich zusammengestellt hat. Es liegen experimentelle Ergebnisse darüber vor, daß zuvor gegebene standardisierte Informationen von Hypnotisierten in höherer Zahl reproduziert werden als von einer Vergleichsgruppe in entspannter Ruhe. Dagegen konnte von anderen Untersuchern bisher nicht eine ungewöhnliche Mitteilung von True bestätigt werden. Er hatte 50 Versuchspersonen im Zustande hypnotischer Altersregression nach dem Wochentag früherer Geburtstage befragt. Richtige Antworten erhielt er für das suggerierte Alter von 4 Jahren in 69%, für das Alter von 7 Jahren in 82% und für das Alter von 10 Jahren in 93%. Im Wachzustand entsprach die Anzahl der richtigen Antworten mit 14% der Zufallswahrscheinlichkeit. Reiff und Scheerer erhielten bei hypnotischer Altersregression von Hypnotisierten signifikant mehr Erinnerungsdaten als im Wachzustand oder bei geschauspielertem Schulalter. Sie konnten durch Überprüfung älterer Schuldokumente für diese Versuchspersonen die Gültigkeit der meisten Informationen beweisen. Erstaunliche Einzelleistungen hypnotischer Hypermnesie sind kasuistisch mitgeteilt worden. Das Therapieverfahren der Psychokatharsis gründet sich auf die hypnotische Hypermnesie. Mangels eigener systematischer Untersuchungen begnügen wir uns mit diesem Hinweis. Um so größeres praktisches Interesse hatte für uns die hypnotische Analgesie. Über therapeutische Erfahrungen berichten wir in einem besonderen Kapitel (S. 479). Hier sollen nur die Grundlagen nach dem heutigen Stand unserer Kenntnisse kurz dargestellt werden.

Die Schmerzbahn, der Tractus spino-thalamicus, teilt sich im Thalamus in zwei Fasergruppen. Die laterale findet nach Umschaltung Anschluß an den Kortex, die mediale an den Subkortex. Die Ausschaltung des sensiblen Kortex ist als Schmerzoperation wirkungslos. Bei Zerstörung der Hirnrinde gehen die kortikalen Thalamuskerne zugrunde, die subkortikalen arbeiten weiter. Ihre Enthemmung zeigt sich in dem klinischen Bilde des sogenannten Thalamusschmerzes. Bei Ausschaltung der subkortikalen Schmerzbahnen unter Erhaltung der kortikalen tritt kein Schmerzgefühl mehr auf. Es bleibt die Fähigkeit, spitz und scharf gut lokalisiert zu erkennen, jedoch ohne Schmerzqualität. Normalerweise arbeiten beide Schmerzsysteme zusammen. Ihre gleichzeitige Zerstörung durch eine stereotaktische Operation schaltet jeden peripher oder spontan entstandenen Schmerz aus (Hassler). Bei der früher geübten Leukotomie, der weitgehenden Durchschneidung der Bahnen des vorderen Stirnpoles des Gehirns, ergab sich ein distanziertes, nicht mehr die ganze Persönlichkeit in Mitleidenschaft ziehendes Schmerzgefühl.

Aufgrund seiner Beobachtungen bei hypnotischer Analgesie hat J. H. Schultz in der Zeit, als die Leukotomie Aufsehen erregte und vorübergehend in Mode kam, von einer hypnotischen Leukotomie gesprochen. Vielleicht kann man wirklich einige der Patienten, die in trockener Weise über eine Minderung ihrer Schmerzen durch die Hypnosetherapie berichten, hier einordnen. Häufig wird aber vollständige Schmerzlosigkeit berichtet. Wir müssen hiernach eine vorübergehende Hemmung des subkortikalen Schmerzsystems annehmen. Wer die Selbstbeobachtung in Hypnose, die wir oben mitgeteilt haben, daraufhin noch einmal ansieht, wird auch den Verlust für die Wahrnehmung des Spitzen feststellen. Dies spricht für eine Beeinflussung auch des kortikalen Schmerzsystems. Es kommt aber auch vor, daß Patienten die spitze Qualität der Nadel erkennen bei völliger Analgesie.

Gheorghiu ist der Frage nachgegangen, ob die hypnotische Analgesie nur eine Nebenerscheinung der hypnotischen Amnesie sei, eine Erinnerungslücke. 106 Patienten, bei denen schmerzhafte Infiltrationen vorgenommen werden mußten, erhielten diese in Hypnose. Bei 26 von ihnen bestand anschließend eine spontane posthypnotische Amnesie. In einer zweiten Hypnose konnten 24 der Probanden auf die Aufforderung hin, sich an alle Erlebnisse in der ersten Hypnose zu erinnern, die genaue Injektionsstelle angeben. Sie verneinten aber kategorisch, einen Schmerz registriert zu haben. Die Antworten lauteten meist: „Ich habe das Eindringen der Nadel gespürt, dabei aber nicht den geringsten Schmerz empfunden.“ Der Autor kommt zu dem Ergebnis, daß der Schmerz nicht etwa durch die Amnesie verdeckt worden ist, sondern daß die hypnotische Analgesie als ein gesondertes hypnotisches Phänomen zu betrachten ist.

Wir fanden, daß bei hypnotischer Analgesie ein grober Schmerzreiz keine Reaktion im EEG auslöst (Abb. 64). Die gleiche Beobachtung machte inzwischen auch Dogs in der Rheumaklinik Bad Oeynhausen. Die Mobilisierung versteifter Gelenke nahm er bei 23 Patienten nicht wie üblich in Narkose, sondern in Hypnose vor. Bei einem Patienten hatte er damit keinen Erfolg, von den übrigen war die Hälfte trotz Schmerzäußerungen in der Hypnose nachher dafür amnestisch, die andere Hälfte aber in der Hypnose bei der Mobilisierung schmerzfrei. EEG-Kontrollen bei 2 solcher Patienten zeigten in der Hirnstromkurve keine Reaktion auf den groben Schmerzreiz.

Obwohl auf die Verhältnisse bei der Analgesie nicht ohne weiteres übertragbar, seien noch Beobachtungen bei hypnotischer Anästhesie angeführt. Sommer reizte bei einer Serie Versuchspersonen den N. medianus an beiden Armen und suggerierte für eine Seite Anästhesie. Über den kontralateralen, sensorischen Area wurden die Reizantworten mit dem EEG registriert und mit Hilfe einer besonderen Computer-Technik summiert. Die Einzelantwort ist so klein, daß sie in der übrigen Hirnaktivität verschwindet; der Computer summiert die zeitgebundenen Vorgänge, wodurch die nicht zeitgebundenen Phänomene relativ zurücktreten. Die Amplituden der Reizantworten nahmen unter suggerierter Anaesthesie signifikant zu. Dies Ergebnis fand sich bei gegenwärtig in Hypnosebehandlung befindlichen Patienten. Der gleiche

Versuch mit anderen Personen blieb ohne Erfolg. Diesen in Stockholm gemachten Beobachtungen stehen Ergebnisse von Barolin in Wien zur Seite, bei denen mit der gleichen Methode auf Schallreize eine Erhöhung der Reizantworten beobachtet wurde, wenn eine leisere Wahrnehmung suggeriert worden war. Im Göttinger Max-Planck-Institut für Hirnforschung untersuchte Emrich das EEG bei hypnotischer Blindheit. Die im hypnotischen wie im entspannten Wachzustand zu beobachtenden α-Wellen zeigen eine signifikante *Verkleinerung* bei einem Lichtreiz. Unter der Suggestion der Blindheit jedoch kommt es in der Hypnose bei Lichteinfall zu einer signifikanten Vergrößerung der α-Wellen. Während die α-Amplitudenänderung normalerweise zuerst über den Hinterhauptslappen des Gehirns einsetzt, wo das Sehzentrum liegt, beginnt sie bei hypnotischer Blindheit bemerkenswerterweise über dem Stirn-

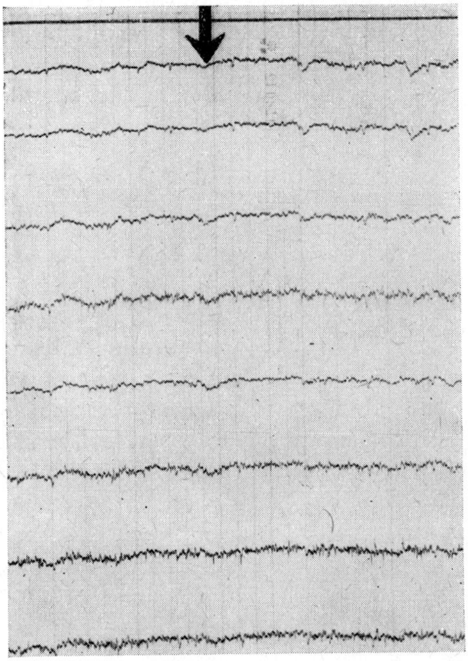

Abb. 64. Das EEG bei hypnotischer Analgesie zeigt keine Reaktion auf das Einstechen einer starken Kanüle tief in den Arm (gemeinsame Beobachtung mit Herrn Oberarzt Dr. med. habil. Werner von der Universitäts-Nervenklinik Jena, em. Direktor: Prof. Dr. v. Keyserlingk).

lappen, von wo die Willensregungen ausgehen. Die Amplitudenerhöhung unter Lichtreiz bei hypnotischer Blindheit wird als Ausdruck einer Hemmung der Perzeption gedeutet. – Die Fragen der hypnotischen Anästhesie und Analgesie haben gegenwärtig großes internationales Interesse gefunden und wurden kürzlich auf einem von Langen in Mainz veranstalteten internationalen Symposium behandelt. Wir verweisen auf den von Langen herausgegebenen wissenschaftlichen Bericht „Hypnose und Schmerz“ und auf die dort weiter angeführte Literatur für den näher Interessierten. Aus der Sicht des Neurochirurgen sind bei inkurablen und als gesichert organisch bedingten Schmerzzuständen die Eingriffe am 1. und insbesondere am 2. Neuron des schmerzleitenden Systems (Chordotomie) hinsichtlich Effektivität und Dauerhaftigkeit am erfolgversprechendsten. Dagegen sind Eingriffe im Gebiet des 3. Neurons, an den zentralen Schaltstellen des Thalamus und des vegetativen Nervensystems, hinsichtlich ihrer Erfolgschancen entweder noch umstritten (Thalamotomien), oder sie haben ihre Nichtverantwortbarkeit bzw. mangelhafte Wirksamkeit bereits erwiesen (Cortektomien, transfrontale Lobotomien, Sympathikusresektionen). Beim Phantomschmerz aber haben praktisch alle chirurgischen Interventionen versagt (SCHÜRMANN). Man hat daraus den Schluß gezogen, daß es für das Phantom überhaupt keine sinnesphysiologische Grundlage gibt, sondern mehr die Kennzeichnung einer pathologisch veränderten Erlebniswelt. Dem widersprechen aber folgende Fakten: Phantome gibt es nicht nur nach Gliedmaßenverlust, sondern auch bei Kindern mit angeborenem Gliedmaßenmangel. Bei Amputierten steht das Auftreten von Phantomerlebnissen in keinem Zusammenhang mit der Intelligenz oder Persönlichkeitsstruktur. Dagegen haben alle Patienten mit kompletter Rückenmarksdurchtrennung Phantomerscheinungen, und zwar um so hartnäckiger, je höher die Läsion liegt.

Wachsuggestion

Obwohl der Arzt häufig in suggestiver Form dem Patienten Besserung ankündigt, ist er sich über die Wirksamkeit solcher Wachsuggestionen nicht im klaren. Jedenfalls hat es Aufsehen erregt, als sich bei systematischen Untersuchungen mit Scheinpräparaten (Placebo) herausstellte, daß Patienten z. T. auf Leerpräparate genauso reagieren wie auf Medikamente: 65 % bei Schlafstörungen, 60 % bei Kopfschmerzen, 58 % bei Kinetosen, 52 % bei Schmerzzuständen, 40 % bei Husten, 35 % bei Asthma, 35 % bei Angina pectoris, 30 % bei Hypertonie, 10 % bei Obstipation. Entsprechende Untersuchungen zeigten, daß keineswegs etwa nur Änderungen im psychischen Befinden eintreten, sondern daß gleichzeitig körperliche Funktionsänderungen zu registrieren waren, beim Asthma, wie auch bei anderen Störungen. Ein äußerst eindrucksvolles Placebo ist nach meinen besonders in China gemachten Beobachtungen die Akupunktur. (Wenigstens in weitesten Anwendungsbereichen. Die auf den Nadelenden glimmenden Laubkügelchen haben bei rheumatischen Erkrankungen sicher eine Art Diathermiewirkung. Einige angebliche Effekte bedürfen der Nachprüfung.) Vorsichtig muß man sein, wenn man bei einem Patienten mit einer fraglich psychischen Verursachung seiner Beschwerden die Klärung dadurch herbeiführen will, daß man die sonst immer gegebenen Injektionen durch eine Applikation von physiologischer Kochsalzlösung ersetzt. Ein bedingt-reflektorisches Ansprechen darauf erlaubt noch keine differentialdiagnostischen Folgerungen. Bei einer fortgesetzten Behandlung mit Leerpräparaten schwindet diese bedingt-reflektorische pharmakologische Wirkung mangels einer erforderlichen Bekräftigung. Bekanntlich haben Untersuchungen mit einem Blindversuch – bei dem der Patient nicht weiß, ob er ein Medikament oder ein Placebo erhält – häufig zu einer Überbewertung des Medikamentes geführt, wiederholte man aber die Überprüfung im doppelten Blindversuch – so daß auch der das Medikament ausgebende Arzt nicht zwischen den beiden Präparationen unterscheiden konnte, und fiel dadurch seine unbewußt suggestiv vermittelte Überzeugung zugunsten des Medikamentes fort –, so erwies sich (z.B. bei Khellin) die völlige Wirkungsgleichheit mit dem Scheinpräparat.

Der Arzt sollte sich also über die Bedeutung seiner suggestiven Einflüsse stärker Rechenschaft ablegen und dabei auch die Möglichkeiten schädlicher Suggestionen scharf beachten. Ein Beispiel für eine unbeabsichtigte schädliche iatrogene Suggestion, die zu einer langjährigen Impotenz führte, und eine therapeutische larvierte Suggestion bietet der Fall auf S. 423–424. Ein Therapiebeispiel mit Abb. 125 siehe S. 503.

Therapeutische Wachsuggestionen spielen auch in vielen psychoanalytischen Behandlungen eine beträchtliche Rolle. Man muß es wohl als eine doktrinäre Verblendung betrachten, wenn ein orthodoxer Psychoanalytiker sich dieser Tatsache gar nicht bewußt ist. *Die psychoanalytische Manier der Ausdeutung eines Symptoms als Symbol, welches mit einer bestimmten psychischen Umstellung seinen Sinn verliere und damit zwangsläufig verschwinden werde, ist Suggestivtherapie; die Ausdeutung als (unbewußt) psychisch erschaffenes Symbol läßt sich bei inneren Krankheiten auf keine physiologische Basis stützen.* Dagegen ist das Vorgehen in seiner Anschaulichkeit und Leichtfaßlichkeit für den Patienten suggestiv sehr eindrucksvoll, um so mehr noch, wenn der Arzt selbst daran glaubt. Es wird eingewendet, daß ein Psychoanalytiker suggestive Momente auszuschalten verstünde. Daher werden wir nun einen Analytiker zitieren, ja, ein „Lehrbuch der analytischen Psychotherapie". SCHULTZ-HENCKE lehrt: „Man sollte einem Patienten ... eher frühzeitig als erst im weiteren Verlauf sagen, er werde das Verfahren in folgender Weise etwa erleben: Zuerst werde der Analytiker zur gegebenen Zeit vermutende Bemerkungen im oben erörterten Sinn machen. Er, der Patient, werde erstaunt sein oder sogar geneigt sein zu protestieren. ... Und schließlich und endlich werde er in die für ihn bis dahin problematischen Situationen mit neuer Konzeption des Menschen, des Lebens und der Welt eintreten. Er werde sich dann mit zunehmender Geläufigkeit, schließlich sogar automatisch, entsprechend ‚neu' verhalten, und damit werde dann der Fortfall seiner Symptomatik korrespondieren und dieser Fortfall fundiert sein." Soviel verstehen wir nun doch von Suggestion, daß bei solchem Vorgehen nicht die mindeste Rede davon sein kann, daß suggestive Momente ausgeschaltet seien! [SCHULTZ-HENCKE erscheint uns hier repräsentativ, in anderen Hinsichten nicht; seine Neo-Psychoanalyse vermochte selbst im eigenen Wirkungskreis die Psychoanalyse nicht abzulösen (BAUMAYER).] Die psychoanalytischen Hilfsmethoden wie etwa die Traumanalyse werden häufig willkürlich nach den Intentionen des Therapeuten gehandhabt und mit Erfolg in suggestiver Weise verwendet. Der Schluß beim Fall auf S. 332 gibt hierfür ein instruktives Beispiel.

Wir wollen abschließend betonen, daß wir hier nicht behaupten, alle analytische Therapie sei im Grunde nur Suggestivtherapie. Wir haben wiederholt zum Ausdruck gebracht, daß wir eingehende Psychoanalyse in bestimmten Fällen für völlig unersetzbar halten. Was wir hier feststellen ist: daß sich die psychoanalytische Tätigkeit sehr häufig und auch erfolgreich ausgesprochener Wachsuggestionen bedient, daß sie aber im allgemeinen dafür blind ist und es auch sein will.

Hypnose

Eine Hypnose wird nicht zustande gebracht, sondern sie wird ausgelöst. Darin gleicht sie dem Patellarsehnenreflex oder der Pupillenreaktion. Der Hypnotiseur ist über das Ergebnis zunächst nicht weniger erstaunt als der Hypnotisierte. Bis ihm die Dinge so selbstverständlich geworden sind wie der Umgang mit dem Reflexhammer. Bis er gelernt hat, daß es lebhafte, schwache Reflexe und Areflexie gibt, prompte, träge und starre Pupillen, leichte, schwierige und fehlende Hypnotisierbarkeit, wobei die guten Reaktionen bei Gesunden angetroffen werden und die negativen selten sind. Um eine Hypnose auszulösen, bedarf es keinerlei theoretischer Kenntnisse, ja, man kann sich dabei den irrigsten Vorstellungen über das Wesen der Zusammenhänge hingeben. Um aber eine Hypnose ohne Gefahr für den Hypnotisierten durchzuführen, sind spezielle und allgemeine ärztliche Kenntnisse unerläßlich. Die Hauptgefahr entsteht dann, wenn vorher nicht abgeklärt wurde, daß man einen schizophren Erkrankten in gutem Remissionszustand vor sich hat. Dann kann die Hypnose einen erneuten Schub der Schizophrenie auslösen. Bei falscher Hypnosetechnik (insbesondere Erwecken durch Schüsse von seiten mancher Schauhypnotiseure und Geben grausiger Suggestionen) wurden z.T. wochenlang anhaltende Dämmerzustände, Depressionszustände, Lethargie, Krampfanfälle und vegetative Funktionsstörungen gesehen, ferner lästige Nachwirkungen bei mangelhafter Desuggestion, unversehenes Eintreten von Hypnosen ohne Hypnotiseur nach wiederholter Hypnoseeinleitung unter Fixieren eines Gegenstandes, der von Zufallseindrücken imitiert werden kann, beispielsweise eines blitzenden Kristalls. Dagegen kann man bei sorgfältigem Ausschluß dieser Möglichkeiten sagen, daß nach reichster Erfahrung aller Sachkundigen eine Hypnose völlig gefahrlos ist und auch bei wiederholter Anwendung keinerlei Nachteile hat. Wir haben eine Reihe von Patienten, die zur symptomatischen Dauerbehandlung unheilbarer Schmerzzustände im Verlaufe von Jahren je viele Tausende Hypnosen (Ablationshypnose) erhalten haben und sich dabei bester geistiger, seelischer und körperlicher Leistungsfähigkeit erfreuen, ganz im Gegensatz zur früheren jahrelangen Morphiumbehandlung. Der therapeutische Nutzen, der durch das tiefwirkende Hypnoseverfahren in der Hand des Arztes zu erzielen ist, gebietet, nochmals zu betonen, daß die Hypnosebehandlung die wirksamste Methode der internistischen Psychotherapie ist.

Die *Fähigkeit zu hypnotisieren* ist gar nichts Außergewöhnliches. Sie setzt Selbstsicherheit, Einfühlungsvermögen und die Fähigkeit voraus, etwas mit Bestimmtheit zu behaupten, von dessen Eintreffen man nicht überzeugt sein darf, ja, dessen Nichteintreffen bei einem bestimmten Prozentsatz gewiß ist. Der ärztliche Hypnotiseur nimmt dies auf sich zum Nutzen seiner Patienten und mit kritischer Überlegung. Leider vereinbart sich auch Selbstüberheblichkeit und Kritiklosigkeit von Scharlatanen mit Suggestivität, was man besonnenerweise nicht der Sache selbst nachteilig anrechnen kann. Selbstunsicherheit schließt dagegen das Vermögen zu hypnotisieren aus. Wer mit Fehlschlägen vor anderen und vor sich selbst nicht in einer natürlichen Form fertig zu werden vermag, wer fürchten muß, sich zu blamieren, wer sich überall Hintertürchen offenhält, wer meint, daß es für einen behandelnden Arzt wichtiger ist, Recht zu haben als Heilerfolge zu haben, der ist unfähig zur Suggestivtherapie.

Auf die Mehrzahl der Ärzte trifft dies wohl nicht zu. Sie können hypnotisieren, ohne es zu wissen. (Ein Kollege überwies uns eine Patientin zur Hypnosebehandlung und bereitete sie darauf vor, daß sie in der Klinik in einen Ruhezustand versenkt würde, in dem sie die Augen nicht mehr auf bekäme usw. Als die Patientin bei uns eintraf, hatten wir gerade Briefe zu unterschreiben. Wir baten sie, auf einem Untersuchungssofa sich ruhig und entspannt hinzulegen. Als wir nach zehn Minuten mit der Post fertig waren und uns der Patientin zuwandten, lag diese in Hypnose und konnte die Augen nicht mehr öffnen. Unwissender Hypnotiseur war der Hausarzt. – STOKVIS berichtet von einem Kollegen, der mit wenig Zutrauen einer Patientin während einer Bestrahlung Suggestionen der Müdigkeit und Schwere gab und angesichts der weiter ruhig daliegenden Patientin sich dann lächerlich vorkam und schwieg. Nach Befolgen der Aufforderung, sich anzuziehen und zu gehen, fiel die Patientin die Treppen hinunter. Es stellte sich heraus, daß mangels kunstgerechter Desuggestionen die Suggestionen noch weiterwirkten.) Es gibt noch eine weitere Vorbedingung, deren Erfüllung für den Arzt im allgemeinen das Schwierigste ist: Für eine Hypnosebehandlung braucht er Zeit.

Die Hypnotisierbarkeit. Die Vereinigung der Statistiken von LIÉBEAULT, VAN RENTERGHEM, RINGIER und HILGER ergibt aus einer Zählung an 2514 ärztlich Hypnotisierten folgende Beeinflußbarkeit:

Somnambul	20,4 %
Hypotaktisch	66,4 %
Somnolent	8,1 %
Refraktär	5,1 %

Wir erläutern die Tiefengrade weiter unten und wollen an dieser Stelle nur betonen, daß es für die Wirksamkeit therapeutischer Suggestionen im allgemeinen gleichgültig ist, ob der Patient das Stadium der Hypotaxie oder des Somnambulismus erreicht hat. Die Selbstbeobachtungen in Hypnose (s. o.) stammen alle aus dem Hypotaxiestadium, das im Gegensatz zum Somnambulismus nicht der Erinnerungslosigkeit verfällt.

HILGER hat seine Zusammenstellung über 351 Hypnosepatienten weiter differenziert. Danach wurden sofort in der ersten Sitzung somnambul 16%. Die Männer waren besser hypnotisierbar als die Frauen (refraktär 4:8%) und wurden auch häufiger somnambul und häufiger sofort somnambul (18:14%), doch ist der Unterschied kein statistisch signifikanter. Mit zunehmendem *Alter* nimmt die Hypnotisierbarkeit ab: Abb. 65. Dies entspricht einer allgemein abnehmenden Ansprechbarkeit auf psychische Einflüsse pathogener und therapeutischer Art, wie der Vergleich mit Abb. 70 und Abb. 75 beweist. Der Grund liegt in einer generellen Einbuße an psychischer Lebendigkeit mit zunehmendem Alter. *Großstädter* erweisen sich als besser hypnotisierbar als Kleinstädter, werden häufiger somnambul (33:22%) und häufiger sofort somnambul (17:8%). *Arbeiter* erreichen häufiger die therapeutisch wirksamen Stadien Hypotaxie und Somnambulismus als Selbständige oder Leitende (83:68:65%), sie kommen häufiger sofort in Somnambulismus (21:14:7%) und sind seltener refraktär (3:6:17%). Patienten, die beruflich Weisungen auszuführen haben, lassen sich besser hypnotisieren als solche, die selbst alles zu bedenken und zu verantworten gewohnt sind. Grundlegende Bedeutung hat das Vertrauen zum Arzt, dessen objektive Erfolge davon entscheidend abhängig sind. So standen bei vollem Vertrauen im Gegensatz zu einer abwartenden oder gar kritikführenden Einstellung die Refraktär-

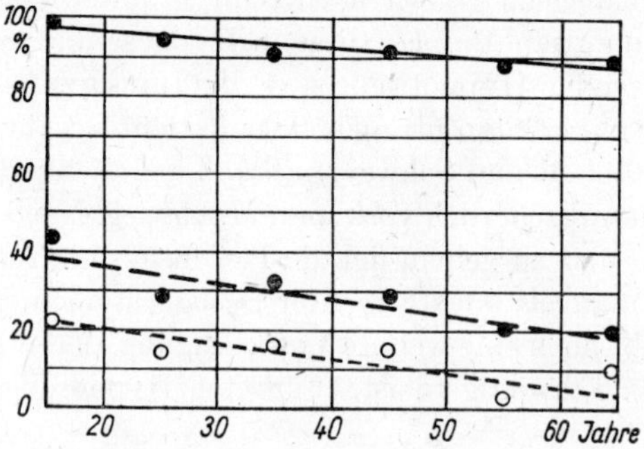

Abb. 65. Alter und Hypnotisierbarkeit. Prozentsatz der beim ersten Hypnoseversuch Somnambulen - - - - - -, der nach einigen Wiederholungen Somnambulen – – – – –, der zumindest in leichte Hypnose (Somnolenz) Versetzten ——— (nach einer Statistik von HILGER über 350 Fälle).

fälle 0:3:36%, dagegen die sofortigen Somnambulien 33:13:0% und das Erreichen der therapeutisch wirksamen Stadien 92:76:39%. Patienten mit einem neurasthenischen Syndrom, bei denen also neben multiplen vegetativen Funktionsstörungen auch die psychische Leistungsfähigkeit stark beeinträchtigt ist und bei denen eine allgemeine Hirnschädigung angenommen werden muß, haben nicht nur eine schlechte psychotherapeutische Prognose, sondern sind auch schlechter hypnotisierbar; was auch von dieser Seite die Suggestibilität als eine normale Eigenschaft des gesunden Menschen hervortreten läßt. Die Hypnotisierbarkeit wird aber auch von zahlreichen flüchtigeren Faktoren beeinflußt. Sie ist am Abend größer als am Tage. Sie wird durch Anwesenheit unsympathischer Personen gemindert, durch gleichzeitige Hypnose anderer gefördert. Die momentane innerseelische Situation spielt eine Rolle. Eine sehr hohe Bedeutung hat schließlich die Konsequenz des Hypnotiseurs. O. VOGT hat aus wissenschaftlichem Interesse gezeigt, daß ein „Refraktärer" nach dem 700. Versuch in Tiefenhypnose kam. Die vorhin angegebenen Zahlen gelten also nur für durchschnittliche Bemühungen. Auch wir setzen unsere Hypnoseversuche bei indizierten Fällen unbeirrt täglich mehrmals wochen- und monatelang fort (Tab. 27 auf S. 499 u.a.). Im Prinzip darf man wohl annehmen, daß jeder Gesunde in tiefere Hypnosestadien versetzbar ist, nur die zeitlichen Möglichkeiten bzw. pathologischen Verhältnisse setzen praktisch Grenzen, wie sie in den oben angegebenen Zahlen zum Ausdruck kommen.

Eine therapeutische Hypnose muß tiefergehende Wirkungen erzielen als eine Jahrmarktsvorstellung. Sie erstrebt nicht kurzfristige Überraschungserfolge, sondern erarbeitet bleibende Ergebnisse in gewöhnlich einer ganzen Reihe von Sitzungen. Sie gründet sich daher nicht auf einen spektakulären Aufzug, dessen Eindruck schon bei der ersten Wiederholung gemindert ist. Die Hypnosebehandlung muß solide aufgebaut sein.

Nachdem die Indikation für eine Hypnosebehandlung gestellt ist (wir haben die Indikationsabgrenzungen zusammenhängend schon auf S. 178 behandelt), beginnt man mit einer *Vorbesprechung*. Dem Patienten wird dabei eröffnet, daß die eingehende Untersuchung zu dem Ergebnis geführt habe, daß seine Krankheitserscheinungen nervlich bedingt seien. Bei dieser Gelegenheit erkundigt man sich beiläufig, aber gewissenhaft, noch einmal nach Hinweisen auf frühere nervenärztliche Behandlungen und nach Nervenkrankheiten in der Familie. Negativenfalls erklären wir dem Patienten, daß angesichts seiner seelischen Gesundheit eine Behandlung der nervlichen Störungen von der seelischen Seite her möglich sei. Zu diesem Zwecke schlügen wir eine Hypnosebehandlung vor. „Wissen Sie etwas über Hypnose? Haben Sie einmal gesehen, wie jemand hypnotisiert wird, davon gehört oder gelesen?" Diese Frage ist das Kernstück der ganzen Vorbesprechung. Sie soll klären, welche hinderlichen oder förderlichen Momente für die Hypnosebehandlung im Denken des Patienten vorliegen, und diese beseitigen bzw. nutzbar machen. Je nachdem wird man also auf die Äußerungen des Patienten zu antworten haben: „Mit Jahrmarktsrummel hat die Heilbehandlung natürlich nicht das mindeste zu tun. Sie werden hier keine lächerlichen Narrheiten vollführen." „Geheimnisse werden Sie in der Hypnose nicht ausplaudern. Die bleiben Ihnen unangetastet. Uns kommt es nur auf die Behandlung Ihrer körperlichen Störung an." Oder: „Hypnotisierbarkeit ist kein Zeichen von Willensschwäche. Im Gegenteil, Geistesschwache sind nicht hypnotisierbar. Alles kommt auf die Konzentrationsfähigkeit an, und dazu gehört Willenskraft!" Manche Patienten scheuen aus abergläubischen Vorstellungen die Hypnose bzw. aus nicht sachgerecht religiösen Bedenken. Wenn falsche Vorurteile nicht sofort zu korrigieren sind, läßt man dem Patienten natürlich Bedenkzeit zur Entscheidung. Bei Jugendlichen (z.B. Enuretikern) soll man mit den Eltern sprechen, damit diese sich nicht womöglich Sorgen über die Art der Behandlung machen. Schriftliche Einwilligungserklärungen in Analogie zu gefahrumdrohten Operationen halten wir mit Stokvis für eine nur störende Wichtigtuerei. Die Hypnosebehandlung ist nicht von unvermeidlichen Risiken umlauert, sondern ein praktisch gefahrloses Verfahren bei sachgemäßem Vorgehen. Dabei muß ausdrücklich betont werden, daß erregende Affektsuggestionen nicht zur lege artis durchgeführten Hypnosetherapie gehören. Sie sind nicht indifferent, und ihre Anwendung in ernsten wissenschaftlichen Experimenten stellt besondere Anforderungen an die Auswahl psychisch geeigneter Versuchspersonen, erfordert deren Einverständnis und dosierte Vorprüfungen der Reaktionsweise. – Wenn der Patient in der Vorbesprechung über überzeugende Eindrücke von der Wirkung der Hypnose berichtet, ist es zweckmäßig, die Hypnoseeinleitung in der von ihm erzählten Form vorzunehmen. Die äußere Form der Einleitung, deren Technizismen der Laie für wichtig und entscheidend hält, ist ja weitgehend belanglos und nach Belieben variabel, da es im Grunde nur auf die Sicherheit im Ausdruck des Hypnotisierenden ankommt. Kann das Überzeugtwerden des Hypnotisierten durch gewisse frühere Erfahrungen von seiner Seite erleichtert werden, so wird man darauf also nicht verzichten.

Wenn nun aber der Patient im Gegensatz zu dem eben erörterten Fall Zweifel an der Hypnose mitbringt, also wir meinen jetzt nicht affektive Befürchtungen, sondern die Ansicht, daß Suggestionen bei ihm nicht wirken würden, so ist das natürlich sein gutes Recht. Denn woher soll ein unwissender Laie Kenntnis von ethologischen, soziologischen, psychologischen, neurophysiologischen und pathophysiologischen Vorgängen haben, die im Zusammenwirken etwas erzielen, was er sich aus seinen alltäglichen Erfahrungen heraus nur nach der Analogie des Beschwatzens zu erklären vermag? Diese gesunde Skepsis behindert das Zustandekommen der Suggestivwirkungen nicht. (Eine Ärztin stellte sich für eine experimentelle Prüfung der Magenmotorik entsprechend der Abb. 107 zur Verfügung, erklärte aber mit Bestimmtheit, daß Suggestionen ihr gegenüber wirkungslos seien. Nach Einführung der Meßsonde unter einigem Würge- und Brechreiz bestand lange Zeit keine richtige Magenperistaltik. Es genügte die Wachsuggestion einer leckeren Mahlzeit, um die Peristaltik augenblicklich zu normalisieren. Unser Mitarbeiter Correns hat diese Kurve an anderer Stelle veröffentlicht.) Man halte sich bei Zweifeln des Patienten nicht mit theoretischen Erörterungen auf, da der praktische Gegenbeweis genügt. Die günstigste Einstellung des Patienten bei der Hypnose ist sowieso die eines ruhigen Beobachters, ohne Erwartungen, ohne guten Willen, ohne Ablehnung.

Direktes Widerstreben des Patienten trotz Einwilligung (die dann im Sinne eines Es-darauf-ankommen-Lassens gegeben wurde) kann natürlich vorkommen, wenn der Patient die Hypnotisierung im Sinne der Jahrmarktslehre als ein Duell der „Willenskraft" auffaßt. Dieser kindliche Aberglaube verhält sich oft Aufklärungen gegenüber wie ein Stehaufmännchen. Das spricht natürlich für die suggestive Wirkung der Schaubudenhypnotiseure. Selbst kritische Gebildete kommen von dem als unsachlich erkannten Gefühl nicht völlig los, daß Hypnose eine Kraftprobe sei. Solche Patienten gehen in die Hypnose wie jemand, der ins Konzert geht mit dem Vorsatz, sich von den Melodien nicht beeindrucken zu lassen, und der den sanftesten Tönen und ansprechendsten Klängen ein inneres Trullala entgegenstellt in der Meinung, damit menschliche Qualitäten zu beweisen. Der Vergleich trifft die Sachlage genau; denn in beiden Fällen handelt es sich um die Abwehr eines seelischen Ausdrucks und des natürlichen Mitergriffenseins. Selbstverständlich stört das. Es wirkt verzögernd; denn im Konzert wie in der Hypnose wird dieser naturwidrige Versuch schließlich versagen. Anderenfalls schickt man den Patienten erst in das Autogene Training, das bestens geeignet ist, seine falschen Vorstellungen sachgerecht zu korrigieren. Es ist das aber selten nötig.

Die Gestalt der therapeutischen Hypnose hat zwei Fixpunkte, alles andere ist variabel. Der erste ist die Suggestion des Schlafes und der zweite die therapeutische Suggestion. Was variabel ist, ist keineswegs belanglos. Es soll diesen Suggestionen den Boden bereiten. Das kann man aber auf die verschiedenste Weise. Daher ist die äußere Form, die nun dargelegt werden soll, in keinem einzigen Punkte bindend. Sie erscheint uns nur als die zweckmäßigste. Wir besprechen hier natürlich den Normalfall, nicht jene Ausnahmen leicht suggestibler Personen, die auf den ersten Anhieb in Hypnose verfallen.

Für die Einleitung einer Ersthypnose empfiehlt sich die Zeit gegen Abend, weil da die Suggestibilität erhöht ist. Man wählt nach Möglichkeit einen Raum ohne ablenkende Licht- oder Schallreize. Der Patient legt sich bequem auf einen Diwan und lockert beengende Kleidungsstücke. Er wird aufgefordert, sich ganz zu entspannen. Schlaff und Schlaf sind verwandt. Der Hypnotiseur tritt hinter das Kopfende des Ruhebettes, so daß der Patient die Augäpfel nach oben drehen muß und sie damit der physiologischen Schlafstellung nähert. Kretschmer hat darauf hingewiesen, daß hirntopographisch das Schlafsteuerungszentrum den Zentren für den Muskeltonus und für die Augenstellung eng benachbart ist und daß hier natürlich enge physiologische Beziehungen sich eingeschliffen haben. Während man selbst ein Auge des Patienten fixiert, fordert man ihn auf: „So, nun schauen Sie mir fest und unverwandt in die Augen! – Fest und unverwandt! – Unverwandt! – Ohne mit den Lidern zu schlagen! – Versuchen Sie die Augen so lange als möglich offen zu halten!" Dann fährt man fort, in suggestiver Form auszusprechen, was man an sich selbst beobachtet: Der Blick wird unklar, Schleier ziehen über das Gesichtsfeld, es verschwimmt am Rande, alles wird unscharf, wieder scharf, wieder unscharf (bei diesen Ansagen richtet man sich nach dem Pupillenspiel des Patienten; die zwangsläufig zunehmend auftretenden Dilatationen sind Zeichen der ermüdeten Pupillenreaktion auf Konvergenz), die Augen beginnen zu brennen, zu tränen, man möchte sie schließen, alle Anstrengungen dagegen erlahmen mehr und mehr, man kann sich dagegen nicht wehren. „Schließen Sie die Augen!" Dabei hält man die Hände bereit, um mit ihnen erforderlichenfalls abwärts über das Gesicht des Patienten zu fahren. Man kann auch von Anbeginn der Augenfixation an den Kopf des Patienten auf den Händen leicht angehoben halten, für den Augenschluß einen Moment des ermüdungsbedingten Nachlassens des unwillkürlichen Mithaltens des Patienten abpassen, dabei den Kopf ganz auf das Kissen fallen lassen und die Hände sofort zum Überfahren des Gesichts bereithalten. Die Augen werden also auf jeden Fall geschlossen und bleiben es dann auch in der Regel. Wenn nicht, bespricht man mit dem Patienten, warum er der Aufforderung zum Augenschluß nicht folgt. Es steckt manchmal Angst dahinter. Auf jeden Fall etwas, was gesprächsweise geklärt und berücksichtigt werden muß. Doch handelt es sich hier um seltene Ausnahmen, meist bleiben die Augen geschlossen. Es wäre jedoch ein Wahnwitz, anzunehmen, daß nun „der hypnotische Zustand" eingetreten sei. Das allmähliche Hineinversinken wird allerdings mit jeder Wiederholung beschleunigt und schließlich ein einziger Sprung bis in das tiefste Stadium. Beim erstenmal jedoch ist bis jetzt im allgemeinen wenig erreicht. Die Aufgabe des Hypnotiseurs ist es nun also, den Patienten weiterzuführen.

Der Patient ändert den Blick bei der Fixation, wenn er beide Augen des Hypnotisierenden im Wechsel fixiert. Das ist ohne Nachteil, entscheidend ist sein Gesamteindruck von dem ruhigen, sicheren Blick des Arztes. Auf diesen Suggestivreiz verzichtet man und legt es nur auf eine Blickermüdung an, wenn man irgendwelche Gegenstände fixieren läßt, eine Bleistiftspitze beispielsweise, doch empfiehlt es sich, einen weniger profanen Gegenstand zu wählen. Es gibt das allerdings seltene Vorkommnis bei der Augenfixation, daß ein Patient seinem Verständnis entsprechend die Situation als so komisch empfindet, daß er zu lachen anfängt. Wir haben dann dazu ein freundliches Gesicht und sagen: „Das macht nichts. Verstehe ich vollkommen. Lachen Sie sich ruhig erst aus." Die nächsten Wiederholungen pflegen den gleichen Verlauf zu nehmen, doch erstirbt das Lachen allmählich. In der eigenen Konsequenz lasse man sich nicht beirren. Wenn eine solche Hypnose schließlich doch erfolglos beendet werden muß, dann jedenfalls nicht in einem lächerlichen Moment, sondern zu einem Zeitpunkt, wo man dem Patienten ernsthaft sagen kann, daß seine Konzentration zu ungenügend sei. – Den Sicherheit vermittelnden Ausdruck des Arztes kann die Fixation eines toten Gegenstandes nicht bieten. Doch lassen sich auch da kleine, zweckdienliche Hilfen mit verbinden. Beispielsweise entsteht bei dem Anblick eines blauen und eines gelben Feldes auf grauem Grund physiologischerweise ein gelber Schimmer um das blaue und ein blauer um das gelbe Feld. Levy-Suhl pflegte das suggestiv anzukündigen. In jedem Falle ist sehr davor zu warnen, Fixationsobjekte zu benutzen, die irgendwie, auch im täglichen Leben des Patienten auftauchen können, zumal wenn man den Patienten daran gewöhnt, bei deren bloßem Anblick in Hypnose zu verfallen. Man kann aber auch ganz auf eine Fixation verzichten und dem Patienten bei von vornherein geschlossenen Augen die Hand auf den Kopf legen, eine vielfach kindliches Vertrauen auslösende Geste. Oder man läßt den Patienten seine gewohnte Einschlafstellung einnehmen und leitet die Hypnose nur verbal ein.

Auch die weiteren vorbereitenden Suggestionen entfernen sich noch nicht sehr von diesem Prinzip, sondern lassen normale Empfindungen nur ein ungewöhnliches Gewicht gewinnen, was entsprechende Affektreaktionen nach sich zieht. In diesem Sinne ist auch Müdigkeit ein Affekt. Müdigkeit suggerieren wir jetzt, nachdem wir in der beschriebenen Weise dem vorgearbeitet haben. Mit dem Müdigkeitsgefühl ist eine Abnahme der Sinnesleistungen verbunden. (WEDEL untersuchte bei uns den Einfluß der Müdigkeitssuggestion auf die Flimmerverschmelzungsfrequenz. Fünf Versuchspersonen wurde in Hypnose die Augen zu öffnen befohlen und volle Frische suggeriert. Sie differenzierten im Durchschnitt 47 Lichtblitze je Sekunde noch als Flimmern gegenüber einem gleichmäßigen Lichteindruck, genauso wie im Wachzustand. Nach Müdigkeitssuggestion sank bei allen die Leistung bis auf eine Flimmerverschmelzungsfrequenz von durchschnittlich 39/Sek. ab. Die Sekundenbruchteile, um die es hier geht, sind so klein, und die Ergebnisse waren bei mehrfachen Kontrollen so gleichmäßig, daß eine Simulation dadurch auszuschließen ist.) An die Müdigkeit schließt sich die Suggestion des Schweregefühls an. Dann die der Wärme. Daß die Hautgefäße sich auf die lebhafte Vorstellung von Wärme in gleicher Weise erweitern, wie die Speicheldrüsen auf die anschauliche Vorstellung eines Heringsgenusses zu sezernieren beginnen, und daß die Steigerung der Hauttemperatur meßbar ist, werden wir bei Besprechung des Autogenen Trainings näher berühren. Die Schlafsuggestion wird also nicht überraschend gegeben, sondern die ganze Einschlafsituation wird so systematisch hergestellt, daß die Feststellung eines Schlafes eigentlich nur etwas Zustandegekommenes ausspricht. Damit aber die Vorstellung der Schwere und Wärme voll wirksam werden kann, ist es zweckmäßig, sie nicht diffus zu geben, sondern sie auf aufmerksam erlebte Einzelbezirke zu konzentrieren. Wir gehen auf jeden Finger ein, erst den einen, dann den anderen Arm, das eine, dann das andere Bein, den Hals, Kopf und Rumpf. Eine geistige Monotonie dabei ist der Hinführung auf den Schlaf nur dienlich.

Beim Suggerieren erweisen sich folgende Gesichtspunkte als wertvoll:

1. Die Suggestionen erfolgen im Tone nachdrücklicher Gewißheit, können also nicht lautmonoton gegeben werden, doch vermeide man starken Wechsel der Lautstärke, weil dies das Erreichen des Ruhezustandes stört.

2. Die Suggestionen sollen einfach und kurz sein, keine Fremdworte oder Fachausdrücke enthalten und nicht schnell gesprochen werden. Sie reizen sonst nur das reduzierte Aufnahmevermögen des Müdewerdenden.

3. Die Suggestionen sollen anschaulich sein und damit dem bildhaften Denken des Halbschlafes entgegenkommen.

4. Durch Erwecken der Hoffnung auf Gesundung und Daseinsfreude verstärke man die positiven Empfindungen.

5. Der Anschein der Logik wirkt suggestiv. Man motiviere also die Suggestionen;

z. B. das Müdigkeitsgefühl durch die Tagesarbeit, die Schwere und Wärme des Armes durch vermehrte Blutfüllung usw.

6. Wie die Suggestionen wirken, vermag der Laie nicht zu verstehen, er versteht nur, was er beobachten kann. Man gebe also symbolische Zeichen; z. B. durch Handauflegen auf die Stelle seiner Beschwerden.

7. Kritischen Gedankengängen des Patienten lasse man anfangs dadurch keine Zeit, daß man die Abstände zwischen den einzelnen Suggestionen nicht lang werden läßt. Für den Fall, daß man im Moment keinen Einfall hat, halte man bestimmte Formulierungen im voraus bereit, z. B.: „Sie atmen ganz ruhig."

8. Die Wiederholung von Suggestionen ist besonders wirksam.

9. Suggestionen, die gar keine zu sein scheinen, sind sehr wirksam; z. B. der geflüsterte Hinweis an einen Dritten: „Sehen Sie nur, wie rot und warm die Hand schon geworden ist!" oder ein Selbstgespräch wie: „Ja, ausgezeichnet!".

10. Die Methode der kleinen Schritte führt am schnellsten zum Ziel. Wie das Einschlafen mit der Folge seiner einzelnen Komponenten sicherer erreicht wird als auf einmal, so jede Lähmungsbeseitigung mit der Suggestion einzelner Bewegungskomponenten, jede Enuresis mit der detaillierten Schilderung des Blasendrucks, Harndrangs, Aufwachens, Aufstehens, Entleerens und Wiederhinlegens, usw.

11. Mit dem Hinweis auf bereits Erreichtes lassen sich die weiteren Suggestionen wirksam verstärken.

12. Ausbleibende Realisation führt man im Interesse der Behandlung immer auf mangelhafte Konzentration des Patienten zurück.

13. Man vermeide alle Suggestionen des Zwanges, des Überwältigtwerdens, des Besiegtseins, da ein unangenehmes Hypnoseerlebnis daraus resultiert. Auch Suggestionen der völligen Hingabe, der Bereitschaft usw. sind nicht nötig und störend.

14. Die Suggestion tieferen Einsinkens in den Schlummer lasse man immer mit der Exspiration zusammenfallen.

In diesem Sinne wird man also nach dem Augenschluß z. B. folgende Suggestionen geben: „Sie liegen ganz ruhig und entspannt – schön entspannt – ganz gelöst. – Als ruhiger Beobachter liegen Sie da – wollen nichts dazutun, nichts dawider tun, nur beobachten – ganz ruhig beobachten. – Wir werden jetzt vermehrt Blut in den rechten Arm einströmen lassen. – Der Arm füllt sich stärker an. – Sie spüren den Druck des einströmenden Blutes zuerst in den Fingerspitzen der rechten Hand. – Von innen her drückt es gegen die Spitzen der Finger. – Auch die Finger selbst werden stärker mit Blut angefüllt. – Sie sind schwerer – sind wärmer. – Ja, sie werden auch röter; schön! – Die Hautmanschette rings um jeden Finger ist stärker gespannt. – Sie spüren die Spannung, die Schwere, die Wärme, kurz die stärkere Blutfülle in jedem Finger – im Mittelfinger – im Daumen – im Ring- und Kleinfinger und auch im Zeigefinger. Auch die Hand zwischen Handteller und Handrücken hat sich stärker mit Blut gefüllt. – Sie ist wärmer – ist schwerer – die Haut ringsum gespannter – Die ganze rechte Hand ist röter – stärker mit warmem Blut angefüllt – und daher schwerer. – Spüren Sie nur den Unterschied zwischen der rechten und der linken Hand! – Die rechte ist viel schwerer – viel durchsafteter – die Haut ringsum gespannter! – Aber immer mehr Blut strömt in den Arm. – Auch der Unterarm ..."

Normalerweise unterbewußte Empfindungen werden durch die Konzentration darauf bewußt erlebt und vom Patienten im Sinne der Suggestion verstanden. Zur Erhöhung des Eindrucks der Schwere hebt man beispielsweise den Arm an und läßt ihn mit einigem Nachdruck niederfallen. Hilft der Patient beim Aufheben des Armes mit, so erkennt man daran, daß die Realisation der Schwere noch gering ist, und wiederholt die Suggestionen. Fühlt man dagegen den Arm beim Anheben schwer hängen, so nähert man sich dem Zeitpunkt, wo man sagen kann: „Der rechte Arm ist bleischwer – wie mit Zentnergewichten belastet. – Sie können ihn nicht mehr anheben. – Versuchen Sie es nur! – Nur wenn Sie sich anstrengen und sich aufrichtige Mühe geben, können Sie sich wirklich überzeugen. – Versuchen Sie es. – – – Es geht nicht mehr, der Arm ist *zu* schwer!" Damit ist dann ein Zustand erreicht, der sich vom Wachzustand grundlegend unterscheidet. Wir könnten nun den Zirkel der Schlafsuggestionen verlassen und uns mit Aussicht auf Erfolg anderen Suggestionen zuwenden, die sich nun nicht mehr an physiologische Gegebenheiten anzulehnen brauchen, sondern frei gegeben werden.

Auf diese eben genannte wichtige Phase gehen wir jetzt noch einmal genauer ein. Es kann bei forschem Vorgehen sein, daß der Patient entgegen der Suggestion doch den Arm anhebt, im allgemeinen dann aber nicht hoch. Dann sagt man: „Sehen Sie, er ist wirklich so schwer, daß Sie ihn nicht mehr hochbekommen! Wie leicht ist dagegen der andere Arm! – Wie leicht steigt er empor! – Versuchen Sie es nur! – Sehen Sie, er ist viel leichter als der rechte! – Der rechte wird immer schwerer – Gleich fällt er haltlos herab – haltlos herab – Da! Es geht schon nicht mehr ..." usw. Oft fällt der Arm schon rascher herab. Senkt er sich nicht oder steigt er gar mit dem linken zusammen in die Höhe, so drückt man ihn manuell herab. Damit kann die Sache in Ordnung sein (vgl. die oben mitgeteilte Selbstbeobachtung von BLEULER). Beim erneuten Versuch bleibt der Arm dann liegen. Möglich ist es aber bei einem kleinen Prozentsatz auch, daß der Patient beide Arme bis zur Senkrechten erhebt und dazu noch die Finger lang ausstreckt. Man legt dann die Arme mit der Hand nieder, wiederholt diese Aufforderung nicht noch einmal und führt die Hypnose ohne Hast zu Ende. Anschließend befragt man den Patienten nach seinen Eindrücken und zeigt sich mit dem positiven Teil der Angaben zufrieden. Die Sache mit dem Armheben erklärt man für nicht so wichtig, es sei ja eine erste Übung gewesen, die auch dazu dienen sollte, zu klären, was der Patient noch nicht erreichen könne. In der Zukunft würde das schon wesentlich anders werden; denn daß die Hypnosebehandlungen wiederholt stattfänden, sei ihm ja bekannt, und das wäre natürlich nicht nötig, wenn alles schon beim erstenmal ginge. Man kann allenfalls unter Hinweis auf die mangelhafte Konzentrationsfähigkeit den Patienten erst dem Autogenen Training zuführen, das als gute Grundlage dienlich ist. – Wir besprechen hier alle möglichen Schwierigkeiten, die bei der Hypnosebehandlung auftreten können, ausführlich, damit der Hypnotiseur in solchen Lagen sattelfest ist. Es möge aber dadurch nicht der falsche Eindruck entstehen, als sei die Hypnosebehandlung von solchen Hürden durchsetzt. In der Mehrzahl der Fälle verläuft sie in ganz programmäßiger Form.

Nach dem Eintritt der Situation, daß der Patient trotz aufrichtigen Bemühens den als unüberwindlich schwer suggerierten Arm nicht mehr anheben kann, empfiehlt es sich zunächst, dieses Stadium noch etwas zu festigen, indem man das gleiche Ergebnis auch an dem anderen Arm sowie an jedem Bein demonstriert, was nun keine Mühe mehr macht. Danach suggeriert man umgekehrt Schwerelosigkeit im rechten Arm. Beispielsweise in folgender Form: „Wir lassen nun das Blut aus dem rechten Arm wieder zurückströmen. – Die Spannung der Haut läßt überall nach – an den Fingern – an der Hand – am Unterarm – am Oberarm – an der Schulter. – Der ganze Arm wird wieder leichter – die Rötung läßt nach – auch die Wärme geht damit auf ein normales Maß zurück. – Der Arm ist wieder leicht." – (Man hebt ihn steil hoch und sagt:)

„Alles von der vorherigen Überfülle fließt jetzt ab" (und legt ihn dann nach kurzem Warten wieder hin). – „Der Arm ist ganz normal durchblutet. – Aber die stärkere Durchströmung vorhin hat ihm gut getan. – Alle Schlackenstoffe sind weggespült. – Das Blut hat neue Nährstoffe herangeführt. – Der Arm ist sehr gekräftigt. – Sie merken das daran, daß Sie ihn besonders mühelos werden bewegen können – ganz leicht. – Versuchen Sie es nur, heben Sie ihn an! – Sehen Sie, es geht ganz leicht. – Ganz leicht ist der ganze rechte Arm – ganz leicht – wie eine leere Papphülse, so leicht – wie eine Feder – wie ein Flaum – wie ein Hauch." – (Man versucht, ihn sacht mit einem Finger anzuheben. In der Regel braucht man so gut wie keinen Druck nach oben auszuüben, sondern leitet nur langsam den ganz leicht nachgebenden Arm aufwärts.) „Sehen Sie nur, wie leicht er emporsteigt – mühelos – schwerelos. – Und hier bleibt er in der Luft stehen" (man nimmt den Finger weg) – „ohne Schwere – ohne Gewicht – ohne die geringste Anstrengung – ganz leicht und frei." Man legt ihn dann wieder zurück und wiederholt, unter Hinweis auf das bereits Erreichte, dasselbe am anderen Arm. Man kann jetzt in einem ähnlichen Vorgehen Unfähigkeit, die Augen zu öffnen, und hypnotische Analgesie eintreten lassen. „Der ganze rechte Unterarm hier fühlt sich taub an – Es fühlt sich dort alles nur noch ganz pelzig an – als ob der Arm mit einem Filz umwickelt wäre. – Das Gefühl schwindet dort völlig. – Nichts mehr spüren Sie am rechten Unterarm – nichts mehr – gar nichts. – Der rechte Unterarm ist ganz gefühllos. – Keine Schmerzen kann er mehr empfinden – nichts – gar nichts. – Es ist, als ob der rechte Unterarm gar nicht mehr da wäre – völlig weg. – Nichts ist da mehr – nichts!" Wir beobachteten gelegentlich, daß im Somnambulismus schließlich keinerlei Ausschlag des psychogalvanischen Reflexes bei Berührung mehr eintritt! Die Methode, die uns sonst Simulanten entlarvt, bestätigt uns hier in objektiver Weise die Wirkung der Anaesthesie-Suggestion. Durch das Stechen mit einer sterilen Nadel (Kanüle) kann man sich von der Analgesie überzeugen. Indessen hat diese Prüfung der suggestiven Anaesthesie nur in den Fällen praktische Bedeutung, wo eine Behandlung mit hypnotischer Analgesie bei inoperablen Rückenmarksläsionen, Stumpfkausalgien, therapieresistenter Migräne, Trigeminusneuralgie usw. vorgesehen ist. In anderen Fällen verzichtet man auf das Nadeleinstechen; auch andere Varianten zur bloßen Demonstration des hypnotischen Zustandes sind therapeutisch nutzlos. Man geht also nun gleich zu den *therapeutischen Suggestionen* über. Diese richten sich natürlich ganz nach dem vorliegenden Krankheitsfall. Ein spezielles Beispiel in ausführlicher Darlegung und verbunden mit grundsätzlichen Bemerkungen geben wir anhand der Hypnosebehandlung des Cardiospasmus in dem entsprechenden Kapitel (S. 384/385).

Die *Hypnosestadien* werden meist nach Forel eingeteilt in I. Somnolenz, II. Hypotaxie (suggestive Realisationen im Bereich der Motorik, der Empfindungen und bildhafte Vorstellungen), III. Somnambulismus (Kritiklosigkeit, Erinnerungslosigkeit, Ausführung posthypnotischer Befehle). Alle spezielleren Einteilungen sind wertlos, und auch diese Einteilung hier hat nur einen didaktischen Wert. Die Stadien folgen einander nicht wie Stufen, sondern fließen ohne Grenze ineinander über; z.B. wird die Realisation der Schwere allmählich immer ausgeprägter und bewegungslähmender. Auch die Reihenfolge der Merkmale ist nicht als eine strenge Gesetzmäßigkeit anzusehen. Wir haben die Unfähigkeit, den Arm zu senken oder zu beugen, bei

Studenten im Wachzustand auf Anhieb erfolgreich suggeriert als Antwort auf die Frage, daß doch wohl niemand gegen sein Wollen zur Realisation hypnotischer Suggestionen gebracht werden könne. Hier versagt also schon die Stadieneinteilung. Posthypnotisch auszuführende Befehle werden von manchen zwanghaft (schwer unterdrückbar dranghaft) *trotz* erhaltener Erinnerung ausgeführt, andererseits von manchen trotz Erinnerungslosigkeit noch nicht. Die Stadieneinteilung ist also cum grano salis zu verstehen. Die wichtigste Frage für uns Ärzte ist: In welchem Stadium werden therapeutische Suggestionen wirksam? Die Antwort lautet: Prinzipiell in allen; denn man kann ja schon therapeutisch erfolgreiche Wachsuggestionen geben. Die Einschaltung des Halbschlafes ist grundsätzlich nur ein verstärkendes Moment. Je tiefer eine Hypnose, desto wirksamer. In der Praxis beginnt man aber zweckmäßigerweise mit den therapeutischen Suggestionen, sobald ein unverkennbar hypnotischer Zustand mit ersichtlich gesteigerter Suggestibilität eingetreten ist, d.h. im Stadium der Hypotaxie. Bei den weiteren Behandlungen vertieft sich die Hypnose von selbst. Eine besondere Mühe, Erinnerungslosigkeit zu erreichen, geben wir uns nicht; denn sie ist an sich therapeutisch völlig belanglos. Nichtsdestoweniger stellt sie sich oft von selbst ein, die genaueren statistischen Häufigkeiten sind oben ja berichtet. Wenn ein Patient durch die Erinnerungslosigkeit in seiner Behandlungsbereitschaft gehemmt wird, kann man die Amnesie durch hypnotische Suggestion wieder aufheben. Andererseits betrachten viele Patienten die Erinnerungslosigkeit als ein Zeugnis der Tiefe der Hypnose in einer den Suggestionen förderlichen Weise. Der Laie ist ja allgemein der unzutreffenden Ansicht, daß Erinnerungslosigkeit ein Kriterium der Hypnose sei. Der Ausdruck „hypnotischer Schlaf" ist wohl die naheliegende Quelle dieses Vorurteils. Die Auffassung, daß ohne Erinnerungslosigkeit die Hypnose keine richtige war, korrigiert man dem Patienten gegenüber schon durch die Demonstration seiner Unfähigkeit, gegen die Suggestion einen Arm zu heben, zu senken, zu beugen usw., was als Beweis ihm genügt.

O. Vogt war bestrebt, immer Somnambulismus zu erzielen. Die prinzipielle Möglichkeit bewies er nach u.U. Hunderten von Hypnoseversuchen am gleichen Patienten. Sein Verfahren war dabei, daß er immer nur kurze Hypnosen durchführte, dann sich mit dem Patienten über die Wirkungen unterhielt und in der nächsten Hypnose an die positiven Ergebnisse der vorigen anknüpfte und diese ausbaute, während er die unrealisierten zunächst fallen ließ. Er benannte dies Verfahren *fraktionierte Hypnose*. Wir verwenden es nicht, weil es den Patienten zu einer störenden intellektuellen Registrierung erzieht. Der Aufwand, um den nach Abb. 65 gefundenen Prozentsatz Somnambuler allgemein zu erhöhen, steht u.E. in keinem tragbaren Verhältnis zum therapeutischen Vorteil.

Die *gestufte Aktivhypnose* Kretschmers besteht darin, den Patienten erst einmal das Autogene Training üben zu lassen, ehe mit der Hypnosebehandlung begonnen wird. Auf die Nützlichkeit dieser Kombination hinzuweisen, haben wir schon oben Gelegenheit gehabt. Sie wird viel angewandt. Wir benutzen sie nur in Ausnahmefällen, weil der Vorspann des Autogenen Trainings einen großen Zeitverlust bedeutet und wir die Indikationsstellung zur Hypnose, wie wir sie dargelegt haben, in erster Linie auf dringliche Fälle beschränken. Es spricht hier entscheidend der Unterschied der Psychotherapiefälle des Internisten und des Psychiaters mit.

Die *Beendigung der Hypnose* beginnt mit der Desuggestion. Man nimmt alle noch bestehenden Suggestionen einzeln zurück, bis man zuletzt auch die Augen wieder öffnen läßt. Bei mangelhafter Desuggestion können störende Nachwirkungen für viele Stunden bestehenbleiben. Schon deshalb ist es richtig, nur gewisse Standard-Suggestionen zu geben, ohne sie sofort wieder zurückzunehmen, damit man nicht in einem Gewirr von Suggestionen zuletzt eine Rücknahme vergißt. Nur therapeutische Suggestionen und solche der Frische und des Wohlgefühls kann man – sogar ausdrücklich – weiterwirken lassen. Das unmittelbare Aufwecken vollziehe man nicht zu abrupt. Wir sagen: ,,Und nun werden Sie auch gleich wieder die Augen öffnen und dann angenehm ausgeruht sein. – Jetzt öffnen Sie wieder die Augen!" Anschließend läßt man den Patienten einige Minuten noch liegen, sonst beobachtet man wie bei einem eben vom Schlaf sich Erhebenden Schwindel, Schwäche, Taumeln. Anschließend spricht man dann mit dem Patienten zwanglos darüber, wie er die Hypnose erlebt hat. Man beobachtet dabei, ob Erinnerungslücken bestehen oder ob irgendeine Suggestion durch nicht erwartete Assoziationen unangenehm geworden ist (z.B. die Suggestion zur Anästhesie durch Vorstellungen des Amputiertseins). Man wird die Formulierungen dann bei diesem Patienten anders wählen. – Wird der Patient nicht aus der Hypnose geweckt, so geht der hypnotische in einen normalen Schlaf über, aus dem der Patient je nach seiner natürlichen Müdigkeit früher oder später erwacht.

Die *Behandlungsdauer* einer Sitzung wird durchschnittlich eine Dreiviertelstunde ausmachen. Schon um das Stadium der Hypotaxie zu erreichen, sind nicht selten mehrere Behandlungsstunden nötig, therapeutisch erst recht. Durchschlagende und anhaltende Erfolge einer einzigen Hypnose sind zwar bei der Hypnosebehandlung nicht extrem selten, aber doch Ausnahmen. Die Häufigkeit der Sitzungswiederholungen ist am Anfang mit ein- bis zweimal täglich zu empfehlen, später zwei-, dann einmal wöchentlich. Für eine nachhaltige Wirkung ist die Konsequenz in den Wiederholungen oft wesentlich. Vor Abschluß der Behandlung gibt man nachdrücklich und wiederholt dem suggestibler gewordenen Patienten eine *Sperrsuggestion* folgenden Inhalts: ,,Es wird Sie niemand mehr hypnotisieren können außer mir oder einem anderen Arzt, den Sie zu einer Behandlung aufsuchen." Wir erlebten, daß bei einem Patienten mit sehr leichter Beeinflußbarkeit sich ein bedeutender Schauhypnotiseur dann vergeblich mühte.

Das Auftreten *abnormer Erscheinungen* bei der Hypnose ist ganz außerordentlich selten. Die mitgeteilten Fälle stammen fast ausschließlich aus dem psychiatrischen Krankengut. Es handelt sich um Verwirrtheiten, Affektausbrüche, Unansprechbarwerden von kurzer Dauer. Man versucht, Kontakt durch scharfe Suggestionen, dann durch sanften Zuspruch zu erhalten und läßt, wenn beides nichts hilft, den Patienten ausschlafen, bis er nach einigen Stunden von selbst erwacht, für das Vorgefallene amnestisch ist und wieder ein ganz normales Verhalten bietet. Geltungssüchtige Personen mit Neigung zu Schauproduktionen sind für die Hypnosebehandlung nicht geeignet. Ebenso sind Patienten, die zur Hypnose drängen, abzulehnen; eine unsachliche Tendenz steht dahinter, die explorativ-psychagogisch angegangen werden muß (Tögel, Vietor, Bouchal). Das Entstehen einer Bindung des Patienten an den Arzt in einer die Hypnose auszeichnenden Weise haben wir nicht beobachten können.

Verbrechen in Hypnose und ihre Möglichkeiten bewegen bekanntlich die Phantasie des Laien gern. Wir haben schon gesagt, daß Zumutungen die Hypnose schnell verflachen lassen wie ein böser Traum den Schlaf. Das gilt sowohl für Vergehen am wie auch durch den Hypnotisierten. Der Kern der Persönlichkeit mit dem ethischen Verhalten pflegt in der Hypnose im Gegensatz zum Traum nicht desintegriert zu sein. Sexuelle Annäherungen stellen einen ausgesprochenen Weckreiz dar, wovon wir uns auch als gerichtliche Gutachter überzeugen konnten. Die gleiche Wirkung haben Mordbefehle u.ä., die vom normal Hypnotisierten nicht ausgeführt werden. Es sind Experimente darüber angestellt worden.

In der Kriminalgeschichte ist ein Fall bekannt, wo eine junge Frau in der Eisenbahn einem Mitreisenden erzählte, daß sie einen Arzt aufsuchen wolle. Er stellte sich ihr suggestiv als Arzt vor, zog im Laufe der Zeit 3000 Mark an Behandlungskosten ein und befahl seinem Opfer, als deren Mann argwöhnisch wurde, sich aus einem fahrenden Zug zu stürzen. Weder dieser hypnotische Befehl wurde ausgeführt noch ein anderer, der die Vergiftung des Ehemannes mit Giftpilzen auftrug. Erst als der Verbrecher befahl, bestimmte Veränderungen am Motorrad des Ehemannes vorzunehmen, „damit ihm nichts passieren kann", wurde dieser posthypnotische Auftrag ausgeführt, was gleichzeitig die ethische Intaktheit und die Kritiklosigkeit der Hypnotisierten beleuchtet. Der Ehemann verunglückte leicht, und verschiedene Umstände führten dann zur Klärung des Falles, vor allem die Aufhebung der Amnesie für die Hypnosen, was suggestiv möglich ist, da eine solche nur als Erinnerungssperre, nicht als eigentliche Erinnerungslosigkeit besteht. MAYER, der sich das Verdienst um die Klärung erworben hat, veröffentlichte diesen Fall, SCHMITZ hat später die erfolgreiche Umdeutung der gefahrbringenden Tat durch den Hypnotiseur in einen vorsorglichen Akt besonders herausgearbeitet. Die schon primäre Leichtgläubigkeit und Kritiklosigkeit der Frau ist nicht zu übersehen.

Bei einer psychisch schwer defekten Persönlichkeit, geistig abhängig und gutwillig-beschränkt, gelingt die Anstiftung zum Verbrechen ohne, aber auch mit Hypnose. Berichtet wurde in jüngerer Zeit von einem mißglückten Banküberfall mit einem Mord und einem weiteren Mordversuch durch einen Hypnotisierten. Der Täter fiel durch seine Trance, Schießen ohne Überlegung und Emotion aus nichtigem Anlaß, durch ruhiges Fortgehen und Liegenlassen des übergebenen Geldes auf. Eine Hypnose wurde vermutet und aufgeklärt. Auch hier lag eine pseudomoralische Umdeutung als Tatmotiv vor; denn dem Täter war eingeredet worden, daß es zur Rettung Deutschlands vor dem Bolschewismus nötig sei, den Banküberfall vorzunehmen und erforderlichenfalls auch zu schießen. Der Hypnotiseur wurde gerichtlich zu einer langjährigen Freiheitsstrafe verurteilt, der Täter wegen mangelnder Zurechnungsfähigkeit für unbegrenzte Zeit in eine psychiatrische Einrichtung überführt. Aus dieser wurde er nach längerer Zeit entlassen, nahm eine nicht näher qualifizierte Tätigkeit als Sozialhelfer an und heiratete eine auf den Rollstuhl angewiesene Frau.

Zur *Prüfung der Suggestibilität* durch einfache Versuche ist empfohlen worden, dem Probanden 4 leere Flaschen zu geben mit der Frage, ob es ihm gelinge, herauszufinden, in welcher Flasche Salmiak, in welcher Wasser usw. war. Eine andere Möglichkeit ist das Stillhaltenlassen eines Pendels in der Hand unter gleichzeitiger Vorstellung, es schwinge hin und her oder im Kreise. Mit den späteren Hypnoseerfahrungen über die Suggestibilität stimmt der Pendelversuch besser überein. Man kann auch den Jendrassikschen Handgriff während der Reflexprüfung benutzen und dem Patienten sagen, er würde nach dem Hammerschlag die Hände nicht mehr auseinanderbringen. Diese Prüfung läßt aber nur die sehr leicht suggestiblen Persönlichkeiten erkennen, die meisten realisieren diese Wachsuggestion nicht.

Das internationale Interesse an der ärztlichen Hypnosetherapie drückt sich in den zahlreichen in letzter Zeit erschienenen Buchveröffentlichungen aus, von denen hier nur einige der wichtigeren angeführt werden können: PLATONOW, ARCHANGELSKI, ROSHNOW (UdSSR), HERON, LE CRON, SCHNECK, WEITZENHOFFER, LEITNER, DUNNE (USA), IKEMI (Japan), VAN PELT, MARGONET (England), VÖLGYESI (Ungarn), CHERTOK (Frankreich), STOKVIS (Niederlande), HORVAI, HOSKOVEC (ČSSR), SCHMITZ, PÖLL, POLZIEN, LANGEN, SCHAETZING (BRD), KLEINSORGE und KLUMBIES, KATZENSTEIN (DDR).

Ablationshypnose

Die Ablationshypnose nach KLUMBIES ist die sachgerechte Fortsetzung einer Hypnosebehandlung ohne Hypnotiseur. Der Hypnosevorgang wird methodisch unter Erhaltung der vollen Wirksamkeit vom Hypnotiseur abgetrennt (Ablatio) und die Hypnose dann wie ein Medikament gehandhabt, das in seiner Wirkung genau bekannt ist, dem Patienten präzise verordnet, nach Hause mitgegeben werden kann und sich bequem nehmen läßt. Die damit verbundenen Gefahren sind geringer als sonst bei starkwirkenden Medikamenten und lassen sich ebenso durch Gewissenhaftigkeit ausschalten. Im Laufe von 21 Jahren haben wir über 130000 solcher Einzelhypnosen ohne Hypnotiseur unter unserer Kontrolle therapeutisch angewendet. Es sind dadurch vor allem Patienten mit schwersten organischen Schmerzzuständen nach vergeblichen neurochirurgischen Eingriffen und jahrelangen Morphiumgaben durch hypnotische Analgesie symptomatisch schmerzfrei, morphiumfrei und uneingeschränkt berufstätig geworden (s. Tab. 28 auf S. 500 u.a.).

Es ist schon lange bekannt, daß die Hypnose nicht immer an den Hypnotiseur gebunden ist. Wir erwähnten schon, daß einst Personen im Lokal oder auf der Straße beim zufälligen Anblick eines blitzenden Gegenstandes in hypnotischen Zustand verfallen sind, welche früher unter Fixieren eines glänzenden Gegenstandes mehrfach in Hypnose versenkt worden waren. Es handelt sich dabei um einen bedingten Reflex. Es sind auch Ansätze gemacht worden, dies therapeutisch zu nutzen. Über einen süchtigen Arzt, den er durch Hypnose vom Morphium befreien konnte, berichtete 1896 WETTERSTRAND: „Bei seiner Abreise erhielt er ein Billet, bei dessen Durchlesung er in Somnambulismus verfiel. Dieses Billet sollte er nach seiner Rückkunft benutzen, sofern er sich krank fühlen würde." Über den Ausgang dieses Planes ist nichts mitgeteilt. In ähnlicher Weise haben andere später Günstiges gesehen. In neuester Zeit hörte man auch von Hypnoseversuchen vermittels von Tonwiedergabegeräten. Eine eingehende, wissenschaftliche Untersuchung der Leistungsfähigkeit, Möglichkeiten und Schwierigkeiten solcher Verfahren und ihre systematische Anwendung gerade bei schwer hypnotisierbaren und sonst hoffnungslosen Fällen war mit unserer Ablationshypnose verknüpft.

Formen

a) *Signalhypnose.* Die Hypnoseeinleitung wird mehrfach mit einem bestimmten Signal verknüpft, mit einem zweiten die Hypnosebeendigung. Nach einiger Zeit und unterstützt durch suggestiven Auftrag wirken die Signale allein. Das hypnoseauslösende Signal darf mit keinem zufälligen Eindruck des Normallebens verwechselbar sein. Im übrigen ist seine Form ad libitum. Wir verwenden meist ein Farbtäfelchen (s. Abb. 66 S. 635), das bei fester Fixation jedes Abweichen der Augen vom Fixationspunkt grell moniert und das gerade wegen seiner satten Farben bei starrem Betrachten verblaßt. (Das Auge wird für die starken Farben unter- und für die Komplementärfarben überempfindlich; das letztere kann man sich experimentell verdeutlichen, wenn man die Tafel nach längerem Fixieren fortzieht und auf einer darunterliegenden weißen Fläche nun das Bild in den Gegenfarben sieht. In der Wahrnehmung des fest Fixierenden verblassen die Farben der Tafel zunehmend und so weit, daß der Unterschied zwischen Rot und Grün verschwindet.) Wir nutzen das suggestiv: „Beim Anblick der Tafel werden Sie schon offenen Auges einzuschlafen beginnen. Das Auge wird die Farben immer weniger fassen können. Sobald sich der Ring an einer Stelle aufzulösen beginnt und Sie nun also schon den Unterschied zwischen Knallrot und Sattgrün nicht mehr wahrzunehmen vermögen, schließen sich die Augen und der Arm mit der Tafel sinkt herab.“ Als Wecksignal empfiehlt sich das Läuten eines selbstgestellten, sanftklingelnden Weckers, der natürlich immer der gleiche sein muß. Das Aufwachen verbinde man nicht mit dem Beginn, sondern mit dem Ende des Läutens, weil andernfalls das abrupte Wachsein aus tiefstem Schlaf wie eine Schreckreaktion verläuft unter dementsprechendem Zusammenfahren. Andere Geräusche und Krach stören die Tiefenhypnose nicht. Aus psychologischen Gründen wird man aber zur Durchführung dieser Ablationshypnose einen ungestörten Raum für den Patienten fordern. Zur Sicherung gegen äußere Katastrophenfälle ist die Nähe einer anderen Person zur Vorbedingung zu machen. Gegen Übergriffe ist der Patient dadurch zu schützen, daß man ein zweites Wecksignal einarbeitet: Sofortiges Aufwachen bei Berührung. Ohne spezielle Einarbeitung erwacht der Patient dabei natürlich nicht, die Unterlassung muß man als Kunstfehler betrachten. – In dieser Form ist die Ablationshypnose z.B. bei habituellem Erbrechen indiziert, wenn im Hypnosezustand das Erbrechen unterbleibt, aber wochenlang nach jedem Essen eine Hypnose erfolgen muß, bis der pathologisch eingeschliffene Brechreflex versandet ist. Die Patienten sind während dieser Behandlung nicht ans Krankenhaus gefesselt, sondern können ihrer normalen Lebensführung nachgehen (s. 3 Beispiele auf S. 390).

b) *Signalhypnose ohne Weckreiz.* Indiziert bei hartnäckigen Schlafstörungen, vor allem, wenn diese durch körperliche Leidenszustände bedingt sind. Der hypnotische Schlaf geht – wie immer, wenn kein suggestives Erwecken erfolgt – in Normalschlaf über, aus dem das Erwachen nach Ausschlafen erfolgt. Bei Durchschlafstörungen kann das Verfahren natürlich mehrmals in einer Nacht angewendet werden. Im Gegensatz zum narkotischen Barbituratschlaf ist der hypnotische dem natürlichen verwandt, und er erfrischt.

c) *Signalhypnose mit selbstgesprochener Formel.* Wenn die einfache Signalhypnose zwar eine Tiefenhypnose herbeiführt, aber zur therapeutischen Wirkung spezielle Suggestionen erforderlich sind, können entsprechende Formeln vom Patienten selbst wirksam gesprochen werden. Es bedarf vieler Geduld, bis ein Somnambuler drei Suggestionen des Hypnotiseurs nachsprechen lernt und behält. Man muß eine Kette von Abläufen bilden und nach Art bedingter Reflexe so weit einüben, daß sie z.B.

auch in schwersten Schmerzanfällen nicht mehr abreißt. (Fixieren der Farbtafel – Einsinken bis in Somnambulismus – Sprechen der Formel: „Die Schmerzen sind weg! – Nicht der leiseste Schmerz ist mehr da. Volle Ruhe erfüllt mich jetzt!“ – Das letzte Wort ist Stichwort dafür, daß nach 4 Atemzügen spontanes Erwachen erfolgt. Der ganze Ablauf dauert eine Minute. Dies Beispiel gehört zu dem Fall auf S. 491.) Der Patient weiß im Wachzustande nicht, daß oder gar was er im Somnambulzustande spricht („Bewußtseinsspaltung“). Nachteil des Verfahrens: Diese Hypnose ist nicht steuerbar, z.B. ist bei besonders schweren Attacken der Schmerz bei der Ruheformel noch nicht beseitigt. Dies schwächt die Suggestivwirkung der Tafel künftig. Ihre Wirkung ist dann im Laufe der Zeit erneuerungsbedürftig. Vorteil: Patient ist an kein Tonwiedergabegerät gebunden, kann die Tafel auf Reisen usw. benutzen. Sie hat daher als zusätzliche Maßnahme großen Wert.

d) *Schallplattenhypnose.* Eine Schallplatte ohne jede andere suggestive Beeinflussung wirkt nicht hypnotisierend. (Man muß allerdings kritisch sein, um das festzustellen; wir erinnern an den mitgeteilten Fall, wo eine Patientin bei uns nach dem bloßen Hinlegen auf das Ruhebett in Hypnose verfiel, weil der Hausarzt ihr unwissend-suggestiv gesagt hatte, wie es ihr dabei ergehen würde.) Wenn man einen Patienten an eine rein verbale Einleitung der Hypnose gewöhnt, ist der Übergang auf eine Tonwiedergabe meist gut möglich. Diese Ablationshypnose hat Schwierigkeiten, wenn ein Isolierrapport besteht, d.h. der Patient *nur* den Hypnotiseur hört und auf dessen Suggestionen reagiert. Das ist meist nicht der Fall, sondern die Hypnoseleitung kann von anderen Personen übernommen werden. Isolierrapport kann suggestiv oder spontan eintreten. Im letzteren Falle genügt der einfache hypnotische Auftrag zur Wirksamkeit der Schallplatte nicht. Es ist eine oft stundenlange Arbeit zur Stimmidentifizierung nötig. Während des Schallplattenablaufs spricht der Hypnotiseur mit, und zwar mit jeder Wiederholung unter Berücksichtigung der vollen Wirksamkeit etwas leiser, bis schließlich die Schallplatte allein wirkt. Das tritt für die verschiedenen Schallplattensuggestionen nicht gleichzeitig ein. Ist die volle Wirkung da, dann sind ohne weiteres auch andere Schallplatten vom gleichen Hypnotiseur erfolgreich. Dies beweist, daß die Schallplattenhypnose nicht als einfacher bedingter Reflex zu erklären ist. Solche Ablationshypnoseschallplatten können vom Patienten selbst aufgelegt werden, ohne daß ihre Wirkung dadurch beeinträchtigt wird. Die Platten müssen eine genügend lange Leerlaufzeit haben, damit sich der Patient bequem hinlegen oder hinsetzen kann; denn mit dem Befehl zum Augenschließen setzt die Hypnose schlagartig ein und läßt den Patienten sofort in Schlaf verfallen. Es ist nicht zweifelhaft, daß im Stehen die eintretende Muskelerschlaffung ein Hinstürzen zur Folge hätte. – Die Schallplattenhypnose hat gegenüber der persönlichen drei Nachteile. Erstens ist sie nicht steuerbar. Wenn mit einem noch nicht beseitigten Schmerzzustand die Suggestion des Wohlbehagens zusammentrifft, so sind das für eine Hypnosekunst schwere Mißgriffe, deren Erfolg im wesentlichen darauf beruht, immer nur solche Suggestionen zu geben, die der Hypnotisierte zu realisieren schon in der Lage ist. Wir haben aber gesehen, daß eine *Schallplattenhypnose mit Hilfestellung* solche Schwächen der Mechanisierung sinnvoll ausgleichen kann. Wir konnten den Ehepartner eines Patienten einweisen, den Tonabnehmer erforderlichenfalls von der laufenden Schallplatte abzuheben und die Nadel nochmals an geeigneter Stelle einzusetzen und das Verfahren nötigenfalls mehrmals zu wiederholen. Auch schwierige Lagen sind auf diese Weise sofort beherrscht worden, während das Herbeirufen des Arztes Stunden gedauert hätte. So ist der erste Nachteil zu überwinden. Zweitens heften sich an den gleichförmigen Schallplattenablauf leicht bedingte Reflexe, zu denen der hypnotische Zustand besonders disponiert (z.B. Niesen immer an der gleichen Plattenstelle; oder zu Beginn Schmerzzeichen, auch wenn die Platte bei Schmerzfreiheit abgehört wird). Durch persönliche Gegensuggestionen lassen sich alle diese Störmomente von dem Plattenablauf wieder entfernen, was von Zeit zu Zeit nötig ist. Zweckmäßigerweise geben wir dem Patienten mehrere verschiedene Platten. Drittens nutzen sich die Platten bei mehrtausendmaligem Gebrauch ab, es treten Lücken ein, es kommt zu Verflachungen der Hypnose, kritische Äußerungen des Patienten stellen sich ein: „Ich habe noch immer Schmerzen! – Nein, es geht mir nicht wohl! – Sie können gut reden!“. Nachher gibt der Patient bei sonstiger Amnesie an, in der Hypnose „lichtere Momente“ gehabt zu haben.

e) *Erinnerungshypnose.* Nach vielhundertfachem Gebrauch einer Schallplatte genügt es, wenn sich der Patient darauf konzentriert, den Schallplattenanfang in seiner Vorstellung zu verlebendigen. Die eintretende Hypnose entspricht vollkommen dem Schallplattenablauf, wie man an der Mimik des Patienten und der Stoppuhr ablesen kann. Entsprechend erfolgt das Erwachen. Diese Beobachtung beweist, daß zwischen dem Wachbewußtsein und dem Somnambulbewußtsein ein durchgehender Zusammenhang besteht. Die Grenze ist nur durch die Amnesie für den Zeitraum des Somnambulismus greifbar. – Vorteil: Der Patient ist von allen Hilfsmitteln unabhängig. Die Methode ist sehr elegant. Sie wurde unauffällig im Theater usw. benutzt. Nachteil: Sie läuft ohne Anpassungsmöglichkeit mechanisch ab.

f) *Tonbandhypnose.* Vorteile: Bequeme Anfertigung neuer Tonaufnahmen. Der Hypnotiseur kann, wie wir das mehrfach getan haben, per *Telefon* das Tonband im Hause des entfernt wohnenden Patienten besprechen und so die Bandaufnahme rasch einem neuen Erfordernis anpassen. (Direkte telefonische Hypnosen sind bei vorher persönlich Hypnotisierten altbekannt. Sie kommen natürlich ebenfalls nur für die Behandlung eines genau bekannten Krankheitsbildes, z.B. einer Trigeminusneuralgie, in Frage und niemals für unklare Krankheitszustände; das versteht sich ja wohl von selbst.) Nachteile: Mechanischer Ablauf der Bandsuggestionen, umständliche Transportierbarkeit der Apparaturen, Abhängigkeit von der Stromversorgung.

Ideal brauchbar ist das Tonband für die psychotherapeutische Arbeit *in der Klinik* und uns hier unentbehrlich geworden. Täglich übernehmen diese Geräte hier Hypnosen und Teilhypnosen und erweitern dadurch die Arbeitsmöglichkeiten des Arztes. Jede tiefere Hypnose ist in eine Ablationshypnose überführbar. Sie dient der Festigung und Vertiefung des hypnotherapeutischen Erfolges durch systematische Wiederholungen. Vergleicht man, daß wir mit mehr als einem Dutzend hypnotisierender Mitarbeiter im Rahmen unserer Tätigkeit, in der die Psychotherapie nur einen kleinen Sektor neben vielen anderen internistischen Aufgaben ausmacht, nur ein Zehntel soviel persönliche Hypnosen geben konnten wie Ablationshypnosen, so wird in diesen Zahlen die Wirkungserweiterung ersichtlich. Inzwischen ist das Verfahren auch von einigen anderen Universitätskliniken und Krankenhäusern sowie Psychotherapeuten des In- und Auslandes übernommen worden, vor anderthalb

Jahrzehnten schon von HEIDRICH, Erfurt; weitere Berichte stammen von BAUER, DÖRFLER, HEYER, KLEINSORGE, KRATOCHVIL, MARCHAND, RUDOLPH, die jüngsten von CZERNY, Prag, MELLGREN, Stockholm, und BÜRGIN, Basel.

Gegenüber der breiten klinischen Anwendung hat das *Mitgeben der Ablationshypnose nach Hause* unter strengen Maßstäben zu geschehen, wie dies bei starkwirkenden Medikamenten auch sonst üblich ist. Ebenso versteht sich wie bei diesen Mitteln eine ärztliche Kontrolle der Behandlung. Der häusliche Rahmen, in dem die Behandlung durchgeführt werden soll, muß vorher als akzeptabel befunden worden sein. Farbtafel, Wecker, Schallplatte usw. wirken auf andere Personen allein nicht suggestiv, doch ist die Anwesenheit Fremder speziell während der Ablationshypnose mit Schallplatten- oder Tonbandsuggestionen nicht zu gestatten, da das Beobachten einer Hypnose suggestiv wirkt. (Ein Tonband, das mehrfach gerissen und geklebt war, ließ ein Ehepaar von einem Rundfunkmechanikermeister und seinem Lehrling auf ein neues Band übertragen. Die Ehefrau, unsere Patientin, nutzte das gleich zu einer Hypnose. Davon beeindruckt verfiel der Lehrling in Schlaf, daraufhin auch der Meister, und der Ehemann, welcher Hunderten Hypnosen seiner Frau unbeeinflußt beigewohnt hatte, wurde bei diesem Anblick von zunehmender Müdigkeit befallen. Mit der Wecksuggestion waren alle wieder munter.) Die Tonbandhypnose muß wie ein starkwirkendes Medikament sozusagen unter Verschluß gehalten werden.

Die Ablationshypnose ist insofern eine zerbrechliche Methode, als sie bei sehr starken Erregungen unwirksam wird (z.B. auf den „Silvesterscherz" hin, der Sohn sei mit dem Auto verunglückt). Das gilt für bedingt reflektorische Fixierungen allgemein, schon PAWLOWS Versuchshunde hatten gelegentlich einer dramatischen Überschwemmung in Leningrad alles Erlernte eingebüßt. Man muß mit solchen Rückschlägen bei der Ablationshypnose rechnen, auch wenn sie nicht häufig sind. Man muß auch wissen, daß dann die Patienten über die Unwirksamkeit der Hypnose tief bestürzt und sehr verzweifelt sind, nachdem sie deren Vorteile kennengelernt hatten. Die Neueinschleifung der Ablationshypnose ist aber in kürzerer Frist, nicht selten binnen eines Tages konzentrierter Behandlung, immer zu erreichen und nur bei anhaltender Ursache der Störung ohne nachhaltige Wirkung, z.B. bei folgenschwerer Ehekrise. Wir haben bei einem Patienten die Ablationshypnose nach mehrjährigen guten Erfahrungen durch den Einbruch aufreibender Konflikte aufgeben müssen.

Die Anwendung der Ablationshypnose *zu Hause* erfolgte besonders bei Patienten mit habituellem Erbrechen, Blepharospasmus usw. für eine längere Zeit und bei schwersten Schmerzzuständen als Dauerbehandlung. Im Kapitel „Schmerzbehandlung mit hypnotischer Analgesie" (S. 489) berichten wir über Patienten mit Trigeminusneuralgie, Kausalgie, Phantomschmerz, Rückenmarkverletzungen usw., die zur Schmerzbekämpfung mit Operationen an den peripheren Nerven, Amputationen, Grenzstrangresektionen, Rückenmarksoperationen, Schädeltrepanation, stereotaktischer Hirnoperation u.a. behandelt worden waren und zum ansehnlichen Teil seit Jahren regelmäßig Morphium erhalten hatten. Eine beachtenswerte Zahl wurde durch hypnotische Analgesie und Ablationshypnose schmerzfrei, morphiumfrei, arbeitsfähig, und zwar beständig bei Nachbeobachtungszeiten bis zu 27 Jahren. Unsere Sozial- bzw. Krankenversicherung hat, wo es nötig war, durch Anschaffung von Tonbandgeräten für die Patienten diese Behandlung ermöglicht; dieser großzügige Entschluß hat sich durch den Erfolg der Psychotherapie im Ergebnis als kostensparend erwiesen.

Autogenes Training

Entspannungsübungen als Mittel zur Ruhigstellung, Erholung, Leistungssteigerung und Selbstbeherrschung sind heute in allen Ländern mit großer Bevölkerungsdichte, insbesondere in den modernen Industrieländern, verbreitet. Das bekannteste Verfahren ist das von dem früheren Jenaer Professor J. H. SCHULTZ entwickelte Autogene Training. Berichte über seine internationale Anwendung haben wir aus der ČSSR (HOSKOVEC), Österreich (STROTZKA), der Schweiz (FRIEDEMANN), Italien (CROSA), Frankreich (DURAND DE BOUSINGEN), Skandinavien (ALNAES). Unser eigenes Unterrichtsbuch „Technik der Relaxation" (KLEINSORGE und KLUMBIES) ist nicht nur in 3 Auflagen in der DDR, sondern auch in russischer Übersetzung in Moskau, in englischer Übersetzung in Bristol und in japanischer Übersetzung in Tokio erschienen. Neu publizieren hier KÖNIG, DI POL u. SCHAEFFER. In Nordamerika wurde ein sechsbändiges Standardwerk „Autogenic Therapy" von LUTHE herausgebracht. Über die Anwendung des Autogenen Trainings in Lateinamerika berichtete GUBEL. In China konnte ich einzeln oder kollektiv durchgeführte Entspannungsübungen beobachten, bei denen in Zeitlupentempo Bewegungen aus altchinesischen Kampfspielen ausgeführt wurden. In Indien sind noch Yoga-Übungen gebräuchlich, die auch in anderen Teilen der Welt aufgegriffen werden. Ich brauche nur auf das von dem Kölner Internisten KNIPPING eingeleitete Buch von den Kollegen MUKERJI und SPIEGELHOFF zu verweisen. Auch andere Methoden nach JOLOWICZ, MAUZ, BAUDOUIN, BONNET, BAERWALD, STOKVIS, JACOBSON, BATES und weitere werden geübt. Zusammenfassende Darstellungen über die letzteren haben STOKVIS und WIESENHÜTTER sowie GEISSMANN und DURAND DE BOUSINGEN vorgelegt. Wir beschränken uns hier auf die Darstellung der Methode nach J. H. SCHULTZ, die dieser in dem in 14 Auflagen erschienenen Werk „Das autogene Training" grundlegend dargestellt hat.

Das Verfahren wurde von J. H. SCHULTZ dadurch entwickelt, daß er Selbstbeobachtungen über den Zustand in Ruhehypnosen sammelte, die Beobachtungen in ihren übereinstimmenden Angaben formelmäßig verdichtete und nun Patienten anleitete, diese Formeln sich in systematischen Übungen zu verlebendigen. Bei konsequentem Trainieren wird dadurch ein Zustand erreicht, der einer Hypnose nahekommt; jedenfalls bedarf es dann vielfach nur eines geringen Anstoßes, um eine volle Hypnose zu erzielen. KRETSCHMER hat diesen Weg über das Autogene Training zur Hypnose als gestufte Aktivhypnose bezeichnet und genutzt. Die Methode verdankt ihre Verbreitung der Tatsache, daß sie ganzen Gruppen von Patienten zugleich gelehrt werden kann. Bei der erforderlichen Dauer und Monotonie der Übungswiederholungen ist es allerdings auch das Verfahren mit den meisten vorzeitigen Behandlungsabbrüchen (rund 30%). Trotzdem sehen wir bei unseren Trainingspatienten aus dem internistischen Krankengut in rund 50% sehr gute und gute Erfolge, wobei die 30% vorzeitiger Behandlungsabbrüche bereits in die Gruppe der Mißerfolge eingerechnet sind.

Die *Einführung* ins Autogene Training nehmen wir bei unseren Patienten in einem kleinen Vortrag vor, der etwa folgenden Gedankengang verfolgt: Der Mensch hat ein Nervensystem, genauer zwei. Das eine dient dem willkürlichen Handeln, das andere der Lenkung der unwillkürlichen Körperfunktionen. Alle Patienten, die am Training teilnehmen, haben trotz der Unterschiedlichkeit ihrer Erkrankungen (Magengeschwür, Herzanfälle, Verstopfung, Migräne usw.) das eine gemeinsam, daß das zweite Nervensystem Fehlleistungen vollbringt. Obwohl es hier um eigentlich dem Willen nicht unterworfene Funktionen geht, kann man mit Hilfe eines Tricks doch diese willentlich beeinflussen. Dieser Trick besteht darin, daß man sich geeignete Vorstellungen veranschaulicht, auf die hin dem Willen nicht unterworfene Funktionen automatisch reagieren. Man kann z.B. nicht willkürlich Speichel absondern, aber auf die lebhafte Vorstellung eines knusperigen Gänsebratens mit Bratäpfelfüllung und Rotkohl hin fließt der Speichel automatisch. Das Autogene Training führt nun durch eine wohlüberlegte Folge von geeigneten Vorstellungen zu einer vollständigen Umschaltung des zweiten Nervensystems auf einen heilenden, tiefen Ruhe- und Entspannungszustand. Auch die krankhaft gestörte Funktion des Patienten wird hiervon erreicht und, wenn nötig, noch durch individuell geeignete Vorstellungen behandelt. Das Erlernen des Trainings sei aber Voraussetzung. Trainieren heißt konsequent üben. Die angestrebte Leistung wird dadurch auf die erforderliche Höhe gebracht. Mit einem Vierteljahr regelmäßigen Übens müsse der Patient von vornherein rechnen, einmal wöchentlich eine Stunde in der Klinik und dreimal täglich einige Minuten zu Hause. Bei mangelhafter Konsequenz kommt aus der ganzen Sache nichts heraus. Bei vollem Einsatz ist aber zu erwarten, daß die jahrelang auf vielerlei Weise und mit unbefriedigendem Erfolg angegangenen Beschwerden nun doch noch erfolgreich behandelt werden.

Die *Übungshaltung* des Patienten ist sehr wichtig, da er in ihr einige Zeit verharren muß, ohne daß störende Sensationen auftreten dürfen. In der Klinik sind die Liegesofas den Patienten mit chronischem Ulcus vorbehalten (Rückenlage, bequeme Einbettung des Kopfes, leichtgebeugte Ellenbogen, Handflächen nach unten, Fußspitzen locker nach außen). Geeignete Sessel mit Kopflehne und selbstverständlich Armstützen fehlen meist. Die Mehrzahl der Patienten übt in der Klinik auf Stühlen, und zwar in der entspannten „Droschkenkutscherhaltung“ (ohne Anlehnen oder Vornüberneigung Rumpf in sich zusammensinken lassen, Rücken wird krumm, Schultern bleiben senkrecht über dem Becken, die Last wird vom Bandapparat der Wirbelsäule getragen ohne Muskelleistung. Oberschenkel etwa im rechten Winkel voneinander, bieten den Unterarmen Unterstützung, Hände locker fallen lassen ohne gegenseitige Berührung. Abb. 67). Die Haltung wird zweckmäßigerweise für sich allein zunächst geübt, vom Arzt kontrolliert und verbessert. Die Augen werden zur Verbesserung der Konzentration geschlossen.

In diese äußere Form können nun die *therapeutischen Übungen* gefügt werden. Sie umfassen allgemeine Ruhe und Vorstellungen zur Entspannung der Muskeln, der Gefäße, der Herztätigkeit, der Atmung, der Abdominalorgane und des Kopfes. Die ersten Übungen konzentrieren sich auf den rechten Arm, um sich nicht im Diffusen zu verlieren. Auf die Vorstellung unüberwindlicher Schwere hin kommt es zur Muskelentspannung, auf die Vorstellung der Durchwärmung hin zur Gefäßdilatation. Die Hauttemperatur erhöht sich dabei nach einiger Übung meßbar. Die ganze Vorstellungsreihe lautet:

Ich bin ganz ruhig.
1. Der rechte Arm ist ganz schwer.
2. Der rechte Arm ist ganz warm.
3. Das Herz schlägt ganz ruhig und gleichmäßig.
4. Atmung ganz ruhig.
5. Bauch strömend warm.
6. Stirn angenehm kühl.

Arm fest! Tief atmen! Augen auf!

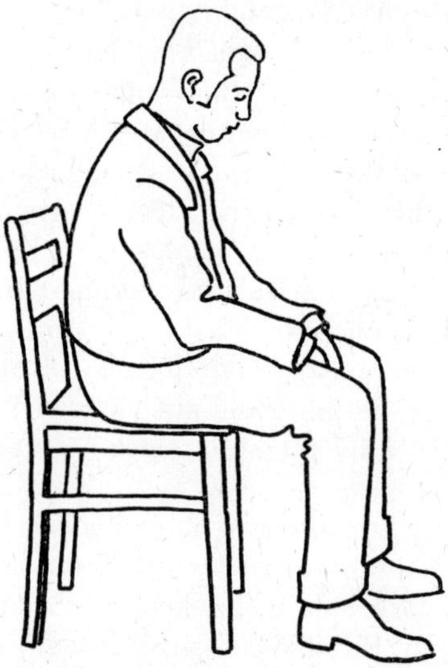

Abb. 67. Die „Droschkenkutscherhaltung" zum Autogenen Training im Sitzen. Ohne Muskelanspannung trägt allein der Bandapparat der Wirbelsäule den Oberkörper.

Bei „Arm fest!" erfolge eine kräftige Innervation der Muskulatur. – Es wäre nutzlos, das ganze *Programm* der Vorstellungen sofort vollständig durchlaufen zu lassen, vielmehr muß die Wirksamkeit jeder einzelnen Vorstellung erarbeitet werden, ehe man sich der nächsten zuwendet. Im Durchschnitt kann man erst nach 2 Wochen täglichen Übens der Schwereübung die Wärmeübung zufügen, nach 4 Wochen die Herzbeeinflussung, nach 6 Wochen die Atemübung, nach 8 Wochen die Abdominalwärme, nach 10 Wochen die Stirnkühle. Nach einem Vierteljahr ist also das Übungsprogramm erst erarbeitet. Der Patient kann von da ab ganz selbständig die Übungen weiter fortsetzen, zweimal täglich fünf Minuten. Nach einem halben Jahr genügt die vereinfachte Formel: „Ruhe – Schwere – Wärme – Herz ruhig – Atmung – Bauch warm – Stirn kühl!"

Dies ist, wie gesagt, nur ein durchschnittlicher Zeitablauf, im konkreten Einzelfall richtet sich das Vorgehen nach der individuellen körperlichen Reaktion auf die Vorstellungen hin. Der Patient muß prüfen, ob er nicht nur eine gedankliche Vorstellung hat, sondern ob sich auch eine entsprechende körperliche Empfindung einstellt. Nach jeder Übung schreibt deshalb der Patient ein kurzes *Protokoll,* so daß der Übungsleiter eine Übersicht über die eingetretenen Realisationen erhält und danach sein weiteres Vorgehen bemißt. Bei der Wärmeübung ist eine objektive Kontrolle der Realisation mit einem Hautthermometer (Thermoelement) leicht möglich. Nach unseren Erfahrungen tritt mit der Zeit schon bedingt-reflektorisch bei Betreten des Übungsraumes eine Temperaturerhöhung ein, was man durch Vergleichsmessungen in anderen Räumen feststellen kann. Der Patient bemerkt bald, daß nicht nur ein Arm, sondern beide schwer werden, schließlich auch die Beine. Im Zusammenhang damit ist es zweckmäßig, die erste Übungsformel zu wandeln in: „Beide Arme sind ganz schwer“ oder „Arme und Beine sind ganz schwer“. Das gleiche gilt auch für die Wärmeübung.

Beispiele für Trainingsprotokolle:

„Konzentration, Entspannung und Wärme stellten sich in der heutigen Übung recht gut ein. Die Übung wirkte auf die Nerven erholend und beruhigend.“

„Rechter Arm ganz schwer, warm durchblutet. Vollkommen ruhig. Schwere, Wärme. Die Stirn entspannt sich. Ruhe, ausgeglichen, keine Kopfschmerzen.“

„Heute war es für mich wie ein tiefer Traum. Ich bin langsam immer tiefer gefallen, so sanft und still. Und als es hieß, die Wärme in den Armen geht wieder zurück, da fand ich mich auch wieder wie aufgewacht. Hoffentlich geht es immer so weiter.“

„Ich spürte heute eine wunderbare Ruhe. Schwere und Wärme waren deutlich vorhanden. Nichts konnte mich stören.“

„Heute war die Ruhe und Schwere ganz besonders stark. Auch die Beine waren schwer wie Blei. Mein Magen macht mir zur Zeit keine Beschwerden, und ich kann alle Speisen vertragen.“

„Die Spezialübung, die ich heute das erste Mal miterlebte, vertieft die vorangegangenen Übungen wesentlich. Es hat mir sehr wohlgetan. Vorhandene Kopfschmerzen sind verschwunden.“

„Intensität der Wärme- und Schwereeinwirkung trotz mehrtägigen Aussetzens unverändert gut. Besserung des Leidens, auch innerhalb der letzten 14 Tage, während der ich kaum zum Üben kam. Ich habe in der letzten Zeit diätfrei gelebt, ohne Beschwerden zu haben.“

Beispiele für Mißerfolge:

„Ich habe bei allen drei Übungen Wärme, Schwere und wohltuende Ruhe verspürt. Bei der letzten Übung habe ich einen Hustenreiz verspürt, der, je mehr ich ihn verbeißen will, aufkommt, und dabei wird mir so angst, daß ich jedesmal rauslaufen möchte, dieses tritt nur bei den Übungen auf.“

„Durch einen besonders anstrengenden Tageslauf bedingt war die Konzentration ungleichmäßig. Trotzdem Schwere und Wärme empfunden. Besondere ‚Erfrischung‘ trat nicht ein.“

„Leider habe ich heute keine Konzentration aufbringen können, da ich durch eine garstige Angelegenheit abgelenkt worden bin.“

„Schwere und Kühle war beim Üben da, die Wärme nicht. Wir hatten heute sehr spät angefangen; als wir fertig waren, war das der letzte Termin, den Bus noch zu erreichen. Deshalb nur wenig Konzentration am Schluß.“

„Mich störte wieder der Lärm der vorbeifahrenden Autos und die Bauarbeiten. Auch ging die Tür einmal auf. Dadurch keine genügende Ruhe.“

„Übungen nach meiner Ansicht etwas zu lang, ermüdet zu sehr. Günstigere Dauer wäre etwa 8 Minuten.“

Die häufigsten Störmomente sind: Husten, Pruritus, berufliche Hetze, Ärger, Zeitmangel, Zischen der Dampfheizung, lautes Sprechen auf den Korridoren, Türöffnen, Unruhe vor dem Fenster.

Etwa einmal wöchentlich sucht der Patient mit seinen Protokollen den Arzt oder klinischen Psychologen als Übungsleiter auf. Dieser bestellt aus ökonomischen Gründen immer eine Anzahl von Teilnehmern gleichzeitig. Die Weiterführung erfolgt also in Gruppen. Es handelt sich um offene Gruppen, d.h. Patienten, die ihr Training in etwa einem Vierteljahr beendet haben, scheiden aus, dafür kommen laufend neue Patienten hinzu. In der Gruppe berichten die Teilnehmer über besondere Schwierigkeiten und Beobachtungen, legen ihre Protokolle vor und erhalten Hinweise für das weitere Üben vom Kursleiter oder auch von weiter fortgeschrittenen Mitpatienten. Während der Gruppensitzung wird auch autogen trainiert, d.h., in völliger Ruhe übt jeder für sich selbst.

Eine Variante besteht darin, daß man bei den Gruppenzusammenkünften die Übungen von seiten des Übungsleiters laut vorsprechen läßt, evtl. mit einer reicheren Formulierung und plastischeren Ausgestaltung der zu verlebendigenden Vorstellungen. Hier handelt es sich nicht um ein Autogenes Trainieren im strengen Sinne, sondern um Übungsgruppen mit fremdsuggestiver Unterstützung. Wichtig bleibt trotzdem, daß man den Patienten auf seine Eigenverantwortlichkeit für den gesamten Übungsverlauf, der sich ja auch im wesentlichen zu Hause abspielt, hinweist (KITTMANN).

MIROWSKI und KELMAN, die Übersetzer unserer „Technik der Relaxation" ins Russische, haben in einem Anhang Beispiele für die gezielte Behandlung bestimmter Störungen gegeben, z.B. für eine Gruppe mit Schlafstörungen, genauer gesagt Einschlafstörungen:

Die Gesichtsmuskeln sind schlaff und entspannt.
Der Kiefer hängt schlaff herab.
Die Wangen hängen herab.
Die Augenlider sind erschlafft.
Die Lippen hängen herab.
Die Zunge ist schwer und groß.
Die Atmung ist gleichmäßig und fließend.
Frei und tief.
Rhythmisch und ruhig.
Gleichmäßig wiegt es mich.
Der ganze Körper ist entspannt und schlaff.
Schwer drückt es mich auf das Bett.
Ein angenehmes Gefühl der Ruhe und Entspannung.
Es umgibt mich
gleichsam eine dichte, undurchdringliche Wolke.
Dieser Zustand ist mir so angenehm.
Und alles ist mir gleichgültig.
Ich habe keine Lust zu denken.
Alles löst sich in angenehmer Wärme.

Di Pol und Mitarbeiter untersuchten drei Gruppen zu je 20 Patienten vergleichend: Gruppe A ohne fremdsuggestive Unterstützung, Gruppe B mit geringer fremdsuggestiver Unterstützung und Gruppe C mit intensiver fremdsuggestiver Unterstützung und anschaulicher Ausmalung der Übungsvorstellungen. Die Gruppen A und B unterschieden sich nicht voneinander, die Gruppe C mit fremdsuggestiver Unterstützung brauchte für die einzelnen Übungen und für das gesamte Training weniger Zeit bis zur Realisation, nämlich insgesamt nur 12 gegenüber 16 Wochen. Die Zahl der vorzeitigen Abbrüche war in der Gruppe C ebenfalls geringer (1:5 zu jeder der beiden anderen Gruppen). K. Müller führte nach drei Jahren eine katamnestische Befragung von Patienten, die in Übungsgruppen mit fremdsuggestiver Unterstützung trainiert hatten, durch. 80% antworteten. 80% davon übten nach drei Jahren immer noch selbständig, und zwar 60% mit sehr gutem bis gutem Erfolg. Reuter befragte nach der längeren Zeit von 4–10 Jahren 353 Patienten aus Übungsgruppen mit fremdsuggestiver Unterstützung. Allerdings antworteten nur 25%. Davon hatten 58% einen sehr guten bis guten Erfolg. 72% übten immer noch selbständig. Er fand jedoch signifikant bessere Ergebnisse bei 87 anderen Trainingspatienten mit Einzelunterweisung ohne fremdsuggestive Unterstützung, von denen 51% antworteten, in bezug auf den Erfolg (68%) und die selbständige Fortführung des Trainings (77%) nach 3–6 Jahren. Bei fremdsuggestiver Hilfe ergeben sich Störanfälligkeiten, z.B. durch den urlaubs- oder erkrankungsbedingten Wechsel des Übungsleiters. Dementsprechend wird man Vorsorge treffen durch Bereitstellung eines Tonbandes vom gewohnten Übungsleiter für dessen etwaige Abwesenheit. In der Tat sind die Reaktionen der Patienten besser darauf als auf einen Leiterwechsel.

Beispiele für Tonbandtraining:

„Das Training mit Tonband hat auf mich eine bessere Wirkung als die mündliche Ansage."

„Ich empfinde die Übertragung des Tonbandes mit den monotonen Nebengeräuschen gleichwertig, als wenn der Arzt spricht."

„Die Wirkung der Übungen ist gleich gut, ob durch Übertragung oder vom Arzt selbst gesprochen. Schwere und Wärme fühle ich sehr gut."

„Ich spüre dieselbe Wirkung auch ohne den Arzt."

„Die Gleichmäßigkeit der sprechenden Stimme erzeugte bei mir eine Schläfrigkeit."

„Über die Tonbandübertragung kann ich nur Gutes sagen. In der ersten Zeit hatte ich nicht die richtige Entspannung, aber jetzt habe ich den besten Erfolg damit. Ich wollte nur, man könnte es zu Hause haben. Kann man nicht die Entspannungsübung auf einer Langspielplatte aufnehmen lassen und zu Hause auf einen Plattenspieler übertragen lassen?"

„Übung wie immer gut verlaufen, Schwere und Wärme gut hervorgetreten, trotzdem ich mich noch nicht richtig an das Tonband gewöhnt habe."

„Wo ich die Übung alle Tage bei Dr. B. machte, merkte ich eine tiefere Wirkung."

Trainingszwischenfälle können sich aus *ungenügender Beendigung* ergeben, so daß die Armschwere nachwirkt und stört. Es entspricht dies einer mangelhaften Desuggestion bei der Hypnose. Bei der Wärmeübung, mehr noch bei der Stirnübung wurden *vasomotorische Störungen* beobachtet (Ohnmacht, Migräne, Angina pectoris). Vor der Stirnübung ist es erforderlich, die Patienten darauf hinzuweisen, daß keine eisige Kälte vorzustellen sei, sondern eine leichte Kühle wie nach Einreibung mit Kölnisch Wasser. Da in dem Versenkungszustand das Lagegefühl für den Körper schwindet oder gestört ist, können „*Ausgleichsbewegungen*“ auftreten, die wir z. B. im langsamen Erheben eines Armes bis in Kopfhöhe sahen, im Kopfseitneigen oder Schiefsitzen. Diese Erscheinungen sind harmlos. Einige Male versanken uns Patienten beim Autogenen Training in einen *Hypnosezustand*, u. a. eine früher Hypnotisierte, die den Satz: „Die Glieder sind schwer“ mißverstand in „Die Lider sind schwer“, womit seinerzeit bei ihr die Hypnosen eingeleitet worden waren. Die Patienten fallen dann dadurch auf, daß sie, während die anderen die Übung beendet haben, weiterschlafen. Es sind also nachdrücklichere Wecksuggestionen wie zur Beendigung einer Hypnose zu geben. Die Verwandtschaft zur Hypnose zeigt sich auch darin, daß im Autogenen Training *psychotische Dispositionen* aufsteigen können. Ein sonst unauffälliger Patient schrieb im Trainingsprotokoll: „Meine Aufmerksamkeit wird angezogen und abgestoßen wie die Rußteilchen im flüssigen Paraffin vom brennenden Docht einer Kerze.“ Dieses an sich gut beobachtete Bild ist für ein Trainingsprotokoll aber ungewöhnlich. Es tauchte der erste Verdacht auf eine beginnende Schizophrenie auf, was sich nach einiger Zeit auch bestätigte. Der Patient war natürlich vom Training sofort ausgeschlossen worden.

Man kann das Autogene Training noch erweitern durch die Einfügung weiterer gezielter Formeln: Formeln der Ruhe, Formeln gegen Schmerzen, Formeln gegen körperliche Störungen wie Schwitzen, Atemstörungen, Magenbeschwerden, Darmfunktionsstörungen, Schlafstörungen u. ä. Diese Formeln müssen zuvor mit dem Arzt abgesprochen werden, da ihre Zweckmäßigkeit auch diagnostisch abgesichert sein muß. Kleinsorge hat entsprechende Formeln in gezielter Weise auch ohne Anstreben des gesamten Programmes des Autogenen Trainings verwendet und sich auf die Schwere- und Wärmeübung als Grundlage beschränkt (gezieltes Organtraining). Mit formelhaften Vorsatzbildungen lassen sich aber auch andere Störungen angehen: Angst, Lampenfieber, Zwänge, Süchte, Störungen der Liebesfähigkeit, Hilfen bei Stottern, bei geistiger Arbeit, zum Anstreben bestimmter Verhaltensformen usw. Solche Formeln können beispielsweise lauten: Nichts kann mich stören – die Schmerzen sind weg – Schwitzen ist ganz gleichgültig – Atmung leicht und frei – und so ähnlich. Zahlreiche Beispiele für Formeln gibt Thomas. Beziehungen bestehen zur Methode der schmerzarmen Geburt (Read, Welwowski, Tschernow, Platonow, Lamaze, Roemer, Lukas, Prill).

Dem bisher geschilderten Verfahren ist von J. H. Schultz eine „Oberstufe“ des Autogenen Trainings hinzugefügt worden, die sich an Yoga-Vorbilder anlehnt und mit psychoanalytischen Gedankengängen mischt. Wir haben sie nicht angewandt und betrachten sie auch kritisch. Nach vollständiger Beherrschung der „Unterstufe“, so daß sich die Umschaltung in dem Trainingszustand schlagartig vollzieht, kann eine längere Meditation erfolgen. Bei den ersten Übungen handelt es sich dann um optische Erlebnisse, schließlich um die anschauliche Vorstellung bestimmter Objekte und letztlich um das Auftauchen von Symbolen für abstrakte Begriffe. J. H. Schultz, Thomas, Luthe, Wallnöfer u. a. bringen Beispiele für die therapeutische Nutzung.

Polzien hat als ein regelmäßiges Korrelat der Übungen eine Erhöhung der Hauttemperatur und ein Absinken der rektal gemessenen Kerntemperatur festgestellt. Drunkenmölle und Bartusch untersuchten an 17 Patienten vor und während der Wärmeübung des Autogenen Trainings venenverschlußplethysmographisch die

Durchblutung am rechten Arm. Es wurde eine Mehrdurchblutung von durchschnittlich 62% registriert. LANTZSCH und DRUNKENMÖLLE fanden mit der großen Kreislaufanalyse nach BROEMSER und RANKE, WEZLER und BÖGER während der kombinierten Extremitäten-Bauchübung des Autogenen Trainings eine signifikante Abnahme des peripheren Gesamtwiderstandes und deuteten diese als Ausdruck einer Öffnung der Gefäßperipherie. Die daraus resultierende Mehrdurchblutung wurde ermöglicht durch eine Zunahme des Herzzeitvolumens, und zwar überwiegend durch Steigerung des Schlagvolumens. Als sinnfälliger Ausdruck dieses vergrößerten Schlagvolumens ließ sich im Übungsmaximum bei der Blutdruckmessung eine vergrößerte Amplitude nachweisen. STOJANOW und HEIDRICH fanden im EEG während des Autogenen Trainings paroxysmal auftretende, partielle oder totale, verschieden lange dauernde Blockierungen des α-Rhythmus über allen Ableitungen, betont aber frontal, präzentral und parietal. Es erschienen weiterhin ϑ-Frequenzen mit flachen und größeren Amplituden sowie Perioden von δ-Wellen. Die Veränderungen traten meist einige Minuten nach dem Üben auf und zeigten im Verlauf des Trainings eine progressiv stärkere Zunahme, so daß sie im letzten Stadium des Trainings am deutlichsten zu finden waren. Die beobachteten Veränderungen nähern sich denjenigen, die man vor Erreichen des Tiefschlafes beobachten kann. Minderung des Patellarsehnenreflexes registrierte an 47 Probanden WALLNÖFER.

Welche gezielten Wirkungen bei verschiedenen körperlichen Störungen zu erreichen sind, ist am ausführlichsten und mit entsprechenden objektivierenden Untersuchungsbelegen von LUTHE zusammenfassend dargestellt worden. Er bereicherte die Methode auch durch eigene Entwicklungen, nämlich die *Autogene Neutralisation*, worunter die *Autogene Abreaktion* und die *Autogene Verbalisation* zur retrospektiven bzw. prospektiven Affektbefreiung zusammengefaßt sind. Diese Verfahren werden mit dem Autogenen Training und der Autogenen Meditation unter der Bezeichnung *Autogene Therapie* vereinigt.

In jüngster Zeit sind Entspannungsübungen dadurch beschleunigt worden, daß der Grad des objektiven Erfolges dem Patienten sofort laufend angezeigt wird. Dies geschieht durch eine sinnfällige Darbietung der Ergebnisse des automatisch registrierten Pulses, Blutdrucks, Ekg, Atemvorgangs, EMG, EEG u. ä. (Biofeedback). Einen auch kritischen Überblick und Erfahrungsbericht gaben jüngst BUSCH und EICHHORN.

Psychokatharsis

Die Psychokatharsis nach BREUER ist eine der theoretisch interessantesten psychotherapeutischen Methoden. Sie erweist sich immer wieder als ein Durchgangsstadium der Psychotherapie und deren äußerer und innerer Bedingungen (ATANASOW, TASCHEV). Äußerlich besteht sie in der Entladung eines chronischen Affektzustandes. Ausgelöst wird diese Reaktion durch Auftretenlassen der affektauslösenden Erinnerungen in einem Zustand eingeschränkter Kritikfähigkeit, in dem diese Erinnerungen für gegenwärtige Erlebnisse gehalten werden. Dafür eignet sich die Herbeiführung eines entspannten Dösens, wo, wie auch sonst im Halbschlaf, die Vorstellungen auf die Stufe traumbildhafter Wahrnehmungen absinken können unter Verlust der Realitätskritik und der zeitlichen Orientiertheit; dafür eignet sich im gleichen Sinne die Hypnose, und dafür eignet sich auch das Exzitationsstadium einer Narkose, in dem ebenfalls die Realitätskritik und momentane Orientiertheit weitgehend eingebüßt wird unter emotionaler Enthemmung. Es ist großes Gewicht darauf zu legen, daß dabei trotzdem der Gesprächskontakt zwischen Patient und Arzt nicht verlorengeht und daß der Arzt dadurch einen steuernden Einfluß auf den ganzen Vorgang behält. Tatsächlich ist diese Einbeziehung des Arztes in das sich entwickelnde Erlebnis des Patienten ohne weiteres möglich. Wir haben im Kapitel über das Schlafwandeln berichtet, wie man selbst mit einem im Traum redenden Schläfer ein Gespräch anknüpfen und dieses lenken kann. Die führende Rolle des Arztes besteht in der Hinlenkung auf die affektauslösenden Erinnerungen, in der Anfachung des Affektes (keineswegs ist beides immer nötig) und vor allem in der eventuell erforderlichen Abbremsung und Ablenkung. Die Reaktion des Patienten kann sich nämlich bis zu schweren Affektausbrüchen steigern, in denen das Mobiliar des Raumes gefährdet ist. Bei entsprechend Disponierten wurde auch Übergang in Dämmerzustände beobachtet, die dann nicht mehr steuerbar sind, ja die Auslösung eines neuen Schubes einer Psychose. Wenn das auch äußerst selten eine Rolle spielt, so zeigt sich doch die Notwendigkeit, durch eine sorgfältige Familien- und Eigenanamnese wie auch im persönlichen Gespräch mit dem Patienten seine Reaktionsweisen zu klären und Ungeeignete von vornherein von dieser affektlösenden Behandlung auszuschalten. Wie man es vom Exzitationsstadium der Narkose her kennt, haben die emotionalen Enthemmungen eine sehr unterschiedliche Ausprägung und verlaufen nicht selten relativ ruhig. Die Indikation zur Psychokatharsis stellen einmalige, schwere psychische Traumen dar oder unkomplizierte, massive Konflikte, die zu einer bleibenden, affektbedingten Funktionsstörung geführt haben. Als Beispiel sei auf die schlagartige Beseitigung einer seit 4 Jahren bestehenden Impotenz verwiesen (Fall auf S. 423). Bis hin zum zentral fixierten Phantomschmerz (Winkler u. Lensler) sind Heilungen in ähnlicher Form beobachtet worden. In anderen Fällen sind Wiederholungen nötig, und es haben sich vereinzelt bis über 100 Sitzungen als nützlich gezeigt.

Die Nachwirkung des zugrunde liegenden Erlebnisses kann überhaupt sehr unterschiedlich sein. Manche Patienten sind sich über das traumatisierende Erlebnis völlig im klaren und erleben auch den Affekt sozusagen ständig. Speer schildert den Fall eines Matrosen, der als Zitterer zu ihm kam; eine kurze Unterhaltung deckte eine seit Jahren bestehende, kaum beherrschte Wut gegen Vorgesetzte auf. In einer zweimaligen Psychokatharsis kam es zu wilden Affektausbrüchen, danach war der Patient bleibend von seinem Zittern befreit. Nachbeobachtungszeit 25 Jahre. In anderen Fällen erinnert sich der Patient wohl des zeitlich mit dem Beginn seiner Erkrankung zusammenfallenden, traumatisierenden Erlebnisses, er spürt aber gegenwärtig nichts mehr von dem Affekt, trotzdem besteht die affektbedingte körperliche Störung. Das schon genannte Beispiel einer mehrjährigen Impotenz gehört hierher, die auf einmalige Katharsis geheilt war. Schließlich gibt es Patienten, die nur das krankhafte Symptom haben, im übrigen weder sich des auslösenden Ereignisses erinnern, noch einen nachwirkenden Affekt spüren, wenigstens im normalen Wachzustande. Als

Beispiel hierfür müssen wir den historischen Fall der Anna O. anführen, der zum Ausgangspunkt von BREUERS Psychokatharsis und von FREUDS Psychoanalyse wurde. BREUER hatte ein tüchtiges und begabtes 21jähriges Mädchen in Behandlung, das an nervösem Husten, Sehstörungen, zeitweiser Taubheit, Lähmung und Zuständen von Bewußtseinstrübung litt. In solchen Zuständen murmelte sie einzelne Worte. Man konnte es dahin bringen, daß sie so ganze Erlebnisse berichtete. Da sich daraufhin Besserungen zeigten, führte BREUER diese Form der Behandlung systematisch weiter mit dem Ergebnis, daß nach und nach alle Krankheitserscheinungen verschwanden. Bei den zutage geförderten Erlebnissen handelte es sich um belastende Ereignisse, die bei der Betreuung des kranken Vaters eingetreten waren.

BREUER hatte diese Behandlung 1880–1882 durchgeführt und dann dem Studenten FREUD davon erzählt. Eine Veröffentlichung erschien erst 1893, und zwar auf Drängen FREUDS, der inzwischen, nämlich erst seit 1890 „bei jedem Falle von Hysterie", bei dem diese Behandlungsmethode angewendet werden konnte, eine Bestätigung der Breuerschen Beobachtungen gefunden hatte. Die gemeinsame Publikation („Über den psychischen Mechanismus hysterischer Phänomene") hat durch die dort entwickelten theoretischen Gedankengänge eine nachhaltige Wirkung entfaltet. Zwei Jahre später folgten ebenfalls in gemeinschaftlicher Veröffentlichung, aber mit getrennt dargelegten Ansichten die „Studien über Hysterie". Ausgehend von dem Fall der Anna O. und gleichartigen Beobachtungen wurden die psychogenen Krankheitserscheinungen durch abnorme Innervation erklärt, die von einem „*eingeklemmten Affekt*" ausgingen. Affekte bedürften einer bewußten Verarbeitung. Ist diese gehindert, so lebe der Affekt „eingeklemmt" fort und führe zu Fehlinnervationen auf körperlichem Gebiet (*Konversion*) oder auf psychischem Gebiet in Form von Zwangsvorstellungen (*Substitution*). Diese Innervationsstörungen verschwänden erst, wenn der Affekt „abreagiert" werde oder, noch besser, wenn seine Energien höheren kulturellen Leistungen zugeleitet würden (*Sublimation*). Zu beidem sei das *Bewußtwerden* des Affektes mit dem ihn begründenden traumatisierenden Erlebnis notwendig. Warum dieses überhaupt von der normalen, bewußten Verarbeitung ausgeschlossen sei, darüber waren sich FREUD und BREUER nicht einig. FREUD erklärte es psychologisch: „Eine unangenehme Erinnerung werde *ins Unbewußte verdrängt*." BREUER akzeptierte diese psychologisierende Ansicht nicht, sondern beharrte auf einer mehr physiologischen Auffassung: Die Schwere des traumatisierenden Ereignisses selbst hätte zu einem Versagen der geistigen Funktionen geführt, das Erlebnis sei primär *in einem hypnoiden Zustand* aufgenommen worden und lebe unter Amnesie fort. (Wir erinnern an unsere einschlägigen Feststellungen über posthypnotische Amnesie, über das Unbewußte und über Primitivreaktionen.)

Wir haben bereits zum Ausdruck gebracht (S. 100), daß unsere Beobachtungen weitestgehend der Auffassung BREUERS recht geben. Beide aber entgingen nicht der Gefahr der vorschnellen Verallgemeinerung ihrer bis dahin nur an wenigen Fällen, wenn auch durchaus redlich erarbeiteten Theorien. Besonders auf FREUD muß in diesem Zusammenhang noch weiter eingegangen werden, der von seiner hier angegebenen Grundposition aus die Psychoanalyse entwickelte (S. 141). Unter dem Zwang der theoretischen Forderung nach verdrängten und unbewußten Ursachen hat er die traumatisierenden Ereignisse allgemein zurückgeführt auf hintergründige Kindheitserlebnisse sexueller Natur, er erblickte dann in den normalen Hemmungen den Beweis eines verdrängenden Widerstandes und gab fast Vergessenes als Verdrängtes aus. Daß es hier an einem kritischen Maß mangelte, ist hinsichtlich der Rolle der Sexualität heute allgemein anerkannt; hinsichtlich der Rolle der Verdrängung ins Unbewußte wissen wir uns mit einem so erfahrenen Autor wie SCHULTZ-HENCKE einig, der in seinem ,,Lehrbuch der analytischen Psychotherapie" feststellt: ,,Es handelt sich im Mittel und überwiegend tatsächlich um traumatische Ereignisse. Aber es handelt sich um Mikrotraumen in der Regel. Es handelt sich um Vergessen. Das gilt auch heute noch. Aber dieses Vergessen ist Begleitumstand und nicht etwa zentrale Gegebenheit. Es handelt sich um Gehemmtheiten im wesentlichen und nicht um Verdrängung; und es handelt sich beim Gros der Neurosen mehr um Folgeerscheinungen und deren Gewicht als um die Gehemmtheit selbst." Durch umfangreiche kritische Beobachtung hat sich also auch im Rahmen der psychoanalytischen Methodik die theoretische Grundkonzeption FREUDS als unhaltbar erwiesen. Wohlgemerkt betrifft dies seine doktrinären Verallgemeinerungen und einseitigen Gewaltsamkeiten. Weder bestreiten wir die Richtigkeit seiner Vorstellungen für einzelne Fälle, noch liegt uns gar daran, die historische Größe dieser bahnbrechenden Arztpersönlichkeit zu schmälern. Es ist aber nicht zu verkennen, daß seine theoretischen Ausgangsvorstellungen auf dem Boden einer unkritischen Einstellung heute noch vielfältig fortexistieren.

Was speziell die Erfolge der theoretisch so bedeutsam gewordenen Psychokatharsis angeht, so ist die Emporförderung *unbewußter* Erlebnisse durchaus nicht nötig. Das zeigen die angeführten Beispiele des Wutzitterns und der Impotenz.

• Wir hatten ein begabtes junges Mädchen in Behandlung, das an Zuständen von Bewußtseinstrübung mit Auftauchen bestimmter Erinnerungen und Übergang in Dämmerzustände litt, seitdem sie ihren Bräutigam bei einer mutigen Rettungstat in einem brennenden Hause unter der zusammenstürzenden Treppe zu Tode kommen sah. Die Primitivreaktionen traten etwa zweimal täglich auf. Nach einer einmaligen Psychokatharsis – die nur das auch im Wachzustand der Patientin Bekannte erbrachte – verminderte sich die Anfallshäufigkeit schlagartig auf zwei in der Woche. Die Behandlung erfolgte kombiniert psychagogisch und entspannend weiter, mit vollem Erfolg. Die Patientin blieb in der Nachbeobachtungszeit von 14 Jahren erscheinungsfrei und vertritt in angesehener Stellung einen akademischen Beruf.

Auch das Vorhandensein eines ,,eingeklemmten Affektes" ist keine Vorbedingung für den Erfolg. Im Fall auf S. 423 Mitte nehmen wir jedenfalls an, daß die Impotenz nur unter dem einige Tage nachklingenden, akuten Angstzustand eintrat, dann aber, wie so häufig, durch Wiederversagensfurcht unterhalten wurde. Leider läßt sich die Wirkung der suggestiven und kathartischen Komponente bei der Behandlung hier nicht sicher trennen (was für die ,,Psychokatharsis" fast allgemein gilt). Ohne Frage können suggestive Momente die entscheidende Rolle spielen. In anderen Fällen sehen wir bei der sogenannten Katharsis das bloße Wiederkäuen eines die Erinnerung belastenden Erlebnisses als therapeutisch wirksam an; denn mit der Wiederholung wird schließlich alles langweiliger und affektärmer. Wieder bei anderen nutzt die Abreaktion allein gar nichts, sondern es ist eine rationale Bewältigung des Konfliktes nötig.

Protreptik

Die Protreptik nach Kretschmer eignet sich bei gewissen Primitivreaktionen zur Wiederherstellung des Normalzustandes. Es handelt sich also um die Umschaltung vom phylogenetisch und ontogenetisch niederen Wollenstypus, dem „hypobulischen", auf den zweckgeleiteten Willen (βουλή). Entsprechend der tierischen bzw. kindischen Form des zu bändigenden Wollenstypus erfolgt das Vorgehen in Form kurzer, scharfer Zurufe, festen Zufassens und, wenn nötig, kurzer Schmerzreize. Das Verfahren entspricht sachlich der Dressur, z.B. eines störrischen Pferdes (προτρέπω = ich lenke vorwärts). Zur Aktivierung des denkenden Wollens gibt man den Zurufen Inhalte wie „Mitmachen!". Bei stuporösen Zuständen mit mangelnder Ansprechbarkeit beginnt man mit Wortreizen eingeschliffenster Art wie z.B.: „Eins! – Zwei!" und unterstützt in ständiger Wiederholung dies durch scharfe Bewegungen. Illustrierende Beispiele bieten unsere Fälle auf S. 525 mit Abb. 126, S. 527 und 504 oben.

Verhaltenstherapie

Unter der Bezeichnung Verhaltenstherapie werden zahlreiche und sehr voneinander abweichende Methoden zusammengefaßt, die nur das gemeinsam haben, daß sie von der naturwissenschaftlich-experimentell orientierten Lernpsychologie ausgehen. Dabei ist zu berücksichtigen, daß es heute noch keine einheitliche Lerntheorie gibt, sondern eine Anzahl verschiedener Lernmodelle oder -theorien nebeneinander. Der Brückenschlag von der Psychologie des Lernens zur klinischen Psychologie erfolgt also jeweils von einzelnen Fakten aus, die als lernpsychologisch gesichert angesehen werden. Es geht dann um die Nutzung lernpsychologischer Gesetzmäßigkeiten beim Verlernen von unangepaßten Verhaltensweisen und beim Erlernen angepaßter Verhaltensweisen. Die wichtigsten Beiträge stammen hierfür von Dunlap, Wolpe, Eysenck und Skinner. Nach ihrer Auffassung besteht eine neurotische Störung lediglich aus dem Symptom. Dieses wurde erworben wie irgendeine andere Verhaltensweise und wird als modifizierbar betrachtet durch Lernvorgänge. Dem therapeutischen Vorgehen werden Regeln der experimentellen Lernpsychologie zugrunde gelegt.

Einem Patienten mit Stottern, Tic oder Onychophagie wird etwa aufgetragen, zweimal täglich 15 Minuten seine Störung willkürlich zu imitieren. Es geschieht das in der bewußten Absicht, zunächst die Beherrschung der Störung zu erlernen, um es später dann eben nicht mehr so zu machen. (Therapie durch negative Übung nach Dunlap.) Nach einer Behandlungsdauer von einem Viertel- bis einem halben Jahr sollen die Erfolge eintreten. Leider liegen genaue Fallbeschreibungen nicht vor.

Patienten mit Angstzuständen werden aufgefordert, eine Liste aller Situationen, die Angst auslösend wirkten, aufzustellen, und zwar in einer Rangfolge. Der Patient wird dann in ein Entspannungstraining eingeführt, und zwar in das nach Jacobson, bei dem die verschiedenen Muskelpartien des Körpers systematisch entspannt werden. So beginnt eine „systematische Desensitivierung auf Entspannungsbasis" (Wolpe). Der Patient soll sich in maximal entspanntem Zustand den schwächsten der Angstreize vorstellen. Kommt es zu Angstreaktionen, muß er seine Aufmerksamkeit von dieser Vorstellung abwenden und sich wieder völlig entspannen. Dies wird ständig wiederholt, bis eine angstfreie Vorstellung der Szene möglich ist. Danach wird zu dem nächsten Reiz in der Rangordnung übergegangen und dies fortschreitend bis zur stärksten Reizsituation. Nach durchschnittlich 15 Sitzungen ist dann kein Auftreten von Angst mehr festzustellen, und auch in der Lebenswirklichkeit sollen diese Reize dann ihre Wirkung verloren haben. Eine andere Methode besteht darin, den Patienten mittels Handelektroden zu faradisieren. Er soll, wenn ihm das unangenehm wird, laut „ruhig!" sagen. Bei diesem Stichwort wird die Stromzufuhr beendet. Nach einer Reihe von Trainingssitzungen, in denen dieser Vorgang jeweils mehrfach wiederholt wurde, haben solche Patienten häufig die Fähigkeit gewonnen, durch das bloße Aussprechen des Wortes „ruhig!" Angstgefühle herabzusetzen. – Bei der hysterischen Anästhesie einer Hand reagiert diese nicht auf einen elektrischen Schock, die normale Hand selbstverständlich mit Zurückziehen. Wird nun die Schockzuführung so gestaltet, daß den ersten Stromschlag die anästhesierte Hand bekommt und bald darauf die Normalhand den zweiten, so wirkt der erste Schlag wie ein Signalreiz. Tatsächlich wird nach einigen Übungen die normale Hand bereits zurückgezogen, wenn die hysterisch anästhetische Hand geschockt wird. Das bedeutet den Durchbruch zur Wiederherstellung der Sensibilität auf der gestörten Seite. Der südafrikanische Psychiater WOLPE hat eine ganze Reihe verschiedener Einzelmethoden angeführt. Hauptsächlich handelt es sich dabei um die Verwendung der „reziproken Hemmung" wie im ersten Beispiel, d.h., es wird ein Funktionszustand hergestellt (Entspannung), der mit der Störung nicht vereinbar ist (Angst), und beim Auftreten des störungsauslösenden Reizes wird die andere, hemmende Reaktion in dominierender Form herbeigeführt.

EYSENCK hat keine neuen verhaltenstherapeutischen Techniken angegeben, aber er hat seine publizistischen Fähigkeiten zu einer so eindrucksvollen Propagierung der Verhaltenstherapie genutzt, daß diese durch ihn erst der weiteren Fachwelt bekannt wurde. Ein Kernsatz seines mit RACHMAN herausgegebenen Buches „Neurosen – Ursachen und Heilmethoden" lautet: „Man beseitige das Symptom, und man hat die Neurose zum Verschwinden gebracht!" Die wichtigsten Unterschiede zur Psychoanalyse stellt er in folgender Form gegenüber:

Psychotherapie (Psychoanalyse)	**Verhaltenstherapie**
1. Begründet auf einer widerspruchsvollen Theorie, die niemals angemessen axiomatisch formuliert wurde.	1. Begründet auf einer durchgängigen, angemessen formulierten Theorie, die zu überprüfbaren Deduktionen führt.
2. Abgeleitet von klinischen Beobachtungen, ohne die notwendigen Kontrollbeobachtungen oder Experimente.	2. Abgeleitet von experimentellen Untersuchungen, die spezifisch geplant wurden, um die Grundannahmen und die weiteren Deduktionen zu überprüfen.
3. Sieht Symptome als sichtbare Entladungen unbewußter Ursachen („Komplexe") an.	3. Sieht Symptome als unangepaßte bedingte Reaktionen an.

4. Betrachtet Symptome als Beweis einer Verdrängung.	4. Betrachtet Symptome als Beweis falschen Lernens.
5. Glaubt, daß Symptomatologie durch Verteidigungsmechanismen determiniert ist.	5. Glaubt, daß Symptomatologie durch individuelle Unterschiede der Konditionierbarkeit, der vegetativen Labilität und auch durch zufällige Umweltbedingungen bestimmt ist.
6. Jede Behandlung neurotischer Störungen muß lebensgeschichtlich begründet sein.	6. Jede Behandlung neurotischer Störungen hat es mit in der Gegenwart vorhandenen Gewohnheiten zu tun. Die lebensgeschichtliche Entwicklung ist größtenteils irrelevant.
7. Heilungen werden durch Behandlung der zugrunde liegenden (unbewußten) dynamischen Faktoren, nicht hingegen durch Behandlung des Symptoms selbst erreicht.	7. Heilungen werden durch Behandlung des Symptoms selbst erreicht, d.h. durch Löschung unangepaßter und Aufbau erwünschter bedingter Reaktionen.
8. Die Deutung von Symptomen, Träumen, Handlungen usw. bildet ein wichtiges Element der Behandlung.	8. Die Deutung ist selbst dann irrelevant, wenn sie nicht völlig subjektiv und falsch ist.
9. Symptombehandlung führt zum Entstehen neuer Symptome.	9. Symptombehandlung führt zu anhaltenden Besserungen, vorausgesetzt, daß sowohl vegetative als auch bedingte Reflexe des Bewegungsapparates gelöscht werden.
10. Eine „Übertragung" ist für die Heilung neurotischer Störungen wesentlich.	10. Persönliche Beziehungen sind für die Heilung neurotischer Störungen nicht wesentlich, obgleich sie unter Umständen nützlich sein können.

In unseren Augen ist diese Gegenüberstellung eine Quittung, die die Psychoanalyse dafür erhält, daß sie sich – sogar im Gegensatz zu Freud – zu einer Lehre von „der" Neurose entwickelt hat und in einer durch nichts berechtigten Verallgemeinerung alles nach einem Schema zu erklären sucht. Was ihr hier entgegengehalten wird als eine andere Auffassung „der" Neurose und ihrer Therapie ist nach ihrem Vorbilde genauso einseitig. Wir stimmen mit Blöschl, die eine kritische Übersicht über die Grundlagen und Methoden der Verhaltenstherapie zusammengestellt hat, darin überein, daß es beim gegenwärtigen Stande der Erfahrungen nicht sinnvoll sein kann, vorschnell zu verallgemeinern, wie dies sogar verschiedene Verfechter verhaltenstherapeutischer Methoden gegeneinander tun. Die Frage, welcher Methode bei welchen Fällen die höhere Erfolgswahrscheinlichkeit zukommt, ist ganz unzureichend beachtet worden. In eine solche Prüfung sind natürlich sämtliche psychotherapeutischen Methoden einzubeziehen, und dies ist eine der wichtigsten wissenschaftlichen Aufgaben auf dem Gebiet der Neurosenbehandlung. Ähnlich urteilt Guensberger.

Bezüglich der Verhaltenstherapie wurden positive Erfahrungen von psychomotorischen, sensiblen und psychischen Störungen berichtet einschließlich Adipositas, vereinzelt auch von psychisch bedingten Funktionsstörungen an inneren Organen (z.B. Hypertonie). Allgemein ist eine Beschränkung auf Fälle mit einer sehr umschriebenen Symptomatik festzustellen. Es ist aber keineswegs gesagt, daß mit den bisherigen Therapieversuchen die Anwendungsbreite der Methode schon erschöpft ist. Wir möchten in diesem Fall darauf hinweisen, daß es sich beim Autogenen Training und der Hypnose im Grunde genommen um nichts anderes als um eine Verhaltenstherapie mit bedingt-reflektorischen Mitteln handelt, nur daß die angewandten Reize (Worte, Vorstellungen, angeborene Auslöser des Ausdrucks) in ihrer Funktion als verhaltensteuernde Signalreize erkannt werden müssen. Aber auch gröbere Reize, wie den elektrischen Strom, haben wir selbst in durchaus verhaltenstherapeutischem Sinne angewandt (s. Abb. 113, S. 417). Auch an anderen Beispielen wird der Leser auf ähnliche Verfahrensweisen stoßen. Sie ergaben sich uns aus der Kenntnis der Physiologie der höheren Nerventätigkeit nach PAWLOW, deren Beziehungen zur Lerntheorie wir schon im Kapitel über die erworbenen Verhaltensweisen genannt haben.

Individualtherapie

Unter Individualtherapie der Neurosen versteht LEONHARD nicht die individuelle Behandlung jedes Patienten, die ja selbstverständlich ist, sondern die Behandlung der Individualität seiner Neurose. Bei *zwangsneurotischen* Entwicklungen steht die Ablenkung im Vordergrund, die der Patient für sich selbst erlernen muß. Im Zusammenhang damit wird eine Umgewöhnung eingeleitet, die den Patienten mit dem, was er fürchtet, vertraut macht. Beim *Schreibkrampf* oder *Stottern* usw. werden die Patienten angehalten, sehr viel zu schreiben und zu reden. Dies geschieht mit der Absicht, daß die Aufmerksamkeit des Betreffenden schließlich geringer und damit die ungestörte Fähigkeit des Schreibens und Sprechens deutlicher wird. Bei *Anorexia nervosa* wird das Essen mit größter Konsequenz erzwungen, bis die Patienten nachgeben. Dann brauchten die Patienten nur noch wöchentlich ihre Gewichtszunahme zu beweisen, jedoch unter der Gewißheit, daß die Zwangsernährung wieder eintritt, wenn keine Fortschritte zu verzeichnen sind. *Hypochondrische* Neurosen werden durch Ablenkung und ausgiebigen Sport behandelt. Den Patienten mit einer *vegetativen Labilität* wird erklärt, daß man nicht die Absicht und auch nicht die Fähigkeit hat, diese vegetativen Beschwerden zu heilen, daß diese aber auch mit einer Krankheit gar nichts zu tun hätten, sondern der normale Ausdruck eines etwas empfindlichen Nervensystems sind. Bei *Hysterikern* wird die Symptomatik suggestiv angegangen, dann ihre Konfliktlage durch klärende Gespräche erhellt und ihnen allmählich erklärt, daß sie an sich völlig gesund seien, aber nicht gesund sein wollen. In möglichst schonender Weise werden „goldene Brücken“ gebaut, aber an der genannten Beurteilung ihres Krankseins kein Zweifel gelassen. Da es sich hier ausgesprochen um das Krankengut des Psychiaters, nicht des Internisten und des Allgemeinmediziners handelt, mögen diese Hinweise genügen. Eine ausführliche Darstellung gibt LEONHARD mit seinen Mitarbeitern (MÜLLER, HAAS u.a.) in dem Lehrbuch der Individualtherapie der Neurosen, das durch die Darstellung von Einzelfällen wie auch durch eine statistische Zusammenstellung der Ergebnisse gründlich über die Methode informiert.

Milieu- und Arbeitstherapie

Der Ausgangspunkt einer psychogenen Erkrankung liegt häufig in den festgefahrenen Lebensumständen, in denen sich ein Patient befindet. Manchmal lassen sich diese ändern, meist sind dabei beträchtliche Schwierigkeiten zu überwinden. Es kann sich dabei um Änderungen im Beruf handeln, um die Ordnung häuslicher Verhältnisse, um die Schaffung hinreichender Freizeit oder ähnliches. Auch die Verordnung von Spaziergängen durch die freie Natur mit ihren günstigen Wirkungen z.B. auf die Koronardurchblutung (Abb. 86) rechnen wir zur Milieutherapie. Das Dringen auf Urlaub bei ausspannungslos Tätigen oder bei ausgepumpten Hausmüttern zählt hierher. Ebenso Verschickungen zur Erholungskur, aber auch Kuraufenthalte, die man dem Patienten in der stillen Absicht empfiehlt, daß er dort einen Partner finden möge, der ihn aus seiner gewollten Vereinsamung nach Enttäuschungen oder Todesfällen herausholt. Ausgeprägte vegetative Funktionsstörungen können ja mit dem Augenblick verschwinden, wo eine Kurfreundschaft geschlossen wird. Es muß dies durchaus nicht auf bloß subjektive Änderungen bezogen werden. Die Affektivität und ihre durchgreifende Umgestaltung ist nicht etwas bloß Subjektives! Schließlich muß auch die Arbeitstherapie genannt werden, die im Rahmen der ambulanten Psychotherapie nur bedeutet, daß wir einen Patienten zur Aufnahme eines regelrechten Arbeitsverhältnisses zu bewegen suchen. Isolierung, Selbstwertzweifel, Leere, unter Umständen auch Sinnmangel des individuellen Lebens geben die Indikationen dafür ab. Bei stationärer Arbeitstherapie werden die vorhandenen sozial wertvollen Eigenschaften zielbewußt belebt und entwickelt, wodurch diese Behandlungsart sich von dem analysierenden Zergliedern und Beschäftigen mit Abnormem deutlich abhebt.

Schlaftherapie

Anknüpfungspunkt für diese Behandlungsform waren die theoretischen Arbeiten PAWLOWS. Er betrachtete den Schlaf als Hemmungszustand der Großhirnrinde und bezeichnete mit dem Ausdruck Schutzhemmung seine physiologische Funktion der Einregulierung pathologisch gestörter kortikaler Prozesse. Der Heilschlaf wird sowohl nach traumatischen Hirnschädigungen als auch nach neurotischen Störungen der höheren Nerventätigkeit mit Auswirkungen auf die vegetativ innervierten Organe angewandt. Die größten Erfahrungen darin hat die sowjetische Medizin. Es gibt Autoren, die über Beobachtungszahlen von 1000 Patienten und mehr berichten.

Beteiligt sind hierbei psychiatrische, innere, chirurgische, geburtshilfliche und dermatologische Einrichtungen, aber auch andere Fächer. Als erfolgversprechendste Indikationen werden angegeben: Stenokardie, funktionelle Durchblutungsstörungen, Hypertonie, Hypotonie, Asthma bronchiale, Ulcus ventriculi, Enuresis nocturna, Schwangerschaftstoxikosen, Ekzeme, Neurodermitis, Pruritus, primär-chronische Polyarthritis, postoperative Schmerzzustände, Phantomschmerz, Stottern, Chorea minor, traumatische Hirnschäden, Schlaflosigkeit und Schwächezustände. Iwanow-Smolenski äußert sich jedoch kritisch: Die Anwendung der Schlaftherapie über die Grenzen jener Indikationen hinaus, die von Pawlow selbst angegeben worden sind, ihre Anwendung ohne ausreichende pathogenetische Begründung und insbesondere ohne Verbindung mit der Lehre Pawlows über die Schutzhemmung würde nur zu einer Verwässerung dieser wertvollen therapeutischen Methode führen.

Die Herbeiführung des therapeutischen Schlafes ist auf verschiedenen Wegen möglich. Ursprünglich und auch heute noch am häufigsten erfolgt sie medikamentös. Früher diente dazu in erster Linie Brom, heute Phenobarbital (Lepinal) in einer potenzierenden Kombination mit Phenothiazinderivaten (Propaphenin, Prothazin usw.). Die Dosierung ist abhängig von dem gesetzten Ziel der Schlafbehandlung. Sie kann verstanden werden als ein Dauerschlaf, der täglich nur einige Male kurz zum Essen und zur Verrichtung der wichtigsten Notwendigkeiten unterbrochen wird. Bei dieser Form der Durchführung befindet sich der Patient nach unserer Erfahrung mehr in einer Intoxikation als in einer erholsamen Ruhe. Eine andere Zielvorstellung strebt nach täglich etwa 12 Stunden Bettruhe, wobei es genügt, wenn der Patient einen großen Teil dieser Zeit nur döst. Das theoretisch erforderliche Ziel längeren Schlafens wird damit meist nicht erreicht. Die Dosierung der Medikamente ist aber entsprechend niedriger. Der Patient wird in den Zwischenzeiten auch zu einer leichten Gymnastik angehalten. Wegen einer nicht seltenen Hypotonie ist jedoch eine ständige Beaufsichtigung dabei nötig und eine Begleitung des Patienten durch Pflegepersonal auf allen Gängen außerhalb des Bettes. Die Patienten mit einer medikamentös erzwungenen verlängerten Ruhigstellung bedürfen auch sorgfältiger psychischer Beobachtung.

Eine andere Möglichkeit der Herbeiführung verlängerten Schlafes wird durch Bieten monotoner Reize genutzt: Verdunkelter Raum mit rhythmischem Aufleuchten eines schwachen Lämpchens, Regengeräusche vom Tonband u.ä. Auch die bedingtreflektorische Einleitung des Schlafes ist geübt worden. Beispielsweise wird dem Patienten einige Tage ein Schlafmittel gegeben, jedoch dann an dessen Stelle ein Placebo. Von Zeit zu Zeit wird die Placebogabe durch Darreichung des echten Schlafmittels bekräftigt. Die Wirksamkeit dieser beiden Verfahren hat verhältnismäßig enge Grenzen.

Als weitere Methode wurde der *Elektroschlaf* eingeführt. Man legt dem Patienten eine Anode an das Mastoid und Kathoden mit Hilfe einer Art Brille über die geschlossenen Augen. Mit Hilfe eines Impulsgenerators werden Rechteckimpulse oder solche von einer bestimmten Trapezform mit einer Dauer von 0,1–50 ms und einer Frequenz von 5–120 Hertz abgegeben. Die Stromstärken betragen maximal etwa 400 µA. Wir selbst erzielten damit keine überzeugenden Ergebnisse. Auch andere Autoren kamen zu der Feststellung, daß eine Schlafinduktion beinahe gleich häufig erzielt wird, wenn kein Strom fließt. WAGENEDER berichtet, daß sich im EEG die typischen Zeichen eines leichten Schlafes registrieren ließen, jedoch bei der Kontrollgruppe ebenso häufig wie bei der Versuchsgruppe. Im Tierexperiment und bei stereotaktischen Operationen am Menschen konnte mittels eingeführter Elektroden nachgewiesen werden, daß der zugeführte Strom die zerebralen Strukturen tatsächlich passiert. Im Stammhirn scheint die Stromdichte besonders groß zu sein (SANCES). Bemerkenswerterweise sind Besserungen körperlicher Beschwerden in der Gruppe der mit Strom Behandelten beobachtet worden, nicht in der Kontrollgruppe ohne eingeschalteten Strom. Es wird diskutiert, ob die therapeutische Wirkung gar nicht durch die Vermittlung des Schlafzustandes, sondern unmittelbar durch die elektrische Durchströmung zustande kommt. Daher plädieren verschiedene Autoren auch dafür, die Bezeichnung Elektroschlaf durch eine andere zu ersetzen (FÖRSTER).

Die seit einem Vierteljahrhundert geübte Schlaftherapie kam eine Zeitlang recht in Mode. Sie wurde wie jede neue Therapie auf ihre Anwendungsmöglichkeiten nach allen Seiten hin geprüft. Eine Reduzierung auf strengere Indikationsstellungen, wie sie sich in der vorhin angeführten Bemerkung von IWANOW-SMOLENSKI ausdrückt, konnte nicht ausbleiben. In Grenzen angewandt hat der verlängerte Schlaf aber einen gewissen Nutzen bei Patienten, die in psychisch oder vegetativ übererregtem Zustand zur Behandlung kommen und erst einmal Abstand von den sie bedrängenden Problemen gewinnen müssen. Entscheidend ist dann, daß die Lösung dieser Probleme sich sobald als möglich durch eine geeignete Psychotherapie anschließt. Andernfalls würde der Patient in die alten Schwierigkeiten zurückkehren und binnen kurzem gar kein Effekt der Schlafbehandlung mehr zu verzeichnen sein.

Die Vorstellung von Laien, die aus Alltagshetze und Nachtlärm kommend, sich gern einmal überdimensional ausschlafen möchten und meinen, hierzu diene die Schlaftherapie, leiden an einer ähnlichen Selbsttäuschung wie ein Ausgehungerter, der glaubt, daß er sich nach einer überdimensionierten Mahlzeit besonders wohlfühlen würde, und dann würde es schon wieder eine Weile gehen. Solche Phantasien haben mit einer gesunden Lebensregelung nichts zu tun.

Ein nicht geringer Teil unserer Psychotherapiepatienten mit Problemen, Konflikten, Sorgen, Erschöpfungszuständen leidet an einem chronischen Schlafdefizit. Die Anamnese gibt darüber Auskunft. Für solche Patienten ist es nicht nur ein Bedürfnis, sondern auch eine therapeutische Notwendigkeit, daß sie wieder richtig ausschlafen. Dazu ist aber keine Inanspruchnahme unserer stationären Einrichtungen notwendig, ohne die eine reguläre Schlaftherapie im obengenannten Sinne niemals durchgeführt werden kann. Es genügt vielmehr, durch die dem Arzte zur Verfügung stehenden Möglichkeiten dem Patienten vorübergehend zu Hause zu einem gründlichen Ausschlafen zu verhelfen. Auch hier ist der bleibende Erfolg abhängig von einer Lösung der Probleme durch entsprechende psychotherapeutische Hilfen und von einer Regelung der Lebensgewohnheiten. Werden solche Patienten mit Schlafdefizit aus anderen Gründen zur stationären Psychotherapie aufgenommen, so ist für sie genügend Zeit für einen natürlichen verlängerten Schlaf unter Abschirmung von störenden Licht- und Geräuschreizen therapeutisch wichtig. Es bedarf dabei weder einer medikamentösen, noch sonst einer Unterstützung. Sofern nicht eine spezielle Schlafstörung vorliegt, wie wir sie in dem entsprechenden Kapitel behandelt haben, wird in einer verhältnismäßig kurzen Zeit der völlig ausgeruhte Patient des Schlafraumes überdrüssig und zeigt Aktivitäten, die vernünftigerweise sofort der eigentlichen Behandlung zugute kommen sollten.

Aktive Bewegungstherapie

Gymnastik, Atemgymnastik, leichter Sport und Wanderungen sind in der Psychotherapie nur Hilfsmethoden. Sie spielen besonders in der stationären Psychotherapie eine Rolle und stützen sich dann auf die Mitwirkung einer ausgebildeten Heilgymnastin. Die Übungen können in verschiedenen Zielrichtungen eingesetzt werden. Erstens zur Behandlung der gestörten Funktion. Ein Beispiel dafür wäre die Atemtherapie bei Asthma bronchiale. Die atemtherapeutischen Maßnahmen entsprechen den Regeln dieser Therapie, wie sie auch außerhalb der Psychotherapie beachtet werden. Zweitens kann man auf die Haltung des Patienten abzielen, und zwar in der doppelten Bedeutung dieses Wortes. Ein Mutloser und Enttäuschter läßt Kopf, Schultern und Arme hängen, ist schlaff in seinen Bewegungen und in seinem Händedruck. Die Aktivierung kann psychisch, aber auch körperlich erfolgen, letzteres schneller, ersteres mit nachhaltigerer Wirkung. Hier kann die aktive Bewegungstherapie die Psychotherapie in sinnvoller Weise unterstützen und ergänzen. Eine dritte Zielrichtung sucht das Mißverhältnis zwischen sympathikoner Leistungseinstellung bei vielen Psychotherapiepatienten und bewegungsarmer Lebensführung aufzuheben. Wir hatten schon darauf hingewiesen, daß jede Leistungseinstellung mit einer Adrenalinausschüttung einhergeht und zu einer vermehrten Herzleistung und Blutumverteilung zugunsten der arbeitenden Muskulatur führt. Gibt es keine arbeitende Muskulatur, so kommt es zu einem sinnwidrigen Anarbeiten des Herzens gegen einen allgemein verengten Kreislauf und zur Blutdrucksteigerung. Körperleistungen können dies auch über die unmittelbare Anspannung hinaus ausgleichen und solche Herzfrequenz- und Blutdrucksteigerungen normalisieren. Auch ohne diese spezielle Störung pflegen Psychotherapiepatienten in ihrer Verstrickung mit Konflikten zu wenig auf die Erhaltung ihrer körperlichen Leistungsfähigkeit zu achten. Enke und Wittich fanden unter 84 Psychotherapiepatienten bei zwei Dritteln zu kleine Herzvolumina und einen herabgesetzten O_2-Puls im Vergleich zu Durchschnittswerten der Bevölkerung unter Berücksichtigung von Gewicht und Körperoberfläche. Das heißt, die nachweisbare Funktionsstörung in der Herz-Kreislauf-Leistung ist bei Neurotikern noch häufiger als entsprechende subjektive Beschwerdekomplexe. Es ist sinnvoll, während der Behandlungszeit die Patienten in moderne Übungsformen zur Rekonditionierung einzuführen. Hiermit ist das Intervalltraining im Sinne von Reindell u.a. gemeint. Es basiert auf der Erkenntnis, daß kurzdauernde Einzelbelastungen von 1 Minute Dauer mit nachfolgender Pause von wieder etwa 1 Minute einen optimalen Reiz auf die Muskulatur des Herzens und des Skeletts ausüben. Dies hängt damit zusammen, daß der spezifische Reiz auf das Herz nicht während der Belastung, sondern durch das vergrößerte Schlagvolumen während der Pause ausgeübt wird. Ob die Übungen im Laufen, Schwimmen, Radfahren, Ballspiel oder ähnlichem bestehen, ist dabei gleichgültig. Entscheidend ist, daß in entsprechend kurzen Zeitabständen maximale Anspannungen und Pausen abwechseln. Bei einer Vergleichsuntersuchung zwischen einer Gruppe normaltrainierter und intervalltrainierter Psychotherapiepatienten fanden Enke und Wittich eine Vergrößerung des Herzvolumens bei Intervalltrainierten um 6%, bei Normaltrainierten um 2%. Die je Pulsschlag aufgenommene Sauerstoffmenge im steady state, d.h. der O_2-Puls, verbesserte sich bei Normaltrainierten um 4%, bei Intervalltrainierten um 14%. Wenn wir also die körperliche Verfassung unserer Patienten heben wollen, so sollte dies mit den derzeit besten Methoden geschehen, die sich ja wegen ihrer Effizienz im Leistungssport durchgesetzt haben. Wenn wir auch mit unseren Psychotherapiepatienten in keiner Weise Leistungssport betreiben, so vermitteln wir doch unseren Patienten die wirksamste Möglichkeit körperlicher Kräftigung in bemessener Zeit. Das tägliche Intervalltraining während der stationären Psychotherapie soll eine halbe Stunde jeweils nicht überschreiten.

Eine vierte Zielsetzung hat die Bewegungstherapie in der gemeinschaftsbildenden Wirkung von gymnastischen Partnerübungen, sportlichen Spielen und Wanderungen. Für Kontaktgestörte bietet sich uns hier eine weitere Möglichkeit, ihnen zur Überwindung ihrer Isoliertheit zu helfen und ihnen Erfahrungen im hilfreichen, rivalisierenden und entspannten Umgang mit anderen zu vermitteln.

Musik in der Therapie

Musik ist Affektausdruck. Affekte sind bei dem gesellschaftlich lebenden Wesen Mensch von Natur aus ansteckend. Die Beeinflussung der Affektivität durch Musik kann die Darbietung nachhaltig überdauern. Die Anwendung der Musik als psychotherapeutische Methode ist unseres Wissens zuerst vor 3000 Jahren bezeugt, und zwar in dem biblischen Bericht (1. Sam. 16): „Der Geist aber des Herrn wich von Saul, und ein böser Geist vom Herrn machte ihn sehr unruhig. Da sprachen die Knechte Sauls zu ihm: Siehe, ein böser Geist von Gott macht dich sehr unruhig; unser Herr sage seinen Knechten, die vor ihm stehen, daß sie einen Mann suchen, der auf der Harfe wohl spielen könne, auf daß, wenn der böse Geist Gottes über dich kommt, er mit seiner Hand spiele, daß es besser mit dir werde ... Wenn nun der Geist Gottes über Saul kam, so nahm David die Harfe und spielte mit seiner Hand; so erquickte sich Saul, und es ward besser mit ihm." Wir übergehen weitere Berichte aus dem Altertum und Mittelalter. Der unwissentliche Entdecker des Hypnotismus und damit Begründer der methodischen Psychotherapie, Dr. Mesmer, ließ seine „magnetischen" Behandlungen von Musik begleiten, und zwar auf der Glasharmonika, dem Cembalo, der Flöte oder mit Gesang. Schon 1745 hatte Nicolai ein Buch veröffentlicht, über „Die Verbindung der Musik mit der Arzney Gelahrtheit". Er erklärte darin, daß die Musik nicht nur Melancholie vertreiben, sondern auch innere Krankheiten heilen, Fieber vertreiben und Schmerzen mindern könne. Der große Hufeland verordnete sich selbst Musik, als er nach einer „Hirnentzündung" eine krankhafte Reizbarkeit zurückbehielt, und zwar Harfenmusik. Nachdem ihn vorher

Strohknistern aus der Fassung bringen konnte, verlor sich jetzt seine Reizbarkeit in wenigen Tagen. „Die Krämpfe ließen nach, die Magenschmerzen nach der Nahrungsaufnahme verschwanden." Um die Jahrhundertwende minderte RODT das Exzitationsstadium der Narkose durch Musik, heute ist das Verfahren in vielen chirurgischen Kliniken Amerikas als fester Bestandteil der modernen Narkosetechnik üblich und obliegt dem Anästhesisten (KLOSE). KIRSCHNER wandte Musik bei Operationen in örtlicher Betäubung an. Er ließ ferner die Heilgymnastik bei Musik vornehmen. In vielen Krankenhäusern ist das Bringen von Chorgesängen beliebt oder von Blaskonzerten auf dem Klinikshof. In zahlreichen Sanatorien wird die musikalische Beeinflussung der Patienten mit Geschick gepflegt. Frankreich, Polen, Österreich, Jugoslawien, die Niederlande und England besitzen Forschungsstellen, die sich mit der therapeutischen Anwendungsmöglichkeit der Musik befassen. In der BRD hat TEIRICH diese Behandlungsmethode bekannt gemacht. In der DDR haben sich CH. KOHLER und SCHWABE um die Musiktherapie besondere Verdienste erworben.

Daß die Musik die Herzfrequenz, den Blutdruck, die Atmung, die Hirndurchblutung usw. beeinflußt, bedarf keiner besonderen Betonung für den, der in jedem Affekt eine koordinierte animalisch-vegetative Gesamtreaktion erblickt, deren motorische Äußerung lediglich unterdrückt ist durch wohlerzogene Selbstbeherrschung. Eine unmittelbare, sozusagen gesetzmäßige Verknüpfung bestimmter Musikformen mit bestimmten vegetativen Folgen hat man nicht zu erwarten, da die Musik über die Affektivität wirkt, deren Ausgangslage über die Reaktion auf ein Musikstück entscheidet. Der psychologische Aspekt ist hier der wesentliche. Wir verknüpfen in unserer psychotherapeutischen Ambulanz das fremdsuggestiv unterstützte Autogene Training mit Musik. Der Vorteil liegt darin, daß die eben aus der Arbeitsstelle ankommenden Patienten dadurch viel wirksamer von nachklingenden Alltagserlebnissen gelöst werden, daß ferner die organismische Umschaltung im Autogenen Training (J. H. SCHULTZ) durch die musikalische Erweiterung der affektiven Ansprechbarkeit rascher und weitgehender gelingt. Natürlich nicht bei allen Patienten; für manche ist die Musik gleichgültig. Nur einmal empfand sie bei uns jemand als störend, ein ältliches Fräulein. Selbstverständlich ist die Auswahl der dargebotenen Musikstücke von großer Wichtigkeit. Für unsere Zwecke kommen nur ruhige, leichteingängige Melodien in Frage. Musikstücke, die starke Assoziationen auslösen, muß man vermeiden, z.B. das bei besonderen Lebensanlässen oft gespielte Largo von HÄNDEL oder das mit seinem Titel sehr bekannte „Ases Tod" (Abb. 94). Wir bevorzugen während des Autogenen Trainings die Air aus der Suite D-Dur von J. S. BACH. Der Trainingsleiter muß sich mit seinem Sprechen der Musik einfühlend anpassen.

SCHWABE unterscheidet in der Zielstellung die *reaktive* Musiktherapie zur Auslösung einer affekt-dynamischen Reaktion, die *kommunikative* Therapie zur Entwicklung einer therapeutischen Beziehung und die *regulative* Therapie mit dem Ziel der Harmonisierung der psychophysischen Gesamtpersönlichkeit. Er führt als Beispiel für die reaktive Therapie den 1. Satz von BEETHOVENS 5. Sinfonie an, den 2. Satz von SCHUMANNS 4. Sinfonie und den 1. Satz von TSCHAIKOWSKIS Klavierkonzert b-Moll. Für die kommunikative Therapie wird BEETHOVENS Romanze für Violine und Orchester F-Dur angegeben, der 2. und 3. Satz des Violinkonzerts e-Moll von MENDELSSOHN BARTHOLDY und der 2. Satz aus MOZARTS Serenade „Eine kleine

Nachtmusik". Zur regulativen Musiktherapie sind als bewährte Beispiele der 1. Satz von MOZARTS Klarinettenquintett A-Dur genannt, der 2. Satz aus seiner Sinfonie A-Dur, der 1. Satz aus HAYDNS Sinfonie Nr. 100, der 1. Satz aus BEETHOVENS Sinfonie Nr. 6, Pastorale, und der 2. Satz aus dem Violinkonzert e-Moll von MENDELSSOHN BARTHOLDY. Für eine fortgeschrittene Behandlungsphase wird auch beispielsweise BACHS Konzert für 2 Violinen und Orchester d-Moll angeführt. Bemühungen, die musikalischen Qualitäten verschiedener Musikstücke in einem Koordinatensystem oder graphisch darzustellen, sind von mehreren Autoren in dem von KOHLER herausgegebenen Buch „Musiktherapie" dargestellt. Dort sind auch Untersuchungsergebnisse über den Einfluß der Musik auf die Motorik, das Ekg, das Spirogramm, das EEG, den Lidschlag, den galvanischen Hautreflex und den Blutdruck demonstriert. Erwartungsgemäß zeigte sich kein linearer Zusammenhang zwischen der Variation des Erlebens und den physiologischen Variablen. Gegenüber der Einzeltherapie bietet die Gruppenmusiktherapie besondere Möglichkeiten. Kurz zusammengefaßt werden sie von KOHLER folgendermaßen charakterisiert. Die Wirkungsmöglichkeit bei der Einzelmusiktherapie sind: nonverbale Förderung der therapeutischen Bindung, emotionale Aktivierung von Erlebnissen, antriebssteigernde Wirkungseffekte zur Überwindung neurotischer Gehemmtheiten, Neubelebung von Interessen, Erweiterung der ästhetischen Erlebnisfähigkeit, psychophysische Regulierung, Differenzierung der nonverbalen Kommunikation als Voraussetzung für eine sozial adaptierte verbale Kommunikation, Stärkung des Selbstwerterlebens über bewältigte nonverbale Kommunikation. Darüber hinausgehend bietet die Gruppenmusiktherapie: das Einordnen in gemeinsamen Handlungsvollzug, verstärktes Geborgenheitserleben, Überwindung der Ichgerichtetheit durch gemeinschaftsbezogene Tätigkeit, ein soziales Übungsfeld für spontanes Agieren.

Freie Improvisation

Alle psychotherapeutischen Methoden gehen letztlich auf glückliche Einfälle einzelner Ärzte zurück, und es gibt keinen Grund zu der Annahme, daß keine guten Ideen weiter möglich seien. Wenn auch nicht jedesmal eine große Methode für Forschung und Lehre daraus entspringt, so sind doch gerade im konkreten Einzelfall individuell angemessene Maßnahmen gelegentlich von Vorteil. Als Beispiel sei etwa auf Fall S. 415 unten verwiesen, wo wir einer mutlosen und verlangsamten Patientin unverhofft einen Eimer Wasser übergegossen haben, der wachgerufenen Affektivität EUGEN ROTHS „Wunderdoktor" bereitgelegt hatten, über dessen Zeilen die Tränen bald in helles Lachen übergingen, und wo ein Fangballspiel aus dem Stegreif die körperliche Wendigkeit wiederherstellte. Diese Improvisation ist natürlich nur aus einer sicheren psychologischen Abschätzung der Reaktionsweise dieser einen Patientin zu verstehen. Sie läßt sich nicht nutzbringend verallgemeinern, sondern würde in den meisten anderen Fällen nur Krach und Ärger auslösen. Damit sind Nutzen, Voraussetzung und Gefahr der freien Improvisation gekennzeichnet. Man wird nur in wohlbegründeten Ausnahmefällen von den allgemein bewährten Methoden abgehen.

Medikamente und Psychotherapie

Zur Prüfung der Leistungsfähigkeit einer psychotherapeutischen Methode meiden wir die Kombination mit anderen therapeutischen Mitteln, wie das für jede kritische Prüfung einer Arzneiform nötig ist. Abgesehen von diesen wissenschaftlichen Untersuchungen gilt aber die Devise, dem Patienten so schnell und wirksam wie möglich zu helfen. Unter diesem Gesichtspunkt gibt es keinen Grund, bei einer notwendigen Psychotherapie auf medikamentöse Hilfen zu verzichten. LEONHARD sieht es geradezu als Zeichen einer außenseiterischen Einseitigkeit an, wenn man entweder nur mit Psychotherapie oder nur mit Medikamenten behandelt, nicht aber beides nutzt. WENDT weist darauf hin, daß sich in der Neurose häufig psychische Bedingungen mit somatischen Dispositionen verknüpfen; und je weniger „rein" eine Neurose ist, um so stärker ist auch die Notwendigkeit der Kombination mit anderen Behandlungsmethoden.

Eine Sonderstellung nehmen jedoch die psychotropen Pharmaka ein. Wenn eine aufwendige Psychotherapie überhaupt notwendig ist, dann müssen alle anderen Maßnahmen in die Rolle von Hilfsmethoden zurücktreten. Diese können nützlich sein, aber sie dürfen vor allem die Hauptmethode nicht stören. Bei der Anwendung von Sedativa, Ataraktika (Tranquilizer) und Neuroleptika ist das jedoch der Fall. Patienten, denen wir wegen des Gebrauchs solcher Medikamente das Autofahren untersagen müssen, sind auch keine umsichtigen Gesprächspartner und für die Konzentration beim Autogenen Training oder der Hypnose ungeeignet. Die emotionale Gleichgültigkeit, zu der solche Präparate verhelfen, bildet keine günstige Voraussetzung für die Auseinandersetzung mit schwierigen Lebensproblemen. Selbst die Verordnung anderer Medikamente lenkt manchen Psychotherapiepatienten davon ab, seine Eigenverantwortlichkeit für die Lösung bestimmter Probleme uneingeschränkt zu sehen. Manche Patienten, die dem ausweichen wollen, lenken gerne selbst davon ab und begründen das Fortbestehen von Krankheit und Krankheitsgewinn mit der Unwirksamkeit verordneter Medikamente. Es gilt also, sehr sorgfältig abzuwägen, und eine Polypragmasie verträgt sich keinesfalls mit psychotherapeutischen Bemühungen.

Wir verordnen Psychopharmaka bei neurotischen Störungen nur in folgenden Situationen:

a) wenn die Selbstheilungstendenz kräftig ist und eine vorübergehende Affektdämpfung zur Durchbrechung eines circulus vitiosus nützlich ist und ausreichen kann;
b) wenn eine Zeit überbrückt werden soll bis zur Aufnahme einer an sich indizierten, aber nicht sofort möglichen Psychotherapie;
c) wenn emotionelle Übererregtheit einer psychotherapeutischen Behandlung störend im Wege steht und damit eine bessere Ausgangslage geschaffen werden kann;
d) bei ärztlicher Resignation, wenn eine kausale Behandlung sich als unmöglich erweist. Unter keinen Umständen darf man von vornherein resigniert sein. Selbst mit den einfachsten Formen einer Psychotherapie, wie sie jeder Arzt ausüben kann, ist in der Regel mehr zu erreichen als durch eine Dauerbehandlung mit Psychopharmaka. Hieraus entwickelt sich außerdem Suchtgefahr, die nächst den

Barbituraten auch bei den Ataraktika besteht. Die verfehlte Therapie wird ersichtlich, wenn das Absetzen des Medikamentes anfängt, Schwierigkeiten zu machen. Ataraktika sollen höchstens 4 Wochen gegeben werden.

Nicht ein Zeichen strenger Indikationsstellung, sondern Ausdruck ärztlicher Bequemlichkeit ist die Verordnung der genannten Medikamente in einem Maße, daß sie eine Spitzenstellung in der Verordnungshäufigkeit einnehmen. Verschrieben werden sie seltener bei ernsthaften Krankheiten, dagegen häufig bei Patienten, die man als eine crux medicorum bezeichnen muß. Mit ihnen lassen sich aber psychische Probleme nicht lösen. Sie machen den an sich schon psychisch nicht stabilen Patienten häufig nur noch von einem Medikament abhängig, und aus dem Gebrauch wird nicht selten Mißbrauch. Im Grunde ist die reichliche Verordnung von Ataraktika ein ärztliches Armutszeugnis. Selbst bei Psychosen begnügt man sich nicht mit Medikamenten (Bierer).

Wenn unter den oben angegebenen Indikationen psychisch ausgelöste Störungen behandelt werden sollen, die sich mit starken vegetativen Erscheinungen äußern, so ist Phenobarbital (Lepinal, Lepinaletten) indiziert, weil dieses Medikament nicht nur eine psychisch *sedierende* Wirkung hat, sondern auch die vegetativen Stammhirnzentren hemmt. In diesem Fall ist seine Kombination mit hemmenden Stoffen auf den Sympathikus und Parasympathikus häufig vorzuziehen und das Neo-Secatropin zu wählen.

Unter den Psychopharmaka im engeren Sinne haben die *Neuroleptika* auch noch eine dämpfende Wirkung auf das vegetative System. Hauptvertreter ist das Chlorpromazin (Propaphenin). Es dämpft vor allem die affektive Resonanz, wirkt schlaffördernd und ist bekannt wegen seiner potenzierenden Wirkung bei gleichzeitiger Gabe von Sedativa, Analgetika oder Hypnotika. Die ambulante Anwendung ist heikel und hierfür das Promazin (Sinophenin) als mildes zentralnervöses Beruhigungs- und vegetatives Dämpfungsmittel vorzuziehen. Andere Phenothiazinderivate spielen in unserem Zusammenhang kaum eine Rolle (Marophen, Prothazin, Frenolon). Nur auf die zentral dämpfenden, psychisch unerwünschten Nebenwirkungen des Reserpin (Rausedan, Rauwasan, Rauwocomb) sei wegen seiner weiten Verbreitung hingewiesen.

Die *Ataraktika* (*Tranquilizer*) haben eine größere Bedeutung, da sie zentral beruhigend und affektiv entspannend wirken bei wesentlich geringeren Nebenwirkungen. Die Gefahr einer Potenzierung mit Alkohol, Narkotika oder Schlafmitteln ist jedoch gegeben. Das Meprobamat ist ein bekannter Vertreter. Die sedierende Komponente steht im Vordergrund bei Nitrazepam (Radedorm) und Diazepam (Faustan), am wenigsten bei Medazepam (Rudotel), das mehr angstlösend wirkt. Eine Mittelstellung nimmt Chlordiazepoxid (Radepur) ein.

Thymoleptika wie Imipramin (Melipramin) können bei Erkrankungen mit depressiven Begleitsymptomen leichten Grades nützlich sein. Die Hauptanwendung liegt wie auch die Betreuung aller ernsteren Depressionen aber in der Hand des Psychiaters.

Die Verordnung von *Psychotonika* bei Erschöpfungszuständen und zur Leistungsstimulation ist abzulehnen. Das Methamphetamin (Pervitin) unterliegt wegen der

Suchtgefährdung der Betäubungsmittelverordnung. Es bewirkt das Gegenteil dessen, was wir therapeutisch erzielen wollen, nämlich eine natürliche Erholung und eine darauf basierende Leistungssteigerung.

Abschließend sei noch die frühere Anwendung von *Narkotika* in der Psychotherapie zur Narkohypnose und Narkoanalyse erwähnt. In beiden Fällen wurde der Exitationszustand vor Eintritt der Tiefennarkose genutzt und zu erhalten versucht. Dies geschah im Ätherrausch oder unter gefühlvoll dosierter Anwendung intravenöser Kurznarkotika. Schon vor der Einführung der modernen Narkoseverfahren ohne ausgeprägtes Exitationsstadium spielten diese Methoden nur eine geringe und zurückgehende Rolle. Die **Narkohypnose** sollte bei sehr nüchternen und nicht hypnotisierbaren Patienten noch zu einem Erfolg führen. Tatsächlich hat diese Methode das auch geleistet. Ich erinnere mich eines Patienten von KLEINSORGE, eines trockenen Rechnungsführers, mit so ausgeprägter Oesophagusachalasie, daß ihm eine Magenfistel zur künstlichen Ernährung angelegt worden war. Alle Bemühungen, eine Hypnose einzuleiten, waren bei ihm vergeblich, bis im narkotischen Rausch wenigstens eine leichte Emotionalität enthemmt werden konnte. Unter der danach erfolgreichen Hypnosebehandlung besserte sich die Kardiapassage so, daß der Patient sich wieder oral ernähren konnte.

Die **Narkoanalyse** sollte, mit dem Einverständnis des Patienten vorgenommen, dessen Äußerungsfähigkeit erleichtern und verbessern. Es gab Autoren, die keine Bedenken hatten, ganze analytische Sitzungen so durchzuführen. Wegen der damit verbundenen Suchtgefahr verdiente das natürlich schärfste Ablehnung. Als kurz angewandte diagnostische Methode brachte sie gelegentlich mit im Rauschzustand gefallenen Äußerungen Anknüpfungspunkte für die spätere Führung des klärenden Gespräches.

Verwandt ist die **Narkokatharsis**. Sie diente den gleichen Zwecken wie die Psychokatharsis und sollte diese nur durch die Enthemmung im narkotischen Rausch begünstigen. Ein Beispiel dafür bieten die Fälle auf S. 295 und S. 423 Mitte.

Zusammenarbeit zwischen Arzt und Psychologen

FREUD hatte, von der ärztlichen Wissenschaft überwiegend abgelehnt, die Psychotherapie in der Hand freipraktizierender Psychologen gutgeheißen. Unsere Stellungnahme hiergegen findet seine Begründung in dem, was am Schluß des Kapitels „Häufigste Fehldiagnosen" gesagt ist (S. 174/176). Auch die Gesellschaft für ärztliche Psychotherapie vertritt diesen ablehnenden Standpunkt. Eine völlig andere Frage stellt die räumliche Zusammenarbeit des Arztes mit dem Psychologen dar. Hauptgrundsatz ist dabei die Verantwortung des Arztes und Entscheidung über die Krankenbehandlung. Die diagnostische Kontrolle, Verlaufs- und Erfolgsbeurteilung, welche die ganze Behandlung begleitet, kann ohnehin nur vom Arzt vorgenommen werden. Seine Stellung zum Psychologen wie zum Chemiker und Physiker kann nach den Erfahrungen mit den akademischen Mitarbeitern unserer Klinik nur in Form kollegialer Zusammenarbeit fruchtbar werden, durch wissenschaftlichen Gedankenaustausch und eine gegenseitige Nutzung der Fachkenntnisse. Im Ergebnis können schließlich dem klinischen Psychologen psychodiagnostische und für den Einzelfall abgesprochene psychotherapeutische Aufgaben übertragen werden. Wir haben damit gute Erfahrungen gemacht. Für testpsychologische Untersuchungen kann er unentbehrlich sein. Eine direkte Notwendigkeit zur Mitarbeit akademisch ausgebildeter Psychologen ergibt sich für gewisse psychologische Aspekte der psychotherapeutischen Forschung. Aber die wirkliche Zusammenarbeit muß gewahrt sein. Der Arzt kann dem Psychologen die Psychotherapie genausowenig überlassen wie dem Physiker die Physiotherapie oder dem Chemiker die Chemotherapie. Die echten Leistungen für die Medizin hat Szewczyk jüngst im einzelnen dargelegt.

Prognostik

Prognostische Hinweise für einzelne Krankheitsbilder finden sich im speziellen Teil dieses Buches. Hier seien die wichtigsten allgemeinen Gesichtspunkte zusammengefaßt:

Die Selbstheilungstendenzen psychogener Erkrankungen nehmen mit fortschreitender Chronifizierung ab (Abb. 71 auf S. 273).

Die Chronifizierung psychogener Erkrankungen kann durch breite Psychotherapie vermindert werden (Abb. 71 auf S. 273).

Je breiter die Psychotherapie angelegt wird, je weniger man sich also nur günstige Fälle herauspickt, desto bemerklicher wird zunächst eine Zunahme der Schwierigkeiten und eine Abnahme der Behandlungsaussichten.

Von allen Patienten, bei denen eine spezielle Psychotherapie eingeleitet wird – einschließlich der vorzeitig Abbrechenden und unter Zuzählung der unbekannten Ergebnisse zu den Mißerfolgen – hat die Hälfte ein sehr gutes und gutes Ergebnis. (Bloße Besserungen sind hier nicht zugerechnet.)

Bei den konsequent Behandelten ergaben sich in unserem internistischen Krankengut 86% Soforterfolge und 62% Dauererfolge (Tab. 21 auf S. 283).

Dauerhafter Eintritt der Arbeitsfähigkeit durch die Psychotherapie wurde bei 58% der vorher Arbeitsunfähigen erreicht (Abb. 73 auf S. 276).

Die Erfolgsquote der repräsentativen psychotherapeutischen Behandlungsmethoden liegt (Abbrüche eingerechnet) bei 50%, ausgenommen die Suggestivtherapie, die fast 75% Erfolge bei internistischem Krankengut hat (Tab. 17 auf S. 279).

Eine Kombination von zwei oder mehr psychotherapeutischen Verfahren hat wesentlich höhere Erfolgsaussichten als die meisten Einzelverfahren (Tab. 17).

Der Dauererfolg ist mit abhängig von einer Festigung des Erreichten über den ersten Eintritt des Erfolges hinaus.

Nach Behandlungsabschluß erfolgen Weiterentwicklungen nicht nur im Sinne eines Absinkens, sondern z.T. auch eines weiteren Fortschrittes. Ältere Patienten bleiben häufiger auf der Stufe des Erreichten stehen.

Die Erfolgsaussichten nehmen mit wachsendem Alter in gewissen Grenzen ab (Abb. 75 auf S. 278).

Frauen haben etwas mehr Soforterfolge als Männer, die aber um soviel weniger anhalten, so daß das Dauerergebnis bei beiden Geschlechtern gleich ist (Tab. 15).

Psychogene Störungen an vegetativ versorgten Organen haben schlechtere Behandlungsaussichten als andere psychogene Störungen (Blindheit, Lähmungen usw.), wie auch andere Autoren fanden.

Bei psychischen Fehlentwicklungen vermindern sich die Erfolgsaussichten, je weiter die Fehlentwicklung in die Lebensgeschichte zurückreicht.

Bei psychischen Fehlveranlagungen schwinden die Erfolgsaussichten mit dem Grade der Ausprägung der Psychopathie.

Die Behandlungsergebnisse bei vorzeitigem Abbruch sind im Durchschnitt halb so gut wie die bei konsequenter Behandlung (Tab. 19 auf S. 281).

Ein Drittel der ambulanten Psychotherapiepatienten bricht die Behandlung vorzeitig ab.

Der vorzeitige Abbruch ist bei Männern und Frauen, in den verschiedenen Altersklassen und Berufsgruppen, bei psychogen und nichtpsychogen Erkrankten gleich häufig.

Der vorzeitige Abbruch ist statistisch signifikant von der Behandlungsmethode abhängig. Die meisten Abbrüche kommen beim Autogenen Training vor, die wenigsten bei Kombination mehrerer Verfahren (Tab. 18 auf S. 281).

Überforderte brechen die Behandlung fast immer vorzeitig ab.

Neurosenprophylaxe

Man würde sich sehr täuschen, wenn man die Neurosenprophylaxe im wesentlichen noch als einen Wunsch für die Zukunft betrachtet und den gegenwärtigen Mangel daran beklagt. Das Gegenteil ist richtig. Sehr umfangreiche Bestrebungen dienen der Neurosenprophylaxe, wenn auch nicht unter diesem Namen und nicht unter voller Berücksichtigung dieses Zieles. Hierzu gehört ein beträchtlicher Teil des *pädagogischen* Wissens und Handelns während der Vorschul-, Schul- und Ausbildungszeit. Die *Sexualerziehung* und auch z. T. die Hinführung auf die Ehe erfolgt erfahrungsgemäß ganz überwiegend durch Bücher. Das echte Interesse an solcher Literatur ist groß, und es stehen auch ausgezeichnete Informationsschriften dafür zur Verfügung. Eine Fülle neurosenprophylaktischer Maßnahmen beobachten wir im *Berufsleben*. Der Vereinsamung und Nichtbeachtung im Massenbetrieb wirkt die Bildung sozialistischer Brigaden und Kollektive entgegen. Die im kapitalistischen System als Neurosenursache häufig beobachtete Sorge um den Arbeitsplatz ist bei uns durch verfassungsmäßige Garantien aufgehoben. Information und Mitbestimmung haben einen tiefgehenden Einfluß auf die Einstellung zur Arbeit und zum Betrieb. Die Bemühungen um das Betriebsklima und die Leitungsformen sind von nicht zu unterschätzender neurosenprophylaktischer Bedeutung. Die *Persönlichkeitsbildung* im Rahmen gesellschaftlicher und kultureller Einrichtungen muß ebenfalls genannt werden.

Vielseitige Anregungen und Angebote zur *Freizeitgestaltung* gehören nicht minder dazu. Der *Sport* erfüllt eine gar nicht hoch genug zu schätzende Ventilfunktion für kämpferische Ambitionen. Die Sättigung abenteuerlichen Erlebnishungers wird durch Fernsehen, Kino, Reisemöglichkeiten usw. weitgehend befriedigt. Auch die Ausbildung ansprechender *Umgangsformen* ist neurosenprophylaktisch wirksam; vor allem aber das Ideal der verantwortungsbewußten und gerecht denkenden Persönlichkeit.

Eine ganz besonders wichtige Position im Rahmen der Neurosenprophylaxe nimmt das *Elternhaus* ein, in positiver wie in negativer Bedeutung. Die wissenschaftlichen Kenntnisse über seine Rolle sind den meisten Eltern nicht bekannt. Verglichen mit der Entwicklung der schulischen Pädagogik, der Sexualerziehung, der Berufsgestaltung, der gesellschaftlichen Lebensformen, der kulturellen Möglichkeiten und der Freizeitausgestaltung ist das Elternhaus relativ wenig weitergekommen. Wo es intakt ist, hat sich seine hohe neurosenprophylaktische Bedeutung in breitem Umfange erwiesen. Ist dies aber nicht der Fall, treten die Schäden im Hinblick auf die Neurosendisposition mit überzeugender Eindringlichkeit zutage (SCHINDLER). Daher sind alle Bemühungen um eine klarere Erkenntnis der Verantwortung und jede informatorische Hilfe besonders beachtenswert. Es gibt verständnisvolle Bücher, über deren Breitenwirkung aber bisher wenig Überzeugendes gesagt werden kann. Wirksam dürfte die Behandlung von Erziehungs- und Elternhausproblemen im Fernsehen sein. In der BRD ist ein anderer bemerkenswerter Versuch der Neurosenprophylaxe im Elternhaus angelaufen. Von der Geburt eines Kindes an wird den Eltern in Abständen bis zur Pubertät eine ansehnliche Anzahl allgemeinverständlicher Druckbriefe zugesandt, unter dem Namen Peter-Pelikan-Briefe. In diesen werden die dem jeweiligen Alter des Kindes entsprechenden Hinweise und Ratschläge gegeben. Die ärztlichen Erfahrungen aus der Neurosenbehandlung finden hier besondere Berücksichtigung. Die Verteilung der Informationen erfolgt durch Vermittlung der Standesämter. Inhaltlich lassen sich die Mitteilungen natürlich nicht einfach übernehmen. Die kritische Betrachtung läßt aber sicher erkennen, daß hier ein Gedanke zur Neurosenprophylaxe an einem besonders wichtigen Punkt verwirklicht worden ist und eine Anregung bietet.

Zur Entspannung und als Prophylaktikum gegen vegetative Funktionsstörungen wird das *Autogene Training* auch von Gesunden genutzt. Vielerorts werden entsprechende Kurse angeboten und kommen verbreiteten Wünschen entgegen. Examenskandidaten, Manager, Künstler, Sportler, Kosmonauten wenden es an, Arbeiter auf der sowjetischen Fischfangflotte. In Japan finden ähnliche Übungen (Zen-Schule) großen Zuspruch.

Psychotherapie in Zahlen (Statistik)

Psychotherapiepatienten, die nicht in oder neben der Sprechstunde von den Ärzten unserer Ambulanz behandelt werden können, sondern deren Psychotherapie höhere zeitliche Ansprüche stellt, werden bei uns einer Spezialabteilung überwiesen. Zur kritischen Prüfung der Ergebnisse ihrer Arbeit haben wir eine Stichprobe von 1000 Fällen, und zwar eine geschlossene Reihe ohne Auslese, aus der laufenden Folge von Krankenblättern der Psychotherapieabteilung herausgegriffen. Die sorgfältige Auswertung dieser Unterlagen und die gesonderte Einholung genauer Katamnesen erbrachte folgendes Ergebnis:

Charakterisierung des Krankengutes

Die 1000 Patienten entstammen einem gleichzeitig durch unsere Klinik versorgten internistischen Krankengut von 72500 Fällen. Obwohl bei einem weit größeren Teil dieser Fälle psychische Faktoren mitbegründend oder überlagernd eine Rolle spielten, hielten wir nur bei 1,4% eine Psychotherapie für *unerläßlich*, die über die Möglichkeiten hinausgeht, welche die Sprechstunde bietet.

Von den 1000 Patienten waren 486 Männer und 514 Frauen. Das Verhältnis ist also nahezu 1:1. Auch das geringe Überwiegen der Frauen bedeutet nicht, daß diese häufiger psychogen erkranken. Zwar beträgt ihr Anteil an den Psychotherapiepatienten rund 51%, dem steht aber gegenüber ihr Anteil an der Gesamtbevölkerung mit 54%. Bei bloßen Schätzungen der **Geschlechtsverteilung** wird den Frauen häufig ein wesentlich höherer Anteil unter den Psychotherapiebedürftigen zugesprochen. Jedoch, Frauen tragen ihre seelischen Belastungen nur leichter und sinnfälliger vor. Der beherrschte und sachliche Ton des Mannes läßt psychische Grundlagen eines Krankheitszustandes ohne spezielle Befragung eher verkennen.

Das Durchschnittsalter der psychogen Erkrankten betrug 34 Jahre, annähernd gleich bei Männern (34,9) und Frauen (33,3). Im einzelnen lag das **Lebensalter** zwischen 14 und 77 Jahren. Nur in Ausnahmefällen wurden von uns auch Kinder unter 14 Jahren angenommen (z.B. eine Reihe mit Enuresis nocturna).

Die **Berufsangehörigkeit** gibt Tab. 11 an. Zu Vergleichszwecken fügen wir in Klammern die Berufsverteilung in unserem Bezirk (Gera) an. Die Gegenüberstellung der Berufsverteilung bei diesen Patienten und der Gesamtbevölkerung läßt erkennen, daß Angestellte auffallend häufiger psychogen erkranken als andere. Dies ist um so beachtlicher, als im allgemeinen Angestellte durchschnittlich weniger Krankmeldungen haben als Arbeiter. Die Ursache der häufigeren *psychogenen* Erkrankung ist zum Teil in der Berufssituation, zum Teil in der prämorbid psychisch differenzierteren und dementsprechend empfindlicheren Persönlichkeit des Angestellten zu suchen. Die bemerkenswerte Zahl von Akademikern (32) und Studenten versteht sich aus unserer Situation als Universitätsstadt. Der im Vergleich zur Gesamtbevölkerung kleine Anteil von Rentnern ist aus einer geringeren psychischen Beeinflußbarkeit des alten Menschen zu erklären, die nicht nur die Erkrankungshäufigkeit, sondern ebensosehr die Indikationsstellung zur Psychotherapie in gewissen Grenzen hält.

Beim Vergleich des **Familienstandes** unserer Patienten mit der Gesamtbevölkerung wird ersichtlich (Tab. 12), daß Ledige und mehr noch Geschiedene überdurchschnittlich zahlreich psychogen erkranken. Die Erkrankungsursachen ergeben sich nicht *nur* aus der äußeren Situation, sondern vielfach aus minderer Gemeinschaftsfähigkeit,

Tab. 11. Berufsverteilung psychogen Erkrankter. Zum Vergleich (in Klammern) die Berufsverteilung der Gesamtbevölkerung oberhalb des Alters von 15 Jahren. Häufigkeit psychogener Erkrankungen in den verschiedenen Berufsgruppen.

		Anteil an Psychotherapiepatienten %	Anteil an Gesamtbevölkerung %	Erkrankungshäufigkeit (Durchschnitt = 100)
132 Arbeiter 108 Facharbeiter 28 Lehrlinge	Arbeiter	34	(25)	138
140 {Büroangestellte, Hausangestellte, Verkäuferinnen, techn. Assistent., Schwestern, Polizisten} 81 {Funktionäre, Lehrer, Künstler, höhere Angestellte, Akademiker}	Angestellte	28	(10)	278
15 Selbständige (z.T. Bauern)	Selbständige	2	(6)	30
90 Studenten 34 Schüler 141 ohne Beruf (fast nur Hausfrauen)	Angehörige	34	(45)	75
18 Rentner	selbständige Nichterwerbstätige	2	(13)	17

Tab. 12. Familienstand der Psychotherapiepatienten. Zum Vergleich die Zahlen bei der Gesamtbevölkerung (DDR) oberhalb des Alters von 15 Jahren. Häufigkeit psychogener Erkrankungen in Relation zum Familienstand.

	Ledig %	Verheiratet %	Verwitwet %	Geschieden %
Gesamtbevölkerung	25	60	13	2
Psychotherapiepatienten	38	54	4	5
Erkrankungshäufigkeit (Durchschnitt bei Männern bzw. Frauen = 100):				
Männer	149	88	22	205
Frauen	185	83	34	205

für die dann Ehelosigkeit oder Scheidung nur ein Symptom sind. Die eingeschränkte Gemeinschaftsfähigkeit beruht weniger auf körperlichen Störungen, ungleich häufiger auf seelischer Kontaktschwäche. Hiermit ist nicht das Talent einfühlenden Verstehens gemeint, sondern als ebenso unerläßlich das Wertgefühl für tiefere menschliche Gemeinschaft und eine dementsprechende Willenshaltung. Speer hat mit der Begründung der Kontaktpsychologie eine besonders wichtige Quelle psychogener

Störungen, die sich überallhin im menschlichen Zusammenleben auswirkt, aufgedeckt. KOHLER betont die allgemeine Bedeutung in ihrer „Kommunikativen Psychotherapie". Wir sehen weiter, daß Verheiratete weniger häufig psychogen erkranken. Bei der Frau tritt der Unterschied zwischen ledig und verheiratet noch etwas stärker hervor als beim Manne. Es ist sehr bemerkenswert, daß der Vorteil der Ehegeborgenheit für die Frau so hervortritt, trotzdem heute noch ein Teil der verheirateten Frauen durch Beruf und Familie doppelt belastet und dabei nicht selten überfordert ist. Bei den Zahlen der Verwitweten schließlich kommt mit zum Ausdruck die zurückhaltende Indikationsstellung für die Psychotherapie alternder Menschen.

Die 1000 Patienten unseres internistischen und neurologischen Krankengutes, welche an die Psychotherapieabteilung weitergeleitet wurden, boten klinisch folgende **Krankheitsbilder**:

787 = 79 % *psychogen* oder vorwiegend psychogen bedingt:

In der Reihenfolge der Häufigkeit: vegetativer Symptomenkomplex (261), Angina pectoris vasomotorica (65), Enuresis nocturna (42), Impotentia coeundi (41), vasomot. Kopfschmerzen (24), Asthma bronchiale (22), Gastralgien (21), Primitivreaktionen (18), Gastritis (15), reine Psychopathien (14), Obstipation (13), komb. Durchblutungsstörungen (13), Ulcus ventr., duod. (12), Stottern (11), uncharakteristische Dyspnoe (9), Pollakisurie (8), Lähmungen (8), Tic convulsiv (8), unstillbares Erbrechen (7), Ejaculatio praecox (7), Nosophobien (6), Diarrhoen (6). Alle anderen Krankheitsbilder in geringerer Häufigkeit, insgesamt jedoch fast das ganze Inhaltsverzeichnis des speziellen Teils dieses Buches umfassend. Die Verteilung aller auf die verschiedenen Organgebiete zeigt Abb. 68.

39 = 4 % *nicht psychogen*, aber durch psychische Sedierung bzw. durch hypnotische Analgesie erfolgreicher Psychotherapie zugänglich: vegetativer Symptomenkom-

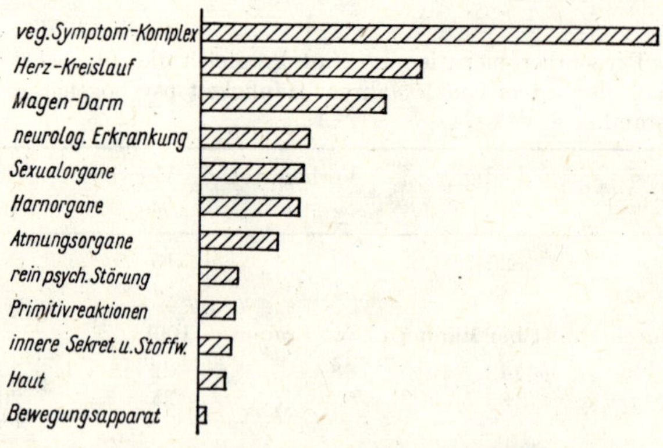

Abb. 68. Häufigkeit des Betroffenseins der verschiedenen Organsysteme und Störbereiche des Nervensystems durch psychogene Erkrankungen. Eigene Beobachtungen an 782 Fällen. – Neuerdings berichtet HESS über Fragebogen-Erhebungen (BFB, VFB). Häufigste subjektive Klagen bei Psychotherapie- wie auch bei anderen Patienten waren Leichterregbarkeit, Erschöpfung und Müdigkeit (vgl. Reizbarkeit und Schwäche in unserem Kapitel über den vegetativen Symptomkomplex S. 538). Lokalisierte Beschwerden verschiedener Art betrafen auch in dieser Untersuchung am häufigsten das Herz-Kreislauf-System.

plex (22), Trigeminusneuralgie (6), Kausalgie (5), ferner Migräne, Nervenschmerzen, Phantomschmerzen und Pruritus.

174 = 17 % *fehlbeurteilt,* d.h. als psychogen überwiesen, was sich nicht bestätigte, vielmehr erbrachte das nähere Eingehen: Ulkus, Asthma, Kopfschmerzen und andere funktionell begründete Krankheiten ohne wesentlichen psychischen Faktor, jedoch vereinzelt auch Steinleiden, Subileus, chron. kryptogenen Infekt, Spondylosis deformans sowie funikuläre Myelose, Multiple Sklerose, Narkolepsie (2), Epilepsie (4), Depression (11) und Schizophrenie (13). Alle diese Erkrankungen bestanden natürlich in einer wenig ausgeprägten und schwer diagnostizierbaren Form.

In der Zusammenstellung der **Pathogenesen** (Tab. 13) haben wir jeden Patienten nur einmal gezählt. Bei komplexen Pathogenesen gingen Primitivreaktionen und dann psychische Fehlentwicklungen zuungunsten der anderen Komponenten vor. Den Schluß in der Tabelle bilden Reaktionen, derentwegen der Arzt aufgesucht wurde, die aber vom ärztlichen Standpunkt aus nicht als krankhaft angesprochen werden können (beispielsweise eine Impotenz, die nur der innerlich abgelehnten Ehefrau gegenüber besteht).

Welche Beziehungen bestehen zwischen den angegebenen Pathogenesen und Diagnosen? Die Prüfung ergibt keine festen Beziehungen, sondern eine fast allseitige Kombinationsfähigkeit. Affektreaktionen treffen besonders häufig die autonomen Funktionen des Kreislaufs, der Verdauung und des Hormonhaushalts und äußern sich sehr oft in Form eines vegetativen Symptomenkomplexes. Psychische Fehlentwicklungen herrschen bei den Störungen der mehr bewußten neurologischen und Sexualfunktionen vor, sie spielen auch bei den willkürlich beeinflußbaren Atmungs- und Ausscheidungsfunktionen eine bemerkenswerte Rolle und äußern sich oft in monosymptomatischer Form. Bedingt-reflektorische Störungen finden wir auf allen

Tab. 13. Die Pathogenese bei den 1000 Psychotherapiepatienten. (Zu Vergleichszwecken sind die absoluten Zahlen lediglich durch Abteilen einer Dezimalstelle in die geläufigeren Prozentzahlen verwandelt worden).

	%
Vegetative Reaktionen bei starken Affekten	40,2
Psychische Fehlentwicklungen	26,1
Bedingt-reflektorische Störungen	8,1
Primitivreaktionen („hysterische Anfälle“)	1,8
Suggestivwirkungen	0,3
Übersprungreaktionen	0,2
Überforderungen	0,3
Überlagerungen	0,4
Krankheitseinbildungen	0,1
Aggravationen	0,1
Simultationen	0,1
Psychopathien	0,6
Psychosen	2,8
Keine Psychogenese	18,2
Psychogenese fraglich	0,3
Gesunde Reaktionen	0,4
	100

Gebieten (nervöses Hüsteln, Pollakisurie, Blepharospasmus usw.), besonders häufig bei der Enuresis nocturna. Wie gesagt, handelt es sich hier nur um Schwerpunkte der statistischen Verteilung, nicht um einfache Gesetzmäßigkeiten, die irgendwelche Rückschlüsse auf den Einzelfall erlauben. Der Haupteindruck bleibt die weitgehend freie Kombinationsfähigkeit zwischen den verschiedenen Diagnosen und Pathogenesen.

Die Geschlechtsverteilung ist bei den vegetativen Reaktionen bei starkem Affekt bemerkenswerterweise 1:1, ebenso bei den psychischen Fehlentwicklungen und bei den bedingt-reflektorischen Störungen. Nur bei den Primitivreaktionen sahen wir häufiger Frauen (13:5).

Die **Altersverteilung** wird aus Abb. 69b ersichtlich. Der Gipfel bei der Häufigkeitsverteilung der 1000 Psychotherapiepatienten liegt auf der Altersgruppe von 26–30 Jahren. Nach Abzug der nichtpsychogenen Erkrankungen (bei denen sich der vermutete Zusammenhang der körperlichen Symptomatik mit einer gleichzeitig festgestellten seelischen Belastung nicht erweisen ließ) und nach Abzug der Psychosen zeigen die als gesichert psychogen anzusprechenden Erkrankungen den gleichen Häufigkeitsgipfel (*Ps*). Hierbei ist zu betonen, daß die Bevorzugung einer gewissen Altersgruppe durch den Therapeuten – eine nicht zu billigende, doch psychologisch zu berücksichtigende Fehlerquelle – bei unserem Vorgehen ausgeschlossen war. Die psychotherapeutisch Tätigen waren an der Auswahl der 1000 Patienten aus dem allgemeinen Krankengut nicht beteiligt. Sie waren vielmehr gehalten, alle aus der Kliniksarbeit ihnen zugewiesenen Patienten, die einer eingehenderen Psychotherapie bedürftig erschienen, zunächst in dieser Richtung diagnostisch sorgfältig zu klären. Umgekehrt war es ebenso ausgeschlossen, daß bestimmte Patientengruppen der Psychotherapie zustrebten. Wir bieten keinen speziellen Zutritt zur Psychotherapie. Jeder Patient unserer Klinik geht in die Ambulanz, er hat auf die Wahl des nur nach ärztlichen Gesichtspunkten bestimmten Behandlungsverfahrens keinen Einfluß, und die Überweisung zur Psychotherapieabteilung ist für den einzelnen sehr wenig wahrscheinlich (1,4%). Schließlich liegt auch keine Auslese nach der Zahlungsfähigkeit vor, die ebenfalls entstellend auf die Altersverteilung wirken muß. Auch bei monatelang täglicher Psychotherapie genügte der übliche Krankenversicherungsausweis ohne eine zusätzliche finanzielle Belastung des Patienten. Die von uns dargestellte Alters- wie Geschlechterverteilung psychogener Erkrankungen darf daher wohl beanspruchen, kein Kunstprodukt, sondern die Beschreibung eines klinisch-pathologischen Tatbestandes zu sein.

Ein Rückschluß auf die *Anfälligkeit in den verschiedenen Altersgruppen* wird aber erst möglich unter Berücksichtigung der recht ungleichmäßigen Altersverteilung der Gesamtbevölkerung (Abb. 69a). Diese zeigt zwei Tiefpunkte vor dem physiologischen Absterbealter. Der erste lag 1955 um das 10. Lebensjahr und war die Folge der Geburtenabnahme durch den letzten Weltkrieg. Der zweite, viel ausgeprägtere lag um das 40. Lebensjahr, betraf also die Geburtsjahrgänge 1915, die im letzten Weltkrieg etwa 25 Jahre alt waren. Sowohl die Geburtenabnahme infolge des ersten Weltkrieges wie die furchtbaren Verluste infolge des zweiten kommen hier zusammen. Die Überlebenden dieser Jahrgänge haben im Kriege die schwersten Gesundheitsopfer gebracht, mußten unter den Schwierigkeiten der Nachkriegszeit sich erstmalig eine

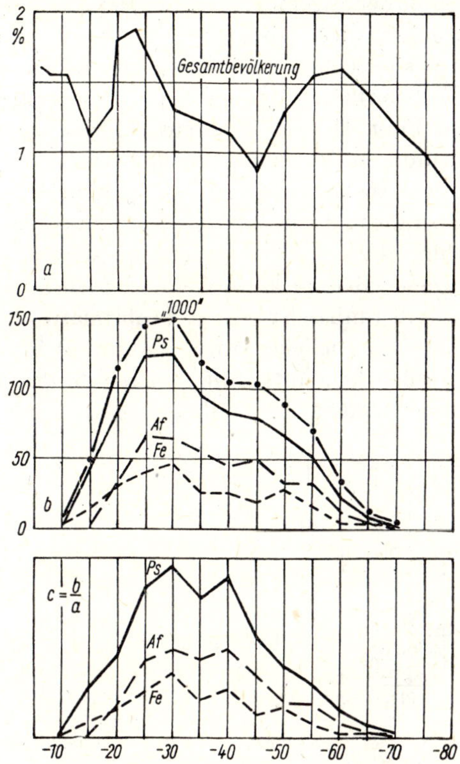

Abb. 69. Altersverteilung
a) der Gesamtbevölkerung, angegeben in prozentualem Anteil jedes Jahrgangs;
b) der 1000 statistisch erfaßten Psychotherapiepatienten, angegeben in absoluten Zahlen;
c) Anteil der Patienten an der Gesamtbevölkerung in den jeweiligen Altersgruppen;
Ps = gesicherte psychogene Erkrankungen; hiervon: *Af* = vegetative Affektreaktionen;
Fe = psychische Fehlentwicklungen.

berufliche Existenz schaffen und weisen bleibend das größte Mißverhältnis in der Geschlechtsverteilung auf. Bezogen auf die Altersverteilung der Gesamtbevölkerung (Abb. 69a) läßt sich aus den absoluten Patientenzahlen (b) die relative Erkrankungshäufigkeit, die Anfälligkeit gegenüber psychogenen Erkrankungen bei den verschiedenen Altersgruppen feststellen (c). Hier zeigt sich nun ein zweiter Gipfel der Häufigkeitsverteilung. Er betrifft die Überlebenden der zuletzt skizzierten Jahrgänge und läßt sich nicht nur bei den psychogenen Erkrankungen allgemein (*Ps*) feststellen, sondern auch als eine besondere Anfälligkeit zu Affektreaktionen (*Af*) und zu psychischen Fehlentwicklungen (*Fe*). Während wir den zweiten Gipfel aus einer ungewöhnlich schicksalsmäßigen Belastung verstehen, glauben wir den ersten auf eine allgemeine Altersdisposition zurückführen zu müssen. Eine Bestätigung finden wir darin, daß in 15jähriger Kontrollbeobachtung seither der erste Gipfel beständig über der Altersgruppe von 26–30 Jahren verweilte, während der zweite Gipfel mit den Geburtsjahrgängen um 1915 in das höhere Alter hinein abwanderte. Dies belegt, daß eine Belastung solchen Ausmaßes die Neurosenhäufigkeit in einer ganzen Generation steigern kann.

Die Annahme einer allgemeingültigen Altersdisposition neben den Sonderschicksalen wird besonders nahegelegt durch den Vergleich der Anamnesen hinsichtlich des *Alters beim Beginn der körperlichen Symptomatik* der psychogenen Erkrankungen

(Abb. 70). Erwartet hatten wir im Sinne der allgemein herrschenden Meinung mehrere Gipfel in den spannungsreichsten Jahren des Lebens, also einen in der Pubertät, einen in den Entscheidungsjahren des ehelichen und beruflichen Lebensweges und einen in der Zeit des beruflichen Endspurts des Mannes bzw. der sogenannten Torschlußpanik des Klimakteriums der Frau. Diese verbreitete, leicht eingängige Vorstellung hält der genaueren Nachprüfung nicht stand. Wir finden anamnestisch nur einen Gipfel, der die Altersgruppe von 16–25 umfaßt. Dieser ragt jedoch nicht aus einem sonst gleichmäßigen Niveau heraus und wiese dann auf die Sonderstellung der speziellen Probleme dieses Alters hin, es zeigt sich vielmehr ein stetiger Abfall bis in das siebente Lebensjahrzehnt. Dieser Befund kann wohl schwerlich anders verstanden werden als in dem Sinne, daß (unbeschadet der Problematik der Lösung vom Elternhaus und der beruflichen und ehelichen Entscheidungen) in dem Alter um 20 herum die psychische Ansprechbarkeit unter Mitreagieren des ganzen Organismus am größten ist und mit zunehmendem Alter allmählich abnimmt und daß

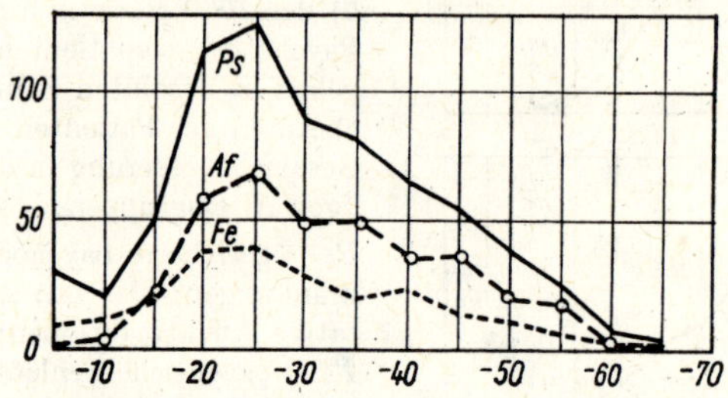

Abb. 70. Anamnestischer *Beginn der körperlichen Symptomatik* bei psychogenen Erkrankungen, geprüft an 761 Fällen.
Ps = gesicherte psychogene Erkrankungen; hiervon: *Af* = vegetative Affektreaktionen; *Fe* = psychische Fehlentwicklungen

dieser Tatbestand auch für die Entwicklung psychogener Erkrankungen grundlegende Bedeutung hat.

Psychische Fehlentwicklungen, die ja als solche keine körperliche Symptomatik aufweisen, sondern die nur dazu disponieren, auf dem Wege über eine andere der genannten Pathogenesen sich eine klinische Symptomatik zuzuziehen, erfordern für ihren Teilbereich die besondere Unterscheidung zwischen Beginn der Fehlentwicklung und Beginn der Symptomatik. Nur letzteres ist in Abb. 70 (*Fe*) angegeben, während über den Beginn der Fehlentwicklung damit noch nichts gesagt ist. Sie reicht häufig – aber bei weitem nicht immer – bis in die Kindheit zurück. – Kinder unter 14 Jahren haben wir in wenigen, ausgelesenen Fällen behandelt. In unseren Kurven sind daher die Werte für die Fünfjahresgruppen bis zu dem Alter von 15 Jahren ohne eine allgemeine Bedeutung, sowohl hinsichtlich der Gesamtzahl wie hinsichtlich der speziellen Verteilung psychogener Erkrankungen.

Die **Krankheitsdauer** vom Beginn der körperlichen Krankheitserscheinungen bis zum Eintritt in die Psychotherapieabteilung betrug bei den gesichert psychogenen Erkrankungen meist eine Reihe von Jahren. Näheres berichtet die Abb. 71. Danach werden bei uns nur 20 % der psychogen Erkrankten im ersten Krankheitsjahr der

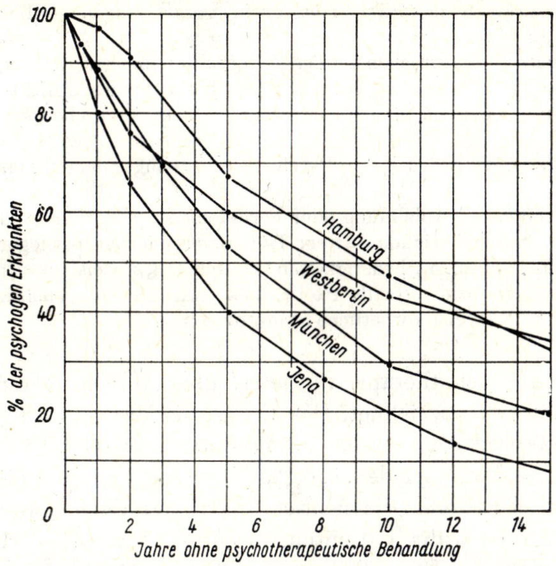

Abb. 71. Krankheitsdauer bei gesichert psychogenen Erkrankungen, ehe sie der Psychotherapie zugeführt wurden. Beobachtung in Hamburg von JORES an 82 Patienten, in Berlin (West) von DÜHRSSEN an 1004, in München von CREMERIUS, SEITZ u. Mitarb. an 483 Fällen und in Jena bei uns an 640. – Gegenüber früheren Erhebungen in Jena und Berlin (West) ist an beiden Orten eine Verbesserung festzustellen.

Psychotherapie zugeführt; im zweiten Jahr nur noch weitere 14% und dann fortlaufend weniger. Früher und in anderen Städten war es noch schlechter. Die Chronizität der psychogenen Erkrankungen liegt weder in der Gleichgültigkeit der Patienten begründet noch in der Natur der Krankheit, sondern in der heute durch Überlastung und Mängel in der Ausbildung allgemein verbreiteten Insuffizienz des Arztes gegenüber psychogenen Erkrankungen; denn *über die Hälfte der Patienten war fast die ganze Zeit seit Anbeginn der Beschwerden in ärztlicher Behandlung. Diese Behandlung war in der Regel eine medikamentös-symptomatische; bei 97% war trotz meist jahrelanger ärztlicher Bemühungen nicht einmal ein Versuch in psychotherapeutischer Richtung unternommen worden.* Erst die Hälfte der psychogen Erkrankten war in Hamburg nach 9 Jahren zur Psychotherapie gelangt, in Berlin (West) nach 8 Jahren, in München nach 6 Jahren und in Jena nach 4 Jahren. Das Hinschleppen psychogen bedingter Krankheiten mit allen daraus folgenden Belastungen für den Patienten, den Arzt und die Gesellschaft darf – wenigstens in dem heutigen Umfange – nicht fatalistisch hingenommen werden.

Behandlung

Die 1000 Patienten teilten sich nach der diagnostischen Klärung hinsichtlich ihrer weiteren Behandlung folgendermaßen auf:

51,0% Psychotherapie *durch uns* selbst;

12,7% Psychotherapie dem *Hausarzt* in präzisierter Form vorgeschlagen (Milieusanierung, psychische Führung);

0,9% Psychotherapie in einem ausgesprochen *analytisch* arbeitenden Institut veranlaßt, da monatelange Einzelanalyse allein Erfolg versprach und bei uns zeitlich nicht durchführbar ist, oder Überweisung zu einem Sprachheilinstitut, da keine ärztliche Psychotherapie erforderlich war;

1,7% Psychotherapie *überflüssig*, da Klärung der Psychogenese genügte bzw. Spontanheilung eintrat;

14,6% Psychotherapie *undurchführbar* (Ablehnung oder Fernbleiben des Patienten: 10,7; Debilität, Querulantentum, Schwerhörigkeit, Alter: 1,4; unveränderbar pathogene Lebenssituation: 1,6; äußere Behandlungsschwierigkeiten [Zeitmangel, Anreise usw.]: 0,9%);

19,1% Psychotherapie *fehlindiziert* (primär fehlbeurteilt: 17,4; schwere anlagemäßige Psychopathien mit oder ohne psychogene körperliche Symptomatik: 1,7%).

Die 510 Patienten, deren Psychotherapie wir selbst übernahmen, waren in ihrer Gesamtheit folgendermaßen gekennzeichnet. Das Verhältnis Männer zu Frauen war wieder nahezu gleich und betrug 1:1,18. Das Durchschnittsalter blieb 34 Jahre. Die körperliche Symptomatik bestand bei den 510 Patienten im Durchschnitt bereits seit 6,2 Jahren, es handelte sich also um die mehr chronifizierten Fälle, deren Behandlung wir selbst übernahmen. 63% der Patienten waren sehr intensiv vorbehandelt worden, aber ohne befriedigendes Ergebnis. Nur bei 13 der 510 war der Versuch einer Psychotherapie gemacht worden. Dagegen waren 18 chirurgisch vorbehandelt worden; 6 davon wegen organischer Schmerzzustände (Kausalgie, Phantomschmerz, Trigeminusneuralgie usw., die nun mit hypnotischer Analgesie behandelt werden sollten), jedoch *12 waren wegen psychogener Erkrankungen operiert worden!* Die Verteilung der Pathogenesen entsprach bei den von uns Behandelten der Tab. 13 auf S. 261, nur wurden alle Krankheitseinbildungen, Simulationen, Aggravationen und Überlagerungen von der Behandlung ausgeschlossen.

Behandlungsmethoden. Bei fast der Hälfte der von uns behandelten Patienten (43%) erschien uns die Kombination von zwei, gelegentlich auch drei Verfahren indiziert (Tab. 14). Auch Medikamente gaben wir bei einem knappen Fünftel unserer Fälle, und zwar vor allem während der monatelangen Übungszeit bis zur Beherrschung des Autogenen Trainings (Nitrite, Atropin, Antiasthmatika usw.), ebenso gaben wir bei unheilbaren, jahrelang mit Morphium behandelten Schmerzzuständen das Morphium weiter, bis nach der Erarbeitung der hypnotischen Analgesie und Ablationshypnose die Patienten morphiumfrei wurden. Wo aber Zweifel über den Anteil der medikamentösen und der psychotherapeutischen Komponente am Behandlungserfolg sich hätten entwickeln können, war diesem durch folgende Prinzipien vorgebaut worden: 1. Zeitraubende Psychotherapie wurde nie ins Auge gefaßt, wenn medikamentös bereits ein befriedigender Erfolg zu erzielen war. 2. Die medikamentösen Möglichkeiten waren und wurden vor Beginn der Psychotherapie regelmäßig erschöpft und waren in ihrem Effekt gut bekannt, wozu die durchschnittlich 6,2jährige Dauer der Beschwerden bei unseren 510 Patienten beigetragen hatte. 3. In allen wichtigeren Fällen wurde aus wissenschaftlichen Gründen jeder medikamentöse Nebeneinfluß zur Psychotherapie streng ausgeschlossen (Colitis ulcerosa, Cardiospasmus u.ä.). Die Behandlungen erfolgten bei uns nach Möglichkeit ambulant, nur bei Notwendigkeit stationär. Sie dauerten 1 bis über 200 Behandlungsstunden, im Durchschnitt etwa 10,

Tab. 14. Häufigkeit der verschiedenen Therapieformen. Die isolierte Anwendung einzelner psychotherapeutischer Verfahren und ihre Kombination miteinander

Angewandte Therapie	Insgesamt %	Allein %	Kombiniert %
Autogenes Training	61	29	32
Suggestivtherapie	31	11	20
Rationale Psychotherapie	24	10	14
Medikamentöse Therapie	19	–	19
Schlaftherapie	9	3	6
Milieutherapie	7	2	5
Gymnastik	2	2	–
Psychokatharsis	1	0,2	1
Protreptik	1	–	1
Einzelverfahren		57	
Kombinierte Therapie		43	

wenn man vom Autogenen Training mit etwa 25 Übungsstunden in Gruppenform absieht.

Erfolg

Wir berücksichtigen den Sofort- und den Dauererfolg, prüfen dann die Arbeitsfähigkeit als objektiven Maßstab, anschließend untersuchen wir die Abhängigkeit des Erfolges vom Geschlecht und vom Alter des Patienten, von der Diagnose, von der Pathogenese, von der Therapieform und von einem vorzeitigen Abbruch.

Die Stichprobe von 1000 Patienten war so gewählt, daß seit jeder Behandlung mindestens ein Jahr verstrichen war. Die Weite unseres Versorgungsgebietes, welches ehemalige Betreuungsgebiete der Universitätskliniken Göttingen und Erlangen umfaßte, und die Arbeitsbelastung machten es unmöglich, alle 510 von uns selbst Behandelten wieder zu bestellen. Diese wurden vielmehr mittels eines Fragebogens um eine Katamnese gebeten. Es gingen 313 Antworten ein, d.h. von 62% der Befragten (51% der Männer und 70% der Frauen). Dieser Prozentsatz entspricht den Ergebnissen ähnlicher katamnestischer Bemühungen. Die Patienten, die nicht antworteten, hatten im Durchschnitt keinen schlechteren Soforterfolg gehabt als die Patienten, die uns schrieben. Auf die psychologischen Hintergründe bei unbekannt bleibenden Ergebnissen gehen wir zum Schluß anhand zahlenmäßig belegter Feststellungen ein. Von den sich meldenden Patienten hat ein Teil eine ausführliche Antwort in freier Briefform gegeben, dabei aber leider nicht immer alle auf dem Formular gestellten Fragen genau berücksichtigt. Eine exakte Aufgliederung des Sofort- und Dauererfolges liegt von 236 Patienten vor, eine präzise Feststellung in der Alternative Arbeitsfähig- oder -unfähigkeit von 208. Die katamnestische Nachbeobachtungszeit betrug 1–3, im Durchschnitt 1,9 Jahre.

Der *Soforterfolg* in der Gesamtheit der 510 von uns behandelten Patienten, d.h. einschließlich aller vorzeitigen Behandlungsabbrüche, war bei 271 = 53% sehr gut und gut, bei 109 = 21% gering oder fehlend und bei 130 = 26% unbekannt. Das ist das grundlegende Ergebnis, auf das alle weiteren und detaillierten Feststellungen sich nun aufbauen.

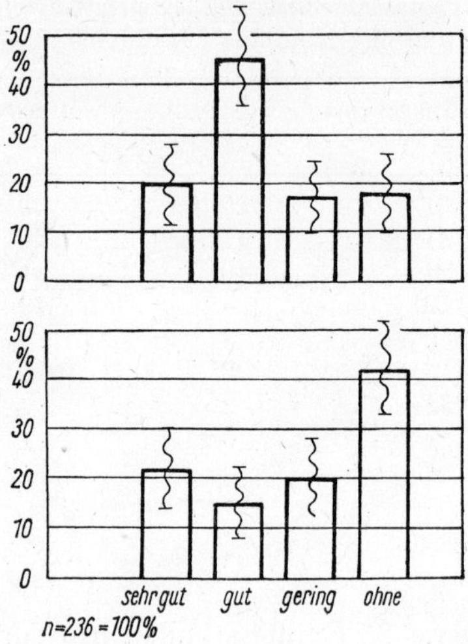

Abb. 71

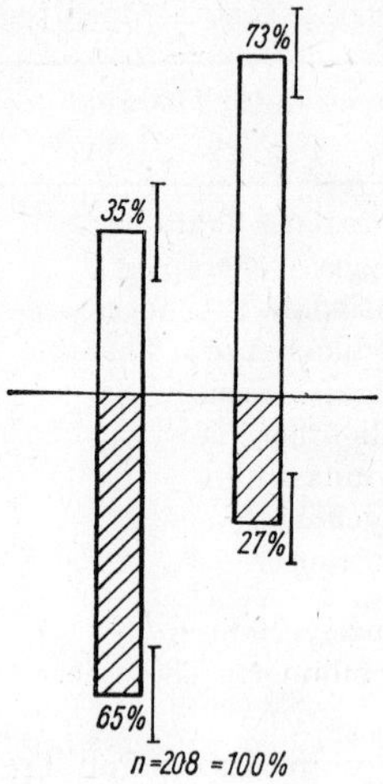

Abb. 72

Abb. 72. Vergleich von Soforterfolgen (oben) und Dauererfolgen (unten). Ein Viertel fällt nach anfänglichem Erfolg wieder zurück. Die Verschlechterung ist signifikant, wie die Angabe des dreifachen mittleren Fehlers zeigt

Abb. 73. Arbeitsfähigkeit vor und nach der Behandlung. Es ist nicht der momentane Soforterfolg, sondern der *Dauererfolg* angegeben! Unter der Linie die Arbeitsunfähigen.

Zur Prüfung des *Dauererfolges* (Abb. 72) benutzten wir als objektiven Maßstab die praktisch bewiesene *Arbeitsfähigkeit* (Abb. 73). Im Streben nach unanfechtbarer Stichhaltigkeit legten wir dabei rigorose Kriterien an: 1. Es mußten Angaben ausdrücklich über die ganze Dauer der Nachbeobachtungszeit vorliegen. 2. Wer in der Nachbeobachtungszeit auch nur vorübergehend wieder krankgeschrieben wurde, rechnete nicht als nach Behandlung arbeitsfähig. 3. Schwierig beurteilbare Auskünfte z.B. von Hausfrauen über eine Besserung der Arbeitsfähigkeit wurden nicht als „arbeitsfähig nach Behandlung" gewertet. Die in dieser Strenge durchgeführte Prüfung ergibt als Dauererfolg gegenüber dem Zustand bei Behandlungsaufnahme eine Zunahme der Arbeitsfähigkeit um 38%. Diese Zahl spricht für sich.

Die Zeit des *Krankenhausaufenthalts* bei Neurotikern untersuchten Baumeyer und Dührssen in Zusammenarbeit mit der Allgemeinen Ortskrankenkasse in Berlin (West). Im Durchschnitt fallen auf jeden Versicherten 2,5 Krankenhaustage je Jahr. Die Neurotiker hatten vor der Behandlung einen Jahresdurchschnitt von 5,3 Tagen. 5 Jahre nach der psychotherapeutischen Behandlung ließ sich für diese ganze Zeit ein jährlicher Krankenhausaufenthalt von 0,78 Tagen ermitteln.

Die dem Anfangserfolg sich anschließenden Besserungen und Verschlechterungen heben sich bei summarischer Darstellung gegenseitig zum Teil auf (Abb. 72). Für das Ausmaß der *Weiterentwicklung nach Abschluß der Behandlung* seien noch folgende eingehendere Angaben hinzugefügt. Auf der Stufe des erreichten Soforterfolges verharren nur 47% der Männer und 40% der Frauen. Bei 14% der Patienten, und zwar bei Männern und Frauen in diesem gleichen Prozentsatz, schreitet die Besserung über das anfängliche Behandlungsergebnis hinaus fort. Daher steigt auch die Zahl der sehr guten Behandlungsergebnisse gegenüber dem Soforterfolg noch an, wie dies bereits in Abb. 74 zum Ausdruck kommt. Bei 43% der Patienten sinkt das Dauerergebnis unter das erreichte Niveau des Soforterfolges ab, und zwar bei 39% der Männer, jedoch bei 46% der Frauen. Der etwas günstigere Soforterfolg bei den Frauen geht dadurch wieder verloren. Das schließliche Ergebnis ist bei beiden Geschlechtern gleich (Tab. 15).

Tab. 15. Vergleich des psychotherapeutischen Erfolges bei Männern und Frauen. Der Dauererfolg ist bei beiden Geschlechtern gleich, der Soforterfolg bei den Frauen etwas besser, hält aber um soviel weniger an.

	Sehr gut		Gut		Gering		Ohne	
	♂ %	♀ %	♂ %	♀ %	♂ %	♀ %	♂ %	♀ %
Soforterfolg	15	22	42	47	26	12	17	19
Dauererfolg	22	22	16	15	22	19	40	44

$n = 90$ ♂ bzw. 146 ♀

Die *Abhängigkeit des Behandlungserfolges vom Alter* des Patienten. Abb. 74 gibt in absoluten Zahlen Auskunft über den Soforterfolg bei der Gesamtheit der 510 von uns behandelten Patienten abzüglich 4, die dem 1. oder 8. Lebensjahrzehnt angehören. Berechnet man nach der Abb. 74 den Anteil der sehr guten und guten Erfolge an der Gesamtzahl der Behandelten in jedem Lebensjahrzehnt, so ergibt sich Tab. 16.

Mit dem Alter nehmen die guten (und schlechten) Ergebnisse zu, weil die unbekannten Resultate signifikant abnehmen. Berücksichtigt man nur die bekannten Behandlungsergebnisse, dann zeigt sich ein stetiges Absinken des Anteils sehr guter und guter Erfolge von etwa 80% auf 55% zwischen dem 2. und 7. Dezennium. Da der letzte Wert außerhalb des dreifachen mittleren Fehlers des ersten liegt, ist die Erfolgsminderung bei zunehmendem Alter auch statistisch gesichert (Abb. 75). Sie wäre

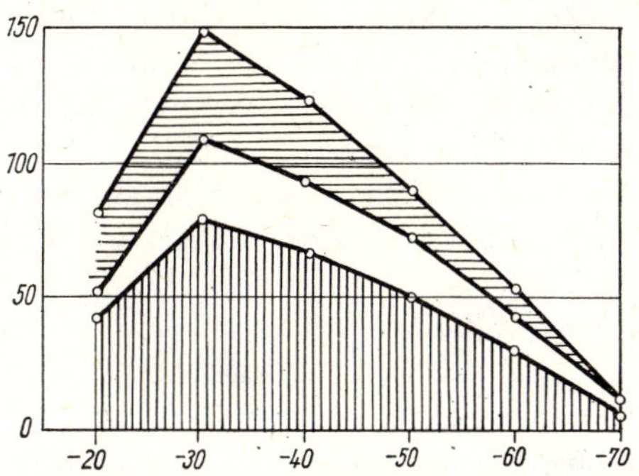

Abb. 74. Behandlungsergebnisse in Beziehung zum Alter in absoluten Zahlen (506 Patienten im 2. bis 7. Dezennium). Obere Linie: Behandelte. Waagerecht schraffiert: Erfolg unbekannt (z.B. bei vorzeitigem Behandlungsabbruch). Weißer Zwischenraum darunter: geringe oder keine Erfolge. Senkrecht schraffiert: sehr gute und gute Erfolge.

Tab. 16. Anteil der sehr guten und guten und der unbekannten Ergebnisse an der Gesamtzahl der Behandelten in den verschiedenen Lebensjahrzehnten. (Die scheinbare Zunahme der guten kommt lediglich durch eine Abnahme der unbekannten Ergebnisse zustande).

	Sehr gute und gute Ergebnisse %	Unbekannte Ergebnisse %
2. Dezennium	51	38
3. Dezennium	53	27
4. Dezennium	54	26
5. Dezennium	56	18
6. Dezennium	58	17
7. Dezennium	55	

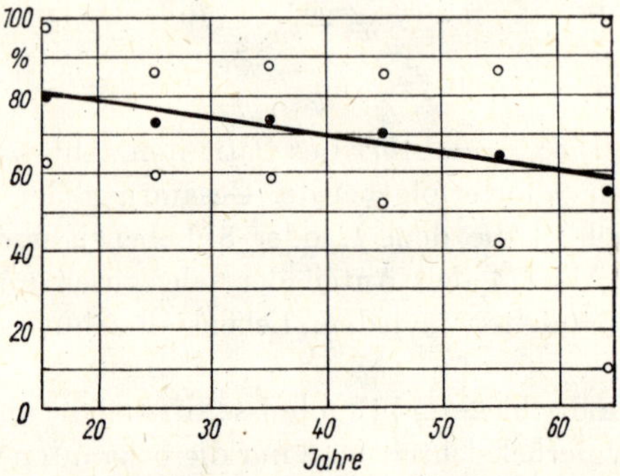

Abb. 75. Altersabhängigkeit des Behandlungserfolges. Die sehr guten und guten Erfolge nehmen mit wachsendem Alter zunehmend und signifikant ab. (Die kleinen Kreise geben zu jedem Wert die Breite des dreifachen mittleren Fehlers an. – Unbekannte Ergebnisse wurden wegen ihrer Altersabhängigkeit als verfälschend hier nicht verwertet).

noch erheblicher, wenn nicht Senile, Zerebralsklerotiker usw. von vornherein von einer psychotherapeutischen Behandlung ausgeschlossen worden wären, wobei nicht das Kalenderalter, sondern mangelnde psychische Frische als Kontraindikation galt. Über den Einfluß des Alters auf den Dauererfolg stellte unsere Mitarbeiterin Dr. Rödel in früheren Erhebungen fest, daß ältere Menschen etwas mehr auf der erreichten Stufe des Soforterfolges verharren, jüngere sich dagegen häufiger weiterentwickeln in positiver oder negativer Weise.

Die *Abhängigkeit des Erfolges von der jeweiligen Diagnose* läßt sich angesichts der über 100 Diagnosen, auf die sich unsere psychotherapeutischen Krankheitsfälle verteilen, nur in sehr begrenztem Umfange beurteilen, weil der Fehler der kleinen Zahl meistenteils einer statistischen Auswertung entgegensteht. Unsere Stichprobe ist in dieser Hinsicht viel zu klein. Nur vom *vegetativen Symptomenkomplex*, mit und ohne Psychogenese gemischt, lohnt es sich anzugeben, daß von 104 Behandelten einschließlich der vorzeitigen Abbrüche 47 einen sehr guten oder guten Erfolg hatten (45%), eine unterdurchschnittliche Zahl, gemessen an der allgemeinen Erfolgsquote, eine erfreuliche Zahl unter dem Gesichtspunkt, daß es sich um jahrelang unbefriedigend behandelte Patienten mit der Pseudodiagnose Vegetative Dystonie gehandelt hat. Wir haben den Eindruck, daß die Erfolgsquote größer ist, wenn der psychotherapeutische Effekt sich nicht im autonomen Nervensystem durchzusetzen braucht, sondern sich nur im Hirn selbst auswirken muß (Enuresis nocturna u.ä.), jedoch läßt sich dies mangels genügend großer Vergleichszahlen noch nicht überzeugend belegen; so zählten wir bei den Patienten mit *psychomotorischen Störungen* wie Blindheit, Lähmung, Kontraktur, Tic, Sprachstörung oder Schreibkrampf in 21 von 33 Fällen (64%) einen sehr guten oder guten Erfolg.

Die zugrunde liegende *Pathogenese* hat einen wesentlichen Einfluß auf den therapeutischen Erfolg. Die beiden größten Gruppen liegen mit ihrer Erfolgsquote nahe beieinander. Die vegetativen Affektreaktionen zeigten unter 210 Behandelten in 55% sehr gute oder gute Erfolge. Die psychischen Fehlentwicklungen erbrachten solche unter 159 Fällen in 58% (immer vorzeitige Behandlungsabbrüche mit eingeschlossen). Bei 63 Patienten *ohne* Psychogenese, überwiegend mit einem vegetativen Symptomenkomplex, war nach Erschöpfung aller anderen Möglichkeiten die Psychotherapie noch in 36% sehr gut oder gut wirksam. Von den übrigen, kleineren Gruppen ist zu sagen, daß bedingt-reflektorische Störungen einen überdurchschnittlichen Erfolgsanteil hatten, während dieser bei Überforderung und bei Psychopathie weit unter dem Durchschnitt lag.

Die *Behandlungsergebnisse bei den wichtigsten verschiedenen Therapieformen* gibt Tab. 17 wieder. Die Leistungsfähigkeit der Suggestivtherapie und die Vorteile der Kombination mehrerer Verfahren sind augenfällig. Mit Ausnahme der Suggestivtherapie haben die einzelnen psychotherapeutischen Methoden bei alleiniger Anwendung einen schlechteren Erfolgsanteil und bei Kombination miteinander einen besseren, als es der Durchschnitt in Tab. 17 jeweils angibt. Wir hatten die Indikation zu einer kombinierten Therapie gerade bei schwierigen Fällen gestellt, in denen wir mit einer Methode allein nicht auskamen. *Dieser Notweg erweist sich aber signifikant als ein besonderer Erfolgsweg.* Dies läßt unmittelbar praktische Konsequenzen zu. Weniger entscheidende Folgerungen gestattet der Erfolgsvergleich der verschiedenen

Tab. 17. Die Erfolgsquote bei den verschiedenen psychotherapeutischen Methoden, wenn sie allein oder als Hauptverfahren in einer Kombination miteinander angewandt werden. Außerdem ist die Erfolgsquote bei Behandlungen mit nur einem Verfahren und bei Behandlungen mit einer Kombination mehrerer Verfahren angegeben. (Die unbekannten Erfolge sind überall als Mißerfolge mitgerechnet).

	n	Sehr gute oder gute Erfolge %
Autogenes Training	201	48
Suggestivtherapie	110	73
Rationale Therapie	47	47
Schlaftherapie	40	45
Einzelverfahren	245	48
Kombinationstherapie	166	64

psychotherapeutischen Methoden: Natürlich behalten die vielfältigen Verfahren ihre Indikationsgebiete; die unterschiedslose Anwendung würde bei jedem Verfahren die Erfolgsquote senken (Behrends, Boucek, Kulawik, Schmieschek).

30% der psychotherapeutischen Behandlungen wurden vorzeitig abgebrochen (152 von 510). *Das Problem des vorzeitigen Abbruchs* verdient also eine besondere Beachtung. Über die im Einzelfall angegebenen Gründe hinaus prüfen wir jetzt die Abhängigkeit des vorzeitigen Behandlungsabbruchs vom Beruf, vom Geschlecht, vom Alter des Patienten, von der Pathogenese und von der Behandlungsmethode und abschließend die Auswirkung auf den Erfolg. – Übrigens brach bei einem kleineren Teile dieser Patienten der Therapeut die Behandlung ab. Seine Gründe: unregelmäßiges Erscheinen des Patienten oder Behandlung nicht erfolgversprechend. Die Gründe abbrechender Patienten: berufliche oder häusliche Überlastung, zu lange Anreisen, Behandlung aussichtslos, unverträglich oder unangenehm, Therapeutenwechsel (welcher nicht immer vermeidbar war). Ein größerer Teil der Abbrechenden erschien einfach nicht wieder, knapp die Hälfte. Prüft man nun allgemein die Berufszugehörigkeit der Aufgebenden, so findet man eine gleichmäßige Verteilung auf alle Berufe. Männer brechen etwa gleich häufig ab wie Frauen (32:28%). Die vorzeitige Beendigung der Behandlung ist auch in allen Lebensaltern gleich häufig. Auch die Pathogenese hat keinen wesentlichen Einfluß. Bemerkenswerterweise haben auch die nichtpsychogenen Fälle denselben Anteil vorzeitigen Aufgebens wie die psychogenen! Nur „Überforderungen" (beruflicher oder häuslicher Art) brechen fast immer vorzeitig ab. Entscheidende Abhängigkeit zeigt der vorzeitige Behandlungsabbruch von der Behandlungsform (Tab. 18). Eine Stichprobe von 444 Behandlungsabbrüchen hat bei uns Bauer analysiert. Nur 1/5 der Abbrüche erfolgte nach der 5. Behandlungsstunde. Psychagogische Gespräche brechen männliche Patienten bei weiblichen Therapeuten und umgekehrt seltener ab. Unabhängig vom Geschlecht des Patienten wurde die Hypnosebehandlung bei weiblichen Therapeuten relativ selten abgebrochen und bei männlichen Therapeuten relativ selten die Kombination von psychagogischen Gesprächen mit Autogenem Training.

Angesichts der Tatsache, daß die vorzeitigen Abbrüche im wesentlichen und signifikant von der Behandlungsmethode abhängig sind, haben wir unserer ganzen Darstellung folgende Auffassung zugrunde gelegt. Der Wert einer Therapieform läßt sich nicht durch den Anteil positiver Ergebnisse bei konsequenter Behandlung zum Ausdruck bringen, obwohl dies fast allgemein gebräuchlich ist. Man erhält dabei nur eine imaginäre Erfolgsquote für ideale Behandlungsmöglichkeiten, die zur Behandlungsmethode selbst in einem unbestreitbaren Widerspruch stehen. Wir haben uns daher mit utopischen, idealen Erfolgsquoten nicht befaßt, sondern regelmäßig die realen Erfolgsquoten angegeben, also unter Einschluß abgebrochener Behandlungen (Abb. 76). Wir haben die Patienten mit vorzeitigem Behandlungsabbruch auch in die Erhebung und die Ergebnisse der Katamnesen einbezogen. Inwieweit aber die Erfolge bei konsequenter und auf halbem Wege abgebrochener Behandlung auseinandertreten, zeigt Tab. 19.

Bei den 510 Behandelten ist der Erfolg in 26% *unbekannt*, jedoch haben wir die Erfolgsquote regelmäßig auf die Gesamtzahl bezogen und dadurch die unbekannten Erfolge faktisch zu den Mißerfolgen gerechnet. Die vorzeitigen Behandlungsabbrüche

Tab. 18. Der vorzeitige Behandlungsabbruch bei den meistangewendeten Therapieformen, wenn sie allein oder als Hauptverfahren in einer Kombinationstherapie eingesetzt werden. Durchschnittlicher Abbruch bei Behandlungen mit einem Verfahren allein und bei Behandlungen mit kombinierten Verfahren.

	Vorzeitiger Behandlungsabbruch %
Autogenes Training	32
Suggestivtherapie	13
Rationale Therapie	19
Einzelverfahren	32
Kombinationstherapie	10

Tab. 19. Einfluß des vorzeitigen Behandlungsabbruchs auf den Erfolg: Signifikant weniger gute Ergebnisse, mehr ohne Dauererfolg und viel mehr unbekannte.

	n	Sehr gut und gut %	Gering %	Ohne %	Unbekannt %
Soforterfolg:					
Kein vorzeitiger Abbruch	311	70	10	14	6
Vorzeitiger Abbruch	152	34	11	14	42
Dauererfolg:					
Kein vorzeitiger Abbruch	172	43	19	38	exkl.
Vorzeitiger Abbruch	64	23	22	55	exkl.

und die unbekannten Erfolge decken sich großenteils, aber doch beiderseits nicht vollständig. Registrierte vorzeitige Behandlungsabbrüche machen unter den unbekannten Erfolgen nahezu die Hälfte aus (12% von den 29%). Bei den restlichen 14% handelt es sich z.T. um stille vorzeitige Behandlungsabbrüche durch einfaches Fernbleiben, wo die Krankenblattfortführung gewissermaßen noch heute auf den Patienten wartet, und z.T. um abgeschlossene Behandlungen, deren Erfolg sich nicht in der Sprechstunde, sondern erst im Leben erweisen konnte, uns aber nicht zur Kenntnis gebracht worden ist. Der letzten Gruppe entsprechend haben die mit rationaler, erzieherischer, analytischer Psychotherapie behandelten Patienten einen relativ großen Anteil unbekannter Ergebnisse (35%). Übrigens zeichnet sich das kombinierte Therapieverfahren dadurch aus, daß bei ihm die Zahl der unbekannten Erfolge um ein Viertel niedriger bleibt als bei Einzelverfahren. Die psychologischen Hintergründe des stillen Verschwindens aus dem Gesichtsfeld des Arztes werden sehr deutlich beleuchtet durch die Altersverteilung dieser Patienten mit unbekanntem Erfolg (Tab. 16). Die stetige Abnahme der unbekannten Behandlungsausgänge mit zunehmendem Alter kann kaum anders erklärt werden als dadurch, daß das Verhältnis von Arzt und Patient einen bestimmten Wandel durchmacht: Diese Entwicklung führt vom Jugendlichen, für den der Arzt eine unangenehme Notwendigkeit ist, von der er baldmöglichst loskommen will, bis hin zum alten Menschen, für den der Arzt

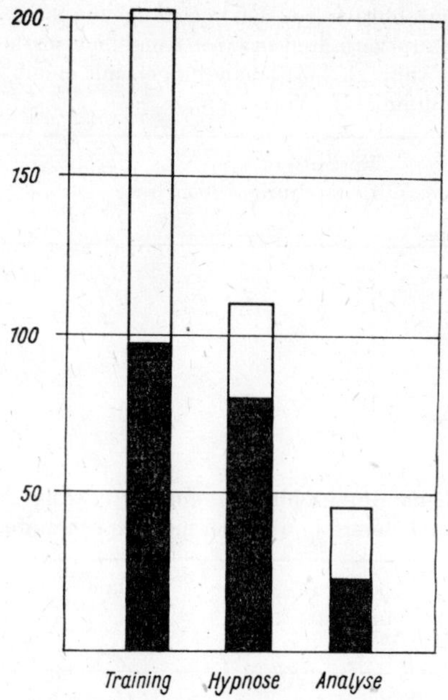

Abb. 76. Autogenes Training, Hypnose und analytische Psychotherapie. Vergleich der Patientenzahlen, deren Behandlung nebeneinander gleichzeitig bewältigt werden konnte (Gesamtsäulen). Vergleich der sehr guten und guten Erfolge (schwarze Säulen). Geringe Erfolge, vorzeitig abgebrochene Behandlungen und unbekannte Ergebnisse wurden den Mißerfolgen beigerechnet (weiße Säulen). Das Autogene Training bringt trotz seiner schlechten Erfolgsquote die meisten Erfolge. Die Analyse, der wir die meiste Zeit gewidmet hatten, hat aufgrund ihrer Dauer wenig Behandlungen und Erfolge bieten können.

zu einer unentbehrlichen Gestalt im Leben geworden ist, zu dem man ein vertrauensvolles Verhältnis zu erhalten sucht. Wir nehmen also an, daß diese Altersverteilung unbekannter Erfolge keine Besonderheit der Psychotherapie ist, sondern allgemein in der Ambulanz nachzuweisen sein wird. Ob dort ebenfalls 31 % der Männer gegenüber 19 % der Frauen abschiedslos ausbleiben, wissen wir nicht. Interessanterweise hatten auch relativ weniger Männer Katamnesen gegeben. Wir wissen nur, daß ein großer Teil von Patienten die allgemeine ambulante Behandlung abbricht, wenn sie nicht mehr als notwendig empfunden wird; die nur angebrochenen Arzneipackungen in den Hausapotheken oder Nachttischkästen der meisten Wohnungen legen ein beredtes Zeugnis dafür ab. Wahrscheinlich sind auch dabei die Männer gegenüber den ärztlichen Anweisungen eigenmächtiger. Bei der Psychotherapie ist manches, aber nicht alles anders. In welchem Ausmaß dem Fernbleiben des Patienten ein befriedigendes Behandlungsergebnis zugrunde liegt (von dem wir nur zufällig manchmal erfahren) oder in welchem Ausmaß es Symptom für ein enttäuschendes Behandlungsergebnis ist, läßt sich nicht abschätzen. Im Sinne der kritischen Strenge unserer Stichprobenprüfung haben wir alle diese Fälle samt und sonders den Mißerfolgen beigeordnet und nicht durch ihr Fortlassen als „unverwertbar“ eine vielleicht ungerechtfertigte Besserung der Erfolgsquote zugelassen.

Vergleich

Da die meisten medizinischen Statistiken ihre Erfolgsberechnung durchführen, nachdem abgebrochene Behandlungen ausgeschieden und unbekannte Ergebnisse als unverwertbar beiseite gelassen sind, müssen wir zu Vergleichszwecken unsere Ergebnisse diesen soeben kritisierten Voraussetzungen unterwerfen (Tab. 20). Es ergeben sich dann 75% sehr gute und gute Erfolge bzw. 86% Besserungen überhaupt als Soforterfolg; als Dauererfolg 42% sehr gute und gute Erfolge bzw. 62% Besserungen überhaupt.

Tab. 20. Behandlungserfolge *bei Ausschluß vorzeitig abgebrochener Behandlungen und unbekannter Ergebnisse*

	n	Sehr gut %	Gut %	Gering %	Ohne %
Soforterfolg	291	19	57	10	14
Dauererfolg	172	25	18	19	38

Einen Vergleich mit psychotherapeutischen Erfolgsstatistiken aus dem deutschen Sprachgebiet, sofern sie sich auf ein Beobachtungsgut von mehr als 100 Patienten gründen, geben wir in Tab. 21, wobei in der Erfolgsbewertung die Grenze zwischen

Tab. 21. Vergleich psychotherapeutischer Erfolgsstatistiken

Soforterfolg			Dauererfolg		
Autor	*n*	gebessert %	*n*	nach Jahren	gebessert %
Boehm	359	86			
Curtius u. Adam	105	79			
Überla u. Enke	275	93			
de Boor u. Künzler	191	72			
Jores			100	2–3	82
Leonhard			387	1–3	95
Langen u. Volhard	188	81	65	½	68
Eigene Beobachtung[1])	291	86	172	1–3	62
Cremerius	573	78	523	8–10	56[2])
Köndgen u. Überla	150	85	150	1	83
Dührssen[3])	1045	79	1045	5	72
Dührssen[4])	293	77	293	5	70
Weltliteratur[5])	18867	72	4341	0–20	69

[1]) Kleinsorge u. Klumbies.

[2]) Cremerius unterscheidet 25% Gebesserte und 31% mit einem Symptomwandel (andere körperliche, psychische oder soziale Störungen oder störungsfrei bei anormaler Lebensführung). Zur Vergleichsermöglichung sind beide Gruppen hier zusammengefaßt. Zur Problematik des Symptomwandels sei angeführt, daß Dührssen ihn nur bei 1,7% beobachtete. Vgl. S. 115/19.

[3]) In dem Bericht über 845 Patienten sind etwa 200 ungebesserte ausdrücklich fortgelassen, die zur Vergleichsermöglichung hier eingerechnet wurden.

[4]) In dem Bericht über 234 Gruppentherapie-Patienten sind etwa 25% ungebesserte ausdrücklich fortgelassen, die zur Vergleichsermöglichung hier eingerechnet wurden.

[5]) Statistiken von Matz, Nowotny, Wenger, A. Harris, Hardcastle, Luff u. Garrod, Mapother, Ross, Curran, Landis, Massermann u. Carmichael, Schilder, H. I. Harris, Carmichael u. Massermann, Cohn u. Raymond, Schou u. Vorbeck, Hamilton u. Mitarb., Boehm, Wilder, Terhune, Curtius u. Adam, Cohn, Peck, Cobb, Tmorley u. Craske, Sandler, Stokvis, Jones, Eysenck, Sandler-Dührssen, Langen u. Volhard, Polak, Langen u. Veit.

gebessert und ungebessert die eindeutigste und verbindlichste ist. Über weitere Statistiken haben LANGEN und VEIT, CREMERIUS sowie wir selbst Näheres berichtet, so daß wir darauf verweisen und uns hier mit der summarischen Angabe über die Weltliteratur in Tab. 21 begnügen können.

Die Erfolgsstatistiken sind strenggenommen nicht vergleichbar. Die unterschiedlichen Ergebnisse sind nämlich nicht nur auf die verschiedene Arbeitsweise der einzelnen Autoren zurückzuführen, sondern beruhen auch auf einem unterschiedlichen Krankengut: Es bedurfte der stationären oder ambulanten, der psychiatrischen oder internistischen, der allgemeinärztlichen oder psychotherapeutisch spezialisierten Behandlung. Die mit der Beurteilung des Behandlungserfolges in der Psychotherapie zusammenhängenden Probleme sind besonders eingehend von CREMERIUS dargestellt worden.

Begutachtung

Hinsichtlich Krankschreibung, Kassenleistungen, Kurverordnungen und Rentenbegutachtung muß mit den psychogenen Krankheitsbildern entsprechend ihrer verschiedenartigen Genese unterschiedlich verfahren werden.

In Betracht kommen hier selbstverständlich nur Bilder von wirklichem Krankheitswert. Der Krankheitswert wird an der Leistungsfähigkeit bemessen, und zwar nicht vom Patienten, sondern vom Arzt. Leider kann man nicht einfach sagen: an der objektiven Leistungsfähigkeit; denn die Beurteilung wird sich zwar in der Regel auf objektive Befunde und Funktionsprüfungen stützen, doch hat die Objektivierbarkeit methodische Grenzen (Schwere der Kopfschmerzen, Dysmenorrhoe usw.). Das Urteil des Arztes gründet sich auf die Erfassung der ganzen Persönlichkeit des Patienten in klar formulierten Eindrücken. Er kann dabei irren. Das wird bei genügender Erfahrung Ausnahme sein, und es befreit nicht von der Pflicht zu gewissenhaften Entscheidungen. Eine psychologische Abklärung vermindert die Irrtumsmöglichkeit beträchtlich. Zweifelsfälle bleiben. Wir gehen daher auch auf das Verhalten bei ihnen ein.

Ohne eine psychische Fehlentwicklung

Vegetative Affektreaktionen von Krankheitswert (z.B. schwere vegetative Symptomenkomplexe oder akute neurasthenische Syndrome) können eine vorübergehende Krankschreibung notwendig machen. Bei Affektreaktionen mit vegetativen Entgleisungen und sekundären organischen Veränderungen (z.B. Kardiospasmus, Schreckbasedow usw.) sind erforderliche Krankschreibungen und Sozialleistungen in vollem Umfang berechtigt.

Suggestivwirkungen können durch Verweigerung der Krankschreibung und der Sozialleistungen nicht gebessert werden. Bei Krankheitswert der Erscheinungen (z.B. Blindheit) ist eine solche Verweigerung auch unberechtigt. Baldige Psychotherapie ist indiziert.

Bedingt-reflektorische Fixierungen von Krankheitswert (z.B. habituelles Erbrechen) sind hinsichtlich erforderlicher Krankschreibungen und Sozialleistungen in regulärer Weise zu behandeln. Psychisch-erzieherische Verweigerungsmaßnahmen sind fehlindiziert. Dagegen ist ein nicht fixiertes, sondern simulierend-tendenziöses Erbrechen natürlich ganz anders zu behandeln, kommt aber seltener vor. Der diffuse Ausdruck „neurotisches" Erbrechen verwischt diesen wichtigen Unterschied.

Simulation verlangt erforderlichenfalls Klärungsversuche durch Simulationsproben (psychogalvanischer Reflex, Vitalkapazitätsdifferenzen über 300 ml u.ä.) oder auch durch eine psychologische Exploration. Im Zweifelsfall steht man vor der Alternative: Entweder womöglich einem Leidenden keine Hilfe zu bieten, oder aber einen Betrüger zu bestärken. Es liegt in der Natur des Arztes, sich nicht für das erste zu entscheiden und in weiterer Beobachtung mehr Klarheit zu suchen. Es liegt dagegen im wohlverstandenen Interesse der Rentenversicherung, sich den Grundsatz „In dubio pro patiente" nicht zu eigen zu machen. Bei gesicherten Simulationen von Krankheitswert (Artefakte) scheidet sich ebenfalls die ärztliche Hilfe und Krankschreibung von Sozialleistungen. Bis zur soweitigen Abheilung, daß Arbeitsaufnahme nicht verschlimmernd wirkt, ist Arbeitsunfähigkeit anzuerkennen. Die Diagnose auf dem Krankschreibungsschein lautet selbstverständlich „Artefakt!". Die Mitteilung an die vom Patienten in Anspruch genommene Kasse erfolgt wie bei jeder anderen Krankheit und völlig korrekt. Das entspricht dem Rechtsempfinden auch des Patienten, der ja immer damit bei sich rechnen muß, daß die Sache herauskommt und daß Regreßansprüche für die Geldleistungen an ihn gestellt werden. Dagegen wäre eine Begünstigung des Betruges rechtlich und ärztlich nicht vertretbar; sobald ein Arzt Verdacht schöpft, ist ein derartiger Patient ja geneigt, lediglich den Arzt zu wechseln und seine artefizielle Krankheit weiter zu schüren. Hierzu gehören ebenso wie Hautbeschädigungen künstlich durch Medikamente ausgelöste Tachykardien u.ä. Mit der Mitteilung an die vom Patienten in Anspruch genommene Versicherung ist die rechtliche Aufgabe des Arztes erfüllt. Die Prüfung, ob dem gesellschaftlichen Eigentum ein Schaden zugefügt wurde, der Regreßansprüche oder juristische Folgerungen gebietet, kann sachlich nicht vom Arzt erwartet werden, sondern setzt die Berechnung der Versicherungsleistungen voraus.

Aggravation. Sobald bei einer Begutachtung eine simulatorische Komponente erwiesen ist, kann keine subjektive Angabe des Patienten mehr bewertet werden. Das Urteil gründet sich allein auf den Status praesens. Angesichts der Wichtigkeit der subjektiven Angaben im Rahmen der Inneren Medizin bedeutet das praktisch eine merkliche, aber vom Patienten selbst erzwungene Einschränkung der Bewertung, die bei Krankschreibung, Kurverschickung oder Invalidisierung den Ausschlag zur negativen Seite geben kann. Man kann sagen: Wenn der Patient selbst meint, daß erst noch etwas hinzukommen müsse, damit das Urteil positiv ausfallen kann, dann hat der Arzt keinen Grund, dem zu widersprechen.

Krankheitseinbildung sollte selbst bei autosuggestiver Verwurzelung ohne Krankschreibung therapiert werden. Unbegründete stationäre Klärung hat nur einen ungünstigen Einfluß auf die Einbildung.

Überforderung. Normale Krankschreibung und Sozialleistungen. Das gilt nicht für Selbstüberforderungen aufgrund einer psychischen Fehlhaltung (s. u.).

Primitivreaktionen. Mit ihnen ist je nach Pathogenese zu verfahren, also entsprechend einer bloßen Affektreaktion, einer Psychopathie, einer psychischen Fehlentwicklung. Nur bei geltungsstrebiger Fehlhaltung ist Nichtbeachtung therapeutisch sinnvoll.

Übersprungreaktionen (s. Pruritusbeispiele) sind wie Affektreaktionen zu behandeln.

Psychopathie. Diese charakterlichen Fehlanlagen sind gutachtlich nicht als Krankheiten zu behandeln. Der Grenzpunkt liegt erst bei der echten Psychose. Die (oft zu Unrecht ausgesprochene) Krankschreibung und die Begutachtung steht nur dem Facharzt für Psychiatrie oder dem Facharzt für Psychotherapie zu.

Bei psychischen Fehlentwicklungen

Psychische Fehlentwicklungen als solche haben keine körperliche Krankheitssymptomatik. Sie neigen nur dazu, durch laufende Lebensschwierigkeiten sich auf dem Wege über die vorgenannten Mechanismen eine solche zuzuziehen. Die gutachtliche Beurteilung muß dann aber modifiziert werden unter Berücksichtigung dessen, daß es sich um Sekundärerscheinungen handelt. Maßgebend ist hierfür nicht ein moralischer Schuldspruch, der für die ärztliche Hilfeleistung nicht ausschlaggebend sein kann und der auch oft äußerst problematisch ist, z.B. bei der psychischen Fehlentwicklung des Einzelkindes. Maßgebend ist der Gesichtspunkt, daß die Behandlung der Sekundärerscheinungen nicht mit der Behandlung der Grundursache in Widerspruch geraten darf. Man kann hier mit der momentanen Hilfe unter Umständen einen dauerhaften Schaden anrichten und das Grundleiden bestärken.

Beispielsweise bei Überforderungen, die einer selbstzerstörerischen Ehrgeizhaltung entspringen, ist der Denkzettel der Natur eine gesundheitserzieherische Belehrung des Patienten. Eine gewissermaßen belohnende Kurverordnung würde die Tendenz zum Pendeln zwischen Selbstschädigung und Verschlingen von Sozialleistungen züchten. Ein solches Ergebnis wäre keine Empfehlung für den behandelnden Arzt. Nicht jede Selbstüberforderung entspringt einer Fehlhaltung. Sie kann aus dem Einsatz für eine höhere Aufgabe hervorgehen und ein Opfer bedeuten. Dementsprechend ändern sich auch die Gesichtspunkte der Beurteilung. Es muß aber betont werden, daß fast alle einer Ehrgeizfehlhaltung entspringenden Selbstüberforderungen vom Patienten das Mäntelchen der Aufopferung umgehängt bekommen, und zwar auch in Selbsttäuschung (Rationalisierung). Für den verantwortungsbewußten Arzt ergeben sich hier wichtige, in erster Linie psychologische Probleme als Vorbedingung zu einer sachgemäßen Therapie.

Daß insbesondere auch Primitivreaktionen bei Geltungssucht („hysterische Anfälle“ in einem speziellen Sinne) direkt zu negieren sind, ist wiederholt betont worden. Die Behandlung von Affektreaktionen, Übersprungsreaktionen, Fixierungen und Autosuggestionen *bei psychischen Fehlentwicklungen* ist ohne grundlegende Psychotherapie auf Sand gebaut. Von Krankschreibungen und Kurverordnungen ohne spezielle psychische Behandlung kann nichts erwartet werden als eine vorübergehende Besserung unter gleichzeitiger Blähung der Fehlhaltung.

Die Neigung zu Simulationen und Aggravationen ist bei psychischen Fehlentwicklungen häufiger anzutreffen als sonst. Eine gutachterlich besonders große Rolle spielen hier die Rentenbegehren und Entschädigungsreaktionen. Letztere waren als „Unfallneurosen“ bis in die Gegenwart Anlaß zu zahlreichen ärztlichen Kritiken an der Rechtsprechung. Das richterliche Urteil stützte sich meist auf die Feststellung eines Ursachenzusammenhanges zwischen Unfall und Unfallneurose. Diese ist aber nicht wie ein traumatischer Hirnschaden kausal verursacht, sondern final begründet. Sie geht nicht zu Lasten des Haftpflichtigen, sondern ist eine Reaktion des Betroffenen auf Entschädigungsmöglichkeiten. Neuere Urteile haben zum Teil diesem medizinisch-gutachterlichen Standpunkt Rechnung getragen.

Eine völlige Verkennung der Situation liegt vor, wenn, wie so häufig, ein Rentenverfahren bei psychogener Symptomatik läuft und die Gutachter vor ihrer Entscheidung eine psychotherapeutische Behandlung wünschen. Selbstverständlich bedarf ein Rentenbegehren mit psychogener Symptomatik einer Psychotherapie. Diese besteht aber in der unverzüglichen Rentenablehnung. Die Rente muß ja auf jeden Fall verweigert werden, und es ist ein falsch verstandenes Entgegenkommen für den beschwerdeführenden und Eingaben an höchste Stellen machenden Patienten, wenn man den Rentenkampf weitergehen läßt. Er würde natürlich auch bei der Psychotherapie weitergehen. Und welchen Sinn soll eine erzieherische Psychotherapie haben bei der erzieherischen Paradoxie, die Rentenablehnung nicht zu vollziehen? Als maßgebend zu erkennen ist in solchen Fällen die pathogene Bedeutung der Rente und die therapeutische Bedeutung der Rentenentziehung.

SPEZIELLER TEIL

Herz

Tachykardie, Bradykardie

Die Pulsfrequenz reagiert selbst auf geheime Gemütsbewegungen so erkennbar, daß arabische Ärzte in der späten Glanzzeit ihrer Medizin (um 1200) dies zur Diagnostik psychogener Erkrankungen nutzten. Sie ließen den Patienten in bequemer Lage ruhen, setzten sich zu ihm, faßten seinen Puls und sprachen dann mit ihm seine Lebenssituation durch. In systematischer Führung des Gesprächs erkannten sie die affektbesetzten Gebiete an den Änderungen der Schlagfrequenz, und zwar auch dann, wenn der Patient die affektive Beteiligung vor anderen oder vor sich selbst nicht eingestehen wollte. Berichtet ist uns dies im Mesnevi, einem in Iran dem Koran ähnlich geachteten Buch. Wenn wir heute bei der Klärung psychogener Erkrankungen unsere „Provokationsdiagnostik" einsetzen (über die wir im allgemeinen S. 145 und exemplarisch S. 304 berichten), tun wir im Prinzip das gleiche wie damals. Wir objektivieren etwas mehr, prüfen gezielter die gestörten Funktionen und haben dazu einen größeren apparativen Aufwand nötig. Daß ein Arzt des 20. Jahrhunderts aber trotz oder wegen seiner komplizierten Apparaturen hilflos vor Fragen steht, die sein Kollege vor 7 Jahrhunderten mit einer bewundernswerten Schlichtheit löste, sollte nicht vorkommen.

Die Trennung von Emotion und Motion ist ein Ergebnis zivilisierter Erziehung. Beim Kind und beim Naturmenschen beobachten wir noch die ursprüngliche Einheit von Affekt und motorischer Reaktion, sei es Angst, Schmerz, Wut oder anderes. Die Heranwachsenden erziehen wir zur Selbstbeherrschung, zur Unterdrückung der eigenen Affektäußerungen. Der Erfolg zeigt sich natürlich nur im Bereich der Willkürmotorik. Die autonomen Funktionen reagieren weiter so, wie es der ursprünglichen, triebhaften, Animalium *und* Vegetativum umfassenden Formel für das Gesamtverhalten des Individuums im jeweiligen Affekt entspricht. Daher haben auch nicht alle Affekte den gleichen Einfluß auf die Schlagfrequenz des Herzens, sondern teils einen beschleunigenden, teils einen verlangsamenden, je nachdem, welche Herzleistung dem elementaren Verhalten in einem speziellen Affekt entspricht. Nur Affekten mit triebhafter motorischer Äußerung ist eine Steigerung der Herzleistung bzw. -schlagfolge eigen, Affekten mit instinktiver Ruhigstellung hingegen eine Verminderung.

		Puls
	Schmerz	108
	Wut	92
	Normal	82
lähmende	Angst	76
ruhige	Freude	74

Das als Beispiel hier angeführte Ergebnis gewannen wir an einer weiblichen Versuchsperson, der in Hypnose entsprechende Erlebnisse in anderer Reihenfolge suggeriert wurden und die dabei in gleichbleibender körperlicher Ruhe lag. Es wäre eine unerlaubte Simplifizierung, wollte man jeden unserer Affektbegriffe wie Freude, Angst usw. auf eine bestimmte Pulsänderung festlegen. Unsere Sprache ist nämlich zu arm, um die Differenziertheit der seelisch-körperlichen Gesamtreaktionen mit jeweils nur *einem* Wort wiederzugeben. So ist im Gegensatz zur ruhigen Freude (an der Natur) in unserem Versuch *erwartungsvolle* Freude mit einer Pulssteigerung auf 92 verbunden gewesen. Lähmende und jagende Angst sind zwei grundverschiedene Reaktionen. Um zu übereinstimmenden Resultaten zu kommen, muß man sich nicht an Worte wie „Angst" usw. halten, sondern an die Vielfalt der realen Triebreaktionen. Entfernt man sich von ihnen in bloße Abstraktionen hinein (wie etwa gar bei Untersuchungen über die Pulsfrequenz bei „Lust" und „Unlust"), dann sammelt man Widersprüche.

Ein Ekg bei lähmendem Schreck ist in Abb. 77 wiedergegeben. Die Versuchsperson zuckt plötzlich vor Schreck zusammen, erkenntlich an der nur eine $^3/_4$ Sek. dauernden

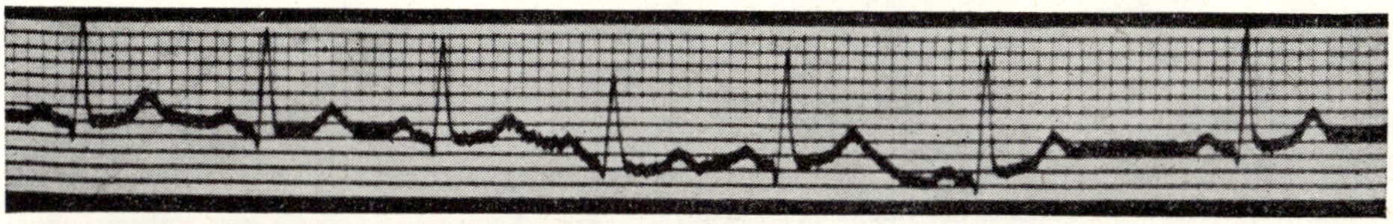

Abb. 77. Ekg bei Schreck. Zusammenzucken („Muskelzittern" im Ekg). In der Schrecksekunde Verbreiterung und Erniedrigung von QRS. Auftreten einer anhaltenden Bradykardie (deren plötzlicher Eintritt wie eine kompensatorische Pause empfunden wird: „Das Herz bleibt stehen vor Schreck").

Verzitterung und der gleichzeitigen Verlagerung der Kurve. Im Zusammenhang mit der Schrecklähmung tritt dann augenblicklich eine Bradykardie ein. Die Unterbrechung des Rhythmus ist so eindrucksvoll wie die Erscheinung einer kompensatorischen Pause. Von dieser pflegen Patienten ja zu sagen, daß ihnen dann „das Herz stillstehe". Kein Wunder also, wenn der Volksmund die Wendung festhält, daß einem „vor Schreck das Herz stillsteht".

Das sogenannte Versteinern vor Schreck und Stillstehen des Herzens vor Schreck erfolgt gleichzeitig. Die Synchronie im Eintritt der Schreckstarre (mit Aufhören des Muskelzitterns) und der Bradykardie ist im Ekg festgehalten. Diese Dokumentation beweist, daß die Pulsfrequenz sich hier nicht sekundär auf einen Ruhezustand einspielt und sich ihm anpaßt. Das Zusammenfahren dauert nur 0,6 Sek. Die emotional getönte Reaktion des erstarrenden oder panischen Schreckens tritt unverzüglich mit der Orientierung ein. Bei Versuchspersonen, die sich durch einen Schreckreiz genarrt fühlten, sahen wir unterschiedliche Pulsfrequenzen (S. 540 u. Abb. 130).

Nicht ebenso unvermittelt wie bei Schreck, aber nicht weniger eindrucksvoll ist der Eintritt der Bradykardie bei lähmender Angst. Die Kurve in Abb. 78 läuft in Angstzittern aus. Zugrunde liegt das suggerierte Erlebnis einer auswegslosen Gefahr. Die Dauer einer Herzperiode verlangsamt sich von 0,59 auf 0,97 Sek., was einem Abfall der Pulsfrequenz von 102 auf 62 entspricht.

Normalerweise klingt die Pulsänderung mit dem Affekt bald wieder ab. Zum Gegenstand ärztlicher Bemühungen wird eine psychogene Tachykardie, wenn sie längere Zeit bestehenbleibt, wenn also aus irgendeinem Grunde der Affekt persistiert.

Anhaltende Tachykardie kann man z.B. bei ständigen ehelichen Auseinandersetzungen sehen. Jedoch häufiger als eine bleibend hohe Pulsfrequenz werden paroxysmale Tachykardien bei psychischen Belastungen beobachtet.

Anhaltend hohe Herzfrequenz ist das führende Symptom des hyperkinetischen Herzsyndroms. Es läßt sich heute sehr bequem mit Propranolol (Obsidan) behandeln. Man sollte aber zuvor prüfen, ob Konfliktzustände bestehen, durch deren Behebung ein bleibendes Schwinden der Tachykardie zu erreichen ist. Wir haben solche Beobachtungen gemacht. Es erübrigt sich dann eine medikamentöse Dauerbehandlung rein symptomatischer Art.

In einer Monografie „Herzneurose" plädieren RICHTER u. BECKMANN dafür, weitergehende Differenzierungen in tachykarde, pektanginöse Zustände usw. aufzugeben. Sonst würden die gleichzeitigen, einheitlichen psychopathologischen Symptome einer hypochondrisch-depressiven Herzkrankheitsfurcht unterbewertet. Erst im Zusam-

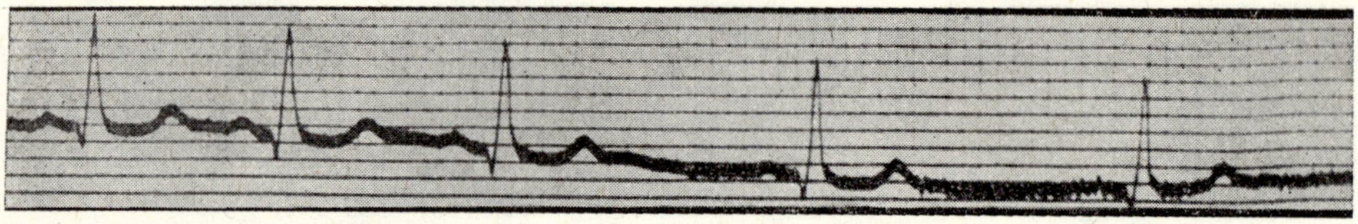

Abb. 78. Ekg bei lähmender Angst

menhang mit der emotionellen Störung erhielten die Dysregulationen Krankheitsbedeutung. Zugrunde liege primär keine Kreislaufstörung, sondern eine Angstneurose. Deshalb sei auch die Therapie und Prognose allemal ähnlich. – Wir können dieser Auffassung nicht folgen. Nicht jede funktionelle Störung ist emotional bedingt, nicht jede emotionale Störung ist neurotisch bedingt. Es gilt im einzelnen, die Organdisposition zu berücksichtigen, viszero-viszerale Reflexe, pathologische Reizwirkungen auf den Plexus cardiacus, auf den Grenzstrang (Spondylitis), auf das Halsmark und das Gehirn. Es sind mechanische, toxische, entzündliche, allergische, neoplastische, degenerative und hormonelle Ursachen in Betracht zu ziehen; psychische Ursachen sind nur ein Sonderfall, wenn auch der häufigste. Die primäre oder sekundäre Bedeutung psychischer Momente muß differenziert werden. Eine neurotische Erkrankung bei funktionellen Herzstörungen muß in jedem Einzelfall erst bewiesen und darf nicht etwa allgemein vorausgesetzt werden.

Extrasystolie

Jeder Abschnitt des Herzmuskels ist zur Automatie befähigt. Das bedeutet, überall wird Reizmaterial gebildet. Wo seine Anhäufung zuerst die Reizschwelle überschreitet (das ist normalerweise im Sinusknoten), nimmt die Herzerregung ihren Ausgang, und wohin sie sich ausbreitet, da vernichtet sie das angesammelte Reizmaterial, und der ganze Vorgang kann von vorn beginnen. Bei Bremsung des Sinusknotens durch Vagusreiz wie auch bei Akzeleration eines untergeordneten Reizbildungsortes kommt es zu Ersatz- bzw. Extrasystolen aus der nunmehr geschwindesten Reizbildungsstätte. Keineswegs unterliegt nur der Sinusknoten einer nervalen Bremsung oder Akzeleration. Der vom Vagus und Sympathikus gebildete Plexus cardiacus gibt Nerven auch an den Kammerteil des Herzens ab, die sich dort in ein feines intramuskuläres Geflecht verzweigen. Der nervale Einfluß auch auf die heterotope Reizbildung ist erwiesen durch die experimentelle Beobachtung, daß die Aufeinanderfolge periodischer Extrasystolen von Vagus- und Sympathikusreizen beeinflußt wird. Rein nerval ausgelöste Extrasystolen, die also nicht auf Pericardadhäsionen, myocarditischen Herden oder Narben, auf Degenerationsvorgängen, Digitalisintoxikation usw. beruhen, sondern auf der Akzeleration einer heterotopen Reizbildungsstätte, können theoretisch (Schaefer) nur in Form einer rhythmischen Salve auftreten (siehe unsere Abb. 79), bloß im Grenzfall als Einzelschlag. Oder, wenn die Reizbildung des Sinusknotens durch eine sogenannte Schutzblockierung unbeeinflußt von den extrasystolischen Erregungen weiterläuft, kommt es zwischen dem schnelleren heterotopen Reizrhythmus und dem langsameren Sinusrhythmus zu einer gesetzmäßigen Interferenz. In jedem Falle kann, solange ein frequenteres heterotopes Reizbildungszentrum tätig ist, niemals eine kompensatorische Pause eintreten; eine solche kann nur der letzten Systole einer Salve von Extrasystolen folgen. Rein nerval ausgelöste Extrasystolen sind also auf ganz bestimmte Erscheinungsformen beschränkt.

Daß nerval bedingte Extrasystolen keineswegs immer psychisch bedingt sind, ist so selbstverständlich, daß es gar nicht betont zu werden brauchte, wenn nicht durch das unglückliche Wort Neurose hier Verwirrungen eingetreten wären. Der Kliniker bezeichnete Herzfunktionsstörungen durch nervlichen Einfluß ohne organischen Herzbefund als Herzneurose. Der einseitige Psychotherapeut hält ihm entgegen, seine Annahme beruhe auf einem beschränkten Blickfeld, es gäbe überhaupt keine Organneurosen, eine Neurose sei vielmehr immer eine Erkrankung des ganzen Menschen

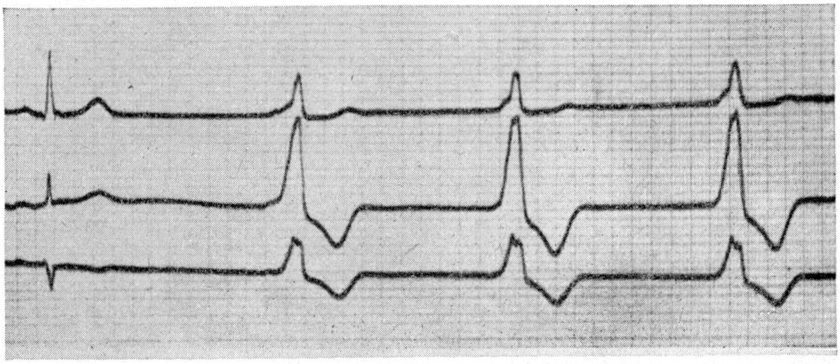

Abb. 79. Psychogene Extrasystolie. Ein nerval akzeleriertes Kammerzentrum eilt der normalen Erregung voraus. Die erste Extrasystole setzt kurz nach dem Gipfel eines normalen P ein (Fallbeschreibung S. 293).

aufgrund einer seelischen Fehlentwicklung. Es ist also erforderlich, ausdrücklich festzustellen, daß es 1. nervliche Herzfunktionsstörungen ohne psychischen Ausgangspunkt und 2. auch psychogene Herzfunktionsstörungen ohne psychische Fehlentwicklung, allein aus affektiven Anlässen gibt. (Zur Neurosedefinition s. S. 107.)

- Ein tüchtiger 35jähriger Kaufmann hat nach dem plötzlichen Tod seines Bruders eine schlaflose Nacht und bekommt erstmalig eine Extrasystolie. Seitdem treten auch unter stärkeren beruflichen Belastungen Extrasystolen auf. Sonst klinisch, röntgenologisch und elektrokardiographisch auch unter körperlicher Belastung kein krankhafter Befund, abgesehen von vegetativen Stigmata. Er kam nach $2^1/_2$ Jahren in unsere Klinik, wozu nicht die Extrasystolen, sondern ein später aufgetretener, nur stundenweise bestehender Kardiospasmus Veranlassung gab.

- Ein 35jähriger Arzt, vielbeschäftigt und ehrgeizig, bemerkt ungewöhnliche Herzschläge immer dann, wenn er in gespannter Erwartung eines freudigen oder unangenehmen Ereignisses ist. Das Ekg zeigt unter solchen Umständen die Übernahme der Führung des Herzens durch ein heterotopes Reizbildungszentrum in der Kammer, das rhythmisch und mit höherer Frequenz eine Serie von Extrasystolen gleichen Ursprungsortes aussendet (Abb. 79). Im übrigen ist der Herzbefund klinisch, röntgenologisch und elektrokardiographisch normal. Auch sonst lassen sich, abgesehen von einer leichten vegetativen Ansprechbarkeit, keine krankhaften Befunde erheben. Eine besondere Psychotherapie neben dem Rat zu gemäßigter Arbeits- und Lebensweise erschien nicht indiziert. In dreijähriger Nachbeobachtung stellten sich nur selten unter besonderen psychischen Belastungen wieder solche Salven von Extrasystolen ein.

Bei von Hunden angebellten Katzen sind auch im Tierversuch psychogene Extrasystolen und Interferenzdissoziation registriert worden (SCHUNK) (Abb. 80).

Während wir bisher nur von Extrasystolen bei Herzgesunden gesprochen haben, müssen wir nun die praktisch wichtigere Tatsache betonen, daß die Extrasystolie Herzkranker ebenfalls psychischen Einflüssen unterworfen ist. Die Häufung von Extrasystolen tritt bei gesteigerter Herzleistung ein, ganz gleich, ob dem eine körper-

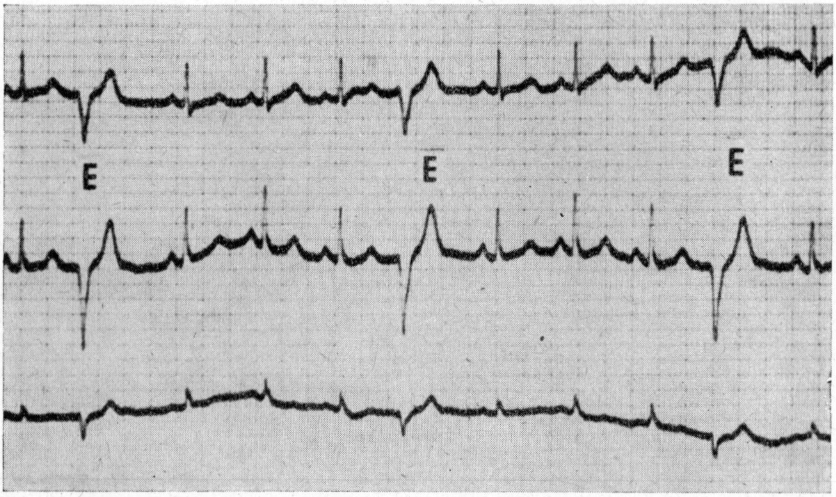

Abb. 80. Extrasystolie bei einer Katze, nachdem diese 2 Minuten lang von einem Hunde angebellt wurde (nach SCHUNK).

liche Belastung oder eine affektive Erregung zugrunde liegt. Der vermehrte Reiz von Degenerationsherden u.ä. bei Tachykardie und vergrößertem Schlagvolumen muß hierfür verantwortlich gemacht werden. Steigerung der Extrasystolie kann man provozieren, wenn man mit solchen Patienten über Fragen spricht, die sie affektiv bewegen. Die Signifikanz psychogen vermehrter Extrasystolie ist von STEVENSON und Mitarbeitern durch fortlaufende Registrierung zahlenmäßig nachgewiesen. Die extrasystolische Reizbildung nimmt keineswegs bloß im gleichen Maße zu wie die Tachykardie, sondern ihr Verhältnis zu den Normalschlägen kann sich auf das Zehnfache, wie etwa von 3:100 auf 30:100, unter psychischem Einfluß erhöhen. Je lebhafter die Emotionalität eines Herzkranken ist, desto stärker prägen sich solche Momente bei ihm aus. Sie sind nicht nur flüchtige Erscheinungen. Die Äußerung des Verdachtes auf eine ernste Erkrankung, die Ankündigung einer Endoskopie oder eines operativen Eingriffs und ähnliche ärztliche Verlautbarungen lassen tagelange Verstärkungen der Herzarhythmie beobachten. Belastende Lebenssituationen entfalten eine anhaltend ungünstige Wirkung und bedürfen erst recht ärztlicher Berücksichtigung.

Paroxysmale Tachykardie

Bei der allgemeinen Erörterung des locus minoris resistentiae und seiner Objektivierung haben wir schon darauf hingewiesen, daß die Mitarbeiter von DELIUS, TOBIEN u. GÖTTING, belegen konnten: Eine PQ-Zeit von 0,12 und darunter disponiert zum Auftreten paroxysmaler Tachykardien (S. 109).

Welcher Mechanismus einer paroxysmalen Reizbildung im Sinusknoten oder einem anderen Ursprungsort im Herzen zugrunde liegt, wissen wir nicht. Die Erklärungsversuche (Kreislauf der Erregungswelle; gesteigerte Erregbarkeit bei frequenter Reizung) lassen viele Fragen offen und geben jedenfalls nur einen circulus an, der den *Fortgang* des Anfalls erläutert. Seine Auslösung dagegen überlassen sie beliebigen Ursachen; unter anderem können auch affektive Erregungen gelegentlich einmal auslösend wirken. Das stimmt mit klinischen Beobachtungen durchaus überein. Merkwürdig ist nur, daß psychotherapeutisch nicht allein psychogen ausgelöste Anfälle ausgeschaltet werden können, sondern auch paroxysmale Tachykardien in anderer Auslösungsform.

• Eine 29jährige Laborantin wurde uns nach 8 Monaten Arbeitsunfähigkeit wegen gehäufter paroxysmaler Tachykardie überwiesen. Als Vorkrankheiten wurden Urtikaria, Pneumonie und wiederholte Anginen berichtet. Vor 4 Jahren war der erste Anfall von Herzjagen anläßlich eines schweren inneren Konfliktes aufgetreten. Die Patientin hatte zuvor geheiratet, und zwar gegen den Willen ihrer Angehörigen, von denen niemand zur Hochzeit erschienen war. Ihr Mann, aus dem Kriege zurückgekehrt und ohne gelernten Beruf, verdiente sich seinen Lebensunterhalt damit, daß er Grenzgänger auf Schleichwegen über die damalige Zonengrenze führte. Die von der Patientin ausgesprochene Bitte, eine geregelte Arbeit aufzunehmen, löste den nachhaltigen Groll der Schwiegermutter aus. Diese wollte, daß es ihrem Sohn „gut gehe"; dahinter stand aber wohl unausgesprochen, ja unbedacht eine triebhafte Mutterliebe, die den Sohn umhegen und pflegen wollte, um dessen Leben sie in den langen Kriegsjahren so gebangt hatte. Ohne eigene Existenz war er darauf angewiesen, unter ihrem Dach zu bleiben. Zuneigung fand unsere Patientin allein bei ihrem Mann, zumal als ein Kind geboren war. Da wurde ihm eine günstige Arbeit angeboten. Als er dennoch zögerte, sich in eine untergeordnete Stellung zu fügen, drängte ihn seine junge Frau, obwohl sie sah, daß sie dann durch die Zonengrenze zunächst getrennt sein würden. Am Abschiedsabend nun, in dem aufreibenden Zwiespalt zwischen verstandesmäßigem Hindrängen und gefühlsmäßigem Haltenwollen bekommt die junge Frau ihren ersten Anfall von paroxysmaler Tachykardie. Auch nachdem der Mann binnen kurzem wegen schlechter Wohnverhältnisse zurückkehrte und dann hier eine Stellung annahm, wiederholten sich die Anfälle, und zwar nun auftretend bei körperlichen Belastungen, zuweilen schon bei Lagewechsel, im Orgasmus und bei psychischen Erregungen. Zuerst nur Minuten anhaltend, wurden die Anfälle von Herzjagen im Laufe der Jahre so langwährend, daß die Patientin ins Krankenhaus eingewiesen werden mußte. Dort wurde eine Tonsillektomie veranlaßt. Es trat keine Besserung ein, aber eine Verschlechterung durch einen bemerkenswerten Umstand. Bei jeder Visite fragte der Halsspezialist von oben herab lächelnd: „Na, wo bleibt denn nun Ihre Tachykardie?" Der Patientin erschien dies spöttisch. Bestimmt zu Unrecht, man kann sich gut in den Kollegen hineindenken, der diese Äußerung wohlmeinend und vielleicht mit einem Anflug von Selbstgefälligkeit tat. Das ist aber gleichgültig, entscheidend ist die Wirkung auf den Patienten, also hier auf eine Frau, die sich mit Bangen zur Mandeloperation bereitgefunden hatte und die nun von ihren Schluckbeschwerden gequält wurde, die also auch keine ruhigen Erwägungen anstellte, sondern einem Gefühlseindruck erlag. Sie empfand sich als Gegenstand des Spottes, und in dieser Erregung trat jedesmal ein Anfall ein. Indessen schwieg sie sich zunächst darüber aus, um sich „nicht zu blamieren". Der Arzt begnügte sich immer mit einem Blick auf die Kurve. Bald traten paroxysmale Tachykardien auf, wenn die Patientin diesen Arzt nur kommen hörte, schließlich schon, wenn sie daran dachte. Die gehäufte Wiederkehr der Anfälle ließ sich auf die Dauer nicht verbergen, und die Patientin wurde 16 Wochen mit Digitoxin, Brom, Lepinal u.a. ergebnislos stationär behandelt. Nach achtmonatiger Arbeitsunfähigkeit sahen wir sie und konnten, abgesehen von einer vegetativen Labilität (Schweißausbrüche, Schwindelzustände, Schlaflosigkeit), keinen krankhaften Befund erheben. Der Ruhepuls lag um 80. Im Anfall zeigte sich elektrokardiographisch eine supraventrikuläre paroxysmale Tachykardie mit einer Frequenz von 190/min. Nach Klärung der Psychanamnese führten wir in 6 Wochen stationärer Behandlung eine Schlaftherapie durch und ließen die Patientin das Autogene Training erlernen, welches sie später zu Hause weiter anwandte. Dabei erwies sich das Training in diesem Falle als die therapeutisch wirksamere Methode. Medikamente wurden nicht mehr gegeben. Die Patientin ist seitdem beschwerdefrei und voll arbeitsfähig, insbesondere ist in einer $1^1/_2$jährigen Nachbeobachtungszeit keine paroxysmale Tachykardie mehr aufgetreten.

Wir müssen uns zunächst mit der Feststellung solcher Beobachtungen begnügen. Dabei drängt sich natürlich die Frage auf, ob nervale (psychische) Einflüsse nur eine auslösende und nicht auch eine konstituierende Bedeutung für dies anfallsweise Herzjagen hatten. Die heutigen Theorien der paroxysmalen Tachykardie (Übererregbarkeit; Erregungskreislauf) stellen einer solchen Annahme nichts in den Weg. Die Störung braucht dann durchaus nicht im Psychischen verankert zu bleiben (gar in einem Unbewußten, in dem Komplexe hausen und eine symbolische Organsprache reden), sondern kann im vegetativen Nervensystem ihren Sitz haben und lediglich unter psychischem Einfluß einmal entstanden sein und ebenso einmal wieder normalisiert werden. Während diese extrakardiale Fundierung der paroxysmalen Tachykardie nur als Möglichkeit zu betrachten ist, kennen wir andere Fälle, bei denen psychische Momente das anfallsweise Herzjagen offensichtlich nicht begründen, sondern nur auslösen. Um so bemerkenswerter sind solche Beobachtungen, bei denen die Wiederauslösung ausschließlich psychogen erfolgt.

• Ein 17jähriger Optikerlehrling, der nie ernstlich krank war, bekommt bei ihm ungewohnter Erntearbeit einen Anfall von Herzjagen mit Angst- und Beklemmungsgefühl. Die Anfälle wiederholen sich. Er fürchtet, an einem „Herzschlag" sterben zu müssen, und bemerkt schließlich, daß diese Angst anfallsauslösend wirkt. Trotzdem kommt er aus dem circulus vitiosus nicht heraus. Wegen häufiger Paroxysmen muß er in ein Krankenhaus eingewiesen werden. In dieser Atmosphäre der Geborgenheit und ärztlichen Obhut bleibt er frei von Anfällen. Kaum ist er aber nach Hause entlassen, treten die Tachykardien wieder auf. Es erfolgt eine abermalige Aufnahme ins Krankenhaus, und dann wiederholt sich das gleiche ein zweites und schließlich auch noch ein drittes Mal. Dabei hat der Patient bei jedem Entlassungsversuch sich zu Hause geschont und nicht anders körperlich verhalten als im Krankenhaus. Nur die Angst vor den plötzlichen und für gefährlich gehaltenen Anfällen war zu Hause ohne die ständige ärztliche Bereitschaft wieder aktuell. Erst als der Patient sich durch die immer wiederholte Erfahrung davon überzeugte, daß die Paroxysmen nicht lebensgefährlich waren, schwand seine Furcht allmählich. Damit nahm aber auch die Anfallshäufigkeit so wesentlich ab, daß wir, als wir den Patienten ein halbes Jahr nach Beginn der Erkrankung erstmalig sahen, keine Indikation für eine eingehende Psychotherapie mehr stellen konnten.

Auch bedingt-reflektorische Mechanismen spielen als Auslöser paroxysmaler Tachykardien eine Rolle. Im vorletzten Beispiel wurde das Hören des herannahenden Arztes, ja schon der Gedanke an ihn zum Signal seines vermeintlichen Spottes und löste einen Anfall aus. Indessen erfolgte dort die Auslösung auch durch andere, oft geringfügige Ursachen, wie z.B. durch Lagewechsel. Es muß hervorgehoben werden, daß in anderen Fällen die Wiederauslösung des Herzjagens einzig und allein bedingt-reflektorisch erfolgt.

• Eine 24jährige kaufmännische Angestellte wurde wegen eines Zwölffingerdarmgeschwürs in ein Krankenhaus aufgenommen und dort u.a. mit intravenösen Novokaininjektionen behandelt. Nachdem sie mehrere gut vertragen hatte, wurde eine solche Spritze durch eine Schwester angeblich schnell verabfolgt. Dabei trat der erste Anfall einer paroxysmalen Tachykardie ein. Als die Patientin zwei Jahre später in unsere Behandlung gelangte, hatte sie nur eine einzige Art der Anfallsauslösung zu klagen: Nach dem Zubettgehen wird sie aus dem Einschlafen heraus von einem tachykardischen Anfall geweckt mit seinen unangenehmen Nebenerscheinungen der Todesangst und Luftnot. Das kann sich in einer Nacht ein halbes Dutzend mal wiederholen und treibt die Patientin zur Verzweiflung. Die Situation des Eindämmerns hat zweifellos stark übereinstimmende Züge mit der intravenösen Novokainwirkung, die den ersten Anfall einleitete. Sie scheint zum Signalreiz für eine bedingt-reflektorische Anfallsauslösung geworden zu sein. Wir konnten neben einem Ruhepuls von 70–80 außerhalb des Anfalls nur eine gelegentliche Senkung von ST II + III im Ekg feststellen, sonst aber keinen krankhaften Befund. Bei einer Narkokatharsis in leichtem Evipanrausch kam die Patientin unter Weinen und Aufbäumen sofort ängstlich auf die seinerzeitige Novokaininjektion zurück, was für die affektive Akzentuierung jenes Erlebnisses spricht. Wir führten eine Schlaftherapie durch. Anschließend war die Patientin vollständig frei von ihren Anfällen. Ein Vierteljahr später trat ein Rezidiv auf.

Nicht nur in den mitgeteilten Beispielen, sondern auch sonst macht man die Beobachtung, daß paroxysmale Tachykardien besonders leicht und häufig durch Erwartungsangst ausgelöst werden (im ersten Beispiel war es die Angst vor dem Spott, im zweiten die Angst vor dem Herzschlag, in einem andern Fall sahen wir z.B. eine paroxysmale Tachykardie an der Front unter schwerem Beschuß eintreten). Der psychischen Auslösung liegt aber keineswegs nur immer eine Erwartungsangst zugrunde. Andererseits gibt es Patienten mit paroxysmalen Tachykardien, bei denen psychische Einflüsse überhaupt keine Rolle spielen.

Absolute Arhythmie

Auch bei klinisch Herzgesunden kann Vorhofflimmern auf nervalem Wege ausgelöst werden. BRAMWELL berichtet von einem Bergmann, der ein Kopftrauma durch einen Balken erlitt. Das Flimmern bestand ununterbrochen 4 Wochen und wurde dann durch Chinidinbehandlung beendet. FOWLER beschreibt einen Herzgesunden, bei dem das Flimmern auf die Entfernung eines Ceruminalpfropfs hin auftrat. Wir berichten nun eine eigene Beobachtung, wo ein Geruchsreiz das Vorhofflimmern auslöste.

• Ein 31jähriger Arzt erfreute sich vollster körperlicher Leistungsfähigkeit. Anamnestisch wurden Masern und Scharlach, eine Pneumonie, Fünftagefieber und eine Hepatitis ohne Folgeerscheinungen berichtet. In den letzten 10 Jahren vor dem gegenwärtigen Ereignis war der Patient viermal sekundenlang ohnmächtig geworden, was ausgelöst wurde durch Hitze, üble Gerüche und einmal durch ein rasches Aufstehen. Bei diesen seltenen Vorkommnissen handelte es sich offenbar um banale Ohnmachten bei Vasolabilität und in der Regel unterschwelliger Regulationsschwäche eines Menschen von asthenischem Habitus. Dies hinderte ihn auch keineswegs, sich das Sportabzeichen zu erwerben, er war im Kriege als Infanterist im Fronteinsatz ohne Beschwerden. In einer Untersuchung mit klinischer, röntgenologischer, elektrokardiographischer und funktioneller Prüfung des Herzens wurde er fliegertauglich befunden. Schließlich hatte er sich als Kollege selbst ständig unter ärztlichen Augen, und seine Angabe, niemals irgendwelche Herzerscheinungen gehabt zu haben (abgesehen von einem zeitweiligen Druckgefühl bei einer ernsten Erkrankung seiner Frau und ohne elektrokardiographisch objektivierbaren Befund) ist um so überzeugender, als er das Auftreten der absoluten Arhythmie selber sofort feststellte. Dies geschah, als der Patient eines Tages plötzlich einem nicht toxischen, aber sehr unangenehmen Geruch ausgesetzt war. Er versichert, gegen eine beginnende Ohnmacht noch willentlich angekämpft zu haben, ohne daß dabei Herzerscheinungen bestanden. Nach dem Erwachen stellte er sofort eine regellose Arhythmie fest. Das Ekg zeigte Vorhofflimmern mit absoluter Arhythmie (Abb. 81, oben). Das Delirium cordis bestand mehrere Stunden und verschwand bei einem guten Abendessen. Der wissenschaftlich interessierte Arzt schloß sofort einen Belastungsversuch an und konnte an sich selbst nur noch eine langsamere Normalisierung der eintretenden Tachykardie feststellen. Am nächsten Abend suchte er einen Ball auf und tanzte bis zum Morgen fast ohne Unterbrechung. Das Ekg verlief wieder normal und entsprach völlig den Herzstromkurven aus früheren Jahren (Abb. 81, unten). In einer 27jährigen Nachbeobachtungszeit, in der der Patient beispielsweise den Turm des Kölner Doms bestieg und häufig Bergwanderungen machte, sind niemals wieder Herz-Kreislauf-Erscheinungen aufgetreten.

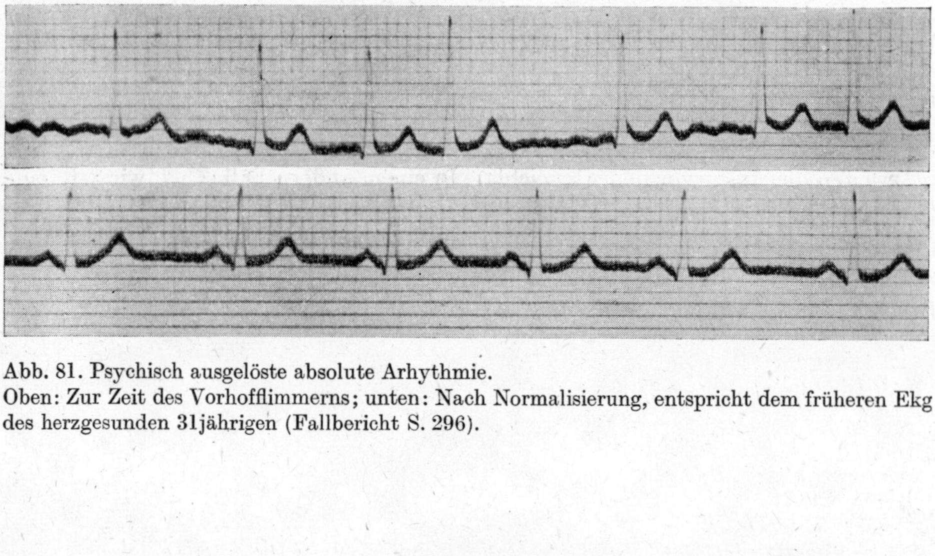

Abb. 81. Psychisch ausgelöste absolute Arhythmie.
Oben: Zur Zeit des Vorhofflimmerns; unten: Nach Normalisierung, entspricht dem früheren Ekg des herzgesunden 31jährigen (Fallbericht S. 296).

War hier ein Sinneseindruck auslösend, so schildert BODEN das Auftreten einer absoluten Arhythmie bei einem Mädchen während einer Auseinandersetzung mit ihren Eltern. A. WEBER berichtet von jungen Leuten, bei denen nach Mißhandlungen durch Besatzungstruppen Herzrhythmusstörungen, unter anderem mehrfach Vorhofflimmern, festgestellt wurden, wobei offenbar eine psychische Auslösung vorlag. REINDELL und Mitarbeiter beschreiben einen 35jährigen herzgesunden Mann, der aus einem Traum mit einer absoluten Arhythmie erwachte. Der Traum bezog sich auf schuldhafte Eheschwierigkeiten. Dieselben lösten einen Monat später im Wachen eine Extrasystolie aus. Wenn schon von Herzgesunden, so ist natürlich erst recht von Herzgeschädigten reflektorisch ausgelöstes Flimmern bekannt. Vereinigt man die Statistiken von FREY und SEMERAU (zusammen 211 Fälle), so beträgt der Anteil der durch nervöse Störungen hervorgerufenen absoluten Arhythmien an der Gesamtzahl 3%, ist also ebenso groß wie der durch Morbus BASEDOW bedingte.

Welche Umstände müssen für eine nerviche und damit auch psychische Auslösung des Vorhofflimmerns zusammentreffen? Der Grundvorgang beim Flimmern gehört zu den umstrittensten Punkten der Herzforschung. Unbedingt erforderlich erscheint eine verkürzte Refraktärzeit und eine verlangsamte Erregungsleitung im Vorhof. Nun erzielt ein Reiz, der in die relative Refraktärzeit nach einer vorhergehenden Erregung fällt, nur eine geringe Erregung mit verkürzter Refraktärzeit und das bei verlangsamter Leitungsgeschwindigkeit. ,,Tritt also eine Erregung in der relativen Refraktärzeit, der vorhergehenden auf, so erzeugt sie sich die beiden Flimmerbedingungen selbst" (SCHAEFER). Damit wird ein Reiz, der zufällig in die ,,vulnerable Phase" fällt (und der bei künstlichen Herzschrittmachern durch Hilfskonstruktionen vermieden werden muß) zur wesentlichen theoretischen Voraussetzung des Flimmerns. Vorhofdehnung oder Hypoxie können fördernd wirken (durch Verlängerung der Reizleitung bzw. auch Verkürzung der Einzelaktion). Von den experimentellen Ergebnissen erscheint uns mit physiologischen Verhältnissen wohl noch am ehesten vergleichbar die Beobachtung, daß gleichzeitige Reizung des N. vagus und accelerans bisweilen Vorhofflimmern auslöst.

Kammerflattern

Ein psychisch ausgelöstes Kammerflattern wurde von K. A. WINTER beschrieben (Abb. 82):

• Bei einer Patientin mit noch labiler Hypertonie und ohne organischen Herzbefund trat nach einer heftigen Aufregung eine Folge Adams-Stokes-Anfälle ein. Im Krankenhaus wiederholten sie sich nur beim Nahekommen anderer. Die elektrokardiographische Verfolgung eines Anfalls zeigte, daß die normale Herzstromkurve mit einer Frequenz von 60 zunächst durch einige Extrasystolen aus zwei verschiedenen Reizbildungsorten der Kammer arhythmisch wurde. Unter weiterer Akzeleration der heterotopen Reizbildung ging die Führung in der Herzerregung ganz auf die Kammer über, wobei die beiden extrasystolischen Zentren alternierend eine gemeinsame Schlagfrequenz von 350 erreichten. Dann übernahm eines der heterotopen Reizbildungszentren die Rolle des Schrittmachers allein. Nach 1–2 Minuten endete das Kammerflattern, und ein langsamer Vorhofrhythmus, zunächst mit einzelnen Vorhofextrasystolen, stellte sich ein. Es bestand vorübergehend noch eine ST-Senkung. In der Behandlung hatte Chinidin keinen Erfolg, dagegen wurde die Patientin durch Morphium reproduzierbar vorübergehend anfallsfrei, es erwiesen sich aber auch Barbiturate als ausreichend. Nach drei Wochen, in denen sie dann anfallsfrei blieb, konnte die Patientin aus der stationären Behandlung entlassen werden.

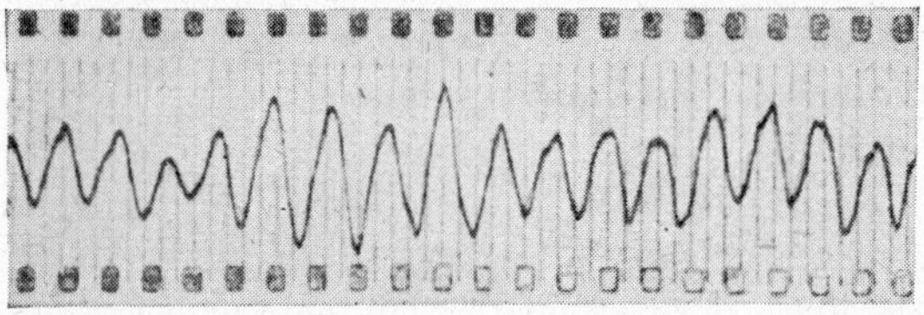

Abb. 82. Psychisch ausgelöstes Kammerflattern bei einer 51jährigen Patientin mit labilem Hochdruck. Auftreten in jeweils 1–2 Minuten duerndem Anfall unter dem klinischen Bild eines ADAMS-STOKES (nach WINTER).

Auslösung und Beseitigung des Kammerflatterns weisen hier also gemeinsam auf einen zentralnervösen, mit der Affektivität in Zusammenhang stehenden Ursprung. Die Vorgänge am Herzen entsprechen den bei der Extrasystolie geschilderten mit dem Unterschied, daß von den akzelerierten heterotopen Reizbildungszentren nicht eines, sondern zwei nebeneinander als schnellste in Führung gingen.

Reizleitungsstörungen

Daß unter psychischem Einfluß eine Verlangsamung der Reizleitung im Herzen eintreten kann, ist aus Abb. 77 abzulesen. Als unmittelbare Schreckfolge ist in der viertletzten Systole QRS verbreitert und erniedrigt.

QRS_{II}	Breite	Höhe
In der Schrecksekunde	0,10 Sek.	1,38 mV
Sonst	0,07 Sek.	1,63–1,83 mV

REINDELL und KRAUSE berichteten von einem Patienten mit hochgradiger vegetativer Labilität, bei dem in einfacher Ruhehypnose eine Verlängerung der *atrioventrikulären Überleitung* von 0,22 auf 0,32 registriert wurde. Im gewöhnlichen Schlaf traten bei diesem Patienten *Wenckebachsche Perioden* auf mit entsprechenden subjektiven Beschwerden. Geringe Belastungen oder Atropin brachten sie zum Verschwinden. Es genügte also zur Auslösung der Überleitungsstörung, sogar mit eingestreutem av-Block, der bloße Ruhe-Vagotonus, der allerdings hier abnorm ausgeprägt war (Morgenpuls 42).

Ein Patient mit totalem av-Block und einem Kammerrhythmus von 12/min hatte tgl. 20–30 *Adams-Stockessche Anfälle*, von denen jeder der letzte zu sein drohte. Nach Versagen von 8 erregungssteigernden oder entzündungshemmenden Medikamenten (vor der Schrittmacher-Ära) wurde von W. KOCH eine Hypnosebehandlung eingeleitet.

Der bis dahin weinend zwischen Todesangst und Sterbensbereitschaft hin- und hergerissene Patient wurde völlig ruhig, die Anfälle schwanden binnen 3 Wochen. Zur Entwässerung gegebene Suggestionen reichlichen Trinkens erzielten reproduzierbar einen Anstieg der Tagesausscheidung von 600 auf 1300 ml. Der Puls stieg auf 40/min. Nachbeobachtungszeit 8 Monate. Natürlich erklärt der psychische Faktor hier nicht alles.

Abb. 83 zeigt in der mittleren Systole das typische Bild einer dem WPW-Syndrom entsprechenden Kombinationssystole.

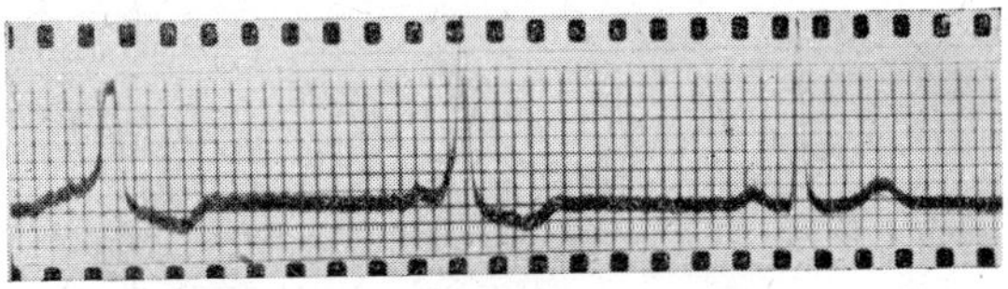

Abb. 83. Ende einer Salve psychogener Extrasystolen. Das Ekg wurde vom gleichen Patienten abgenommen wie Abb. 79. Die mittlere Systole zeigt das typische Bild eines WPW-Syndroms. Das akzelerierte Kammerzentrum sinkt mit seiner Reizbildungsgeschwindigkeit wieder hinter die Sinusfrequenz zurück. Die heterotope Reizbildung beginnt in der ersten Systole noch während des Gipfels von *P*, in der zweiten Systole am Ende der *P*-Zacke, hier wird die Kammer teils normal, teils von der nur wenig früher einsetzenden Extrasystole erregt (Kombinationssystole). In der letzten Systole hat der Sinusreiz die Führung über die ganze Herzerregung gewonnen

Angina pectoris

Mit 9% ist die Angina pectoris die häufigste Diagnose in der internistischen Ambulanz. Der pektanginöse Herzschmerz entsteht im Myokard wie in jedem Muskel, der bei Mangeldurchblutung arbeitet. In der Muskulatur bilden sich Stoffwechselstörungen. Unter Umständen können vorausgehende Myokardstoffwechselstörungen eine Disposition für den Anfall schaffen. Da sich aber Infarkte weitgehend an Versorgungsgebiete von Ästen der Koronararterien halten, ist an der maßgebenden Rolle des Gefäßfaktors nicht zu zweifeln. Objektivierbar ist, daß typische Ekg-Veränderungen in Form von ST- und T-Depressionen durch unterschiedlichste Noxen ausgelöst werden können. Das „Belastungs-Ekg" legte ursprünglich nur eine körperliche Anforderung zugrunde. Unser „psychisches Belastungs-Ekg" brachte gleichartige Ergebnisse bei ganz anderen Beschwernissen. Schließlich haben Hochrein und Schleicher auch noch weitergehende Möglichkeiten des „spezifischen Belastungs-Ekg" gezeigt und entsprechende Veränderungen unter dem Einfluß von Nikotin, Kälte oder anderen Reizen hervorgerufen, und zwar in Übereinstimmung mit den anamnestischen Angaben der Patienten. Das Ansprechen auf *eine* dieser Auslösungsformen besagt noch gar nichts in bezug auf die anderen. Ein pathologisches psychisches Belastungs-Ekg kann mit normalem physischem Belastungs-Ekg einhergehen. Natürlich gibt es auch Patienten mit mehreren positiven Befunden. Die Provokation durch psychische Momente hat eine erhebliche Bedeutung. Daß die Angina pectoris in hohem Maße von der Lebenssituation abhängt, ist eine alte ärztliche Erfahrung.

Angina pectoris arteriosclerotica Anfälle stellen sich aufgrund der eingeschränkten und für besondere Anforderungen nicht mehr ausreichenden Koronarreserve bei jeder höheren Kreislauftätigkeit ein. Alle Affekte, welche mit Anspringen einer gesteigerten Kreislaufleistung verbunden sind, können anfallsauslösend wirken. Daß viele Stenokardien unter offenkundig psychischem Einfluß entstehen, bedarf keiner näheren Ausführung. Der psychische Effekt wirkt sich hier indirekt und zufällig aus, indirekt über die Kreislaufbeschleunigung und zufällig wegen der unabhängig davon bestehenden Koronarerkrankung. – Das weiter ausholende Problem, ob die Koronarsklerosierung selber durch psychisch bedingte, vasomotorische Beanspruchungen der Koronarien provoziert und gefördert werden kann, wollen wir erst anhand von Sektionsbefunden im Kapitel „Herztod" diskutieren.

Angina pectoris vasomotorica. Bei einem vollen Drittel aller Patienten mit typischen Angina-pectoris-Beschwerden lassen der sorgfältig erhobene Gesamtbefund und das Lebensalter keinen Rückschluß auf eine organische Erkrankung der Koronarien zu. Der diagnostischen Beweisführung unzugängliche, frühzeitige Koronarsklerosen kommen zwar vor, aber ihre willkürliche Annahme bei ganzen Reihen junger Frauen erscheint abwegig. Außerdem sind sogar Herzinfarkte bei autoptisch einwandfrei befundenen Koronarien bekannt (S. 316/317). Mit voller sachlicher Berechtigung wird daher auf eine auch elektrokardiographisch nachweisbare Angina pectoris vasomotorica geschlossen. Zugrunde liegen nicht nur Gefäßspasmen, sondern auch die Ausbildung von Intimapolstern aus glatter Muskulatur und quellungsfähigen Spezialzellen (Kirchmair). Die Koronardurchblutung bedarf weitgehender Regulation, verschlingt sie doch nach Messungen mit radioaktiven Isotopen 8 % und bei Belastung mehr der gesamten vom Herzen geförderten Blutmenge (Waser u. Hunzinger). Die Weite der Koronarien unterliegt wie die Pupille einem ständig spielenden Wechsel. Unter den mannigfaltigen einflußnehmenden Faktoren befinden sich auch psychische. Sie spielen, ähnlich wie bei anderen vasomotorischen Reaktionen, eine stark hervortretende Rolle.

Häufigkeit. Nach einer Auszählung an 13000 Patienten unserer Klinik in dem Nachkriegsjahre 1949 waren drei Viertel aller Fälle von Angina pectoris *vasomotorica* psychischer Genese. Das sind 2 % aller Patienten der internistischen Sprechstunde überhaupt. Eine auslesefreie Statistik über 1000 Psychotherapie-Patienten 1954/56 erwies uns wieder die psychogene Angina pectoris als *die häufigste aller Erkrankungen psychischer Genese.*

Diagnostik. Die meisten dieser Patienten wurden uns überwiesen zur Klärung der Diagnose. Der einweisende Arzt schrieb z.B.: „... erkrankte plötzlich mit Frösteln, Herzklopfen, Beklemmungsgefühl über der Brust, im Vordergrund stand das Angstgefühl. Der Zustand trat jetzt zum dritten Male auf. Aufregungen waren nicht im Spiele." – „Herzschmerzen, Atemnot, Schwindelanfälle." – „Organische oder funktionelle Beschwerden?" Eine Klinik fragt nach der Operationsfähigkeit, ein Beratungsarzt nach der Glaubwürdigkeit des Patienten. Ein Landarzt schreibt: „Ich halte die ganzen Beschwerden vorwiegend für vegetativ bedingt, habe auch eine dementsprechende Therapie schon eingeleitet, leider aber ohne Erfolg."

In Anbetracht der großen praktischen Bedeutung psychogener Pektanginen sei die Differentialdiagnose besprochen; zugleich als Paradigma, denn wir können nicht bei jeder anderen psychogenen Erkrankung ebenso ausholend ausführlich sein, dafür legt dieses Beispiel den konkreten Gedankengang aber so übersichtlich dar, daß sich die Grundzüge leicht verallgemeinern und übertragen lassen.

Die Tatsache, daß man objektiv nichts fand, der Patient aber über Schmerzen in der Herzgegend klagt und außerdem ein paar häusliche Sorgen hat, berechtigt in gar keiner Weise zu der Annahme einer psychogenen Angina pectoris. Pleuraverwachsungen, Perikardadhäsionen, Neuralgien, kleine Lungeninfarkte, Zwerchfellhernien usw. können einer Untersuchung zunächst entgehen. Sichere Kriterien sind notwendig zum Aufbau unserer Diagnose:

1. *Es muß sich um eine Angina pectoris handeln.* Bestimmte nervale Verbindungen liegen dem typischen Beschwerdebild zugrunde (Abb. 84): Von dem aus Vagus- und Sympathikusfasern gebildeten Plexus cardiacus führen die sensiblen Bahnen über den Sympathikus zentralwärts. Dessen Grenzstrangganglien sind über Rami communicantes mit den zugehörigen Rückenmarkssegmenten verbunden; Erregungsirradiation führt von hier zur Ausbildung einer Headschen Zone. Da das Herz in der Embryonalzeit weiter kopfwärts angelegt wurde und deshalb seine sympathische Versorgung über die obersten Thorakal- und Zervikalganglien erhält, breitet sich seine Headsche Zone in der Regel über Schulter und Arm links aus. Im Rückenmark bestehen Bahnverbindungen zum Zwischenhirn. Hier wird der typische Angstaffekt ausgelöst. (Braun hielt die Angst für eine spezifische Sinnesempfindung aus dem Herzen. Wir lassen das offen.)

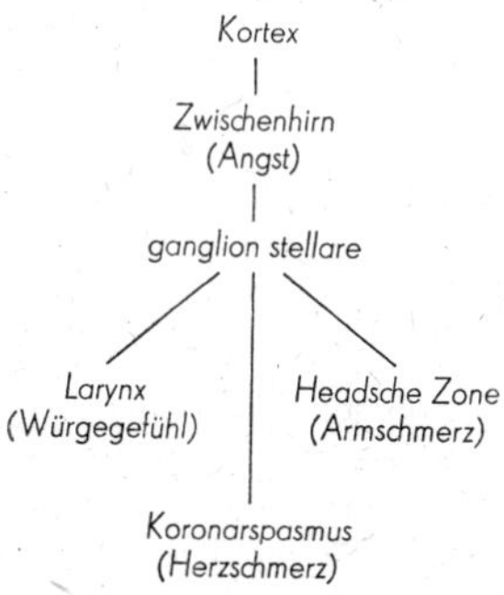

Abb. 84. Nervale Beziehungen der Koronarien. Die ganze Reflexschaltung ist von jedem Endpunkte her auslösbar und durch eine Stellatumanästhesie zum Erlöschen zu bringen. (Zum Beispiel kann durch ein Armbad links auch eine elektrokardiographische Veränderung herbeigeführt werden).

Die sympathisch-parasympathische Versorgung von Herz und Kehle weist engste Beziehungen auf. Treffenderweise spricht der Volksmund nicht nur von Herzensangst, sondern auch von würgender Angst.

Das Quartett: Herzbeklemmung, Schmerzausstrahlung, Angst und Würgegefühl kann bei allen Formen der Koronarinsuffizienz vollzählig vertreten sein oder durch drei, zwei, nur eine Komponente oder überhaupt nicht. Der letzte Fall ist durch stille Infarkte bekannt und konnte von uns auch für psychogene Koronarspasmen elektrokardiographisch nachgewiesen werden. Im übrigen kommen alle Kombinationsmöglichkeiten aus dem Quartett zur Beobachtung, allerdings in einer sehr verschiedenen Häufigkeit: *Fast alle psychogenen Pektanginen äußern sich in Herzbeklemmung mit Angst und meist auch Würgegefühl* („*Atemnot*"). Dagegen geht die Angina pectoris aufgrund organischer Koronarveränderungen häufiger mit Schmerzausstrahlung in den linken Arm einher und nur in einem Viertel der Fälle mit Angst. Die selteneren Bilder, in denen keine charakteristische Kombination oder nur eine der vier störenden Empfindungen auftritt, können nur durch das Ekg oder ex juvantibus durch Nitrite sicher erkannt werden.

2. *Die Angina pectoris darf nur eine funktionelle sein.* Diese Feststellung läßt sich nur per exclusionem und nicht mit 100%iger Sicherheit treffen. Das Durchschnittsalter unserer Patienten mit psychogenen Koronarspasmen betrug 33 Jahre. Diagnostisch nicht erfaßbare Koronarsklerosen kommen schon bei 20jährigen vor und dürften bei einem Drittel aller 30jährigen bestehen. Andererseits beweisen, wie wir schon betonten, Herzinfarkte bei autoptisch unveränderten Koronarien das Vorkommen vasomotorischer Pectanginen. Es bleibt jedenfalls die Forderung, daß der klinische Gesamtbefund keinen Anhalt für Arteriosklerose, Lues, Thrombose, Embolie oder Coronariitis bieten darf. Mit 45 Jahren hat schätzungsweise die Hälfte der Menschen eine Koronarsklerose und werden reine Koronarspasmen daher unwahrscheinlich. Man wird sich dann in jedem Falle zu den therapeutischen Konsequenzen einer Angina pectoris arteriosclerotica entschließen.

3. *Pathologische Schäden im Vegetativum sind auszuschließen.* Hierbei ist zunächst zu beachten, daß neben den Pectanginen auch andere vegetative Reaktionen psychischer Genese vorliegen können; am häufigsten Herzklopfen und Frösteln, worauf wir nachher noch zurückkommen. Aber Anisokorie, halbseitiges Schwitzen, Struma mit Hornerscher Trias, Einsetzen der Beschwerden nach Schilddrüsenoperation oder Vorliegen einer Epilepsie weisen auf eine Schädigung des Sympathikus bzw. übergeordneter Zentren. Migräne oder Leichenfinger erinnern daran, daß die Tetanie auch in ihrer latenten Form oft von Gefäßspasmen, u.a. von Koronarspasmen begleitet ist. Nikotinabusus ist zu berücksichtigen. Neben diesen häufigen Schäden wird der Erfahrene auch feinere Hinweise beachten und gegebenenfalls z.B. Spondylitiden in unmittelbarer Nähe des Halssympathikus röntgenologisch ausschließen. Der nach allen Richtungen negative Befund berechtigt natürlich noch nicht zur Annahme *psychogener* Koronarspasmen.

4. *Eine seelische Überlastung und der zeitliche Zusammenhang mit den Pektanginen ist nachzuweisen.*

5. *Das „psychische Belastungs-Ekg" kann die psychogenen Koronarspasmen provozieren und objektivieren* (s. u.).

Der Nachweis der seelischen Überlastung erfolgt meist in einer schon augenfälligen psychischen Reaktion. Teilt man nämlich dem Patienten mit, daß keine krankhaften Veränderungen an den Organen bestehen, und fragt ihn, ob er denn Sorgen oder einen Kummer habe, so erlebt man etwas vom Normalen Abweichendes. Normalerweise bekommt man zur Antwort: „Sorgen? Du liebe Zeit, wer hat keine Sorgen! ...". Ganz anders in unseren Fällen! Bei Frauen findet die Frage nach Kummer entweder eine rasche Verneinung mit der augenfälligen Unechtheit des Überkompensierenden, und zeigt man sich durch diesen falschen Glanz nicht geblendet, sondern schaut den Patienten weiter an, so stürzen alsbald die Tränen hervor, oder die Patientin senkt auf unsere Frage sogleich den Kopf, weil sie das Augennaß nicht zurückhalten kann. Männer sind gefaßter, aber auch sie haben in der Regel den zeitlichen Zusammenhang der Beschwerden mit unglücklichen äußeren Verhältnissen bereits selbst bemerkt und brauchen sich nicht erst zu besinnen.

Man erfährt nun, an älteren Beispielen berichtet, folgendes (es handelt sich regelmäßig um die eigene Existenz, die der Liebesgemeinschaft oder die der Familie): An der Front auf „Himmelfahrtskommando" – Auf verlorenem Posten gewesen – Im KZ zum Todeskommando ausgesucht – Nach dem Tode eines Angehörigen Furcht, die gleiche Krankheit zu haben – Tod eines Bettnachbarn im Krankenhaus erlebt – Kriegsterror – Vergewaltigung – Konzeptionsfurcht aus Gebärangst – Uneheliche Schwangerschaft – Trigeminusneuralgie in Erwartung neuer Anfälle – Karzinophobie – Vor Operation: „Wenn ich jetzt krank werde, sind meine beiden Kinder mutterseelenallein." – Konkurs – Unerfüllbare Terminarbeiten – Schwerer Konflikt im Beruf – Vernichtung des Lebenswerkes – Ehemann vermißt – Ehemann in Gefangenschaft; andere sind jetzt heimgekommen, er nicht. – In Gefangenschaft. Sehnsucht nach Hause. – Tod des Ehepartners – Krankenhausaufnahme des Gatten – Haft der anderen Ehehälfte oder des Verlobten – Arbeit der Eheleute in getrennten Orten – Untreue – Nebeneheliche Zeugung durch den Ehepartner – Tochter durch den Stiefvater geschwängert – Einschleppung venerischer Krankheiten in die Ehe – Scheidung – Unglückliche Liebe zu einem verheirateten Mann – Koitus nach gynäkologischer Operation unmöglich – Gemeinschaftsunfähigkeit durch Krankheit des Partners – Geisteserkrankung des Ehemannes – Ehemann schwerbeschädigt – Kohabitationsschwierigkeiten – Ehefrau frigide – Ehemann niedergedrückt, da er, früher in angesehener Stellung, jetzt diese verloren hat – Unterdrücken lebhaften sexuellen Begehrens aus ethischen Gründen – Ehestreit – Sohn gefallen – Tod eines Kindes – Kind auf der Flucht verloren – Sohn verhaftet – Familie mit Kindern in finanzieller Not – Ehemann vermißt. 3 Kinder zu versorgen. Arbeitet tagsüber im Straßenbau mit weitem Anmarschweg. Schafft weder ihren Haushalt noch ihre Arbeit. – Unerfüllter Kinderwunsch – Tod der Mutter oder des Vaters – Eltern während der Kriegsereignisse in der alten Heimat zurückgelassen – Familienzwist – Zank mit den Schwiegereltern – Zerstörung des Familienglückes durch Verlust des Heimes. – Dies sind die Themen, die sich in neuen Variationen wiederholen. Unter 130 ausgezählten Patienten lag z.B. 14mal Ehescheidung vor, 11mal Krankheit oder Verkrüppelung des Partners.

Interessant sind die seltenen Ausnahmen, bei denen keine *äußere* Bedrohung der eigenen Person oder *Familie* vorlag: Depression mit Suizidtendenzen. – Kernneurose mit Angst vor der Ehe. – Tod eines „innigbefreundeten Sangesbruders". – Unter Tränen: „Mein Hund, mein Alles, ist krank! Die Gebärmutter hat ihm schon entfernt werden müssen und nun liegt er wieder darnieder!". Bei aller Besonderheit des seelischen Verhaltens finden wir also auch hier drohende Lebensgefahr, Verhinderung der Liebesgemeinschaft und Zerreißung „familiärer" Gefühlsbindungen. Nur 5 Fälle von 130 fielen aus diesem Rahmen heraus: Unerwünschter Arbeitsplatzwechsel 4mal; seit der Promotion pektanginöse Beschwerden.

In den meisten Fällen (nicht immer) handelt es sich um Menschen, die nicht nur durch einen inneren Kummer bedrückt, sondern gleichzeitig mit äußeren Arbeiten überlastet sind. Die Herzschmerzen können einsetzen mit dem Kummer, wenn er einen Arbeitsüberladenen trifft, wie auch mit der Arbeitsüberlastung, wenn diese einem Kummerbeladenen aufgebürdet wird. Das ausschlaggebende Gewicht ebensowohl einer äußeren wie einer inneren Belastung kann man gelegentlich am gleichen Patienten beobachten:

• Glücklich verheiratete 39jährige Lehrersfrau. Seit 9 Jahren aber zwangsweise von ihrem Mann getrennt, zuerst durch dessen Kriegsdienst und sodann Entweichen in eine andere Zone. Er fand dort keine sichere Existenz. Keine Zukunftsaussichten. Fünfköpfige Familie. Die Arbeitslast der Frau vermehrte sich eines Tages durch Einquartierung wenig hausarbeitsamer Verwandter. Nun tritt die Herzensangst auf. Nach einigen Monaten verschwinden der Besuch und auch die Anfälle. Vier Jahre später erlebt die Frau den plötzlichen Tod ihrer Mutter. In dem Gedanken, daß es ihr selbst so ergehen könnte, und was dann aus ihren Kindern würde, setzen jetzt wieder Anfälle ein.

Besonders durch Beobachtungen an Frontsoldaten sind die Angloamerikaner zu gleichartigen Beobachtungen gekommen („soldier's heart"), wobei ihnen die spezifische Rolle des Angstaffektes nicht verborgen blieb. Allgemein gebräuchlich geworden ist die Bezeichnung *„functional cardiovascular disease"* (FCVD). In Lazaretten wurden als vegetative Nebenerscheinungen auch geringe Temperatursteigerungen und Schweißneigung festgestellt. Es fiel auf, daß mit der Vorführung von Kriegsfilmen stärkere Beschwerden provoziert wurden. Die offensichtliche Bedeutung der vegetativen Affektzentren im Zwischenhirn wurde auch pharmakologisch unterbaut: Benzedrin löst eine Exazerbation der Erscheinungen aus. Durch die Kriegserfahrungen belehrt, hat man dann auch im zivilen Krankengut die FCVD-Patienten zu erkennen gelernt und schließlich gemeint, daß es sich um die häufigste Herzstörung überhaupt handele. Diese letzte Ansicht können wir aus unserem Beobachtungsgut nicht bestätigen. Die Angina pectoris arteriosclerotica kommt vielmehr doppelt so häufig vor wie die vasomotorica, und noch bei einem Viertel der letzteren finden wir eine neurovegetative Auslösung nicht-psychischer Genese.

Die Objektivierung der Psychogenese einer Angina pectoris ist in beweiskräftiger Form möglich. Das gewöhnliche Ekg ist o. B. Nur wenn wir es gerade in einem Anfall anfertigen könnten; finden wir Senkungen der ST-Strecke (selten Hebungen, PRINZMETAL).

Es ist aber weitgehend vom Zufall abhängig, ob uns die Patienten in einem Anfall erreichen, und im allgemeinen doch selten. Auch läßt sich die *psychische* Genese dann nicht objektivierend beweisen. Das leistet das „psychische Belastungs-Ekg". Hat ein Patient Angina-pectoris-Beschwerden geklagt, einen negativen Befund geboten und dann auf unsere Fragen nach seinen Sorgen in der oben beschriebenen Weise reagiert, so kann man das weitere Eingehen auf seinen Kummer mit einer Ekg-Schreibung verbinden. Bei diesen Patienten lassen sich dadurch ST-Senkungen und T-Abflachungen provozieren. Unsere Abb. 85 gibt dafür ein anschauliches Beispiel.

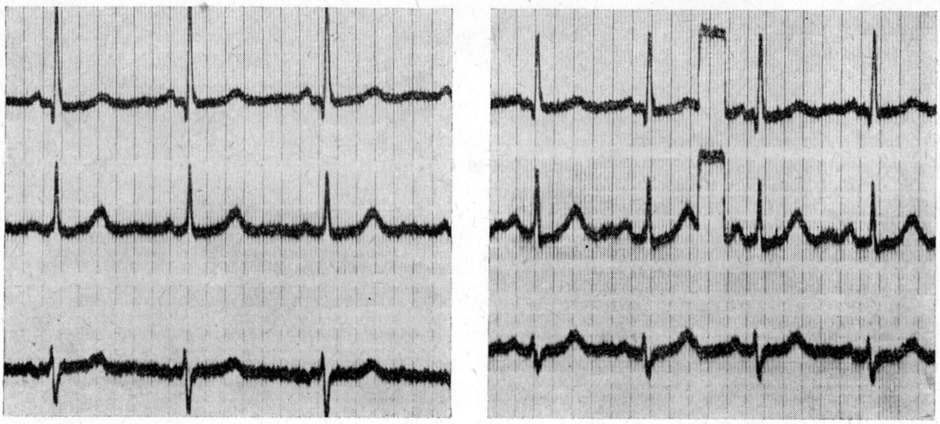

a b

Abb. 85. Psychisches Belastungs-Ekg. 38jährige Hausfrau mit pektanginösen Beschwerden, seit Operation bevorsteht (Ca. colli II).
a) Normal-Ekg: o. B.; b) Ekg bei Gespräch über die Operationsnotwendigkeit und Frage nach den Kindern: ST II gesenkt.

Es ist überflüssig zu betonen, daß die Aufnahme eines psychischen Belastungs-Ekg weniger eine technische als vielmehr eine psychologische Aufgabe ist. Die Technik muß sogar ganz in den Hintergrund treten. Ausschlaggebend ist, daß es gelingt, das Gespräch affektauslösend zu führen. Nicht an Worte, sondern an den Affekt ist der Koronarspasmus gebunden. Unter Affekt ist nicht „Aufregung" zu verstehen. Fehlen von Aufregung besagt gar nichts. Sehnsucht, Trauer und Kummer können still und doch hochwirksam sein. Als recht wichtig muß es angesehen werden, daß man das *erste* nähere Eingehen auf den Kummer des Patienten mit der Ekg-Schreibung verbindet. Das bloße Wiederholen von etwas bereits Ausgesprochenem ist weitgehend affektleer. Ein künstliches Affektaufputschen von seiten des Arztes kann das natürliche Hervordrängen nur hemmen. Eine unmittelbare, aufrichtige menschliche Anteilnahme weckt den Affekt am stärksten. Daß angelegte Elektroden und Drähte und die Bedienung des Gerätes durch den Arzt bei einem Gespräch unter vier Augen über persönlichste Dinge störend und unangebracht wirken können, ist gar nicht zu bestreiten. Wir wollen auch nicht gesagt haben, daß psychogene Koronarspasmen nur mit Hilfe der elektrokardiographischen Apparatur diagnostizierbar sind. Was man bei Verwendung des Ekg erreichen kann, ist nur eine Bestätigung der schon gezogenen Schlußfolgerungen. – Die Methode des psychischen Belastungs-Ekg hat unabhängig von uns auch POLZIEN entwickelt, auf dessen Mitteilungen wir hier ebenfalls verweisen. Inzwischen haben HOCHREIN und SCHLEICHER, SCHIMERT u. SIMON, KEHL u. MÜLLER über entsprechende Beobachtungen berichtet.

Schon vordem hatte REINDELL mit SCHILDGE und KLEPZIG gezeigt, daß bei psychokathartischer Hypnose mit der Erinnerung an seelisch belastende Erlebnisse zugleich auch ST-Senkungen und T-Depressionen im Ekg erscheinen können. Die lesenswerten Originalberichte sind sehr eindrucksvoll. Während diese Untersuchungen noch im Gange waren, publizierten wir (KLEINSORGE und KLUMBIES) bereits Beobachtungen in Hypnose, bei denen frei suggerierte Erlebnisse zu ST-Senkungen, T-Depressionen und anderen Ekg-Veränderungen führten. Die Versuchsanordnung entsprach klassischen Forderungen: Alle übrigen auf das Ekg einwirkenden Faktoren waren konstant gehalten, die Versuchsperson lag in körperlicher Ruhe, in einem unveränderten Raum, bei gleichbleibendem Raumklima, und kein Wechsel in der Nahrungsaufnahme oder Tageszeit beeinflußte das Experiment; nur ein Faktor wurde variiert, die Suggestionen des Hypnotiseurs. Die Reaktionen des Herzens objektivierte das Ekg. Mit dem Wechsel der suggerierten Erlebnisse wechselte in Minuten das elektrokardiographische Kurvenbild. Bei suggestivem Auslöschen der Erlebnisse und Wiederkehr der psychischen Ruhe stellte sich jedesmal wieder die Form des Normal-Ekg ein. Wir besprechen in diesem Abschnitt nur die beobachteten ST-Senkungen und T-Depressionen. Solche sahen wir bei unserer freiwilligen 32jährigen, klinisch, röntgenologisch und funktionell herzgesunden Versuchsperson in Erlebnissen von angstvoller Sorge, Kummer und Sehnsucht. Es sei besonders hervorgehoben, daß nicht beliebige Affekte diesen gleichen Erfolg hatten; z.B. war Schreck ohne Einfluß auf ST und T (Abb. 77), ebensowenig ausgeprägte Wut mit geschwellter Brust und Wutzittern. Es bestand keine bloße Abhängigkeit von der Schlagfrequenz; Ekel mit starkem Brechreiz und einem Puls von 104 brachte keine ST-Depression, dagegen trat diese unter angstvoller Sorge bei einem Puls von 80 ein (Abb. 86). Die psychogenen Änderungen von ST und T erfolgten nicht einfach parallel, sondern in einem gewissen Maße unabhängig voneinander.

Als Beispiel für eine ST- und T-Depression aus dieser Versuchsreihe verweisen wir auf Abb. 86a und berichten dazu folgendes Nähere.

Kummer. *Suggestion:* „Es ist der 3. März 1946 – der Todestag Ihrer Mutter – ein furchtbarer Tag – Ihre Mutter liegt vor Ihnen, ganz bleich und kalt – Sie rührt sich nicht mehr – Sie ist tot – tot! – Nie mehr wird sie ein liebes Wort zu Ihnen sagen – Nie mehr wird sie Ihnen übers Haar streichen – Der einzige Mensch, der immer für Sie da war – Nun schlägt ihr liebes Herz nicht mehr – Sie haben keine Mutter mehr."

Ekg: Schlagfrequenz 108. ST II und III um 0,2 mV gesenkt. T II stark abgeflacht, kleiner als P; T III in der Nullinie. Aus der elektrokardiographisch verfolgbaren Änderung der Herzlage läßt sich schließen: Die Atmung ist nicht regelmäßig. Es kommt vor, daß sich auf eine Inspiration eine zweite, noch tiefere aufpfropft. Die Atmung ist im ganzen tief. Häufig tritt feines Muskelzittern auf (bei unveränderter äußerer Körperlage).

Wir haben zum Vergleich den folgenden Versuchsabschnitt danebengestellt Abb. 86b).

Freude (entspannte). *Suggestion:* „Sie liegen auf einer grünen Wiese – um Sie bunte Blumen – rote, gelbe, blaue, weiße – wolkenloser, blauer Himmel – herrlicher, warmer Sonnenschein – weiche, duftende Frühlingsluft – Wunderbar, sich so zu strecken und zu liegen – Das Leben ist schön – Sie lieben das Leben – Alles haben Sie, was Sie wollen – Es geht Ihnen gut – Sie haben keine Sorgen – Sie sehen nur den blauen Himmel – die Sonne – die Blumen – Sie spüren den Frühling – Herrliches Leben!".

Ekg: Völlig normales Ekg. Selbst die geringfügige ST-Senkung im „Normal-Ekg" der Versuchsperson ist vollständig geschwunden. Puls 74. Atmung 13/min.

„Normal-Ekg". *Lebenssituation:* 32jährige geschiedene Frau mit einem Töchterchen, Inhalt ihres Lebens. Ihr ehemaliger Mann bemüht sich, das Kind zu bekommen, mit der Begründung, daß die zur Berufstätigkeit genötigte Mutter sich diesem nicht genügend widmen könne und es somit vernachlässige.

Ekg: ST II und III bis 0,09 mV unter der Nullinie, d.h. noch nicht beweisend für pathologischen Vorgang. Die Form der Herzstromkurve im Wachzustand bleibt die gleiche auch in Hypnose, solange nicht stimmungsändernde Suggestionen gegeben werden.

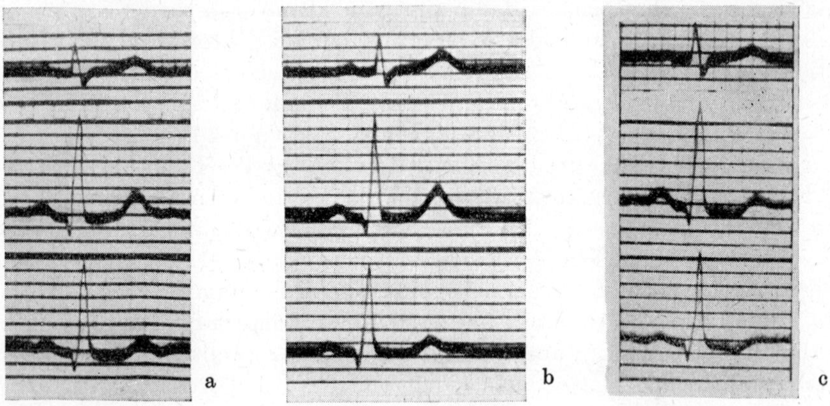

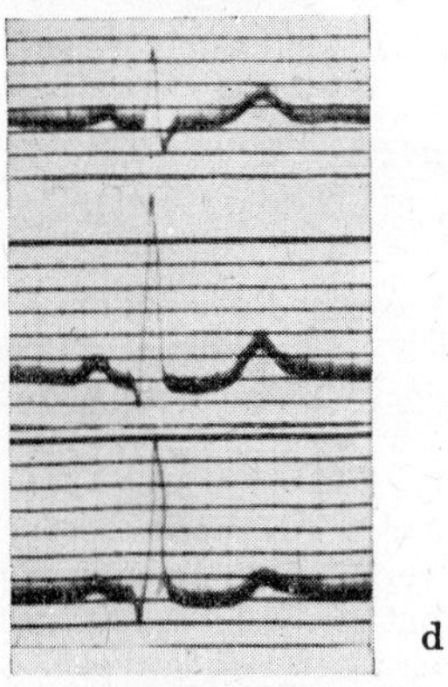

Abb. 86. *Ekg-Veränderungen unter suggerierten Erlebnissen* bei einer herzgesunden 32jährigen Versuchsperson (s. auch Abb. 87).

a) Kummer; b) Freude; c) Sorge; d) „Normal"-Ekg

Beim Vergleich der Abb. 86b und d drängt sich der Gedanke auf, daß auch das „normale" Ekg der Versuchsperson durch die seelische Lebenssituation beeinflußt ist.

Folgende detaillierte Beobachtungen seien noch mitgeteilt. Der aus der Herzstromkurve ablesbare günstige Einfluß von *erfüllter* Freude (Freude an der Natur) wurde *nicht* erreicht von *erwartungsvoller* Freude.

Suggestionen, die zu einer ST-Senkung führen, verloren diese Wirkung, sobald eine bestimmte Komponente aus der verzweifelten Situation eliminiert wurde, nämlich die aktive Auseinandersetzung, wenn also Resignation eintrat. Das folgende Beispiel möge dies verdeutlichen. Die Suggestionen der Sehnsucht und der Elegie sind sehr ähnlich gehalten, bei der letzten fehlt aber mit der aktiven Einstellung der Einfluß auf ST.

Sehnsucht. *Suggestion:* „Sie fühlen sich so allein – so hilflos in der großen Welt – Keiner, dem Sie etwas sagen können – keiner, der Sie versteht – Ein unbestimmtes Sehnen, ein mächtiges Sehnen geht durch Ihre Brust – Es ist ein Sehnen nach etwas, was Sie aus Ihrer Einsamkeit erlöst – Ein großes Sehnen – vielleicht nach einem Menschen?".

Ekg: Herzfrequenz 96. Tiefe und langsame Atmung, T III abgeflacht. ST II und III gesenkt.

Elegie. *Suggestion:* Sie sind allein, ganz allein und verlassen – Keiner, der sich um Sie kümmert, keiner, der Ihnen ein liebes Wort sagt – Die Menschen um Sie herum verstehen Sie nicht – Keiner versteht Sie – Die Menschen sind alle so schlecht – Man kann sie nicht ändern – Wie traurig ist das ganze Leben – wie traurig ist die Welt – Sie fühlen, wie die Tränen kommen – Wie schmerzvoll ist die Welt – Wie schlecht sind die Menschen – Wie sinnlos ist das Leben!". (Während der letzten Sätze der Suggestion setzt eine starke Tränensekretion ein.)

Ekg: Herzfrequenz 96. Die Atmung verläuft nicht wellenförmig, sondern zerhackt (wie es beim Weinen durch immer von neuem gesprengten Stimmritzenverschluß zustande kommt). T III in der Nullinie. Keine Veränderung von ST.

Wie gesagt, ist dies nur ein Beispiel für mehrfache gleichartige Beobachtungen. Auch von der sorgenvollen Angst (Abb. 86c, dazu s. S. 317) unterscheidet sich die resignierte Angst durch Fehlen von Aktivität und ST-Depression. Die klinische Parallele: Bei Verzicht oder religiöser Leidensergebenheit sahen wir niemals eine psychogene Angina pectoris. Verzicht ist immer nur vom Subjekt abhängig; so ist etwa nach dem Tod des einzigen Kindes das Nichtablassenwollen von dem Unwiederbringlichen entscheidend und nicht die objektive Nichtigkeit dieser Aktivität.

Man wird es schwerlich als einen Zufall ansprechen können, daß alle drei Situationen, bei denen wir in Hypnose eine ST-Senkung erzielten, nämlich Tod der Mutter, Sehnsucht nach einem Menschen und Angst vor der Operation, daß alle diese drei Situationen auch in der Lebenswirklichkeit als Ursache der Angina pectoris vasomotorica angetroffen werden (s. o.).

Bemerkenswerterweise fallen auch die Beobachtungen anderer Autoren über die psychogene Angina pectoris bzw. ST-Senkung in den gleichen psychodiagnostisch gefundenen Kreis von Ursachen. MAINZER u. KRAUSE untersuchten 53 Patienten auf dem Operationstisch vor Beginn der Anaesthesie elektrokardiographisch. Bei 23 davon wurden vorher nicht beobachtete Ekg-Veränderungen im Sinne einer Koronarinsuffizienz festgestellt. Andere Ursachen als die Operationsfurcht konnten ausgeschlossen werden. Die ST-Senkungen und T-Abflachungen bzw. -Negativierungen bildeten sich bei einigen mit Einsetzen der Narkose zurück, was ebenfalls auf die Psychogenese hinweist. Die Narkose hat nicht nur den Vorteil, daß sie die Psyche von den Leiden des Körpers befreit, sondern auch umgekehrt den Körper von den

Leiden der Psyche. Die Reversibilität war aber nicht immer eingetreten, so daß wir auf diese Beobachtungen und auf die von uns suggerierte Operationsangst (Abb. 86c) noch einmal in dem folgenden Kapitel „Myocardschädigung" zurückkommen müssen.

Bei den schon erwähnten psychokathartischen Hypnosen sahen REINDELL und seine Mitarbeiter ST-Senkungen und T-Veränderungen beim Auftauchen von Erinnerungen an Streit mit dem Geliebten, an aussichtslose Liebe, Eifersuchtsszenen, Scheidung, Abtreibung mit Todesangst, Kriegsterror und Vergewaltigung. KALIEBE veröffentlichte einen eindrucksvollen Fall psychogener Angina pectoris mit tiefer ST-Senkung bei unehelicher Schwangerschaft. SCHULTZ-HENCKE beschrieb eine psychogene Angina pectoris bei einem Mädchenschullehrer mit schwerkranker Ehefrau. SCHIMERT und SIMON demonstrierten entsprechende Ekg-Veränderungen bei einem 48jährigen vor der Gerichtsverhandlung wegen Unzucht mit Minderjährigen. ESSEN schilderte einschlägige Ekg-Veränderungen bei Depressiven und ihr Verschwinden mit der Depression. SCHIMERT, SCHIMMLER, SCHWALB und EBERT berichteten im Handbuch für Innere Medizin über psychische Faktoren bei Koronarerkrankungen.

Ätiologie. Überblicken wir unsere klinischen und experimentellen Beobachtungen und die Erfahrungen der anderen Autoren über die Anlässe der psychogenen Angina pectoris, dann müssen wir zusammenfassend feststellen, daß der Kreis der Möglichkeiten recht eng gezogen ist. Die Existenz der eigenen Person, der Liebesbeziehung oder der Familie war in 94% unseres Beobachtungsgutes betroffen. Genauer gesagt: In rund der Hälfte der Fälle geht es um den Partner und je zu einem Viertel um die Familie und um den Patienten selbst. Ganz scharf läßt sich das nicht trennen. Sorge um die Kinder kann immer schwerwiegend mit hineinspielen, z.B. in die beruflichen Existenzsorgen. Die psychogene Angina pectoris tritt offenbar auf bei angstvollem Verzweifeln im Ringen um die Erhaltung, im Sinne der Selbst- sowohl als auch Familienerhaltung. Andere, sonst geläufige Quellen für psychogene Erkrankungen fallen hier praktisch vollständig aus. Stolz und Scham, Gier und Neid, Liebe und Haß, Spannung und Müdigkeit, Wut, Entsetzen, Schreck und andere Affekte sind durch körperliche Korrelate so wohlcharakterisiert, daß es genügt, diese zu beschreiben, um den psychischen Zustand zu kennzeichnen. Und obgleich auch verschiedene Herz- und Gefäßreaktionen eine wichtige Rolle spielen, so doch niemals eine Angina pectoris. Wenn jedoch der Volksmund davon spricht, daß etwas das Herz abdrückt, zusammenpreßt, ins Herz schneidet usw., dann ist damit stets angstvolle Verzweiflung zum Ausdruck gebracht. In ähnlicher Weise wie das Erbleichen des Gesichtes bei Schreck auftritt, ist offenbar das Erbleichen des Herzens an Verzweiflung geknüpft.

Das wird ersichtlich, wenn man das eine Symptom nicht isoliert sieht, sondern die übrigen Reaktionen im Organismus mitberücksichtigt. Die Patienten mit psychogenen Koronarspasmen klagen vielfach über Herzklopfen, Frösteln und Atemnot. Eine organische Ursache dafür läßt sich weder im Status präsens noch bei Nachkontrollen finden. Frösteln (Gänsehaut) und Herzklopfen aus psychischen Gründen treten kombiniert im Affekt des Entsetzens auf. Es handelt sich um eine atavistische Instinktreaktion mit Aufplustern des Felles und Anspringen einer erhöhten Kreislaufleistung (S. 18; 336). Daß wir diese Reaktion des Entsetzens häufig in Gesellschaft der verzweifelnden Angst antreffen, ist gewiß bemerkenswert. Die interessanteste Mitreaktion ist das Würgegefühl. Es tritt *gleichzeitig* mit den Angina-pectoris-Beschwerden auf. Die Patienten sagen meist „Atemnot", weisen aber bei Befragen sofort auf den Hals. Das Globusgefühl kann sehr ausgeprägt sein. Wir sahen 4 Patienten, die zuerst zum Laryngologen bzw. Chirurgen gegangen waren, ehe sie mit einem negativen Befund zu uns kamen und eine ST-Senkung im Ekg festgestellt wurde. Das Würgegefühl bei Angst kommt offenbar durch einen Laryngospasmus zustande (S. 346). Sein gleichzeitiges Auftreten mit einem Koronarspasmus stellt eine höchst merkwürdige, aber synerge Reaktion dar: Herz und Lunge wird zugleich die Zufuhr gedrosselt. Dazu tritt die Angst. Vielleicht handelt es sich um ein Warnsignal, das zum Aufgeben und Rückzug in einer verzweifelten Lage zwingt. Wenn diese Vermutung richtig ist, müßten sich psychogene Koronarinsuffizienzen schon im Tierreich nachweisen lassen. Beobachtungen darüber liegen nicht vor, doch ist dies eine nachprüfbare Voraussage und somit ein erwünschtes Kriterium für diese Auffassung.[1])

Die Reflexschaltung für psychogene Koronarspasmen (Abb. 84) ist offenbar in jedem Menschen angelegt. Daß Sehnsucht, Sorge, Furcht, Ärger und Kummer ans Herz greifen, ist häufiger, als es der Arzt zu sehen bekommt. Die individuelle Ansprechbarkeit ist sicher ebenso verschieden wie z.B. beim Erbleichen oder Erröten. Ein „herzloser" Mensch bekommt keine psychogenen Herzdurchblutungsstörungen. Die Entwicklung gewisser Seiten der Persönlichkeit ist Voraussetzung für den Affekt der angstvollen Verzweiflung; Gefühlsarme, Willensschwache u. Resignierte finden sich hier nicht. GLATZEL hat Untersuchungen über die Persönlichkeit des Angina-pectoris-Kranken vorgenommen, die noch weitergehende Details berücksichtigen; doch handelt es sich dort nicht wie hier um die Angina pectoris vasomotorica. Unter den Patienten mit koronaren Durchblutungsstörungen und Infarkten fand ARESIN vorwiegend ehrgeizig-empfindliche Persönlichkeiten, deren Konflikte hauptsächlich in beruflichen und familiären Schwierigkeiten lagen. Im Gegensatz dazu standen bei der paroxysmalen Tachykardie familiäre Schwierigkeiten viel stärker im Vordergrund, und zwar bei vorwiegend anankastisch-sensiblen Persönlichkeiten. Bei Herzklappenfehlern wie auch bei Herzinsuffizienz überwogen bei weitem unauffällige Persönlichkeiten ohne tiefgreifende Konflikte.

Verlauf. Das erstmalige Auftreten einer psychogenen Angina pectoris vasomotorica mit ST-Senkung im Ekg kann unmittelbar mit dem Eintreten einer psychischen Belastung erfolgen, z.B. bei Feststellung einer unehelichen Schwangerschaft. Ebenso können die Erscheinungen sofort mit Bewältigung der Belastung bleibend verschwinden. In anderen Fällen treten die Beschwerden unter mehr chronischen Schwierigkeiten (z.B. Krankheit des Partners) erst allmählich auf. Auch ein verzögertes Abklingen nach Entlastung wird beobachtet.

---

[1]) Inzwischen hat SCHUNK gezeigt, daß bei Katzen, die täglich 2 Stunden von kläffenden Hunden bedroht wurden, nach Monaten psychogene Ekg-Veränderungen im Sinne einer Koronarinsuffizienz eintraten. MAGAKJAN u.a. sahen bei Affen elektrokardiographische Zeichen einer Koronarinsuffizienz, nachdem experimentell häufig Nahrungs- oder Geschlechtsreize mit Abwehrreizen kombiniert worden waren. Die Ekg-Veränderungen stellten sich nach einem Jahr ein. Besserungen wurden nicht beobachtet, dagegen starb eines der Tiere ein Jahr später an einem Herzinfarkt.

• Ein 30jähriger Arzt konsultierte uns wegen allnächtlichen Erwachens mit heftigen Schmerzen in der Herzgegend und Schmerzausstrahlung in den linken Arm. Dieses angstvolle Erwachen erfolgte regelmäßig aus Träumen heraus. Es wiederholten sich besonders folgende

Träume:	Wirklichkeit:
1. Ich versuche aus einem Schneetrichter herauszukommen, doch die Wände sind eisglatt.	Der Patient war vor zwei Monaten erst aus langer Gefangenschaft heimgekommen.
2. Ich laufe mit allen Kräften zu einem Zug, doch er fährt ohne mich ab.	
3. Ich habe auf dem Trittbrett eines Zuges noch einen Platz gefunden, da kommt ein Tunnel, dessen enge Durchfahrt keinen Platz für mich läßt.	
4. Ich fahre in einem Boot flußab dem freien Meere zu, da senkt sich eine Brücke, den Weg versperrend, aufs Wasser nieder.	

Nach der Rückkehr bedrückten diesen Arzt keine Sorgen, wodurch assoziativ die alten Motive hätten aktiviert werden können. Primär eine arteriosklerotische Pektangina anzunehmen, die zufällig in Gefangenschaft bei dem 30jährigen sich ausgebildet hatte und deren nächtliche Anfälle sekundär irgendwelche Angstträume auslösten, erschien uns als eine den Zusammenhängen nicht gerechtwerdende Deutung. Wie jedes Erlebnis in unserer Stimmung noch eine Weile nachklingt, so hatten wohl auch hier zwei Monate noch nicht genügt, um ein jahrelanges Bangen stimmungsmäßig vergessen zu machen. Eine bedingt-reflektorische Fixierung nächtlichen sorgenvollen Grübelns erscheint nicht ausgeschlossen; wir verweisen auf andere Beobachtungen von Pavor nocturnus (S. 531/532).

Für den Mechanismus der bedingt-reflektorischen Fixierung auch bei psychogener Angina pectoris bringen wir folgende drei Beispiele.

• Ein 44jähriger Patient nahm telefonisch eine sehr schmerzliche Nachricht entgegen, die einen Anfall von Angina pectoris bei ihm auslöste. Danach reagierte er eine Zeitlang auf jedes Telefonklingeln augenblicklich mit pektanginösen Erscheinungen.

• Ein 37jähriger Patient bekam regelmäßig beim Betreten seines Schlafzimmers pektanginöse Beschwerden. Früher hatten sich hier Eheszenen abgespielt, die bei ihm Koronaranfälle auslösten. Inzwischen lebte er von seiner Frau getrennt, aber der bloße Anblick des Schlafzimmers rief jetzt Pektanginen hervor.

• In ähnlicher Weise entwickelten sich die Beschwerden bei einem 39jährigen Arbeiter, der schließlich jedesmal beim Eintritt ins Fabrikgebäude Erscheinungen gestörter Herzdurchblutung bekam.

Therapie. Vorweg wird man den Patienten von den zusätzlichen Sorgen befreien, die er sich wegen seiner mit Angst einhergehenden Beschwerden gemacht hat und derentwegen er ja auch zum Arzt gekommen ist. Die Patienten, welche vielfach die Zusammenhänge mit der psychischen Lebenssituation schon selbst festgestellt haben, jedenfalls sie leicht durchschauen, akzeptieren durchaus die psychogene Angina pectoris als Warnsignal. In vielen Fällen genügt dieser Hinweis, wenn nämlich der Patient sich umstellen kann.

• Ein Theologiestudent, der Missionar werden wollte und sich um eine asketische Lebensführung bemühte, hatte seit einem Jahr seine Onanie unterdrückt und klagte nun über pektanginöse Beschwerden. Diese verschwanden, als der junge Mann sich verlobt hatte.

Wie weit es gelingt, aus der belastenden Situation herauszukommen, hängt natürlich ganz von der Lage des Einzelfalles ab. Wenn alle Auswege versperrt sind, ergibt sich für die Psychotherapie die wichtige Aufgabe einer Umstimmung zu Gelassenheit, Ergebenheit und Verzicht.

Neben diesen entscheidenden Aufgaben spielen andere Maßnahmen erforderlichenfalls die Rolle einstweiliger Hilfen. Nitrite sind auch bei der psychogenen Angina pectoris wirksam; statt den Beschwerden mit symptomatischen Mitteln nachzulaufen, ziehen wir aber in der Regel kausaler angreifende Methoden vor. Sedativa sind, sofern sie zugleich ermüden, strikt abzulehnen; einen Niedergeschlagenen muß man aufrichten, nicht betäuben. Zur ersten Beseitigung der psychischen Überlastung erhöhen wir gegebenenfalls die psychische Tragkraft. Hierzu lassen wir den Patienten vorübergehend ausspannen und verordnen nicht Ausgehverbot, sondern Spaziergänge durch die freie Natur (vgl. Abb. 86b). Erforderlichenfalls ist zur Entspannung auch das Autogene Training sehr zu empfehlen. Polzien wies elektrokardiographisch dessen unmittelbaren Erfolg nach: Von 41 Patienten mit ST-Senkung bzw. T-Abflachung besserte sich der Ekg-Befund eindeutig bei 31. In Ausnahmefällen erschien uns auch zur Durchbrechung eines Circulus vitiosus zwischen Angst und Angstfolgen eine Behandlung mit Dauerschlaf angezeigt.

• Eine 54jährige Lehrerin klagte über pektanginöse Beschwerden mit ausgeprägten Angstzuständen seit 7 Jahren. Sie hatte hintereinander den Tod der Großmutter an Apoplexie, den Tod ihrer Tante im Asthmaanfall, den Tod der Mutter an Apoplexie und den Tod des Vaters im stenokardischen Anfall erlebt. Die Todesfälle und -ursachen wurden in der Verwandtschaft viel besprochen. Die Patientin ließ sich daraufhin den Blutdruck messen, es wurde eine labile Hypertonie festgestellt. Seitdem lebte sie in Todesangst. Es trat außer den Angina-pectoris-Beschwerden auch eine 5 Tage währende Armlähmung links und eine Sprachstörung ein, deren vorwiegend vasomotorische Genese wohl aus der raschen Restitution hervorgeht. Nach einer 14tägigen Dauerschlafbehandlung und anschließender Einführung ins Autogene Training verschwanden alle Erscheinungen praktisch vollständig. Der Erfolg hielt in dreijähriger Beobachtungszeit an.

Um über die Prognose eindeutig emotionell bedingter Pektanginen Klarheit zu gewinnen, haben wir uns an 100 solcher Patienten nach 5–10 Jahren wieder gewandt. Das Ergebnis einer solchen katamnestischen Umfrage war für uns überraschend. Zu einer nachhaltigen medikamentösen Behandlung oder zu einer längeren Psychotherapie hatten wir uns angesichts dieser so häufigen und banalen Herzbeschwerden nicht entschließen können. Meist hatten wir eine Änderung der Lebensführung empfohlen. Im übrigen gaben wir diesen funktionellen Erscheinungen eine gute Prognose. Wir haben uns geirrt. Ein *hoher Prozentsatz der Patienten gibt katamnestisch nach durchschnittlich 7,3 Jahren noch die gleichen Beschwerden an wie zuvor, nämlich 4/5 der Antwortenden* (Tab. 22).

Das Durchschnittsalter der Antwortenden betrug jetzt 43 Jahre, damals bei der klinischen Untersuchung 36 Jahre. Die inzwischen Beschwerdefreien und die Ungebesserten wiesen keinen wesentlichen Altersunterschied auf (durchschnittlich 34 bzw. 37 Jahre). Befragt wurden nur Patienten, die keine Raucher waren.

Als prognostisch wertlos erweist sich der Ekg-Befund bei der A. p. vasomotorica. Zahlreiche Patienten mit normalem Ekg verloren ihre Pektanginen während der ganzen Nachbeobachtungsjahre nicht; dagegen hatte 1/3 der Patienten, die völlig beschwerdefrei geworden sind, ST- bzw. auch T-Depressionen im Ekg gehabt.

Tab. 22. Katamnesen bei vasomotorischer Angina pectoris nach durchschnittlich 7,3 Jahren

44	Immer noch gleiche Beschwerden	ohne längere Unterbrechungen	28
		mit längeren Unterbrechungen	16
9	Beschwerdefrei	erst nach Jahren	3
		bald nach Behandlung	6
53		nicht geantwortet	25
		verzogen	23
		angeschrieben	101

Bei der allgemeinen Besprechung der Rolle des locus minoris resistentiae hatten wir schon darauf hingewiesen, daß die Prognose um so ungünstiger ist, je mehr Auslösungsarten für die pektanginösen Anfälle bestehen (psychische Belastung, körperliche Belastung, Wetterwechsel, Menses, Schichtwechsel, Roemheldscher Symptomkomplex, Anfälle ohne ersichtlichen Grund usw.).

Die Hauptursache unseres Irrtums bezüglich der Prognose erkennen wir in einer Unterschätzung der Organdisposition. Diese offenbart sich darin, daß ganz verschiedenartige Reize die Fehlreaktion auszulösen vermögen. Das Verhältnis

$$\frac{\text{Patientenzahl mit mehreren Auslösungsmodi}}{\text{Patientenzahl mit einem Auslösungsmodus}}$$

betrug bei den Beschwerdefrei-Gewordenen	0,8:1
bei den Patienten mit langen anfallsfreien Zeiten	1,2:1
und bei den ohne längere Pausen Befallenen	3,2:1.

Die organische Disposition bei emotionell bedingten Pektanginen bezieht sich nur z. T. auf das Herz, oft auf abnorme Reize anderer Herkunft:

Ärztlicherseits hatten sich bei den 53 katamnestisch Befragten wichtige Nebenbefunde ergeben (Tab. 23). Sie verteilen sich auf 16 Patienten zur Zeit der Diagnostizierung der A. p. vasomotorica; auf 23, wenn man bemerkenswerte frühere und spätere Krankheiten mitberücksichtigt. Wir sehen hier ab von den reichlichen nur subjektiven Symptomen wie Schwindel, Kopfschmerzen, Appetitlosigkeit, Müdigkeit, Akroparästhesien usw.

Umgekehrt sei es betont, daß wir bei 43 der 53 Patienten zur Zeit der Diagnostizierung der A. p. vasomotorica keinerlei somatische Befunde feststellen konnten. (Wobei jetzt die 6 Psychopathen, Depressiven bzw. Schizophrenen als ohne körperlichen Befund eingerechnet sind.)

Die psychische Auslösung der pektanginösen Zustände lag zahlenmäßig in allen Gruppen an der Spitze, sowohl bei beschwerdefrei gewordenen Patienten, als auch bei denjenigen, welche zeitweise oder dauernd noch ihre Beschwerden hatten. Die Psychogenese ließ sich in der Regel nicht im Sinne der Freudschen Psychodynamik verstehen. Meist handelt es sich um einfache vegetative Affektreaktionen in Angstzuständen. Unsere Patienten standen zum Teil unter jahrelang anhaltenden

Tab. 23. Ärztliche Befunde an 16 von 53 Patienten mit Angina pectoris vasomotorica bzw. an 23 dieser Patienten bei Mitberücksichtigung nennenswerter früherer und späterer Erkrankungen

		Früher	Später		
Multiple Sklerose			1	zerebrale bzw. psychische Erkrankungen	10
Epilepsie (genuine; posttraumatisch)	2				
Schizophrenie (katatonische Erregung)	1				
Depression (endogene; reaktive)	3				
Psychopathie (seelische Mißbildung)	2				
Agoraphobie			1		
Halbseiten-Frieren, Anisokorie	1			Erkrankungen im vegetativen Bereich (z.T. psychisch ausgelöst)	16
Psychogene Struma[1])		1			
Laryngospasmus	1				
Kardiospasmus		1			
Nervöse Reizblase			1		
Hypotonie	2				
Ulcus cruris			1		
Ulcus duodeni[2])	2		1		
Gastritis (Roemheld)	5				
Chronische Tonsillitis[3]); Pyodermie	2			Fokalerkrankungen	4
Chronischer Muskelrheumatismus	1		1		

[1]) Nach „Nervenzusammenbruch" Entwicklung einer Struma und eines vegetativen Symptomenkomplexes.

[2]) Bei einem Patienten rezidivierte in Frühjahr und Herbst mit dem Ulcus die vasomotorische Angina pectoris.

[3]) Nach Tonsillektomie wesentliche Besserung der Pektanginen.

Affektspannungen, die durch gleichbleibende äußere Schwierigkeiten bedingt waren. Bei anderen sahen wir die Pektanginen unter psychischen Belastungen wechselnder Herkunft auftreten, ohne daß jedesmal der gleiche „Komplex" berührt wurde. Verschiedentlich führte aber auch eine seelische Fehlentwicklung des Patienten durch bestimmte Anpassungsschwierigkeiten immer wieder zur Auslösung des gleichen Affektbildes. Bei einem unserer Patienten kamen und verschwanden die pektanginösen Beschwerden mit einem schizophrenen Erregungszustand. Bei einem anderen kehrten sie mit den endogenen depressiven Phasen periodisch wieder.

Nachweisbare Schäden im Zentralnervensystem (multiple Sklerose, genuine Epilepsie und posttraumatische) spielen für das Zustandekommen der neurogenen Angina pectoris eine begreifliche Rolle. Schäden im vegetativen Nervensystem kommen beispielsweise in Halbseitensyndromen (Anisokorie, halbseitige piloarrektorische Reaktionen usw.) ersichtlich zum Ausdruck. Toxische Schäden des vegetativen Nervensystems durch Nikotin spielen bei der vasomotorischen A. p. eine wohlbekannte Rolle. Gelegentlich haben Fokaltoxikosen eine Bedeutung. Auch die hormonelle Periodik im weiblichen Organismus bildet manchmal den auslösenden Faktor für vasomotorische Pektanginen. Vom Schichtwechsel ist bekannt, daß er die vegetative Rhythmik und Regulationstätigkeit erheblich beeinträchtigen kann. Eine primäre vasomotorische Regulationsschwäche (neurozirkulatorische Dystonie Hochrein) kann ebenfalls mitspielen. Zu deren Objektivierung und zur Kontrolle einer unbezifferten Mitteilung von Wauer prüften wir das Zusammentreffen von

ST-Senkungen im Steh-Ekg mit dem Ulcus pepticum. Tab. 9 auf Seite 110 erbringt eine statistisch signifikante Beziehung. Das gehäufte Zusammentreffen deutet auf eine vasomotorische Regulationsschwäche als gemeinsame Grundlage.

Zur Anfallsauslösung durch körperliche Anstrengung möchten wir unsere frühere Feststellung wiederholen, daß die Angina pectoris arteriosclerotica und die Angina pectoris vasomotorica zwar verschiedene Ursachen haben, aber gleichartige Folgen. Das gilt für die Einschränkung der Belastungsfähigkeit ebenso wie für die Lokalisation des Herzschmerzes, für den Ekg-Befund usw.

Alle die verschiedenen genannten Faktoren schließen einander nicht aus, sondern können Kombinationen eingehen. Sie bilden teils beständige Bedingungen (disponierende), teils flüchtige (auslösende) für das Zustandekommen einer koronaren Mangeldurchblutung. Wir haben berichtet, daß die Mehrzahl der Patienten nicht nur einen Auslösungsmodus angibt, sondern mehrere, und daß damit auch die Aussichten auf eine Heilung absinken. In dem Bedingungskomplex der vasomotorischen A. p. sind die Gewichte individuell unterschiedlich verteilt. Bloß summarisch kann man sagen: Unter den auslösenden Ursachen stehen an erster Stelle psychische Belastungen, an zweiter körperliche Belastungen und an dritter Wettervorgänge.

Das sind aber *dieselben Ursachen, die wir auch bei der Infarktauslösung kennen.* Hier erscheint es mir besonders wichtig zu betonen, daß die A. p. vasomotorica nicht mit dem Beginn der A. p. arteriosclerotica aufhört, sondern daß sich beide so lange kombinieren, bis die Koronargefäße starr eingemauert sind. Die chronische A. p. vasomotorica bekommt mit dem Hinzutreten der Arteriosklerose eine sehr ernste Bedeutung.

Zusammenfassend sei folgendes hervorgehoben: 1. Die Angina pectoris vasomotorica ist überraschend häufig eine chronische Krankheit; 2. sie beruht in der Mehrzahl der Fälle auf dem Zusammentreffen eines Bedingungskomplexes, wobei die Wertigkeit der einzelnen Faktoren individuell unterschiedlich ist; 3. die arteriosklerotische A. p. tritt nicht an die Stelle der vasomotorischen, sondern kombiniert sich mit ihr; 4. die Zunahme der Herzinfarkte ohne Zunahme der Arteriosklerose, eines der wichtigsten Probleme der Gegenwartsmedizin, wird hiervon berührt.

Herzinfarkt

• Ein 52jähriger Geschäftsmann wird aus der im ersten Stock liegenden Wohnung in sein Ladengeschäft gerufen, da eine Steuerprüfung stattfinden soll. Auf der Treppe bricht der Mann zusammen und wird mit stenokardischen Beschwerden in die Klinik gebracht. Elektrokardiographisch zeigt sich ein frischer Infarkt. Im Laufe einer zweijährigen Behandlungszeit (kompensiert RR 140/90; Aorta röntgenologisch o. B., Radialis altersentsprechend) schließen sich mehrere Infarkte an, und ein solcher führt schließlich zum Tode.

Ähnliche Beobachtungen eines psychisch ausgelösten Infarktes sind jedem Arzt bekannt, und es erübrigen sich weitere Beispiele dafür. Lerry gibt 14% aller Herzinfarkte als durch Erregung ausgelöst an. Bei 73% spielen starke psychische Belastungen mit, vor allem Ärger, Sorgen und Aufregungen im Beruf. Unter den besonders betroffenen Kopfarbeitern in verantwortlicher Position sind 95% arbeitsmäßig überlastet (Lippold). Problematisch werden Infarkte bei scheinbar gesunden

Menschen. So berichtete Hochrein, daß eine seit Jahrzehnten wegen neurasthenischer Beschwerden untersuchte und immer gesund befundene 54jährige Frau bei der Trauerfeier für ihren Mann unter starken Herzschmerzen zusammenbrach und mit einem Infarkt in die Klinik gebracht wurde. Hier wird man die Vermutung einer diagnostisch nicht erfaßbaren, organischen Einengung der Koronarreserve als naheliegend ansehen. Bei Fällen mit einem sehr kurzen Erregungsmaximum wird aber die erschöpfende Beanspruchung der Koronarreserve unwahrscheinlich, sofern bei körperlicher Belastung sonst keine Beschwerden bestehen. So wurden Infarkte nach Einklemmen der Finger, Hammerschlag u. ä. gesehen. Die Frage nach der Rolle gefäßspastischer Vorgänge stellt sich unausweichlich; vor allem die Frage, ob ein Infarkt auch ohne organische Komponente, rein funktionell verursacht sein kann.[1]) Das läßt sich klinisch niemals entscheiden, sondern nur durch einen sehr eingehenden makro- und mikroskopischen Obduktionsbefund. Wir werden deshalb diese interessante Frage dem folgenden Kapitel über den Herztod vorbehalten müssen und dort zeigen, daß nicht nur Infarkte, sondern auch Rupturen aufgrund funktioneller Durchblutungsstörungen auftreten können. Erst im Zusammenhang damit werden wir auch auf die Häufung der Infarkte und der Infarkttodesfälle in der Gegenwart, zumal bei Männern in verantwortlicher Stellung, eingehen. Die Infarktprophylaxe hat immer Verhaltenskorrekturen und psychische Faktoren zu berücksichtigen (Geyer, Teubner).

Herztod, Herzruptur

Der psychisch ausgelöste Herztod kommt in zwei Formen vor, einer akuten und einer plötzlichen. Wenn man aber nicht nur die Schlußszene des Dramas berücksichtigt, muß man auch von einer chronischen Form des psychogenen Herztodes sprechen.

Die akute Form führt in wenigen Stunden bis höchstens zwei Tagen zum tödlichen Ausgang. Sie wurde bei Eingeborenen Afrikas, der Südsee und Australiens nach dem Übertreten eines wichtigen Tabu beobachtet und verlief unter dem Bilde höchster vegetativer Erregung (Ellenberger). Die Todeserwartung nach Tabu-Verletzung bildet den Ausgangsherd der Erregung. Im Abendland kreiste das Wort, daß bei Cholera-Epidemien die eine Hälfte der Opfer an der Krankheit sterbe, die andere aus Todesangst. Aus neuerer Zeit wurde wiederholt berichtet, daß Menschen, denen der Tod für einen bestimmten Tag vorausgesagt war und die daran glaubten, an diesem Tage in gesteigerter angstvoller Erregung gestorben sind. A. v. Haller berichtet von einem Manne, der an dem Tage starb, als er beim Überschreiten eines Grabes glaubte, eine Umklammerung seines Fußes verspürt zu haben. Während solche Mitteilungen wissenschaftlichen Ansprüchen heute nicht genügen können, verlief der folgende Fall von Anfang bis Ende unter ärztlichen Augen (Leshnew), da es sich tragischerweise um einen iatrogen psychisch ausgelösten Herztod handelte.

• Eine 35jährige Patientin hatte eine Grippe überstanden und wurde abschließend durch einen bekannten Kliniker untersucht, der sie seit 12 Jahren wegen eines zeitweise dekompensierenden

---

[1]) Tierexperimentell liegen positive Ergebnisse vor: siehe Fußnote S. 309.

Vitium cordis kannte. Der Professor fand keine Insuffizienzerscheinungen, verordnete Aufstehen und verabschiedete sich von der etwas ängstlich an ihm hängenden Patientin mit den Worten: „Sie brauchen sich wegen Ihres Herzens nicht zu beunruhigen, früher als ich sterben Sie nicht, und wenn wir sterben, dann gleichzeitig!" Am nächsten Tag starb dieser Arzt eines plötzlichen Todes. Daraufhin geriet die Patientin in größte Unruhe und äußerte, nun auch sterben zu müssen, wie es der Professor gesagt habe. Der auf 120 gestiegene Puls wurde arhythmisch, trotz aller Maßnahmen stellte sich ein Lungenödem ein und die Patientin verschied einen Tag nach dem Professor.

Die plötzliche Form des psychisch ausgelösten Herztodes ist in Erzählungen des Volkes ebenso bekannt. Erinnert sei an die Gedichte „Erlkönig" und „Der Reiter auf dem Bodensee"; beide sind nicht frei erfunden, sondern Goethe wie Schwab fußten hier auf Überlieferungen. Plötzlicher Herztod wurde in neuer Zeit von einem zum Tode verurteilten Verbrecher in Sing-Sing bekannt. Der elektrische Stuhl versagte im entscheidenden Moment, der Delinquent war aber tot. Der Vermittlung von Braun und Mosso verdanken wir die beiden folgenden Berichte.

• Einem todeswürdigen Verbrecher wurde das Urteil verlesen, durch Aderlaß verbluten zu müssen. Anschließend verband man ihm die Augen und führte einige Einstiche aus, ohne jedoch ein größeres Gefäß zu eröffnen, vielmehr ließ man aus Töpfen Wasser auf die Erde tropfen. Als man nach einer Viertelstunde die Fesseln löste, war die Versuchsperson tot (Wittmann).

• Einen grausigen Scherz hatten sich Studenten eines College für einen verhaßten Assistenten ausgedacht. Sie ergriffen ihn, führten ihn in einen Raum mit Block und Beil, widersprachen seiner Annahme, daß alles nur ein Scherz sei, verbanden ihm die Augen, beugten gewaltsam seinen Nacken auf den Block und ließen statt eines Beiles ein nasses Handtuch auf seinen Hals fallen. Als man ihn dann aufrichten wollte, war er tot (Brunton).

Obduktionsbefunde bei psychogen plötzlichem Herztod berichten u.a. Jaffé u. Bross:

• Eine 63jährige Frau ohne frühere Herzbeschwerden verstarb bei einer starken psychischen Erregung. Die Sektion deckte eine Herzruptur auf. Die Koronarien erwiesen sich als überall zart und frei, nur eine einzige atheromatöse Plaque umgab die Abgangsstelle eines Ramus, und in dessen Versorgungsbereich fanden sich Degenerationen und die 2 mm breite Ruptur, die durch Blutaustritt zur Herztamponade geführt hatte.

Die hiernach naheliegende Annahme, daß bei Infarkten und Rupturen immer eine, wenn auch ganz versteckte, organische Koronarveränderung zugrunde liegen müsse, ist nicht statthaft. Die gleichen Autoren berichten anschließend den sehr bemerkenswerten Fall einer 80jährigen, auf der Straße verstorbenen Frau, deren Obduktion unter einer Bluttamponade des Herzens ein eben sondendurchgängiges Loch in der Wand des linken Ventrikels aufdeckte. Der Herzmuskel zeigte mikroskopisch ältere und frische Nekrosen. Erstaunlicherweise waren die sorgfältigst untersuchten Koronargefäße ausnahmslos zart und frei, insbesondere auch ein dicht an der Perforationsstelle vorbeiführender Ramus. Selbst bei mikroskopischer Untersuchung ergab sich an den Gefäßen kein pathologischer Befund. Beispiele über nur durch Koronarspasmen erklärbare, tödliche Infarkte und Rupturen bei intakten Koronarien bringen Dietrich, Friedberg u. Horn, Fujinami, Gross u. Sternberg, Gruber u. Lanz, Hallermann, Hochrein, Jaffé u. Bross, Neubürger, Oberndorfer, Pauli, Reindell mit Klepzig u. Schildge, Strauch u. Wollheim; auf Infarkte unabhängig von der Örtlichkeit sklerotischer Gefäßverengungen wiesen BLUMGART, DAVIS und SAPHIR hin.

Tierexperimentell ist plötzlicher Schrecktod bei ungeschädigten Herzen häufig zu erzielen (EICKHOFF, V. KHRENINGER-GUGGENBERGER, J. H. SCHULTZ). Durch eine Trachealkanüle atmende Kaninchen können beim Eintauchen des Kopfes in Wasser eines plötzlichen Herztodes sterben (ZUNTZ).

Als Ursache für den plötzlichen Herztod wird Kammerflimmern angenommen, wenn nicht eine Herzruptur und -tamponade vorliegt. Beidem kann eine Koronarinsuffizienz zugrunde liegen, organischer sowohl als auch spastischer Art. Das Kammerflimmern läßt sich aber tierexperimentell auch durch gleichzeitige Vagus- und Akzeleransreizung auslösen (ROTHBERGER u. WINTERBERG). Wir haben oben über nerval hervorgerufenes Vorhofflimmern bei klinisch herzgesunden Menschen berichtet und dazu Elektrokardiogramme vorgelegt. Wir haben keinen vernünftigen Grund zu bezweifeln, daß Gleiches auch den Kammerteil des Herzens treffen kann.

Wir unterstreichen, daß sehr selten Infarkt und Ruptur vasomotorisch und Flimmern nerval eintreten, mithin der psychogene Herztod bei gesundem Herzen. Stärker müssen wir die Kombinationsmöglichkeit betonen, daß häufig irgendeine seelische Erregung die organisch herangereifte Katastrophe komplettiert. Beispielsweise beschreibt LOCHTE einen Mann von 69 Jahren, der bei starkem psychischem Aufruhr im Gerichtssaal verstarb. Die Sektion ergab eine ausgedehnte Koronarsklerose und Herzruptur. Solche Beobachtungen sind ja von vielen Seiten berichtet und seit alters bekannt. So soll der 84jährige Sophokles bei Eintreffen der Kunde gestorben sein, daß seine letzte Tragödie bei den Wettkämpfen in Olympia preigekrönt worden ist, und Papst Leo X. bei der Nachricht von der Wiedereroberung Pavias.

Der psychogene Herztod ist auch rechtlich anerkannt. Schon vor der Jahrhundertwende hat das R. V. A. in einem Präzedenzfall akzeptiert, daß die Aufregung vor einer infolge eines Unfalls nötig gewordenen Operation den Tod des Patienten herbeigeführt hat (STERN). Der Tod aus Angst vor der Operation ist übrigens wiederholt beobachtet worden.

• Ein 70jähriger erkrankt an einem malignen Tumor im Abdomen. Er willigt in die als ernst hingestellte Operation ein und ordnet seine Angelegenheiten. Der Eingriff soll gleich am nächsten Tag erfolgen. Am folgenden Morgen bekommt der Patient einen stenokardischen Anfall und stirbt darin. Er hatte niemals früher pektanginöse Beschwerden gehabt (BRAUN).

Die Wirkung der Operationsangst auf die Koronarien und das Herz haben wir aufgrund klinischer und experimenteller Ergebnisse schon im Kapitel „Angina pectoris“ behandelt. Wir gehen im folgenden nochmals daraus ein.

Chronisch ischämische Herzkrankheit

Das Ekg der Abb. 86c bietet Zeichen einer Myocardschädigung an Vorhof und Kammer. Sie drücken sich aus in der Art des diphasischen Verlaufs der P- und T-Zacke. Diphasische P und T können in Ableitung III bei mäßigem Linkstyp normalerweise vorkommen, dann jedoch immer in der Phasenfolge + – für P und – + für T. Die Verkehrung der Phasenfolge ist nur in pathologischen Fällen gesehen worden (LEPESCHKIN). Ihr Auftreten bei unserer 32jährigen, herzgesunden Versuchsperson erfolgte unter den auf S. 306 geschilderten experimentellen Bedingungen:

Angst (Sorge). *Suggestion:* „Sie fühlen sich matt – Sie sind krank – Sie müssen operiert werden – Der Leib muß aufgeschnitten werden – Es gibt keinen Ausweg – Eine schwere Operation steht Ihnen bevor – Viele sind schon bei einer Operation gestorben – Ob Sie mit dem Leben davonkommen? – Was wird aus Ihrem Kinde?"

Ekg: Frequenz 80. P III diphasisch (– +). Senkung von ST II und III. T III diphasisch (+ –). Zeitweise Muskelzittern. Die Atmung ist sehr verlangsamt; Reserveluft in der Lunge vermehrt.

Wie soll man solche Ekg bewerten? Beweisen sie die Unrichtigkeit der ernsten Einschätzung?

MAINZER u. KRAUSE in Alexandria haben das Verdienst, systematisch an Menschen, die wirklich vor einer Operation standen, Ekg-Kontrollen durchgeführt zu haben. Sie sahen in 24 von 53 Fällen Ekg-Veränderungen eintreten, bei 23 im Sinne einer Koronarinsuffizienz. Beobachtet wurden ST-Senkung und Deformierungen, T-Veränderungen aller Art einschließlich Negativwerden und Deformierungen, P-Veränderungen, Niederspannung u. a. Bei einigen Patienten bildeten sich diese Veränderungen unter der Narkose zurück. Bei 17 erfolgte die Restitution erst im Verlaufe eines Tages. Bei 3 Patienten jedoch erwiesen sich die aus Operationsfurcht eingetretenen Veränderungen als nicht mehr vollständig reversibel; dieses war bei vorgeschädigten Herzen der Fall.

Daß reversible oder irreversible Herzschädigungen auch aus anderen Sorgen als aus Operationsfurcht eintreten und dabei nur nicht ebenso bequem elektrokardiographisch erfaßt werden können, ist ernsthaft nicht zu bezweifeln.

Das Vorkommen irreversibler Myocardschäden aus psychischer Veranlassung zwingt zu der Frage, ob nicht eine Summation solcher Ereignisse in *chronischem Verlauf* zum psychogenen Herztod führen könne. Es wird sogar, weiter ausholend, diskutiert, ob die Sklerosierung der Koronarien nicht sehr wesentlich durch koronarspastische Vorgänge mitbedingt ist. Wie sich diese unmittelbar auswirken können, lehrt ein eindrucksvoller Bericht von WOLLHEIM. Dieser beobachtete einen 21jährigen mit dekompensierter Mitralstenose. Unvermittelt trat ein Anfall schwerster Angina pectoris auf, in dem der Patient nach $1^1/_2$ Stunden verstarb. Bei der Sektion fanden sich im Herzmuskel keine Infarzierungen. (Der Infarkt, an dem ein Mensch stirbt, ist makro- und mikroskopisch nicht zu erkennen, da die allmählichen Degenerations- und Umbauvorgänge sich nur im lebenden Organismus abheben bzw. entwickeln. Was man bei der Sektion sieht, sind Infarkte, die der Betreffende mehr oder weniger lange überlebt hat, bei „frischen" Infarkten mindestens einige Tage.) Bei dem 21jährig im stenokardischen Anfall Verstorbenen fand man im Herzmuskel also nichts. Die Koronarien waren vollkommen zart und frei, doch zeigten sich im Verlauf von Ästen der rechten Kranzarterie subepikardiale Blutungen, die als Restzustand nach einem 90 Minuten währenden Koronarspasmus gedeutet werden mußten. – Da nach den heutigen Vorstellungen die Entstehung der atheromatösen Herde in den Gefäßen von Lockerungen, Quellungen und Plasmadurchtränkung der Intima ihren Ausgang nimmt, denen die Lipoidausfällung erst sekundär folgt, ist die Entwicklung der Angina pectoris arteriosclerotica aus der Angina pectoris vasomotorica nicht von der Hand zu weisen.

Auch bei eingetretener Koronarsklerose spielen Koronarspasmen noch eine maßgebende Rolle. Beweis dafür ist, daß Infarkte nicht immer im Versorgungsgebiet der am stärksten eingeengten Gefäße erfolgen und daß der Infarzierungsbezirk unterhalb einer sklerotischen Gefäßenge nicht gleichmäßig geschädigt ist, sondern zwischen zahlreichen kleinen Nekroseherden erhaltene Muskulatur aufweisen kann. Die zahlenmäßige Zunahme des Infarktes und des Infarkttodes in unserer Zeit und die Häufung besonders unter Menschen mit starker psychischer Anspannung und Belastung, welche zu der Bezeichnung „Managerkrankheit" geführt hat, und unsere experimentellen Beobachtungen, daß Angst, Sorge, Kummer und Sehnsucht bei ausgesprochen aktiver Einstellung das Elektrokardiogramm im Sinne einer Koronarinsuffizienz verändern, fügen sich mit den anderen Feststellungen zum Gesamtbild des in chronischem Verlauf psychogenen Herztodes zusammen.

Herzbefunde ohne Krankheitswert, respiratorische Arhythmie, U-Zacke

Die *respiratorische Arhythmie* pflegt auf ein Pendeln des Vagotonus mit dem Ein- und Ausatmen zurückgeführt zu werden. Wir fanden bei experimentellen Untersuchungen über das *Ausmaß* der r. A. keine entscheidende Abhängigkeit von der Atemtiefe, Pulsfrequenz oder Atemfrequenz. Den weitestgehenden Einfluß auf die r. A. hatte dagegen die Affektlage. So sahen wir unter hypnotisch suggerierten Erlebnissen bei einer Versuchsperson die ausgeprägteste r. A. in Angstzuständen. Die Dauer der längsten Herzperioden betrug dabei gegenüber den kürzesten bis zu 158%. Ähnlich stark ausgeprägt und alle übrigen Affekte weit überragend war das Ausmaß der r. A. auch bei Wut und bei Sehnsucht. Eine ausgesprochen geringe r. A. zeigte sich bei dem Gefühl der Unheimlichkeit (107%) sowie am Totenbett der Mutter und bei Liebe. Die normale r. A. in Ruhe betrug 123%, und sehr ausgeprägte andere Affekte wie Ekel mit Brechreiz und einem Puls von 104 oder entspannte Freude mit einem Puls von 74 wichen nicht auffällig von ihr ab (121% bzw. 128%).

Das Auftreten einer mächtigen *U-Zacke* im Ekg beobachteten wir im Zuge der auf S. 304 beschriebenen Experimente über die Beziehungen zwischen Herz und Seele. Diese Veränderung trat ein bei Liebe (Abb. 87).

Suggestion: „Nun ist er da – Er, der liebste Mann sitzt Ihnen gegenüber – Sie sehen ihn – Sie hören ihn – Sie fühlen ihn – Sie wissen es: Sie lieben ihn – nur ihn allein – Er umarmt Sie – Er drückt Sie an sich – Sie möchten immer nur ihm gehören – nur bei ihm sein."

Ekg: Frequenz 88. In Abl. III ist eine U-Zacke von 0,06 mV aufgetreten. (Sonst entspricht die Kurve dem Normal-Ekg in Abb. 86d. Durch das hohe U wird eine Abflachung von T und stärkere Senkung von ST nur vorgetäuscht. Geht man von der PQ-Strecke und der Nullinie zwischen U und P aus, so mißt man die alten Werte.)

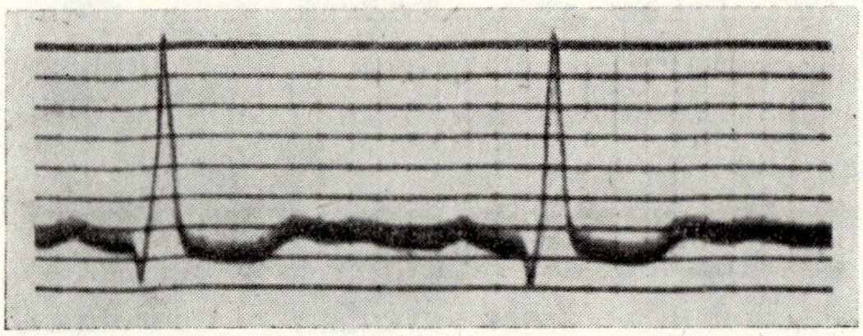

Abb. 87. *Psychogene U-Zacke* von ungewöhnlicher Größe unter der Suggestion einer Liebesszene Aus dem Experiment der Abb. 86.

Dieser Befund ist sehr bemerkenswert. Eine U-Zacke tritt in Abl. III bei etwa jedem 7. Gesunden auf und erreicht dann eine Höhe von durchschnittlich 0,013 mV, maximal von 0,03 mV (Graybiel u. Mitarb.). In unserem Falle überschreitet sie dieses Maximum um das Doppelte. Normalerweise kommt U nicht in Abl. III allein vor, sondern ist in Abl. II am höchsten. Wir haben leider seinerzeit die Ableitungen nur nacheinander schreiben können. Ganz problematisch ist die Deutung der U-Zacke.

Sie tritt in der Herzpause auf und repräsentiert gewissermaßen einen Aktionsstrom ohne Aktion. Wir haben uns 1948 der Deutung von Wendt angeschlossen, der diesen Strom in der Reparationsphase auf eine beschleunigte Glykogenresynthese zurückführt. Schaefer hat daraufhin eingewandt, daß die Theorie von Wendt nicht zu halten sei. Er selbst vertritt die Herleitung von U aus der ungleichmäßigen Myocarddehnung durch das einströmende Blut. Wendt demonstrierte U am blutleeren Froschventrikel. Natürlich vermag dieser Versuch nur etwas zu widerlegen, nicht etwas auch zu beweisen. Auch andere Erklärungsversuche der U-Zacke sind umstritten. Jedenfalls pflegt U bei jungen, gesunden Menschen, besonders bei Sportlern, am besten erkennbar zu sein, und die meisten bekannten Mittel, es deutlicher hervortreten zu lassen, vergrößern das Schlagvolumen.

Über den Nachweis psychogener Änderungen des *Herzschlagvolumens* berichten wir im Kapitel „Kreislaufregulation“.

„Herzkrank“

In den vorigen Kapiteln haben wir elektrokardiographische Änderungen von P, PQ, QRS, ST, T und U unter psychischem Einfluß eintreten sehen, ferner Frequenzänderungen und die verschiedensten Rhythmusstörungen bis zum Kammerflattern sowie Herzinfarkte und -rupturen. Psychogenetisch lagen durchweg Affektreaktionen zugrunde, teilweise bedingt-reflektorisch fixiert oder suggestiv ausgelöst. Die Psychopathogenese der Herzleiden ist aber nicht erschöpfend behandelt ohne einen Hinweis auf diejenigen Patienten, welche mehr an der Vorstellung, herzkrank zu sein, leiden als an ihrem Herzen. Das geflügelte Wort, der wirklich Herzkranke habe keine Beschwerden und nur der Krankheitseingebildete klage, ist allerdings so töricht und aller Erfahrung widersprechend, daß man nur bewundern kann, wie ein bon mot trotzdem seine Runde macht. Nächst der Karzino- und Luophobie schafft die Furcht, herzkrank zu sein, die ungerechtfertigt ängstlichsten Patienten. Das hat seinen besonderen Grund in der für den Laien einzigartigen Beobachtbarkeit des Organs.

Erst einmal auf sein Herz hingewiesen, achtet der Patient auf das Herzklopfen beim Treppensteigen; er beginnt, sich zu schonen und benutzt die Ruhe zum ängstlichen Beobachten des Herzschlags. Der Affekt wirkt auf die Herztätigkeit und diese in einem Circulus vitiosus wieder auf den Affekt zurück. Bei kompensatorischen Pausen nach Extrasystolen „bleibt das Herz stehen“. Der Patient grübelt, schläft schlecht, bis in die Träume hinein verfolgt ihn sein Leiden.

• So berichtete uns ein Professor, der eine lokal bedingte Abflußstauung am Fuß für das Zeichen einer Herzinsuffizienz hielt, folgenden

Traum:
Ein Pferd, das im Wasser stand, bäumte sich hoch auf und sank dann mit einem verzweifelt menschlichen Ausdruck und Seufzer nieder.

Zu „Wasser“ assoziierte der Patient seine Ödeme („Wasser in den Beinen“) und eine Kindheitserinnerung. Seine Großmutter hatte ihm einmal ihre wassersüchtig geschwollenen Beine gezeigt und dazu gesagt: „Weißt Du, was das ist? Das ist der Tod!“ In dem Pferd hatte der Patient, psychoanalytisch beschlagen, sich selbst wiedererkannt.

Leider entstehen viele unbegründete Herzleiden iatrogen. Insbesondere wird die Diagnose „Herzfehler“ viel zu häufig ausgesprochen. Beschwerdefreien Menschen mit einem diastolischen Geräusch, das nach einem weitverbreiteten Aberglauben immer organisch bedingt sein soll, wird mit der durch keinen weiteren Beweis begründeten Diagnose eines Herzfehlers ihre Unbekümmertheit genommen, häufiger noch wegen eines systolischen Geräusches und einer mehrdeutigen Anamnese (in der schließlich auch Anginen niemals fehlen). Daß die häufigsten Vitien, nämlich die der Mitralis, ohne Röntgenapparat am schwierigsten zu diagnostizieren sind, weil sie kompensiert zu keiner Symptomatik am großen Kreislauf führen, berechtigt am allerwenigsten zu großzügiger Diagnosenstellung. Im Zweifelsfalle soll auch der Verdacht auf einen Herzfehler nicht ausgesprochen werden, genau umgekehrt wie bei der Tuberkulose. Beides zum Wohle des Patienten; denn während bei Tuberkuloseverdacht alles alarmiert werden muß, wird ein kompensiertes Vitium besser nicht an die große Glocke gehängt. Mag die Herzfehlerdiagnose auch für manchen Patienten, der sich einer genügenden Leistungsfähigkeit erfreut, nichts bedeuten, für andere bedeutet sie sehr viel, die in ihrer Verwandtschaft oder Nachbarschaft einen schweren Herzfehler kennengelernt haben. Da der Arzt nicht weiß, welche Assoziationen seine Worte im Kopfe des Patienten eingehen, muß er sich Zurückhaltung auferlegen.

• Bei einer gesunden Patientin, die unter der Furcht litt, herzkrank zu sein, prüften wir den psychogalvanischen Hautreflex (S. 172) unter Ansagen der verschiedensten Reizworte. Während die affektiv ansprechenden Worte sonst höchstens Ausschläge um 15 Teilstriche erreichten, wanderte der Zeiger jeweils auf 22 bei den Worten „Systolikum“ und „Friedhof“.

Besondere Vorsicht ist natürlich mit der Diagnose „Angina pectoris" geboten. Wir gebrauchen sie Patienten gegenüber überhaupt nicht. Leider gibt es Firmen, die diese Krankheitsbezeichnung auf ihre Packungen drucken. Auch mit Überweisungszetteln gehe man hier vorsichtig um.

• Ein 32jähriges Fräulein hatte bereits eine Neigung zu nosophobischen Verarbeitungen gezeigt: Sie hatte mehrere Jahre an einer Karzinophobie gelitten. Die junge Dame nahm es nun sehr schwer, daß der Hausarzt wegen pektanginöser Beschwerden ein bedenkliches Gesicht machte. Auf dem Überweisungszettel zum Ekg las sie das Wort Angina pectoris. Tief erschrocken schlug sie Bücher nach und „wußte": Das ist mein Todesurteil. Sie kündigte sofort ihre Stellung, und gleichzeitig trat eine rapide Verschlechterung ihres Befindens ein. – Daß es sich hier um eine anankastische Psychopathin handelte, kann nicht darüber hinwegtäuschen, daß eine gewisse Unvorsichtigkeit, und zwar gerade ihr gegenüber, eine Exazerbation provoziert hatte. Es war eine vierwöchige psychotherapeutische Behandlung nötig, um den ausgeglichenen früheren Zustand wiederherzustellen, ohne daß damit natürlich die Disposition zu Reaktionen ähnlicher Art beseitigt werden konnte.

Was die suggestiv wirkende Diagnose des Arztes ausmacht, und wie sehr sie das Beschwerdebild modifizieren kann, beleuchtet besonders schön eine Beobachtung von Bach: Eine Patientin, die früher etwas von „Herzkranzbeschwerden" aufgeschnappt hatte, klagte jetzt über Schmerzen rings um die linke Mamma herum.

Gefäße

Erblassen, Ohnmacht

Es ist eine alltägliche Erfahrung, daß unangenehme Empfindungen von einem Blaßwerden der Haut gefolgt sind. Uhlenbruck zeigte, daß diese Gefäßkontraktion nicht ermüdbar ist, sondern sich bei Reizwiederholungen verstärkt. (Eine Ausnahme macht der unangenehme Wärmereiz, der nach einer kurzen Gefäßkontraktion eine Dilatation auslöst, wobei dem Wärmeabtransport durch eine stärkere Durchblutung eine Schutzfunktion zukommt.) Daß diese Gefäßkontraktion gleichermaßen nach Schmerz, üblen geschmacklichen, akustischen, optischen Eindrücken und schlechten Gerüchen eintritt, weist auf eine zerebrale Auslösung hin. Parisius beobachtete Verengungen der Hautkapillaren bei einer Frau, sobald in ihrer Gegenwart von Krieg gesprochen wurde. Das Vorliegen einer zentralen Regulation erweist sich auch dadurch, daß ganz bestimmte weitere Gefäßbezirke an der Durchblutungsminderung teilnehmen. Schon Weber hat bei seinen klassischen Untersuchungen beobachtet, daß sich bei Unlustreizen auch die Hirngefäße kontrahieren. Also der periphere und der zentrale Reizaufnahmeapparat, beide Abkömmlinge des äußeren Keimblattes, reagieren auf Unlustreize mit Anämisierung, d.h. Herabsetzung der Reizempfänglichkeit. Im Extremfall kommt es zur Ohnmacht. Daß nicht die physikalische Stärke des Reizes ausschlaggebend ist, daß es sich vielmehr um eine psychogene Reaktion handelt, wird sinnfällig, wenn z.B. der bloße Anblick einer Blutentnahme oder das Hören einer leidvollen Nachricht das Erbleichen bzw. die Ohnmacht auslöst. Die Erklärung der psychogenen Ohnmacht mit einer hypothetischen Vasomotorenschwäche und daraus mehr zufällig folgenden Hirnanämie akzeptieren wir also nicht. Sie wird insbesondere der Tatsache nicht gerecht, daß die Reaktion sich in fließenden Übergängen auch zum gegenteiligen Extrem hin verfolgen läßt, nämlich der Hyperämie bei Freude. Wir gehen in dem folgenden Abschnitt „Erröten“ darauf ein. Hier möchten wir noch folgende Bemerkung anschließen.

Man kann beobachten, daß junge Assistenten bald erkennen, daß ihre Angabe über die Durchblutung von Haut und Schleimhäuten häufig in Gegensatz gerät zu dem Laboratoriumsbefund des Hämoglobinwertes. Sie beginnen dann, diese Differenz dadurch zu vermeiden, daß sie – von Extremfällen abgesehen – keine gute oder schlechte, sondern nur noch eine „mäßige“ Durchblutung feststellen. Mit diesem nach jeder Seite hin dehnbaren Gummiausdruck entmannen sie ihre unmittelbare klinische Beobachtung aus Unterwürfigkeit gegenüber einem Laboratoriumsergebnis. Ganz zu Unrecht, denn dieses sagt über den vasomotorischen Zustand gar nichts aus. Er kommt gerade in der Unterschiedlichkeit der Befunde zum Ausdruck. Viel häufiger als der blasse und rote Hochdruck spielt in der Praxis die blasse Unlust und freudige Röte eine Rolle, und zwar nicht als flüchtiger Affektausdruck, sondern jeder befindet sich zu jeder Zeit an irgendeinem Punkte dieser Skala. Wenn die Mitwelt den ärztlichen Erfolg an dem „blühenden Aussehen“ des Patienten ermißt, so prüft sie neben dem guten Gewichtszustand die Verschiebung der Hautdurchblutung nach der Seite der freudigen Stimmung hin, d.h. von der Blässe zur Rosigkeit.

Erröten, Erythema nudorum, Erythrophobie

Bei freudigen Empfindungen nimmt die Durchblutung von Hirn und Haut zu, was wir als Zeichen der Leistungssteigerung des zentralen und peripheren Reizaufnahmeapparates ansehen müssen. Die verstärkte Hirndurchblutung wurde von Weber experimentell nachgewiesen. Schon als unbefangener Beobachter wird man feststellen müssen, besonders wenn man den Gegensatz zu blassen Menschen vor Augen hat, daß Menschen mit geröteten Wangen auch seelisch lebhafter sind, und daß es das lustvolle Erleben des Daseins ist, welches dieser Reaktionsweise zugrunde liegt. Die reichlichere Hautdurchblutung läßt sich auch durch Messung der Hauttemperatur objektivieren (s. S. 465 und Abb. 119). Vollständigkeitshalber muß darauf hingewiesen werden, daß auch die Durchblutung der Muskulatur zunimmt (S. 330). Durch die vasomotorische Affektreaktion wird also bei freudigen Empfindungen die Leistungsfähigkeit aller Organe des Umweltkontaktes gefördert. Das Extrem der Hautdurchblutung findet man bei Liebenden, wo die Haut wie mit Blut übergossen erscheinen kann. Wohlverstanden, auch ohne Scham erglühen Liebende füreinander. In besonders ausgeprägtem Maße spielen sich alle diese Gefäßreaktionen in der Haut des Gesichtes ab. Man kann vermuten, daß diese Vorzugsstellung ein Selektionsergebnis ist. Über die biologische Bedeutung des Errötens lassen uns die entzückten Ausrufe der Dichter nicht im Zweifel. Als Varianten bemerkt man das isolierte Glühen der

Ohren oder eines Ohres, der Nase, am häufigsten beider Wangen, jedoch oft auch das sogenannte Erythema nudorum.

Das Erythema nudorum tritt an Hals und oberen Brustpartien in Form zahlreicher, teilweise konfluierender, hellroter Flecken auf, die einen scharf begrenzten, gezackten Rand besitzen. Es erscheint schnell und ist flüchtig wie das Erröten des Gesichts, mit dem es auch zeitlich gekoppelt ist. Jedoch kann das Brusterythem das Gesichtserythem an Intensität übertreffen. Der Arzt sieht es häufig bei Patienten unmittelbar nach dem Entkleiden und wertet es als Ausdruck einer raschen Erregbarkeit des vegetativen Nervensystems. Es zeigt sich bei Frauen häufiger als bei Männern. Der Name ist insofern unrichtig, als dieses Erythem sich auch bei Bekleideten ausbildet. Bei Explorationen oder Examina wird es gelegentlich am Halse ersichtlich. Die Psychogenese ist niemals zu bezweifeln. Bei wiederholtem Auftreten ist die Anordnung der Flecken meist dieselbe. Dagegen variiert sie bei verschiedenen Individuen erheblich. Das ebenso eindrucksvolle wie häufige Bild hat im ganzen wenig Beachtung gefunden. Ob ihm eine besondere biologische Bedeutung zukommt oder zukam, ist unbekannt.

Die Verbindung Lust – Erröten, Unlust – Erbleichen ist kein Gesetz, sondern eine Erfahrungsregel mit bekannten Ausnahmen: Zornesröte und Schamröte. Indessen hat in diesem Zusammenhang schon HEYER auf die Zwiespältigkeit des Schamgefühls hingewiesen. Eine mehr primitive Regung ist hier von einer sozialen überlagert. Gerade daß die urtümliche Regung (mit der die Gefäßreaktion gekoppelt ist) innerlich peinlich abgelehnt wird, scheint das Wesen der Scham auszumachen, ohne daß allerdings dieser Prozeß jedesmal bewußt wiederholt werden muß.

Da das Erröten vor anderen von dem Betroffenen selbst als beschämend empfunden wird und nun Scham wiederum Erröten auslöst, kommt es leicht zur Bildung eines Circulus vitiosus. Man sieht das häufiger. Doch wird die Scham über das Erröten im allgemeinen als lächerlich empfunden und verblaßt dann bald. In einzelnen Fällen jedoch reißt dieser Circulus nicht ab, sondern entwickelt sich zu dem fatalen Bild des zwanghaften Errötens (*Erythrophobie*). Das ist dann der Fall, wenn bei Selbstunsicherheit und Minderwertigkeitsgefühlen die Scham eine ungewöhnlich starke Resonanz in der Persönlichkeit des Betroffenen findet. Die Peinlichkeit des Errötens klingt dann so nach, daß in ganz anderen, neuen Situationen die bloße Möglichkeit dieser Beschämung ein neues Erröten auslöst. Da hierdurch die Selbstunsicherheit gefördert wird, geht dieses auch noch mit in den Circulus vitiosus ein, und es entsteht eine erhebliche psychische Fehlentwicklung. Selbstverständlich kann eine selbstunsichere Psychopathie zu einer derartigen Erkrankung disponieren, aber man darf den Umweltfaktor nicht unterschätzen. Im folgenden ein typisches Beispiel, bei dem auch der Anfang des Leidens eruiert werden konnte, der meist in der Vorpubertätszeit liegt.

• 21jähriger Student. Als 9jähriger kam er durch Mitschüler zur Onanie, die bis heute nicht wieder ganz aufgegeben wurde. Der Patient erinnert sich, daß der Errötenszwang einsetzte, als die Mutter ihn mit 10 Jahren seines blassen Aussehens wegen direkt gefragt hatte, ob er onaniere, wovon er aufs peinlichste berührt wurde. Die anschließende Neigung zum Erröten trat zunächst bei allen sexuellen Anspielungen und besonders Mädchen gegenüber auf. Sie wurde durch Hänseleien dieserhalb von seiten seiner Mitschüler gefestigt. Das Erröten erfolgte nun auch in allen möglichen schulischen Situationen, dann auch in außerschulischen, schließlich bei dem bloßen Gedanken, vor jemandem erröten zu können. Der Patient strengte sich an, sein Erröten durch

Energie zu beherrschen, und hatte dadurch noch ein chronisches Mißerfolgserlebnis. Es gesellte sich beim Umgang mit anderen starkes Schwitzen hinzu, Herzklopfen und die Unfähigkeit, jemandem frei ins Gesicht zu sehen. Er wurde äußerst schüchtern. Vor allem jungen Mädchen gegenüber war er völlig unsicher. Seine Minderwertigkeitsempfindungen suchte er rational zu überkompensieren: „Ich bin Idealist, die anderen sind Materialisten. Ich lehne die Sexualrenommage der anderen ab!" Als ein Mädchen sich doch seiner annahm, ließ das zwanghafte Erröten in dieser Zeit nach.

• Diese gleiche Erfahrung machte auch ein anderer Patient, der jedoch dann bei seiner Selbstunsicherheit auf ein einmaliges Versagen hin mit einer psychogenen Impotenz reagierte. Sechs Jahre später machte er die Entdeckung, daß unter Alkohol die psychische Potenzhemmung wegfiel. Seitdem widmete er sich in dieser Form der Therapie seines Errötenszwanges.

Die ärztliche Behandlung dieser psychischen Fehlentwicklungen ist langwierig. Sie hat nicht nur die tiefverwurzelte Selbstunsicherheit, sondern auch eine Fülle bedingtreflektorisch fixierter Auslösungen des Errötens anzugehen. Rationale Klärung, Hinführung auf selbstwertstärkende Erlebnisse, hypnotische Blockierung der überlagernden bedingten Reflexe durch Gegensuggestionen, Dämpfung der Affektreaktionen durch Autogenes Training bilden erst im Zusammenwirken einen sinnvollen Therapieplan. Die Methode der paradoxen Intention („Ich will ihnen mal zeigen, wie prachtvoll ich erröten kann!") klingt gewitzter, als sie es ist, denn wenn der Patient diese innere Freiheit gegenüber seinem Erröten erst gewonnen hat, bedarf es keiner paradoxen Intention mehr. Daß eine entsprechende Arztpersönlichkeit im Augenblick der Empfehlung dieser Methode eine starke suggestive Wirkung gegen die Errötensangst ausübt, ist sicher. Wenn man aber dies beabsichtigt, braucht man sich nicht bis in das Extrem der paradoxen Intention zu versteigen, die für einen intelligenten Patienten dann doch nur wenig Überzeugungskraft enthält. – Die Heilungsaussichten der Erythrophobie sind bei allgemeiner, anlagemäßiger Selbstunsicherheit des Patienten gering.

Kopfschmerz, Migräne

Kopfschmerz ist zweifellos die häufigste psychogene Gesundheitsstörung, wenn auch dieses Dominieren nicht in der ärztlichen Sprechstunde in Erscheinung tritt. Er ist eine Zivilisationskrankheit, in den technisiertesten Staaten am meisten verbreitet, und am häufigsten auf geistige Überlastung zurückzuführen. Wahrscheinlich muß man ihm die biologische Bedeutung eines Warnsignals zuerkennen wie anderen Schmerzen auch. Dafür spricht, daß er in adäquater Weise nachdrücklich zu Ruhe, Zurückgezogenheit und Schonung drängt. Andere Schmerzen führen zu anderem Verhalten. Die Lumbago dringt auf Bewegungseinstellung, aber nicht auf Einsamkeit. Die Angina pectoris drängt mit Angst und Unruhe in primitiver Weise aus der Situation weg (leider auch die organisch-pathologisch bedingte Pektangina und dann schadenstiftend; vgl. aber S. 309f.). Daß ein vasomotorischer Vorgang dem psychogenen Kopfschmerz zugrunde liegt, ist nicht immer gesagt. Die rings um die Galea aponeurotica ansetzenden Mm. frontales, temporoparietales und occipitales vermögen wohl bei gemeinsamer Anspannung Schmerzen auszulösen, die dann radialsymmetrisch als Kappendruck oder speziell in den Muskeln als „Ring um den Kopf" empfunden werden können. Für den vasomotorischen Kopfschmerz erscheint es heute gesichert, daß sowohl Gefäßspasmen als auch -erschlaffungen, die den Pulswellen nachgeben, schmerzauslösend wirken. Beides spielt in einem komplexeren Zusammenhang bei der Migräne eine besondere Rolle.

Wie BERGER feststellte und WEBER bestätigte, verengen sich bei unangenehmen Eindrücken die Hirngefäße, wobei BERGER betont, daß diese Kontraktion in ihrer Intensität bis zu einem gewissen Grade derjenigen der Unlustempfindung parallelgeht. Tatsächlich lösen belästigend unangenehme Empfindungen – auch ohne geistige Beanspruchung – Kopfschmerzen aus. Das läßt sich, angefangen von üblen Gerüchen bis hin zu der Einsicht eines verfehlten Lebenslaufes, immer wieder beobachten. Wir werden uns nun auf die Besprechung solcher Entwicklungsformen des psychogenen Kopfschmerzes beschränken, *bei denen eine Psychotherapie angebracht* ist. Alle psychogenen Kopfschmerzen psychotherapeutisch behandeln zu wollen, wäre ein uferloses Beginnen. Immer wird man erst medikamentös alle gerechtfertigten Versuche unternehmen, grob ersichtliche Milieuschäden abstellen und auf die natürliche Selbstheilungstendenz hoffen. Das häufige Zusammenspiel von psychogenen mit anderen Faktoren (hereditären, Vasolabilität, Depression, Halswirbelsäule) betonte BAROLIN mit allen therapeutischen Konsequenzen.

• Ein 46jähriger Baumeister klagt über spannende Schmerzen im ganzen Kopf, besonders in Anwesenheit der Ehefrau, schon wenn er sie nur hört. Daneben besteht eine Einschlafstörung und Druckgefühl in der Herz- und Magengegend. Bei Abwesenheit von der Ehefrau wesentliche Besserung. – Dieser Mann hatte sich in der Frage seines Berufs und seiner Ehe schwer gegen seinen Vater durchsetzen müssen. Der Vater wollte dem Sohn sein Baugeschäft einmal übergeben, der Sohn wollte Elektroingenieur werden und suchte sich eine entsprechende Lehrstelle. Der Vater sperrte den Geldzuschuß und zwang so den Sohn, lustlos Maurer zu werden. Auf die Staatsbauschule geschickt, sattelte dieser heimlich auf eine Ingenieursausbildung um, kam dann nicht ins väterliche Geschäft, sondern ging zur Reichsbahn. Gegen den Willen des Vaters heiratete der 26jährige dann eine Vollwaise. Nach dem Krieg konnte der Mann nicht in seine alte Stellung zurück. Er mußte wieder Maurer werden und wurde dann Baumeister. Auch mit der Ehe hatte der Sohn kein Glück. Die Eheleute verstanden sich nicht. Mit auswärtigen Bauten befaßt, kam der Patient dann nur sonntags nach Hause, und dort gab es regelmäßig Streit. Seit längerem bestand keine eheliche Gemeinschaft mehr. Nur deshalb wollte sich der Mann nicht scheiden lassen, weil 3 Kinder da waren, weil die Frau einen chronischen Gelenkrheumatismus hatte, und vor allem, weil der Vater nicht sehen sollte, daß er recht behalten hatte. – Die Psychotherapie konnte im vorliegenden Fall in nichts anderem bestehen als darin, daß der Patient beim berichtenden Überschauen seiner Situation zu innerer Klarheit und einer eigenen Entscheidung kam. Er löste die nur noch zum Schein bestehende Ehe, versorgte aber Frau und Kinder finanziell weiter und verheiratete sich ein zweites Mal glücklicher. Kopfschmerzen in der alten Weise traten nicht mehr auf.

Eine größere Aufgabe für die Psychotherapie entwickelt sich sofort, wenn sich ein Patient in ähnlicher Lage ganz anders entscheidet.

• Ein 70jähriger Lehrer klagte über ausgeprägte Kopfschmerzen in etwa 14tägigen Abständen, die sich jeweils an Onanie oder Pollutionen anschlossen. Die Verordnung von Brom führte zu keinem Erfolg; deshalb wurde der Patient zur Psychotherapie überwiesen. Es bestand eine Ehe, aber wegen eines Vaginismus der Frau war es niemals zur Immissio penis gekommen. Befürchtungen einer Schädlichkeit der Onanie hatte der Patient nie gehegt. Dagegen war für ihn lange Zeit Anlaß zu depressiver Verstimmung gewesen die Erfüllungslosigkeit seines Lebens in einem vitalsten Punkte, der ehelichen Intimität. Der Kopfschmerz nach jeder Selbstbefriedigung mußte auf die Aktualisierung dieser Erkenntnis zurückgeführt werden. Eine Behandlung des Vaginismus der Ehefrau lehnte der 70jährige ab, ebenso den Gedanken an eine neue Verbindung. Da die Umstände nicht geändert werden konnten, blieb nur eine Änderung der Einstellung des Patienten. Die Werte, denen er das Opfer gebracht hat, mußten anerkannt und in seinen Augen erhöht werden, so daß daneben das Opfer tragbarer und unbedeutender wurde, wobei hervorzuheben war, daß das gleiche Opfer von anderen auch aus idealen Gründen und freiem Willen erbracht wird. Diese Entlastung von den mit jeder sexuellen Erregung assoziierten negativen Vorstellungen empfahlen wir dem behandelnden Arzt; denn der Patient war nur einen Tag bei uns. Über das Ergebnis können wir nicht berichten.

Glücklicherweise liegen die Probleme in vielen anderen Fällen nicht so tief und sind auch therapeutisch leichter lösbar.

• Eine 35jährige Hausfrau klagt über häufigen, heftigen allgemeinen Kopfschmerz seit 8 Monaten. Die Psychanamnese ergibt schließlich, daß wegen beengter Wohnverhältnisse die 14jährige Tochter mit im ehelichen Schlafzimmer untergebracht ist und die Patientin daher ihre sexuellen Bedürfnisse nur mit den unangenehmsten Empfindungen begleiten kann. Nach der angeratenen Wohnungsänderung ließen die Kopfschmerzen rasch nach, und der bleibende Erfolg war auch katamnestisch nach einem Jahr festzustellen.

Nicht selten bleiben aber auch die durch eine einmalige starke Belastung ausgelösten Kopfschmerzen trotz Normalisierung der psychischen Situation bestehen; beispielsweise bei einem Studenten, dem eine Woche vor dem Physikum die Mutter starb und der die dann eingetretenen Kopfschmerzen auch ein Jahr später noch nicht verloren hatte. Manchmal erkennt man in solchen Fällen einfache bedingt-reflektorische Beziehungen. So berichtete ein anderer Student, zuerst nur nach vielstündigen Vorlesungen Kopfschmerzen bekommen zu haben, allmählich aber auch ausgeruht und rasch bei jeder Hörsaals-Situation. Vielfach liegt aber keine bedingt-reflektorische Fixierung vor, sondern ein psychisches Trauma hinterläßt eine bleibende Störung. So setzen bei einer 41jährigen Mutter die Kopfschmerzen beim Tode des 15jährigen, ältesten Kindes ein und waren von da an immer wiedergekehrt, bei der Konsultation schon seit 3 Jahren.

Wir wenden, wenn eine Milieu- oder rationale Therapie nicht aussichtsvoll ist, gerne das Autogene Training an. Die Erfolge entsprechen zahlenmäßig dem Durchschnitt für diese Therapieform überhaupt (Abb. 76, S. 282). Auch bei hartnäckiger Migräne mit Halbseitenkopfschmerz, Augenflimmern, Schwindel und Erbrechen sind auf diesem Wege noch gute Ergebnisse zu erzielen.

• Ein 20jähriges Mädchen bekam unter Fluchterlebnissen mit Tod der Mutter und Liebesenttäuschung eine Hemikranie. Sieben Jahre lang waren fortgesetzt Behandlungsversuche mit allen gebräuchlichen Medikamenten gemacht worden, ohne Erfolg. Nach 6 Monaten regelmäßigen Autogenen Trainings war die Migräne vollständig beseitigt und blieb es in 3 Jahren Nachbeobachtungszeit.

• Eine 37jährige Verkäuferin hatte von Jugend an zeitweise Halbseitenkopfschmerz. Als ihr Mann im Kriege fiel und sie mit 2 Kindern zurückließ, verstärkte sich die Hemikranie außerordentlich, war jetzt von Schwindel und Erbrechen begleitet und machte die Patientin jedesmal für 1–2 Tage leistungsunfähig. Die Anfälle kamen in der Regel am Wochenende, wenn die Berufstätige etwas zur Ruhe kam. Alle geläufigen Therapieversuche schlugen fehl. Schließlich wurde sie ins Autogene Training eingeführt. Sie übte sehr konsequent. Die Migräne tritt nur noch in mehr als Monatsabständen auf und dann milde. Der sehr befriedigende Erfolg hat in 4 Jahren Nachbeobachtungszeit Bestand gehabt.

In sehr schweren und auf keine andere Weise zu beherrschenden Fällen kann man sich zur Ablationshypnose entschließen. Hypnotische Analgesie vermag dann noch vollständige Schmerzfreiheit zu bringen, muß aber als eine symptomatische Behandlungsmethode bei Bedarf immer wieder erneuert werden. Der Zeitaufwand ist allerdings sehr hoch.

• Eine 34jährige Patientin hatte von Jugend auf Halbseitenkopfschmerzen mit Brechreiz, besonders nach Aufregungen. Bei einem Zusammentreffen erheblicher beruflicher und familiärer Sorgen begannen sich die Beschwerden so zu verstärken, daß die Patientin mit stärksten Schmerzen, Flimmerskotomen, Übelkeit und Erbrechen häufig darniederlag. Nach unbefriedigender Ausschöpfung aller anderen Möglichkeiten wurde eine Hypnosebehandlung eingeleitet. Es wurde hypnotische Analgesie erzielt, auch für den Migräneschmerz. Die Begleiterscheinungen klangen dann ebenfalls ab. Zur selbständigen Durchführung der laufend erforderlichen Hypnosen wurde die Patientin kunstgerecht auf Ablationshypnose umgestellt. Seitdem kupiert sie jeweils bei den ersten Anzeichen einen drohenden Anfall durch (post-)hypnotische Analgesie, und dies Verfahren ist auch jetzt noch jedesmal nötig. Es hat sich aber in der ganzen Nachbeobachtungszeit ausgezeichnet bewährt. Einmal trat durch zeitweiliges Versagen der Methode ein kurzfristiges Rezidiv auf. Die Ablationshypnose wurde wieder vollwirksam erneuert. Nachbeobachtungszeit 14 Jahre.

Apoplexie

Daß unter einer starken seelischen Erregung mit Blutdrucksteigerung ein alteriertes Hirngefäß rupturieren und eine Massenblutung ins Gehirn einsetzen kann, ist wohlbekannt und keiner Erörterung bedürftig. Der Sektionsbefund von Erweichungsherden bei gleichartigem, affektgetragenem äußerem Hergang belehrt uns darüber, daß auch Gefäßspasmen maßgebend sein können. Einen besonders starken Einfluß auf die Vasomotorik des Gehirns übt der Schreck aus. Berger beschreibt eine fast momentan einsetzende hochgradige Kontraktion der Hirngefäße, die dann einer vollständigen Erschlaffung mit enormer Pulsationsnachgiebigkeit weicht. Er führte anfängliches Abreißen der Gedankenkette bei Schreck und die sich dann überstürzenden Vorstellungen auf diese Zirkulationsänderungen zurück. Besonders die fortgesetzten großen Gefäßdehnungen in der zweiten Phase erschienen ihm geeignet, die Beobachtungen plötzlicher Todesfälle mit erwiesener Massenblutung aus vorgeschädigten und rupturierten Gefäßen heraus bestens zu erklären.

Schwindel, Ménièrescher Symptomkomplex

Der den vasomotorischen Kopfschmerzen nahestehende und häufig mit ihm vergesellschaftete vasomotorische Schwindel kann auch in reiner Form als Affektreaktion auftreten, im folgenden Falle auf dem Boden einer psychischen Fehlentwicklung.

• Eine 49jährige Hausfrau leidet seit einem Jahr an mehrmals täglich auftretenden Schwindelanfällen. Seit 3 Monaten kann sie nicht mehr gehen und ist bettlägerig. Ein objektiver Befund wird trotz sorgfältigster Untersuchung nicht erhoben. Die Psychanamnese erbringt: Der Ehemann lebt seit einem Jahr von der Patientin getrennt mit einer Geliebten zusammen. Daraufhin entwickelte sich bei der Patientin Scham, Scheu und Unsicherheit gegenüber ihren Mitmenschen. Beim Umgang mit anderen kam es zu vegetativen Reaktionen. Die in ihrem Auftreten Unsichere spürte dabei vor allem Schwindelgefühl. Da die Patientin keine große geistige Aufnahmefähigkeit zeigte, wurde sofort eine Suggestivbehandlung eingeleitet. In Tiefenhypnose vermag die Patientin ungehindert zu gehen. Die Amnesie wird aufgehoben und das Ergebnis im Wachzustande besprochen. Daraufhin beginnt die Patientin mit kleinen, vorsichtigen Spaziergängen auf dem Klinikhofe, die sich im Laufe von 14 Tagen unter wiederholter hypnotischer Anregung so ausdehnen und festigen, daß die Patientin anschließend beschwerdefrei läuft.

Ein Beispiel dafür, wie psychogene Schwindelanfälle auch in Form eines vasomotorisch bedingten *Ménièreschen Symptomkomplexes* auftreten können, bringen wir am Schluß des Kapitels „Kombinierte Durchblutungsstörungen".

Ohrenrauschen

Ohrgeräusche neben Schwerhörigkeit weisen auf Reizerscheinungen neben Schädigungen bei Erkrankung des N. acusticus hin. Ohrgeräusche ohne Schwerhörigkeit werden zu häufig als psychogen beurteilt, verbunden mit einer abschätzigen Bewertung des Patienten. Sehr häufig kann man sich nämlich vom Bestehen des Geräusches selbst überzeugen. Wir fanden seine Ursache gewöhnlich in einem sogenannten Nonnensausen, das über der rechten oder linken A. carotis communis, meist dicht oberhalb des Schlüsselbeins auskultierbar und manchmal sogar tastbar wird. Harmlose Störungen des freien Blutstroms, z.B. durch Strumadruck auf das Gefäß, liegen ihm zugrunde, was besonders auch dadurch ersichtlich wird, daß bei verschiedenen Kopfneigungen und -drehungen, insbesondere solchen mit Streckung oder Stauchung der Carotis, das auskultierte Geräusch sich verstärkt oder verschwindet. Der Patient gibt dabei dieselben Wahrnehmungen des Stärkerwerdens bzw. Verschwindens von seinem Ohrgeräusch an. Viel seltener liegt ein Aneurysma zugrunde, das auch intrakraniell lokalisiert sein kann. Die geräuschsuchende Auskultation muß also vom Hals bis zur Schädeldecke ausgeführt werden. Aber auch wenn wir nichts hören, der Patient aber auf Befragen ein rhythmisches An- und Abschwellen seines Ohrgeräusches angibt und bei direkter Ansage pulssynchrone Angaben macht, ist ein kreislaufbedingtes objektives Geräusch anzunehmen. Da die Fortleitung solcher Geräusche wohl in erster Linie durch Wirbel im strömenden Blut erfolgt, deren Schicksal komplizierten Bedingungen unterliegt, darf man nicht schließen, daß das vom Patienten im Ohr wahrgenommene Geräusch in seiner Lautstärke proportional dem von uns an anderer Stelle auskultierten ist. Daß manche Menschen mit Nonnensausen nichts davon hören, berechtigt nicht dazu, andere, die über Ohrgeräusche klagen, als Neurastheniker hinzustellen. Da wir auf die subjektiven Angaben des Patienten angewiesen sind, können wir die Stärke der Beschwerden gegen eine eventuelle Überempfindlichkeit nicht abgrenzen, geschweige denn ob die letztere sekundär oder primär eintrat, wenn sich nicht aus früheren Erscheinungen ein Fingerzeig auf die Robustheit oder Empfindlichkeit des Patienten ergibt. Die Behandlung kann gewöhnlich nur eine sedative sein. Ohrgeräusche, die weder mit Schwerhörigkeit einhergehen noch pulssynchron an- und abschwellen, kommen in Abhängigkeit von psychischen Belastungen vor.

• Ein 36jähriger Tischler kam abgemagert aus Kriegsgefangenschaft nach Hause und fand seine beiden Kinder und seine Frau ebenfalls unterernährt sowie seinen alten Vater mit einem Magengeschwür krankliegend. Er beschaffte auf unerlaubte Weise Lebensmittel und wurde zu Gefängnis verurteilt. Jetzt trat ein ihn belästigendes Ohrensausen auf. Es verschwand nach der Entlassung aus der Haft. Zwei Jahre später wurde er als Lehrlingsausbilder eingesetzt, und diese pädagogische Aufgabe fiel dem Handwerker sehr schwer. Nunmehr trat wieder das Ohrensausen ein. Ein zugrunde liegender Befund war nicht zu erheben, nebenher ergab sich ein chronisches Ulcus duodeni mit Narbenbulbus.

Die vasomotorische Bedingtheit solcher Ohrgeräusche ist im Einzelfall nur wahrscheinlich zu machen (vgl. auch Fall auf S. 332), nicht zu beweisen. Gar nichts halten wir von billigen, phantasiereichen, angeblich psychoanalytischen Deutungen wie: „Der Patient will von der Welt nichts mehr hören und das Ohrgeräusch ist das Symbol seines Protestes". Das bleibt eine beschränkt psychologisierende Pseudoerklärung, selbst wenn man es in bekannter Manier dahin bringt, daß der Patient aus zugeschobenen Prämissen diesen Schluß selbst zieht. – Vorübergehendes Verschwinden solcher psychogenen Ohrgeräusche haben wir von der Schlaftherapie, anhaltende bedeutende Besserungen vom Autogenen Training gesehen. Daß sie vollständig verschwinden können unter Milieusanierung, zeigt das obige Beispiel.

Periphere Durchblutungsstörungen

Nach den experimentellen Untersuchungen von Lehmann, die Weber bestätigte und ergänzte, nimmt die Blutfülle in den Extremitäten und äußeren Teilen des Rumpfes bei angenehmen Empfindungen zu, dagegen bei unangenehmen Empfindungen ab. Diese Volumänderung war bereits im Altertum bekannt. Als Titus die Nachricht von seiner Wahl zum Kaiser erhielt, konnte er, gerade beim Stiefelanziehen, diesen weder weiter an- noch vom Fuße herabziehen. Der Stiefel saß jetzt ungewöhnlich eng. Auf den Rat eines Rabbi ließ Titus einen Widersacher herbeiholen, und dessen bloßer Anblick genügte, daß nun der Schuh wieder paßte (Talmud). Eine solche Beobachtung stimmt mit den heutigen plethysmographischen Messungen überein. Wir haben in dem Kapitel „Erblassen, Ohnmacht" berichtet, daß bei unangenehmen Empfindungen der periphere und zentrale Reizaufnahmeapparat anämisiert wird, hier müssen wir dies im Hinblick auf die gleiche Reaktion in der Skelettmuskulatur dahingehend ergänzen, daß alle Organe des Umweltkontaktes, die sensiblen und die motorischen, bei unangenehmen Empfindungen durch eine zentrale Steuerung blutärmer werden. – Romberg lehrte die u.a. psychogene Entstehung der Raynaudschen Gangrän. Wir sahen mehrfach periphere Durchblutungsstörungen vom Vasokonstriktionstyp, oft verbunden mit Parästhesien, die sich an erhebliche psychische Belastungen anschlossen und zum Teil dann bestehenblieben; so bei einer 24jährigen Schwester, die seit 7 Jahren, seit den letzten Kriegstagen, diese Erscheinungen aufwies. Die nähere Anamnese eignet sich nicht zur Veröffentlichung. Bemerkenswert ist, daß mit Hilfe des Autogenen Trainings eine Besserung der Beschwerden zu erzielen war. Das ist ein Einzelfall mit besonderer psychotherapeutischer Indikation. Eine systematische Untersuchung über psychotherapeutische Behandlungsmöglichkeiten bei peripheren Durchblutungsstörungen ist uns nicht bekannt. Das Vorherrschen organischer Ursachen, die Harmlosigkeit leichter und die Seltenheit schwerer funktioneller Störungen begründen dies wohl.

Bei psychischen Alterationen ändert sich auch der Venentonus. DELIUS beschreibt z. B. als Durchschnittswert von 8 Versuchspersonen nach der Rechenaufgabe „17×24" einen Anstieg von 55 auf 160 mm H_2O binnen 45 Sekunden und einen Rückgang des Venendrucks auf den Ruhewert in $2^1/_2$ Minuten.

Kombinierte Durchblutungsstörungen

Kombinierte Durchblutungsstörungen aus psychischem Anlaß beobachtet man recht häufig. In unterschiedlichen Zusammenstellungen verbinden sich Angina pectoris, Ulcus, vasomotorische Kopfschmerzen, Augenflimmern, Ohrgeräusche, Schwindelgefühl und Ohnmachtsneigung, kalte oder „abgestorbene" Finger, Hände und Füße. Bei der Entstehung kommt einer Fehlveranlagung der vasomotorischen Regulation offenbar eine größere Bedeutung zu, während das psychische Moment auf eine mehr auslösende Rolle beschränkt ist. Die Behandlung hat auch im allgemeinen eine schlechtere Prognose als bei singulären Durchblutungsstörungen. Die disponierende neurozirkulatorische Dystonie (HOCHREIN) läßt sich objektivieren. Wir haben Beobachtungen ohne Zahlenangaben von WAUER über gehäuftes Zusammentreffen von Ulkus und ST-Senkung im Steh-Ekg nachgeprüft, können sie bestätigen und statistisch signifikante Zahlenunterschiede vorlegen (Tab. 9 auf S. 110).

In der Anamnese zeigen sich einzelne leichtere Erscheinungen oft schon in der Kindheit. Nichtsdestoweniger ist die Auslösung des vollen Krankheitsbildes in einschlägigen Fällen präzis an psychische Belastungen geknüpft. Neben schwerwiegenden (Todesnachrichten, Untreue, Kohabitationsschwierigkeiten, Verdächtigtwerden, starker Krankheitsfurcht, Lebensschwierigkeiten einer infantilen Persönlichkeit usw.) spielen hier auch geringere seelische Bürden eine Rolle und beleuchten damit deren nur auslösende Bedeutung bei einer bereitliegenden Disposition (Entlassung aus der Schule und häuslichen Verwöhnung; Ableistung eines als unbequem empfundenen praktischen Ausbildungsjahres oder einer beruflichen Fortbildungsschule; Ärger mit Arbeitskollegen, mit anderen Hausbewohnern; das Sportinteresse des Mannes steht zwischen den Eheleuten u. ä.). Manchmal wird die Bedeutung von für den Arzt unauffälligen, alltäglichen Belastungen erst dadurch erkenntlich, daß die Patienten berichten, in den Ferien keine Beschwerden zu haben. Die Psychotherapie kann in begründeten Fällen durch Änderung einer Situation oder durch Affektdämpfung mit Autogenem Training eine wesentliche Besserung der Beschwerden erreichen, ohne allerdings verhindern zu können, daß bei anderer oder schwererer Belastung die alten Beschwerden wiederkehren. Wir berichten ein Beispiel, bei dem eine Migräne mit einem vasomotorischen Ménièreschen Symptomenkomplex verknüpft war.

• Eine 44jährige Lehrerin klagte über Migräneanfälle mit Halbseitenkopfschmerz, Augenflimmern, Ohrensausen, Übelkeit und Erbrechen seit dem 20. Lebensjahr, nämlich, nachdem dem gewissenhaften, heiratsfähigen Mädchen von autoritativer Seite eingeschärft worden war, die moralische Ehre der Lehrerinnen wiederherzustellen, weil die abgelöste Vorgängerin ein uneheliches Kind bekommen hatte. Auch die Mutter, Großmutter und Urgroßmutter der Patientin litten an Migräne. Vor einem Vierteljahr, Weihnachten, erster Anfall von Drehschwindel mit Gleichgewichtsstörungen, wieder Ohrensausen, Übelkeit, Erbrechen, Verstärkung auch der Hemikranie. Das therapeutische Eingehen auf die Lebensprobleme der Patientin erfolgte anhand ihrer Traumberichte.

Traum:	Wirklichkeit:
1. Ich träumte von einem Geschäft. Etwas abseits lag das Lager dieses Ladens. Der alte Opa des Hauses war gestorben und in dem Lagerraum aufgebahrt. Ich beobachtete das Kommen und Gehen im Laden, in dem trotz allem Hochbetrieb herrschte. Hin und wieder wurde auch ein Kranz zu dem Toten getragen. Da sah ich, wie aus dem Lagerraum, der jetzt doch Leichenhalle war, Südfrüchte und Äpfel in den Laden zum Verkauf getragen wurden. Voller Entrüstung gab ich meiner Meinung Ausdruck und erwachte darüber.	Geschäftigkeit in vollem Umfang wurde von der Patientin beruflich erwartet, obwohl sie durch den Tod ihres Mannes keine weiteren Reserven mehr hergeben zu können glaubte. Assoziation zu dem aufgebahrten „Opa“: „Am Grabe meines Vaters lernte ich meinen Mann kennen, er hielt die Grabrede.“ Die Patientin hing sehr an ihrem geliebten Vater, einem Pfarrer; er war ihr das Idealbild des Mannes, und sie suchte auch später ihren Ehemann immer nach diesem Idealbild zu sehen.
2. Ich war abends unterwegs. Plötzlich wurde ich von einer Meute betrunkener Männer verfolgt. Angsterfüllt flüchtete ich in ein nahe gelegenes Lokal.	Die verwitwete Lehrerin fühlte sich von eigenen sexuellen Wünschen bedrängt, die sie als unnüchtern ablehnte.

Sie hatte eine Möglichkeit zu einer neuen Ehe abgelehnt, weil ihre 17- und 14jährigen Söhne keinen Stiefvater haben wollten. Außerdem hatte sie lange auf die Rückkehr ihres Mannes gehofft. Nach der Vermißtmeldung war übrigens seinerzeit die Migräne stärker eingetreten.

3. Ich war zu Haus, es war ein friedevoller Abend. Da hörte ich ein wunderbares Mandolinenspiel, und eine schöne Männerstimme sang dazu vertraute Weisen. Ich folgte dem Gesang und kam ins Nachbarhaus. Draußen wurden Stimmen laut, die vergeblich Einlaß begehrten. Ich fühlte mich geborgen.	Assoziation: In der Ohrenklinik, wo die Patientin wegen des Menière-Verdachtes lag, spielte ein unbekannter Mann im Nebenzimmer allabendlich wunderschön Mandoline. – Im Traum kommt die Sehnsucht nach einem gemeinsamen Erleben und Geborgenheit bei einem Mann zum Ausdruck.
4. Ich hatte in einem verworrenen Traum mit einem schwer erziehbaren Kinde zu tun, das ich wohl in eine zweite Ehe mitbekommen hatte. Das Erziehungsproblem löste sich jedenfalls nicht.	Die Patientin akzeptierte, daß sie selbst, infantil in einer starken Vaterbindung retardiert, eine neue Ehe erschwere und problematisch mache.

Zweifellos hätte die Patientin aber auch den Erklärungsversuch akzeptiert, daß ihre Kinder einer zweiten Ehe Schwierigkeiten machen. Eindeutig klärende Assoziationen hatte die Patientin nicht gebracht. Man erkennt hier das nie ganz auszuschließende subjektive Moment bei diesem Verfahren und auch ein künstlerisches, denn ein guter Erzieher weiß eben aus allem etwas Belehrendes zu machen.

5. Im elterlichen Pfarrhause ist Feststimmung. Geburtstag soll gefeiert werden. Meine beiden	Es wäre nicht schwer gewesen, dies als Wunschtraum nach Heimkehr des schon totgeglaubten

Jungen lümmelten auf dem Sofa. Mein Vater führte einen verschleierten Mann hinein. Ich sagte mir: Das kann nur dein Mann sein. Überglücklich ging ich zu meinen Kindern und sang ihnen ein mir solang unbekanntes Lied vor. Die Mutter kündigte freudig weiteren Besuch an. Zufrieden und glücklich erwachte ich.

Mannes zu verstehen und ein Evidenzerleben dafür bei der Patientin festzustellen. Der Therapeut erläuterte den „Geburtstag" aber als den Anfang eines ganz neuen Lebens mit Aufklärung der Söhne über die eigenen Empfindungen. Die Patientin akzeptierte diesen Traumgehalt mit einem Evidenzerleben.

Die Frau hatte 10 Jahre auf ihren vermißten Mann gewartet und hatte nach widersprüchlichen Nachrichten dann einen glaubwürdigen Bericht seines Todes erhalten. Am Weihnachtsabend dieses Jahres trat erstmals das Bild des Ménièreschen Symptomenkomplexes auf. Ein Vierteljahr später begann die psychotherapeutische Klärung und Behandlung. Die geschilderten Träume stammen aus einem Zeitraum von 14 Tagen, als Ergebnis schwanden die Schwindelerscheinungen, das Ohrenrauschen und auch die Migräne mit allen Begleiterscheinungen, eine Gewichtszunahme von 10 Pfund folgte.

Nach einem Vierteljahr trat wieder ein schwerer Migräneanfall auf, als die Patientin ein Ehepaar besuchte. Der Mann hatte früher um sie geworben. Nach einer kurzen Neubehandlung ist die Patientin beschwerdefrei geblieben und voll arbeitsfähig während einer Nachbeobachtungszeit von einem dreiviertel Jahr.

Kreislaufregulation

Allgemeines

Ein Beispiel für die Wirkung einer psychischen Belastung auf den Kreislauf bietet Abb. 88. Die psychische Belastung bei diesem Experiment bestand lediglich darin, daß den Versuchspersonen einige Rechenaufgaben gestellt wurden, und zwar die nächste immer schon dann, wenn die vorhergehende noch nicht ganz gelöst war. Zum Vergleich wurde eine physische Belastung in der Form herangezogen, daß die Versuchspersonen plötzlich dem Zutritt kälterer Luft ausgesetzt wurden. Die Registrierung von Ekg-, Herzton- und Pulsdruckkurven erfolgte mittels eines Sechsfachschreibers, die Blutdruckmessung nach Riva-Rocci. Die Berechnung der Kreislaufgrößen wurden nach Broemser und Ranke, Wezler und Böger ausgeführt. Untersucht wurden 20 Normotoniker; die Abb. 88 zeigt die Durchschnittswerte. Stärker und nachhaltiger ist diese Reaktion bei bestehender Hypertonie; die Vergleichsgruppe umfaßt 20 Hypertoniker. Die beiden Kurven in Abb. 89 geben jeweils den Durchschnittswert für jede Gruppe an. Übersichtlichkeitshalber ist nur der Mitteldruck dargestellt, Minutenvolumen und peripherer Widerstand. Es zeigt sich, daß die psychische Belastung gleichsinnige Kreislaufänderungen auslöst wie die physische und daß bei den Hypertonikern überschießende Kreislaufreaktionen auffallen, vornehmlich auf psychische Reize hin.

Ebenfalls von unserem Mitarbeiter Wittig wurde gezeigt, daß die bloße Vorstellung einer Arbeitsleistung bereits eine entsprechende Umstellung des Gesamtkreislaufs auslöst (Abb. 90). Die Vorstellung, welche ja an früheren Arbeitsleistungen gewonnen wurde, wirkt hier als ein bedingter Reiz im Sinne des bedingten Reflexes. 15 Ver-

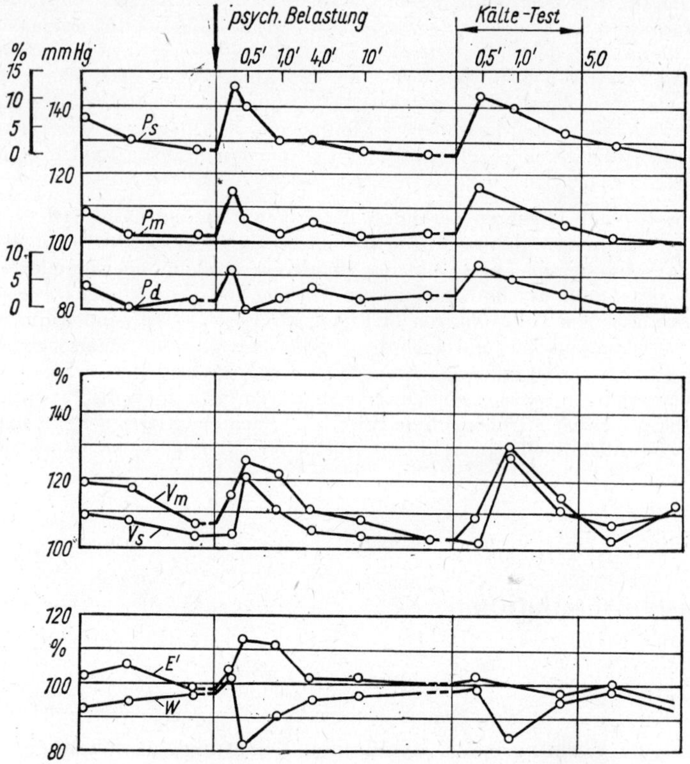

Abb. 88. Änderung der Kreislaufverhältnisse beim Lösen einiger Rechenaufgaben unter Zeitdruck. Zum Vergleich anschließend die Reaktion bei Einwirkung plötzlich um 10 °C abgekühlter Raumluft auf die nur wenig bekleidete Versuchsperson. Kreislaufanalysen nach BROEMSER, RANKE, WEZLER u. BÖGER.
P_s = systolischer Blutdruck; P_d = diastolischer; P_m = Mitteldruck; V_m = Minutenvolumen; V_s = Schlagvolumen; E' = elastischer Kreislaufwiderstand; W = peripherer Widerstand. Das dargestellte Ergebnis ist der Durchschnittswert von 20 untersuchten Normotonikern.

suchspersonen wurden in Hypnose versenkt, und es wurde ihnen zunächst Ruhe, später eine Arbeitsleistung suggeriert. Aus großen Kreislaufanalysen der oben beschriebenen Art gibt Abb. 90 die Veränderungen des Herzminutenvolumens und des peripheren Widerstandes der Gefäße an, ferner die Herzleistung. Man erkennt, daß Minutenvolumen und peripherer Widerstand bei den 15 Patienten in hypnotischer Ruhe von mehr verstreuten Ausgangswerten einer physiologischen Mittellage zustreben, die die Herzleistung schont. Die Arbeitssuggestion führt mit einer Steigerung des Herzminutenvolumens bei peripheren Gefäßerweiterungen zu erhöhter Beanspruchung der Herzleistung. Der Blutdruck als die relativ konstanteste Kreislaufgröße fand sich übrigens rasch auf nahezu die Ausgangshöhe wieder einreguliert, wie er ja auch in Abb. 89 an erster Stelle wieder den Ruhewert erreichte. Verzögert geschah dies dort bei den Hypertonikern. H. G. WOLFF hat Blutdruckkontrollen bei Patienten mit einer hypertonen Kreislaufregulationsstörung vorgenommen, während

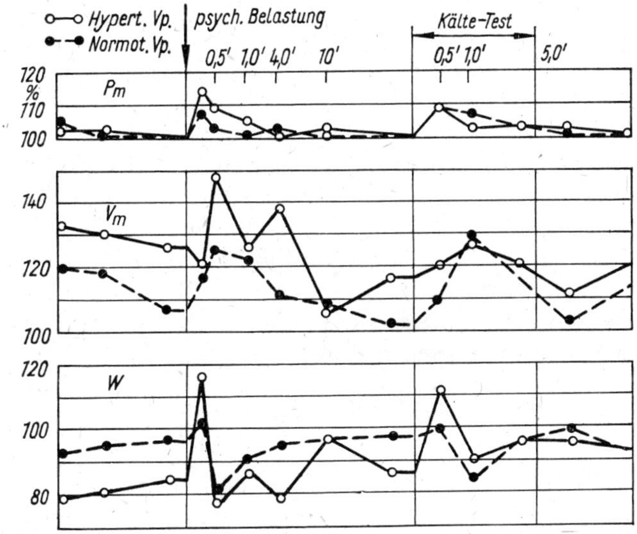

Abb. 89. Vergleich der Durchschnittswerte von 20 Normotonikern und 20 Hypertonikern. Versuchsdurchführung wie in Abb. 88. Die Hypertoniker reagieren auf die psychische Belastung mit überschießenden und anhaltenderen Kreislaufänderungen. Vp. = Versuchsperson.

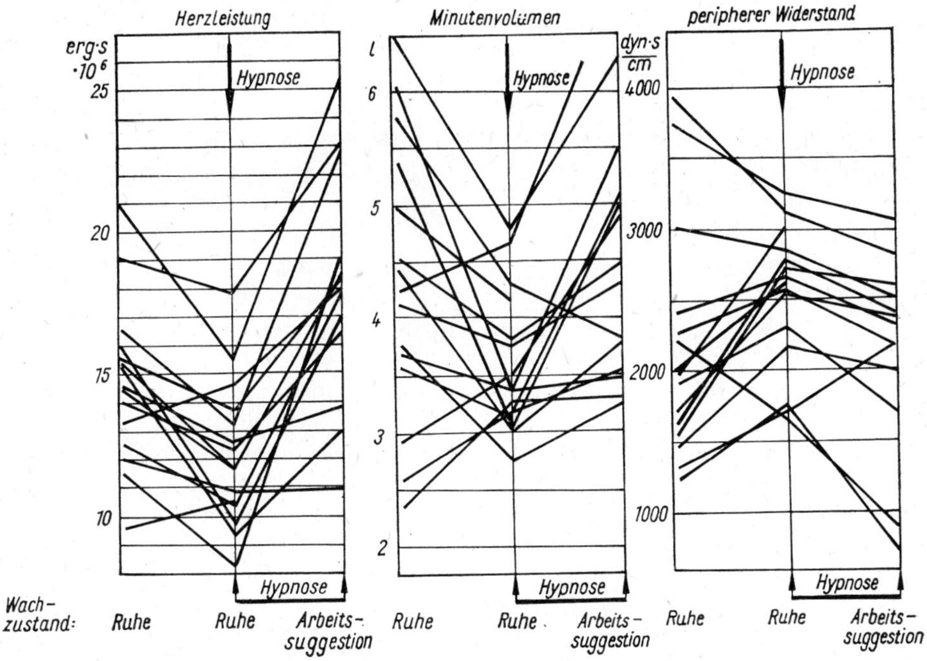

Abb. 90. Änderung einiger Kreislaufgrößen auf bloße Suggestion von Ruhe und Arbeit. Ergebnisse von 15 Versuchspersonen.

sich diese in der *Erwartung* einer bevorstehenden körperlichen Leistung befanden; er stellte ebenfalls Druckerhöhungen fest.

Auch bei Zuschauern von Fußballspielen, Ring- und Boxveranstaltungen können erhebliche Kreislaufveränderungen mit Blutdruckerhöhung auftreten. Ursächlich mischen sich hier Leistungsvorstellungen (s. oben) und Affektwirkungen. Mit bemerkenswerten Blutdrucksteigerungen – wir verweisen auf Angaben von REINDELL u. Mitarb. – gehen gerade solche Affekte einher, deren urtümliches Vollbild große Körperleistungen hervorbringt, das sind in erster Linie Wut (Gereiztheit, Zorn, Ärger) und davontreibende Angst (Furcht, Entsetzen, panischer Schrecken). Angriff und Flucht erfolgen eben mit einem hohen Maß von körperlichem Einsatz. Der disziplinierte Mensch kann diese triebhaften Handlungen unterdrücken, nicht aber die dazugehörende vegetative, autonome Komponente.

Hypertonie, essentielle und juvenile

Das Problem, welche Rolle psychische Faktoren bei der Entstehung nicht organisch erklärter Hochdruckkrankheiten spielen, hat in jüngerer Zeit zahlreiche Bearbeiter gefunden. Es wurden dabei folgende Vorstellungen entwickelt:

1. Die Hypertonie ist ein Adaptationssyndrom an chronisch erhöhte körperliche und seelische *Leistungsbeanspruchung* durch Stress mit Entwicklung einer Adaptationskrankheit (SELYE u.a.).

2. Die Hypertonie ist eine Erkrankung *ehrgeiziger* Menschen, die in ständiger Erwartung bevorstehender Leistungen stehen (MITSCHERLICH, WYSS).

3. Die Hypertonie ist eine vegetative Begleiterscheinung bei Menschen mit beständigen *Wutempfindungen* (ALEXANDER u.a.).

4. Die Hypertonie ist eine Folge funktioneller Hirnschädigung durch gleichzeitige Auslösung *widersprüchlicher* Reaktionen (MAGAKJAN u.a.).

5. Die Hypertonie ist eine Maladaptation mit einem quantitativen Mißverhältnis zwischen Stress und Reaktion aufgrund einer primären und zentralnervösen *Regulationsschwäche* (R. BAUMANN).

Aus didaktischen Gründen haben wir zunächst nur das Herzstück jeder der 5 Anschauungen genannt. Der Vergleich mit dem vorhergehenden Abschnitt drängt sich auf. Die 5 sauber zu trennenden, hier für die Hypertonieentstehung in Anspruch genommenen Mechanismen können sich in der Lebenswirklichkeit kombinieren und werden von den genannten Autoren auch teilweise so dargestellt. Widersprüche ergeben sich nicht aus den Beobachtungen, die jeder dieser Darstellungen zugrunde liegen, sondern betreffen grundsätzliche Fragen ihrer Interpretation. Hierauf gehen wir im allgemeinen Teil dieses Buches in größerem Zusammenhang ein. Jetzt widmen wir uns näher den beobachteten Fakten.

Ad 1. Das auf einen Stress jeder Art hin eintretende Adaptationssyndrom SELYES, welches durch umfassendere und eingehendere Beschreibung über den alten Begriff

Sympathikotonus hinausgeht, darf als allgemein bekannt vorausgesetzt werden. Hier sei aber erwähnt, daß Blutdrucksteigerungen bei Schwerstarbeitern durch starke periphere Gefäßerweiterung in den angestrengten Muskeln, also durch Senkung des peripheren Kreislaufwiderstandes, vermieden werden (WEITZ). Dieser natürliche Ausgleich findet sich nicht bei angespannter *leichter oder geistiger Arbeit*, die daher besonders häufig zur Hypertonie führen (S. 47 und Tab. 3 u. 4). Das Adaptationssyndrom SELYES bildet auch den physiologischen Anknüpfungspunkt für die beiden folgenden Anschauungen.

Ad 2. Die Rolle des *Ehrgeizes* wurde in ausgeprägter Weise bei der juvenilen Hypertonie beobachtet. Ihr Altersgipfel liegt zwischen dem 23. und 28. Lebensjahr, durchschnittlich also im Schlußabschnitt der Ausbildungszeit (Facharbeiterqualifikation, Meisterprüfung, Staatsexamen usw.). Eine spätere Normalisierung der Blutdruckwerte tritt bei etwa zwei Dritteln ein. Zeitliche Zusammenhänge zwischen Krankheitsbeginn und Berufskrisen, Examenssituationen usw. sind mehrfach beschrieben worden, ebenso Blutdruckabfall bei spontaner oder psychotherapeutischer Entspannung der psychischen Haltung. Ehrgeiz pflegte dadurch besonders aufgepeitscht zu sein, daß frühere Schädigungen des Selbstwertgefühls nicht nur durch Normalleistungen, sondern durch hervorragende Ergebnisse überkompensierend widerlegt sein wollten. Die objektive Leistung ist kein Maß für den Ehrgeiz, da hier Begabungen u. a. mitspielen. Gerade auch völlig Versagende können starke ehrgeizige Regungen haben. Diese können sich z. B. in entsprechenden Träumen unzweideutig zu erkennen geben.

Ad 3. Bei der essentiellen Hypertonie wurden auch beständige *Wutempfindungen* beschrieben. Äußerlich handelte es sich bei den Explorierten um wohlerzogene Zeitgenossen. Die Chronizität ihrer Wutgefühle leitete sich von einer im täglichen Leben ständig aktualisierten Charakterschwäche her: Sie können nicht nein sagen, selbst wo es zu ihrem eigenen Nachteil ist; hinterher sind sie darüber wütend. Das Nicht-Wagen der offenen Auflehnung und das heimliche Aufbegehren treffen nicht zufällig zusammen. Frühere Erfahrungen einer erzwungenen Unterwerfung und einer Bedrohung des eigenen Wollens stehen dahinter. So lebt die falsche Erziehung in den Entwicklungsjahren in einer psychischen Fehlhaltung fort. Es wird berichtet, daß in den Psychanamnesen der essentiellen Hypertoniker ein Temperamentwechsel von Streitbarkeit zur Verschüchterung häufig nachzuweisen sei, der vielfach in die Pubertätszeit fällt, in der normalerweise ja ein selbständiger Standpunkt gegenüber der elterlichen Autorität gewonnen wird. Die lange Latenzzeit zwischen der Ausbildung der psychischen Fehlhaltung und dem Auftreten der essentiellen Hypertonie wird durch die hypothetische Annahme überbrückt, in diesem Zeitraum träten durch die häufig wiederholten vasomotorischen Erregungen Gefäßveränderungen ein, denen dann der Erfordernishochdruck folgt. Ein disponierender organischer Faktor wird angenommen, da Gleiches bei anderen zu keiner Erkrankung führt.

Ad 4. MAGAKJAN, MIMINOSCHWILI u. KOKAJA haben tierexperimentell durch Sinnesreize Hypertonien erzeugt. Bei Affen wird in Gefangenschaft das Vorkommen einer unserer essentiellen Hypertonie entsprechenden Krankheit beobachtet. Im Versuch, sie bei gesunden Affen experimentell auszulösen, wurden Signalreize für Nahrungs-, Geschlechts- und Abwehrreaktionen in verschiedener Weise kombiniert gegeben. Auf häufige derartige *Reflexkollisionen* traten nicht nur äußere Verhaltensstörungen der Tiere ein (allgemeine Gehemmtheit, Nahrungsverweigerung, stereotype Bewegungen u. a.), sondern auch Störungen der vegetativen Funktionen. Bei mehreren Tieren trat eine Hypertonie auf. Der normale Blutdruck der Affen betrug etwa 125/75 mm Hg. Der beobachtete Anstieg erfolgte allmählich und stabilisierte sich nach Erreichen hoher Werte. Die maximale Höhe betrug 220/120 mm Hg. Bei einigen Versuchstieren bestand die Hypertonie nur vorübergehend, bei anderen bleibend. Bemerkenswerterweise zeigten einige vor der Ausbildung der Hypertonie eine hypotone Vorphase mit Blutdrucksenkungen bis auf 55 mm Hg.

Ad 5. In einer interessanten Veröffentlichung berichtet aus dem Zentralinstitut f. Herz- und Kreislauf-Regulationsforschung d. Akad. d. Wiss. d. DDR R. Baumann mit Mitarbeitern über Versuche an juvenilen essentiellen Hypertonikern. Sie hatten Rechenaufgaben unter Zeitdruck zu lösen und zeigten dabei, verglichen mit Normotonikern, überschießende und anhaltendere Blutdrucksteigerungen, wie dies auch bei uns experimentell beobachtet und mit Abb. 89 publiziert worden war. Zugleich wurde jetzt aber auch eine überschießende und anhaltendere Steigerung des Noradrenalin, der Reninaktivität und der freien Fettsäuren im Plasma registriert. Die Einzelfraktionen der letzteren verhielten sich zudem bei den Hypertonikern anders als bei Normalpersonen, insbesondere bei gleichzeitigem latentem Diabetes. Auch dies wird als Ausdruck einer maladaptiven zerebro-viszeralen Regulationsschwäche, eventuell genetisch determiniert, gewertet.

Ehe wir uns zusammenhängend äußern, seien noch unsere eigenen Untersuchungen zum Problem der essentiellen Hypertonie berichtet. Wir wollten *früheste Stadien der Hypertonie* und die Lebensumstände dabei erfassen. Unser Mitarbeiter Seeliger untersuchte 1400 Lehrlinge und Studenten im Alter von 15–20 Jahren. Er fand darunter 143 mit einem Blutdruck über 140 mm Hg (24 % stabile, 39 % labile Hypertonien, 24 % emotionelle Blutdrucksteigerungen, 13 % symptomatische Hypertonien). Nun wurde eine Kontrollgruppe in der Weise zusammengestellt, daß ein Nachbar jedes Blutdruckauffälligen erfaßt wurde, der mit ihm den gleichen Arbeitsplatz hatte und unter den gleichen Umständen lebte. Alle diese Ausgesuchten wurden eingehend befragt nach ihrem Elternhaus, dem Familienleben, den beruflichen Umständen, der Freizeitgestaltung, Schlaf, psychischen Schwierigkeiten, Nikotinverbrauch usw. Es ergab sich folgendes. Unter den in der Ausbildung stehenden jungen Menschen befanden sich viele mit ehrgeizigen Tendenzen, aber diese waren in der Normalgruppe ebenso häufig wie bei den Hypertonikern. Es gab überhaupt nur einen einzigen signifikanten Unterschied zwischen den beiden Gruppen, und der lag im Vorkommen von Hochdruckkrankheit in der Familie. Wenn wir aber noch einmal auf die Gesamtheit der 1400 untersuchten Jugendlichen zurückblicken, so müssen wir doch über das Vorkommen der Hypertonie einiges Bemerkenswerte berichten. In den Jahrgängen von 15–17 hatten die Mädchen einen höheren Prozentsatz an Blutdruckauffälligen als die Jungen, in den Jahrgängen von 18–20 war es umgekehrt (mit 16 Jahren 11:7,5 %, mit 20 Jahren 17:25 %). Die zeitlichen Zusammenhänge mit Krisen der sexuellen Problematik fallen auf (Abb. 115c, S. 441). Bei den Studenten zeigte sich ein rasches Anwachsen der Hypertoniker mit jedem Studienjahr. Die eben genannten 25 % betreffen ein Examensjahr.

Ein individuelles Beispiel sei herausgegriffen. Es zeigen sich dabei Parallelen zu Beobachtungen anderer Autoren.

• 20jähriger Student mit juveniler Hypertonie von 180/80 mm Hg. Er verlor mit 7 Jahren seinen Vater und erwies sich als Erwachsener im Umgang mit Autoritätspersonen ungeschickt. Die Mutter war tagsüber erwerbstätig. Sie suchte durch Prügel den fehlenden Vater zu ersetzen. In der Pubertätszeit mit erwachender Selbständigkeit des Patienten gab es zwischen der Mutter und ihm heftige und laute Auftritte. Selbstunsicherheit offenbarte sich in leichten anankastischen Zügen, z.B. ging der Junge, wenn er mit einer Kerze im Keller gewesen war, immer noch einmal nachsehen, ob auch nichts Feuer gefangen hätte. Selbstsicherheit und Selbstwertgefühl suchte der Patient durch gute Leistungen zu gewinnen. Er beendete die Grundschule „mit Auszeichnung", bestand die Gesellenprüfung mit „sehr gut" und wurde von seinem Betrieb zum Studium delegiert. Zuvor geriet er nach seinem ersten Kohabitationsversuch in Furcht, sich venerisch infiziert zu haben. Er spürte Brennen beim Wasserlassen und machte die (für kortikal bedingte Störungen sehr typische) Beobachtung, daß das Brennen nach Alkoholgenuß vorübergehend verschwand. Die Angst, sich infiziert zu haben, bestand noch lange in die Studienzeit hinein fort. Bei der Aufnahmeuntersuchung wurde ein Blutdruck von 160/100 gemessen. Aus Scham vertraute der 18jährige sich immer noch keinem Arzt an. Als Student geriet er nach einem Kneipabend mit einem Polizisten aneinander und mußte wegen Widerstandes gegen die Staatsgewalt zu einer Freiheitsstrafe verurteilt werden. Trotz Rückkehr zum Studium fühlte sich der Patient innerlich unsicher und empfand Selbstwertzweifel. Er fürchtete, der Mutter durch die zugefügte Aufregung geschadet zu haben. Es war ihm allerseits nahegelegt worden, durch erhöhte Leistungen die Scharte auszuwetzen. Der Blutdruck lag jetzt bei lange wiederholten Messungen um 180/80.

In einer besonderen Abteilung unserer Klinik betreuen wir seit Jahren etwa 300 Hypertoniker hauptsächlich höheren Alters. Nur bei 5% war die Blutdruckkrankheit als ein körperliches Sekundärgeschehen zu erweisen. Es wurden die beruflichen und familiären Verhältnisse aller dieser Patienten und deren psychische Reaktionsweise laufend im Auge behalten, und bei auffallenden Blutdruckänderungen wurde eingehender exploriert. Es bestätigte sich die Bedeutung psychischer Einflüsse für die Krankheitsausprägung, aber den Hauptangriffspunkt für eine erfolgreiche allgemeine Therapie vermochten wir darin nicht zu erkennen. Die Indikation zur Psychotherapie blieb auf Fälle von noch labilem Hypertonus beschränkt. Daher konzentrierten wir uns ja auch auf die Untersuchung der 1400 Jugendlichen, um daraus eventuell Ansatzpunkte für die Prophylaxe ableiten zu können.

Die Bedeutung der Psyche für die juvenile und essentielle Hypertonie müssen wir nach dem heutigen Stande unserer Kenntnisse **zusammenfassend** folgendermaßen umreißen. Zumindest für einen beträchtlichen Teil dieser Hypertonien ist *die erbliche Disposition von grundlegender Bedeutung. Bei der Auslösung manifester Erscheinungen spielen psychische Momente eine unverkennbare Rolle. Die Schwerpunkte einer durchschnittlichen Lebensbelastung genügen hierzu schon* (Sexualproblematik, Examensnähe usw.). Genauer handelt es sich dabei um die Ingangsetzung der bekannten blutdruckerhöhenden Mechanismen: Leistung, Leistungserwartung, Affekte mit Leistungsdrang. Zu einer überdurchschnittlich häufigen Inanspruchnahme dieser Mechanismen führen: 1. ununterbrochen hohe Leistungsanforderungen (weniger körperlicher Art, da vermehrte Muskeldurchblutung eine Blutdrucksteigerung verhindert), 2. psychische Fehlhaltungen aufgrund einer Fehlveranlagung (z.B. anankastische Ängste) oder Fehlentwicklung (überkompensierender Ehrgeiz, Selbstbehauptungsschwierigkeiten u.a.). Häufigere Ingangsetzung blutdruckerhöhender Regulationen fördert die Hypertonieentstehung wesentlich. So ist bekannt, daß Neger in Amerika beträchtlich häufiger an Hypertonie erkranken als in Afrika. Sinngemäß Gleiches gilt für Chinesen. Umgekehrt kam es bei Amerikanern zu Blutdrucksenkung, wenn sie sich längere Zeit in China aufhielten (PICHLER). Vor allem lehrt dies Beispiel, daß man die Rolle des erblichen Faktors nicht einseitig überschätzen darf. Das Zusammenwirken der Noxen führt über eine hypertone Regulationsstörung, überhöhte und verlängerte Blutdruckreaktionen, zu einem labilen, schließlich stabilen Hypertonus. Bis ins 4. Lebensjahrzehnt hinein besteht selbst dann vielfach noch eine Neigung zur Heilung. Diese Renormalisierung tritt *ohne*, häufiger jedoch *mit* Entspannung der psychischen Situation ein. Andererseits mehren sich vom 4. Lebensjahrzehnt an die irreversiblen Hypertonien. Durch entsprechende psychische Einflüsse können diese zwar verschlechtert und in beschränktem Umfange auch für eine mehr oder weniger lange Zeit gebessert, aber nicht mehr geheilt werden. Für diesen Wechsel ist die Ausbildung altersbegünstigter organischer Sekundärveränderungen (Arteriosklerose der Nieren usw.) verantwortlich zu machen. Es gibt essentielle Hypertonien, bei denen von Anfang an psychische Faktoren keine bemerkenswerte Rolle spielen. Im allgemeinen ist aber bei der juvenilen Hypertonie eingehende Psychotherapie, bei der essentiellen Hypertonie älterer Menschen noch Beratung zur psychischen Lebensführung indiziert. Ausnahmen von dieser Regel bilden unter den Älteren solche, bei denen psychische Faktoren stärker hervortreten.

Zu ähnlichen Ergebnissen kommen PFLANZ u. UEXKÜLL sowie im Rahmen einer umfangreichen Studie v. EIFF, KLOSKA u. QUINT. Vor allem sei auf die zahlreichen Veröffentlichungen der experimentell tätigen Arbeitsgruppe um BAUMANN im Institut für Herz- u. Kreislauf-Regulationsforschung in Berlin-Buch hingewiesen, die ihre Forschungen auf das Krankheitsbild der Hypertonie konzentriert hat (GRAFF, HECHT, KATZENSTEIN, KREHER, NITSCHKOFF, RICHTER-HEINRICH, TREPTOW u.a.).

Die Gesichtspunkte, welche sich aus den Tierversuchen von MAGAKJAN und Mitarbeitern ergeben, sind an menschlichem Krankengut noch nicht genügend überprüft worden. Von den Versuchstieren mit experimenteller Hypertonie wurde berichtet, daß sie unter den Kollisionen von Reizen für widersprüchliche Reaktionen sich schließlich allgemein gehemmt zeigten. Man wird es schwerlich als einen bloßen Zufall erklären können, daß ein Beobachter wie ALEXANDER in Chikago (der gewiß durch die Experimente der kaukasischen Autoren nicht beeinflußt ist) von seinen Hypertonie-Patienten in gleichem Sinne betont: „Die gegensätzlichen Tendenzen der Aggression und Unterwerfung steigern und blockieren sich zur gleichen Zeit wechselweise, was einen emotional paralysierenden Effekt hat.“ Die klinische Forschung wird diesen Aspekt im Auge behalten müssen. Ob sich hier neue prophylaktische Möglichkeiten ergeben können, ist nicht zu übersehen.

Die Konsequenzen zur **Therapie** zielen auf Entspannung. WENDT hat bei einer Reihe von Hypertonikern durch die Behandlung mit vorübergehend verlängertem Schlaf und dann Gymnastik binnen 14 Tagen nicht nur Blutdrucksenkungen erzielt, sondern auch eine überzeugend ausgeglichenere Reaktionsweise der Kreislaufregulation unter verschiedenen Belastungen.

Länger bekannt sind therapeutische Blutdrucksenkungen durch Hypnose oder durch Autogenes Training. STOKVIS erreichte mit einer Serie von 15 Hypnosen in

20 Tagen eine Blutdrucksenkung von 205/105 auf 145/85. Nach 6 Wochen wurde wieder der alte hohe Wert gemessen. J. H. SCHULTZ sah wiederholt im Autogenen Training ein Absinken des systolischen Druckes von 200 auf 140 mm Hg, bei konsequentem Üben anhaltendere Normalisierung. Da das Autogene Training vom Patienten selbständig weitergeführt werden kann, kommt diesem Verfahren eine besondere Bedeutung zu.

Wir waren daher an einer Überprüfung der Trainingsergebnisse bei größeren Beobachtungszahlen interessiert. Diese Untersuchungen nahm EBERHARDT bei uns vor. Von 83 Probanden hielten 26 mit genügender Regelmäßigkeit und Dauer den Versuch durch. Es handelt sich um essentielle Hypertoniker aller Altersklassen, jedoch vorwiegend um Probanden mit einer juvenilen essentiellen Hypertonie. Diese sind aber noch durch keinen Leidensdruck an der Behandlung interessiert, und dies erklärt die hohe Zahl vorzeitiger Behandlungsabbrüche. Wir hatten viele juvenile Hypertoniker in den Versuch genommen in der Annahme, daß in den höheren Altersgruppen nur wenig ausgiebige Blutdrucksenkungen noch zu erzielen seien, was jedoch durch die späteren Ergebnisse widerlegt wurde.

Nach einer ausreichenden Vorbeobachtungszeit wurde das Autogene Training durchgeführt, und zwar bis zu einer Dauer von 15 Monaten, im Durchschnitt 5,3 Monate. Es wurden bei fast allen Probanden in zahlreich wiederholten Messungen zunehmende Blutdrucksenkungen festgestellt. Der Blutdruckabfall war im ersten

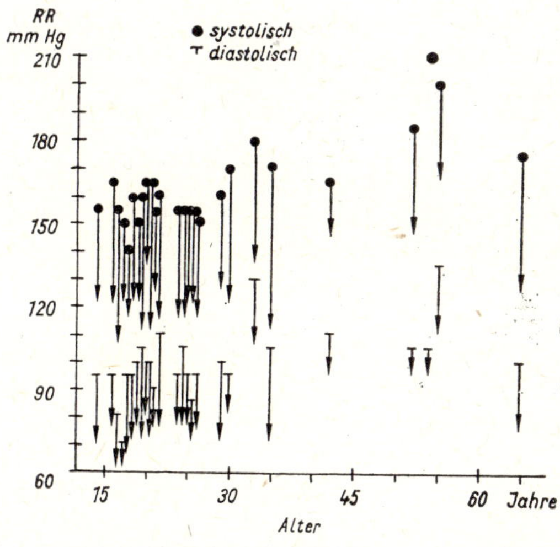

Abb. 91. Von 26 Hypertonie-Patienten, hier dem Alter nach geordnet, ist die Änderung des systolischen und diastolischen Blutdrucks nach 4 Monaten Autogenen Trainings angegeben. Es handelt sich jeweils um den Mittelwert mehrerer Messungen an verschiedenen Tagen.

Trainingsmonat am stärksten, setzte sich langsamer fort bis zum vierten Monat und veränderte sich dann nicht mehr wesentlich. Die Senkung des Blutdrucks betrug im Einzelfall systolisch bis 55 mm Hg, im Durchschnitt 35 mm Hg; diastolisch im Einzelfall bis 30 mm Hg, im Durchschnitt 18 mm Hg. Auch bei älteren Probanden (bis zum Alter von 64 Jahren) wurden ausgiebige Blutdrucksenkungen festgestellt.

Die Blutdrucksenkung unter dem Autogenen Training wurde bereits nach einem Trainingsmonat mit 99% statistischer Sicherheit signifikant (Abb. 91 u. 92).

Neben der fortschreitenden Blutdrucksenkung während des regelmäßigen Trainierens hatten auch die einzelnen Trainingsstunden einen sofort meßbaren Effekt, der im allgemeinen 5 mm Hg beim Vergleich des Blutdrucks vor und nach dem Einzeltraining betrug.

Im Vergleich zu den Ergebnissen der medikamentösen Hypertoniebehandlung entsprechen Eintreten und Ausmaß der beobachteten Blutdrucksenkung dem bei Behandlung mit Rauwolfia-Präparaten, Haemiton oder Saluretika. Die störenden Nebenwirkungen der medikamentösen Therapie fehlen. Der jahrelange, tägliche

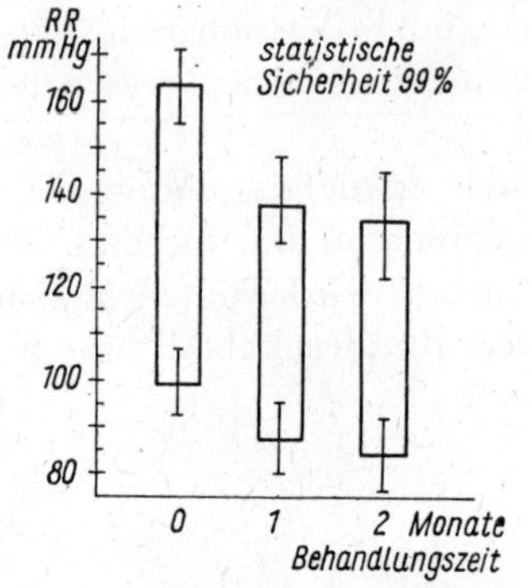

Abb. 92. Der in Abb. 91 gezeigte Blutdruckabfall bei 26 Probanden war bereits nach einem Trainingsmonat statistisch signifikant und setzte sich in gemindertem Maße bis nach dem 4. Trainingsmonat fort.

Medikamentenverbrauch und die ständigen Wartezeiten zu immer erneuten Verschreibungen fallen ebenfalls fort. Auch die Angemessenheit der Wirkungsweise ist zu erwägen. Das Autogene Training ist gegen die Verstrickung in eine Lebensweise gerichtet, die einen maßgebenden Faktor für die Manifestierung der essentiellen Hypertonie darstellt.

Beschleunigt wird der Trainingserfolg bei gleichzeitigem Anzeigen der Blutdruckänderungen (Biofeedback). Durch Probieren und Auslese lernt der Patient so die erfolgreichste Entspannungsweise (KNUST u. RICHTER-HEINRICH). Das Autogene Training ist auch mit Verhaltenskorrekturen kombiniert worden: Davon ausgehend, daß Hypertoniker signifikant eine unterwürfig erduldende Reaktionsweise gegenüber Frustrationen zeigten (vgl. S. 337 ad 3), wurden den Patienten ihre Befürchtungshaltungen bewußt gemacht, eine Einstellung auf positive Aspekte vermittelt und mit ihnen eine positive Wahrnehmungsselektion trainiert. Hierdurch erzielten KATZENSTEIN, GAEFKE u. KRIEGEL signifikant verbesserte Ergebnisse mit Nachkontrollen bis zu 2 Jahren; d.h. ausdrücklich auch: signifikant bessere Ergebnisse als mit einer modernen medikamentösen Therapie.

Blut

Bereits am 5. Lebenstag läßt sich bei Kindern die Verdauungsleukozytose ohne Nahrungsgabe bedingt-reflektorisch auslösen (SCHAKLEINA). An Erwachsenen wurde diese Reaktion von einer ganzen Reihe von Autoren beschrieben, wobei als bedingter Reiz die üblichen Essenszeiten und -umstände, der Anblick und Geruch von Speisen, hypnotisch suggeriertes Essen oder auch nur das Verlesen etwa der Tschechow-Erzählung „Sirene" wirksam waren. Ausführliche Literaturzusammenstellungen über erlebnisbedingte Änderungen der Blutzusammensetzung geben BYKOW und KURZIN sowie KLEINSORGE. In zahlreichen Tierversuchen der verschiedensten Art konnten bedingt-reflektorisch, d.h. lediglich durch Sinneseindrücke ausgelöste Änderungen der Leukozyten-, Erythrozyten-, Retikulozyten-, Thrombozytenzahl, des Haemoglobingehalts, der osmotischen Resistenz, der Gerinnungszeit und der Blutkörperchensenkungsgeschwindigkeit demonstriert werden.

Auch auf andere Weise, nämlich durch affektive Erregung, ändert sich die Blutzusammensetzung. Bei Hunden, denen Katzen gegenübergestellt werden, stieg nach der Beobachtung mehrerer Forschergruppen die *Leukozytenzahl* stark an. Umgekehrt ist bei Kaninchen in bedrohlicher Lage eine Leukopenie zu registrieren. Am Menschen wurden uneinheitliche Ergebnisse gefunden. Mitteilungen aus der Zeit kurz vor Operationen berichten widersprüchlich von einer Zunahme oder einer Abnahme der Leukozytenzahl. WACHOLDER und KUHNKE stellten in der Examenserregung einen durchschnittlichen Anstieg der Leukozytenzahl um 1000 Zellen fest. WITTKOWER erzielte bei experimenteller Erregung von Versuchspersonen meistens eine Steigerung um mehrere Tausend. KLEINSORGE registrierte dagegen, daß nach affektiver Erregung in Hypnose im Verlauf von 10 Minuten eine Annäherung der Leukozytenzahlen an den Mittelwert um 7000 eintritt, wobei sehr hohe oder sehr niedrige Ausgangswerte natürlich die stärkste Veränderung zeigen. Im Differentialblutbild beobachtete WACHOLDER bei Studenten vor dem Examen und KLEINSORGE nach Erregung im Experiment ein relatives Ansteigen der *Lymphozyten*. Mehrere Autoren beschreiben nach affektiver Erregung, nach dem Examen oder nach anderen psychischen Stresswirkungen einen Abfall der *Eosinophilen* (Abb. 93), was eine gewisse Parallele im klinischen Thorn-Test zur Prüfung der Nebennierenrindenfunktion hat (nach ACTH Abfall der Eo-Zahl).

Anstieg der *Erythrozytenzahlen* wurde bei experimenteller Erregung von Katzen beobachtet. FERRARI erhob einen entsprechenden Befund bei Studenten nach dem Examen.

Von mehreren Seiten wird ein Anstieg der *Thrombozytenzahlen* nach dem Examen oder nach suggerierter Erregung beschrieben. Eine beschleunigte *Gerinnungszeit* wurde bei aufgeregten Blutspendern nachgewiesen. Die erhöhte Thrombose- und Emboliehäufigkeit bei klinisch eingewiesenen gegenüber zu Hause behandelten Patienten wird ebenfalls in diesem Zusammenhang gesehen und als Erregungsfolge betrachtet (STOCKER).

Die Beeinflußbarkeit von *Blutmineralspiegeln* wurde von KLEINSORGE experimentell durch affektive Erregung in Hypnose an jeweils etwa 30 Versuchspersonen geprüft. Er fand bei 22 Versuchspersonen einen signifikanten Anstieg des Jodspiegels.

Der Magnesiumspiegel zeigte eine statistisch signifikante Senkung. Beim Kalzium- und anorganischen Phosphorspiegel näherten sich die Ausgangswerte in den meisten Fällen dem Mittelwert, wobei die extremen Anfangswerte die größten Pendelausschläge zeigten im Sinne des sogenannten Ausgangswertgesetzes nach WILDER. Der

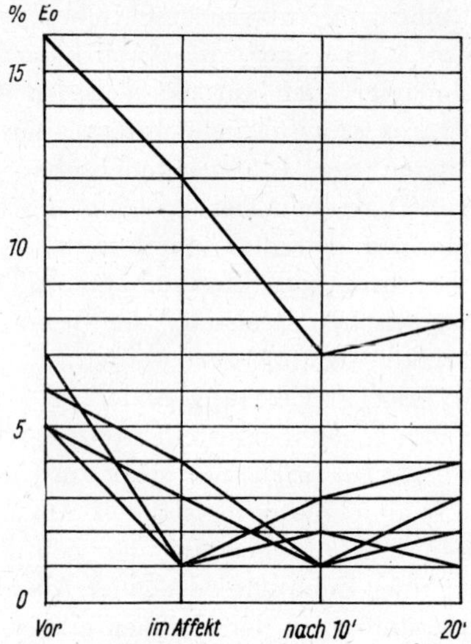

Abb. 93. Abfall der Eosinophilen-Zahl nach psychischem Stress. Versuche in Hypnose (nach KLEINSORGE).

Kaliumspiegel bot kein einheitliches Verhalten. Auf Beobachtungen des Bilirubinspiegels gehen wir bei Besprechung der Leberschädigungen (S. 411) und auf den Blutzuckerspiegel bei Besprechung des Diabetes mellitus (S. 553) ein.

Obwohl das Ausmaß der in diesem Kapitel angeführten Blutveränderungen eine diagnostische und z. T. auch weitergehende praktische Bedeutung hat, ist die richtige Bewertung unerwarteter Befunde offenbar schwer. Man stellt eher die Frage, ob das Laboratorium methodisch sauber gearbeitet hat. Das Ansetzen einer Kontrolluntersuchung ist in jedem Falle angebracht. So haben die psychisch bedingten Blutveränderungen in der ärztlichen Tätigkeit wenig Beachtung gefunden. Gegenstand einer psychotherapeutischen Behandlung sind sie niemals geworden, abgesehen vom Blutzuckerspiegel.

Atmungsorgane

Allgemeines

Die Atmung ist mehr als irgendeine andere autonome Körperfunktion willkürlicher Beeinflussung zugänglich, selbst mehr als die von psychischen Momenten entscheidend abhängigen Sexualfunktionen. Daher spielen Simulationen und Aggravationen im Bereich der Atemstörungen eine besonders große Rolle. Häufig gehen diese aus psychischen Fehlentwicklungen hervor. Andere, unwillkürliche Formen der Psychogenie fehlen aber keineswegs, also Affektreaktionen (Abb. 94), bedingt-reflektorische Fixierungen und Suggestivwirkungen. Trotz der vielseitigen Rolle, die psychische Ursachen bei Atemstörungen spielen können, ist doch eine einseitige Überwertung, wie sie z.B. beim Asthma bronchiale mancherorts modern geworden ist, nicht zu vertreten. Die Rolle psychischer Faktoren bei der *Lungentuberkulose* werden wir nicht in diesem Abschnitt, sondern in sinnvollerem Zusammenhang unter „Infektion" abhandeln (S. 567), worauf wir hier verweisen. Die weitgehende willkürliche Beeinflußbarkeit der Atmung schafft auch für die Therapie einen Ansatzpunkt zum Eingreifen in vegetativ-affektive Vorgänge. Das „erst einmal tief Atemholen" des Laien weist bereits in diese Richtung.

Rhinitis, Rhinitis vasomotorica

Schneuzen kann als Ausdruck der Verlegenheit auftreten, ebenso wie Husten, Räuspern, Kopfkratzen, Schlipsrücken, In-den-Kragen-Fassen usw. Dem Wesen nach handelt es sich dabei um eine Übersprungbewegung. In der Verlegenheit blockieren sich zwei Antriebe gegenseitig, die blockierte Triebenergie springt auf eine andere Triebhandlung über und dieses dritte Triebgebiet ist, wie wir aus Tierbeobachtungen wissen, immer ein sehr geläufiges und für den Konflikt typisches (S. 42). Bei Verlegenheit erfolgt der Übersprung auf das Gebiet der Körperpflege, verlegenes Nasenschnauben ist nur ein Beispiel dafür.

Scharf davon zu trennen und einer Therapie bedürftig, ist das fortwährende, nicht von der psychischen Situation abhängige, „nervöse" Schneuzen. Es wird zwar wegen des gleichen äußeren, momentanen Erscheinungsbildes instinktiv von jedermann als Verlegenheitsausdruck mißverstanden, gehört aber in die Reihe der bedingt-reflektorischen Fixierungen. Nach häufigen Wiederholungen kann, wie experimentell erwiesen, schließlich der bloße Zeitabstand zum bedingten Reiz der abermaligen Wiederholung werden. Es bestehen Parallelen zur nervösen Pollakisurie, zum Blepharospasmus, zum fortwährenden Hüsteln u.ä. Das fixierte Schneuzen nimmt seinen Ausgang von einer Rhinitis, einem Nebenhöhlenkatarrh oder einer Zeit situationsbedingten Weinens. Die Nasensekretion kann durch das ständige Schnauben angeregt sein und den circulus vitiosus schließen.

• Eine 47jährige Lehrerin wurde wegen eines chronischen Kiefernhöhlenempyems beiderseits chirurgisch behandelt und erhielt eine Radikaloperation der Kiefernhöhlen nach Luc-Caldwell. Die Kontrollspülungen ergaben klares Spülwasser. Trotzdem klagte die Patientin weiter über schleimig-eitrigen Auswurf. Unter einer stationären Nachbehandlung klangen diese Absonderungen ab, so daß nur noch eine ganz geringe, normale, rein schleimige Absonderung aus dem Nasen-Rachen-Raum bestand. Doch die Patientin schneuzte unentwegt weiter. Erst recht, nachdem ein Professor ihr gesagt hatte: „Wenn wieder etwas auftritt, muß das Siebbein operiert werden." Sie beobachtete sich nun und wurde ängstlich gegenüber jedem Luftzug. Für ihr

Bedrohtheitsgefühl sprechen ihre Träume, die bei aller Buntheit ihm allein entwachsen: Sie liegt auf dem Operationstisch – Nach einem Schlag auf ihren Kopf entspringt der Täter – Ein Hund springt sie an – Fliegeralarm – Ein verärgerter Hausbewohner ist ihr Schulleiter geworden – Ihr kranker Sohn wird geschlagen – Von der Polizei gesuchte Bekannte begegnen ihr – Eine Wand stürzt auf sie. Auf ihren eigenen Wunsch wurde die Patientin uns überwiesen. Sie wagte dann nicht, bei naßkaltem Wetter die weite Anreise zur Behandlung zu unternehmen. Aus der Anamnese ist erwähnenswert, daß der Vater Stotterer war. Die Patientin litt anfangs unter einer starken Dysmenorrhoe mit Erbrechen und Migräne. Sie bestand die Ausbildung als Sportlehrerin und übte diese Tätigkeit bis zu ihrer Heirat aus. Starke Hyperemesis in der Schwangerschaft. Als dann der Säugling Durchfälle bekam, stellten sich solche auch bei der Patientin ein, es wurde eine stationäre Behandlung notwendig und eine Colitis mucosa festgestellt. Nach Ausbombung im Kriege setzte eine 2jährige Amenorrhoe ein. Seit der Kriegszeit war die Patientin wieder in ihrem Beruf und Hauptstütze der Familie, da ihr Mann aus politischen Gründen abgebaut wurde; außerdem ernährte sie ihre Eltern mit. Als der Vater eines ihrer Schüler sie tätlich mit einem Stock angriff, erlitt sie einen Angina-pectoris-Anfall. Wir sehen also, daß das fixierte Schneuzen sich bei einem mit körperlichen Erscheinungen sehr leicht reagiblen Menschen einstellte. Ihre Krankheitsfürchtigkeit ist eine erst sekundär hinzugetretene Fehlhaltung.

Während beim Verlegenheitsschneuzen und beim fixierten Schneuzen die Nasensekretion keine maßgebliche Rolle spielt, steht sie im Vordergrund bei der *Rhinitis vasomotorica.* Es handelt sich um eine mehr wäßrige als schleimige Sekretion aus einer stark geschwollenen, dunkelroten Schleimhaut, heftiger Nießreiz geht diesen Erscheinungen voraus. Ursache ist eine Überempfindlichkeit der Nase entweder gegen alle möglichen Reize (unspezifische Form) oder gegen ganz bestimmte Allergene (spezifische Form). – In beiden Fällen können psychische Einflüsse eine entscheidende Rolle erlangen. Bei der unspezifisch-überempfindlichen Form zeigt sich das darin, daß unter Umständen eine allgemeine oder auch nur innere Aufregung, die sich dem Vegetativum mitteilt, eine erneute vasomotorische Rhinitis auslöst. Immer schon spielen in der Therapie neben abschwellend wirkenden Sympathikomimetika (Imidin, Atropin) eine dominierende Rolle Sedativa und psychische Entspannung. Bei der spezifischen, allergischen Form wirken bekanntlich Gräserpollen, Primeln, Tierhaare oder auch anderes auslösend. Nichtsdestoweniger ist die psychische Beeinflußbarkeit groß. Die Antigen-Antikörper-Reaktion führt nur in Kombination mit einer vegetativ beeinflußbaren Organdisposition zu einem allergischen Krankheitsbild. Wir kennen schöne psychotherapeutische Erfolge aus der Zeit vor dem Aufkommen der Antihistaminika, als man sonst nur begüterten Patienten den Rat gab, zur Zeit unserer Gräserblüte nach Helgoland oder ins Hochgebirge zu reisen. Heute ist bei erwiesener Pollenallergie die spezifische Desensibilisierung allen anderen Methoden vorzuziehen. Sie bewährt sich uns als eine einfache und meist erfolgreiche Therapie.

Globus-, Würgegefühl

Psychogenes Würgegefühl ist eine dem Arzt häufig geklagte Erscheinung. Allerdings muß besonders hervorgehoben werden, daß die Patienten meist von „Atemnot" reden und erst auf die Bitte um nähere Auskunft hin sofort auf den Hals weisen. Einige beschreiben die Empfindung auch als „Kloß im Halse". Manche schildern sie gleich als Würgegefühl, wobei nicht an das Würgen bei Brechreiz gedacht ist, sondern an eine Umklammerung des Halses. Der Volksmund spricht von „würgender Angst", und wir müssen aus kritischer Beobachtung bestätigen, daß dieses Globus- oder Würgegefühl spezifisch zu den körperlichen Auswirkungen des Angstaffektes gehört. Als körperliches Substrat wurde kräftige Oesophagusperistaltik angenommen oder rudimentäre Schluckbewegungen („Stümmelform des Weinens", Bilz). Wir nehmen an, daß es sich um einen Laryngospasmus handelt, freilich nicht in dem bekannten Sinne eines völligen Stimmritzenverschlusses mit zeitweiligem Atemstillstand und dann juchzenden Inspirationen. Immerhin waren bei zwei uns überwiesenen Patienten mit psychisch bedingtem Globusgefühl auch derartige Zustände von laryngologischer Seite festgestellt worden. Der Unterschied ist vielleicht nur ein gradueller. Eine andere Beziehung zum Stimmritzenkrampf spasmophiler Kinder ergibt sich daraus, daß dort vorausgehende Angst, Schreckhaftigkeit und Weinerlichkeit bekannt sind. Wir sehen das psychogene Würgegefühl zumeist gleichzeitig mit anderen körperlichen Erscheinungen der Angst auftreten, von denen die klinisch wichtigste die Angina pectoris vasomotorica ist. Für den Patienten steht dagegen oft die „Atemnot", das Würge- oder Globusgefühl im Vordergrund.

So suchten drei Patienten zuerst die Hals-Nasen-Ohrenklinik auf, ein vierter die chirurgische, ehe sie von dort mit einem negativen Befund zu uns überwiesen wurden. Wir stellten neben den Halsbeschwerden psychogene Koronarspasmen fest (S. 300).

Das psychogene Würgegefühl ist eine reine Affekterscheinung und hat keine psychische Fehlentwicklung zur Voraussetzung. Die Bezeichnung „Globus hystericus" trägt ein ungerechtfertigtes Vorurteil an die Sache heran, wenn damit ein Hinweis auf eine charakterliche Fehlhaltung des Patienten gemeint ist. Bei Besprechung der psychogenen Angina pectoris vasomotorica, bei der meist eine derartige „Atemnot" geklagt wird, bringen wir genügend Beispiele für die reine Affektgenese bei psychisch wohlentwickelten Personen. Freilich können sich Affektreaktionen auch aus einer Fehlentwicklung herleiten, nur gilt es eben nicht allgemein. Für die Aufpfropfung auf eine *Fehlentwicklung* geben wir folgendes Beispiel.

• Eine 40jährige Frau ist in ihrer psychischen Entwicklung zum Teil auf früher Stufe stehengeblieben. Sie wohnt immer noch bei den Eltern (Nesthocker), hat einen Mann geheiratet, der mit dorthin zog. Die Patientin kann nicht allein sein oder ausgehen. Beim Alleinsein bekommt sie Angst und ein belästigendes Würgegefühl im Halse („würgende Angst"). Den seit vielen Jahren bestehenden Zustand konnten wir durch symptomatische Behandlung mit Hypnosen und Autogenem Training sowie durch den Versuch einer psychagogischen Anregung zur späten Nachreifung in 7 Monaten bessern, nicht beseitigen. Die gute Besserung hielt auch in einjähriger Nachbeobachtung an.

In dem folgenden Falle wurde das Würgegefühl zum Ausgangspunkt eines *aggravierten* Symptomenbildes auf dem Boden einer psychischen Fehlentwicklung.

• Eine 34jährige kinderlose Hausfrau wird wegen anfallsweise auftretender Erstickungsanfälle überwiesen. Seit der Heimkehr ihres Mannes aus Gefangenschaft ist er in einem Drang nach Lebensgenuß ihr fortwährend untreu. Sie hat Angst, ihn zu verlieren, vor allem weil sie nicht unversorgt sein möchte. In dieser Situation traten die Erstickungsanfälle auf, die nach ihren Angaben von Schmerzen unter dem linken Schlüsselbein eingeleitet wurden und mit einer Halsstarre und erhöhten Temperaturen endeten. Klinisch und röntgenologisch war kein krankhafter

Befund zu erheben, auch die Senkungsreaktion und Leukozytenzahl lagen innerhalb der Norm. Neben einer entspannenden und symptomatischen Hypnosetherapie legten wir das Schwergewicht der Behandlung auf ein psychagogisches Vorgehen. Nachdem klargeworden war, daß eine Ordnung der ehelichen Situation nicht zu erreichen war, stellten wir die Patientin vor die Alternative einer unversorgten Scheidung oder einer Versorgung ohne Liebe. Die junge Frau entschied sich für Berufsaufnahme und Scheidung. Die Beschwerden klangen weitgehend ab. Als jedoch nach einiger Zeit ihre Eltern erkrankten und sie sich um diese kümmern mußte, so daß ihr angesichts dieser Aufgabe und der beruflichen Belastung gar keine Möglichkeit blieb, ihr eigenes Leben neu zu gestalten, trat nicht nur ein Rezidiv auf, sondern die Patientin klagte auch über ein Schwimmen vor den Augen, so daß sie angab, nichts mehr sehen zu können.

Außer dem beschriebenen, affektbedingten Würgegefühl kommen am Hals auch *autosuggestive* Mißempfindungen vor wie in dem folgenden Bericht von KLEINSORGE.

• Ein 34jähriger Elektroschweißer klagt darüber, daß er seit 4 Jahren das Empfinden hat, der Hals würde immer dicker. Jeder Druck durch den Kragen, Gurgeln, Zähneputzen, ja schon die Berührung des Halses beim Waschen löst ein Würgegefühl aus, das nach Mahlzeiten bis zum Erbrechen führt. Der Patient hatte zweimal psychisch stark belastende, vom Hals ausgehende Leidenszustände gesehen. Sein Vater ging an einem Kehlkopfkarzinom zugrunde. Ein Kamerad seiner Kampfflugzeugbesatzung im Kriege erhielt einen Halsdurchschuß, und er selbst war genötigt, während jener auf dem Boden des Flugzeuges röchelte und gurgelte, in dessen Blut zu hantieren. Die Beschwerden traten auf, als der Patient immer stärkere Parallelen zwischen sich und seinem Vater entdeckte. Die Ehe der Eltern war nämlich schlecht und voller Zank. Seine Mutter wurde vom Vater während der Schwangerschaft venerisch infiziert und durch sie er selbst. Der Patient wurde gleichsam als Denkmal dieser Tragödie von seiner Mutter verflucht und lieblos behandelt, außerdem wußte sie den Sohn gegen den Vater als die Quelle alles Unglücks einzunehmen. Nach einer rohen Lehrlingszeit als Installateur wurde der Patient zum Kriegsdienst eingezogen und kam später in Kriegsgefangenschaft. Heimgekehrt, wollte er eine ideale Ehe führen. Kurze Zeit nach dem Eheschluß kam es jedoch schon zu Prügelszenen. Nach wenigen Jahren wurde der Patient schuldig geschieden. Bei einem erneuten Eheschluß vor 4 Jahren ergab sich eine äußerlich bessere Verträglichkeit, aber die Frau zeigte sich sehr eifersüchtig. Die belastende Erinnerung an das Verhältnis zwischen Mutter und Vater stellte sich ein, nur daß der Patient ein tieferes Verständnis und Verbundenheitsgefühl seinem Vater gegenüber gewonnen hatte, zumal nachdem jener seine Ehe und das Verhalten der Mutter ihm von seinem Standpunkt aus noch auf seinem Sterbebett mit Kehlkopfkarzinom geschildert hatte. – Die Behandlung dieses von Kind auf durch das Verhalten der Mutter in seiner Kontaktfähigkeit geschädigten Menschen bestand in einem verständnisvollen Eingehen auf ihn und seine persönliche Entwicklung. Zunehmend zeigte sich bei ihm eine versöhnlichere Grundhaltung. Die Form, in der diese Behandlung ablief, war das katathyme Bilderleben. Die übertriebene Hinwendung zum Vater wurde in eine ruhigere Beziehung umgestaltet. Das Gefühl des Dickerwerdens des Halses und der Brechreiz schwanden daraufhin.

Kehlkopfenge *aufgrund organischer Schäden disponiert* zu Stridor, der bei Aufregungen ebenso wie bei Anstrengungen in Erscheinung tritt. Die daraufhin einsetzende würgende Angst, d.h. der zusätzliche Laryngospasmus kann das Krankheitsbild ganz entscheidend verschlimmern. Das folgende Beispiel zeigt, welche Möglichkeiten sich in solchem Falle für die Psychotherapie ergeben.

• Eine 54jährige Hausfrau hatte eine Strumaoperation durchgemacht, nach der eine doppelseitige Postikusparese eintrat, die jedoch einen für die Atmung ausreichend weiten Glottisspalt bestehen ließ. Durch äußere Aufregungen kam es bei ihr zu Stimmritzenkrämpfen, die den Atemweg vollständig verlegten, so daß wiederholt Bewußtlosigkeit eintrat. Diese Erlebnisse wirkten im Sinne eines Circulus vitiosus erregungsfördernd. Wegen eines bedrohlichen Zustandes mußte eine Tracheotomie vorgenommen werden. Der Laryngologe konnte sich wegen der erwiesenen Rezidivgefahr nicht zum Dekanülement entschließen, solange nicht eine psychische Stabilität der Patientin gesichert war. Nach einer zeitweiligen Lösung aus dem häuslichen Milieu durch eine Erholungskur wurde die Patientin von uns psychagogisch beraten, mit Ruhehypnosen behandelt und für die häusliche Weiterführung der Therapie in das Autogene Training eingeführt. Nunmehr konnte das seit 2 Jahren zur Diskussion stehende Dekanülement ohne die Gefahr erneuter Rezidive durchgeführt werden.

Husten, Räuspern

Husten kann nach Abklingen des Krankheitsprozesses bedingt-reflektorisch fixiert bleiben. Am sinnfälligsten ist dies beim Keuchhusten. Er ist ganz gewöhnlich im weiteren Verlauf der Krankheit nicht mehr aus dem Lokalprozeß, sondern nerval zu erklären (Peiper). Dies ist das Stadium, in dem Suggestivreize wirksam werden. Lehrreich sind in dieser Hinsicht auch die sogenannten Keuchhustenrezidive. Ihnen liegen banale Infekte zugrunde, die Art des Hustens entspricht aber noch den nerval eingeschliffenen Keuchhustenanfällen. Bei diesen „Rezidiven“ besteht natürlich keine Ansteckungsfähigkeit.

Unaufhörliches nervöses Hüsteln und Räuspern pflegt sich aus einer Bronchitis oder Laryngitis zu entwickeln. Zunächst stellt der beim Sprechen intensivere und inspiratorisch anders temperierte Luftstrom angesichts der rotgeschwollenen, hochempfindlichen Schleimhäute einen Hustenreiz dar. Das Sprechen kann dabei den Charakter eines Signalreizes im Sinne eines bedingten Reflexes erlangen.

Sprechen – (Hustenreiz) – Husten.

Nach Abklingen der Entzündung und Fortfall des unbedingt-reflektorischen Hustenreizes genügt der Signalreiz allein zur Auslösung des Hustens (über die besonderen Bedingungen siehe S. 60). Meist ist es ein schwächlicher Hustenstoß, der das Reden in jedem Satze ein- oder zweimal unterbricht. In gleichartiger Weise kann sich auch ein fortwährendes Räuspern entwickeln. – Das eine wie das andere wird gefühlsmäßig als Zeichen der Verlegenheit mißdeutet. Seinen Grund hat das darin, daß es ein Verlegenheitshüsteln und Verlegenheitsräuspern gibt, das auf den ersten Anblick hin sich nicht von dem bedingt-reflektorischen unterscheidet.

Das Hüsteln oder Räuspern aus Verlegenheit stellt ebenso wie das verlegene Nasenschnauben, Kopfkratzen, Kragenrücken usw. einen Übersprung bestimmter Triebenergie, die durch die Verlegenheitssituation blockiert ist, auf Handlungen der Körperpflege dar, wie wir aus gleichartigen Beobachtungen bei Tieren entnehmen müssen (S. 42).

Uncharakteristische Dyspnoe

Uncharakteristische Dyspnoe ist unter den psychogenen Erkrankungen eine der häufigeren. Merkwürdigerweise laufen diese Patienten oft jahrelang unter der Diagnose „Asthma“, obwohl weder eine exspiratorische Dyspnoe, Rhonchi, ein Emphysem, eine Eosinophilie vorhanden sind, geschweige denn die auch sonst nicht immer nachzuweisenden charakteristischen Auswurfbestandteile, und obwohl Antiasthmatika unwirksam sind oder höchstens vorübergehend suggestiv wirken. Besonders unterscheidet sich das Spirogramm von dem eines Asthmatikers (Abb. 95).

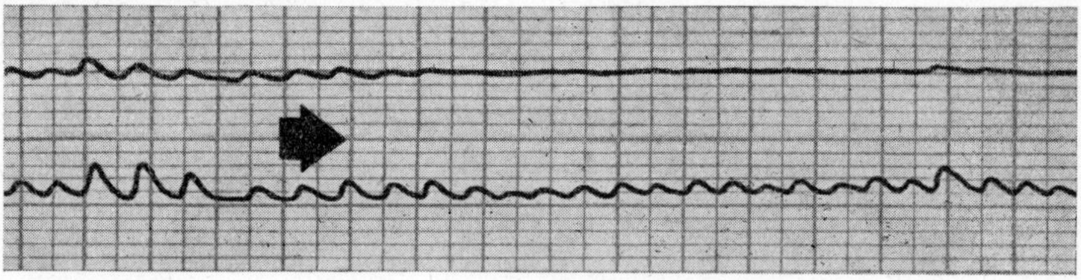

Abb. 94. Atemkurve. Oben: Brustatmung, unten: Bauchatmung. Mit dem Pfeil beginnt eine Intonation von Griegs „Ases Tod“. Sistieren der Brustatmung. Die 44jährige berichtete nachher, daß die Musik sie an den 26 Jahre zurückliegenden Tod ihrer Mutter erinnert habe.

Störungen der Atemfunktion haben meist pulmonale, kardiale oder zerebrale Ursachen. Bei zerebraler Bedingtheit haben wir verschiedene Atemtypen zu unterscheiden. Wohlbekannt ist die Cheyne-Stokessche Atmung, an- und abschwellend mit apnoischen Pausen, ein Zeichen schwerer Schädigung des Atemzentrums. Ebenso die verlangsamte Biotsche Atmung mit regellosen apnoischen Pausen. Auch die verlangsamte und vertiefte Kussmaulsche Komaatmung muß hier genannt werden. Haben daneben die psychisch bedingten Atemstörungen ebenfalls eigene, typische Merkmale? Diese Frage ist zu bejahen.

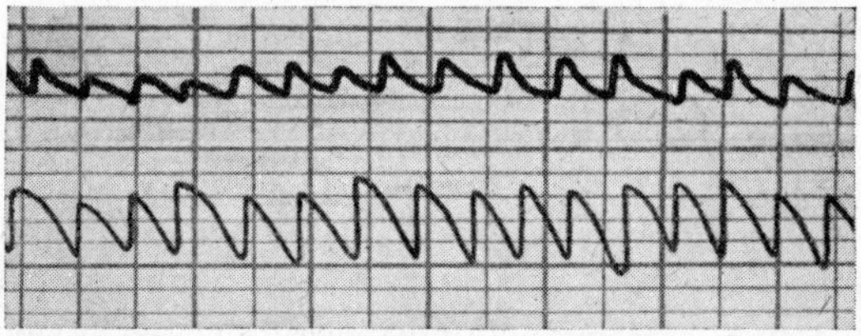

Abb. 95. Atemkurve eines Asthmatikers. Praktisch die ganze Atemzeit ist der erschwerten Exspiration gewidmet, die Inspiration erfolgt sehr rasch. Oben: Brust-, unten: Bauchatmung. Die Atembewegungen sind auf eine bestimmte Leistung eingestellt.

Charakteristisch für psychogene Veränderungen der Atmung sind weitgehend regellose Störungen von Frequenz, Rhythmus und Tiefe der Atemzüge, Wechsel der Proportionen zwischen In- und Exspirationszeit und Wechsel der Atemmittellage. Das alles läßt sich aus einer vom Spirographen aufgezeichneten Atemkurve bequem analysieren. Ein geschulter Beobachter vermag es dann auch aus der unmittelbaren Betrachtung. Einzelne eingestreute sehr tiefe Atemzüge (Seufzer) können schon dem Laien auffallen. Ehe wir die genauere Analyse an Beispielen demonstrieren, wollen wir für die mannigfaltigen und wechselhaften Bilder dieser Störungen noch eine gemeinsame Kennzeichnung formulieren.

Psychogene Atemfunktionsstörungen sind dadurch charakterisiert, daß die Atemmechanik keinem Leistungserfordernis entspricht. Andere Atemfunktionsstörungen werden von den Leistungsanforderungen geprägt (Abb. 95). Die normale Atemkurve gleicht annähernd einer Sinusschwingung. Der Asthmatiker hat Schwierigkeiten mit der Ausatmung. Er inspiriert schnell und verwendet den größten Teil seiner Zeit auf die erschwerte Exspiration. Seine Atemkurve zeigt dementsprechend einen kurzen, steilen inspiratorischen Anstieg und einen langen, flachen exspiratorischen Abstieg. Und das in ständiger Wiederholung fortgesetzt, ergibt ein Kurvenbild, das dem Rand einer Säge gleicht. Die gleiche Ausatmungsschwierigkeit und im Prinzip den gleichen Kurvenverlauf zeigt auch das Emphysem. Umgekehrt ist es bei Stenosen der oberen Luftwege, etwa durch einen Fremdkörper. Die Inspiration ist erschwert, ihr langsamer Anstieg im Gegensatz zu der schnelleren Exspiration kennzeichnet das spirographische Kurvenbild. Die ständige Wiederholung des gleichen Vorganges läßt auch in dieser Form den Gesamtverlauf wie einen Sägerand erscheinen. Bei verschiedenen Lungen- und Pleuraerkrankungen ist sowohl die In- als auch die Exspiration erschwert und verlängert sowie kompensatorisch vertieft. Der Lufthunger bei Herzinsuffizienz mit freien Atemwegen pflegt die Atemfrequenz zu beschleunigen. In allen genannten Fällen zeigt die einzelne Atemperiode im Spirogramm einen eigentümlichen, den Erfordernissen angepaßten Verlauf. Da die Ursache weiterbesteht und bei jedem Atemzug die gleiche Leistung wieder gefordert wird, weist der Gesamtkurvenverlauf eine große Regelmäßigkeit auf. Die gleichbleibend hohen Anforderungen an die Atmung lassen Unregelmäßigkeiten in weit geringerem Maße

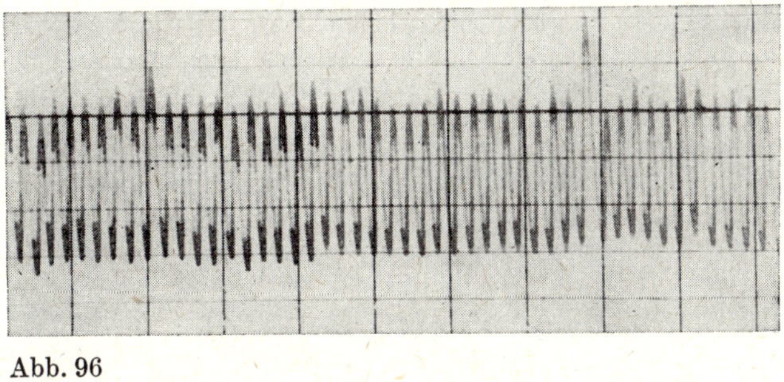

Abb. 96

Abb. 96. Normalatmung im Spirogramm bei langsamer Papiergeschwindigkeit als Vergleich zu psychisch bedingten Atemfunktionsstörungen in den Abb. 97–101.

zu als beim Gesunden. Das Gemenge wechselnder Atemzüge bei psychogener Grundlage ist geradezu ein Hinweis darauf, daß hier der Atmung keine besondere Leistung durch einen Krankheitsprozeß abverlangt wird.

Auch die in der Regelmäßigkeit ihres Verlaufes gestörte Cheyne-Stokessche Atmung, die Biotsche Atmung und die Schnappatmung weisen nicht entfernt so viel Unregelmäßigkeiten auf wie die psychogene Atemfunktionsstörung. Für diese nun einige Beispiele! Zum Vergleich zunächst eine Normalkurve (Abb. 96). Läßt man den Spirographen mit langsamer Papiergeschwindigkeit laufen, so erfolgt bei Inspiration ein Ausschlag nach oben, bei Exspiration nach unten, im Ganzen bei auf- und niedergehendem Schreibarm eine Zickzackkurve. Bei schneller Papiergeschwindigkeit erscheint die Kurve gedehnt und entspricht annähernd einer Sinusschwingung. Wir wählen aber in allen Abbildungen die langsame Papiergeschwindigkeit, um den Atemvorgang über einen größeren Zeitraum beobachten zu können.

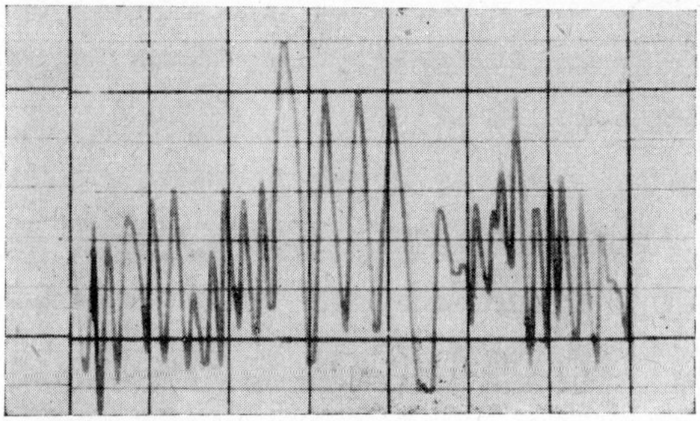

Abb. 97

Abb. 97. Psychogene Atemfunktionsstörungen sind nicht von einem Leistungserfordernis geprägt: Plötzlicher Wechsel der Frequenz, der Amplitude, der In- oder Exspirationszeit, der Atemmittellage, Aufpfropfung einer zweiten Inspiration auf eine erste, Brüche im Atemablauf, kurze Atemstillstände, Auflösung des Atemrhythmus, das sind spielerische Varianten, die sich nur jemand mit genügenden Atemreserven leisten kann.

• Die Abb. 97 zeigt die spirographische Kurve einer 38jährigen Rentnerin. Wir beobachten immer wieder tiefe Seufzeratemzüge, zum Teil übergehend in vertiefte Exspirationen. Gelegentlich zeigen sich ganz unbegründete Abbrüche im Atemablauf. Diese Patientin hat eine Myocarditis durchgemacht und wurde mit 23 Jahren invalidisiert. Sie hat deswegen auch nicht geheiratet. Seit 12 Jahren wandert sie wegen Magenbeschwerden von Arzt zu Arzt. Auf diese Weise kam sie zu jährlich 2–3 Rollkuren mit Targesin. Nun hat sich eine Argyrosis herausgebildet. Ihre Haut ist tiefgrau. Histologisch finden sich in Haut, Leber und Magenschleimhaut Silbereinlagerungen. Gleichzeitig erbringt die Magenbiopsie völlig normale Schleimhautverhältnisse, auch die Säuresekretion ist normal. Kein Zeichen für eine Gastritis oder gar chronische Gastritis, die langjährigen Magenbeschwerden der ledigen, noch jungen Rentnerin waren lediglich funktioneller Natur. Die Argyrosis hat die Chancen dieser Frau, die im Leben bisher zu kurz gekommen ist, noch mehr beeinträchtigt. Sie lebt weiter ihrem Leiden und bietet jetzt diese seufzervolle und gestörte Atmung.

Die Steuerung der Atmung kann vegetativ wie auch willkürlich erfolgen. Hinter allen psychogenen Atemstörungen stehen entweder emotionale oder rationale Ursachen. Auch der psychisch völlig Gesunde kann unter entsprechendem Affektdruck Tachypnoe, Seufzeratmung oder andere Kennzeichen einer psychogenen Atemfunktionsstörung bieten. Patienten mit solchen Störungen stehen zum Teil nur in besonderen Lebenssituationen mit verständlicher emotionaler Ergriffenheit.

• Von einer 77jährigen Rentnerin stammt Abb. 98. Sie hat eine degenerative Myocardschädigung und abends geschwollene Beine. Wegen des „Wassers in den Beinen" macht sie sich aufgrund von Laienvorstellungen übertriebene Sorgen und glaubt auch, in Ruhe schneller atmen zu müssen. Im Spirogramm zeigt sich eine Tachypnoe mit kleinem Atemvolumen, jedoch fällt ein Wechsel in den Amplituden auf, Seufzer und ein ganz unbegründetes Wechseln der Atemmittellage sind vorhanden. Das Atemminutenvolumen ist mit 10,6 l eher reichlich.

• Auch in den vorher gezeigten Abbildungen lag nirgends ein vermindertes Atemminutenvolumen vor. Die 45jährige Patientin der Abb. 99 hatte mit ihrer großen Tachypnoe dagegen ein Luxus-Atemminutenvolumen von 28,5 l. Für sie wären 6 l das Normale gewesen. Sie hatte wiederholt Krampfanfälle durch Hyperventilationstetanie. Zugrunde lagen ähnliche Sorgen wie im vorigen Fall.

Bei einem anderen Teil der Patienten muß uns aber auffallen, daß ein Mißverhältnis zwischen dem Ausmaß der Atemstörung und der Geringfügigkeit einfühlbar affekterregender Lebensumstände besteht. Hier werden wir bei näherem Eingehen auf *psychische Fehlhaltungen* stoßen, auf mangelhafte Angepaßtheit an die Aufgaben des Lebens. Nicht selten gehen solche Fehlhaltungen auf lange psychische Fehlentwicklungen zurück. Verwöhnende oder verängstigende Erziehung, fehlende Mutterliebe, Infantilismen, Steckenbleiben in den Flegeljahren, Kontaktstörungen, Partnerlosigkeit, unerfüllter Kinderwunsch, Gebärangst und ähnliche Ursachen können dahinterstehen. Lebenssituationen, die man normalerweise bewältigt, bilden dann unter Umständen affektiv tief erregende Lebensklippen. Erst eine biographische Anamnese bei dem Patienten oder noch aufwendigere psychodiagnostische Verfahren erschließen uns das Verständnis für eine tiefe emotionale Bewegtheit, die wir aus der bloßen Betrachtung der gegenwärtigen Situation der Patienten nicht erahnen konnten.

• Eine 19jährige, ledige Putzmacherin klagt über seit 4 Jahren anfallsweise auftretende Atemnot. Sie hatte nicht nur ohne Erfolg zahlreiche Medikamente bekommen, sondern war auch zu einer Kur in ein Solbad verschickt worden, von wo sie mit einer Verschlechterung zurückkam. Es konnte von uns kein internistischer Lokalbefund erhoben werden, der die Beschwerden erklärt hätte. Die Patientin war aber affektiv-vegetativ ungewöhnlich reagibel. Sie bekam beispielsweise beim Essen von Äpfeln, weil sie madige kennengelernt hatte, eine Gänsehaut, ja, das bloße Anfassen von Äpfeln oder Birnen genügte zur Auslösung dieser atavistischen Reaktion des Fellsträubens (s. S. 18). Auch ihre Atemnotsanfälle waren affektabhängig und traten meist nach Ärger über Kleinigkeiten auf. Diese Kleinigkeiten waren aber im Grunde nur auslösende Anlässe für die Eruption eines tieferliegenden Ärgers. Die geweckte und strebsame Patientin hatte durch den Krieg ihre Heimat verloren und durch das Hin und Her, bis ihre Eltern eine neue Existenz gefunden hatten, soviel schulische Versäumnisse, daß sie in die Oberschule nicht wieder aufgenommen wurde. Statt der erstrebten umfassenderen Bildung widmete sie sich nun der unbefriedigenden Tätigkeit als Putzmacherin und Verkäuferin im elterlichen Geschäft. Jede Kleinigkeit brachte ihren Ärger zum Ausbruch und löste bei der affektiv-vegetativ stark reagiblen Patientin eine Tachypnoe aus, die sie zur Betonung ihres Ärgers noch willkürlich überhöhte. Es lag also die *Aggravatio einer Affektreaktion* ihren Atemnotsanfällen zugrunde. Durch eine eingehende Unterredung konnten wir psychotherapeutisch eine Besserung und volle Arbeitsfähigkeit erreichen. Eine katamnestische Erhebung nach 2 Jahren erbrachte, daß die Patientin inzwischen geheiratet hat und völlig beschwerdefrei ist.

Eine andere Form psychischer Fehlhaltung liegt vor, *wenn der Patient eine Atemstörung simuliert*. Die Tendenz, mit der Gesundheitsstörung etwas erreichen zu wollen, fordert jedenfalls vom Therapeuten ein ganz anderes Vorgehen. Vielfach verfilzt sich aber auch beim aggravierenden, fixierenden, simulierenden Patienten Emotionales und Rationales, Unwillkürliches und Willkürliches in der Atemstörung.

• Ein Beispiel dafür bietet eine Hebamme, die auf dem Lande tätig und beliebt war, jedoch dort keine passende Möglichkeit zu eigener Familiengründung fand. Sie wünschte sich in eine Stadt. Die Erkältungskrankheiten, die sie sich bei ihren Wegen in Wind und Wetter auf dem

Lande zuzog, boten ihr eine Begründung für ihre wiederholten Versetzungsanträge. Bei einer Untersuchung der Atmungsorgane ergab das Spirogramm typisch psychogenen Amplituden- und Frequenzwechsel, Aufpfropfung einer zweiten Inspiration auf eine erste, gelegentliche Preßatmung mit verlängertem Exspirium, das jedoch in den nächsten Atemzügen mit einer tachypnoischen Schnellexspiration wechselte. – Solche Patienten wandern nicht selten unter der Fehldiagnose „Asthma" (Abb. 100).

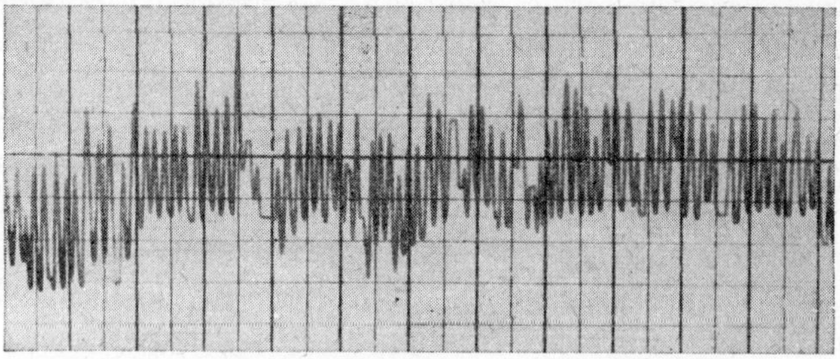

Abb. 98. Psychogene Tachypnoe bei Belastungsinsuffizienz (s. S. 352)

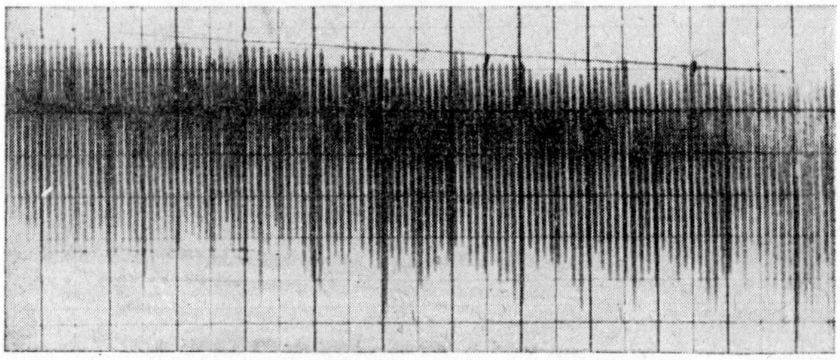

Abb. 99. Hyperventilationstetanie aus psychischen Gründen (s. S. 353)

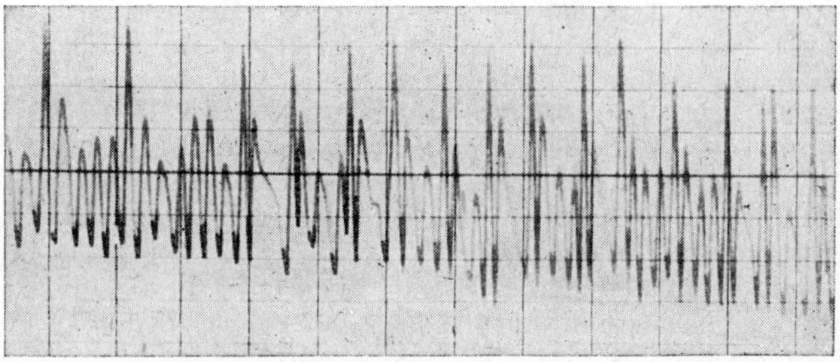

Abb. 100. Simulierte Atemstörung (s. S. 353)

Auch bei einer psychogenen Dyspnoe ist bisweilen der Patient das Opfer einer Autosuggestion, oder es handelt sich um eine bedingt-reflektorische Fixierung.

• Ein 41jähriger Hilfsarbeiter wurde uns von der Hals-Nasen-Ohrenklinik überwiesen, die er wegen eines in- und exspiratorischen Stridors aufgesucht hatte. Die Atemwege waren frei befunden worden und gaben keine Erklärung. Dieser Mann hatte früher eine Struma mit Tracheaeinengung gehabt. Nach der Strumektomie bestanden keine Beschwerden. Inzwischen hat sich eine essentielle Hypertonie und Herz-Belastungsinsuffizienz ausgebildet. Die Dyspnoe bezieht der Patient trotz anderer Verursachung wieder auf den Hals. Seine Atemkurve zeigt die Abb. 101. Zwischen raschen, kleinen Atemzügen sehen wir tiefe Seufzer-Inspirationen und auch vertiefte Exspirationen.

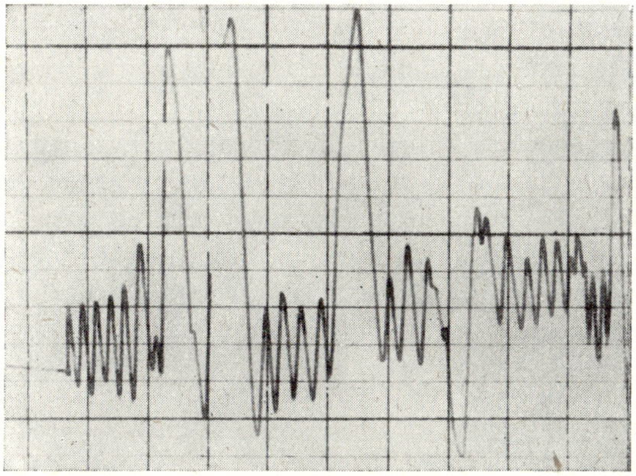

Abb. 101. Psychisch überlagerte cardiale Dyspnoe

• Eine 48jährige Putzfrau wird wegen eines seit 4 Jahren bestehenden „Asthma" überwiesen, nachdem die Anfälle in letzter Zeit an Häufigkeit und Stärke zugenommen haben. Wir konnten klinisch und röntgenologisch keinen krankhaften Befund erheben, insbesondere bestand reines Vesikuläratmen, kein Zwerchfelltiefstand, kein abnormes Erscheinen der Eosinophilen im Blut oder Sputum. Als wir einen der etwa zweimal täglich für $^1/_2$ Stunde auftretenden Atemnotsanfälle sahen, zeigte sich bei normalem Auskultationsbefund eine Dyspnoe, die keinem der bekannten pathologischen Atemtypen entsprach. Wir leiteten sofort eine Hypnose ein und gaben im Laufe einer Woche insgesamt 4 Hypnosen, von denen die beiden ersten nur der Hypnosevertiefung dienten. In den beiden letzten provozierten wir jedesmal einen Anfall, um ihn suggestiv zu kupieren und nicht nur sein zeitweiliges, sondern sein dauerndes Verschwinden zu versuchen. In dieser Zeit häuften und verschlimmerten sich die Anfälle, so daß die Patientin schließlich überhaupt nicht mehr aus der Atemnot herauskam. In der 4. Hypnose erwuchs ein Anfall stärkster in- und exspiratorischer Dyspnoe. Auch er wurde suggestiv beendet, gleichzeitig aber auch der Entschluß gefaßt, zu einem bei dieser Putzfrau etwas schwierigen analytischen Verfahren überzugehen. Unnötig, da die Patientin seit dieser Stunde anfalls- und beschwerdefrei ist. Übrigens war die 48jährige auch vor der 4jährigen „Asthma"zeit, von einigen Banalitäten abgesehen, immer gesund gewesen. In der bisherigen Therapie „half alles, aber nur für kurze Zeit."

Nach 11 Jahren Beschwerdefreiheit sahen wir die Patientin wieder wegen neuerlich auftretender Atemnot, die nie auf körperliche Belastung hin, angeblich auch nicht durch Aufregung, meist jedoch abends nach dem Betreten der Straßenbahn zur Heimfahrt auftrat. Tagsüber bei der Arbeit keinerlei Beschwerden. Wir konnten nun die biographische Anamnese erheben. Die Patientin arbeitete als Köchin in Berlin, wurde total ausgebombt und war einige Stunden im Keller eingeschlossen. Dabei jedoch keinerlei Atemnot trotz Wassereinbruch und stark verbrauchter Luft. Gute Leistungsfähigkeit bei der Versorgung anderer Geschädigter. – Patientin wurde dann, nachdem sie in Jena wohnte, von dem schon zwei Jahre vorher von ihr getrennt lebenden Mann geschieden. Sie erhielt einen längeren Besuch ihrer Tochter aus Berlin, erkältete sich in dieser Zeit, und als die Tochter wider Erwarten doch nach Berlin zurückfuhr, traten die Atembeschwerden auf. Vier Jahre später erfolgte die oben geschilderte Hypnosebehandlung und dann die

11jährige Beschwerdefreiheit. Für das Wiederauftreten konnte kein Anlaß eruiert werden. Interessant erscheint jedoch, daß die Patientin alle Fragen nach Vereinsamungsgefühl überbetont verneint und daß die Beschwerden am Abend regelmäßig nach der Verabschiedung von den in gutem Kontakt mit der Patientin stehenden Arbeitskolleginnen auftraten. Eine bronchitische Atemstörung war also bei einem Trennungskonflikt fixiert worden, nach 4 Jahren suggestiv beseitigt und trat nach weiteren 11 Jahren noch einmal kurz auf unter Anklängen an die Vereinsamungssituation. Es war die gleiche Behandlung wie vor 11 Jahren sofort erfolgreich.

Gelegentlich gibt es besondere differentialdiagnostische Schwierigkeiten bei der Unterscheidung zwischen psychogenen und nichtpsychogenen Atemfunktionsstörungen. Das ist dann der Fall, wenn eine nichtpsychogene Atemstörung vorliegt und der Patient nach Abklingen der eigentlichen Ursache die Störung fixiert beibehält. In diesen Fällen kann z. B. eine typische Asthmaatmung resultieren und aus der spirographischen Kurve allein die psychische Komponente nicht erkannt werden.

Die psychogene Dyspnoe kann mit einer verstärkten Bronchialsekretion einhergehen. Sie imitiert dann mehr das Bild der Bronchitis, weshalb wir diese Form im übernächsten Abschnitt mitbesprechen.

Pulmonale Dystonie

Die häufig von Patienten geklagte Atemnot ohne gestörten Atemrhythmus und ohne groben klinischen Befund führte Hochrein auf Durchblutungsstörungen in der Lunge zurück. Den vasomotorischen zerebralen, kardialen, gastrischen und peripheren Durchblutungsstörungen würde demnach eine pulmonale zur Seite zu stellen sein. Da die Lunge nicht in einem Nebenschluß zum Kreislauf liegt, vielmehr alles geförderte Blut sie passieren muß, wurden arteriovenöse Anastomosen und ihr ungenügender vasomotorischer Verschluß der pulmonalen Dystonie zugrunde gelegt. Konsequenterweise muß die mangelhafte Arterialisation des Blutes sich gasanalytisch dann nachweisen lassen. Entsprechende Untersuchungen erbrachten aber meist normale Ergebnisse (Wiesinger), so daß wenigstens an dem häufigen Vorkommen des geschilderten pathophysiologischen Mechanismus gezweifelt werden muß.

Nicht zu bezweifeln, sondern eine einfache klinische Erfahrungstatsache ist die häufige Klage über Atemnot ohne klinisch faßbaren Befund. Nach unserer Erfahrung weisen die Patienten bei näherem Eingehen auf diesen Punkt aber in der Regel auf den Hals und sie beschreiben diese Atemnot als ein Würgegefühl. Am häufigsten sehen wir diese Beschwerde in Kombination mit pektanginösen Erscheinungen. Wir sind daher schon in dem Kapitel über die Angina pectoris auf diese Atemnot ausführlicher eingegangen und haben ihre Pathogenese dort besprochen. Wir verweisen daher auf jene Darlegung und möchten hier nur unsere Erfahrung aussprechen, daß die Großzahl der Patienten mit „Atemnot" ohne klinischen Befund in der dort geschilderten Weise funktionell gestört ist.

Bronchitis

Es gibt eine psychogene, bisweilen hochgradige Sekretvermehrung im Bronchialbaum. Sie kann die Erscheinungen einer Bronchitis imitieren, natürlich ohne Temperaturerhöhungen oder Blutsenkungsbeschleunigung. Die Rasselgeräusche treten jedoch nach unseren Beobachtungen nur in grobblasiger Form auf und nie als zähe Rhonchi; einem dünnflüssigen Sekret entsprechend erinnern sie mehr an kochendes Wasser. Wie diese Sekretanreicherung zustande kommt, vermögen wir nicht sicher zu sagen. Eine physiologisch annehmbare Erklärungsmöglichkeit wären Sekretionseffekte bedingt-reflektorischer Art (siehe dazu den nachfolgend geschilderten Krankheitsfall). Eine andere Denkmöglichkeit wäre die Aspiration von Speichel. Daß es sich bei den von uns hier gemeinten Fällen nicht um ein bloßes Gurgeln mit Speichel handelt, können wir versichern. Aber woher das Sekret in der Trachea und in den großen Bronchien stammt, haben wir bei keinem der seltenen Fälle dieser Art überzeugend klären können. Auch das folgende Beispiel läßt beide gedachten Möglichkeiten offen und damit auch die Frage, ob die Störung unfreiwillig erlitten oder künstlich produziert wird, wenn auch das letztere hier als wahrscheinlicher angesehen werden muß.

● Eine 48jährige Sortiererin kommt mit einem regelrechten Trachealrasseln und kann nur mit Anstrengung reden. Abgesehen von einer geröteten und trockenen Rachenwand war der klinische, röntgenologische, elektrokardiographische und hämatologische Befund normal, insbesondere fand sich über beiden Lungen reines Vesikuläratmen und lediglich über der Trachea und dem Kehlkopf grobblasiges Rasseln. Die Patientin war uneheliches Kind, wuchs bei der Stiefmutter auf. Als sie 11 Jahre alt war, fiel ihr Vater im ersten Weltkrieg. Sie kam zu ihrer Großmutter in abgetretenes Grenzland, erlebte dort mehrfach zweckgerichteten Gesinnungswechsel. Ihre Tante wurde in Auschwitz vergast. Sie selbst hatte geheiratet, der Kriegsausgang zerstreute die Familie und trennte sie von ihren noch kaum erwachsenen 3 Kindern, an denen sie sehr hing. Sie wurde vergewaltigt und kam schließlich in einem kleinen Bergdörfchen unter, wo sie eine unbefriedigende Arbeit als Sortiererin erhielt. Ihr Mann kam als Schwerbeschädigter aus dem Krieg. Lebenshungrig, war er ihr in dem neuen Wohnort nicht treu. Die Entdeckung seiner Untreue traf zeitlich mit einem starken Katarrh der Patientin zusammen, der nun seit 3 Jahren in zunehmender Form weiterbestand und sie häufig arbeitsunfähig machte. Dieser Katarrh war geeignet, ihrem Mann die Unentbehrlichkeit seiner häuslichen Betreuung vor Augen zu führen und die Notwendigkeit, das unselige, rauhe Bergnest mit seiner Frau zu verlassen. Wir konnten durch symptomatische Hypnosebehandlung mit psychagogischem Einschlag eine wesentliche Besserung erzielen, so daß die Patientin bleibend arbeitsfähig wurde, drängten aber auch aus psychischen Gründen auf eine Milieuänderung. Das Ehepaar zog in eine kleine Stadt und fing an, sich noch einmal ein neues Dasein aufzubauen. Dabei verschwanden die Beschwerden restlos. Nachbeobachtungszeit $2^1/_2$ Jahre.

Eine schwierige Aufgabe ist die Abgrenzung der psychischen und organischen Komponente bei einer aggravierten Emphysembronchitis, wie sie sich gerade bei Begutachtungen häufig stellt. Ist durch eine nachgewiesene simulatorische Komponente die Prüfung der organisch bedingten Leistungsfähigkeit unsicher gemacht, so begnügen wir uns im Falle eines Gutachtens mit dieser Feststellung und erkennen gar keine Erwerbsminderung oder Unfallfolge auf diesem Gebiet an. Wir verweisen auf den Abschnitt über die Grundsätze der Begutachtung bei psychogenen Erkrankungen (S. 285). Ein Täuschungsversuch bei Ruhe- oder Belastungsdyspnoe muß angenommen werden, wenn bei mehrfacher Messung der Vitalkapazität Abweichungen von über 300 ml auftreten. Dabei ist der erste Versuch nicht zu bewerten, wenn er einen niedrigen, sehr wohl aber, wenn er einen außer der Reihe hohen Wert erbringt. Zu berücksichtigen empfiehlt sich ferner, daß trotz der starken Dyspnoe bei Aggravation keine kompensatorische Vermehrung der Erythrozytenzahl und des Hämoglobinwertes vorliegt. Schließlich entspricht der Atemrhythmus nicht einer Tachypnoe mit Beteiligung der Auxiliarmuskeln, sondern autonome und willkürliche Einflüsse auf die Atmung laufen, ohne zu gemeinsamer Leistung verbunden zu sein, ordnungslos durcheinander. Im allgemeinen begnügen sich Simulanten auch nicht mit Täuschungsversuchen auf nur einem Gebiet, so daß man meist betrügerische Äußerungen auch auf anderen Gebieten nachweisen kann.

• Nach dem zweiten Weltkrieg, wie auch schon nach dem ersten, wurde bei manchen Zahnbehandlungen als Goldersatz Messing verwendet. Da dies an einzelnen Orten mehrfach geschah, zogen Ersatzansprüche aus nachgewiesenen Gesundheitsschädigungen weite Kreise. Ein 42jähriger Kunstglasbläsermeister hatte vor 6 Jahren ebenfalls eine sechsgliederige Messingzahnbrücke erhalten, die jedoch nach wenigen Monaten wieder entfernt werden mußte. Drei Jahre später wurde der Patient invalidisiert. Zu dieser Zeit wurden entschädigungspflichtige Gesundheitsschäden durch Zahnmessing bekannt, und der Patient reichte seinerseits eine Klage ein. Er gab nunmehr an, nach dem Einsetzen jener Brücke neben den bekannten Messingschäden – Zahnfleischentzündung, Magenkatarrh, Gewichtsabnahme, neurologischen und vasomotorischen Störungen – auch eine ungeheure Atemnot bekommen zu haben. Bei unserer gerichtsgutachtlichen Untersuchung war seine Atmung unregelmäßig, von tiefen seufzerartigen Atemzügen überlagert und von demonstrativem Charakter. Die Lungengrenzen waren tiefstehend und mäßig verschieblich. Die Prüfung der Vitalkapazität erbrachte 1500; 2100 und 1300 ml (Abweichung von 60%). Hb 15,6 g%, Ery 4,85 Mill. Bei der neurologischen Sensibilitätsprüfung durch Zahlenschreiben auf der Haut gab der Patient Unsicherheit vor, jedoch im Zahlwert („1 oder 2") statt in der Zahlform („1 oder 7"). Schließlich konnte durch Beiziehung früherer Anamnesen nachgewiesen werden, daß der Patient den Eintritt seiner Beschwerden nachträglich auf die Messingbrückenzeit zurückdatierte. Wir konnten dem Glasbläser nur ein berufsbedingtes Emphysem mit erheblicher Aggravation bescheinigen.

Asthma bronchiale

1. Eine allgemeine Indikation zur Psychotherapie besteht beim Asthma bronchiale nicht.

Es ist notwendig, dies kritisch an den Anfang zu stellen, weil Vorstellungen heute modern geworden sind, eine gewisse Anzahl von Erkrankungen als psychosomatische Erkrankungen zu kennzeichnen, die unter den üblichen Lebensverhältnissen beim Tier angeblich nicht vorkommen sollen und daher als etwas spezifisch Menschliches angesehen werden. Zu ihnen zählt man neben dem Ulkus, der essentiellen Hypertonie, der Angina pectoris und einigen anderen Erkrankungen auch das Asthma bronchiale. Dieser Auffassung der Entstehung entsprechend wird als einzige kausale Therapie dann die Psychotherapie angesprochen. Die Auffassungen darüber, was der Asthmaentstehung hierbei genauer zugrunde liegen soll und in welcher Weise die Psychotherapie ansetzen muß, gehen allerdings weit auseinander. Zum Teil werden spezifische Konflikte als auslösende Situation angenommen, z. B. meint THIEMANN, daß die Asthmatiker Menschen mit überspannten Idealen sind, wodurch sie in einen inneren Spannungszustand geraten, und der Bronchialspasmus ist die Manifestation dieses inneren Spannungszustandes. Oder es werden Vorstellungen entwickelt, die davon ausgehen, daß im Laufe des Lebens eine psychische Fehlentwicklung stattfand, wobei dann als Ausdruck dieser psychischen Fehlhaltung das Asthma bronchiale entweder als eine sexuelle Ersatzbefriedigung angesehen wird („die Luftsäule führt in der Trachea stempelartige Bewegungen aus") oder als ein Schrei nach der Mutter (ALEXANDER) oder als ein Protest gegen die Mutter (MITSCHERLICH). Als spezifische Erlebnisse werden dahinter Ablehnung durch die Mutter in der Kindheit angenommen oder auf der anderen Seite Verwöhnung durch die Mutter; auch das Geburtstrauma wird als Ausgangssituation in Anspruch genommen, ein freilich sehr verbreitetes Erlebnis. Andere erkennen eine spezifische Asthmapersönlichkeit, nämlich ängstliche Menschen, die am liebsten alles bei sich behalten und nichts weggeben wollen, so auch die Luft, andere finden dagegen aggressive Momente. Anthropologische Auffassungen stellen das Asthma bronchiale dar als einen Zustand, in dem die Teilhabe an der Welt gestört ist – eine Windbeutelei mit sehr weitgefaßten Begriffen, die die präzise ärztliche Beobachtung in gar keiner Weise ersetzen können, sondern durch die Allgemeinheit der Begriffe etwas sehr Profundes nur vortäuschen.

Auch in anderer Weise wurde eine charakteristische Asthmapersönlichkeit herausgearbeitet, allerdings mit widersprüchlichen Ergebnissen. Man könnte sich vorstellen, daß eine so eindrucksvolle Erkrankung die davon Betroffenen in gewisser Weise prägt. Die Frage, ob einige der Gemeinsamkeiten schon *praemorbid* bestanden und für die Erkrankung an Asthma Bedeutung gehabt haben, ist damit noch nicht einmal beantwortet. Indessen haben wir selbst bei bestehendem Asthma keine signifikanten Unterschiede zu anderen chronischen Erkrankungen gefunden. Diese Untersuchung erfolgte durch BAUER und SCHNABEL an 46 Asthmatikern und an einer Vergleichsgruppe von chronischen Rheumatikern mit Hilfe einer Serie psychologischer Testmethoden und Auswertung durch elektronische Datenverarbeitung.

Der Behauptung, daß Bronchialasthma eine konfliktspezifische Erkrankung sei, ging an unserem Krankengut KLAPPER nach. Er explorierte ausführlich 100 Asthmatiker und eine Vergleichsgruppe von 100 anderen Patienten. Von den Asthmatikern gaben 53% als anfallsauslösend auch psychische Alterationen an, psychische allein keiner. Die von anderer Seite als konfliktspezifisch bezeichneten Eigenarten, Mutterbindung, Angst, gehemmte Sexualität, moralische Überforderung, bestimmte Kindheitserlebnisse und andere Momente wurden im einzelnen bei 26% der Asthmatiker gefunden, jedoch ohne signifikanten Unterschied zur Vergleichsgruppe.

„Asthma" ist leider häufig eine Fehldiagnose. Nicht selten kommen Patienten mit einer uncharakteristischen Dyspnoe, die wir oben beschrieben und als psychogen gekennzeichnet haben, unter der Diagnose Asthma zu uns. Das anfallsartige Auftreten einer Dyspnoe kann allein die Diagnose noch nicht begründen. Das verschärfte und verlängerte Exspirium bei jedem Atemzug darf nicht fehlen. Die kurze In- und lange Exspiration gibt auch der charakteristischen spirographischen Kurve das Gepräge. Hier läßt sich die exspiratorische Ventilationsbehinderung in der Beeinträchtigung des Tiffeneau-Tests noch verdeutlichen, neben der Verringerung der Vitalkapazität und dem Anstieg des Residualvolumens. Die Progredienz zum Emphysem erfolgt ausgesprochen langsam, sofern nicht Infektionen als Komplikation oder Ursache des Asthmas beteiligt sind. Die Frage, ob auch andere als allergische und infektiöse Ursachen typische Anfälle entstehen lassen können, ob z.B. reizende

Gase oder vegetative Funktionsstörungen die Trias Bronchospasmus, Schleimhautödem und Dyskrinie mit entsprechender Exspirationsbehinderung hervorrufen können, ist im Prinzip zu bejahen, aber im Blick auf das Krankengut als selten zu bezeichnen.

Nach HANSEN ist beim anamnestisch allergischen Asthma in bis zu 80% der Fälle ein Allergennachweis zu erbringen. In sehr gründlichen Testungen hat JÄGER, der Leiter unserer pulmonologisch-allergologischen Abteilung, in 96%, also so gut wie bei allen, den Allergennachweis führen können. Das infektionsbedingte Asthma dürfte häufig ein infektionsallergisches sein. Da aber bei der Infektionsallergie die Antikörper keineswegs gegen die entsprechenden Bakterien oder Pilze gerichtet sein müssen, sondern gegen Entzündungsprodukte, die erst bei der Auseinandersetzung zwischen den Erregern und körpereigenem Substrat entstehen, gerichtet sein können, ergibt sich hier zwangsläufig eine Lücke in der Nachweismöglichkeit, denn die denaturierten Eiweißprodukte der Entzündungsherde sind uns im einzelnen weder bekannt noch als Allergene zur Testung verfügbar. Beweisend ist nur der inhalative Allergentest mit Provokation einer asthmatischen Ventilationsstörung. Mit ihm verglichen sind die anamnestisch eruierten Allergene in 49% falsch, die Hauttest-Allergene in bezug auf das Asthma in 30% unzutreffend und die kombinierte Bewertung von Anamnese und Hauttest immer noch in 20% unrichtig (FUCHS u. GRONEMEYER).

2. Daß bei einem beträchtlichen Teil der Asthmatiker allein psychische Ursachen zugrunde liegen, ist also abzulehnen. Es ist diskutiert worden, ob das allergische Reagieren des Organismus von psychischen Faktoren abhängig ist (KATSCH, STOKVIS, JORES, STAEHELIN u.a.): entweder in der Weise, daß eine psychische Aversion die Bildung von Antikörpern veranlaßt, oder so, daß eine Antigen-Antikörper-Reaktion eine Organdisposition voraussetzt, die neurovegetativ bzw. auch psychovegetativ beeinflußbar ist. Für beides sind Beobachtungen vorgelegt worden.

Ein Beispiel für die psychische Beeinflussung der Antikörperbildung mag der von HOLLMANN u. ERDMANN veröffentlichte Fall sein:

• Ein Kind sollte mittags nicht spielen, wurde dabei aber von der Mutter ertappt und von ihr dann mit auf ihr Sofa zum Mittagsschlaf genommen und im Arm gehalten, wobei das Kind mit größtem Widerwillen den Achselschweiß der Mutter wahrnahm. Im späteren Alter wurde von den genannten Autoren nachgewiesen, daß eine Allergie gegen den Achselschweiß der Mutter bestand und den Krankheitsmanifestationen zugrunde lag. Nur der Schweiß der Mutter und nicht der Schweiß anderer Menschen erwies sich als allergen wirksam.

Es gibt ähnliche Beispiele. Ich erinnere an die Beobachtung von KATSCH, daß bei einem Manne Asthmaanfälle zuverlässig durch ein Ölbild der Schwiegermutter ausgelöst wurden, zu welcher der Patient ein gespanntes Verhältnis hatte. KATSCH bedauerte nachträglich, den Bildfirnis nicht auf seine Allergenwirkung getestet zu haben, um das Zusammenspiel von psychischen und allergischen Vorgängen zu verdeutlichen. In der folgenden, eigenen Beobachtung handelt es sich um einen Patienten, dessen Beziehung zu Frauen durch die eigene starke Mutterbindung gestört war (Abb. 102):

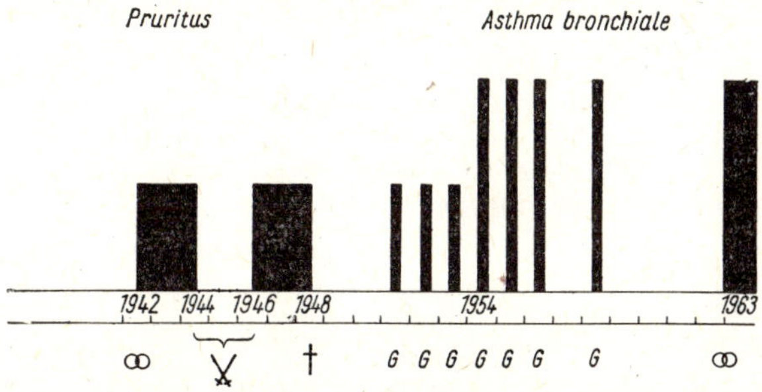

Abb. 102. Ein Patient litt seit seiner Heirat bis zum Tode der Ehefrau an Pruritus. Ausgespart blieb die Zeit seiner Einziehung zum Kriegsdienst. Später trat bei intimen Beziehungen immer wieder Pruritus auf und dann statt dessen Asthma bronchiale. Als der Patient nach längerer Karenz wieder heiratete, begann er ständig unter Asthmaanfällen zu leiden. Die Breite der Säulen bringt die Dauer, die Höhe den Unterschied zwischen Pruritus und Asthma zum Ausdruck.

• Der 49jährige Mann, ein selbständiger Unternehmer, kam wegen heftiger Asthmaanfälle. Er stammte aus einer unglücklichen Ehe und war ein unerwünschtes Kind. Er war im Schlafzimmer der Eltern untergebracht, bis zum Alter von 10 Jahren Bettnässer. Bis vor kurzem führte die Mutter den Haushalt des Patienten und tyrannisierte die erste Ehefrau und andere Freundinnen. Schon als Säugling hat er sehr an Hautausschlägen gelitten. 1942 schloß er eine Ehe; sofort trat heftigster Juckreiz ein mit entsprechenden Kratzeffekten. Als er im Kriege zum Wehrdienst einberufen wurde, verschwand diese Erscheinung. Sie trat nach der Heimkehr aus Gefangenschaft wieder auf. Nach dem Tod seiner Frau 1948 heilte sie ab. Bei der Aufnahme von erneutem Geschlechtsverkehr waren die Hauterscheinungen wieder da, und schließlich kam es anstelle des Hautjuckens zu Asthmaanfällen bei gleichen Gelegenheiten. Bei Abstinenz war der Patient beschwerdefrei, und dabei blieb er auch im wesentlichen. Früher war Hautjucken bzw. Asthma auch bei intimem Umgang ohne Koitus aufgetreten. Das war nicht der Fall bei einer Frau, die der Patient jetzt kennengelernt hatte. Nach einer Ejakulatio ante portas trat eine Schwangerschaft ein, und der Patient mußte heiraten. Er veranlaßte den Umzug der Mutter zu seinem Bruder. Am Tage der Aufnahme der zweiten Frau ins Haus traten ohne Koitus heftigste Asthmaanfälle ein. Seitdem bestehen laufend Beschwerden, um so stärker, je näher er der Frau ist. – Die Allergentestung ergab positive Ausfälle auf Hausstaub und Tierschuppen. Von einer Testung mit Frauensekreten, -schuppen, -haaren usw. haben wir Abstand genommen, da bei der schon bestehenden Ausweitung der Ansprechbarkeit auch ein positiver Ausfall nicht mehr das Primat dieses Allergens bewiesen hätte.

Man kann auch annehmen, daß in solchen Fällen eine Allergie besteht, die mit der emotionellen Problematik inhaltlich nichts zu tun hat, bei der aber doch beides zusammentreffen muß, ehe ein bestimmtes Organ auf die Antigen-Antikörper-Reaktion mit der Ausbildung eines allergischen Krankheitsbildes anspricht. Das Ausbleiben von Anfällen bei einem pollenallergischen Asthma bronchiale nach einer Hypnosebehandlung und unter Fortbestehen der allergischen Grundlage haben Mason u. Black ausführlich beschrieben.

Unabhängig davon, ob psychische Momente die Antikörperbildung anregen oder ergänzen, kann man die Frage beantworten, wie häufig psychische Faktoren beim Zustandekommen des Asthma bronchiale, nicht nur einzelner Anfälle, eine entscheidende Rolle spielen. Vor längerer Zeit hat bei uns Kleinsorge eine solche Zählung vornehmen lassen und festgestellt, daß unter 400 Asthmatikern dies bei

6,5% der Fall war. Wir haben eine neue Zählung vorgenommen an etwas über 1000 Asthmatikern mit dem gleichen Ergebnis: Bei 63 von ihnen waren psychische Faktoren offensichtlich am Ausbruch der Erkrankung beteiligt.

3. Im Laufe der weiteren Entwicklung eines Asthma bronchiale mit immer wieder auftretenden Anfällen kommt es nicht nur zunehmend zu einer Polyvalenz im Hinblick auf die Allergene, sondern es schalten sich zunehmend bedingt-reflektorische psychische Mechanismen in die Auslösung des einzelnen Anfalles ein.

Es tritt eine Bahnung für den Asthmaanfall auf, und durch immer zahlreichere Reize kann das Anfallsgeschehen ausgelöst werden. Es gibt allbekannte Beispiele, auf die ich nicht näher einzugehen brauche: die Papierrose als Anfallsauslöser bei einer Rosenallergie, das Bild einer Heuernte als Auslöser für einen Heuschnupfen, der in einer Kinovorstellung dargestellte Rauch als Erreger eines Asthmaanfalles usw. Hauptsächlich beobachten wir aber, daß die Angst vor dem Anfall eine anfallsauslösende Wirkung bekommt und daß dadurch ein Circulus vitiosus entsteht. Auch weiterreichende Signalreize spielen aber zunehmend eine Rolle. Wir kennen die nicht seltene Angabe eines Asthmatikers, der während einer Kur beschwerdefrei war, daß bei der Rückkehr schon beim Anblick des Bahnhofes des Heimatortes der erste Asthmaanfall wieder aufgetreten ist, oder daß beim Anblick des Hauses der Schwiegereltern bereits ein Anfall eintrat; ähnliche Beispiele sind ja jedem von uns bekannt. In zunehmendem Maß werden bei manchen auch ganz allgemein Aufregungen wirksam. Zunächst waren es nur ganz gezielte Erregungen in bestimmten Situationen, schließlich aber wird eine große Anzahl von Emotionen verschiedenster Herkunft wirksam. So entwickelt sich die weitreichende Bedeutung psychischer Momente beim Asthma bronchiale und erstreckt sich auf über die Hälfte der Patienten. Eine Psychotherapie, die auf den Abbau solcher bedingt-reflektorischer Auslösungen abzielt, kann selbstverständlich nichts anderes erreichen als eine Senkung der Anfallshäufigkeit.

4. Wie beziffern sich die psychotherapeutischen Ergebnisse?

1957 hatte Jores mit einem Mitarbeiter einen damals sensationell wirkenden Bericht veröffentlicht, und es sind auch einige weitere Arbeiten erschienen, die die Hoffnung auf einen generellen, durchschlagenden Erfolg bei der Behandlung des Asthma bronchiale durch Psychotherapie erwecken wollten. Später in seinen neuen Büchern, etwa „Der Kranke und seine Krankheit", drückt sich Jores doch sehr viel vorsichtiger aus und berichtet davon, daß man immer wieder mit Rückfällen zu rechnen habe. Es sind überhohe Erwartungen auf ein reales Maß reduziert worden.

Wir kennen alle von unseren Asthmatikern, wenn wir sie nach der Wirkung der verschiedenen Medikamente, die sie erhalten haben, befragen, den Ausspruch: „Zunächst einmal half alles". Nach einer gewissen Zeit läßt dann jeweils die Wirkung wieder nach. Hier sind also gewisse Placebo-Effekte im Spiele und Hinweise dafür, daß die anfallsauslösende „Angst vor dem Anfall" durch vom Arzte verordnete Mittel herabgemindert wird, solange die suggestive Wirkung nachklingt. Also ein psychotherapeutischer Effekt.

Ich muß hier nicht auf die psychische Führung des Asthmatikers eingehen, die für jeden Asthmatiker angebracht ist, der ja in der Anfallshäufigkeit und der

Schnelligkeit, mit der er aus einem Anfallsgeschehen herauskommt, abhängig ist von der Vertrauen und Sicherheit einflößenden Ruhe des Arztes und von der Art der Durchführung seiner Maßnahmen. Wir wollen im folgenden nur die Psychotherapie im engeren Sinne, also bestimmte methodische Maßnahmen, ins Auge fassen. Sowohl mit gesprächsweiser Psychotherapie als auch mit Hypnose und Autogenem Training haben wir erfreuliche und unbefriedigende Ergebnisse erzielt. Wenn nicht besondere Umstände vorliegen, bevorzugen wir das Autogene Training, das sich auch bei größeren Patientenzahlen ökonomisch anwenden läßt.

Eine objektivierende Erfolgsbeurteilung des Autogenen Trainings bei Asthma bronchiale hat bei uns Klinger vorgenommen. In den Versuch wurden nur Asthmatiker einbezogen, bei denen die Diagnose spirographisch gesichert war, Allergene bekannt waren, in der Familienanamnese allergische Erkrankungen vorkamen, die eigene Erkrankungsdauer mindestens zwei Jahre betrug, seit mindestens einem Jahr keine Prednison-Langzeittherapie erfolgt war und bei denen ein positiver Novodrin-Inhalation-Effekt im Spirogramm eine überwiegend obstruktive Ventilationsstörung erwies. Von 72 solcher Probanden nahmen an dem Versuch, der über ein halbes Jahr währte, 55 regelmäßig teil und kamen zur Auswertung. Davon bildeten 14 die Kontrollgruppe, während 41 autogen trainierten. Das Erlernen des Trainings erfolgte in Gruppen unter ständiger Kontrolle und Anleitung, und zwar im Laufe von 12 Wochen bei durchschnittlich 2 Sitzungen wöchentlich. Es schlossen sich bis zu 18 weitere Trainingswochen an, in denen die Initiative den Patienten übertragen wurde. Während der ganzen Versuchsdauer erhielten die Patienten keine Goldpräparate, kein Chlorochin, keine Antibiotika- bzw. Sulfonamid-Langzeittherapie, keine Kur und keine Desensibilisierungsmaßnahmen. Der Verbrauch symptomatisch wirkender Medikamente wurde registriert und in die Bewertung eingeschlossen. In folgenden Meßwerten stellt sich das Ergebnis des Versuches dar:

1. Die maximale Geschwindigkeit der Exspiration bei den Asthmatikern, die das Autogene Training erlernt hatten, stieg auf durchschnittlich 45 % höhere Werte als in der Kontrollgruppe an. (Messung mit dem Pneumometer von Liechti, Schweiz.)
2. Zusätzlich erhöhte jede einzelne Trainingssitzung vorübergehend die maximale Exspirationsgeschwindigkeit um durchschnittlich 19 %.
3. Bei 54 % der Asthmatiker, die das Autogene Training erlernt hatten, kam es zu einer Steigerung des Atemgrenzwertes im Gegensatz zur Kontrollgruppe.
4. 86 % der Trainingspatienten vermochten durch ein Autogenes Training die spirographischen Werte in gleicher Weise zu verbessern wie durch eine Novodrin-Inhalation.
5. Bei 53 % der Trainingspatienten verminderte sich der Medikamentenverbrauch in einem teilweise erheblichen Ausmaß.
6. Die Arbeitsunfähigkeit sank von zusammen 663 Tagen im Jahr *vor* auf 77 Tage im Jahr *nach* dem Training ab.

Der Ausschluß von umstimmenden Medikamenten, Desensibilisierungen, Atemgymnastik, Massagen und anderen Formen der Psychotherapie erfolgte natürlich nur im Interesse einer klaren Aussage über die Wirkung des Autogenen Trainings.

Im Interesse des maximalen Erfolges kombinieren wir sonst geeignete Maßnahmen und sehen dabei in der Psychotherapie einen wichtigen Faktor, wie CURTIUS, LANGE-NIELSEN u. RETTERSTÖL u. a.

In die Indikationsstellung spielen eine Reihe anderer Fragen noch hinein. Wie ist es, wenn neben dem Asthma bronchiale auch andere allergische Manifestationen, beispielsweise Ekzem oder Heuschnupfen, bestehen? Sind die Aussichten der psychotherapeutischen Asthmabehandlung hier schlechter? Auf der anderen Seite gibt es Patienten, bei denen gleichzeitig andere psychogene Störungen vorliegen, etwa eine Impotenz oder Frigidität. Wie sind die Behandlungsaussichten bei solchen eindeutig psychogen Gestörten? Es stellt sich heraus, daß weder eine Häufung allergischer Erkrankungen noch psychogener Erscheinungen prognostisch von Bedeutung ist. Unabhängig von diesen Begleitumständen ist teils ein guter, teils kein psychotherapeutischer Erfolg zu erzielen.

Es ist noch zu ergänzen, daß das Geschlecht des Patienten keinen Einfluß auf die Prognose hat; von ersichtlichem Einfluß ist dagegen die Intelligenz des Patienten und sein Wille zur Mitarbeit.

Zusammenfassend ist zu sagen, daß der psychische Faktor in dem vielfältigen Gesamtkomplex der Bedingungen eines Asthma bronchiale individuell eine verschiedene Wertigkeit hat. Dementsprechend ist die Indikation zur Psychotherapie individuell zu stellen. Die wirksamste Therapie wird nicht in einer isolierten Psychotherapie bestehen, sondern in der Nutzung aller zur Verfügung stehenden Heilmaßnahmen, wobei der Psychotherapie gelegentlich die Hauptbedeutung zufällt.

Phrenokardie (Da-Costa-Syndrom)

Das Krankheitsbild der Phrenokardie wird gekennzeichnet durch Atemsperre, Schmerzen im Bereich des Zwerchfellansatzes oder nur der Herzspitze, Herzklopfen und Angst. Unmittelbar dafür angeschuldigt wird ein *tonischer Zwerchfellkrampf*. Ätiologisch werden diese nerval bedingten Störungen auf unbefriedigte sexuelle Erregung zurückgeführt. Das Krankheitsbild soll angeblich sehr häufig vorkommen. Auch wir hatten früher diese Diagnose wiederholt stellen zu müssen geglaubt, sind aber davon so gut wie vollständig abgekommen. Der tonische Zwerchfellkrampf bei bestehenden Beschwerden konnte von uns röntgenologisch kaum je bestätigt werden. Die behauptete Häufigkeit der Phrenokardie müssen wir jedenfalls ablehnen. Wenn sie in Einzelfällen diagnostiziert wird, ist auf die Feststellung einer regelrechten Sperre der Atmung und auf den entsprechenden Röntgenbefund entscheidender Wert zu legen. Atemanhalten wegen eines gelegentlichen Pleuraschmerzes bei kleinen Verwachsungen ist natürlich davon zu trennen. Wirklich häufig kann man u. E. die Diagnose Phrenokardie nur stellen, wenn man sie mit der Angina pectoris vasomotorica verwechselt. Auch hier hört man häufig neben der Angst Herzklopfen und Atemnot geklagt. Diese Atemnot besteht aber in keinem Stillstand der Atmung. Wir haben diese Zusammenhänge im einzelnen und die Objektivierung durch das „psychische Belastungs-Ekg“ im Angina-pectoris-Kapitel dargestellt und können an dieser Stelle darauf verweisen (S. 299ff.).

Verdauungsorgane

HIPPOKRATES' Schwiegersohn POLYBOS hat in seiner Schrift „Über die Natur des Menschen" mit der Viersäftelehre eine besonders enge Verbindung zwischen Verdauungsvorgängen und dem normalen und krankhaften *Verhalten* des Menschen hergestellt. Auch in Rom betrachtete GALEN das schleimige, gallige und schwarzgallige Temperament neben dem sanguinischen als Disposition zu bestimmten Krankheiten. Das Mittelalter bewahrte diese Vorstellung von der Bedeutung des Vorwiegens eines Saftes beim Phlegmatiker, Choleriker, Melancholiker und Sanguiniker. PARACELSUS und im Grunde noch VIRCHOW haben im Kampf gegen diese Humoralpathologie ihre medizinhistorische Bedeutung erlangt. Als überholte Hypothese ist diese Säftelehre heute wissenschaftlich uninteressant. Bemerkenswert ist aber, daß sie ihre Zählebigkeit durch zwei Jahrtausende der allgemeinen Erfahrung verdankt, daß tatsächlich enge Zusammenhänge zwischen psychischem Verhalten, Verdauungssystem und Krankheit bestehen.

So ist es nicht verwunderlich, daß auch wir einen wesentlichen Anteil unserer Kenntnisse über kortiko-viszerale Beziehungen und Störungen, über die höhere Nerventätigkeit und deren Typen Untersuchungen der Speichel- und Magensaftsekretion verdanken, deren Situationsbeziehungen PAWLOW experimentell abklärte. Mit dem Aufkommen der Röntgentechnik hat als erster mein Lehrer LOMMEL die Abhängigkeit der Magenmotilität von psychischen Einflüssen demonstriert. Inzwischen liegt eine Fülle von entsprechenden Beobachtungen über alle Abschnitte des Verdauungstraktes vor, deren wichtigste nachfolgend geschildert werden.

Das Lumen des Magen-Darm-Kanals ist, phylogenetisch gesehen, ein umfaßter Teil der Außenwelt. Die Nahrungsaufnahme und -abgabe erfolgt in hohem Maße umweltbezogen. Das Bewußtsein, welches unsere Beziehungen zur Außenwelt zum Inhalt hat, befaßt sich in bezug auf Körpervorgänge in besonderem Maße mit Verdauungsvorgängen und deren Störungen. Die medizinische Bedeutung dieser Tatsache wird schlaglichtartig dadurch erhellt, daß hysterische Personen eine weit überdurchschnittliche Operationshäufigkeit an Tonsillektomien, Cholecystektomien, Appendektomien, Adhäsiotomien, und Hämorrhoidektomien aufzuweisen haben. Sie werden nur durch die überhöhte Zahl gynäkologischer Operationen überboten (Tab. 5, S. 81).

Auch die psychoanalytische Neurosenlehre mißt auf der Basis sexueller Vorgänge den oralen und analen Vorgängen besondere Bedeutung zu. In ihrem regelmäßigen Zurückgehen auf die Kindheit unterscheidet sie dort 5 Stadien, deren erstes, das *orale* und das *anale* Stadium, dem phallischen Stadium, der Latenzperiode und dem genitalen Stadium vorhergehen. Das *orale Stadium* umfaßt das erste Lebensjahr. Der Mund wird als die hier wichtigste erogene Zone betrachtet. Die Entspannung der Libido erfolgt durch Saugen an der Mutterbrust. Das ersatzweise Daumenlutschen wird als autoerotische Phase bezeichnet. Durch die Zahnung vom 6. Monat ab tritt die Möglichkeit des Beißens hinzu. In diesem späten oralen Stadium wird der Ursprung der Aggressivität gesehen. Im nachfolgenden *analen Stadium* (2. und 3. Lebensjahr) soll nach dieser Meinung die Analschleimhaut die wesentliche erogene Zone sein. Die Triebbefriedigung ist an die Defäkation gebunden. Angeblich kann die Befriedigung durch Retention vermehrt werden. In der Möglichkeit der Abgabeverweigerung soll für das Kind der Anfang einer Oppositionshaltung gegenüber den Erwachsenen bestehen. Diese Phase wird auch als sadistische bezeichnet. Erst mit dem 3., *phallischen Stadium* (4.–5. Lebensjahr) werden Penis und Klitoris erogene Zonen. Die Befriedigung wird durch Masturbation erreicht. Hier bilden sich nach psychoanalytischer Lehrmeinung Ödipuskomplex, Kastrationsangst und Penisneid. Nach einer *Latenzperiode* (vom 7. Lebensjahr bis zur Pubertät) beginnt das eigentliche *genitale Stadium* mit der Pubertät. Den individuellen Erfahrungen während dieser Triebentwicklung wird eine prägende Bedeutung zugeschrieben und die entscheidende Disposition für die Neurosenentstehung. Auch wenn man sich dieser dogmatisch verfestigten Lehrmeinung nicht anschließt, muß sie jedoch wegen ihrer weiten Verbreitung in der internationalen Literatur hier angeführt werden. Psychoanalytische Erklärungen für objektive Befunde bei verschiedenen Magen-Darm-Krankheiten, auf die wir im folgenden zu sprechen kommen, beziehen sich hierauf.

Häufig ergibt sich bei Magen-Darm-Erkrankungen eine schwierige Differentialdiagnose zwischen einer psychischen oder andersartigen Genese. Dies hängt mit der wechselseitigen Beeinflussung von Psyche und Intestinaltrakt zusammen. Ein zweiter Grund ist die aus der Pathologie geläufige Tatsache, daß die Zahl möglicher Noxen sehr groß, die Zahl der Antwortreaktionen des Organismus beschränkt ist. Das bloße Symptom Erbrechen, Durchfall usw. besagt nichts darüber, ob eine Infektion, Intoxikation, Psychogenese oder andere Ursache zugrunde liegt. Das Vorliegen einer organischen Erkrankung wie Ulcus ventriculi, duodeni oder Colitis ulcerosa ist kein Beweis gegen eine maßgebende psychische Krankheitsauslösung. So gehört viel Sorgfalt zur Abklärung der Ätiologie oder Analyse eines multifaktoriellen Bedingungskomplexes. In einem solchen ist der psychische Faktor keineswegs immer, aber auch keineswegs selten der wichtigste Angriffspunkt für den therapeutischen Erfolg.

Mund- und Rachenhöhle

Zähneknirschen, nächtliches

Beißdrang, der im Zusammenhang mit einer Auseinandersetzung auftritt, ist als atavistische Erscheinung beim Menschen weit verbreitet. Bei Kindern zeigt sie sich fast durchgängig als Bekauen des Bleistiftendes oder als Onychophagie (S. 479). Beim Erwachsenen ist das Hervortreten des M. masseter beim festen Aufeinanderbiß der Zähne zur mimischen Ausdruckbewegung geworden, von der z.B. im Film Gebrauch gemacht wird, um die kämpferische Entschlossenheit zum Angriff darzustellen. Schließlich erfolgt auch das vorübergehende Ertragen von Peinigungen oder bewußte Verbeißen des Schmerzes mit zusammengepreßten Zähnen. Nächtliches Nachklingen schwerer Affekte dieser Art können sich im Schlaf oder Traum durch Zähneknirschen zeigen. Es kann so laut sein, daß es andere schlaflos macht und daß man für das Gebiß des so Knirschenden Besorgnisse bekommt. Da das gewaltsame Zusammenpressen der Kiefer die Zähne nicht nur in ihrer Längsachse trifft, sondern beim Knirschen auch eine seitliche Hebelwirkung angreift, kann es nach zahnärztlicher Auffassung bei ständiger Wiederholung zu einer Lockerung der Zähne im Kiefer kommen und dadurch zu einer Anfälligkeit gegenüber anderen Schädigungsmöglichkeiten. Im Zusammenspiel verschiedener Bedingungen beim Zustandekommen einer Parodontose wird diesem Faktor gelegentlich eine wichtige Bedeutung zugeschrieben (Drum und J. H. Schultz). Es ist in einer ganzen Anzahl von Fällen psychotherapeutisch gelungen, Patienten vom nächtlichen Zähneknirschen zu befreien und auch zuvor jahrelang vergeblich behandelte Parodontosen einer endgültigen Sanierung zuzuführen. Als Verfahren haben sich hier die Klärung und Bereinigung des zugrunde liegenden Konfliktes, aber wo letzteres auf Schwierigkeiten stößt, auch das Autogene Training gut bewährt.

Zungenbrennen

Zungenbrennen kann den hämatologischen Veränderungen bei einer perniziösen Anämie um Jahre vorausgehen. Außer bei Eisenmangelanämie wird es auch als Folge von Vitamin-B-Mangelzuständen beobachtet (chronische Enteritis, Dyspepsie, Sprue, chronische Hepatitis, Leberzirrhose, Störungen der Darmflora durch längere Antibiotika-Behandlung). Es kommt aber auch eine psychische Verursachung in Betracht:

• Ein 42jähriger Techniker klagt über Zungenbrennen und Schmerzen im Mund und im ganzen Körper herumziehend. Das Zungenbrennen ist erstmals aufgetreten, als der Patient im Alter von 22 Jahren nach 3jährigem Verkehr mit einem gleichaltrigen Mädchen erstmals einen Cunnilingus ausführte. Er spürte seine Zunge „wie elektrisiert" und war sofort überzeugt, sich venerisch infiziert zu haben. Seither hatte er in 20 Jahren etwa 50 Ärzte aufgesucht, doch konnte das regelmäßig negative Untersuchungsergebnis seine Luophobie nicht zerstreuen. Trotzdem hat er geheiratet. Seine gute Ehe wurde durch die Einziehung zum Kriegsdienst und die Rückkehr aus Gefangenschaft als Dystrophiker zerstört, denn die Frau ekelte sich vor seinem Äußeren, verweigerte weitere Beziehungen, und es kam zur Scheidung. Als Selbstversorger fühlte sich der Patient nicht wohl, und er heiratete aus Vernunftsgründen eine wohlsituierte, zweite Frau. Da diese im Zusammenleben stark dominierte, wurde die Ehe nicht glücklich. Der Patient fühlte sich nur bei der Arbeit wohl und ging ungern nach Hause. – Es handelte sich um eine weiche, wenig durchsetzungsfähige Persönlichkeit, die alles sehr genau nahm. Letzteres spielte auch bei der Berufswahl eine Rolle. Ohne weitergehende anankastische Zeichen kam es nach einer erregungsbedingten und autosuggestiv fixierten abnormen Empfindung zu einer hypochondrischen Fehlentwicklung.

Speichelsekretionsstörungen

Es ist eine allgemeine Erfahrung, daß schon beim Anblick, ja der bloßen Vorstellung leckerer Speisen das Wasser im Munde zusammenläuft. Umgekehrt ist es auch zu einer förmlichen Redewendung geworden, daß jemandem vor Erregung die Spucke wegbleibt. Experimentelle Untersuchungen haben gezeigt, daß Furcht und Trauer, aber auch andere Affekte zum Rückgang der Speichelsekretion führen können (Wolf und Wolff). Eine in störendem Ausmaß vermehrte Speichelsekretion wie auch ein Versiegen der Speichelsekretion sind im Zusammenhang mit anderen psychogenen Störungen vereinzelt beobachtet worden. Die kasuistischen Mitteilungen über solche Störungen sind aber offenbar so selten, daß sie unseres Wissens noch keine zusammenfassende Bearbeitung gefunden haben.

Störungen des Schluckaktes

• Stundenlang sich hinziehende Mahlzeiten wegen schwer zu durchbrechender Hemmungen des Schluckaktes sahen wir bei einer Patientin, die drei Jahre vorher beim Essen eine Gräte verschluckt hatte. Nach deren Entfernung war der organische Befund unauffällig, jedoch blieb die zuvor schmerzbedingte Schluckhemmung weiter bestehen. Die Patientin war dadurch invalide geworden.

Wir müssen hier von einer bedingten Hemmung sprechen. Der zeitweilig bei jedem Schluckversuch auftretende Schmerz war ein unbedingter Hemmreiz. Nach den mehrfachen Schluckerfahrungen in einer die Patientin höchst erregenden Situation genügte aber schließlich später jeder Schluckversuch, um auch ohne hinzutretenden Schmerz die bedingte Hemmung auszulösen. In geringerem Maße werden vorübergehende Schluckhemmungen auch sonst häufig nach der Entfernung von Gräten, Knochensplittern, Nadeln oder Zahnbürstenborsten beobachtet.

Ein wohlbekanntes, differentialdiagnostisches Problem sind die Autosuggestionen verschluckter Fremdkörper. Der Patient klagt voll Angst Schmerzen und Schluckhemmung. Nachher wird die im Munde gehaltene und dann verschwundene Nadel auf dem Fußboden gefunden.

• 24jährige Studentin klagt über Schluckbeschwerden, so daß sie zu einer Hauptmahlzeit etwa 2 Stunden brauche. Als 12jährige hätte sie bei einer Scharlacherkrankung Eiterbläschen auf der Zunge gehabt und kaum essen können. Der Arzt habe später gesagt, es hätte die Gefahr einer Zungenlähmung bestanden. Daraufhin habe sich bei ihr allmählich die Angst ausgebildet, beim Essen könne die Zunge mit heruntergeschluckt werden. Obwohl sie sich verstandesmäßig sagte, daß dies gar nicht möglich sei, habe diese Zwangsvorstellung mit Beeinträchtigung des Schluckens jahrelang bestanden. In späteren Jahren wurde das aber völlig belanglos. Vor 2 Jahren nach einer Appendektomie trat ein tetanischer Krampfanfall auf, seitdem spürt die Patientin bei allen physischen oder psychischen Belastungen Gleichgewichtsstörungen, Angst und Druckgefühl am Halse. Untersuchungen ergaben lediglich die Zeichen einer vegetativen Labilität. Unter Prüfungsbelastungen ist nun aber die Schluckstörung wieder aufgetreten, ohne daß auch die frühere Angst mit bestehe, die Zunge könne mitverschluckt werden. – Eine iatrogene Noxe, nämlich eine leichtfertige und völlig überflüssige ärztliche Bemerkung, hatte hier bei einem Kind zu einer ängstlich-anankastischen Fehlentwicklung geführt, die mit fortschreitendem Lebensalter von der Patientin selbst überwunden wurde. Eine Disposition zu hypochondrischen Fixierungen wurde aber auch später sichtbar. Schließlich löste eine Angst aus völlig anderem Grunde, nämlich vor dem Examen, die alte Schluckstörung wieder aus.

• Ein 46jähriger Biologe kommt von der Befürchtung nicht los, einmal nicht mehr schlucken zu können. Er spürt häufig ein Spannungsgefühl im Hals und zwanghaftes Schluckenmüssen. Mit zeitweiligen Tachykardien bis 120/min und pektanginösen Beschwerden in eindeutigem Zusammenhang mit der obengenannten Erwartungsfurcht kommt er zur psychotherapeutischen Behandlung. Als Jugendlicher hatte er in einem Buch von Hufeland Erschreckendes über Onaniefolgen gelesen. Da er selbst seit dem 14. Lebensjahr nach seiner Meinung „exzessiv“ onaniert hatte (es handelte sich um ganz verbreitete Frequenzen bis maximal dreimal täglich), hegte er nicht nur damals, sondern noch heute die Befürchtung und Überzeugung, daß seine körperlichen Störungen davon herrühren. Hiermit mischen sich Schuldgefühle, da der Patient trotzdem bis heute nicht von der Onanie losgekommen ist. Der ängstliche Schluckzwang trat immer in entscheidenden Situationen auf, erstmals während des Konfliktes zu studieren oder nicht, das zweite Mal während der Entscheidung zu heiraten oder nicht, jetzt nach 3jähriger Ehe in der Spannung, zeugen zu können oder nicht. Bei seiner späten Heirat fühlte er sich wegen des „häufigen“ Geschlechtsverkehrs (einmal wöchentlich) erschöpft und arbeitsunlustig. Er machte sich Gedanken darüber, ob seine Frau zum Orgasmus gelange und ob sie sich Kinder wünsche, sprach aber nie mit ihr darüber. Im Stillen zweifelte er nicht daran, an der Kinderlosigkeit schuld zu sein. Zur Stärkung seiner Zeugungskraft hatte er nun viele Monate sexuelle Abstinenz geübt, sich währenddessen wiederholt Testoviron injiziert, trotz häufiger Erektionen und Pollutionen noch weiter zurückgehalten, um ganz sicher zu gehen, und dann unter alkoholischer Enthemmung und in hochgespannter Erwartung den Zeugungsakt unternommen. Die dabei begreifliche Ejaculatio praecox ließ das große Unternehmen scheitern und mit der Furcht, nicht mehr zeugen zu können, trat auch die Furcht, nicht mehr schlucken zu können, wieder auf. – Bei einer selbstunsicheren, kontaktschwachen Persönlichkeit führte eine von HUFELAND ausgehende iatrogene Noxe zu Erwartungsängsten und zur Umdeutung normaler Vorgänge in Krankheitsursachen, Krankheitsfolgen und Charakterschwächen. Fehlangelegte Überkompensationsversuche verschlimmerten nur die ängstlich-hypochondrische Entwicklung.

Singultus

Der „Schluckauf" ist ein reflektorischer Vorgang, bei dem sich eine inspiratorische Zwerchfellzuckung mit einer Schließung der Stimmritze verbindet. Seine vorübergehende Auslösung erfolgt häufig durch große, trockene Nahrungsstücke vom Oesophagus aus. In anhaltender Form kann der Singultus bei subphrenischem Abszeß, Cholangitis, Magenkarzinom, Bronchialkarzinom, Herzinfarkt und Aortenaneurysma auftreten. Beständiger Singultus ohne solche Ursachen kann psychisch fixiert, jedenfalls aber psychotherapeutisch beseitigt werden.

- Ein 18jähriger Dreher war wegen eines nicht bestätigten Verdachtes auf Appendizitis aus dem Krankenhaus entlassen worden. Er mußte sich aber dann einer Ulkuskur unterziehen und fürchtete eine erneute Indikationsstellung zur Operation. Dabei trat ein anhaltender Singultus auf. Die erneute Krankenhausaufnahme erbrachte keinen Erfolg, deshalb wurde eine Überweisung zur Psychotherapie vorgenommen. Ruhehypnosen und psychagogische Führung erzielten ein Abklingen des Zwerchfell-Tics. – Der Patient hatte als Kind wegen Rachitis über 1 Jahr im Krankenhaus verbracht und danach bis ins 13. Lebensjahr Angst vor jedem weißen Kittel. Jeder Schreck führte bei ihm zu Erbrechen. Eine neuropathische Disposition dürfte bei der Entwicklung des anhaltenden Singultus mitgewirkt haben.

- Eine 55jährige Hausmeisterin klagte über einen seit 4 Jahren bestehenden Singultus. Ihre einzige Tochter hatte ein zweites uneheliches Kind bekommen. Aus der Familienanamnese ist zu berichten, daß die Mutter und eine Schwester in der Nervenklinik waren, eine Schwester hatte Suizid begangen. Alle Aufregungen verstärkten den Schluckauf, neben dem auch noch eine Aerophagie und anazide Gastritis bestand. Eine längere medikamentöse Vorbehandlung war ohne Erfolg gewesen. Lediglich durch psychotherapeutische Gespräche gelang es, den Singultus zum Abklingen zu bringen. Nur bei affektiv erregenden Anlässen trat er später vereinzelt und vorübergehend wieder auf.

- Die psychotherapeutischen Erfolge können sehr eindrucksvoll sein. Mit einer einzigen Suggestivbehandlung, zunächst im Wachzustand und dann in Hypnose, konnte ich bei einer 64jährigen Landarbeiterin einen Singultus vollständig beseitigen, der seit der Jugendzeit in täglich mehreren Anfällen ununterbrochen bestanden hatte. Im einzelnen Anfall ergaben sich bei Schluckauf-Serien Geräusche, die an das Kollern eines Truthahns erinnerten. Die Patientin warf dabei ihre Arme in die Luft und verlor das Gleichgewicht. Sie hatte immer wieder in Behandlung gestanden, im wesentlichen nichts anderes als Sedativa erhalten und hatte nun ihre Anfälle seit etwa einem halben Jahrhundert. In der Nachbeobachtungszeit eines Jahres nach unserer psychotherapeutischen Behandlung war kein einziger Anfall mehr aufgetreten. Über die äußeren Umstände, die seinerzeit bei Beginn der Störung bestanden hatten, war von der etwas dementen Patientin keine Klärung mehr zu erhalten.

Tonsillitis und *Herpes labialis* werden in dem Abschnitt Infektion (S. 566) bzw. Hautkrankheiten (S. 473) behandelt.

Achalasie (sogenannter Cardiospasmus)

Der vor einem dreiviertel Jahrhundert geprägte Ausdruck *Cardiospasmus* hat sich als unzutreffend erwiesen. Dem damit bezeichneten Krankheitsbild liegt in Wirklichkeit das Fehlen des Öffnungsreflexes der Cardia zugrunde. Die treffendere Bezeichnung *Achalasia oesophagei* (nach dem griechischen χάλασις = Eröffnung, vorgeschlagen von HURST) hat sich aber gegenüber der altgewohnten, irrigen Bezeichnung noch zu wenig durchgesetzt. Nur die französische Medizin meidet den Ausdruck Cardiospasmus streng. Er verleitet auch heute noch manchen Arzt dazu, einen Versuch mit Spasmolytika zu unternehmen. Der Effekt ist regelmäßig negativ. In systematischen Prüfungen mit verschiedenen Medikamenten konnte BOEHM einen Einfluß auf die Cardiaöffnung nur mit hohen Adrenalindosen gewinnen. Der Oesophagus entleert sich dann mit der Sicherheit eines Vorlesungsexperimentes, jedoch überdauert der Erfolg die Zeit der unangenehmen Nebenwirkungen des Adrenalins nicht. Es gibt bis heute keine sinnvolle medikamentöse Therapie der Achalasie. Funktionsuntüchtig, dem Druck der Nahrungsmengen ausgesetzt, erleidet die Cardia einen histologischen Umbau im Sinne einer Sklerosierung (WANKE). Eine funktionelle Wiederherstellung wird dadurch in zunehmendem Maße unmöglich. Bei der mechanischen Dehnungsbehandlung nach STARCK oder PLUMMER wird die Cardia gesprengt, d.h. unnachgiebige Faserzüge werden zerrissen. Mißerfolge treten besonders dann ein, wenn die Cardia dem Sondendruck elastisch nachgibt und sich anschließend wieder fest schließt. Das Dehnungsverfahren hat eine Heilungsquote zwischen einem Drittel und 75%. Die besseren Ergebnisse werden von speziellen Behandlungszentren angegeben. Die Operationsmortalität beträgt etwa 1%. Die Zahl gefährlicher Blutungen, Perforationen, Mediastinitiden usw. ist natürlich größer. Der ungeheilte Teil der Patienten, also ein Viertel bis zwei Drittel, erlebt Rezidive, die im Abstand von wenigen Wochen, Monaten oder Jahren auftreten. Wiederholte Dehnungen sind dann notwendig. Bei unbefriedigendem Ergebnis wird in erster Linie die Cardiomyotomie nach HELLER empfohlen. Dieser Eingriff hat eine Operationsmortalität von etwa 4% und 10–50% Rezidive. Die Vagotomie wird als Zusatzeingriff geübt. Die sonst eventuell noch anzuschließende Oesophago-Gastrotomie führt durch Reflux von Magensaft zu einer chronischen Oesophagitis. Obwohl die subjektiven Beschwerden nicht unbedeutend sind und gelegentlich Ulzerationen und lebensgefährliche Blutungen beobachtet wurden, wird dieser Zustand als das geringere Übel gegenüber der Achalasie angestrebt. Deren Gefahren werden einerseits durch die mehr oder minder vollständige Unterbrechung der Nahrungszufuhr heraufbeschworen, andererseits durch die zunehmende Oesophagusdilatation. Sackförmig erweitert und angefüllt läßt die Speiseröhre auch kymographisch keine peristaltische Tätigkeit mehr erkennen. Die dünn ausgezogene Wand kann zwar durch Pilocarpin zur Kontraktion bis auf ein normales Lumen gebracht werden, unter wiederholtem Entleerungsschwall durch den Mund, jedoch ist dieser bei starken Nebenwirkungen erzwungene Effekt nicht von Dauer. Selbst nach operativer Eröffnung der Cardia tritt nur bei der Hälfte der Fälle noch eine *Minderung* der Oesophagusdilatation ein. Unbehandelt oder unzureichend behandelt verläuft der sogenannte Cardiospasmus durch Inanition, Infektabwehrschwäche, Perforation oder Schluckpneumonie tödlich.

Nur die Psychotherapie vermag bei diesem Leiden mit den chirurgischen Maßnahmen in Konkurrenz zu treten. Die chirurgischen Eingriffe suchen die Folgen, die psychotherapeutischen Maßnahmen die Ursachen der Reflexstörung zu beseitigen. Beobachtet wurde sogenannter Cardiospasmus bei später histologisch erwiesenen Degenerationen im Vaguskerngebiet durch multiple Sklerose, weiter bei toxischen Nervenschädigungen durch Diphtherie, nach Operationen im Magenbereich, bei hochsitzendem Magenkarzinom. (Im letzteren Fall wird die Feststellung eines Cardiospasmus leicht als Fehldiagnose verstanden; die epikritische Überprüfung kann aber eine Achalasie im tumorfreien Gebiet erweisen.) Die Degeneration des Auerbachschen Plexus wurde bei starker Oesophagusdilatation mit Regelmäßigkeit gefunden. Die meisten sehen jedoch darin nicht die Ursache, sondern eine Folge der Erkrankung. Von manchen Autoren wird das Zwerchfell, genauer die Muskelschlinge des Hiatus oesophagicus als eigentlicher Schließmuskel der Cardia und seine Hypertrophie oder, da diese meist nicht vorliegt, sein Dauertonus als Grundlage des Cardiospasmus angesehen. Eine nervale Auslösung läge auch hier vor. Sicher ist, daß der Nervus phrenicus keinen Einfluß auf die Öffnung der Cardia hat. Eine vegetativ gesteuerte Innervation der Hiatusschlinge ist nicht hinreichend bekannt. Der Röntgenbefund bei Achalasie spricht häufig gegen eine sehr umschriebene Einengung. Die verengte Strecke am Oesophagusende ist unterschiedlich lang und variiert im Einzelfall zwischen 1 und 5 cm. Die Cardia wird von keinem anatomisch isolierbaren Ringmuskel gebildet, sondern vom unteren Abschnitt der Oesophagusmuskulatur, für den es keine feste Grenze gibt. In den meisten Fällen werden organische Ursachen für die Achalasie nicht gefunden. Diskutiert werden daher funktionelle Störungen des Nervus vagus, des Nervus sympathicus, die Disharmonie beider, etwa hervorgerufen durch psychische Einflüsse. Die verschiedenen genannten Ursachen der Achalasie machen deutlich, daß sich auf dem ganzen Wege zwischen Enzephalon und Magen Angriffspunkte für Entzündungen, Traumen, Degenerationen und Neubildungen bieten, und machen es verständlich, daß sich gelegentlich die Ursache dem Nachweis überhaupt entzieht. Der unseren Erfahrungen nach häufigste Ausgangspunkt der Achalasie ist aber das akute psychische Trauma.

Über experimentell erzeugten Cardiospasmus ohne Eingriffe am Versuchstier, lediglich durch Sinneseindrücke, berichten Bykow und Kurzin. In ihrem Laboratorium entwickelte Tichomirowa an Hunden bedingte Reflexe sowohl für Speichelreflexe als auch für Abwehrreflexe. Als dann durch gleichzeitiges Bieten der Signalreize für die beiden sich widersprechenden Reflexvorgänge eine experimentelle Neurose ausgelöst wurde, boten sich folgende Befunde. Die motorische Funktion der Speiseröhre und der intraoesophageale Druck, registriert durch eingeführte Ballons, zeigten schwere Veränderungen gegenüber der Vorbeobachtungszeit. Die früher rhythmischen Kontraktionen wurden nach der Reflexkollision ausgeprägt arhythmisch. Die graphisch registrierte peristaltische Welle zeigte zahlreiche Kloni verschiedener Amplituden (Stufenbild). Die peristaltischen Kontraktionen wurden sehr stark und spastisch. Es fehlte die reflektorische Öffnung des kardialen Oesophagussphingters. Zeitweilig erhöhte sich für längere Dauer der Druck im unteren Abschnitt der Speiseröhre von normalerweise 10 auf 60 cm Wassersäule. Auch nachdem die Leistungen der höheren Nerventätigkeit, die durch die experimentelle Neurose zerrüttet waren, wieder normal funktionierten, blieb die motorische Speiseröhrenfunktion noch lange Zeit gestört, wobei das Fehlen des Öffnungsreflexes der Cardia bei Nahrungsaufnahme besonders auffiel. Die Störungen der Speiseröhrenmotorik wurden bei allen Versuchstieren mit einer experimentellen Neurose gefunden, jedoch zeigten sie sich bei denjenigen am stabilsten, bei welchen der Oesophagus

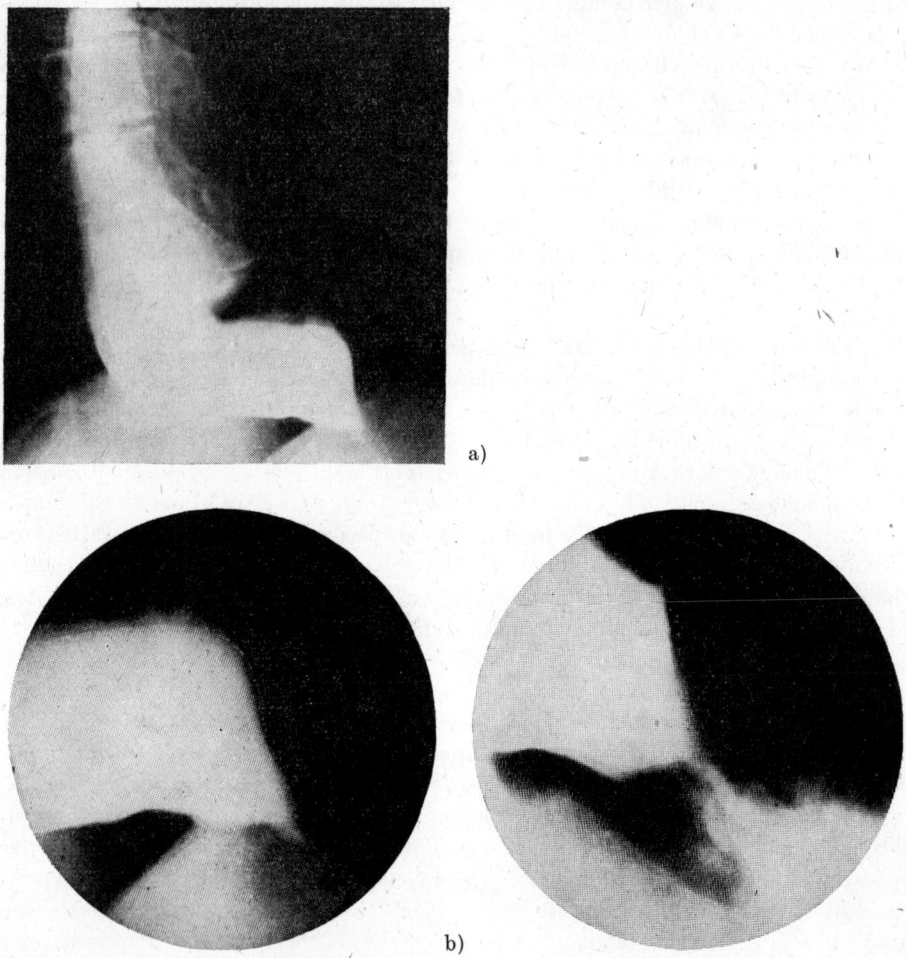

a) b) c)

Abb. 103. a) Achalasie mit sackförmig erweitertem Oesophagus, b) Kardia, c) Entfaltung nach Hypnosebehandlung (Fall 13 in Tab. 24, beschrieben S. 378 unten).

selbst Ort des bedingten Reizes bei der Reflexkollision war. Man hatte nämlich auch das wiederholte Aufblasen des intraoesophagealen Gummiballons als Signalreiz für die Ausbildung eines bedingten Reflexes benutzt. – Es muß nach diesen Ergebnissen als experimentell gesichert gelten, daß die Achalasie des Oesophagus im Prinzip auch ausschließlich durch Sinneseindrücke ausgelöst werden kann, sofern diese a 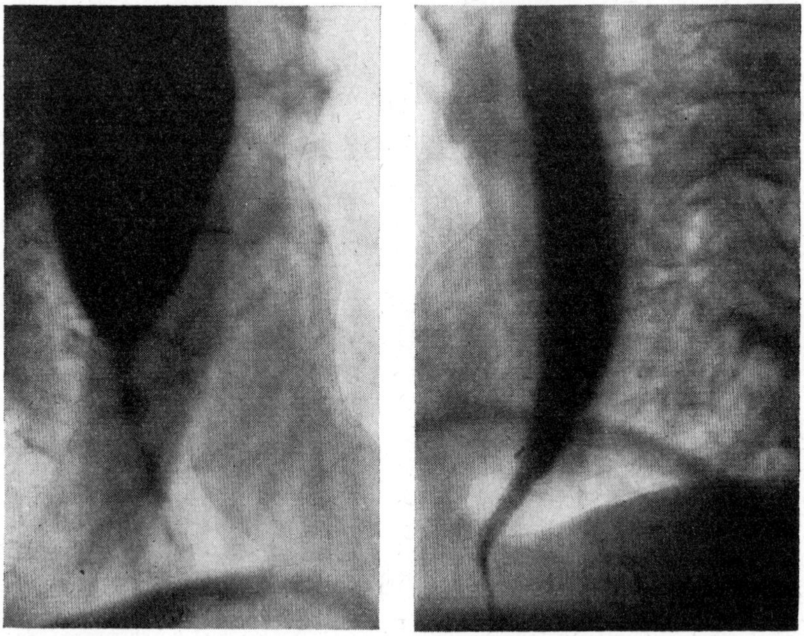 b

Abb. 104. a) Achalasie mit Oesophagusdilatation, b) nach Hypnosebehandlung (Fall 26 in Tab. 24).

geeignet sind, reflektorische Störungen im Organismus in Gang zu setzen und daß eine besondere organische oder nervliche Prädisposition dazu nicht erforderlich ist.

Unsere Beobachtungen über die Auslösung von sogenanntem Cardiospasmus sind in Tab. 24 zusammengestellt. Zum großen Teil handelt es sich um emotional ungewöhnlich schwere Erlebnisse. Vereinzelte Beobachtungen können an die Reflexzusammenstöße in den oben genannten Tierversuchen erinnern, wie etwa das Essen in einer stinkenden Reinigungsanstalt als auslösendes Moment für die anhaltende Störung des Öffnungsreflexes der Cardia. Verschiedentlich erscheint aber die auslösende Situation verhältnismäßig geringfügig, so daß disponierende Momente unbekannter Art angenommen werden müssen. In einigen Fällen ist aus der Krankengeschichte das Vorliegen einer Neuropathie ersichtlich, jedoch keineswegs immer. Das Eintreten einer Oesophagusachalasie ohne faßbare äußere Ursachen kommt natürlich vor, aber vergleichsweise selten.

Psychotherapeutisch gelingt es meist, den Öffnungsreflex wieder herzustellen. Unter Berücksichtigung der oben beschriebenen organischen Sekundärveränderungen erscheint es aber verständlich, daß wir eine röntgenologisch *vollkommene* Beseitigung der Cardiastörung und der Oesophagusdilatation nur dann sehen, wenn die Achalasie noch nicht zu lange bestanden hat, sondern erst seit Monaten.

Bei einer 22jährigen Studentin, die uns von der Chirurgischen Universitätsklinik wegen eines röntgenologisch festgestellten Cardiospasmus überwiesen wurde, bestanden die Beschwerden erst seit 8 Wochen. Sie verschwanden nach der ersten Hypnose. Es zeigte sich dann ein völlig normaler

Tab. 24 Auslösung und Verlauf von Oesophagusachalasie (Cardiospasmus) bei Psychotherapie-Patienten

Fall	Beruf (Alter bei Erkrankungsbeginn)	Auslösende Situation	Krankh.-dauer vor Psychoth. in Jahren	Befund (s. unten!) vor Psychoth.	nach Psychoth.	bei Nachbeob.	Nach-beob.-dauer in Jahren
1	Landwirtsch. Hilfe (24)	Tod des Bräutigams kurz vor der Hochzeit	9	6	1	2	7
2	Angestellte (25)	Tod des Bräutigams (S. 380)	1.6	6	1	Operation	14
3	Exportkaufmann (35)	Tod des Bruders, unerwartet	2	4	1	1	8
4	Kraftfahrer (18)	Suizidversuch des Vaters (S. 378)	20	4	2	2	0.3
5	Heimarbeiterin (19)	Verhaftung des Vaters (S. 379)	2.6	6	1	1	2
6	Studentin (22)	Liebeskummer (S. 373)	0.2	4	1	1	8
7	Hausfrau (27)	Familienstreit, Scheidung (S. 378)	21	6	2	5	8
8	Angestellte (39)	Familienstreit, Scheidung, Ekel vor schmutziger Wohnung	4	6	2	Dehnung	8
9	Arbeiterin (46)	Essen in stinkender Reinigungsanstalt	3	6	2	Dehnung	8
10	Zimmermädchen (28)	Umzug in verhaßtes Milieu	2	5	1	1	4
11	Angestellte (46)	Zwangsräumung	4.6	6	1	2	0.3
12	Gütekontrolleur (19)	Vor der Schlacht und nach Geste des Halsabschneidens (S. 381)	43	5	2	3	6
13	Hausfrau (33)	In Erwartung der Eroberung durch Schwarze (S. 378 unten)	3.6	6	1	2	24
14	Bufettier (25)	Lebensgefahr auf Flucht vor Front	12	5	1	1	7
15	Student (12)	Autounfall, unversehrt	12	5	1	Dehnung	11
16	Kaufm. Angestellter (34)	Autounfall mit Toten (S. 381)	7	6	1	1	9
17	Angestellter (31)	Verurteilung zu 20 Jahren	8	5	2	–	0
18	Bäcker (42)	Haft (S. 376)	16	5	1	1	4.5
19	Hausfrau (54)	Anklage wegen Wuchers (S. 380)	9	5	2	2	8
20	Sachbearbeiterin (26)	Abtreibung, Schuldgefühle	9	6	1	1	3
21	Stenotypistin (29)	Kinobesuch	7	6	2	1	1
22	Student (19)	Examen	0.2	5	1	1	4
23	Akademiker (43)	Besondere berufliche Anspannung	3	5	2	3	6
24	Akademiker (37)	Starke berufliche Spannungen	0.3	4	1	1	3

25	Tischler (32)	Überforderung, Mißerfolge	13	5	1	1	0.2
26	Angestellter (34)	Magenoperation (Billroth II) (S. 379 unten)	0.4	6	1	–	0
27	Oberbürgermeister (55)	Magenkarzinom	0.5	5	3	–	0
28	Bezirksrat (28)	Pleuropneumonie	27	5	1	2	5
29	Uhrmachermeister (28)	Keine erkennbare Veranlassung	0.7	6	2	Operation	1.5
30	Fabrikant (38)	Keine erkennbare Veranlassung	24	6	1	2	3.5

Befundbewertung:

6 = sehr schlecht: kann nur wenige Speisen essen, besonders zubereitet, Gewichtsabnahme, häufiges Erbrechen, längere Arbeitsunfähigkeit
5 = schlecht: kann nicht alles essen, nur leichte Gewichtsabnahme, keine längere Arbeitsunfähigkeit
4 = mäßig: typische Beschwerden, kann alles essen, keine Gewichtsabnahme, keine Arbeitsunfähigkeit
3 = gebessert: Besserung der Beschwerden, keine Gewichtszunahme
2 = gut: wechselnde Beschwerden beim Schlucken, kann alles essen, Gewichtszunahme, arbeitsfähig
1 = sehr gut: geringfügige oder keine Beschwerden beim Schlucken, Gewichtszunahme, keine Arbeitsunfähigkeit

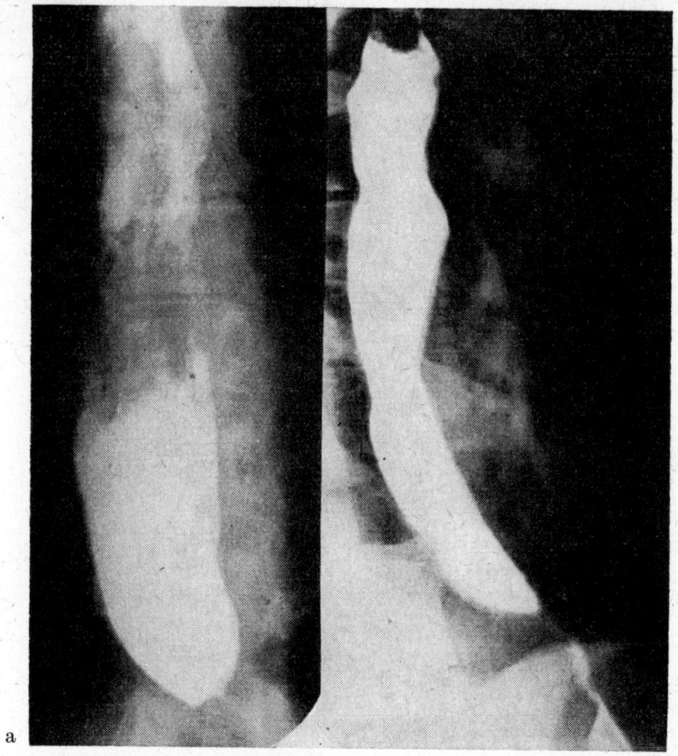

Abb. 105. a) Achalasie mit Oesophagusdilatation, b) nach Hypnosebehandlung (Fall 8 in Tab. 24).

Röntgenbefund. In einer 8jährigen Nachbeobachtungszeit traten nie wieder Beschwerden auf, vielmehr legte die Patientin in voller Leistungsfähigkeit ihr Staatsexamen ab, steht heute viel beansprucht im Beruf und hat geheiratet.

Eine *Verminderung* der Oesophagusdilatation beobachteten wir in unseren Fällen 4, 10, 15, 18, 20 und 28. Abb. 106 zeigt den 18. Fall unserer Tabelle.

• Der Patient kam 58jährig in unsere Behandlung. An eine angespannte Tätigkeit hatte sich eine 3jährige Haftstrafe angeschlossen, die der Patient als ungerecht empfand. In der 16jährigen Vorbeobachtungszeit waren Spasmolytika ohne Erfolg gegeben worden, und 2 Cardia-Dehnungen hatten ohne bleibenden Erfolg stattgefunden. Zur Zeit der Vorstellung in unserer Klinik klagte er heftigste Beschwerden bei jeder Nahrungsaufnahme und Gewichtsabnahme. Die Psychotherapie erfolgte mit Aussprachen und Autogenem Training, letzteres verbunden mit fremdsuggestiver Unterstützung, dies später auch zu Hause unter Anwendung eines Tonbandes. Bereits nach 10 Behandlungstagen war der Patient beschwerdefrei und zeigte eine Gewichtszunahme um 2,2 kg. Bei einer Kontrolluntersuchung, 5 Jahre nach dieser Behandlung, berichtete der Patient, zu Hause immer noch fast täglich das Autogene Training durchzuführen. Schluckbeschwerden hatte er nicht mehr. Die Röntgenkontrolle ergab die Rückbildung der Oesophagusdilatation von vorher Wirbelkörperbreite auf ein nahezu normales Maß.

Bei der Mehrzahl der von uns behandelten Patienten trat ein röntgenologisch imponierender Erfolg nicht mehr ein. Die zunehmende Sklerosierung der Cardia und die ausgebildete Ektasie lassen eine weitgehende Rückbildung auch kaum erwarten. Der nervale Faktor behält aber einen gewissen Anteil am Cardiaverschluß und läßt sich auch nach über 20 Jahren des Bestehens der Achalasie noch als wesentlich erweisen. Im Röntgenbild aber tritt der neurofunktionelle Erfolg zurück hinter die recht massiven unveränderten Befunde; er bezieht sich im wesentlichen nur auf die quantitativen Verhältnisse der Cardiapassage. Diese lassen sich röntgenologisch oft nur mit großer Geduld erfassen; denn so leicht es ist, eine freie Passage von einem schmalen Rinnsal zu unterscheiden, so schwierig gestaltet es sich im letzteren Falle eine Besserung auf das Doppelte oder Mehrfache zu objektivieren. Hier helfen nur genaue Maß- und Zeitangaben. Beispielsweise lautete bei dem als Fall 28 dargestellten Patienten, der nach 27jährigem Cardiospasmus mit sackförmig erweitertem Oesophagus zur Behandlung kam, der röntgenologische Befund vor der Behandlung:

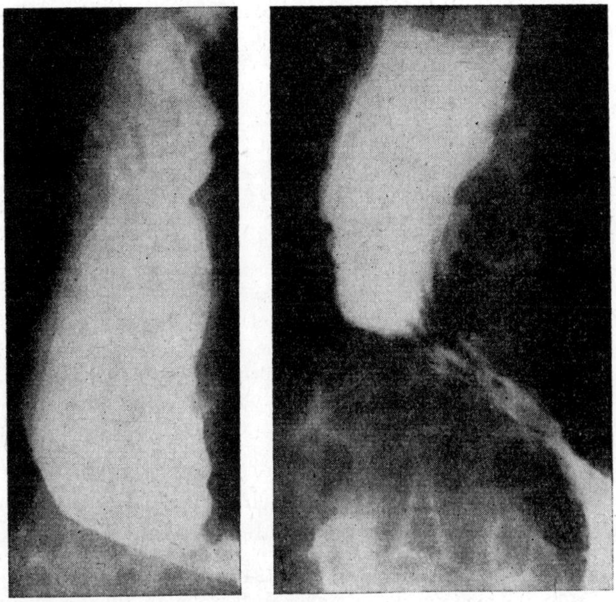

a b

Abb. 106. Achalasie mit Oesophagus dilatation.
a) Röntgenologisch ist der Oesophagus auf mehr als Wirbelkörperbreite dilatiert, enthält reichlich Speisereste und Nüchternsekret. Sehr langsame Entleerung. b) Nach der Behandlung (in anderem Abbildungsmaßstab: Wirbelkörper doppelt so breit): Oesophagus kaum noch erweitert. Praecardialer Bereich stellt sich wesentlich weiter dar. Sofortige Entleerung des Kontrastbreies in den Magen. (Fall 18 in Tab. 24)

„Der Brei überwindet nur zögernd die Cardia. Nach einer Stunde enthält der Magen etwa 3 Querfinger Kontrastmittel.“ Nach 4 Behandlungswochen: „Die Passage ist wesentlich besser. Nach 4 Minuten findet sich im Magen bereits eine Handbreit Brei.“ Im folgenden Fall lautete der Befund vor der Behandlung: „Nach 10 Minuten beginnt der Brei die stricknadelförmige Weite der Cardia zu passieren.“ Nach der

Behandlung: „Die Dilatation des Oesophagus besteht unverändert, ebenso die Verengung vor der Cardia; nach 5 Minuten noch 2–3 Querfinger Breirest vor der präcardialen Enge.“

• Fall 7 der Tab. 24 betraf eine etwas primitive Patientin. Es war ihr nämlich weitgehend unmöglich, Momentimpulse weittragenderen Gesichtspunkten unterzuordnen. Dabei war sie gemütsmäßig sehr ansprechbar und zeigte nun ungedämpfte Gefühlsreaktionen, eine etwas undifferenziert plumpe Kontaktnahme in freundlicher oder ablehnender Richtung, unbekümmerte Themaänderungen in der Gesprächsführung, Mangel an diszipliniertem und konstruktivem Denken. Diese Patientin geriet als 27jährige mit ihrer Heirat an ein Schwiegermutter-Problem, das irgendwie geschickt zu lösen sie nicht fähig war. In affektstarken Zusammenstößen war die Patientin nahe daran, „den Strick zu nehmen“. Seit damals besteht eine Achalasie. Nach medikamentösen Versuchen Dehnungsbehandlung. Bei der 8. Dehnung trat eine Perforation ein. Eine Operation mußte angeschlossen werden. Es trat eine Besserung für 3 Jahre ein, danach verschlimmerte sich der Zustand wieder. Eine glückliche Ehe mit einem zweiten Mann wie auch eingestreute Unzuträglichkeiten hatten bemerkenswerterweise gar keinen Einfluß auf die Beschwerden. Wir lernten die Patientin als 48jährige Frau von 50 kg Gewicht bei einer Größe von 160 cm kennen. Der Oesophagus war röntgenologisch auf die Dicke eines Unterarms erweitert; alle 2 Tage entleerte er sich teilweise durch Erbrechen. Seit der Hypnosebehandlung sind bei unveränderter Oesophagusektasie die Beschwerden weitgehend geschwunden. Erbrechen tritt nicht mehr auf. Nachbeobachtungszeit 8 Jahre.

Den eben beschriebenen Fällen eines 27 bzw. 21 Jahre bestehenden Cardiospasmus schließen wir noch den Bericht einer seit 2 Jahrzehnten vor der psychotherapeutischen Behandlung bestehenden Achalasie an:

• Bei dem 38jährigen Kraftfahrer war die Oesophagusachalasie eingetreten, als der damals 18jährige einen elterlichen Streit miterlebt hatte, der damit endete, daß der Vater eine Pistole nahm und unter Selbstmordäußerungen in den Wald lief. Von dort war alsbald der Schuß zu vernehmen. Der Vater, der seinen Angehörigen nur eine Lektion erteilen wollte, kam zurück. Die Erregung aber hatte bei dem Sohn die bleibende Störung hervorgerufen. Auch hier wurden durch die Hypnosebehandlung ohne Änderung der Oesophagusdilatation die Beschwerden und das Allgemeinbefinden überzeugend gebessert.

Die Wandlung des Gesamtbefundes, das Aufhören des Erbrechens, die Gewichtszunahme und die Arbeitsaufnahme sind wesentlich auffallender als die Änderungen des Röntgenbefundes. Im folgenden Fall betrug die Gewichtszunahme 13 kg.

• Die 33jährige Gattin eines Hochschullehrers erlebt 1945, seit Monaten ohne Nachricht von ihrem Mann aus dem Felde und von den flüchtendee Mitbewohnern allein zurückgelassen, mit ihren beiden kleinen Kindern den feindlichen Artillerieüberfall auf den Ort und erwartet das von ihr besonders gefürchtete Eindringen von Negern in den Keller. In dieser Situation und seither spürt sie die Bissen hinter dem Schwertfortsatz unüberwindlich steckenbleiben. Die Speisen wurden großenteils erbrochen, teilweise sogar flüssige Nahrung.

Röntgenologisch wurde ein Cardiospasmus festgestellt und mit Medikamenten, mechanischer Dehnung, Sanatoriumsruhekuren, dann Homöopathie usw. vergeblich behandelt. Während dieser $3^1/_2$jährigen Therapiebemühungen trat eine starke Abmagerung und Entkräftung ein. Der Röntgenbefund vor unserer Hypnosebehandlung ergab: Oesophagus in ganzer Ausdehnung bis auf Unterarmdicke erweitert und atonisch, enthält reichlich Flüssigkeit. Cardiagegend glattrandig. Einige Minuten nach dem Trinken des Kontrastbreis tritt auf einer stricknadeldicken Breistraße eine geringe Entleerung in den Magen ein. Der Röntgenbefund 11 Tage später, nach der Hypnosebehandlung, lautete: Nach einigen Schluck Brei öffnet sich die Cardia etwas und ein Teil entleert sich in den Magen; sonst unverändert (Abb. 103). Das häufige Erbrechen hörte auf. Eine Gewichtszunahme von 26 Pfund trat ein. Die sehr rege und tätige Frau versieht einen großen Aufgabenkreis. Vier Jahre nach der Hypnosebehandlung schenkte sie einem erwünschten dritten Kind das Leben. Die Nachbeobachtungszeit beträgt 8 Jahre. Röntgenologisch besteht unverändert eine hochgradige Oesophaguserweiterung mit Nüchterninhalt. Die Cardia ist eingeengt geblieben, wird aber regelmäßig von einer kleinen Breiportion passiert. Nur ein 2 Querfinger hoher Breirest bleibt über längere Zeit im Oesophagus liegen. – Folgende Ergänzungen sind interessant. Die Patientin hatte von Kind auf neben gelegentlichen Kopfschmerzen verschiedenartige Beschwerden seitens des Verdauungskanals. Schon 1941 blieb ihr unter besonderen Belastungen manchmal ein Bissen vorübergehend im unteren Speiseröhrenabschnitt stecken. Auch hatte sie im Luftschutzkeller vereinzelte Male erbrochen. All das war ohne nachhaltige Wirkung gewesen und ist leicht abzugrenzen gegenüber dem massiven Bild ab 1945. Daß dessen plötzlicher Beginn zeitlich mit einem der vielen Erlebnisse in den damaligen Wirren zusammenfiel, war der Patientin anfangs nicht mehr bewußt, wurde von ihr jedoch dann in hypnotischer Hypermnesie unbeeinflußt erinnert. Auch nach der Hypnosebehandlung sind in der 8jährigen Nachbeobachtungszeit einigemal vom Verdauungstrakt ausgehende Beschwerden beobachtet worden, die aber nicht als Rezidiv der Achalasie beschrieben werden können. Es waren kolikartige Schmerzen oberhalb des Nabels, die gut auf Spasmolytika ansprachen, und auch in sehr großen Abständen einmal Erbrechen, immer im Anschluß an ernstere Belastungen. Es ist aber wohl zwingend, hier eine neuropathische Disposition für die Entstehung der Achalasie herauszulesen.

Die Austragung einer normalen Schwangerschaft bei lediglich hypnotisch kompensiertem Cardiospasmus ist keine Einzelbeobachtung.

• Eine zierliche, etwas infantile Patientin mit angeborener Hüftluxation rechts und schon im ersten Lebensjahr operativ korrigiertem Schiefhals, die aber sonst niemals ernstlich krank war, erlebte als 19jährige Heimarbeiterin die Verhaftung ihres Vaters, des eigentlichen Ernährers der Familie. Seit dieser Zeit rutschte plötzlich das Essen nicht mehr. Auch breiige Nahrung blieb stecken. Patientin mußte immer viel während des Essens trinken. Bei zweimaligem Krankenhausaufenthalt vergebliche Behandlung mit Spasmolytika. Nach $2^1/_2$ Jahren sahen wir die Patientin mit einem röntgenologisch auf etwa Wirbelkörperdurchmesser mäßig erweiterten Oesophagus; durch die Cardiaenge erfolgte eine geringgradige Entleerung des Kontrastbreis. Nach der Hypnosebehandlung änderte sich die Oesophagusdilatation nicht, die Cardiapassage war aber besser. Die Patientin nimmt in wenigen Wochen 8 Pfund zu und wird wieder arbeitsfähig. Nach einem Jahr tritt eine Schwangerschaft ein, die zunächst eine Verschlechterung hervorruft, doch nach einigen Hypnosen fühlt sich die Patientin vom 4. Schwangerschaftsmonat ab wieder gesund. Auch nach der Geburt keine Beschwerden. Die Nachbeobachtungszeit beträgt 2 Jahre.

Bemerkenswerterweise kann die Psychotherapie nicht nur bei den psychisch ausgelösten Achalasien erfolgreich sein, sondern auch bei den durch eine organische Läsion hervorgerufenen.

• Bei einem 34jährigen Patienten führte die wegen eines chronischen Ulcus duodeni vorgenommene Magenresektion zu einer so hartnäckigen Achalasie, daß nach verschiedenen vergeblichen Bemühungen schließlich eine Magenfistel angelegt wurde, durch die sich der Patient mit Hilfe eines Trichters und Schlauches ernährte. Durch die von Kleinsorge durchgeführte Hypnosebehandlung wurde die Cardia wieder funktionstüchtig und die Oesophagusdilatation bildete sich zurück. Die Magenfistel konnte vom Chirurgen wieder verschlossen werden. Leider konnte sich der Patient seiner Wiederherstellung nicht mehr lange erfreuen, da sein ausgemergelter Organismus (30 kg Untergewicht vor der Hypnosebehandlung) noch während der Wundheilung einer interkurrenten galoppierenden Lungentuberkulose erlag.

Da die Wirksamkeit der Hypnosetherapie nicht auf die psychogenen Achalasien beschränkt ist, sondern auch anders oder kryptogen entstandene mit Erfolg zu behandeln sind, muß auf die Gefahr des larvierten *Karzinoms* noch einmal nachdrücklich hingewiesen werden. Das Tumorgewebe wird psychotherapeutisch natürlich nicht beeinflußt, aber der glattbegrenzte Oesophaguskonus an der Cardia und deren Öffnung durch Hypnose erweisen die Achalasie als Folge einer Irritation der komplizierten Cardiainnervation. CURSCHMANN berichtet in seiner „Differentialdiagnose innerer Krankheiten" von einem Cardiokarzinom, das wegen des günstigen psychotherapeutischen Effektes längere Zeit als Cardiospasmus fehlgedeutet worden war. Auch wir sahen bei einem 54jährigen Oberbürgermeister eindeutige vorübergehende Besserung der Beschwerden und des Allgemeinzustandes. Welche Schwierigkeiten die Differentialdiagnose mitunter bieten kann, zeigte das Beispiel einer 63jährigen Patientin:

● 20 kg Gewichtsabnahme. Vater an Oesophaguskarzinom gestorben. Röntgenologisch ist der Oesophagus auf Wirbelkörperbreite dilatiert und läuft gegen die Cardiaenge glattrandig konisch zu. Hinter der Enge krauses Schleimhautrelief. Die Benzidinprobe auf okkulte Blutungen ist meistens positiv. Dieser Befund läßt sich aber auch aus der chronischen Oesophagitis erklären, die als Folge des Cardiospasmus regelmäßig besteht und im vorliegenden Falle auch oesophagoskopisch bestätigt wurde. Die Entnahme eines Gewebsstückchens aus dem Achalasiebereich erbrachte histologisch, wie zu erwarten, kein Tumorgewebe. Der Magensaft war stark subazide. Die Frage eines psychischen Traumas am Beginn der Erkrankung war nicht eindeutig zu beantworten. Die alleinstehende Frau war 1947 bereit, durch Aufstocken ihres Hauses neuen Wohnraum zu schaffen, nachdem die persönlichen Bittsteller eine erhöhte Miete als finanziellen Beitrag angeboten hatten. Bald nach dem Einzug wandten sich die neuen Mieter aber an die Preisüberwachungsbehörde, und die Eigentümerin wurde, als sie Schwierigkeiten machte, verklagt. Jetzt mußte sie sich wegen einer Achalasie in Behandlung begeben. Erste Beschwerden hatten sich aber schon vor dem psychischen Trauma gezeigt, nämlich während der Bauarbeiten, bei denen die Patientin damals selbst viel mit zugreifen mußte; sie bemerkte, daß nach vielem Bücken die Speisen schlecht rutschten. Wir sahen die Patientin nach 9jährigem Bestehen der Achalasie. Die Erkrankungsdauer, die normale Blutsenkungsgeschwindigkeit, die röntgenologische Elastizität der cardianahen Magenwand ließen trotz der hohen Verdachtsmomente eine Malignität unwahrscheinlich werden. Nach der Hypnosebehandlung schwanden das Erbrechen und die Schluckbeschwerden, die Patientin konnte auch wieder gröbere Speisen essen. In einer 8jährigen Nachbeobachtungszeit bestätigte sich der anfängliche Verdacht auf einen Tumor nicht.

Ist die Psychotherapie einerseits auch bei nicht-psychogenen Fällen erfolgreich, so sehen wir andererseits mitunter *Mißerfolge* bei ausgesprochen psychogener Auslösung der Achalasie.

● Eine 25jährige Angestellte, die nie ernstlich krank war, bekommt einen Cardiospasmus beim Tod ihres Bräutigams. Neben drückenden Schmerzen, zeitweiligem Erbrechen und Gewichtsabnahme muß die Patientin feststellen, daß ihr abends beim Hinlegen regelmäßig eine zunehmende Menge mit Speisen untermischten Saftes aus dem Munde abfließt. Den Oesophagus fanden wir ($1^1/_2$ Jahre nach Beginn der Erkrankung) auf die Dicke eines Unterarmes erweitert. Ohne daß die Ektasie sich änderte, trat unter der Hypnosebehandlung eine weitgehende Beschwerdefreiheit ein, auch das Ausfließen des Oesophagus beim Hinlegen unterblieb. Der Erfolg war jedoch nur von vorübergehender Dauer, nach $1^1/_2$ Jahren kam die Patientin mit einem Rezidiv erneut in Behandlung. Unter abermaligen Hypnosen trat wiederum eine Besserung ein, und das Gewicht der 1,61 m großen Patientin stieg von 43 auf 50 kg an. Auch dieser Erfolg hielt nicht an; 1 Jahr später begab sich die Patientin in chirurgische Behandlung. Die Cardiadehnung wirkte sich auf längere Zeit gut aus, mußte aber nach 4 Jahren durch einen blutigen Eingriff abgelöst werden. Daß die Patientin inzwischen verheiratet und daneben berufstätig ist, kennzeichnet am besten den schönen Erfolg der chirurgischen Maßnahmen.

Der erfolgreichen chirurgischen Behandlung nach unbefriedigenden Ergebnissen der Psychotherapie stehen auch umgekehrte Beobachtungen gegenüber, wo erst die Psychotherapie den dauerhaften Erfolg erreichte. Die 7. Patientin unserer Tabelle, deren Krankengeschichte wir schon auf S. 378 geschildert haben, kam zur Psychotherapie, nachdem bei der 8. Dehnung eine Perforation eingetreten war, die dann einen operativen Eingriff erforderlich machte. Auch im folgenden 16. Fall unserer Liste brachte erst die psychotherapeutische Behandlung einen beständigen Erfolg.

• Der gesunde und psychisch unauffällige Patient erlebte einen schweren Autounfall mit Toten. Danach bemerkte er ein erschwertes Rutschen der Speisen und Getränke. Er kam von allein auf ein psychotherapeutisches Hauptprinzip: Auf die Vorstellung hin, wie die Speisen beim Schlucken normalerweise weiterrutschen müßten, gelang es ihm, das Schlucken manchmal zu erleichtern. Es fehlten ihm aber die Kenntnisse, wie dies intensiver und nachhaltig ausgeführt wird. Nach weiterer Verschlechterung und Rückgang des Körpergewichtes von 75 kg auf 52 kg begab er sich in ärztliche Behandlung. Es erfolgte eine Dehnung. Die Besserung hielt 8 Tage an, schwere Speisen konnte er auch in dieser Zeit nicht essen. Innerhalb zweier Jahre erfolgten neun Dehnungsversuche ohne bleibendes Ergebnis. Als der Patient zur Psychotherapie kam, klagte er über schmerzhaften Druck in der Speiseröhre nach jeder Nahrungsaufnahme, Erbrechen, Gewichtsabnahme, wiederholte Arbeitsunfähigkeit. Die Behandlung erfolgte hier zunächst mit täglichen Ruhehypnosen, Einführung in das Autogene Training und mit psychagogischer Führung. Nach 6wöchiger Therapie konnte der Patient alle Speisen ohne Erbrechen essen. Zu Hause führte der Patient das Autogene Training mit sehr gutem Erfolg weiter durch. Nach einem Jahr verflachte die Wirkung und wurde durch uns erneut vertieft. Nach insgesamt 4jähriger Nachbeobachtung bestehen auch jetzt keine Schluckbeschwerden, kein Erbrechen, keine Arbeitsunfähigkeit; Gewicht 70,2 kg.

• Der in unserer Tabelle als 12. aufgeführte Patient war eine sehr empfindsame und weiche Persönlichkeit. Als 19jähriger befand er sich im Jahre 1915 auf der Fahrt zur Front und in Erwartung, in eine Schlacht geführt zu werden. Quälende Vorstellungen wurden in ihm hervorgerufen durch die Geste des Halsabschneidens, die von der französischen Zivilbevölkerung den Vorrückenden gegenüber gemacht wurde. Er erbrach einige Tage jede Nahrung und die seither bestehenden Schluckbeschwerden verstärkten sich ständig. Bei einer Röntgenuntersuchung 1918 wurde die Diagnose des Cardiospasmus gestellt. Es erfolgte eine Dehnung ohne wesentlichen Erfolg. Die Beschwerden bestanden seit 43 Jahren in sehr belästigender Form, der Patient kam aber mit nur mäßigem Untergewicht bei Aufnahme in unsere Behandlung. Röntgenologisch zeigte sich der Oesophagus auf Wirbelkörperbreite dilatiert, mit Nahrungsresten angefüllt und zur Cardia hin in typischer Weise trichterförmig verengt. Während eines Behandlungsmonats erfolgten tägliche Ruhehypnosen, das Erlernen des Autogenen Trainings und psychagogische Führung. Danach hatte sich erstmalig seit 43 Jahren sein Befinden erheblich gebessert. Er konnte jetzt jede Speise essen, allerdings etwas langsamer als vor der Erkrankung. Es trat eine Gewichtszunahme ein. Die frühere wiederholte Arbeitsunfähigkeit ergab sich nicht wieder. Zum Zeitpunkt der Nachuntersuchung 6 Jahre später zeigte sich der gleiche Befund. Der Patient kann alles essen, ganz selten einmal tritt Erbrechen auf. Die Oesophagusdilatation besteht unverändert. Hier war, wie das in vielen Jahren fast normal gebliebene Gewicht beweist, die Ernährungsstörung belästigend, aber nicht hochgradig. So zeigte sich auch der Erfolg, abgesehen von der Gewichtszunahme, mehr in der Behebung der subjektiven Beschwerden. Für den empfindsamen Patienten bedeutete das allerdings sehr viel.

Ziehen wir eine Bilanz unserer Beobachtungen über die 31 Achalasie-Patienten, so hat sich die psychotherapeutische Behandlung unseres Erachtens eindrucksvoll bewährt. Das Ergebnis bestätigt die Wertschätzung, die der Psychotherapie bei dieser Erkrankung auch von namhaften Chirurgen entgegengebracht wird. Mit der Spezialisierung verschiedener chirurgischer Zentren auf die mechanische Cardiadehnung bei einem Durchgang von Hunderten Cardiospasmus-Patienten scheint aber das Wissen um die psychischen Wirkungen bei dieser Erkrankung teilweise verlorengegangen zu sein und einem rein mechanischen Denken Platz gemacht zu haben.

Bei unseren 31 Patienten handelt es sich um 17 Männer und 14 Frauen. Bei 27 von ihnen war die Achalasie durch psychische Momente ausgelöst worden. Die Krankheitsdauer und Vorbeobachtungszeit betrug im Durchschnitt 5 Jahre. Bei 13 der Patienten war in dieser Zeit eine chirurgische Dehnungsbehandlung, oft wiederholt, ohne oder ohne bleibenden Erfolg durchgeführt worden, in einem Fall mit einer Perforation ins Mediastinum. Unsere Psychotherapie bestand in der Regel in Hypnosebehandlung, Einführung ins Autogene Training und psychagogischer Führung. Einen völligen Mißerfolg haben wir auffälligerweise niemals erlebt; wir können das nur aus der immer noch kleinen Beobachtungszahl verstehen. Positive Ergebnisse wurden mehrfach nach über 20jährigem Bestehen der Krankheit gesehen, einmal nach 43jähriger Krankheitsdauer. Der Erfolg bezog sich auf die Schluckbeschwerden, das Erbrechen, die Arbeitsfähigkeit und die Gewichtszunahme (2mal mehr als 20 kg, 4mal mehr als 10 kg, 4mal mehr als 5 kg, Gewichtszunahmen unter 10 Pfund bei solchen, deren Untergewicht nicht hochgradig war. In 4 Fällen, davon einem mit Untergewicht, wurde eine Gewichtsabnahme registriert). Röntgenologisch ergab sich 5mal eine Minderung der Oesophagusdilatation, in den meisten Fällen nicht. Dagegen wurde Besserung der Cardiapassage häufig vom Röntgenologen beschrieben und überzeugend belegt, wenn genaue Angaben über Zeit- und Mengenverhältnisse erfolgten. Bei der Hälfte der Patienten ging der Anfangserfolg nach einigen Monaten oder Jahren (z.B. erst nach 6 Jahren) zurück. Bei den meisten war dann durch erneute Psychotherapie das Rezidiv wieder kompensierbar. 4 unserer 31 Patienten mußten eine chirurgische Nachbehandlung in Anspruch nehmen, 3 wegen Versagens der Psychotherapie und 1 wegen mangelnder Gelegenheit zu ihr. Bei allen diesen 4 Patienten war die dann durchgeführte Dehnungsbehandlung ohne bleibenden Erfolg. Einer wurde psychotherapeutisch wieder rekompensiert, bei einem ohne Gelegenheit zur Psychotherapie wird in jährlichen Abständen die Dehnung wiederholt, bei zweien mußte eine Operation nach Heller angeschlossen werden, beide Male mit gutem Erfolg.

Beim *Vergleich der chirurgischen und der psychotherapeutischen Möglichkeiten* ist folgendes festzustellen:

1. Der Zeitaufwand ist bei der Psychotherapie wesentlich höher. Nur die Chirurgie ist in der Lage, die Mehrzahl der Achalasien zu behandeln. Andererseits ist die Psychotherapie von keiner Operationsmortalität oder -morbidität belastet.

2. Bei Dehnung oder Psychotherapie verbaut keine der beiden Methoden der anderen den Weg, sie können in beliebiger Weise aufeinander folgen. Jedes der beiden Verfahren hat dort, wo das andere versagt, noch Erfolge.

3. Ob der gegenwärtige chirurgische Trend, auf die unblutige Dehnung zu verzichten und gleich mit der blutigen Kardiomyotomie zu beginnen, angesichts von Operationsmortalität, Versagerquote, Spätfolgen und Narben sich durchsetzen und Bestand haben wird, ist offen. Welche Ergebnisse Zweitbehandlungen bringen, und auch, ob nach dem Eingriff psychotherapeutische Maßnahmen noch sinnvoll sind, muß abgewartet werden.

In die *spezielle Behandlungsmethodik* sei zunächst durch ein paar theoretische Vorbemerkungen eingeführt. Das psychotherapeutische Ziel ist die Wiederherstellung einer normalen Reflextätigkeit der Cardia. Im einzelnen ist das komplizierte Zusammenspiel von Sympathikus, Parasympathikus und Auerbachschem Plexus noch nicht bekannt. Wird es regelrecht zerstört, so können wir auch nichts mehr erreichen. Die Erfahrung lehrt uns aber, daß zuallermeist der physiologische Reflex bei der Achalasie nicht endgültig verloren, sondern nur gehemmt ist. Er liegt bereit und kann durch irgendeinen geeigneten Umstand wieder in Tätigkeit gesetzt werden.

• Bei einem 4jährigen Knaben trat ohne greifbare Ursache eine Achalasie auf. Als wir ihn nach 3 Jahren sahen, bestand eine wirbelkörperbreite Oesophagusdilatation mit Nüchternfüllung. Das Interessante in der Anamnese war: Als der Junge eines Tages beim Spiel eine kleine Blechscheibe verschluckt hatte, trat eine sofortige und zunächst anhaltende Besserung aller seiner Beschwerden ein. Später war es wieder zu einem Rezidiv gekommen. Für eine Psychotherapie war das Kind seinem Alter entsprechend zu leicht abgelenkt.

Hier hat also ein zufälliger mechanischer Reiz die normale Reflextätigkeit wiederaufleben lassen. Leider ist solch ein Zufallstreffer nicht reproduzierbar, bei den vielen Sondenbehandlungen wurde ähnliches nicht beobachtet. Das Wiederauftreten der Normalfunktion stellt sich manchmal bei allgemeiner Entspannung ein, gelegentlich schon nach einer Aussprache mit dem Patienten über seine Lebenskonflikte. Wenn das auch Ausnahmen sind, so ist doch jedenfalls Ruhe der Funktionswiederherstellung förderlich und kann bei einer systematischen Behandlung in Form langdauernder Ruhehypnosen genutzt werden. Das gezielte Wiedererwecken der physiologischen Reflextätigkeit erfolgt mit Hilfe der Engramme des normalen Schluckaktes.

Die spezielle Behandlung der Achalasie führt über die Exploration und über die Erzielung einer gewöhnlichen Hypnose hinweg zur suggestiven Versicherung der Beschwerdefreiheit bei und nach dem Essen, sie gipfelt in Darreichung und Verzehr einer unverträglich gewordenen Nahrung in Hypnose (z.B. Apfel, Vollkornbrot) und klingt in der Befestigung des erreichten Erfolges durch weitere Hypnosen in zunehmenden Abständen ab. Im einzelnen sei dazu folgendes ausgeführt. Die Hypnose soll über eine bloße Somnolenz hinausgehen, braucht aber das Stadium des Somnambulismus nicht zu erreichen. Sobald eindeutige Zeichen eines vom gewöhnlichen Erleben abweichenden hypnotischen Zustandes da sind, kann mit den therapeutischen Suggestionen begonnen werden. Die Zeitdauer bis dahin ist entsprechend der unterschiedlichen Suggestibilität sehr variabel und erstreckt sich im allgemeinen auf 2 bis 5 Sitzungen in ebensoviel Tagen. Die speziellen Suggestionen müssen sehr anschaulich gegeben werden, beispielsweise: „Sie liegen ganz ruhig und entspannt – nicht nur äußerlich – auch das Innere des Körpers ist ganz entspannt, entkrampft, gelöst. – Auch der Übergang von der Speiseröhre zum Magen“ (hier unterstützt man die Vorstellung durch ein vorübergehendes Auflegen der Hand auf die Cardiagegend, wo der Patient gewöhnlich die drückenden Schmerzen nach Nahrungsaufnahme angibt) „ist ganz entkrampft, entspannt, gelockert und gelöst. – Der Übergang von der Speiseröhre zum Magen ist ganz weit und weich – so daß alle Speisen ohne Schwierigkeiten, ganz leicht hindurchgleiten. – Immer, wenn Sie etwas essen – so richtig zerkauen – schlucken –, dann rutschen die Speisen ganz leicht durch die Speiseröhre hinab – und ohne Schwierigkeiten in den Magen. – Der Übergang von der Speiseröhre zum Magen ist ganz weit, ganz weich. – Es *kann* gar nicht mehr drücken – die Öffnung ist ganz weit, ganz weich – völlig entkrampft, entspannt, gelöst. – Kein Erbrechen kann mehr auftreten – die Speisen stauen sich nicht mehr – können sich nicht mehr stauen – rutschen ganz leicht durch die weite, weiche Öffnung in den Magen –“ usf., wobei auf die verschiedenen Beschwerden des Patienten einzugehen ist. Natürlich muß dies immer in freier Form geschehen; denn eingelernte Sätze wirken unlebendig und können nie so suggestiv gesprochen werden wie das freie Wort. Die ebengenannten Sätze sind also nur als informatorisches Beispiel nützlich, dagegen als wörtliches Rezept mißverstanden und hinderlich.

Wie oft solche gezielt therapeutischen Sitzungen stattfinden müssen, ist abhängig vom Eintritt des Erfolges. Erfahrungsgemäß tritt die Besserung nicht schlagartig im Sinne eines „Alles-oder-Nichts“-Gesetzes ein, sondern zuerst zögernd, unbeständig und erst allmählich zunehmend. Die geduldigen Wiederholungen nehmen im allgemeinen 1–3 Wochen ein. Erst wenn man sich des Erfolges sicher sein darf, geht man zum Essen in Hypnose über. Ein Zu-Früh mit Mißerfolg würde sich auf die Weiterbehandlung natürlich hemmend auswirken. Ist der Verzehr vorher nicht vertragener Nahrungsmittel aber gut verlaufen, so pflegt damit ein entscheidender Fortschritt im Erfolg verbunden zu sein. Während des Essens werden laufend angemessene Suggestionen in der oben angeführten Form gegeben. Auch die Schmackhaftigkeit der Speise und die Annehmlichkeit des ganzen Vorgangs wird zweckmäßigerweise suggestiv betont. Man beobachtet dann unter einigen weiteren Sitzungen, ob das Möglichste erreicht ist oder noch weitere Besserungen eintreten. Im allgemeinen pflegt eine wesentliche Verbesserung der Cardiapassage über das Erreichte hinaus sich nicht mehr einzustellen (dagegen entwickelt sich die Gewichts-, Kräftezunahme usw. natürlich erst allmählich). War es bisher zweckmäßig, die Hypnosesitzungen täglich oder doch zweitägig aufeinander folgen zu lassen, so werden nun zur Befestigung des Erfolges zunächst zweimal, dann einmal wöchentlich, dann 14tägig und schließlich monatlich kurze Hypnosebehandlungen mit den bekannten Suggestionen angeschlossen. Die Gesamtserie der Behandlungsstunden erstreckt sich im allgemeinen auf einige Monate. Von der Konsequenz in der Nachbehandlung hängt die Dauerhaftigkeit des Erfolges wesentlich ab.

Eine bedeutende Entlastung des Arztes bietet hierbei die Ablationshypnose mittels Tonband. Es bewährt sich, ein Tonband zu besprechen, sobald im Verlaufe der Behandlung der Übergang von der gewöhnlichen Hypnose zu den speziell gegen die Achalasie gerichteten Suggestionen vollzogen ist. Zur Vertiefung und Wiederholung kann von da ab in zunehmendem Maße die Ablationshypnose den Arzt vertreten.

Oft kann aber das Autogene Training als eine Art Selbsthypnose zur Fortsetzung der Behandlung dienen. Als sehr vorteilhaft erweist es sich, wenn der Patient das Training zu Hause auch über Jahre hinweg regelmäßig durchführt.

Vom Dauerzustand der Achalasie mit zwangsläufiger Oesophaguserweiterung (Cardiospasmus) klar zu trennen ist der kurz dauernde **Oesophagospasmus** (Oesophagismus). Er tritt besonders häufig nach dem Genuß großer, trockener Speisebrocken ein. Krampfen kann jeder Anteil der Speiseröhre, besonders häufig der obere oder in Form einer vorübergehenden Achalasie der untere. Es wird ein heftiger Schmerz empfunden, der Befallene sucht durch tiefes Einatmen oder Nachtrinken den Zustand zu überwinden. Nach einigen Minuten pflegt sich die Verkrampfung zu lösen. Solche Spasmen können auch reflektorisch von Magen- oder Gallenerkrankungen, durch Lyssa, Botulismus, Meningitis, Strychninvergiftung o. ä. ausgelöst werden. Sie entstehen aber außerdem häufig auf emotionaler Basis bei Ärger, Schreck, Angst u.a. Auch das emotionell ausgelöste Globusgefühl (sogenannter Globus hystericus) ist hier anzureihen. Im Schrifttum werden solche Krankheitserscheinungen besonders Neuropathen nachgesagt. Versteht man darunter nicht vegetativ leicht ansprechbare Menschen, sondern solche, die wegen anlagemäßiger nervlicher Fehlleistungen nicht in der Lage sind, ihre Lebensaufgaben in Familie, Beruf usw. ausreichend zu lösen, so muß dem entschieden widersprochen werden. Wir haben im Gegenteil die Neigung zu solchen Oesophagusspasmen gerade bei außerordentlich tüchtigen Menschen gesehen mit hoher beruflicher Leistung und Belastung. Daß in diesem Rahmen kurz dauernde Achalasien mit drückenden Schmerzen in der Gegend des Schwertfortsatzes zum Vorläufer eines Dauerzustandes werden können, ist nach verschiedenen Anamnesen chronischer Cardiospasmen, wie wir sie oben auch mitgeteilt haben, nicht von der Hand zu weisen. Deshalb empfiehlt sich bei gehäuftem Auftreten zeitweiliger Passagehemmungen eine Entspannungsbehandlung, am besten in Form des Autogenen Trainings.

Funktionelle Magenerkrankungen

Gastralgien

Gastralgien in wiederholtem zeitlichem Zusammenhang mit emotionellen Erregungen sind das sinnfälligste Beispiel psychogener Magenbeschwerden. Aus der Anamnese hört man häufig, daß die Patienten seit der Kindheit diesen Zusammenhang bei den unterschiedlichsten Anlässen kennen, unangenehmen wie freudigen Aufregungen. Da die Beschwerden meist bald vorübergehen und im Höchstfalle wenige Stunden dauern, werden sie vom Patienten als harmlos angesehen und führen in der Regel zu keiner ärztlichen Inanspruchnahme. Das wird anders, wenn ein besonders schwerer Konflikt eintritt, in unserem Beobachtungsgut z.B. bei einem durch die Schwiegermutter gefährdeten Heiratsvorhaben, bei Untreue des Ehegatten, bei Versetzung in eine untergeordnete Stellung usw. Hier führt die besondere Stärke einer Gastralgie zum Arzt. Bei sich wiederholenden Konflikten kann die Häufung von Gastralgien der Anlaß zum Aufsuchen der Sprechstunde sein.

• Ein 43jähriger Schneider war durch die Umsiedlung in eine abhängige Stellung geraten. Er gab an, keine Konflikte zu haben, sondern lediglich ein getrübtes Verhältnis zu seinem Chef. Die Anproben der fertigen Anzüge bei den Kunden wurden nämlich stets von diesem vorgenommen, auch bei solchen Kleidungsstücken, zu denen der Patient selbst Maß genommen, die er selbst zugeschnitten und genäht hatte und bei denen er nachher auch die Umarbeitung für den tadellosen Sitz übernehmen sollte. Hierüber ärgerte er sich jedesmal und bekam dabei krampfartige Magenschmerzen. Dies erfolgte nun schon seit $1^1/_2$ Jahren so.

Muß man bei der Anamnese psychisch ausgelöster Gastralgien seit der Kindheit eine isolierte neuropathische oder organische Disposition annehmen, die gerade diesen locus majoris irritabilitatis für vegetative Erregungen schafft, so gibt in anderen Fällen häufig eine Ulkuskrankheit ohne gegenwärtig bestehendes Ulkus oder eine Carcinophobie den Boden für gastralgische Beschwerden ab.

• Ein 39jähriger Maurer war vor 4 Jahren zu Gefängnis verurteilt worden und hatte dort ein Ulcus ventriculi bekommen. Ein Bruder litt ebenfalls an einer Ulkuskrankheit und war deswegen magenresiziert worden. In den folgenden Jahren war bei unserem Patienten kein neues Ulkus festgestellt worden. Regelmäßig traten aber bei ihm gastralgische Beschwerden auf, wenn er sich über zusätzliche Arbeit bei Sondereinsätzen ärgerte.

• Ein 45jähriger Vertreter entwickelte eine Carcinophobie mit Magenbeschwerden, weil beide Großmütter und jetzt auch sein Vater an einem Krebs verstorben waren. Die Beschwerden verstärkten sich, wenn der Patient beruflich unterwegs war und abends Zeit zum Grübeln hatte. Seine Magenbeschwerden bestanden nun seit 3 Jahren. Inzwischen hatte er seine Frau psychisch infiziert, die nun ebenfalls an einer Carcinophobie litt.

Die psychoanalytische Theorie mit ihrer Rückführung aller Neurosen auf Kindheitserlebnisse geht davon aus, daß für den Säugling geliebt werden und genährt werden dasselbe ist. Hat es daran gefehlt, so soll sich auch im späteren Leben der Wunsch nach Liebe in überschießenden Magenfunktionen kundtun. Natürlich findet man unter den vielen Patienten mit Gastralgien auch solche, die dieser einseitigen Vorstellung genau entsprechen.

• Ein 21jähriger Feinmechaniker mit einer Ulkuserkrankung in der Anamnese und seit 3 Jahren bestehenden Gastralgien gibt folgende biographische Anamnese. Er wurde als uneheliches Kind geboren, im ersten Jahr bei Pflegeeltern, später bei einem Stiefvater aufgezogen, der ihm immer fremd blieb. Die Eltern schildert er als zu streng; er habe immer „unter Druck" gelebt. Mit 10 und 11 Jahren sei er Suizidgedanken nachgegangen. Zwischen ihm und seiner Mutter sei immer gewissermaßen eine Wand gewesen. Als 14jähriger habe er von einem Hügel am Stadtrand den Fliegerangriff auf seinen Wohnort beobachtet. Anschließend sei er durch die getroffenen Gebiete gegangen und habe grausige Bilder gesehen. Sein Beruf habe ihm Freude gemacht, jedoch hätte er dann an der Arbeitsstelle eine Enttäuschung erlebt und bei einem vorübergehenden Berufswechsel wiederum. Er habe zu keinem Menschen engeren Kontakt gewonnen. In seinen Träumen erlebt er Verfolgungsszenen. Eine 3jährige medikamentöse Vorbehandlung war ohne Erfolg. Wir behandelten den Patienten mit Autogenem Training und einer psychagogischen Führung. Heute würden wir den Patienten einer Gruppenpsychotherapie zugeführt haben. Damals erreichten wir eine Besserung in der Form, daß die Magenbeschwerden sehr viel weniger häufig und weniger stark auftraten als früher. Auch bei einer Kontrollbeobachtung nach über 2 Jahren hatte dieser Erfolg Bestand.

Was den Gastralgien zugrunde liegt, ist sicher unterschiedlicher Natur. Durchblutungsstörungen, Spasmen, Hypersekretion, aber auch autosuggestive Einflüsse spielen eine Rolle.

Pseudogastritis, dyspeptisches Syndrom

„Gastritis" war bis vor einigen Jahren eine Diagnose, die man aus Völlegefühl in der Magengegend, Appetitlosigkeit, weißem Zungenbelag, Foetor ex ore und diffusem

Druckschmerz im linken Oberbauch stellen zu können glaubte. Die Methode der Saugbiopsie hat uns indessen gelehrt, daß es ohne histologische Untersuchung der Magenschleimhaut, allein aus dem klinischen Bild überhaupt nicht möglich ist, eine entzündliche Magenschleimhauterkrankung mit Leukozyteninfiltration und mehr oder weniger weitgehender Schädigung der Mukosa von funktionellen Störungen bei intakter Magenschleimhaut zu unterscheiden. Bekanntlich ist es auch röntgenologisch nicht möglich, breite, geschwollene Schleimhautfalten bei einer Gastritis von einer nur funktionell breiten Faltenbildung zu differenzieren. Selbst bei der Gastroskopie stellt die Rötung der Magenschleimhaut keinen Beweis für eine entzündliche Erkrankung dar. Wenn auch die Ursachen für funktionelle Magenstörungen dieser Art unterschiedlich sind, bei den akuten meist Ernährungsfehler und bei den chronischen oft Erkrankungen der Nachbarorgane, so sind doch häufig auch psychische Momente maßgebend. Am augenfälligsten wurde dies bei Inspektion von Menschen mit Magenfisteln, bei denen man die Magenfunktionen unmittelbar beobachten konnte. Bereits 1834 stellte BEAUMONT an seinem Diener, der eine Magenfistel hatte, fest, daß die Schleimhaut bei allem, was das Gemüt herabstimmt oder beunruhigt, ihr Aussehen verwandelt, rot, trocken, blaß, feucht wird und in ihrer Bewegung wechselt. Eine ganze Reihe von Autoren haben ähnliche Beobachtungen gemacht. In jüngster Zeit sind diejenigen von WOLF und WOLFF an einem 57jährigen Mann mit Magenfistel am bekanntesten geworden. Die Schleimsekretion reagierte in differenzierter Weise auf verschiedenartige Appetitvorstellungen, aber auch auf Furcht, Ärger, Angst, Spannung und Depression. Ebenso wurde die Motilität und Durchblutung des Magens durch Vorstellung begehrenswerter Dinge wie auch durch Groll, Kampflust, Erbitterung und Auflehnung angeregt. Dabei wurde die Rötung und Schwellung der Schleimhaut so intensiv, daß sie dem Bild einer Gastritis glich. Eine Verminderung der Sekretion, Motilität und Durchblutung stellte sich ein bei Widerwillen gegen Nahrungsaufnahme und bei Trauer, Furcht, Angst und anderen Affekten mit einer Tendenz, einer belastenden Situation zu entkommen. – In ähnlicher Weise wie dies bei der Gastralgie schon geschildert wurde, können besonders starke Konflikte, durch äußere Umstände sich wiederholende Konflikte oder psychische Fehlhaltungen des Patienten, die bei normaler Umweltsituation immer wieder zu Konflikten Anlaß geben, auch anhaltende Störungen nach Art der Gastritis hervorrufen.

Magensekretion

Magensekretion bedeutet Schleimsekretion und Sekretion des sauren Verdauungssaftes. Beides wird gesondert reguliert. Wie experimentelle Untersuchungen zeigten, ändert sich die Zusammensetzung der Sekretion auch in Abhängigkeit von unterschiedlichen Speisevorstellungen. Der kortikale Einfluß auf die Magensaftabsonderung in Abhängigkeit von äußeren Sinneseindrücken ist durch die quantitativen Untersuchungen PAWLOWS in klassischer Weise dargestellt worden. Bei tierexperimentellen Neurosen, die von Angehörigen seiner Schule durch Reflexkollisionen erzeugt wurden, traten ausgeprägte Sekretionsstörungen am Magen auf. – Die klinische Beobachtung zeigt, daß von psychischen Belastungen Appetitlosigkeit und Völlegefühl ausgelöst werden können (die wohl auf eine Mangelsekretion hindeuten), wie auch andererseits Sodbrennen oder überreichliche Schleimabsonderung. Nach Angstsuggestionen in Hypnose fanden BERNER, NEUMAYR und STACHER bei 4 Versuchspersonen eine statistisch signifikante Zunahme der Säureproduktion. Dabei wurden Maximalwerte erreicht, die bei den betreffenden Versuchspersonen sonst nur im Histalog- und im Insulintest erzielt werden konnten. Wurde zu Beginn der Angstsuggestionen ein Ataraktikum gegeben (Diazepam), so lagen die Gipfelwerte signifikant unter jenen, die ohne das Medikament erreicht wurden, im Gegenteil, es kam zunächst zu einer signifikanten Verminderung der Säureproduktion im Vergleich zu den Ruhewerten. Hypnose ohne Angstsuggestionen, das Ataraktikum allein, ein Placebo allein, beeinflußten die Ruhesekretion nicht, und das Ataraktikum *nach* Angstsuggestionen in Hypnose vermochte die signifikante Steigerung der Säuresekretion nicht zu mindern.

• Unabhängig von den Mahlzeiten erbrach ein 61jähriger Arbeiter täglich große Schleimmassen. Binnen eines Jahres nahm er 16 Pfund an Gewicht ab. Die Röntgenuntersuchung zeigte lediglich eine auffällig große Succusschicht im Magen. Die Magensaftuntersuchung erbrachte normazide Werte. Der Patient berichtete mir folgendes zu seiner biographischen Anamnese: Haus durch Krieg verloren, Sohn vermißt, Tochter vergewaltigt, Frau „mit den Nerven zusammengebrochen", selbst früher Prokurist, jetzt Arbeiter. In seinem Alter und Zustand den körperlichen Anforderungen nicht gewachsen. Selbstmordgedanken. Er bot das Bild eines strebsamen, aber völlig gescheiterten Menschen. Therapeutisch ließ sich durch Aussprachen und durch Mitfreude an den beruflichen Fortschritten seiner Tochter eine Stärkung der inneren Widerstandskraft des Patienten erreichen. Nach Rücksprache mit dem Betrieb wurde eine Befreiung des 61jährigen von schwerer Körperarbeit erreicht. In wenigen Wochen kam es zu einem völligen Schwinden der Übersekretion und des Erbrechens sowie zu einer Gewichtszunahme. Einige Monate nach der Therapie konnte der Patient bereits in eine verantwortungsvolle Berufsstellung aufsteigen.

Magenmotilität

Magenmotilität und Psyche stehen in einem engen Zusammenhang. Als erster zeigte dies im Tierversuch mein Lehrer LOMMEL. Er fütterte seine Hunde mit Bariumbrei und ließ sie dann im dunklen Röntgenraume allein zurück. Die Kontrolle zeigte, daß in mehreren Stunden der Brei immer noch im Magen lag und nichts davon in den Darm übergetreten war. Erst durch die eintretende Beruhigung der Tiere bei Anwesenheit des Herrchens im Röntgenraum setzte die Peristaltik ein und kam es zu einer normalen Magenentleerung.

CORRENS aus unserer Klinik demonstrierte die psychischen Einflüsse auf die Magenmotilität beim Menschen (Abb. 107). Bei der etwa 30jährigen Versuchsperson kam es zu einem Stillstand der Peristaltik, als die Frage an sie gerichtet wurde, warum sie noch nicht verheiratet sei. Mit solcher Aperistaltik hängt wohl der geläufige Ausdruck des Volksmundes zusammen, daß einem etwas schwer im Magen liegt. In dem gezeigten Versuch wurde durch die Vorstellung eines Gläschens Likör die Peristaltik bald wieder in Gang gesetzt, wenn auch nicht so kräftig wie vorher. In Fortsetzung des Experimentes wurde der Versuchsperson angekündigt, daß eine von ihr heimlich angeschwärmte Person sogleich erscheinen werde. Daraufhin setzte die Tachyperistaltik, mit Rhythmusstörungen und stark wechselnder Stärke der Magenbewegungen ein. – Viele Menschen spüren bei Aufregungen eine Unruhe in der Magengegend.

Wie die Peristaltik so zeigt auch der Magentonus eine Abhängigkeit von dem psychischen Befinden. Man kann sich dies besonders anschaulich vor Augen führen, wenn man vor dem Röntgenschirm verfolgt, wie bei einem Gespräch mit dem Patienten über wechselnde, ihn emotionell ansprechende Themen die Form des Magens in zeitlichem Zusammenhang damit sich verändert.

Motilitätsstörungen im Sinne eines Duodenalsaftreflexes lassen sich gastroskopisch beobachten, doch bleibt offen, wie weit dies durch die Methode selbst provoziert ist.

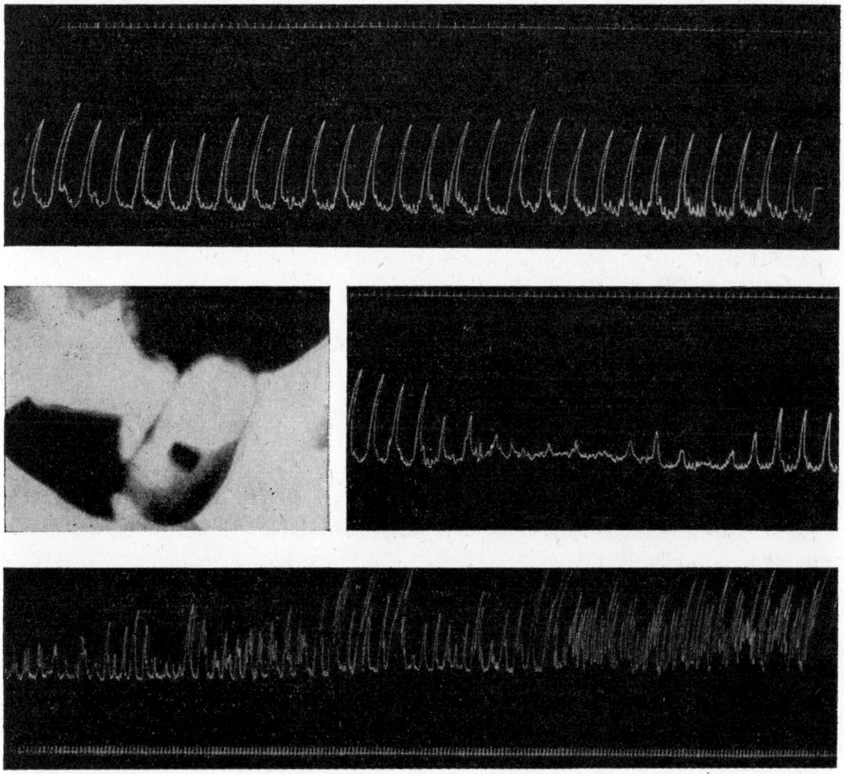

b

a

c

d

Abb. 107. Psychische Beeinflußbarkeit der Magenmotilität.
a) Registrierung mit Hilfe einer Ballonsonde im Antrumteil des Magens (Röntgenbild), die mit einer Mareyschen Kapsel verbunden war; b) Normale Magenperistaltik. An der Basis der Kurve kleinere Ausschläge durch Puls und Atmung; c) Aufhören der Peristaltik nach einer die Versuchsperson schockierenden Frage; d) Störungen von Amplitude, Frequenz und Rhythmus der Magenperistaltik bei heftiger affektiver Erregung (nach CORRENS aus unserem Arbeitskreis).

Erbrechen

Erbrechen tritt nicht selten aus psychischen Gründen auf. Die Retroperistaltik folgt auch in diesen Fällen meist einer Ekelerregung. Diese Empfindung wird zwar am stärksten von schlecht gewordenen Speisen, dem Geruch schlecht gewordener Speisen oder dem Anblick schlecht gewordener Speisen ausgelöst, aber doch auch von ganz anderen, bis hin zu moralischen Empfindungen. Auch dies kann dann „zum Kotzen" sein. Mit dem Brechakt ist auch eine vermehrte Magensekretion verbunden. Bei Besprechung der Sekretion haben wir oben gerade ein Beispiel für hypersekretorisches Erbrechen angeführt, in dem der Widerwille gegen eine Serie von Lebensumständen ausschlaggebend war.

Es ist bekannt, daß die Hyperemesis gravidarum bei unverheirateten Frauen viel häufiger auftritt als bei verheirateten. Daraus ist abzuleiten, daß auch hier ein psychischer Faktor mit im Spiele ist.

Habituelles Erbrechen

Tritt Erbrechen ohne organische Ursache nach jeder Mahlzeit auf, so versuchen wir zuerst eine medikamentöse Behandlung mit Marophen (Chlorphenäthazin). Wenn diese einfache Methode nicht hilft, ist eine Hypnosebehandlung indiziert. Man sucht zunächst im Intervall eine möglichst tiefe Hypnose zu erreichen und hypnotisiert dann immer sofort nach dem Essen, so daß das Erbrechen in Hypnose ausbleibt. Wenn dies nach einigen Malen genügt, kann die Einführung ins Autogene Training zur Festigung und Prophylaxe nützlich sein. Reicht diese Behandlung jedoch nicht aus, sondern muß bis zum Versanden des bedingten Brechreflexes über eine Zeit von mehreren Wochen oder Monaten hin regelmäßig nach jedem Essen eine Hypnose durchgeführt werden, dann ist die Anwendung der Ablationshypnose bewährt.

• Ein Mädchen von 14 Jahren klagt, seit einem Jahr nach jedem Essen regelmäßig zu erbrechen, ganz unabhängig von der Beschaffenheit der Nahrung. Auch in der Zwischenzeit treten gelegentlich krampfartige Schmerzen in der Magengegend auf und in den Händen werden Parästhesien empfunden. Nach den Umständen bei Beginn des Leidens befragt, berichtet die Patientin, daß sie sich damals über die Untreue des Vaters gegenüber der Mutter außerordentlich aufgeregt hatte. Zwischen den Eltern gab es während der Mahlzeiten ständig Streit, so daß ihr das Essen nicht mehr schmeckte. Als die Freundin des Vaters das Erbrechen erlebte, äußerte sie gegenüber der 14jährigen, daß wahrscheinlich ein Magenkrebs die Ursache sei und das Mädchen nicht mehr lange leben werde.

Die Untersuchung ergab klinisch und röntgenologisch einen normalen Befund. In Hypnose unterblieb das Erbrechen, jedoch wurden regelmäßige Hypnosen nach jedem Essen erforderlich. Wir gingen daher auf eine Ablationshypnose über, die mit dem Signalreiz einer Farbtafel eingeleitet und mit dem Klingeln eines Glöckchens durch die Mutter regelmäßig beendet wurde. Erst nach 10 Wochen der Hypnosebehandlung nach jedem Essen blieb der pathologische Brechreflex auch ohne Hypnose aus. In der Nachbeobachtungszeit von 5 Jahren traten in größeren Zeitabständen geringfügige Rezidive in der Art auf, daß es meist bei einem bloßen Brechreiz blieb. Mit jeweils einer einzigen, ambulant durchgeführten Ruhehypnose wurde diese Störung dann wieder langfristig beseitigt.

• Ein 21jähriger Polizist mußte sich wegen eines chronischen Ulkus einer Magenresektion (Billroth II) unterziehen. Zwei Wochen später setzte noch in der Klinik nach jedem Essen anhaltendes Erbrechen ein. 4 Monate später kam er in unsere Behandlung, inzwischen stark abgemagert und elend. Irgendwelche weiteren Befunde als Ursache für das Erbrechen ergaben sich weder klinisch noch röntgenologisch. Die Anamnese der psychischen Umstände ergab, daß der Patient nach seiner Operation vom Tod eines nahestehenden Verwandten erfuhr, bei dem er seine Kindheit verlebt hatte. Die Erregung in Verbindung mit den eigenen postoperativen Beschwerden löste das Erbrechen aus und fixierte es. In Hypnose unterblieb das Erbrechen. Während einer zweiwöchigen stationären Behandlung wurde der Patient auf Ablationshypnose umgestellt. Signalreize waren hierbei wieder eine Farbtafel und eine Glocke. Er führte die Hypnosen 6 Wochen zu Hause regelmäßig aus. Danach unterblieb das Erbrechen auch ohne Hypnose. Der Patient konnte wieder in den Polizeidienst aufgenommen werden, den er seiner Magenerkrankung wegen vor der Operation verlassen mußte.

• Bei einer 18jährigen Arbeiterin bestand das habituelle Erbrechen seit einem Jahr und hatte zu einer Gewichtsabnahme von 10 kg geführt. Inzwischen waren ohne Erfolg Spasmolytika, Sedativa, Rollkuren, Diät, Magenspülungen, Injektionen von Kalzium, Traubenzucker und Kochsalz angewandt worden. Begonnen hatte das Leiden bei Auseinandergehen eines Liebesverhältnisses. In Hypnose nach dem Essen unterblieb das Erbrechen. Ein Dauererfolg ließ sich jedoch im Verlauf von 14 Tagen nicht erreichen. Wir gingen daher zur Ablationshypnose über. 12 Wochen lang wurde zu Hause nach jedem Essen eine Hypnose durch Fixieren eines Farbtäfelchens eingeleitet und nach einer halben Stunde mittels einer Glocke beendet. Die Patientin nahm in dieser Zeit 15 Pfund an Gewicht zu und wurde wieder arbeitsfähig. Vor unserer Behandlung war sie monatelang krank gewesen. Die Nachbeobachtungszeit beträgt 4 Jahre. Es ist kein Rezidiv des habituellen Erbrechens aufgetreten. Die Patientin hatte seit der Kindheit in größeren Zeitabständen etwas leichter als andere gelegentlich einmal erbrochen. Dies blieb auch als seltenes Vorkommnis und Einzelerscheinung weiterhin zu beobachten.

Aerophagie

Aerophagie mit abnorm luftgeblähtem Magen und häufigem Aufstoßen bzw. Rülpsen ist das übersteigerte Bild eines normalen Geschehens. Luftschlucken und Luftaufstoßen sind physiologische Vorgänge. Sie können bei Erkrankungen im Bauchraum verstärkt auftreten, häufiger aber noch wird diese Reflexsteigerung durch anhaltende psychische Erregungen herbeigeführt. Die Luft gelangt in der Hauptsache durch Leerschlucken in den Magen. Heyer, Hoff und Glatzel beschrieben die Störung besonders bei solchen Menschen, die „viel herunterschlucken mußten", sei es im Beruf, sei es in der Ehe. Auch unsere Beobachtungen liegen in der gleichen Richtung. Dafür ein Beispiel.

• Wegen des häufigen und peinlichen Aufstoßens kommt eine 30jährige Hausfrau zur Behandlung. Sie wirkt etwas kindlich. Wegen unerfüllten Kinderwunsches ist sie gleichzeitig in frauenärztlicher Behandlung. Dort wurde auch ein Infantilismus der inneren Genitalentwicklung festgestellt. Im ehelichen Verhältnis besteht eine Dyspareunie, die nach Angabe der Patientin ihre eigentliche Ursache in der Bindung ihres Mannes an seine Stiefmutter hat. Vor der Verheiratung habe sie schon beobachtet, daß ihr künftiger Mann mit seiner Stiefmutter Zärtlichkeiten austauschte. Dann hätte ihr Mann aber auch nach dem Tode seines Vaters in dessen Ehebett bei der Stiefmutter geschlafen. Die Patientin gab an, viel Kummer darüber zu empfinden. Sie reagierte mit sexueller Inappetenz. Ihr Mann verhalte sich ihr gegenüber aber sehr rücksichtsvoll. In dieser Situation war nun seit einem Vierteljahr die Aerophagie aufgetreten.

In der Behandlung haben technische Ratschläge wenig Erfolg, z. B. wenig zu schlucken, während des Schluckens beim Essen auszuatmen, nur durch die Nase zu atmen usw. Koelsch empfiehlt Linksseitenlage zum leichteren Aufstoßen und einen Korken zwischen die Zähne und Lippen zur Vermeidung des Schluckens. Wir haben unsere besten Ergebnisse erzielt mit der Konfliktklärung und -bewältigung und

Entspannungsübungen in Form der Hypnose oder des Autogenen Trainings. Manchmal genügt schon der menschliche, verstehende Kontakt zur Beruhigung des Patienten, aber keineswegs immer.

Durchblutung

Wir haben S. 387 berichtet, wie bei Personen mit Magenfisteln die Beobachtung der starken Durchblutungsänderungen unter psychischen Einflüssen beeindrukkend waren. Auch die Entstehung des Ulkus wird aufgrund entsprechender Beobachtungen in eine enge Verbindung mit psychischen Faktoren gebracht. Es sei auf das entsprechende Kapitel verwiesen.

Gastritis

Während die Beteiligung psychischer Faktoren bei der Ulkuskrankheit vielfältig untersucht worden ist, kann man gleiches nicht von den Gastritis-Patienten sagen. Dies ist wohl vor allem darin begründet, daß erst seit kurzer Zeit mit der Einführung der Magensaugbiopsie durch den histologischen Befund ein objektives Kriterium als Bezugspunkt für psychologische Analysen gefunden wurde. Hofstätter rechnet die chronische Gastritis zu den in erheblichem Maße psychisch bedingten Krankheitsbildern. „Psychosomatisch heißt nicht psychogen ... Es will einzig besagen, daß für die Entwicklung einer Krankheit ein aus dem Erleben stammender Faktor eine wesentliche, aber nicht ausschlaggebende Bedingung ist", erläuterte Mirsky, auf dessen hervorragende Untersuchungen über psychische Faktoren bei der Ulkusgenese wir noch eingehen werden. Zwischen chronischer Gastritis und emotionalen Spannungen fand Pontes aufgrund saugbioptischer Befunde enge Beziehungen. Er konnte mit der Beseitigung psychogener Angstzustände ein Abklingen von Rezidiven erreichen. Beobachtungen an einem eineiigen Zwillingspaar wurden von Bourguin und Kerekjarto mitgeteilt. Nur einer der Paarlinge litt an einer Gastritis, die histologisch gesichert war. Beide Zwillinge hatten die gleiche Erziehung und Ausbildung genossen, keiner war einer besonderen Noxe ausgesetzt. Der Erkrankte habe von früher Kindheit an alle Dinge viel schwerer genommen als sein Bruder, sich eher geärgert, mehr Angst vor dem Vater gehabt und eine stärkere Mutterbindung gezeigt. Er war besonders gewissenhaft, zeitweise aggressiv und jähzornig gewesen, und er wurde schnell eifersüchtig. Bei ihm traten während der Lehre erstmals krampfartige Magenschmerzen auf, die sich später bei Eheschwierigkeiten regelmäßig einstellten. Bei psychologischen Testuntersuchungen erwies sich der Kranke als weniger anpassungsfähig und als mißtrauischer.

Angesichts der dürftigen Zahl von Untersuchungen zum psychologischen Verhalten von Patienten mit einer Gastritis hat unser Mitarbeiter Zenker 85 Patienten mit einer histologisch gesicherten Gastritis und orientierend 13 Patienten mit gleichartigen Beschwerden, aber normalem Schleimhautbefund, einer Kontrollgruppe von 65 Psychotherapie-Patienten ohne Magenbeschwerden gegenübergestellt. Die psychologische Testung erfolgte mit dem MMPI. Es zeigte sich, daß bei Patienten mit histologisch gesicherter Gastritis signifikant häufiger *hypochondrisches* Verhalten registriert wurde. Hier bestätigt sich eine sehr alte Beobachtung, denn Hypochondrium bezeichnet die Region unter dem Knorpel des Rippenbogens, in der die Beschwerden bei Gastritis lokalisiert werden; Hypochondrie aber bezeichnet ein bestimmtes psychisches Verhalten. Ein enger Zusammenhang zwischen beidem wurde früher beobachtet und kommt in der sprachlichen Ableitung zum Ausdruck, es bestätigte sich jetzt hier erneut unter Anwendung moderner, objektivierender Methoden, Saugbiopsie und psychologischer Testung. Die histologischen Befunde bei unseren Gastritis-Patienten wurden aufgrund der Stadieneinteilung nach ENGEL und BERGMANN entsprechend ihrem Schweregrad aufgegliedert. Mit zunehmender Schwere der Magenschleimhautveränderungen bot sich bei den Patienten eine signifikant stärkere Ausprägung des hypochondrischen und psychopathisch-anmutenden Verhaltens. Bei Patienten mit größeren subjektiven Magenbeschwerden – auch bei histologisch normalem Befund – zeigten sich signifikant gehäuft Wesenszüge in der Richtung: Hypochondrie, Depression, Psychasthenie und Hysterie. So stellte sich die Frage, ob die stärkeren Beschwerden Ursache oder Folge dieser Persönlichkeitszüge sind. Es wurde gefunden, daß bei Patienten mit längerer Beschwerdedauer signifikant häufiger hohe Skalenwerte für Hypochondrie, Depression, Psychasthenie und Hysterie auftraten. Hieraus ist zu schließen, daß die Persönlichkeitsveränderungen sich im wesentlichen im Verlauf der Krankheit entwickeln.

Letzteres muß nicht der klinischen Beobachtung widersprechen, daß, wenn diese Wesenszüge erst einmal ausgebildet sind, auch der Verlauf der Erkrankung von ihnen mitbestimmt wird. Wir möchten aus eigener Erfahrung die Beobachtungen PONTES durchaus bestätigen, daß eine psychische Entlastung des Patienten sich häufig als ein wesentlicher therapeutischer Faktor für die Wendung zum Besseren erweist.

BERGMANN hat bei uns umfangreiche Erhebungen über die Noxen bei histologisch gesicherter Gastritis durchgeführt und die Lebens-, Arbeits-, Familien-, Freizeit-, Schlaf-, Genußmittel-usw.-bedingungen auf ihren Einfluß hin geprüft. In keiner Richtung ergaben sich so signifikante Verhältnisse wie gerade zum psychischen Verhalten.

Ulcus ventriculi und duodeni

Die Abklärung der psychischen Komponente bei der Ulkuskrankheit ist eines der faszinierendsten medizinhistorischen Ereignisse der jüngeren Zeit. Das Ergebnis, nämlich die Voraussagbarkeit der Ulkuserkrankung, ist überzeugender als die ätiopathogenetische Theorie vieler anderer Erkrankungen, bei denen psychogene Einflüsse keine Rolle spielen. Die Entwicklung der Theorie der Ulkusgenese zeigt eine fortschreitende Folge von halbrichtigen Konzeptionen, Läuterungen und Ergänzungen. Die Gefäßtheorie VIRCHOWS (1852) bestätigte sich nicht in der allgemeinen Unterstellung organischer Gefäßprozesse. Die peptische Theorie von BERNARD (1856) löste die Frage aus, was bei Ulkus und Hypersekretion Ursache und Folge ist. Die mechanische Theorie ASCHOFFS (1912) stützte sich auf die bevorzugte Ulkuslokalisation in der Magenstraße und gab der Diätbehandlung Chancen, die enttäuscht wurden. Die spastische und vasokonstriktorische Theorie v. BERGMANNS (1913) ging von funktionellen Störungen im vegetativen Nervensystem aus. Die reflektorische Theorie von Rössle (1913) betrachtete die primäre Erkrankung anderer innerer Organe als Auslösungsort für die neurogene Ulkusentstehung. Die Entzündungstheorie Konjetznys (1926) sah in der Gastritis noch einmal den organlokalisierten Boden für die Ulkusentwicklung, bestätigte sich aber nicht. Die psychosomatische Theorie Alexanders (1934) verlängerte die vegetative Theorie bis in den psychischen Bereich, und zwar im psychoanalytischen Sinne, indem er annahm, daß seit der Säuglingszeit der Wunsch, geliebt zu werden, mit einer erhöhten Verdauungssaftsekretion verknüpft ist. Ein Zusammenhang, der sich bedingt-reflektorisch ebenso gut erklären ließe, der aber faktisch nicht genügend gesichert ist. Es sei aber an die Tierversuche von Silbermann (1927) erinnert, der nach Anlegen einer Oesophagusfistel und Scheinfütterung des Magens dort die Ausbildung von Ulcera feststellen konnte. Die nerval-trophische Theorie Speranskis (1935) stellte die faßbare Hirnschädigung als Ursache der vegetativen Regulationsstörung in den Vordergrund. Die kortiko-viszerale Theorie Bykows und Kurzins (1948) gründete sich dagegen auf den Nachweis, daß bei 15% aller tierexperimentellen Neurosen Ulcera festzustellen waren, d.h. ausgelöst lediglich durch Sinnesreize, sofern diese einen Reflexkonflikt hervorriefen. Die Konflikttheorie Glatzels (1952) stellt einen bestimmten Persönlichkeitstyp heraus: ehrgeizig, verletzbar, kontaktschwach, der in der Auflehnung gegen Unterdrückungen, besonders bei der beruflichen Karriere, zur Ulkusbildung neigt. Diese Theorie ist von vielen Seiten kritisch überprüft worden, u.a. von Szewczyk, der dann zur Ulkusprophylaxe die Beachtung von Persönlichkeitszügen bei der Berufsberatung und zur Ulkustherapie die Klärung konflikthafter Entwicklungen empfiehlt. Die endokrine Theorie von French u.a. (1953) weist auf die Ulkusentstehung unter Kortikoiden und auf die Rolle von Stress-Situationen hin. Tierexperimentell berichtet Guttmann: Zwei an Stühle gefesselte Affen erhielten elektrische Schläge; einer konnte durch Tastendruck den Strom für beide abstellen; nur er bekam ein Magengeschwür, der ebenso gepeinigte Wehrlose nicht. Voraussetzung war ein Wechsel zwischen Versuch und Ruhe nach je 6 Stunden, wobei sich eine erhebliche Ruhesäuresekretion einstellte. Schließlich hat die Kombinationstheorie physiologischer, psychologischer und sozialer Determinanten von Mirsky (1958) zu erstaunlichen Voraussagen von Ulkuserkrankungen geführt.

In einer epidemiologischen Untersuchung fand er, daß eine enge Beziehung zwischen hohem Pepsinogengehalt im Plasma und der Entwicklung von Zwölffingerdarmgeschwüren besteht. In einer klinischen Untersuchungsreihe an Neugeborenen stellte sich heraus, daß schon unter diesen sich einige mit erhöhten Pepsinogenwerten fanden. Mirsky betrachtete daraufhin einen angeborenermaßen erhöhten Pepsinogenspiegel als Disposition für das Ulkusleiden. Er suchte nun nach dem auslösenden Moment. Unter Berücksichtigung des bisherigen Verlaufs der theoretischen Diskussion zur Ulkusentstehung wandte er sich dem psychischen Verhalten zu. Tatsächlich unterschieden sich Personen mit hohem und mit niedrigem Pepsinogenspiegel auch in ihrem psychischen Verhalten, und zwar so charakteristisch, daß es möglich war, mit Hilfe von psychologischen Tests im Blindversuch die Gruppe mit hohem Pepsinogenspiegel von der mit niedrigem zu unterscheiden. Mirsky fragte sich, durch welche Lebensumstände die gefundene psychische Eigenart am stärksten provoziert werden könnte. Theoretisch mußte dafür die Situation eines Rekruten besonders geeignet sein. Mirsky untersuchte nun bei 2037 gemusterten Soldaten den Harn auf Pepsinogen. Bei 63 fanden sich erhöhte Werte. Im weiteren Verlauf stellte sich dann heraus, daß die 9 Soldaten mit höchsten Pepsinogenwerten im Blut an einem Zwölffingerdarmgeschwür erkrankten, und zwar in der Ausbildungsphase als Rekruten. Mirsky hatte dies als wahrscheinlich vorausgesagt.

Ein umfangreiches Bedingungsgefüge liegt also vor. Diese Interaktion zahlreicher Komponenten kam auch in einer tierexperimentellen Untersuchung über die Wirkung psychotroper und anderer Pharmaka auf die Ulkusentwicklung zum Ausdruck, die unser Mitarbeiter Schramm durchführte. An 600 Ratten wurden signifikante Ergebnisse erarbeitet. Durch bloßes Einhängen der Ratten in ein Drahtnetz nach der Methode von Bonfils wurden Magenschleimhautläsionen erzeugt und bei der Sektion makro- und mikroskopisch untersucht. Bei einer Kontrollgruppe von 60 Ratten traten keine Ulcera auf. Die Ulkusquote war bei den fixierten männlichen Ratten wesentlich niedriger als bei weiblichen. Das war nicht der Fall, wenn den männlichen Ratten ein Oestrogen appliziert worden war. Ohne Einfluß waren in unserem Versuch Unterschiede des Körpergewichts, Hungern, akustische oder optische Beunruhigung. Dagegen steigerte eine mäßige Temperaturminderung die Ulkusquote der Männchen beträchtlich. Das tonus- und peristaltiksteigernde Eustigmin erhöhte die Ulkushäufigkeit, das Spasmolytikum Papaverin senkte sie signifikant und wurde darin nicht überboten durch das gleichzeitig sekretionshemmende Atropin; die Wirkungen traten aber nur bei weiblichen Ratten ein. Das gefäßerweiternde Padutin und das gefäßverengende Pholedrin hatten keinen Einfluß auf die Ulkusrate. Das Neuroleptikum Chlorpromazin (Propaphenin) führte bei männlichen und weiblichen Ratten zu einer signifikanten Senkung der Ulkusquote. Dagegen traten unter einem anderen Phenothiazinderivat, nämlich Promethazin (Prothazin) bei sämtlichen Ratten Magenschleimhautläsionen auf.

Es ist darauf hingewiesen worden, daß die in vielen Tierexperimenten erzeugten Magenulcera in ihrer anatomischen Ausprägung nicht dem chronischen, kreisrunden Geschwür des Menschen entsprechen. Bykow und Kurzin, Jores u.a. halten daher die Ulkuskrankheit für eine spezifisch menschliche Erkrankung. Im Anatomischen Institut in Jena, wo Goethe einst den Zwischenkieferknochen auch beim Menschen entdeckte, fand Gessner aber bei der Sektion eines Schimpansen ein klassisches Magenulkus, von dem er in unserer Universitäts-Zeitschrift berichtet und Fotografien vorgelegt hat. Im Bereich der Magenstraße fand sich ein scharf ausgestanztes, gut kirschkerngroßes Loch. Es durchsetzte die ganze Magenwand, war perforiert und durch Peritoneum abgedeckt. Es zeigten sich keine Anzeichen für eine Peritonitis. – Man kann also die Ulkuskrankheit nicht als an soweit spezifisch Menschliches gebunden betrachten, daß wir es nicht mit unseren nächsten tierischen Verwandten gemeinsam haben. Auch bei Menschen spielen einfache biologische Mängel in der Kausalverflechtung der Ulkusentstehung eine mitbestimmende Rolle. Die hochsignifikante Bedeutung einer Regulationsschwäche der Vasomotorik haben wir anhand einer eigenen Untersuchung in Tab. 9, S. 110 belegt. Das schließt die Mitwirkung anderer Faktoren nicht aus. Es zeigt nur eine besondere Krankheitsdisposition bei bestimmten Personen.

Die Bedeutung der Lebenssituation für die Ulkusentstehung trat besonders während der beiden Weltkriege hervor. Deutsche und sowjetische Autoren beschrieben ein Anwachsen der Ulkushäufigkeit während des 1. Weltkrieges auf das Vierfache. Über die Häufung der Ulkuskrankheit während des 2. Weltkrieges liegen zahlenmäßige Berichte aus Deutschland, der UdSSR, Frankreich, England, Amerika und Japan vor. Unterschiedliche Beobachtungen ergaben sich bei der Fronttruppe, beim Ersatzheer, in der Heimat und hier in den großen Städten. In den Frontlazaretten wurden wenig Ulcera gesehen. Hier waren aber auch die subjektiven und objektiven Bedingungen zur Krankmeldung härter, so daß man diese Beobachtung mit Reserve aufnehmen muß. Es wurden geschlagene Truppenteile mit der erstaunlichen Zahl von 60 % Ulkusträgern beobachtet, nämlich bei Soldaten des englischen Expeditionsheeres nach der Rückkehr aus Frankreich 1940, wo Krankmeldungen und Untersuchungen unter Heimatbedingungen durchgeführt werden konnten. Im Heimatgebiet des damaligen Deutschland zählte Kalk eine Zunahme der Ulkuskrankheit auf das 2,6fache. Dabei hatte sich die Häufigkeit des Ulcus duodeni verdoppelt und die des Ulcus ventriculi vervierfacht. In Wien stieg bei den Versicherten die registrierte Ulkushäufigkeit von 1,2 auf 3,4 %. Übereinstimmend wird aus den bombardierten Großstädten Leningrad, London, Leipzig und Berlin eine Zunahme der Ulkusblutungen und -perforationen mitgeteilt. Der zeitliche Zusammenhang mit den großen Bombenangriffen ist so eng, daß andere Mitursachen wie die grobe Ernährung, das gesteigerte Rauchen usw. keinen ebenso präzisen Zusammenhang bieten. Kollegen in London, die sonst monatlich etwa 23 Ulkusblutungen und -perforationen beobachteten, sahen in der Zeit der großen Bombenangriffe vom September 1940 bis Mai 1941 im Monatsdurchschnitt 35 solcher schweren Komplikationen.

Die Häufigkeit der Ulkuserkrankung beim Ersatzheer führte zur Zusammenstellung einer ganzen Ulkus-Kompanie im seinerzeitigen Breslau. Zur Behandlung erhielt der 1. Zug Bettruhe und Schonkost, der 2. Zug leichten Innendienst und der 3. Zug Vollkost und Außendienst mit Exerzieren, lediglich unter Vermeidung von Bücken. Die Ulcera sollen in allen 3 Zügen in gleicher Durchschnittszeit abgeheilt sein. Therapieempfehlungen lassen sich hieraus gewiß nicht ableiten, aber eine gewisse Kritik gegenüber den vielen, modisch wechselnden Therapieempfehlungen zur Ulkusbehandlung ist grundsätzlich angebracht. Es ist bekannt und entspricht auch unserer Beobachtung, daß die Beschwerden schneller schwinden, wenn man den Patienten mit einem Ulkus aus seiner Alltagsumgebung herausnimmt und in ein entspannendes Milieu bringt. Zu einer darüber hinausgehenden Psychotherapie haben wir uns bei floridem Ulkus nicht entschlossen. Der Terminus Ulkuskrankheit will zum Ausdruck bringen, daß mit der Abheilung die Krankheitsgeschichte nicht abgeschlossen ist. Sie umfaßt den ganzen Prozeß sich in Abständen wiederholender Rezidive und auch in der Zwischenzeit bestehender Beschwerden. In der Dispensairebetreuung solcher Patienten spielen neben sekretions- und motilitätshemmenden Pharmaka auch Ataraktika eine bewährte Rolle, z.B. kombiniert in dem Medikament Gastrobamat (Phenylbenzylatropinbromid und Meprobamat). Bei sich durch Schmerzen ankündendem Rezidiv sind zusätzlich hohe, über den ganzen Tag verteilte Dosen eines säurestumpfenden Mittels am erfolgreichsten, z.B. Simagel (Aluminiummagnesiumsilikat). Dies alles sind Symptomatika. Zur Rezidivprophylaxe haben wir auch

Patienten in das Autogene Training eingeführt. Wir haben den Eindruck, daß die größere Selbstbeherrschung und emotionelle Gelassenheit besser wirken als ein Ataraktikum und daß durch das psychotherapeutische Gespräch der Patient schließlich auch seinen Konflikten anders gegenübersteht. Wir können aber noch keine zahlenmäßige Auswertung solcher Beobachtungen vorlegen, die bei der Chronizität des Leidens selbstverständlich auch langer Zeiten für die Erfolgsbeurteilung bedarf. Es ist auch noch kein Beispiel dafür geschaffen worden, daß durch eine entsprechende Berufsberatung Ulkusgefährdete von ungeeigneten Berufswegen abgehalten werden. Auch hier müßten Vergleichsgruppen den Wert des Aufwandes beispielhaft belegen. Solch eine Untersuchung erscheint aber aussichtsreich und sehr wertvoll.

Auswirkungen der Ulkuskrankheit in bezug auf eine Minderung der beruflichen Leistungen, Wechsel der Arbeitsstelle, Wechsel des Berufes, Übergang in niedrigere Positionen usw. sah Szewczyk bei paranoiden und anankastischen Persönlichkeiten. Auch bei operierten Patienten zeigte sich, daß die nach der Operation beschwerdefreien zum überwiegenden Teil ihre Konflikte vor, mit oder nach der Operation lösen konnten, während bei den jetzt noch über Beschwerden Klagenden die konflikthaften Verarbeitungen weiter bestanden. Er leitete daraus den Vorschlag ab, Krankenstationen, die sich besonders mit der Ulkusbehandlung befassen, weitgehend psychotherapeutisch auszurichten. Das gilt sowohl für die Ausbildung der Ärzte als auch für die Führung des gesamten Stationsbetriebes. Die Bettruhe darf nicht der Pflege des Krankheitsbewußtseins dienen. Die psychotherapeutische Führung sollte auch über den Zeitraum der stationären Behandlung hinaus fortgesetzt werden. Wir möchten diesen Vorschlag unterstützen und die Schaffung eines repräsentativen Beispiels empfehlen, da dadurch überzeugend bessere Dauerergebnisse zu erwarten sind.

Abschließend sei auf die immer wieder einmal zu beobachtende Tatsache verwiesen, daß nicht nur in der Phase hoher Anspannung, sondern auch im Augenblick der Entlastung ein kritischer Punkt für das Auftreten oder die Verschlimmerung von Geschwüren eintritt. Überhaupt gehört zur Ulkusprophylaxe eine ausgeglichene Lebensführung.

• Nachts wurde ich zu einem Hausbesuch gerufen, bei dem ein 33jähriger Ingenieur das Bild eines akuten Abdomens bot. Eine frühere Ulkuserkrankung in der Anamnese legte eine Magenperforation nahe, die sich auch bei der sofort veranlaßten Operation bestätigte. Der strebsame und einsatzbereite Mann hatte sich mit einigen Berufskollegen in einem Großbetriebe vor 3 Tagen eingeschlossen, um über das Wochenende in Tag- und Nachtarbeit eine wichtige Aufgabe zu lösen. Am Sonntag abend war er fertig geworden, nach Hause gegangen und hatte sich erschöpft schlafen gelegt. Geweckt wurde er nachts durch die überwältigenden Schmerzen der Ulkusperforation.

Funktionelle Darmerkrankungen

Schmerzzustände

Schmerzzustände können in ähnlicher Weise wie die Gastralgien auch vom Darm in eindeutigem zeitlichem Zusammenhang mit emotionellen Erregungen auftreten.

Sie werden meist als kneifend geschildert und stören, wenn sie nur vorübergehend oder bis zu wenigen Stunden bestehen, die normalen Darmfunktionen nicht in ersichtlicher Weise. Nerval ausgelöste Spasmen dürften im allgemeinen diesen Beschwerden zugrunde liegen. Eine lokale Disposition als locus majoris irritabilitatis bei vegetativen Erregungen wird aus der anamnestischen Wiederkehr der gleichen Beschwerden in größeren Zeitabständen auch bei verschiedenartigen Anlässen ersichtlich. Bei den einzelnen Patienten sind ganz unterschiedliche Darmabschnitte davon betroffen. Wenn die Störung am Enddarm lokalisiert ist, nimmt sie den Charakter von Stuhldrang und Tenesmen an.

• Ein 19jähriger Student klagt über Beschwerden der letztgeschilderten Art. Sie treten regelmäßig auf aus Angst vor dem Sport, besonders wenn er geräteturnen oder ballspielen soll, nicht bei Langstreckenlauf oder Schwimmen. Die biographische Anamnese zeigte, daß es sich um ein Einzelkind handelte, das meist mit der Mutter allein gewesen war. Diese war inzwischen gestorben. Der Patient hatte keine eigentlichen Freunde. Seine emotionelle Befriedigung suchte er in sehr guten schulischen bzw. studentischen Leistungen. Sportlich war er nicht ebenso geschickt. Besonders wenn alle etwas von ihm erwarteten, wie beim Turnen am Gerät oder bei Ballspielen, wurde seine Ehrgeizhaltung stark irritiert. Die bloße körperliche Leistung z. B. im Langstreckenlauf in der Gruppe bereitete ihm diese Pein nicht.

Meteorismus

Die Darmgasbilanz ergibt sich aus dem Zugang, d. h. Luftaufnahme beim Schlucken, mit der Nahrung (z. B. im Brot 15%), hauptsächlich aber bei der enzymatischen und bakteriellen Nahrungsaufschließung einerseits und andererseits dem Abgang, d. h. wenig durch Aufstoßen, nur etwa 1 l täglich per anum und das weitaus meiste durch Abatmen. Bilanzüberschüsse ergeben sich durch Aerophagie, kohlensäurehaltige Getränke, Hülsenfrüchte, Störungen der Darmflora, der Enzymsekretion, der Darmpassage funktionell oder organisch, des Pfortaderkreislaufs (Zirrhose) und der Atmung (Emphysem). Aerophagie und Störungen der Darmmotilität und -sekretion sind nicht selten psychisch ausgelöste Ursachen von Meteorismus mit Völlegefühl, Blähung, Borborygmen, Windverhaltung oder Flatulenz.

• Eine 36jährige Hausfrau hatte vor 8 Jahren bei einem Krankenhausaufenthalt eine an Krebs erkrankte Frau zur Nachbarin, die unter sehr starken Blähungen litt. Seit dieser Zeit hatte sie eine Carcinophobie und selbst die gleichen Beschwerden. Die Luft für ihren Meteorismus bezog sie, ohne sich dessen bewußt zu sein, durch Aerophagie.

Bei Colonmeteorismus ergeben sich bekanntlich differentialdiagnostische Fragen, wenn der schmerzhafte Dehnungsreiz in besonderem Maße das Coecum betrifft und an eine Appendizitis gedacht wird oder wenn die Gasansammlung besonders an der Flexura hepatica sitzt und einen Gallenblasenschmerz vortäuscht oder wenn besonders die Flexura lienalis überdehnt ist und an eine Angina pectoris denken läßt.

Diarrhöen

Als Fluchterleichterung hat Darmentleerung bei vielen Tieren biologischen Auslesewert. Daß auch der Mensch affektspezifisch sich „vor Angst in die Hosen macht", ist sprichwörtlich. Gegenstand ärztlicher Behandlung werden psychogene Diarrhöen allerdings nur, wenn zusätzliche, chronifizierende Bedingungen hinzutreten. So sahen wir z. B. einen Geschäftsmann mit ängstlicher Psychopathie, der aus Sorge schon nie Urlaub zu nehmen wagte und bei jeder Berufsklippe Diarrhöen bekam. Eine junge Dame mit übermäßiger Mutterbindung hatte erste psychogene Diarrhöen beim Eintritt in das Berufsleben und später, wenn sie sich der Mutter nicht anvertrauen konnte. Mehrfach sahen wir Studenten mit überspannter Ehrgeizhaltung und hervorragenden Leistungen, die aber beim Sport eine klägliche Figur machten und vor Sportstunden Durchfälle auszustehen hatten.

Organisch bedingte Durchfälle können bedingt reflektorisch fixiert werden. Ein sehr bekannter Psychotherapeut berichtete von sich selber, daß er im Kriege an einer schweren Ruhr erkrankt war. Während diese im Lazarett ausheilte, übte in unmittelbarer Nachbarschaft ein Blasorchester die Ouvertüre zur Oper „Martha“. Noch 40 Jahre später wurde er jedesmal von Tenesmen gequält, wenn irgendwo dieses Musikstück erklang. – Bei Behandlungsbedürftigkeit gelten die allgemeinen Richtlinien für Fehlhaltungen, Affektreaktionen, Fixierungen usw.

Obstipation

Obstipation vorübergehender Art auf einer Reise, in neuer Umgebung oder bei besonderen Vorkommnissen ist eine sehr bekannte Erscheinung. Das Überwiegen der ergotrop-sympathikotonen Einstellung gegenüber der trophotrop-vagotonen dürfte dem zugrunde liegen (Beispiel s. S. 574).

Die chronische, sogenannte habituelle Obstipation verlangt einen Ausschluß organischer Ursachen und beruht meist auf einer falschen Lebensweise: Die falsche Lebensführung besteht in Bewegungsarmut bei sitzender Berufstätigkeit und fehlendem Ausgleich, Vernachlässigung der Körperhaltung mit laschem Auftreten und schlaffen Bauchdecken, schlackenarmer Ernährung (Pseudoobstipation).

Dazu kommt dann sehr oft auch der chronische Gebrauch von Drastika, der zu einer echten Darmschädigung führt. Der Laie ist sich dieser schädlichen Wirkungen gewöhnlich nicht bewußt, wenn er bemerkt, daß milde Abführmittel nicht mehr helfen, und er dann auf die in den Apotheken frei verkäuflichen stärkeren Mittel, wie z. B. Leopillen, übergeht. Hier liegt ein wichtiges Aufgabengebiet für die allgemeine Aufklärung über eine gesunde Lebensführung. Bei der großen Zahl Betroffener handelt es sich ja um eine ausgesprochene Massenerkrankung.

Zur Behandlung der bestehenden Störung machte in unserer Klinik BERGMANN als leitender Gastroenterologe die besten Erfahrungen mit der Kombination eines laxierend wirkenden Kohlehydrats und eines Quellmittels [Sorbit liqu. (70 %) 200,0 D. S. morgens ein Eßlöffel auf ein Glas Tee oder Milch. Aus Drogerie oder Reformhaus zusätzlich Linugran O. P. morgens ein Eßlöffel mit etwas Flüssigkeit, evtl. auch vor dem Schlafengehen]. Zur Neueinübung des Defäkationsreflexes 14 Tage lang morgens vor dem Aufstehen ein Glycerin-Suppositorium! Andere Abführmittel wenden wir in der Regel nicht an, keine salinischen und besonders auch nicht Anthrachinone, Drastika oder Klysmen. Dagegen bauen wir in einer zweiten Etappe die Luxusernährung (Weißmehlgerichte) ab und empfehlen zellulosereiche Nahrungsmittel: Sauerkraut, Rohsalate, Vollkornbrot, Früchte. Wegen ihrer abführenden Wirkung sind auch Buttermilch, Joghurt und Most in den Speiseplan aufzunehmen. Bei trägen und schlaffen Patienten sind kalte Güsse oder Kneippkuren nützlich. Entscheidend ist die Fortführung der geregelten Lebensweise nach Eintritt des Behandlungserfolges. Besonders wichtig ist dabei, daß der Patient mit regelmäßiger Pünktlichkeit zu Stuhle geht und sich die erforderliche Mußezeit dafür freihält, selbst wenn im Augenblick kein Stuhldrang besteht.

Das überlange Unterdrücken von Stuhldrang, bis sich dieser schließlich überhaupt nicht mehr einstellt und daraus eine habituelle Obstipation resultiert, sieht man nicht selten bei Menschen, für die es aus beruflichen Gründen störend ist, dem Stuhldrang nachzugeben (Kraftfahrer, Verkäuferinnen, Vertreter usw.) oder die in ihrem Betrieb etwas unsaubere und stark frequentierte Toiletten meiden möchten und bis auf die Heimkehr nach Hause warten. Gehemmtheiten dieser Art sind bei den einzelnen Menschen ja sehr verschieden stark ausgeprägt, und man findet gerade unter habituell Obstipierten in dieser Richtung besonders empfindliche Persönlichkeiten, die den Unterdrückungsmechanismus des Stuhlganges solange betätigt haben, bis er willensunabhängig weiter funktionierte.

Neben diesen Formen unrationeller Lebensgestaltung sehen wir als Ursache der habituellen Obstipation häufig auch emotionale Grundlagen. Wie schon geschildert, nimmt bei depressiven Stimmungslagen die Motilität und der Tonus im Gastrointestinaltrakt ab. Andererseits können auch Dauererregungen zur spastischen Obstipation oder zu einem Gemisch spastisch-atonischer Zustände am Darm führen. „Diagnostisch sind die Röntgenbilder des Dickdarms oft wertvoller als die Ausdrucksbewegungen der Mimik" (Fleiner). Der Bahnbrecher der pathologischen Physiologie, Ludolf Krehl, der aus unserer Poliklinik hervorging und dessen Namen heute die Heidelberger Medizinische Universitätsklinik trägt, wollte „die Bedeutung psychischer Momente, vor allem die der gesamten Stimmungslage, für die ganze Verstopfungsfrage außerordentlich hoch, sogar am höchsten stellen".

Mißbehagen und Unerfülltheit im Familienleben, Liebesleben, Eheleben, Berufsleben usw. spielen eine zahlenmäßig besonders hervortretende Rolle. In diesem Zusammenhang ist auch die Obstipation frigider Frauen besonders zu nennen. Nicht selten ist aber auch bei Gehetzten, ständig unter Termindruck Stehenden und nervlich Überforderten dieses Versagen der Darmfunktion zu beobachten.

Die psychoanalytische Lehrmeinung möchte die habituelle Obstipation als symbolischen Ausdruck eines ganz bestimmten unbewußten Komplexes sehen, nämlich des Behaltenwollens. Der Ursprung der neurotischen Fehlhaltung wird in die Zeit der Reinlichkeitserziehung im 2. und 3. Lebensjahr zurückgeführt (sogenanntes anales Stadium). Der anale Menschentyp im Sinne der psychoanalytischen Typologie zeichnet sich durch Sparsamkeit bzw. Geiz, Reinlichkeit und bis zur Pedanterie gehenden Ordnungsliebe aus. Die Obstipation frigider oder gehemmter Frauen wird als Ausdruck mangelnder Hingabebereitschaft verstanden. Dies sind hübsche Gedankenverbindungen, denen wir aber den Wert einer wissenschaftlichen Erklärung nicht beimessen können. Unter den Obstipierten kommen freigebige, unordentliche und liebeshungrige Leute vor, das ist natürlich auch Tiefenpsychologen nicht verborgen geblieben. Durch Hilfshypothesen wird das dann aber als ein besonders raffiniertes

Vorgehen von im Grunde doch analen Typen betrachtet. So werden Theorien der Überprüfung an den Fakten durch neue Theorien entzogen.

Reizcolon

Reizcolon ist die Bezeichnung für eine Kombination von motorischen, sensorischen und Stuhlregulationsstörungen. Die immer bestehenden Abdominalschmerzen werden nach unseren Beobachtungen durch BERGMANN in fallender Häufigkeit als Druck, Ziehen, Kolik, Stechen, Brennen oder unbestimmt bezeichnet. Die ebenfalls obligaten Stuhlregulationsstörungen treten am häufigsten in Form der Obstipation, in minderer Häufigkeit als Wechsel zwischen Obstipation und Diarrhoe und am wenigsten oft als Diarrhöen allein auf. Besonders häufige Begleiterscheinungen sind Blähungen, Völlegefühl, Gurren, Aufstoßen, Windverhaltung oder Flatulenz. Das Leiden ist sehr häufig und wird von etwa der Hälfte der Patienten einer gastroenterologischen Spezialsprechstunde geboten. Die Hälfte dieser Patienten betreibt Laxantienabusus. Zwei Fünftel bieten eine psychische Überlagerung ihrer Beschwerden. Bei einem Drittel besteht Carcinophobie. Überstandene infektiöse Darmerkrankungen, Erkrankungen im Analbereich, Dyspepsie, Einflüsse erkrankter Nachbarorgane, postoperative Zustände, unregelmäßige Lebensweise, Schichtarbeit, toxische Schäden, insbesondere durch Laxantien und schließlich auch psychovegetative Störungen können die Grundlage bilden. Die Erfassung und Ausschaltung der auslösenden Ursachen bildet das Hauptziel jeder Behandlung. Es kombinieren sich damit Gesichtspunkte, die wir in den vorigen Abschnitten schon besprochen haben. Die Erkrankung neigt zur Chronizität. Ein Viertel unserer Patienten berichtet über eine mehr als 10jährige Krankheitsdauer. Die Behandlung erfordert dementsprechend viel Geduld und Konsequenz. Soweit psychotherapeutische Maßnahmen indiziert sind, hängt sehr viel von der nachhaltigen Aktivität des Patienten selbst ab. Das bezieht sich also auch auf die Lösung evtl. zugrunde liegender Konflikte und auf die Konsequenz, mit der ein von ihm erlerntes Autogenes Training selbständig über lange Zeit fortgesetzt wird.

In Extremfällen können ileusartige Bilder auftreten. In einem von KATSCH geschilderten Fall wurde bei der Operation ein spastischer Kontraktionsring gefunden.

• Wir sahen eine Patientin, die den Tod ihres einzigen Kindes an einem akuten Darmverschluß in allen Einzelheiten erlebt hatte, weil kein Arzt erreichbar war. Unbegreiflicherweise demonstrierte ihr später ein Arzt an ihrem sezierten Kind die Todesursache. Sie kam von diesen Vorstellungen nicht los und wurde innerhalb zweier Jahre viermal in drei verschiedenen Krankenhäusern wegen „Ileus" operiert. Immer ohne operativen Befund. Beim fünften Male erfolgt die Überweisung zu uns. In einer sofortigen Hypnosebehandlung verschwanden die Darmsteifungen und das Erbrechen. Der Stuhlgang kam wieder in Gang. Alle psychotherapeutischen Maßnahmen konnten aber das Sterben und das Sektionsbild der einzigen Tochter nicht vergessen machen. In mehrjährigen Abständen traten Rezidive auf, die psychotherapeutisch wieder zu beseitigen waren, es blieb aber ein chronisches Reizcolon bestehen.

Eine besondere Form des Reizcolons bildet die

Colica mucosa

Hier sind die schmerzhaften Spasmen mit reichlicher Schleimsekretion verknüpft. Es gibt alle Übergänge von täglich mehreren Durchfällen, die z. T. nur Schleim zutage fördern, bis hin zu weniger häufigen, schweren Anfällen mit Absetzen großer Schleimmengen. Es kann sein, daß der Schleim sehr zäh ist und in bandförmigen Fetzen, röhrenförmigen Ausgüssen oder bizarren Formen ausgestoßen wird. Paradefälle der letztgenannten Art sind selten. Die lückenlosen Übergänge zum Reizcolon oder zur chronischen Diarrhoe lassen die Abgrenzungen immer etwas willkürlich ausfallen. Die Ursachen der mit gesteigerter Sekretion einhergehenden funktionellen Dickdarmstörungen sind wiederum uneinheitlich. Zu einem Teil liegen allergische Vorgänge zugrunde und eine Abhängigkeit der Erscheinungen von bestimmten Nahrungsmitteln. Bei einem anderen Teil bestehen zeitliche Zusammenhänge zu emotionellen Belastungen, liegen diese nun in der Umwelt begründet, in einer Fehlanpassung des Patienten an normale Lebensumstände oder in einer Kombination von beidem. Diese Umstände pflegen, wie es sich in der Chronizität des Leidens spiegelt, nicht flüchtiger Natur zu sein, sondern schwerwiegende Lebensprobleme zu betreffen. Hier kann die Psychotherapie durch klärende Gespräche, Gruppenbehandlung, Hypnosen und Autogenes Training entscheidende Hilfe bringen. Wenn das Beschwerdebild, wie das besonders oft der Fall ist, in fortgesetzt täglich mehreren Schleimdurchfällen besteht, ergibt sich für die Patienten und auch für die psychotherapeutische Behandlung eine ähnliche Situation wie bei der Colitis ulcerosa. Wir verweisen deshalb auf die dort geschilderten Behandlungserfahrungen. Im übrigen müssen aber vom Befund und Verlauf her die beiden Krankheiten klar unterschieden werden. So ist bei der rektoskopischen Untersuchung die leichte Lädierbarkeit der aufgelockerten, hyperämischen Schleimhaut bei der Colitis ulcerosa nicht auch bei der Colica mucosa festzustellen.

Colitis ulcerosa

Die Ätiopathogenese der Colitis ulcerosa ist unbekannt. Die Theorien der lokalen Traumatisation, der Ernährungsschäden, der toxischen, allergischen, infektiösen, virusbedingten Genese und der Auffassung als Autoaggressions-, Kollagen-, kortikoviszeraler, psycho-somatischer Krankheit, als komplex-verursacht oder als gleichartige Antwort des disponierten Organismus auf verschiedenartige Noxen sind hier nicht zu besprechen. Wir gehen an dieser Stelle nur von der Beobachtung aus, daß Ausbruch, Remissionen und Rezidive der Krankheit eine auffallende Abhängigkeit vom psychischen Befinden des Patienten zeigen. Aufgrund vergleichender Untersuchungen ergibt sich hier der gegenwärtig wirksamste Angriffspunkt für die Therapie. Dabei stimmen wir durchaus überein mit der grundsätzlichen Auffassung ALEXANDERS, des Begründers der sogenannten psychosomatischen Schule: Gerade bei schweren, pathogenetisch ungeklärten Erkrankungen ist die Psychotherapie vielleicht nur eine *vorläufige* Methode, die mit fortschreitender pathophysiologischer Ergründung eines Tages durch eine kausale, raschere, sicherere Therapie abgelöst werden könnte.

Fortdauernd blutig-schleimige Stuhlabsetzungen führen den Patienten zum Arzt. Der rektoskopische und histologische Befund sichern die Diagnose. Der Röntgenbefund zeigt die Ausdehnung des Prozesses. Mit diesen Maßnahmen wird auch gleichzeitig der wichtige Ausschluß anderer Erkrankungen vollzogen. Die ulzerierende

Colitis zeigt seltener einen kontinuierlichen Verlauf, häufiger ein schubweises Auftreten mit längeren Remissionen. Die Belästigung des Patienten kann anfangs gering sein. Anämie, Kachexie, Schmerzen, Temperaturen, Intoxikation, Ulkusperforationen und die mögliche karzinomatöse Entartung kennzeichnen aber den Ernst der Erkrankung. Ein Viertel der Patienten muß zur Erhaltung des Lebens einer Colektomie und Ileostomie mit Anus praeter zugeführt werden. In der Behandlung zur Beendigung eines Schubes bewähren sich Kortikoide in etwa 60 %, Salazosulfapyridin in etwa 70 % und Psychotherapie in etwa 80 %. Von den psychotherapeutischen Verfahren hat die analytische Methode eine Erfolgsquote von etwa 70 %, die Entspannungstherapie von etwa 90 %. Die Zahlen entstammen einer Literaturübersicht mit 2000 medikamentös und 270 psychotherapeutisch behandelten Patienten, die SCHAEFFER zusammengestellt hat. Nachdem DÖRFLER bei uns eine Reihe von Patienten mit Colitis ulcerosa behandelt und die Ergebnisse publiziert hatte, widmete sich im letzten Jahrzehnt besonders SCHAEFFER als Oberarzt unserer Psychotherapieabteilung eingehend einer größeren Zahl solcher Patienten. Unserer Darstellung liegen vor allem seine Beobachtungen zugrunde.

Von der Psychotherapie wird über die Behandlung eines Krankheitsschubes hinaus erwartet, daß sie nachhaltiger wirkt und wenigstens die Häufigkeit und Schwere der Rezidive herabsetzt. Vorausgeschickt sei aber der Hinweis, daß therapieresistente Formen bei chronischem und erst recht bei akutem Verlauf so rechtzeitig zum Chirurgen überwiesen werden müssen, daß die Operation nicht in einem schon schlechten Allgemeinzustand erfolgt. Überweisungen in einem nicht mehr operationsfähigen Zustand zur Psychotherapie sind ebenfalls verfehlt (Fall 26 in Tab. 25).

Die Operationsindikation wird besonders in England einigenorts weit gestellt. Die Frühoperation verkleinert zwar den Eingriff nicht, denn bewährt hat sich nur die totale Proctocolektomie. Die Prognose quoad vitam ist bei distaler Colitis nur vorübergehend etwas ungünstiger unter Einschluß der 2 % Operationsmortalität, denn nach 7 Jahren ist der Verstorbenenanteil ausgeglichen (5 %), und von da ab sterben die langfristig konservativ behandelten Colitiker eher als die frühzeitig Colektomierten (GOLIGHER, DOMBAL, WATTS u. WATKINSON). Da die Colitis ulcerosa in Häufigkeit und Verlauf regional sehr unterschiedlich auftritt, lassen sich diese Beobachtungen nicht einfach verallgemeinern. Für die Mehrzahl der Patienten wird eine Operationsindikation meist verneint.

Psychische Faktoren sind nicht bei allen Patienten beteiligt, im späteren Krankheitsverlauf bei 3/4 und anfänglich sogar weniger. Bei etwa 1/4 liegt nach SCHAEFFER eine Retardierung zugrunde, bei 1/4 eine primäre Neurose und bei 1/4 eine sekundäre als Krankheitsfolge.

Zahlreiche Untersuchungen sind darüber durchgeführt worden, ob die Colitis-ulcerosa-Patienten sich durch besondere Wesenszüge auszeichnen oder ob sie in eine besondere Art von Konflikten verwickelt sind. Es ergaben sich jedoch keine überzeugenden Unterschiede zu anderen Neurotikern oder zu den Lebenskonflikten nichtneurotischer Personen. Auf gewöhnliche Lebensschwierigkeiten reagieren diese Patienten körperlich in ungewöhnlicher Weise. Wir haben daher die vegetativen Regulationen bei solchen Patienten durch unseren Mitarbeiter SEYFERT überprüfen lassen. Einer Gruppe von 33 Patienten mit Colitis ulcerosa wurde eine Kontrollgruppe gleicher Größe, Geschlechts-, Alters- und Konstitutionszusammensetzung gegenübergestellt. Bei allen erfolgten objektivierende Untersuchungen mittels des galvanischen Hautreflexes, des Elektrodermatogramms, des Dermographismus, der mittleren akralen Wiedererwärmungszeit, der Kreislaufregulationsprüfung nach SCHELLONG, der T-Höhe im Ekg und eine Anamnesenerhebung in bezug auf vegetative Funktionsstörungen. Es fand sich in der Colitis-Gruppe eine signifikante Häufung abnormer Reizantworten in fast allen Untersuchungen. Signifikant häufiger traten bei ihnen auch torpide Regulationen auf. Diese Störungen waren nicht altersabhängig. Auch die Dauer der Erkrankung hatte keinen Einfluß auf die Häufung abnormer Befunde, so daß diese Dysregulationen nicht sich erst infolge der Erkrankung entwickeln. Innerhalb der Gruppe der Colitiker sind aber normale Regulationen signifikant häufiger. Auf Begleitkrankheiten hat SPIEGELBERG besonders geachtet. Er fand deren viele, aber keine von allgemeingültiger Bedeutung, ähnlich SEEFELDT.

Die psychotherapeutische Entspannungsbehandlung der Colitis ulcerosa wurde vor 50 Jahren von CURTIUS in Form der Hypnosetherapie eingeführt. Auch bei uns steht die Behandlung mit Ruhehypnosen im Vordergrund, wenn sie lange fortgesetzt werden müssen, auch als Ablationshypnosen ohne Hypnotiseur; ebenso häufig wandten wir das von der Hypnose abgeleitete Autogene Training an, mit dem der Patient gleichfalls selbständig weiter üben kann. Zusätzlich mit den Patienten geführte Gespräche dienen ebenfalls seiner Beruhigung, teils im Abbau ängstlicher Vorstellungen über die Natur seiner Krankheit, teils im Hinblick auf seine soziale Anerkennung und Sicherheit. Lediglich in wissenschaftlichem Interesse haben wir meist von einer Vermengung der medikamentösen mit der Psychotherapie abgesehen; wir sind aber keineswegs grundsätzlich gegen eine Nutzung aller vorteilhaften Möglichkeiten.

Zur *Erfolgsbeurteilung* bei Colitis ulcerosa müssen sehr kritische Maßstäbe angelegt werden. Das erfordert nicht nur die äußerst ernste Prognose. Eine Erleichterung bietet die organische Objektivierbarkeit. Der Krankheitsverlauf in Schüben erschwert aber die Abschätzung der Therapiewirkung. Auch eine Placebobehandlung würde bei genügender Ausdauer meist zu einer Remission gelangen. Die Überlegenheit der Prednison- und besonders Salazosulfapyridinbehandlung gegenüber Placebo war nur statistisch zu beweisen. Träte eine Heilung ein und blieben Rezidive aus, wäre der Erfolg sofort überzeugend, aber das ist auch bei der Psychotherapie in der Regel nicht der Fall. Jedoch, nur bessere Ergebnisse, nicht theoretische Vorstellungen könnten zu einer Empfehlung der Psychotherapie berechtigen.

Bei uns wurden 287 Patienten mit Colitis ulcerosa psychotherapeutisch behandelt. Tab. 25 stellt die ersten 31 davon vor und veranschaulicht die Variationsbreite für folgende Angaben.

Die durchschnittliche Krankheitsdauer vor der Psychotherapie hatte 5 Jahre betragen. Im Durchschnitt wurden vor unserer Behandlung täglich 6 Stühle mit Blut und Schleim abgesetzt, nach der Psychotherapie durchschnittlich 2 Stühle ohne diese Beimengungen. Die stationäre Behandlung beansprucht bei uns etwa 2 Monate.

Unsere Mitarbeiterin FUCHS hat von 60 Patienten mit rezidivierendem Verlauf die Daten so lückenlos zusammenstellen können, daß der Einfluß der Psychotherapie auf die Schwere der Erkrankung zu ermessen ist an der *Arbeitsunfähigkeit* und am

Tab. 25. Unsere psychotherapeutischen Erfahrungen bei Patienten mit Colitis ulcerosa und Colica mucosa durch SCHAEFFER u. DÖRFLER

Fall	Beruf (Alter)	Krankheitsdauer in Jahren	Psychotherapie[1])	Mittlere tägliche Stuhlfrequenz[2]) vorher	nachher	Rezidive[3])	Nachbeobachtungsdauer in Jahren
Colitis ulcerosa							
1	Hauptbuchhalter (45)	0.6	HT	3 BS	1	–	4
2	Verkäuferin (23)	6	HA	4 BS	2	–	–
3	Medizinische Assistentin (18)	2	HA	8 BS	1	–	2.6
4	Hausfrau (30)	7	HA	5 BS	3	∅	3
5	Hausfrau (60)	35	HAG	7 B	1	++	5
6	Studentin (23)	3	HTG	4 BS	1 S	+++	9
7	Textilarbeiterin (23)	0.6	HAG	3 BS	1	+	7
8	desgl. (24)	3	HTG	6 BS	2	+	6
9	Hausfrau (26)	0.6	T	1 BS	1 BS	–	1
10	Studentin (25)	2.6	T	4 BS	2	+	6
11	BGL-Vorsitzender (30)	1	HAT	4 BS	1	++	9
12	Oberbuchhalter (44)	19	HT	3 BS	2 B	++	3
13	Technologe (34)	2.6	HAT	4 BS	1	+	9
14	Glasarbeiterin (46)	14	HAG	1 BS	1	++	9
15	Verkäuferin (25)	2.6	HAG	3 BS	2 BS	++	3
16	Textilarbeiterin (38)	8	HATG	4 BS	2	++	8
17	Chemiearbeiterin (42)	2	HTG	19 BS	3	++	6
18	Metallarbeiterin (21)	2	HTG	9 BS	7 BS	–	0.8
19	Schiffsoffizier (23)	1.6	TG	4 BS	1	+	6
20	Lehrer (42)	4	HTG	7 BS	1	–	0.8
21	Ingenieur (30)	3	TG	7 BS	1	+++	6
22	Schüler (16)	0.1	T	5 BS	2 S	++	5
23	Schneiderin (30)	5	TG	4 BS	2	+	7
24	Maschinenarbeiterin (33)	5	TG	9 BS	2	+	6
25	Buchhalterin (27)	4	HTG	3 BS	2	++	6
26	Kassiererin (45)	2	H	30 BS	verstorben	–	–
27	Verkäuferin (34) (Abb. 111, S. 583)	9	HTG	6 BS	4 S	++∅	3.6
28	Buchhalter (37)	3	HTG	3 BS	2	++	8
29	Hausfrau (32)	0.1	T	4 BS	1	–	1
30	Lehrerin (35)	18	HTG	4 BS	1	–	10
31	Verkäuferin (37)	0.8	HTG	9 BS	2	+	7

Tab. 25. Fortsetzung

Fall	Beruf (Alter)	Krankheitsdauer in Jahren	Psychotherapie[1])	Mittlere tägliche Stuhlfrequenz[2]) vorher	nachher	Rezidive[3])	Nachbeobachtungsdauer in Jahren
Colica mucosa							
32	Angestellter (28)	3	HTG	3	2	–	-
33	Hausfrau (32)	2	HT	9 BS	2	∅	4
34	Brigadierin (44)	14	HA	9 BS	1	+	1.5
35	Kontrolleurin (37)	10	HA	5 BS	2	+	2
36	Krankenschwester (44)	2	HTG	3 S	1	–	10
37	Hausfrau (45)	2	HA	2	2	–	3
38	Fahrstuhlführer (48)	1	HA	4 S	3 S	–	2.6
39	Hausfrau (30)	6	TG	3 S	3 S	+	7
40	Sekretärin (48)	1	HTG	8 S	4 S	+ +	1
41	Elektromechaniker (37)	5	TG	4 S	2 S	–	0.5

[1]) H = Hypnose, A = Ablationshypnose, T = Autogenes Training, G = Gespräche
[2]) B = Blut, S = Schleim
[3]) + = Rezidiv mit Erfolg, ∅ = ohne Erfolg psychotherapiert

Zeitabstand ausgeprägter *Rezidive* von mindestens einem Monat Dauer:

	vor	nach Psychotherapie	
Beobachtete Krankheitsjahre	243	213	Jahre
Arbeitsunfähigkeit je Jahr ∅	16	2	Tage
Abstand zum nächsten Schub ∅	1,2	4,1	Jahre

Langfristige Eintragungen über den *Medikamentenverbrauch* liegen von 55 Patienten vor. Alle waren vorher medikamentös behandelt worden.

Medikamentenverbrauch nach Psychotherapie:	keiner	40
	geringer	6
	gleich	6
	erhöht	3

Im Hinblick auf die Krankheitserscheinungen beurteilen wir das *Gesamtergebnis* als sehr gut in 55 %, wesentlich gebessert 33 %, wenig gebessert 5 % und nicht gebessert in 7 %. Verwiesen sei auch auf die Beobachtungen von CURTIUS, ENKE, GHEORGHIU, JÖRGENS u. DIECKHÖFER, SEEMANN und SCHAEFFER mit weiterer Literatur.

Der Erfolg der Psychotherapie ist am sinnfälligsten bei der chronisch-kontinuierlichen Form der Colitis ulcerosa (Abb. 108a).

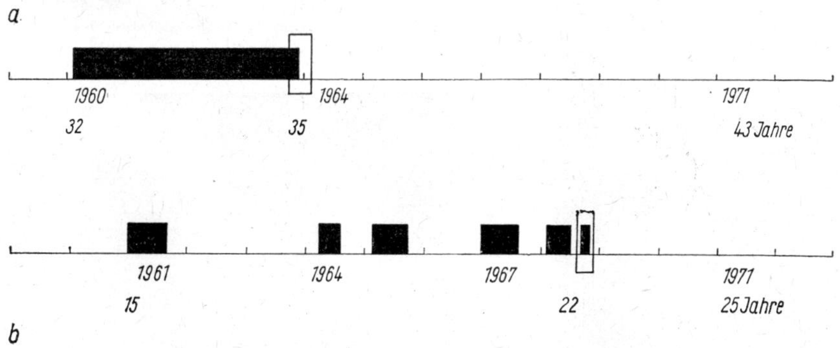

Abb. 108. Die Erfolgsbeurteilung bei Colitis ulcerosa ist einfach bei der chronisch-kontinuierlichen Form: Bei der Patientin 30 in Tab. 25 trat nach stationärer Psychotherapie 1963 eine inzwischen 10 Jahre anhaltende Remission ein (a). Bei der chronisch-rezidivierenden Form wie im Falle des Patienten G. V. (6110/68) macht die 5jährige Remission den Erfolg der stationären Psychotherapie erst wahrscheinlich (b) (nach SCHAEFFER aus unserer Klinik)

• Die 35jährige Lehrerin (in Tab. 25 Nr. 30) erkrankte mit 16 Jahren an einer Colitis ulcerosa. Diese nahm anfangs einen rezidivierenden, seit einigen Jahren aber kontinuierlichen Verlauf. Die Patientin hatte wegen der ersten Krankheitserscheinungen ihre Ausbildung für 1 Jahr unterbrechen müssen. In Abständen von 6 Jahren mußten Rezidive stationär behandelt werden. Nachdem zuletzt eine Azulfidine-Dauertherapie in mehr als 3 Jahren die häufigen blutigen Stuhlentleerungen nicht beenden konnte, erfolgte die Überweisung zur Psychotherapie. Rektoskopisch zeigten sich ausgedehnte Schleimhautvernarbungen und frische Entzündungen. Röntgenologisch dehnte sich der Prozeß bis zur Mitte des Colon transversum aus. Die Behandlung erfolgte mit Ruhehypnosen und Einführung in das Autogene Training. In 6 Wochen normalisierte sich die Stuhlfrequenz, in 10 Wochen konnte auf die Medikamente verzichtet werden, nach 12 Wochen

Behandlung erfolgte die Entlassung. In der 10jährigen Nachbeobachtungszeit blieb die Patientin erscheinungsfrei. Sie führte das Autogene Training regelmäßig durch.

Abb. 108b veranschaulicht, wieviel schwieriger die Beurteilung des Erfolges bei der chronisch-rezidivierenden Form ist. Die Schübe können auch von selbst abklingen

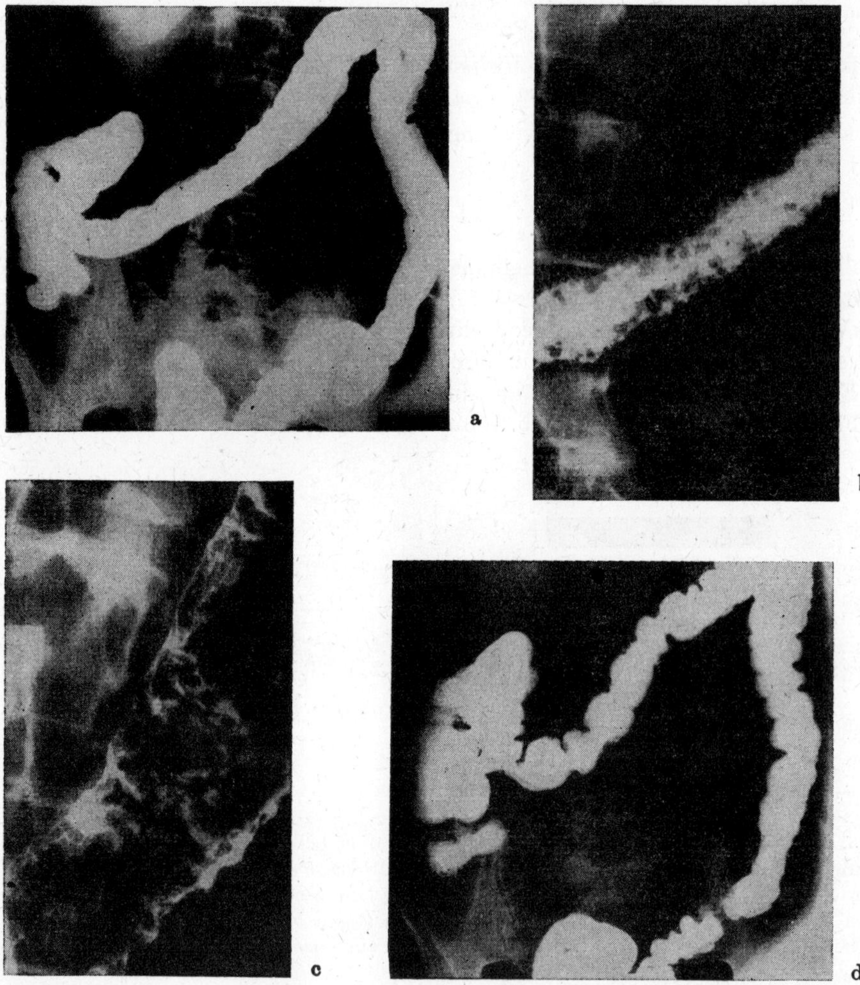

Abb. 109. Colitis ulcerosa. Röntgenbefunde zum Krankenbericht über eine 54jährige Patientin auf S. 409.
a) Vor Behandlung: Wenig haustrierter Colonrahmen. Das Deszendens zeigt einzelne Haustren in größeren, unregelmäßigen Abständen. Das Colon transversum erscheint bei der Durchleuchtung starr. b) und c) Nach der Entleerung wie auch nach Lufteinblasung zeigt sich ein ungeordnetes Schleimhautrelief mit multiplen, vereinzelt bis erbsgroßen, rundlichen Defekten (Pseudopolyposis). d) Nach Behandlung: Bessere Haustrierung im Transversum und Deszendens. Nach Entleerung und Lufteinblasung waren auch die früher beschriebenen Defekte nur noch vereinzelt nachweisbar.

und die Intervalle unterschiedlich lang sein, so daß nur sehr lange Nachbeobachtungszeiten ein einigermaßen zuverlässiges Urteil erlauben. Während im Einzelfalle das Zusammentreffen von Psychotherapie und Remission oder von Psychotherapie und verlängertem Rezidivintervall zufällig sein kann, verliert die Erklärung mit dem Zufall bei einer größeren Zahl gleichartiger Beobachtungen jede Wahrscheinlichkeit. Schließlich sei auf die Besserung der Röntgen- und histologischen Befunde verwiesen (Abb. 109 u. farbige Abb. 110 und 111 auf Tafel VI u. VII, S. 640/641).

• Die 54jährige Patientin wurde von einer Universitätsklinik mit der Auskunft überwiesen, daß eine Colektomie unumgänglich sei, falls die psychotherapeutische Behandlung keinen Erfolg haben würde. Die ersten Darmbeschwerden waren vor 7 Jahren aufgetreten, nach einer Hämorrhoidenoperation bestand $1^1/_2$ Jahre Beschwerdefreiheit. Einem kurzen Rezidiv folgte ein beschwerdefreies Intervall von 6 Jahren. Dann aber mußte die Patientin wegen blutig-schleimigen Stuhlabsonderungen, im Durchschnitt täglich 4, ein Vierteljahr stationär behandelt werden. Angewandt wurden Prednison und Chloronitrin. Bereits nach einem Vierteljahr trat ein erneutes Rezidiv ein, das wiederum klinisch behandelt werden mußte. Unter Prednison und Azulfidine trat keine Besserung ein, so daß nach einem Monat die Überweisung zur Psychotherapie erfolgte. Abb. 109a zeigt den damaligen Röntgenbefund in seiner charakteristischen und weitreichenden Ausdehnung. Die Behandlung bestand in Ruhehypnosen, der Einführung ins Autogene Training und psychagogischer Führung. Während der Exploration und in der ersten Behandlungszeit fiel die Patientin durch ein betont jungmädchenhaftes, ins Alberne gehendes Verhalten auf, was in deutlichem Kontrast zu ihrem Alter stand. Sie erwies sich als wenig durchsetzungsfähig, übergewissenhaft, weich und anlehnungsbedürftig. Sie war leicht gekränkt, legte jedes Wort auf die Goldwaage, bezog alles auf sich und fühlte sich oft benachteiligt oder zurückgesetzt. Sie verneinte hartnäckig irgendwelche Sorgen oder Konflikte. In Wirklichkeit ergab sich dann folgendes. Als jüngste von 7 Geschwistern war sie zu Hause das verwöhnte Nesthäkchen. Mit 7 Jahren verlor sie ihre Mutter und damit deren Zuwendung. Ihr Gefühlsleben wurde dann von schulischem Ehrgeiz bestimmt. Auch im späteren Leben wollte sie immer glänzen. Darum habe sie sich alle Jahre hindurch abgehetzt. Zu Hause hätte immer alles blitzen müssen, keine Arbeit durfte liegenbleiben, andernfalls hätte sie sich selbst nicht wohlgefühlt. Früher habe der Vater alles beherrscht, sei „Gott im Hause" gewesen. Er hätte der Patientin auch die Eheschließung wegen des Konfessionsunterschiedes mit dem Mann verleiden wollen. In diesem Sinne habe es dann auch in der Ehe häufig Spannungen gegeben, die ihr viel Kummer bereitet hätten. Im übrigen verstand sie sich mit ihrem Mann sehr gut. Lediglich ihr Zärtlichkeitsbedürfnis sei durch den als „rauh, aber herzlich" bezeichneten Ehemann, der keinen Sinn dafür hatte, nicht zufriedengestellt worden. Besonderen Kummer machte es ihr, daß ihr Lieblingssohn jetzt in Westdeutschland lebte. Die Verlebendigung dieser Probleme hatte einen deutlichen Einfluß auf ihre Darmsymptomatik. Die Patientin lernte, den Zusammenhang zwischen ihren Konflikten und Krankheitserscheinungen zu erkennen. Mit zunehmender psychischer Stabilisierung traten diese Darmreaktionen immer seltener auf. Nach einer 4 Monate währenden psychotherapeutischen Führung wirkte die Patientin altersgemäßer, ruhiger und sicherer. Bei einer Nachuntersuchung nach einem Vierteljahr bestanden klinisch und subjektiv keine Krankheitszeichen, und auch das psychische Verhalten war ausgewogen. Die Röntgenkontrolle zeigt Abb. 109d. In einer 4jährigen Nachbeobachtungszeit traten keine Rezidive auf. Beim Tod des Ehemannes kam es vorübergehend zu durchfälligen Stühlen ohne pathologische Beimengungen. Anschließend bestand wieder eine völlig normale Darmfunktion.

• Eine 29jährige Patientin mußte wegen fortschreitender Colitis ulcerosa der chirurgischen Colektomie zugeführt werden. Sie hatte sich in ihrem Betriebe in einen verheirateten Mann verliebt, der ihr Hoffnungen machte, sie aber dann doch sitzenließ. Sie heiratete daraufhin einen anderen und erfuhr im Wochenbett, daß ihr Erstgeliebter sich hatte scheiden lassen. Seit diesem Zeitpunkt hatte sie ihre Colitis ulcerosa. Die Erkrankung schritt in wenigen Jahren verhältnismäßig rasch fort und war weder medikamentös noch psychotherapeutisch aufzuhalten. Die

Partnerproblematik, die bei Krankheitsbeginn aktuell war, bestand in betonter Form dadurch fort, daß ihr Ehemann in einer wenig kontaktwarmen Beziehung zu ihr stand. Dies verfolgte sie bis in die Träume. Einen solchen Traum hat sie zeichnerisch wiedergegeben (Abb. 43, S. 152). Ein halbes Jahr nach Anfertigung dieses Bildes mußte sie sich der Colektomie unterziehen.

Galle, Leber und Pankreas

Galle und Ärger werden vom Volksmund in einen engen Zusammenhang gebracht. 20 Versuchspersonen gab WITTKOWER nach Einlegen einer Duodenalsonde in Hypnose Suggestionen der Gefühlsqualitäten Freude, Trauer, Angst und Ärger. Der Gallenfluß nahm unter den ersten drei Affekten zu, unter Ärger dagegen ab. Der Autor vermutet, daß die verminderte Absonderung durch einen Spasmus der Gallenwege entsteht. Er diskutierte, daß vielleicht ein solcher Spasmus auch bei manchen Gallensteinkoliken und möglicherweise auch bei einem Verschlußikterus beteiligt sein könne. Es fiel ihm ferner auf, daß die unter freudigen Suggestionen produzierte Galle farblich in stärkerem Maße gelb war. LANGHEINRICH und HEYER stellten in Hypnoseversuchen fest, daß unter der Suggestion von Speisedarreichungen der Magen- und Duodenalsaft reichlicher wurde und in seiner fermentativen Zusammensetzung mit der Art der Speisen wechselte. So wurde auf die Suggestion besonders fetthaltiger Nahrung im Duodenum mehr Galle und Trypsin abgesondert als auf die Suggestion einer dargebotenen Fleischbrühe.

Bei der Diskussion der Affektspezifität psychogener Körperfunktionsstörungen berichteten wir bereits auf S. 117 von den Selbstbeobachtungen eines Ordinarius. Er hatte pectanginöse Beschwerden wiederholt bei Gefährdung seiner Existenz erlebt, *Gallenanfälle* aber nur bei anderen Anlässen, nämlich als sich Scherereien daraus ergaben, daß ein Bahnschaffner irrtümlich die Rückfahrkarte gelocht hatte; als bei einem Wochenendausflug zum Ferienort das dort ständig gemietete Zimmer kurzfristig an einen anderen vermietet vorgefunden wurde und als ein ärgerlicher Brief vom Hauswirt ihn erreichte.

• Eine 37jährige Verkäuferin, deren Mann vermißt war und die mit 2 Kindern nach dem Kriege in einer schlecht beheizbaren Notwohnung untergebracht worden war, bekam Gallenkoliken, als sie sich dadurch beruflich zurückgedrängt sah, daß junge Mädchen durch „Freundschaften" in verantwortlichere Positionen eingesetzt wurden.

• Ein 39jähriger kaufmännischer Angestellter erhielt vor einem halben Jahr Kenntnis davon, daß seine Frau seit über drei Jahren ein Verhältnis zu einem anderen Mann unterhielt. Seitdem hatte er seine geklagten Schmerzen unter dem rechten Rippenbogen, besonders bei Aufregungen, zu denen seine Scheidungsabsichten reichlich Gelegenheit gaben.

Dyskinesien der Gallenwege können auch nach Cholezystektomie aus emotioneller Alteration auftreten. Die allgemeine vegetative Erregung dürfte sich hierbei wohl an einem locus majoris irritabilitatis gesteigert auswirken.

• Eine 53jährige Hausfrau klagte über krampfartige Schmerzen in der Gallengegend. Bemerkenswerterweise traten diese besonders am Abend auf und hielten dann oft die ganze Nacht über an. Wegen eines Verschlußikterus und einer anschließenden Cholezystektomie war die Patientin vor

$2^1/_2$ Jahren stationär behandelt worden. Anschließend war sie beschwerdefrei. Als sie später von einer Untreue des Ehemannes in der Zeit ihres Krankenhausaufenthaltes erfuhr, traten erstmals die jetzt geschilderten Beschwerden auf. Sie steigerten sich abends, wenn der Mann von der Arbeit nach Hause kam und dann in der ersten Zeit eheliche Auseinandersetzungen sich wiederholten, später aber auch ohne diese.

Cholelithiasis als Folge einer Ursachenkombination, in der auch Gallenspasmen und deren psychische Auslösung mitspielen, nahmen mehrere Autoren an (v. BERGMANN, WESTPHAL und RÖSSLE). VON BERGMANN hielt die Betrachtung der Gallenstauung, Gallenentzündung und Gallensteinbildung als unterschiedliche Gallenerkrankungen für ein Kunstprodukt und bildete den zusammenfassenden Begriff „Cholezystopathie". Obwohl Gallenblasenhydrops ohne Steinbeteiligung, allein auf spastischer Grundlage operativ gesichert vorkommt, ist die Beteiligung psychischer Faktoren hierbei oder bei der Gallensteinbildung recht problematisch. QUARTI, RENAUD und CHATELIN schilderten 24 Patienten mit „psychosomatischen Gallenwegsdyskinesien", in deren Folge Gallensteine sich ausgebildet haben sollen. Die Unsicherheit betrifft aber nicht nur die psychotherapeutische Literatur. BOLCK schreibt: „Aus dem fast unübersehbaren Schrifttum geht hervor, daß das Rätsel der Entstehung der Gallensteine bis heute nicht endgültig gelöst ist und daß sich aus der Vielzahl der Untersuchungen drei pathogenetische Gesichtspunkte herausgeschält haben: die Gallenstauung, die Dyscholie und die Entzündung."

Bei 121 Gallensteinträgern stellte BECK nur in einem Viertel der Fälle das Fehlen psychischer Momente unter den Auslösungsmodi der 1. Kolik fest. Bei einem weiteren Viertel spielten psychische Belastungen eine Rolle, ohne daß dies durch eine neurotische Persönlichkeitsentwicklung begründet war. Bei der Hälfte jedoch entsprang der sich immer wiederholende Ärger einer Fehlangepaßtheit des Patienten selbst. In solchen Fällen hält er die operative Entfernung der Gallenblase natürlich noch nicht für die Lösung des eigentlichen Konfliktes, und er verweist in diesem Zusammenhang auf die beträchtliche Zahl von Patienten, welche nach einer Cholezystektomie weiter an Dyskinesien der Gallenwege oder anderen Symptomen leiden.

Icterus ex emotione wurde von v. BERGMANN auf einen Spasmus des Sphinkter Oddi zurückgeführt. Bei Tierexperimenten kommt es nach Unterbindung des Ductus choledochus erst nach 20 Stunden zu einem Ikterus. Icterus ex emotione wird in ähnlichem zeitlichem Abstand nach einem erregenden Erlebnis beobachtet, es wurden jedoch auch einzelne Fälle beschrieben, bei denen der Ikterus sich in wenigen Stunden oder sogar unmittelbar in der Affektreaktion ausbildete.

Bei Leberschädigung kommt es zu einer raschen Erhöhung des Blutbilirubinspiegels ex emotione. Es sind Beobachtungen eines plötzlich auftretenden Ikterus mitgeteilt worden, so bei einem Manne während des Duells (TRERICHS) oder bei einem Mädchen, nachdem es auf ein erschreckendes Telegramm mit einer Ohnmacht reagiert hatte (UMBER). Ähnliche Beobachtungen hat HAGEDORN zusammengestellt.

Im Experiment wurde das Verhalten des Bilirubinspiegels im Serum nach Angstsuggestionen in Hypnose an 12 Versuchspersonen von KLEINSORGE untersucht. Bei 3 Personen, die eine Hepatitis überstanden hatten, jetzt aber keine klinisch manifeste Leberschädigung mehr aufwiesen, stieg der Bilirubinspiegel bis zu 60% an. Bei den 9 anderen Versuchspersonen, die keine Lebererkrankung durchgemacht hatten, veränderte sich der Bilirubingehalt nicht.

Im Zusammenhang mit psychisch ausgelösten Gallenkoliken sind vereinzelt auch *Pankreasaffektionen* bis hin zur akuten Pankreasnekrose beschrieben und operativ bestätigt worden. Sie werden aber auch in diesem Falle nicht Gegenstand der Psychotherapie.

Nieren und Harnwege

Nierenfunktion

Tierexperimentell führt starke Erregung teilweise zu verstärkter, teilweise zu verminderter Harnabsonderung. Die Verminderung tritt vor allem bei Schreckreizen, Schmerzreizen und Wuterregung ein. Polyurien in erregenden Situationen sind beim Menschen hinreichend bekannt. Der Abfall des spezifischen Gewichtes beweist, daß es sich hierbei nicht um eine provozierte Blasenentleerung handelt, sondern daß die Niere vermehrte Flüssigkeitsmengen absondert. Eine Verminderung der Urinmenge unter psychischer Belastung ist beim Menschen selten beschrieben worden, wurde aber vereinzelt doch beobachtet.

Seit 50 Jahren ist bekannt, daß durch hypnotische Trink- und Durstsuggestionen eine reichliche Ausscheidung von Urin mit niedrigem spezifischem Gewicht bzw. geringe Ausscheidung eines hochgestellten Urins erzielt wird. Bei wirklichem Trinken einer beträchtlichen Flüssigkeitsmenge und entgegengesetzten Suggestionen kam eine Verminderung der Harnausscheidung zur Beobachtung. Es genügt schon die Unterhaltung über das Trinken eines Maß Bier o.ä., um in wenigen Sekunden die Nierenausscheidung zu steigern, wie ROOKE unter Anwendung eines Ureterenkatheters beobachten konnte. Untersuchungen mit modernerer Methodik führte BOLLAND in unserer Klinik durch. Er erfaßte nicht nur die Harnmenge unter Trink- und Durstsuggestionen (Abb. 112), sondern bestimmte die effektive Nierendurchblutung

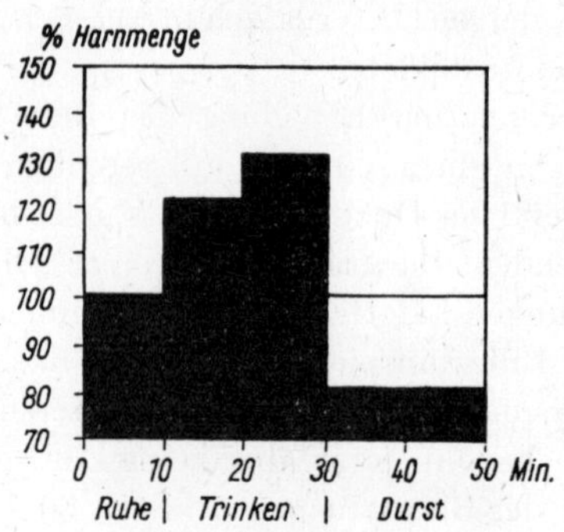

Abb. 112. Änderung der Harnmenge unter Trink- und Durstsuggestionen in Hypnose. Harngewinnung mittels Blasenkatheter.

mittels der PAH-Clearance, die Glomerulumfiltration mittels der endogenen Kreatinin-Clearance, die tubuläre Rückresorption durch gleichzeitige Messung der Harnmenge, und er kontrollierte die Natriumausscheidung. Dabei ergab sich, daß die Nierendurchblutung während der Trinksuggestionen auf über 160% anstieg, aber auch während der Durstsuggestionen gering erhöht war. Auch die Glomerulumfiltration erhöhte sich während der Trinksuggestionen, und zwar auf etwa 140%. Sie hielt sich während der Durstsuggestionen etwa in Höhe des Ruhewertes. Die starke Abnahme der Harnmenge während der Durstsuggestionen kommt also durch Steigerung der tubulären Rückresorption zustande. Die Natriumausscheidung stieg in ähnlicher Weise wie die Harnmenge an, blieb aber während der Durstsuggestionen in Höhe des Ruhewertes.

Die gleiche Versuchsanordnung in Verbindung mit einer großen Kreislaufanalyse benutzten Kleinsorge, Földi, Bolland und Wittig in unserer Klinik zur Prüfung, welche Auswirkungen eine nur suggerierte große körperliche Anstrengung hat. Es ist nämlich von vielen Untersuchungen her bekannt, daß bei wirklichen körperlichen Anstrengungen die Nierendurchblutung und die Glomerulumfiltration absinkt, aber nicht in gleichem Maße, so daß die Filtrationsfraktion (d.h. der Quotient aus Glomerulumfiltrat und Nierenplasmadurchströmung) ansteigt. Es zeigte sich an 8 Versuchspersonen, daß die suggerierte Körperanstrengung zu den gleichen Änderungen der Nierenfunktion führt wie die wirkliche.

Bei Anwendung der *künstlichen Niere* ergeben sich bekanntlich psychodiagnostische und psychotherapeutische Probleme. Die dafür ausgelesenen Patienten müssen besonders einsichtig und kooperativ sein. Erfahrungsgemäß bedürfen sie aber nicht selten auch dann noch im Verlaufe der chronischen Behandlung psychischer Hilfen.

Nierenkoliken

Psychisch ausgelöste Nierenkoliken knüpfen in der Regel an früher einmal aus organischen Gründen bestehende Schmerzzustände an. Es ist selten, daß ohne eine solche Anamnese einseitige Koliken in typischer Schmerzausbreitung aus emotioneller Veranlassung auftreten.

- Eine 35jährige Hausfrau klagt über seit 2 Jahren rezidivierende Nierenkoliken rechts, immer wieder in zeitlichem Zusammenhang mit Eheschwierigkeiten durch die Schwiegereltern. Verbunden mit einem klinisch völlig normalen Befund veranlaßte dieser Hinweis in der Anamnese die Überweisung zu einer evtl. Psychotherapie. Die biographische Anamnese ergab, daß die Patientin erstmals im Alter von 18 Jahren im Zusammenhang mit einem febrilen Abort und einer aszendierenden Cystopyelitis typische Nierenkoliken erlebt hat. Sie hatte damals Auseinandersetzungen mit ihren Eltern. Inzwischen war längst alles abgeheilt, die Patientin hatte sich verheiratet und zwei Kinder, da treten nach 17 Jahren Abstand wieder gleichartige Koliken auf, diesmal beim Eintritt von Auseinandersetzungen mit den Schwiegereltern.
- Eine 18jährige Hausangestellte war in einem auswärtigen Krankenhaus bereits seit 2 Monaten wegen Nierenkoliken in stationärer Behandlung gewesen. Es war gelungen, einige kleine Oxalatsteine abzutreiben. Die Mikrohämaturie wich einem normalen Urinbefund. Trotzdem traten die Kolikanfälle unvermindert heftig auf. Es war mehrfach gelungen, diese durch NaCl-Spritzen zu

kupieren. Die zu uns überwiesene Patientin äußerte Selbstmordabsichten, da sie mit den Schmerzen nicht weiterleben wolle. Sie klagte über allgemeines Schwächegefühl. An Heilung glaube sie nun nicht mehr, es sei ihr schon alles egal. Im Stehen knickte sie sofort zusammen, nur an den Wänden sich haltend vermochte sie, sich fortzubewegen. Alle Versuche eines weitergehenden gesprächsweisen Kontaktes scheiterten an der demonstrierten Unfähigkeit zu allem. Es war nicht schwierig, eine Hypnose einzuleiten, und in dieser konnte ich die Patientin frei gehen lassen, ja veranlassen, auf Stühle zu klettern und herabzuspringen. Nach unmerklicher Auflösung der Hypnose konnte die Patientin dann ohne Halt gehen, es blieb nur eine unverändert wehleidige Stimmungslage. Erst mit einem unverhofften Kaltwasserguß gelang es, diese flaue Stimmung zu durchbrechen und in einen emotionellen Kontakt zu der Patientin zu kommen. Als sie im Bett wieder warm wurde, fand sie auf dem Nachttisch Eugen Roths „Wunderdoktor". Die größere Aufgeschlossenheit der Patientin zeigte sich nun schon darin, daß sie überhaupt nach dem Buch griff. Als sie es las, konnte sie sich des Lachens nicht enthalten. Weil sie dann aber noch eine gewisse Langsamkeit in ihren Bewegungen an den Tag legte, veranstalteten wir aus dem Stegreif heraus mit ihr ein Fangballspiel mit dem Kopfkissen. Es gelang, die Geltungsfreude im Spiel so weit zu aktivieren, daß die Patientin in immer schwierigeren Fangaufgaben volle Wendigkeit und Schnelligkeit entwickelte und diese dann auch nachher nicht wieder verlor. – Wir führen dieses Beispiel natürlich nicht als ein verallgemeinerungsfähiges Behandlungsverfahren an. Da würde es mehr Schaden als Nutzen stiften. Das Vorgehen war vielmehr hier ganz individuell angemessen und in seinen Wirkungen sorgfältig abgeschätzt.

Blasenfunktionsstörungen

Inkontinenz kann aus emotionellem Anlaß auftreten, wenn, wie allbekannt, sich jemand vor Angst oder vor Lachen benäßt. Der Arzt wird hiermit nicht befaßt, wohl aber bei der emotionell unterhaltenen

Pollakisurie. Ihren Ausgang nimmt diese Störung meist von einer Cystitis. Es gibt Personen, denen der häufige Harndrang bei dieser Erkrankung in ihrer Berufsausübung recht peinigend wird. Dazu gehören Straßenbahnführer, Pfarrer, Verkehrspolizisten, manche Kioskverkäufer usw. Die Angst vor dem Harndrang kann sich mit diesem so stark verbinden und nach dem völligen Abklingen der Cystitis weiter vorhanden sein, daß eine andere Krankheit daraus entsteht, die Pollakisurie aus Erwartungsfurcht. Wenn eine gewisse Disposition der Persönlichkeit des Patienten dem entgegenkommt, können sich sehr quälende Zustände entwickeln. Eine Lehrerin schilderte, daß sie sogar vor der Schulklasse, hinter dem Katheder eine Vase als Nachtgeschirr an sich reißen mußte.

Reizblase wird das sich ebenfalls in der Regel aus einer Cystitis entwickelnde Bild genannt, bei dem häufiger Harndrang, oft tenesmenförmig, sich meist mit Brennen beim Wasserlassen verbindet, ohne daß ein pathologischer Harnbefund, eine reflexerregende Erkrankung der Nachbarorgane oder eine Erkrankung des zentralen Nervensystems besteht. Manche Autoren geben an, daß ein Viertel der Frauen mit zystitischen Beschwerden an keiner Entzündung, sondern an solch einer Reizblase leidet. Vielerlei Reize, besonders Kälte, aber auch psychische Anlässe, lösen den Beschwerdekomplex aus. Daß es sich um einen bedingt-reflektorischen Vorgang handelt, wird z. B. an einem bei uns beobachteten Fall sinnfällig, wo nicht nur Kälte, sondern auch das Tragen dicker Kleidung als Signalreiz auslösend wirkte und ebenso an die Entstehung der inzwischen lange abgeheilten Cystitis erinnerte.

Ischurie, d. h. Unfähigkeit zur Blasenentleerung, kann auch als Teilsymptom bei einer Reizblase auftreten. Sie kann aber auch unabhängig davon bestehen.

• Die nicht seltene Verbindung einer sexuellen mit einer Blasenstörung zeigte sich beispielsweise bei einer 24jährigen Patientin mit Ischurie, die bei uns von WICHT behandelt wurde. Sie konnte seit 2 Jahren nicht mehr spontan Wasser lassen und war seither täglich katheterisiert worden. Die biographische Anamnese ergab, daß sie als Kind wegen einer Kinderlähmung jahrelang im Krankenhaus war. Dort lernte sie beim gemeinsamen Töpfen von anderen die Masturbation beim Wasserlassen. Später blieb bei ihr der Orgasmus während Ipsismus und Koitus mit Blasenentleerung verknüpft. Nach 2 Aborten und einem unehelichen Kind entwickelte sie eine massive Konzeptionsfurcht. Nach dem Abort des 4. Kindes stellte sich zusammen mit einer heftigen Abneigung gegen sexuelle Erregungen die Miktionssperre ein, welche seit 2 Jahren vergeblich mit Medikamenten behandelt worden war. In Kenntnis dieser Zusammenhänge konnte nun psychotherapeutisch die volle Funktionstüchtigkeit und Beherrschung der Blase wieder erreicht werden. Eine weitere Enttäuschung durch einen Sexualpartner brachte ein Rezidiv, das mit einiger Mühe ebenfalls wieder behoben werden konnte.

Es soll nicht unerwähnt bleiben, daß manche Frauen mit vorgeblichen Blasenbeschwerden, Pruritus der Pubes o. ä. von Arzt zu Arzt gehen, nicht um geheilt zu werden, sondern um sich untersuchen zu lassen. Diese Tendenz ist weder durch Medikamente noch durch Nichtstun, sondern nur durch eine Klärung und Behebung der schweren Kontaktstörung solcher bedauernswerter Frauen zu behandeln.

Enuresis

Während die Tiere zahlreicher Arten aufgrund instinktiven Verhaltens nicht ihren eigenen Bau bzw. ihr eigenes Nest beschmutzen, fehlt ein entsprechendes Verhalten bei nomadisierenden Anthropoiden, deren verlassene, nur einmal benutzte Schlafstellen Zeichen des Einnässens und Einkotens bieten. Die normale Beherrschung dieser Funktionen beim Menschen ist ein Erziehungs- bzw. Lernergebnis. Es basiert auf der Gewöhnung zur Blasenentleerung vor dem Schlafengehen und vor allem auf dem Erlernen des Erwachens bei einem gewissen Füllungsmaß der Blase. Dies vollzieht sich so, daß zunächst die Mutter lernt, wann die Blase des Kindes sich im Schlaf entleert. Sie paßt es dann zeitlich so ab, daß sie ihr Kind vorher aufnimmt und zur willkürlichen Blasenentleerung anhält. Dieser Zusammenhang zwischen Blasenfüllung, Aufheben und Aufwachen wiederholt sich einige hundert Male, bis es das Kind gelernt hat, auf den interozeptiven Reiz der gefüllten Blase bedingtreflektorisch selbst aufzuwachen. Das geschieht dann ohne den unbedingten Reiz, das Aufheben. Die Schnelligkeit und Zuverlässigkeit des Lernprozesses ist abhängig von der Regelmäßigkeit des vorhergehenden Verfahrens. Nach unserer Erfahrung wie auch der anderer stammen Enuretiker zu einem hohen Prozentsatz, nicht alle, aus einem gestörten häuslichen Milieu. Ein nur labiler Erfolg wird, wie alles Erlernte, besonders durch emotionelle Aufregung gestört. Einige Beispiele zur Veranschaulichung:

- 21jähriger Bankkaufmann. Nach kurzer Reinlichkeitsphase als 2jähriger gefährliche Verbrühung der unteren Körperhälfte. Das während der Behandlung ungenutzte Aufwachen zur Blasenentleerung wurde unzuverlässig. Anschließend war der Patient bei Kriegsende viel unterwegs, Schlafzeiten unregelmäßig, Notunterkünfte. Es tritt immer wieder einmal Bettnässen auf.
- 21jährige Weberin. Hat schon als Kind nach Aufregungen eingenäßt. Später mit einer gewissen Periodizität prämenstruell, da die Patientin in dieser Phase sich leicht erregt und reizbar ist. Zur Zeit Häufung des Einnässens, weil ein verheirateter Freund sich nicht entscheiden kann, ob er zur eigenen Frau zurückkehrt oder die Patientin heiratet.
- 20jähriger Elektriker. Bettnässen seit Kindheit, etwa alle 3 Wochen. Zur Zeit verstärkt in der Situation eines Arbeitsstellenwechsels.
- 18jährige Maurerin. Leicht debil. Nie ganz trocken gewesen. Bettnässen besonders nach Aufregung, schwerer Arbeit und Kälte. Aufgewachsen in Baracken unter häufigen Auseinandersetzungen zwischen den Eltern. Anlaß zur jetzigen Behandlung ist das Aufbegehren im Lehrlingsheim gegen die Enuresis der Patientin.
- 17jährige Studentin. Unstete Kindheit wegen eigener Lungentuberkulose, Tod der Mutter, liebloser Pflegestelle, Beckenfraktur. Seit Kindheit nie zuverlässig trocken gewesen.
- 17jährige Feinoptikerin in Ausbildung. Seit Kindheit Einnässen bei Aufregungen. Viel Streit zwischen den Eltern. Wurde selbst geschlagen, wenn sie eingenäßt hatte, obwohl sie zuvor vergeblich gerufen hatte. Vater warf sie zum Beispiel auch in Badeanstalt ins tiefe Wasser, obgleich sie nicht schwimmen konnte. Scheidung und Wiederverheiratung der Eltern, aber Mutter und Kinder in ständiger Angst vor dem rohen Verhalten des Vaters. Gegenwärtig Verstärkung der Enuresis, weil die Patientin Angst vor einer Prüfung hat oder genauer vor den väterlichen Vorwürfen. Sie wollte deshalb schon die Lehre abbrechen.
- 16jährige Schülerin. War nie zuverlässig trocken gewesen. Besonders vor Klassenarbeiten in der Schule Einnässen.
- 15jähriger Betonbaulehrling. Im Kriege geboren und als Kind viel sich selbst überlassen, da Vater im Felde bzw. in Gefangenschaft und Mutter durch Arbeit auf dem Lande Lebensmittel beschaffte. Nach vorübergehender Sauberkeit seither wieder Bettnässer. Angst und Unsicherheit vor dem Leben. Berichtet weinend, daß er nach Beendigung der Lehre von zu Hause weg müsse. Das Einnässen tritt bei bedrohlichen Träumen ein.
- 15jähriger Schüler. Mutter hat sich wenig um die Kinder gekümmert. Eltern wurden geschieden. Patient war später wechselnd bei der Stiefmutter oder Mutter. Wurde von beiden Seiten gegen die andere beeinflußt. Sehr sensibel, weint leicht. Ist nie zuverlässig trocken geworden. Ein Zwillingsbruder aber, der ähnlich aufgewachsen, aber nicht so weich veranlagt ist, wurde dagegen sauber.
- 15jähriger Lehrling. Als Kleinkind wegen wiederholter Erkältung im Luftschutzkeller wiederholt Cystitiden. Nie stabil trocken gewesen. In kalten Baracken (Lehrlingsheim) jetzt etwa 2mal wöchentlich Einnässen, in der warmen Elternwohnung nur einmal monatlich, besonders nach Bierabenden.
- 15jähriger Schüler. Nie zuverlässig trocken gewesen. Eltern geschieden. Mutter prostituiert sich.
- 15jähriger Schüler. Nie richtig trocken gewesen. Uneheliches Kind, Mutter prostituiert sich.
- 12jähriger Schüler. Mit $1^1/_2$ Jahren sauber gewesen. Unter zunehmendem Ehezerwürfnis der Eltern mit 4 Jahren wieder Bettnässer. Scheidung der Eltern. Nach Wiederverheiratung des Vaters soll jetzt der jüngere Bruder, an dem der Patient sehr hängt, dem Vater übergeben werden. Seither Verstärkung des Einnässens.

Eine medikamentöse Behandlung zur Dämpfung des Sympathiko- oder Vagotonus mit Spasmolytika, Sedativa oder sogenannten nervenstärkenden Mitteln ist wenig sinnvoll. Die Behebung eines aktuellen Konfliktes bringt, wie aus den Beispielen leicht abzuleiten ist, meist nur vorübergehenden Erfolg. Die Behandlung psychischer Fehlanpassungen, die zu emotionellen Erregungen disponiert, kann in entsprechenden Fällen nachhaltiger, aber meist auch nicht ausreichend helfen.

Für das reflektorische Erwachen bei voller Blase muß eine entsprechende nervale Verknüpfung in fester Form hergestellt werden. Bewährt hat sich uns dazu ein Apparat, der im letzten Augenblick, d.h. mit Anfang der Blasenentleerung den Patienten sofort weckt. Das in unserer Klinik von BAUER und SCHRAMM konstruierte Gerät arbeitet nach folgendem Prinzip. Ein Stromkreis ist unterbrochen durch ein dünnes Tuch, welches 2 Drahtnetze voneinander trennt. Bereits 1 Tropfen leitfähiger Flüssigkeit (Urin) schließt den Stromkreis. Ein Feinstrelais spricht auf diesen Niederspannungsstrom an und schließt einen 2. Stromkreis, durch den eine Klingel oder ein elektrischer Schlag ausgelöst wird. Abb. 113 zeigt das Weckgerät und die als Vorlage für den Patienten gestalteten Drahtnetzelektroden in einem dünnen Leinenüberzug. Die Anlage muß bis zum Verschwinden des Einnässens mehrfach in Tätigkeit treten. Die Dauer der Behandlung hängt also von der Häufigkeit des Einnässens ab. Der Patient kann tagsüber seiner Beschäftigung nachgehen, er schläft nur während der Behandlungszeit in der Klinik.

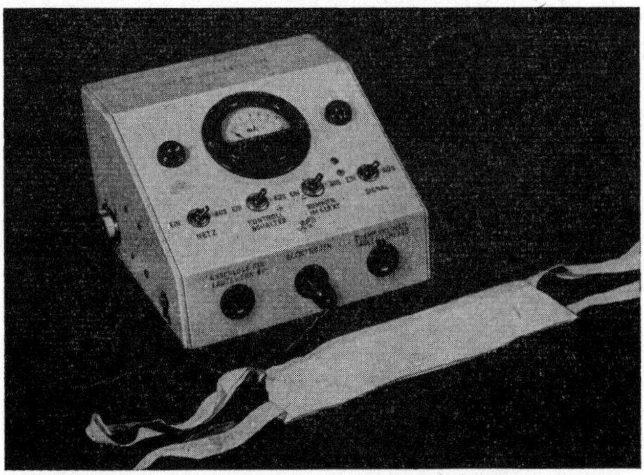

Abb. 113. Elektrisches Weckgerät für Bettnässer (Eigenbau der Medizinischen Universitäts-Poliklinik Jena)

Einfacher ist beim Erwachsenen die Hypnosebehandlung. Sie nutzt die bestehenden nervalen Verbindungen zwischen Blasenfüllung und Vorstellung der Blasenfüllung einerseits und zwischen Aufwachen und Vorstellung des Aufwachens andererseits. In der Hypnose wird die Vorstellung der Blasenfüllung mit der Vorstellung des Aufwachens intensiv verknüpft. Die Hypnose ist in besonderer Weise dazu geeignet, die Wirksamkeit von Vorstellungen im Schlafzustand herbeizuführen. Die drei beschriebenen Wege zur nervalen Verknüpfung von Blasenfüllung und Erwachen seien noch einmal in schematischer Kürze dargestellt:

a) Mutter: Blasenfüllung – (Aufheben) – Erwachen
b) Elektrisches Wecken: Blasenfüllung – (Stromschlag) – Erwachen
c) Hypnosebehandlung:

Vorstellung der Blasenfüllung — Vorstellung des Erwachens
| |
Blasenfüllung Erwachen

Geschlechtsorgane

Allgemeines

Die Sexualorgane sind in ihrer Funktion schon normalerweise stark von psychischen Einflüssen abhängig. Störende Einwirkungen dieser Art vermögen sie vollständig funktionsunfähig zu machen. Derartige Erkrankungen (Impotenz, Ejaculatio praecox, Frigidität, Vaginismus) gehören zu den häufigsten psychogenen Erkrankungen überhaupt (Aresin, Bostandjiew, Bilikiewicz, Bartos, Fornádi, Frater, Godlewski, Hynie, Imielinski, Traikoff). Unmittelbarer Anlaß zur Behandlung wird nur die Impotenz in größerer Zahl. Die Frigidität dagegen wird meist erst als die Ursache anderer Krankheitserscheinungen erkannt, wie Vaginismus, Dysmenorrhoe, Regeltempostörungen, Obstipation, Colitis, Ischurie, Pollakisurie oder einer mehr diffusen Symptomatik. Eine andere Hauptquelle psychogener Störungen ist die Onanie bzw. die Furcht vor Onaniefolgen. Dabei wird sich zeigen, wie Affektreaktionen, Fixierungen und Suggestivwirkungen, unter Umständen auf dem Boden psychischer Fehlentwicklungen oder Fehlveranlagungen, abgeklärt und unterschiedlich behandelt werden müssen. Die Psychogenese und -therapie der sexuellen Perversionen haben wir, als außerhalb unseres Arbeitsgebietes liegend, hier nicht behandelt. Eine wichtige Rolle spielen in unserem Krankengut dagegen hyposexuelle und hypersexuelle Veranlagungen. Eine ausführliche Erörterung dieser psychotherapeutisch unbeeinflußbaren, konstitutionellen Extremvarianten erschien uns unnötig. Auf die ebenfalls häufige Luophobie und ihre psychologischen Hintergründe gehen wir in anderem Zusammenhang ein (S. 572). Ergänzend verwiesen sei an dieser Stelle auf das Kapitel „Endokrinium“ und dort auf die psychogene Sterilität (S. 548)!

Impotenz

Die Schwellkörper des Penis sind ein Kreislaufabschnitt. Die stark kalibrierte Arteria pudendalis interna geht als A. penis profunda direkt in die Corpora cavernosa über ohne Zwischenschaltung von Kapillaren. Der Innendruck im erigierten Zustande dürfte von dem an der A. brachialis gemessenen Blutdruck nicht wesentlich verschieden sein. Die Höhe des Blutdrucks ist für eine Prallfüllung des Gliedes immer ausreichend. Entscheidend ist die spezielle Vasomotorik, im weiteren Zusammenhang: die autonome Innervation und das neuro-humorale Vegetativum insgesamt, durch das der Erektionsvorgang aufs engste mit psychischen Vorgängen verknüpft wird. Störungen können aus allen diesen Bereichen einbrechen. Die Beeinflußbarkeit der Vasomotorik über das neurale Segment von den Headschen Hautzonen aus (hier „erogene Zonen“ genannt) ist bekannt; Kältereize wirken durchblutungsmindernd. Die nervalen Verbindungen über das Erektionszentrum des Sakralmarks bis hin zum Dienzephalon und die schädigenden organischen Erkrankungen des Nervensystems bedürfen an dieser Stelle ebensowenig einer ausführlichen Darlegung wie das kombinierte Auftreten der Impotenz mit hormonellen und anderen zentralen Regulationsstörungen (Hyperthyreose, Diabetes, Fettsucht usw.). Die weitaus häufigste Quelle der Potenzstörung ist der psychische Bereich; denn hier stehen die erektionsfördernden Affizierungen in freier Kommunikation mit allen anderen Gesichtspunkten des Umweltverhaltens. Hemmaffekte sind: Angst vor Unerfahrenheit, vor Onanieauswirkungen, vor Blamage, vor Ejaculatio praecox, vor völligem Versagen, vor Infektion, vor Schwängerung, vor Entdeckung, Ärger über äußere Umstände, über das Verhalten des Partners, unästhetische Eindrücke, Scham gegenüber dem Partner, Scham in Gedanken an die Ehefrau, Kinder, Eltern, Scham gegenüber sittlichen Maßstäben, ärgerliche Erinnerungen an Verfehlungen des anderen, an gehabten Streit, unangenehmes Erinnertwerden an frühere Erlebnisse, Verdrossenheit wegen anderer Lebensumstände. Sich-Mühen ist von vegetativen Umstellungen begleitet, die den natürlichen Erektionsvorgang stören! Unechter Sexualhunger als Ausfluß von Geltungsdrang, Erlebnisdrang, Genußstreben, Revanche-Untreue, Selbstwertproblematik, Vergessenwollen, also die *willensmäßige* Erektion, ist zum Mißerfolg verurteilt und kann durch Furcht vor erneutem Versagen zu einer Impotenz auch bei echtem Antrieb führen. Die Furcht vor erneutem Versagen ist der gefährliche Strudel, in den jede Impotenz durch einen circulus vitiosus immer tiefer hineingeraten kann.

Für das Auftreten störender Affekte ist neben den genannten Gesichtspunkten die Persönlichkeit des Betroffenen von ausschlaggebender Bedeutung. Jeder Erfahrene kennt jenen ängstlichen Typ, der neben der Pille gleichzeitig mit antikonzeptionellem Vaginalschaum und Kondom sowie einem Spülballon in Reserve manipuliert, dabei erektionslos bleibt, aber seinen Aufwand damit verteidigt, alles sei unsicher. Da ist der Nachtragende, der über Differenzen mit seiner Frau nicht hinwegkommen kann. Hier finden wir auch den Krankheitsfürchtigen, der aus dem wiederholten morgendlichen Erwachen mit einer Erektion schließt, daß diese Erscheinung „zur unrechten Zeit" die onaniebedingte Zerrüttung seiner Funktionen beweise, und der in Angst- und Schuldgefühl impotent bleibt. Da sind die Zaghaften, die mit ihrer Rücksichtnahme auf den Deflorationsschmerz diesen noch verlängert und vermehrt haben und nun aus inneren Hemmungen kaum noch zu kohabitieren sich getrauen; manchmal ist das Erlebnis des Geburtsschmerzes der Frau Ausgangspunkt der Impotenz. Auch die an endogener Depression Leidenden seien genannt. Diese Beispiele für die Rolle der Persönlichkeit sollen nicht den Durchschnitt repräsentieren, sondern die Richtungen kennzeichnen, in denen wir in fließenden Übergängen Persönlichkeitsvarianten finden, welche zur Impotenz disponieren und sie komponentenhaft mitbedingen. Oft, aber keineswegs immer, ist daneben auch eine Triebschwäche aus der Seltenheit sexueller Bedürfnisse abzulesen. „Normalerweise" pflegt die Leidenschaft die anderen Regungen zu überfluten, und der geradezu sprichwörtliche Schwund des männlichen Intellekts in der sexuellen Erregung läßt die zahlreichen beunruhigenden Gesichtspunkte erst nach der Entspannung in ihrem ganzen Umfang auftauchen. Aber ebenso pflegen normalerweise schwerwiegende hemmende Gesichtspunkte schon so frühzeitig wirksam zu sein, daß es gar nicht erst zu einer sexuellen Annäherung kommt, in der das Übergewicht der lahmlegenden Affekte offensichtlich wird. Hier verschätzen sich besonders erlebnishungrige, selbstbestätigungshungrige oder geltungshungrige Persönlichkeiten, wenn sie diesen Drang irrtümlich als Liebesdrang etikettieren.

Besonders sinnfällig ist die Psychogenie bei der elektiven Impotenz, wenn also die Erfahrung gemacht wurde, daß die Potenzstörung nur einer oder bestimmten Frauen gegenüber besteht. Besteht sie z. B. allein *einer* innerlich abgelehnten Frau gegenüber, dann kann man diese Impotenz nicht einmal als krankhaft ansprechen, selbst wenn es sich dabei um die Ehefrau handelt. (Anders, wenn diese Frau geliebt wird und mehr zufällige Gründe die Potenzstörung verschulden.) Ehe wir nun zuerst ein Beispiel für solch eine natürliche Impotenz bringen, wollen wir noch auf die heikle Lage hinweisen, in die ein Arzt im umgekehrten Falle kommt, wenn also der Patient wohl der Ehefrau gegenüber potent ist, anderen Frauen gegenüber aber impotent, und nun ärztliche Hilfe erbittet. Die Situation ist dadurch kompliziert, daß die Impotenz kaum je isoliert geklagt wird, sondern verknüpft ist mit Appetitlosigkeit, Gewichtsabnahme, Kopfschmerzen, Schlaflosigkeit, Leistungsinsuffizienz usw. Bei einem Künstler, einem Musiker in exponierter Stellung, sind von dessen Leistungsniveau darüber hinaus auch andere mit abhängig. Der Arzt steht hier vor einer schwierigen Frage nicht seines Wissens, sondern seines Gewissens.

• Ein 32jähriger Handwerksmeister hat vor 6 Jahren eine sehr stattliche, selbstbewußte Frau geheiratet. Sie erwies sich als frigide und erklärte ihm wiederholt, daß sie den Koitus nur als Belastung empfinde. Allmählich stellte sich bei ihm eine Erektionsschwäche und dann Impotenz seiner Frau gegenüber ein. Er suchte ärztliche Hilfe und bekam Hormoninjektionen. Sie besserten nichts. Dagegen machte der Patient die Erfahrung, daß eine Besserung eintrat, wenn er sich mit Alkohol betäubte. Außerdem stellte er fest, daß er mit erotisch besser ansprechbaren Partnerinnen voll potent war. Er kam nun in unsere Behandlung, da er die Situation mit seiner Ehefrau, die er im Haus und Betrieb sehr schätzte, nicht in Ordnung fand. Unseren Vorschlag, seine Frau zu einer Behandlung zu bewegen, lehnte er als zwecklos ab. Wir entließen ihn mit einer Reihe von Ratschlägen für Bemühungen, die Frigidität seiner Frau aufzutauen. Es trat wirklich eine Besserung auch der Impotenz ein. Seine erotischen Anstrengungen hatten jedoch keine bleibende Wirkung und erlahmten schließlich. Bei einer katamnestischen Rückfrage nach 2 Jahren bestand der alte Zustand elektiver Impotenz.

Resolute, unbedachte Frauen verwandeln manchmal mit einem Wort eine labile Potenzstörung in eine chronische Impotenz; als Beispiel berichten wir den Satz „Zeig mal erst vor! Na, das wird ja doch nichts. Bleib mir vom Leibe!“. Das Selbstbewußtsein des Mannes steht mit seiner Potenz in enger Wechselwirkung.

• Ein 27jähriger Feinmechaniker erschien wegen einer Impotenz. Er war verheiratet mit einer Studentin, die kurz vor dem Abschluß ihres Studiums stand. Selbst suchte er, noch neben seiner Berufstätigkeit das Abitur zu erwerben. Er befürchtete, diese Prüfung nicht zu bestehen, während seine Frau bereits ins Staatsexamen ging. In dieser Situation trat die Impotenz ein. Ehe wir mit einer entsprechenden psychotherapeutischen Behandlung beginnen konnten, hatte sich das Bild vollständig gewandelt. Die Gattin war durchs Staatsexamen gefallen, der Patient hatte die Reifeprüfung erfolgreich begonnen, die Impotenz war verschwunden.

Abträglich für das Selbstbewußtsein des Mannes und darum der beabsichtigten guten Wirkung entgegengerichtet ist die Gepflogenheit mancher unglücklicher Frauen, ihrem impotenten Mann täglich Traubenzucker, Biomalz u. ä. zu verabfolgen. Überhaupt ist der Jammer der Frau am allerwenigsten zur Wiederherstellung der Potenz geeignet.

• Ein 46jähriger Beamter hatte nach Rückkehr aus der Kriegsgefangenschaft eine Ejaculatio praecox. Seine Ehefrau kam nicht zum Orgasmus und reagierte schließlich darauf in der Form, daß sie anschließend stundenlang im Bett heulte. Der Mann fürchtete sich davor, daß es wieder nicht klappen würde, und nun blieben die Erektionen ganz aus. Er traute sich endlich kaum noch an einen Versuch. Eine ärztliche Behandlung erfolgte mit Hormonen; inzwischen war es so, daß nun schon bei bloßen Zärtlichkeiten Ejakulationen eintraten. Die Erektionsunfähigkeit bei der Kohabitation blieb. Wir führten den Patienten von der kurzsichtig-affektiven zu einer überschauend-rationalen Betrachtung seiner Ehesituation. Es kam zu einer raschen Wiederherstellung der Potenz.

Das Aufbegehren unbefriedigter Frauen ist keine seltene Erscheinung (vgl. Fall auf S. 546) und erfolgt unbeherrscht triebhaft. Bei Menschenaffen wurde ähnliches beobachtet, nämlich direktes Losprügeln des Weibchens (STEINBACHER). Das Umschlagen von Liebe in Haß bei manchen Frauen muß in diesem Zusammenhang erwähnt werden. Mehr denn als *Folge* spielt die Verstimmung zwischen den Partnern als *Ursache* der Potenzstörung eine Rolle. Bei glücklicher Ehe sind es manchmal scheinbare Kleinigkeiten, welche das Einvernehmen bei der Kohabitation stören. Beispielsweise früher oft, wenn bei genügender Kinderzahl die Frau auf Anwendung eines Kondoms bestand, der Mann dies aber ablehnte. Die aus diesem Verdruß entstandene Impotenz ließ sich durch bloße Beratung über einen Wechsel der antikonzeptionellen Methode beseitigen. Oft liegen die Mißhelligkeiten aber tiefer.

• Ein 42jähriger Arbeiter wurde während der Kriegszeit von seiner Frau venerisch infiziert. Er vermutete trotz ihrer Beteuerungen Untreue. Seitdem, so sagt er, ist das Vertrauen weg. Auch wenn die Ehefrau gestehen würde, könnte er ihr doch nie verzeihen. Scheiden lassen wolle er sich nicht mit Rücksicht auf das Kind. Trotz dieser Einstellung gegenüber seiner Frau wünschte der Strenggesinnte vom Arzt die Wiederherstellung seiner seit Jahren geschwundenen ehelichen Potenz.

Wird hier schon neben dem psychischen Trauma die Bedeutung seiner Verarbeitung bzw. Fehlverarbeitung ersichtlich, so wollen wir doch die Rolle der Persönlichkeit noch an einem weiteren extremen Beispiel hervorheben.

• Ein 39jähriger Angestellter hatte mit 25 Jahren geheiratet und sich seitdem einer guten Ehe erfreut. Diese wurde nur durch eine wahnhafte Eifersucht des Patienten getrübt. Er schlich seiner einkaufenden Frau in die Stadt nach, lauschte, wenn sie Kohlen heraufholte, an der Kellertür, er belauerte im Lokal, ob sich die Blicke seiner Frau mit denen eines anderen Gastes trafen, und brauste dann auf. Er ließ seine Frau keine ausgeschnittenen oder durchsichtigen Kleider tragen. Er mißtraute seinem Bruder, selbst seinem Schwager. Noch jetzt, nach 14jähriger Ehe, wurde er davon gequält, daß der Fotograf am Hochzeitstag auch ein Einzelbild von der Braut anfertigte und dabei eine Weile mit ihr allein im Atelier war. In einer Zeit besonders heftiger Befürchtungen wurde er seiner Frau gegenüber impotent. Hormon- und Yohimbinbehandlungen waren ohne Erfolg. Als er zu uns kam, bestand die Impotenz 4 Jahre. Die Frau trug sich oft mit dem Gedanken an die Scheidung, jedoch war ihr Mann – wie impotente Männer gewöhnlich – sehr liebevoll zu ihr und las ihr jeden Wunsch von den Augen ab. In 6 Wochen dämpften wir die Erregbarkeit und vegetative Labilität des Patienten durch Ruhehypnosen und Autogenes Training und suchten in Unterredungen die Zusammenhänge zwischen der Eifersucht und der Potenzstörung wieder zu lösen. Der Patient wurde in kurzer Zeit voll potent und ist es geblieben. Nachbeobachtungszeit 2 Jahre.

Nachdem wir verschiedenartigste Störungen im Verhältnis der Partner zueinander durchleuchtet haben, wollen wir nun die Wirkung von außen kommender Ursachen der Impotenz anhand von Beispielen näher erläutern. Besonders leicht gestört ist die

Kohabitationsbereitschaft und namentlich der Erektionsvorgang durch den Eindruck, nicht unbeobachtet zu sein. Wenigstens gilt dies für normale Verhältnisse. Am häufigsten erfolgen hier Hemmungen dadurch, daß halb- oder fast erwachsene Kinder aus Wohnraummangel mit im elterlichen Schlafzimmer untergebracht sind.

• Ein 17jähriger Schlosser und ein 2 Jahre älteres Mädchen waren in einem Park im Begriff, sich zu vereinigen, als Passanten auftauchten. Bei dem jungen Mann trat nicht nur sofort ein Erektionsverlust ein, sondern er blieb impotent. Sein Verlöbnis mit 19 Jahren scheiterte nach einem halben Jahr daran. Während des Krieges in Paris zeigte sich der Patient im Zusammensein mit einer Kellnerin einmal voll potent. Nach seiner Rückkehr erlebte er aber wieder die alten Mißerfolge, und zwar mit verschiedenen Partnerinnen. Er empfand immer irgendwelche Störungen, wie z.B. das Schnarchen eines Nachbarn im Nebenzimmer. 27jährig verlobte er sich wieder. Seine Braut, die an einem Panaritium ossale litt und heftige Schmerzen hatte, schonte er bis zur Hochzeitsnacht. In dieser bewies er seine völlige Impotenz. Als er nach einjähriger Ehe noch keinen Verkehr ausüben konnte, suchte er bei mehreren Ärzten Hilfe und erhielt die üblichen Hormone und Aphrodisiaka ohne Erfolg. Schließlich entdeckte der Patient, daß seine Frau ihn mit seinem Onkel betrog. Es kam zu einer Auseinandersetzung und zu einem Bruch mit seiner Frau. Daraufhin unternahm der Patient einen Suizidversuch mit Schlafmitteln. Als 31jähriger kam er, immer noch impotent, in unsere Hände. In Tiefenhypnose tilgte Kleinsorge die Furcht vor äußeren Störungen und die hinzugetretene Angst vor erneutem Versagen, er versicherte suggestiv eine gesunde Leistungsfähigkeit. Nach vierwöchiger Behandlung gestatteten wir dem Patienten den ersten Kongressus, der ohne Schwierigkeiten gelang, wie auch alle weiteren. Der Patient heiratete 3 Monate später noch einmal, bekam inzwischen ein Kind und ist voll potent geblieben. Nachbeobachtungszeit 7 Jahre.

Nicht eine unmittelbare Störung, sondern eine zeitlich lange zurückreichende Erinnerung war im folgenden Falle Ausgangspunkt der Impotenz; aber auch hier handelte es sich wiederum um ein nur einmaliges Ereignis.

• Der 22jährige Student klagte über völlige Erektionsunfähigkeit bei Frauen, während Spontanerektionen oder Selbstbefriedigung die physiologische Funktionstüchtigkeit bewiesen. Wir wendeten die Methode des katathymen Bilderlebens an (S. 159) und ließen zu dem auftauchenden Bild assoziieren. Der Patient assoziierte eine Erinnerung aus seinem Leben, die die Ursache der Impotenz aufdeckte.

Katathymes Bild:	Assoziation:
Ich sehe ein Schlafzimmer und darinnen eine schmutzige Futtermittelanrichte.	Ich bin als 12jähriger von einem 16jährigen in einer Futterküche erstmals zu sexueller Erregung durch Onanie verleitet worden und anschließend zu einem Verkehr mit Schweinen.

War hier bei einem tüchtigen und feinfühligen Menschen der Kohabitationsvorgang durch Ekelvorstellungen paralysiert, so führte im folgenden Falle eine Zystoskopie zur Erektionsunfähigkeit des Gliedes, freilich bei einer psychopathischen Persönlichkeit.

• Der 53jährige hatte mit seiner ersten Ehe vor etwa 20 Jahren ein rechtes Unglück gehabt. Seine Frau verließ ihn nach 3 Jahren zugunsten eines früheren Geliebten. Der Patient zerhackte daraufhin mit einem Beil seinen Zylinder und Smoking, die er zur Hochzeit getragen hatte. Die Ungetreue brachte ihn aber noch durch eine politische Denunziation in Haft, wo ihm fast alle Zähne ausgeschlagen wurden. 1939 heiratete er zum zweiten Male. Durch eine Bombe 1945 wurde seine Frau schwer verletzt und starb nach 7 Jahren Siechtums. Nun heiratete der Patient zum dritten Mal. Da mußte er sich wegen einer Harnverhaltung einer Zystoskopie unterziehen. Das schmerzhafte Erlebnis war von einer Potenzstörung gefolgt. Ihre Chronifizierung ist wohl nur aus der Angst des Patienten zu verstehen, es könne nun womöglich auch seine dritte Ehe untergraben werden, wenn auch aus wieder einem anderen Grund. Alle verordneten Medikamente halfen nichts. Tatsächlich wurde ihm nun die Frau wieder untreu. Er nahm einen Strick und erhängte sich, jedoch riß der Haken aus der Wand. Durch Ruhehypnosen und gezielte Suggestionen suchten wir die Potenz wiederherzustellen. Es trat eine Besserung ein, die jedoch die einmal zerrütteten Eheverhältnisse nicht mehr heilen konnte. Ein zweiter Suizidversuch mit Gas führte zum Behandlungsabbruch und zur Überweisung in eine geschlossene Abteilung.

Auch von einer Nierenkolik sahen wir eine Impotenz ihren Ausgang nehmen. Durch die Schmerzausstrahlung besteht in diesem Falle genauso wie bei der Zystoskopie oder Sodomie im Schweinestall eine unmittelbare Beziehung zwischen Trauma und Genitale. Das ist aber keine Vorbedingung. Impotenz kann auch nach einem allgemeinen schweren Angstaffekt zurückbleiben; warum, können wir nicht sicher angeben. Wir mögen von einer „vegetativen Entgleisung" sprechen oder von einem „eingeklemmten Affekt" und mit beidem gewisse Vorstellungen verbinden, es handelt sich nur um Hypothesen. Jedenfalls liegen dann ausgeprägte Angstaffekte zugrunde, die Versetzung zu einem „Himmelfahrtskommando" oder eine andere lebensbedrohliche Situation.

• Ein 40jähriger Angestellter klagt über eine Impotentia coeundi seit 4 Jahren. Sie setzte ein nach einem Fliegerangriff mit bedrohlichen Naheinschlägen. Wir versetzten den Patienten in das Exzitationsstadium einer Äthernarkose und ahmten dann einen Fliegerangriff so lange nach, bis der Patient davon nicht mehr sonderlich affektiv erregt wurde, dann gaben wir die suggestive Versicherung, daß die Impotenz behoben sei. Danach war die vierjährige Impotenz sofort wieder beseitigt.

Abschließend müssen wir zur psychischen Genese der Impotenz noch ausführen, daß diese Störung zwar am häufigsten einer Affektreaktion entspringt, wie wir das bisher beschrieben haben, daß aber hier ebenso wie auf anderen Gebieten auch Suggestivwirkungen und Fixierungen eine Rolle spielen. Bei den *Fixierungen* denken wir nicht nur an die bekannten Formen des *Fetischismus*, in denen gewöhnlich aufgrund des Ersterlebnisses die sexuelle Erregung ganz an irgendwelche äußeren Gegenstände geknüpft ist, dagegen vor dem natürlichen Sexualziel ausbleibt. Wir denken vielmehr auch an jene verwandten, weniger auffälligen Formen, bei denen die Fixierung an einen bestimmten Typ von Frauen erfolgt ist, eventuell an minderjährige Mädchen, oder daran, daß die Partnerin z.B. seidene Unterhöschen trägt, während andernfalls die sexuelle Erregung und Erektion ausbleibt oder stark gemindert ist. Die *suggestive Impotenz* ist im folgenden Beispiel eine iatrogene Krankheit.

• Ein 43jähriger Mechaniker erkrankt an einem Ulcus duodeni und wird deshalb mit Follikelhormon behandelt. Der Arzt klärte den Patienten vorher darüber auf, daß die Potenz dadurch in Mitleidenschaft gezogen wird. Dem Patienten war aber nicht klargemacht, daß die Potenzstörung anschließend wieder schwinden würde, und er blieb auch nach dem völligen Abklingen der hormonbedingten Brustdrüsenvergrößerung weiterhin impotent, und zwar 9 Jahre lang bis zur psychotherapeutischen Behandlung. In diesen 9 Jahren war er wiederholt wegen seiner Potenzstörung in ärztlicher Behandlung. Das Leiden wurde jedoch als hormonelle Schädigung fehlgedeutet und nicht als suggestiv bedingt erkannt. Die Behandlung mit männlichem Sexualhormon blieb ohne Erfolg. Die Ehefrau glaubte die sexuelle Schwäche ihres sonst kräftigen Mannes auf Untreue zurückführen zu müssen, und es bestand eine schwere Ehekrise, als der Patient bei uns erschien. Wir kamen zu der Überzeugung, daß die Impotenz suggestiv entstanden war, und beschlossen eine Desuggestion unter genauem Eingehen auf die seinerzeit dem Patienten gegebenen Erklärungen. Auch der Form nach wendeten wir wieder Wachsuggestionen an und ebenfalls wieder mit einer Spritze in der Hand. Dem Patienten war damals gesagt worden, daß ihm weibliche Hormone injiziert werden, die seine männliche Potenz hemmen würden. Wir sagten ihm nun, daß diese weiblichen Hormone wieder ausgeschieden werden, wodurch er seine volle Potenz wiedergewinne. Wir suggerierten, daß nach unserer Injektion (es war Prontosil) eine menstruationsähnliche Ausscheidung zu erwarten sei und daß danach dann keine Potenzstörung mehr bestehe. Nachdem der Patient die blutigrote Ausscheidung erlebt hatte, war die seit 9 Jahren bestehende Impotenz sofort bleibend behoben. Auch seine Ehe wurde wieder harmonisch.

Aus den Zusammenhängen dieses Beispiels wird genügend ersichtlich, daß es sich bei der eingeschlagenen Suggestivtherapie um eine individuell indizierte Maßnahme gehandelt hat und keineswegs um ein Paradigma für die *Impotenzbehandlung* schlechthin. Selbstverständlich kann man bei jeder psychogenen Impotenz eine Suggestivbehandlung zunächst versuchen, in der Absicht, ohne viel Umstände schnell zum Ziel zu kommen. Natürlich nicht in der oben beschriebenen Weise. Eine beliebige Tablette, überreicht mit der Versicherung, danach trete wieder volle Erektionsfähigkeit ein, genügt dazu. Läßt man sich dabei ein kleines Hintertürchen für den Mißlingensfall offen, so ist die Suggestivwirkung natürlich entkräftet. Man muß wählen, ob man mehr auf das Rechtbehalten oder mehr auf Heilerfolge Wert legt. Selbstverständlich schlägt ein großer Teil der suggestiven Behandlungsversuche fehl. Die Erfolge mit Stierhodenextrakt sind unserer Erfahrung nach nicht zahlreicher als die der Suggestivtherapie, und sie sind bei Individuen mit normal ausgebildeten Geschlechtsmerkmalen auch durchaus auf dieselbe Weise zu erklären. Auch die Behandlung mit Vitamin E oder Yohimbin erbrachte uns keine überzeugenderen Ergebnisse. Das gleiche gilt von lokaler Diathermie usw. Von Zeit zu Zeit findet die Anwendung mechanischer Stützapparate aus Draht o. ä. Interesse. Die Behandlungsmethoden richten sich oft weniger nach der Ätiologie der Erkrankung als vielmehr nach der Fachrichtung des Arztes, den der Patient gerade konsultiert. Die nicht indizierten Maßnahmen sind keineswegs indifferent. So kann die Hormonbehandlung das gerade Gegenteil des Gewollten erreichen, nämlich eine Keimdrüsenatrophie, wenn bei dem künstlich erhöhten Sexualhormonspiegel die Hypophyse regulativ ihre Absonderung von gonadotropem Hormon drosselt. Diese Gefahr ist um so größer, als enttäuschte Impotente häufig ihren Arzt wechseln und dadurch jeden sachkundigen Überblick über das Ausmaß der Hormongaben zerstören. Bei der überwiegenden Zahl der Impotenten ist eine Klärung und Bereinigung der psychischen Ursachen am aussichtsvollsten (Abb. 114). Diese Therapie haben wir auch in Gruppenform durchgeführt. Die große Zahl von Impotenten und unsere zeitliche Belastung stellte uns und sie vor die Alternative: entweder Gruppenpsychotherapie oder gar keine für die meisten von ihnen. Die Alternative lautet also nicht Gruppentherapie oder Einzeltherapie; denn selbstverständlich würde man dann die Einzelbehandlung vorziehen.

Nichtsdestoweniger hat die *Gruppentherapie* für Impotente auch bestimmte Vorteile. Der von Minderwertigkeitsgefühlen bedrückte und mit seiner Not innerlich vereinsamte Patient, der sich als Jammerlappen ansieht, findet sich auf einmal in einer Runde von durchaus stattlichen Männern. Dieses Erlebnis ist bereits therapeutisch wertvoll und erspart manche sonst nötigen Ermunterungen. Wir sehen für die Gruppe 12 Patienten vor, erfahrungsgemäß wird aber ein Viertel bereits vor Beginn der Behandlung wieder potent (vgl. Fall auf S. 420 unten). Es finden sich auch immer ein

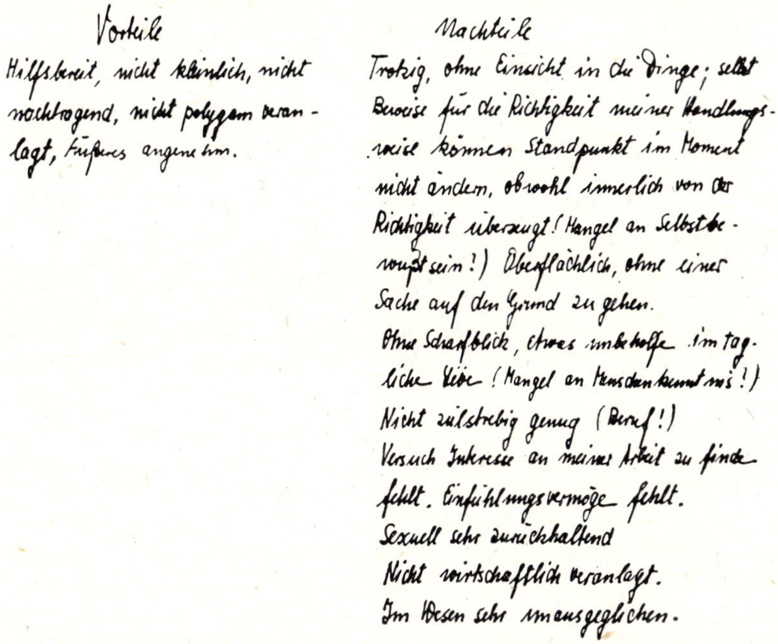

Vorteile

Hilfsbereit, nicht kleinlich, nicht
nachtragend, nicht polygam veran-
lagt, Äußeres angenehm.

Nachteile

Trotzig, ohne Einsicht in die Dinge; selbst
Beweise für die Richtigkeit meiner Handlungs-
weise können Standpunkt im Moment
nicht ändern, obwohl innerlich von der
Richtigkeit überzeugt! (Mangel an Selbstbe-
wußtsein!) Oberflächlich, ohne einer
Sache auf den Grund zu gehen.
Ohne Scharfblick, etwas umbeholfe im täg-
lichen Leben (Mangel an Menschenkenntnis!)
Nicht zielstrebig genug (Beruf!)
Versuch Interesse an meiner Arbeit zu finde
fehlt. Einfühlungsvermöge fehlt.
Sexuell sehr zurückhaltend
Nicht wirtschaftlich veranlagt.
Im Wesen sehr unausgeglichen.

Abb. 114. Ein impotenter Heiratskandidat wurde nach der psychischen Exploration aufgefordert, die Vor- und Nachteile seiner Braut aufzuschreiben. Als er die obigen Zeilen brachte, war er sich klar geworden, daß er sich die Partnerin nicht als Lebensgefährtin wünschte und lediglich dem Entschluß zur Trennung ausgewichen war. Er erwies sich dann bei einer neuen, geliebten Frau als voll potent (nach BOLLAND aus unserer Klinik).

oder zwei Patienten, die dann doch die Gruppentherapie meiden, und selbstverständlich drängen wir auch niemand dazu. Der Behandlungsplan ist auf ein dreimaliges Zusammenkommen der Gruppe für je eine Stunde begrenzt und auf einen vierten Nachmittag zur abschließenden Einzelbehandlung. Durch die Art der Begrüßung, die Herrichtung des Raumes mit Tischdecken, Blumen usw. und durch die Sitzrunde erhält die Zusammenkunft einen durchaus persönlichen Charakter. Der Arzt trägt aber den weißen Mantel, und in der ersten Stunde bestreitet er die Unterhaltung allein, indem er den Anwesenden folgendes auseinandersetzt, mehr nach Art eines Gespräches als eines Vortrags: Die gleichen körperlichen Beschwerden haben diesen Kreis hier zusammengeführt. Die Impotenz ist eben eine sehr häufige Störung. Jeder Mann ist irgendwann mal impotent. Erfahrungsgemäß ist auch bei längerer Dauer Optimismus angebracht. Impotenz ist keine „Mannesschwäche". Ausgelöst wird die Erektion über einen langen Nervenweg von den Sinnesorganen zum Gehirn und durch das ganze Rückenmark und über weitere Nerven bis zum Erfolgsorgan. Es ist wie beim Telefon: Lange Fernschaltungen werden leicht gestört. Störungen gehen aus von Schwängerungsangst, Entdeckungsfurcht, Ärger, Infektionsfurcht, Gewissenshemmungen, Onaniefolgenfurcht, Erinnerungen und Mißerfolgsangst. Je weniger man mit solchen Störungen und mit sich selbst beschäftigt ist, je mehr man sich der geliebten Frau zuwenden kann, desto besser gelingt alles. Damit schließt die erste Zusammenkunft der Gruppe, und jeder hat eine halbe Woche Zeit, unaufgefordert die eigene Situation in diesem Lichte zu überdenken.

Die zweite und dritte Stunde gehört dem Gespräch der Patienten untereinander und mit dem Arzt. Das Gespräch bringen wir auf folgende Weise in Gang. Am Beginn der zweiten Zusammenkunft führen wir eine gegenseitige Übereinkunft absoluten Stillschweigens über die hier geführten Gespräche herbei. Schon hier zeigt sich jeder in gleicher Weise beteiligt und interessiert, und diese Absprache der gemeinsamen Geheimniswahrung verbindet den Kreis. Dann lesen wir das Goethe-Gedicht „Das Tagebuch“ vor, in dem GOETHE beschreibt, wie ein Reisender sich freut, bald wieder bei seiner lieben Frau zu sein, als ein Radbruch noch eine unvorhergesehene Übernachtung erzwingt; er und das Mädchen des Gasthauses erglühen füreinander, doch tritt jetzt bei ihm eine Impotenz auf. GOETHE schildert nun die Minuten, in denen ihm zunehmend klar wird, daß dies eine Wirkung der Liebe zu seiner Frau ist. „Die Krankheit erst bewähret den Gesunden.“ Mit diesem Gedicht erreichen wir zweierlei. Erstens ist damit die Tonart angegeben, in der das weitere Gespräch unter Männern geführt wird. Zweitens erkennen die Patienten, daß auch Goethe impotent war, Goethe! In diesem Augenblick ist der Bann gebrochen, und die Bereitschaft, sich ebenfalls auszusprechen ist da. Der erste beginnt z. B. zu berichten, nach einer gynäkologischen Operation seiner Frau habe ihm der Arzt gesagt, er solle nun aufpassen, daß keine Kinder mehr kommen. Diese Warnung stehe nun immer vor ihm, und er sei seit diesem Augenblick impotent. Nun entwickelt sich ein Gespräch um Kontrazeptiva und deren Sicherheit, andere Impotente befinden sich damit schon in ihrem eigenen Sorgenbereich, und so ergibt ein Wort das andere. (Treten anfangs noch Stockungen ein, so fragen wir ganz allgemein, ob die Frage der Schädlichkeit der Onanie angeschnitten werden soll o. ä.). Eine Stunde reicht nicht aus. In der dritten wird daher einfach Fortsetzung gemacht. Der Arzt behält die Leitung des Gespräches soweit in der Hand, daß es nicht auf ein Nebengleis gerät und daß tatsächlich nach und nach jeder seine eigenen Schwierigkeiten vorbringen kann. Vieles, was besprochen wird, pflegt zugleich für mehrere Teilnehmer relevant zu sein. Manches, z. B. die Furcht vor dem erneuten Versagen, betrifft alle. Einzelne Patienten wissen gar nichts an eigenen Schwierigkeiten vorzubringen. Wir bohren dann nicht und sehen auch nicht gleich Traumanalysen u. ä. vor, sondern warten die Wirkung des Gruppengesprächs ruhig ab. Auch solche Patienten sehen wir nämlich danach potent werden. Wir geben unseren Patienten noch folgende allgemeinen Ratschläge: 1. Keine Kohabitation ohne inneren Antrieb! Fehlt dieser, so wird eine Abstinenzzeit verordnet, die den Patienten gegen fortlaufende Insuffizienzgefühle abschirmt. Auf gegenseitige körperliche Liebkosungen soll der Patient dabei aber keinesfalls verzichten. Stellt sich überhaupt kein Antrieb ein, so sehen wir darin eine Indikation zur Hormonbehandlung. 2. Die Kohabitation soll sich nicht nach der Uhr, sondern nach der Erektion richten! Das Zubettgehen ist kein Startschuß. Unter anderem bieten auch die wohlbekannten morgendlichen Erektionen einen vortrefflichen Anlaß. Erforderlichenfalls: 3. Fahren Sie mit Ihrer Frau in Urlaub! Und wenn es drei Tage in einem nicht ferngelegenen Gasthof sind, nur eine schöne Umgebung und weg von zu Hause und dem Alltag muß es sein! 4. Machen Sie sich mit Ihrer Frau einen netten Abend und trinken Sie mit ihr eine Flasche Wein! (Dies empfehlen wir nur in einzelnen Fällen, wo uns eine leichte Enthemmung notwendig erscheint, bei Mißerfolgsfurcht o.ä., also zur Durchbrechung eines circulus vitiosus.)

Am vierten und letzten Nachmittag sprechen wir mit den Patienten der Gruppe der Reihe nach einzeln. Es zeigt sich gewöhnlich, daß das Wesentliche bereits in der Gruppe gesagt worden ist. Die Patienten berichten unter vier Augen zwar noch z.B. von besonderen Schärfen im Ehestreit, der entscheidende Kern pflegt aber schon klargelegt zu sein. In einzelnen Fällen glauben wir, das Gelingen der Behandlung auch noch massiv suggestiv unterstützen zu müssen, etwa bei empfindungsarmen Verstandesmenschen, die dem ganzen Gespräch nur rational gefolgt sind, ohne daß in der affektiven Grundhaltung sich etwas geändert hat. Da sie zugleich schwer hypnotisierbar sind, verwenden wir für diese einmalige Maßnahme erforderlichenfalls die Narkohypnose, d.h., wir geben die Suggestion im Exzitationsstadium einer Äthernarkose.

Zum Schluß einige Angaben über die Ergebnisse bei der psychotherapeutischen Impotenz-Behandlung! Absehen muß man von den Fällen mit Diabetes, Hyperthyreose, Azoospermie usw., also von Patienten, die man an sich nicht der Psychotherapie zuführt. Wir haben solche die Gruppentherapie mit durchlaufen lassen in der Überzeugung, daß auch ein Diabetiker einmal eine psychogene Impotenz haben könne. Das Ausschöpfen solcher kleinen Hoffnungen glaubten wir bei so bequemer Möglichkeit nicht versäumen zu dürfen. Ist doch Impotenz deprimierend und führt bisweilen bis zum Suizid, während ihre Beseitigung glückliche Ehen, erfüllte Kinderwünsche und neue Lebensfreude bringen kann. Von der Suche nach Zufallstreffern unter jenen abseits liegenden Fällen sehen wir aber hier ab. Dann wurde durch die psychotherapeutische Behandlung die Potenz bei zwei Dritteln der Patienten nach meist mehrjährigem Ausfall wiederhergestellt. (Unter Einschluß der geringen Besserungen der Impotenz erhöht sich diese Zahl auf drei Viertel.) Die Erfolgsquote der Einzelbehandlungen und der Gruppentherapie war gleich hoch.

Ejaculatio praecox und retarda

Vom Erfolg her beurteilt, mag die Ejaculatio praecox als eine Art nicht ganz vollständiger Impotenz erscheinen. Von den Ursachen her beurteilt, muß man die totale Verschiedenheit und Andersartigkeit der beiden Störungen betonen. Das ist auch für die Therapie entscheidend. Lösen auch in der Praxis die beiden Versagensformen gelegentlich einander ab, so beruht das doch nicht auf Verwandtschaftlichkeit, sondern auf andersgelagerten Zusammenhängen. Im Prinzip kann jeder Zustand auf der Skala zwischen kräftiger Erektion und völliger Erektionslosigkeit eine Kombination eingehen mit jedem Zustand auf der anderen Skala zwischen Ejakulation nach langwährender Friktion und Ejakulation schon in Gedanken an eine Frau. Auf dieser letzten Skala ist die Ejaculatio praecox nur wegen ihrer besonderen Peinlichkeit hervorgehoben und mit einem eigenen Namen bedacht.

Die beträchtliche räumliche Trennung des Erektions- und Ejakulationszentrums, nämlich die Lokalisation in S III beziehungsweise in L 1, ist aus der Rückenmarkspathologie her bekannt. Bekannt ist auch die Ejakulation als Paradigma für die Reizsummation in der Nervenzelle. Die Reize fließen dem Ejakulationszentrum nicht nur vom Genitale zu. Es spielen auch andere äußere Reize eine Rolle und außerdem innere. Letztere bilden sozusagen die Basis. Auch andere Instinktvorgänge unterliegen der doppelten Quantifizierung von außen und von innen. Bei Abwesenheit äußerer Reize wächst der innere Reizdruck allmählich soweit, daß es zu einer „Reaktion im Leerlauf" kommt (S. 46), d. h. hier zu einer Pollution. Damit sinkt der innere Reizpegel und steigt dann erst wieder von neuem langsam an. Wieviel an äußeren Reizen zur sofortigen Auslösung des Effektes noch erforderlich ist, hängt von diesem inneren Pegelstande ab.

Es bestehen hier Parallelen beispielsweise zur Verdauungssekretion. Nach Sättigung können kaum reiche äußere Reize uns das Wasser im Munde zusammenlaufen lassen, bei zunehmendem Hunger genügen schließlich kärgliche äußere Anlässe, und bei weiterem Darben kommt es ohne einen Nahrungsreiz zur Hungersekretion, und der Magen knurrt im Leerlauf seiner Motorik. Beim Geschlechtshunger sind die Zeitmaßstäbe größer, doch genügen auch hier zwischen Sättigung und möglicher Pollution zunehmend geringere Außenreize, um Erektion und Ejakulation auszulösen. Während die Erektion die bekannte Labilität vasomotorischer Vorgänge gegenüber Affekten aufweist und hier ihre Impotenzursachen hat, bleibt die Ejaculatio relativ stabil von der Reizsummation abhängig. Die Ejaculatio praecox ist im allgemeinen die natürliche Folge starken inneren Reizdrucks. Häufige sexuelle Entspannung ist dann die zum Erfolg führende Therapie. Mit zeitweiliger Enthaltsamkeit zum Zwecke der Kräftigung ist sehr zuverlässig eine Verschlechterung zu erzielen. Bei Erektionsmangel Abstinenz – bei Ejakulationsbeschleunigung Aktivität, beiden Empfehlungen liegt die Berücksichtigung des gleichenden Gesetzes vom wachsenden inneren Reizdruck zugrunde. Die entgegengesetzte Behandlung der Impotenz und Ejaculatio praecox stößt auf Schwierigkeiten, wenn im Einzelfall beides kombiniert auftritt. Der Ratschlag zur vorübergehenden Abstinenz spielt jedoch in der Impotenzbehandlung nur die Rolle einer Hilfsmaßnahme, auf die auch verzichtet werden kann. Das Schwergewicht der Impotenztherapie liegt auf anderen Maßnahmen, die mit der Behandlung der Ejakulationsstörung nicht kollidieren.

Wir wollen jetzt noch darlegen, wie die sexuelle Abstinenz und die aktuelle Situation zur Ejaculatio praecox disponieren.

• Ein 42jähriger Arbeiter klagt über Ejaculatio praecox seit 14 Jahren, ferner über Brechauslösung schon durch Zähneputzen, Zustand nach Magenresektion wegen Ulcus duodeni und über chronische Stirnkopfschmerzen. Nach Eintritt der Geschlechtsreife hatte der Patient seinen sexuellen Drang zunächst durch Selbstbefriedigung entspannt. Er las dann aber Tiefbeeindrukkendes von der Schädlichkeit der Onanie und unterließ das. Daraufhin erfolgten die Samenentleerungen in nächtlichen Pollutionen. Der Mutter gegenüber, die die Wäsche sah, war dies dem Patienten außerordentlich peinlich. Die Pollutionen bevorzugten nun Zeitpunkte, zu denen das Bett frisch bezogen war. Diese Neigung, bedingt-reflektorisch fixiert, erhielt sich bis in die Ehe hinein, so daß der Patient sich angewöhnte, nur auf einer Wolldecke zu schlafen. In der Ehe wie auch schon vorher zeigte der Patient volle Kohabitationsfähigkeit, lediglich beim allerersten Kohabitationsversuch mit 20 Jahren war es einmal zu einer Ejaculatio praecox gekommen.

Nach einem knappen Ehejahr wurde der Patient durch Ulkuskuren und anschließende Magenresektion längere Zeit vom intimen Eheleben ferngehalten. Nach seiner endlichen Rückkehr erlebte er eine Ejaculatio praecox, die sich wiederholte. Er nahm ärztlichen Rat in Anspruch und erhielt Yohimbin, Testoviron, dann Sedativa und wurde zu einer Kräftigungskur verschickt. Da der vorzeitige Samenerguß weiter auftrat, kam es kaum noch zu Kohabitationen: Die Frau wurde wegen ihrer Enttäuschungserlebnisse unwillig und ablehnend. Als der Patient zu uns kam, bestand die Ejaculatio praecox, wie gesagt, seit 14 Jahren. Unter rationaler Klärung, Abreaktion von Angstaffekten, die sich aus der brüchigen Ehesituation ergaben, mittels katathymen Bilderlebens und unter langdauernden Ruhehypnosen schwanden die Kopf- und Magenschmerzen, und der Patient wurde wieder kohabitationsfähiger.

Schloß sich in diesem Fall die Ejaculatio praecox zunächst an eine längere Enthaltsamkeit wegen einer Magenerkrankung an, so in anderen Fällen unserer Beobachtung an Krankenhausaufenthalt aus anderen Gründen, an Heimkehr aus der Haft oder Gefangenschaft, an einen beigelegten Scheidungsprozeß mit einjährig ausgesetztem Beischlaf, auch an Rarefizierung des intimen Ehelebens durch eine frigide Frau u.ä. Das Ansteigen des inneren Reizdrucks – wir haben hier wohl in erster Linie an hormonale Vorgänge zu denken – ist in allen diesen Fällen das Entscheidende. Schon geringe Zusatzreize genügen, um die Entladung auszulösen, die dann unerwünscht verfrüht eintritt.

Wir hatten schon darauf hingewiesen, daß neben den inneren Reizen nicht nur die Friktionsreize am Genitale den Zeitpunkt der Ejakulation bestimmen, sondern auch andere äußere Reize, ein langes Vorspiel, die ungewohnte Erregung bei der ersten Kohabitation oder auch mit einer neuen bzw. besonderen Partnerin disponiert dementsprechend einmal zu einem vorzeitigen Erguß. Die Erregung muß gar nicht primär sexuell sein, sondern bei genügender Entladungsbereitschaft wird das Ejakulationszentrum offenbar zur „Dominante" im Sinne der Neurophysiologie (UCHTOMSKI), d.h., es entzieht anderen Zentren die zuströmenden Reize und verwertet sie für die eigene weitere Reizsummation. So kann die Erregung vor einem neuen möglichen Mißerfolg nicht nur zu Erektionsschwäche, sondern auch zur Ejaculatio praecox führen. Hieraus ergibt sich, daß in der Behandlung der letzteren neben der Herabsetzung des inneren Reizdrucks auch psychologische Methoden angezeigt sein können. Individuelle Klärung ist von ausschlaggebender Bedeutung.

Die überragende Rolle des inneren Reizdruckes und das Mitverwerten auch außersexueller Reize für die Reizsummation erklären den unbefriedigenden Erfolg der Methode des Bestreichens der Glans penis mit Pantocain bzw. der Verwendung eines Kondoms. Orale Medikation hat meist enttäuscht, sowohl Hormone als auch Sedativa. Zur Zeit steht Chlordiazepoxid (Radepur) zur Diskussion.

Eine völlig andere Auffassung der Ejaculatio praecox sei zur Anregung einer kritischen Betrachtungsweise abschließend angeführt. Von psychoanalytischer Seite wird die Ejaculatio praecox als Regression auf infantile Urethral-Erotik und unbewußte Verwechslung des Samens mit Urin erklärt (ABRAHAM). Nach anderen lebt das Benässen der fürsorglichen Mutter in der Ejaculatio praecox fort. Wir vermögen uns dieser einseitigen Betrachtungsweise nicht anzuschließen.

Ejaculatio retarda und **Aspermatismus** (Fehlen von Samenerguß mit Orgasmus trotz normaler Erektion und Immissio penis) können aus psychischen Gründen eintreten. Eine gewollte Verzögerung „zur Eupareunie" oder eine Unterdrückung „zum

Vermeiden von Säfteverlusten" oder zum Vermeiden einer Schwängerung stehen dann oft am Anfang. In durch Übung fixierter Form und nicht mehr vom Willen beeinflußbar wird der Erfolg schließlich zur Beeinträchtigung. Bei ärztlicher Inanspruchnahme ist eine Besprechung und Lösung der psychischen Verwicklungen meist wirksamer als ein medikamentöser Behandlungsversuch.

Frigidität

Die normalen Empfindungen einer Frau wie Zuneigung zu einem Partner, Zärtlichkeitsbedürfnis, wollüstige Erregung bei genitaler Berührung können teilweise oder ganz fehlen, wobei in der Regel der Defekt die eben aufgezählte Reihenfolge rückläufig in mehr oder minder großem Umfange betrifft. Statt des Ausfalls positiver Eindrücke können aber auch ausgesprochen negative auftreten: Schmerzen beim Verkehr, unangenehmes Berührtsein von Zärtlichkeiten, Ablehnung des anderen Geschlechts. Auch diese konträren Empfindungen sind meist nicht sämtlich vorhanden, so daß sich ein wunderliches Nebeneinander anziehender und abstoßender Emotionen ergibt: Genitalschmerzen trotz sonstigen Zärtlichkeitsbedürfnisses, oder Zärtlichkeitsekel trotz Zuneigung zum Partner, ja, trotz Angst, ihn zu verlieren. Die Stärke der unangenehmen Empfindungen ist so unüberwindlich, daß ein schauspielerndes Mitmachen, dem anderen zuliebe, nicht möglich ist. Alle diese Störungen von dem bloßen Ausbleiben genitalen Genusses bis zur völligen Ablehnung des anderen Geschlechts fassen wir unter der Bezeichnung Frigidität zusammen.

Als Begleiterscheinungen können am Genitaltrakt zu den sensiblen auch motorische und sekretorische Störungen hinzutreten: Vaginismus, Dysmenorrhoe, anomale Blutungen, Fluor, Sekretionsmangel mit trockenem Genitale. Funktionelle Störungen auch an den Nachbarorganen, Rektum und Blase, zu denen enge entwicklungsgeschichtliche, nervale und muskuläre Beziehungen bestehen, kommen vor, am häufigsten Obstipation, aber auch Durchfälle, Pollakisurie und spastische Ischurie. Darüber hinaus können sich auch andere vegetative und psychische Symptome einstellen, wie vasokonstriktorische Blässe, Reizbarkeit, Gleichgültigkeit. Alle diese Erscheinungen erweisen sich dadurch als Folgezustände, daß ihre symptomatische Behandlung die Frigidität nicht beeinflußt, daß sie dagegen auch unbehandelt mit Behebung der Frigidität allesamt verschwinden. Ihr Auftreten kann mit der psychischen Situation äußerst präzis gekoppelt sein, beispielsweise als unzeitige Blutung gerade an den drei Fronturlaubstagen des Mannes. Die Bezeichnung „Abwehrblutung" ist sachlich nicht von der Hand zu weisen. Mehrere Beobachtungen psychogener Genitalblutungen unabhängig von der Ovarialtätigkeit beschreibt Heimann. Der Menstruationstermin ist erfahrungsgemäß in vielen Fällen suggestiv modifizierbar (S. 438), und, daß Wunschvorstellungen den Charakter von Autosuggestionen annehmen können, ist bekannt. Etwas ganz anderes ist die Manier, die vegetativen Folgeerscheinungen auch der Frigidität als eine Symbolik des Unbewußten zu erklären, beispielsweise die Obstipation als den Ausdruck mangelnder Hingabebereitschaft. Diese Form der Begründung ist weder nötig noch überzeugend.

Obwohl die Frigidität der Frau nicht das genaue Gegenstück der Impotenz des

Mannes ist und nur in einem Teil der Fälle als körperliche Unfähigkeit, trotz eigenen Wollens, angesprochen werden kann, ergeben sich doch in Auftreten, Ursache und Behandlung viele Parallelen. Wie die Impotenz, kann die Frigidität elektiv ganz bestimmten Partnern gegenüber auftreten. Unter ihren Ursachen treffen wir alle bereits bei der Impotenz dargelegten an: Angst vor Schwängerung, Entdeckung, Infektion, Unerfahrenheit, Wiederversagen, Schädigung der Schwangerschaft, Scham gegenüber dem Partner, dem Sittengesetz, den Eltern, den Kindern, dem Ehegatten, Ablehnung des Gatten einer Mußheirat, Ärger über den Partner, sein Verhalten, die Umstände, die Lebenssituation, Pein durch Erinnerungen. Für die Frau sind aber nicht nur die Gewichte in diesem Bereich anders verteilt, sondern es treten auch noch eine ganze Reihe geschlechtsgebundener Ursachen hinzu. Gewichtiger ist bei der Frau die Konzeptionsfurcht, die Sorge des Bekanntwerdens, der Gedanke an ihre Kinder, die Abhängigkeit vom Verständnis des Partners, und zwar keineswegs nur in den Augenblicken des Kongressus. Frauen allein trifft die Gebärangst, die Erinnerung an eine schmerzreiche Defloration, die Sorge der Entdeckung einer bereits erfolgten Defloration, die Meinung, durch Unterdrücken des Orgasmus würde die Konzeption verhindert. Eigenheiten der Veranlagung und Erziehung des weiblichen Geschlechts spielen eine weitere, sehr wichtige Rolle. Die zwischen den Ausscheidungsöffnungen für „Groß“ und „Klein“ gelegene Vagina wird dem Mädchen nicht so früh und intensiv als etwas besonders zu Bewertendes bewußt wie dem Knaben die Erektionsfähigkeit des Phallus. Während diese als etwas Positives empfunden wird, lösen die sichtbaren Zeichen der Sexualfunktion beim Mädchen, die Blutungen, das Gefühl der Peinlichkeit aus. Bei der Aufklärung über den Geschlechtsakt durch Gleichaltrige pflegt das Mädchen viel länger zu bezweifeln, daß seine Eltern „so etwas Unanständiges“ getan haben, und ist dann viel stärker davon erschüttert (Wicht).

Das umwertende Erlebnis des Geschlechtsgenusses, welches die meisten Knaben mit Eintritt der Geschlechtsreife durch Selbstbefriedigung kennenlernen, bleibt den Mädchen weitgehend unbekannt (Abb. 117, S. 444). Die elterliche Erziehung läßt auch den jungen Mädchen heute früher und mehr Freiheiten, aber macht oft doch „die Wünsche der Männer“ verächtlich und läßt das intime Zusammensein in einem erniedrigenden Licht erscheinen und hämmert dessen Gefahren ein. Das Ergebnis wird dadurch begünstigt, daß nicht wie beim Knaben zugleich mit der Keimdrüsentätigkeit auch ein instinktiver Drang zu sexueller Aktivität reift und durchbricht. Die Auswirkung aller dieser Momente auf das Mädchen zeigt sich gelegentlich in der künstlichen Fixierung und Chronifizierung jenes Durchgangsstadium der Pubertätsreife, in welchem nur erst unzusammenhängende Komponenten des reifen Verhaltens auftreten, d. h., in der es eine echte Liebe gibt ohne Verknüpfung mit der Sexualität, ja noch unter Ablehnung der Sexualität. Die verspätete Nachreifung aus diesem chronifizierten und idealisierten Zustand heraus kann Schwierigkeiten bereiten oder ausbleiben. So sehen wir gar nicht selten erwachsene, unverheiratete Frauen, die auf Intimitäten eines Mannes hin, zu ihrem eigenen Leidwesen, grundsätzlich triebhaft die Bekanntschaft abbrechen. Es gibt Frauen, die sich aufrichtig Kinder wünschen, aber ohne sexuellen Vorgang. Sie bilden Musterbeispiele für unverschuldete seelische Fehlentwicklungen und antibiologische Fehlhaltungen.

Diese Fehlentwicklungen äußern sich meist in einer von Anfang an bestehenden

Frigidität, während die vorher genannten Affektreaktionen bei schon verheirateten und kinderbesitzenden Frauen noch zur Frigidität führen können. In jedem Falle darf hier ebensowenig wie bei der Impotenz übersehen werden, daß neben den Erfahrungen und Umständen die individuelle Artung der Persönlichkeit eine ausschlaggebende Bedeutung hat (QUINT). Ängstlichkeit, Selbstunsicherheit, Skrupelhaftigkeit, Triebschwäche u.a. können den Resonanzboden für jene äußeren Verhältnisse bieten. Man findet nicht selten gleichzeitig andere psychogene Störungen (siehe z.B. den auf S. 434 mitgeteilten Fall). Die Anlagekomponente der Frigidität kommt auch darin zum Ausdruck, daß Frauen von asthenischer Konstitution mit heller Haut und blondem Haar häufiger kühl veranlagt und frigide sind als andere und daß Frigidität oft mit infantilem Habitus, hypoplastischem Genitale und später Menarche vergesellschaftet ist. Zweifellos gibt es Frauen, bei denen die Frigidität soweit anlagebedingt ist, daß die Therapie vor einer aussichtslosen Aufgabe steht. Indessen ist es nicht richtig, dies schon aus dem bloßen Befund eines hypoplastischen Genitals abzuleiten, auch ein infantiler Gesamteindruck der Patientin schließt keineswegs schon seelische Nachreifung aus, die unter der Therapie oder bei passendem Partner auch spontan eintreten kann.

• Eine 28jährige Ehefrau suchte die Univ.-Frauenklinik wegen einer Onaniefolgenfurcht auf und wurde zu einer weiteren Beratung uns überwiesen. Niemand würde diese Patientin ihrem Äußeren nach 28 Jahre alt geschätzt haben, sie glich mehr einem Mädchen im Pubertätsalter. Sie sprach frisch, zierlich und emotionell beteiligt wie ein Mädchen. Intern und gynäkologisch hatte sich ein normaler Befund ergeben. Die Patientin berichtete über ihre sexuelle Entwicklung folgendes: Mit 13 Jahren (ihrem Menarche-Alter) hatte sie aus Neugierde ein Buch über die gleichgeschlechtliche Liebe gelesen. Sie wurde davon so angeekelt, daß sie das Buch verbrannte und nie wieder etwas über sexuelle Fragen las. Einmal hätte sie zwei Hunde in coitu gesehen, der ganze Ekel kam ihr dabei wieder hoch. Sie sei dann glücklicherweise in ihrer sehr religiös eingestellten Umgebung nur mit edlen jungen Männern in Berührung gekommen und dadurch, Gott sei Dank, verschont geblieben von Annäherungsversuchen. Nach dem Eheschluß mit 21 Jahren hätte sie mit ihrem Mann in einem Zimmer wohnen müssen, das nur durch eine Schiebetür von dem Schlafraum eines alten Mannes getrennt war. Mit Rücksicht darauf sei in den ersten zwei Ehejahren kein Koitus erfolgt. Ein kribbeliges Gefühl ihrem Mann gegenüber verlor sich allmählich. Als ihr Mann sie dann eroberte, sei sie erst in der rechten Stimmung gewesen, nachdem ihr Mann schon fertig war. Sie glaubte sich dieserhalb wie eine Dirne behandelt fühlen zu müssen. Kohabitationen erfolgten alle Vierteljahr einmal. Ihr hätte es schon immer gegruselt, wenn ihr Mann abends anfing, lieb und nett zu sein. Sie sei dann meist länger aufgeblieben, bloß damit er inzwischen einschläft. Seit sie ihren Sohn erwartete, der jetzt 3 Jahre alt ist, sei ihr Mann wunderbar zu ihr gewesen. Überhaupt war das seelische Verstehen mit ihm immer ungemein glücklich. Ihr hätte allerdings jemand einmal gesagt, die Liebe eines Mannes hinge von der Sexualität ab. Sie habe seitdem Sorgen, ihren Mann zu verlieren, wenn er eine andere fände, die ihm in sexueller Hinsicht mehr bedeuten könne. In letzter Zeit seien die Kohabitationen häufiger erfolgt, etwa alle Woche einmal, am Sonnabend nach dem Baden. Sie mache es dann zu Hause mit Kerzenlicht u. ä. heimelig. Jetzt sei das Koitieren auch anders als sonst geworden, nämlich sie befriedigend, was in den 7 Ehejahren vorher nur zweimal vorgekommen war.

Es ist bemerkenswert, daß diese allgemein retardierte, aus seelischen Hemmungen gegenüber dem Koitus so lange Zeit frigide Frau daneben voll orgasmusfähig war. Nach einiger Überwindung kam sie ganz zum Schluß darauf zu sprechen, daß sie während der Ehe einmal ein Vierteljahr lang onaniert habe. Das erste Mal sei die Erregung durch schnelles Eilen zu einer Versammlung ausgelöst und dort durch Übereinanderschlagen der Beine bis zum Orgasmus gesteigert worden. Sie fühle sich nun bedrückt, weil das nicht recht ist, wollte mit dem Seelsorger aber darüber nicht sprechen, weil der diese Dinge ja nicht so kenne, und da sei sie nun zum Arzt gekommen.

Ein sehr geduldiger, verständnisvoller und geschickter Ehemann ist ein vorzügliches Mittel gegen Frigidität, aber auch selten. Die ärztliche Behandlung wird durch die Einbeziehung des Ehemannes erleichtert. Als günstig hat sich dann die Therapie durch ein Arztpaar erwiesen (Masters u. Johnson). Die Therapie muß eine klärende, unter Umständen auch weit ausholende analytische sein. Daraus ergibt sich der Weg zur Bereinigung von Schwierigkeiten, zum Forträumen von Hindernissen in der vollen Reifung, zur affektiven Umstimmung. Die Vielfalt der genannten Ursachen, die sich im konkreten Fall oft noch kombinieren, deutet schon an, wie individualisierend im Einzelfall vorgegangen werden muß. Übrigens kann im Prinzip genauso wie bei der Impotenz der Alkohol durch Befreiung von den kortikalen Hemmungen eine Frigidität aufheben; da aber hier weniger häufig ein circulus vitiosus (Angst vor dem Wiederversagen) zu durchbrechen ist, bleibt die Wirkung eine einmalige und wird später bereut, wenn jene Hemmungen nicht als lebensfeindliche abgelehnt, sondern als berechtigt weiter anerkannt werden.

Da für den Arzt die Frigidität in erster Linie als Ursache körperlicher Krankheitszustände wichtig wird, denen dieser Zusammenhang auf den ersten Blick nicht anzusehen ist, muß in unklaren Fällen bei der biographischen Anamnese unbedingt nach einem befriedigenden Sexualleben gefragt werden.

Vaginismus

Vaginismus ist kein Vaginalkrampf. Der Spasmus betrifft den musculus constrictor cunni. Dieser geht mit einigen Muskelbündeln unter Bildung der Figur einer 8 in den musc. sphincter ani über und gewinnt so mittelbar am Steißbein Halt. Dadurch besteht eine Verknüpfung des Verschlusses der Scheiden- und der Darmöffnung. Wir erinnern hier an den häufigen Zusammenhang zwischen Frigidität und Obstipation. Auf weitere funktionelle Verflechtungen innerhalb der Beckenbodenmuskulatur, z. B. zum levator ani, sei lediglich hingewiesen. Es handelt sich durchweg um quergestreifte, willkürlich zu betätigende Muskeln. Beim ausgesprochenen Vaginismus ist der Willküreinfluß allerdings in ähnlicher Weise überspielt wie bei einem reflektorischen krampfhaften Augenschluß. Es kommt zu einem Krampf der Beckenbodenmuskulatur, der als Abwehrreflex bei unangenehmsten Empfindungen auftritt, die am Introitus vaginae ausgelöst werden.

Häufigster Anlaß sind schmerzhafte Deflorationsversuche mit Einrissen und Entzündungen am Hymen, selten Geburt, Operationsnarben im Vaginalbereich, schwere Cystitis u. ä. Exzision des Hymen oder der Narben kann Heilung bringen, jedoch ist dies keineswegs immer der Fall. Es gibt eine Reihe von Hinweisen dafür, daß die empfundene Unannehmlichkeit, nicht allein vom äußeren Reiz, sondern auch von der psychischen Disposition der Betroffenen abhängt. Im Einzelfalle kommt bald dem einen, bald dem anderen Faktor die größere Bedeutung zu. Hinweise auf die innere

Komponente sind: 1. Die Beobachtung von Vaginismus trotz intakten Hymens. 2. Die ängstliche Fixierung trotz Beseitigung aller schmerzauslösenden Anlässe. 3. Die psychogene Komponente der Unannehmlichkeit zeigt sich auch bei dem extrem seltenen Bild des Penis captivus. Hier war die Immissio durchaus normal verlaufen, erst durch eine äußere Störung (das Ereignis wurde meist in öffentlichen Parkanlagen beobachtet) tritt der Scheideneingangskrampf ein, aus dem der eingeklemmte Penis bisweilen nur durch Narkose der Frau bis zur Muskelerschlaffung befreit werden kann. Weit häufiger tritt sofort bei der als äußerst unangenehm empfundenen Berührung des Vestibulum vaginae die reflektorische Muskelspannung ein, macht eine Immissio unmöglich und erfordert gelegentlich zur Ermöglichung einer gynäkologischen Untersuchung die Anwendung der Narkose.

Der Internist begegnet dem Vaginismus als Begleiterscheinung der Frigidität, und der Frigidität als Ursache innerer Erkrankungen. Mit der erfolgreichen Behandlung der Frigidität schwindet auch der Vaginismus.

• Eine 33jährige Angestellte in sehr verantwortungsvoller Stellung klagt über Kopf- und Kreuzschmerzen, kolikartige Zustände im Oberbauch und Unterleib, Angstzustände und Niedergeschlagenheit. In der Kindheit waren die Mandeln entfernt worden, sonst keine Vorkrankheiten, kein bemerkenswerter internistischer oder gynäkologischer Befund. Psychanamnese: Die Patientin war einziges Kind eines Teilhabers an einer kleinen Fabrik, die langsam verschuldete. Er prügelte das Töchterchen bei kleinen Anlässen. „Er schlug mich wie ein Rasender; davor hatte ich immer viel Angst.“ Die Mutter war gefühlsarm und strafte ihr Kind damit, daß sie längere Zeiten nicht mit ihm sprach. Sie beging Suizid mit Leuchtgas, als die Tochter 13 Jahre alt war. Nicht lange vorher hatte sie dem verschüchterten, selbstunsicheren Kind erklärt, es solle sich nie mit einem alten Mann einlassen, der erst etwas mit ihr machen und sie dann umbringen würde. Auf das Mädchen machte diese Äußerung einen so nachhaltigen Eindruck, daß ihr lange Zeit jeder Mann gefahrvoll erschien. Vor allem, wenn er sich ihr zuwendete. Die Patientin hatte damals über Herzdruck und über die krampfartigen Oberbauchschmerzen zu klagen. Einmal, bei starkem Auftreten der vegetativen Erscheinungen, sagte ihr Vater zu ihr, sie könne später nicht heiraten und dürfte keine Kinder haben. Seitdem fürchtete die unselbständige, verängstigte Tochter, an der Intimität mit einem Mann sterben zu müssen, wenn sie dabei empfinge. Sie ließ alle männlichen Annäherungsversuche im Augenblick der genitalen Kontaktnahme scheitern. Vor 8 Jahren heiratete sie. Immer noch wehrt sich die Patientin gegen eine genitale Berührung. Es besteht Vaginismus. Auch die anderen geklagten Beschwerden stellten sich in der Ehe ein. Der Ehemann nahm sich der Frau mit rührender Geduld an. Über das menschliche Verständnis, das sie als Kind so vermißt hatte und das er ihr entgegenbrachte, war sie sehr glücklich. Nichtsdestoweniger gab sie sich sexuell nur einer orgasmuslosen Selbstbefriedigung hin. Sie war berufstätig als Bankangestellte, auch dort unglücklich, nämlich selbstunsicher und fürchtete dauernd, etwas falsch zu machen und dafür dann bestraft zu werden. Seit ihrer Kindheit waren ihre Träume stets durch angstvolle Vorstellungen beherrscht. Im Beginn der psychotherapeutischen Behandlung bestand eine ausgesprochene Furcht vor dem Versinken in Hypnose, ja, vor der Versunkenheit im Autogenen Training innerhalb einer Übungsgruppe. Beim katathymen Bilderleben entwickelte sich eine schwere Angstreaktion. Danach blieben die Unterleibspasmen für immer weg; Autogenes Training und Hypnose wurden in wirksamer Form möglich. Das Schwergewicht lag auf der rational klärenden und psychagogischen Behandlung. Anderthalb Jahre nach Therapiebeginn war auch der Vaginismus verschwunden. Es wurde nun auch Orgasmus erlebt. Zugleich waren die anderen körperlichen und psychischen Beschwerden beseitigt mit Ausnahme der Oberbauchschmerzen. Diese vermochte die Patientin aber jedesmal selbständig mittels des Autogenen Trainings zu coupieren. Mit der natürlichen Eheführung trat auch eine Steigerung des Selbstwertgefühls ein. – Zur Persönlichkeit der Patientin ist aus der Schilderung ersichtlich, daß neben einer erziehungsbedingten Fehlentwicklung auch eine psychische Retardierung bestand.

In dem folgenden Beispiel tritt besonders sinnfällig hervor, wie nicht lokale, sondern psychische Ursachen den Koitus unangenehm machen und zum Scheideneingangskrampf führen können.

• Ein bereits 9 Jahre lang verheiratetes Ehepaar, das einen Sohn hat, bittet um ärztliche Hilfe wegen eines Vaginismus der Frau. Dieser war von den ersten Begegnungen an mit zunehmender Häufigkeit aufgetreten. Im Einzelgespräch vermag die 34jährige Patientin, die Zusammenhänge von sich aus vollständig darzulegen. Sie war im Alter von 8 Jahren einmal von einem sehr angesehenen Onkel zu sexuellen Manipulationen in Anspruch genommen worden. Am meisten verstörte sie dabei die in ihrer Hand erfolgende Erigierung. Später empfand sie tiefe Abscheu in der Erinnerung an dies Ereignis. Sie hatte es nie über sich gebracht, von diesem beschämenden Erlebnis zu sprechen. In der Ehe stellte sich bei der Kohabitation Vaginismus ein, jedoch nur dann, wenn sie den Phallus berührte, worauf ihr Mann Wert legte. Sie liebte ihren Mann und wünschte sich die ungestörte Vereinigung. Jenes widerwärtige Kindheitserlebnis stand aber häufig zwischen beiden. Auch jetzt vermochte die Patientin nur mit Ekel daran zu denken, doch war sie dazu zu bewegen, ihrem Mann die Zusammenhänge ebenfalls mitzuteilen. Wir rieten dann, von der Penisberührung Abstand zu nehmen. Mit der Befolgung dieses Ratschlages blieb der Vaginismus weg, nachdem er 9 Ehejahre hindurch bestanden hatte.

Hatten wir zuerst ein Beispiel für generellen Vaginismus gebracht, sodann ein zweites für elektive Abhängigkeit von bestimmten psychisch belastenden Momenten, so sei nun noch ein Beispiel für elektiven Vaginismus gegenüber bestimmten Partnern angeführt.

• Eine 28jährige Hausfrau klagt über Trockenheit des Genitals beim ehelichen Beisammensein, woraus Schmerzen und Vaginismus resultieren. Früher bestanden beim Umgang mit einem Jugendfreund diese Beschwerden nicht. Auch jetzt habe sie keine Störungen bei außerehelichen Beziehungen zu geliebten Partnern. Zu ihrem Ehemann, mit dem sie jetzt 7 Jahre verheiratet ist, habe sie nie eine sinnliche Zuneigung gespürt. Sie kam, um von ihren Schmerzen bei Erfüllung ihrer ehelichen Pflichten befreit zu werden.

Dieser Vaginismus ist eine gesunde Erscheinung. Er mag rechtswidrig sein, doch verstößt hier nicht die Biologie gegen das Recht, sondern ein falsch angewendetes Recht gegen die Lebensgesetze. In tragischen Fällen erfolgt die Opferung der eigenen biologischen Ansprüche aus edelsten Motiven, z. B. im folgenden Fall aus Mutterliebe, und scheitert dann doch an dem Verstoß gegen die biologischen Gesetze.

• Eine 38jährige Hausfrau berichtet, als Witwe mit zwei Kindern, wovon eines schwachsinnig ist, wieder einen Mann gefunden zu haben. Die zweite Ehe ist nicht glücklich, aber der Mann ist gut zu den Kindern. Um ihnen den fürsorglichen Vater zu erhalten, verzichtet sie gern auf ihr eigenes Glück. Sie kommt wegen eines Vaginismus zur Behandlung, da sie fürchtet, sonst dadurch ihren Mann zu verlieren.

Dyspareunie

Der Ausdruck Dyspareunie ist umfassender als der Begriff Frigidität. Mit ihm kann man auch noch Störungen bezeichnen, die im bloßen Ausbleiben des Orgasmus bestehen bei durchaus gewünschtem und wollüstig erlebtem Koitus. Frigidität ist eine aus dem Blickwinkel des Mannes umgrenzte Bezeichnung. Dem Kaltbleiben gegenüber männlichen Partnern, dem Mangel an jedem Zärtlichkeitsbedürfnis, der Leidenschaftslosigkeit bei genitaler Vereinigung wurde mit Recht noch die Anorgasmie hinzugefügt als ein weiterer Ausfall normaler fraulicher Regungen. Da im konkreten

Fall der Gesamtdefekt im rückläufigen Sinne dieser Aufzählung mehr oder minder weit ausgedehnt ist, stellt sich die bloße Orgasmuslosigkeit als der leichteste Grad der Störung dar. Nichtsdestoweniger kann er gerade besonders belastend sein, da das Ausbleiben der Befriedigung in scharfem Kontrast zu den wollüstigen Bemühungen steht. Da wir die weiteren Grade der Dyspareunie bereits im Kapitel über die Frigidität behandelt haben und da alles Grundsätzliche dort bereits gesagt worden ist, können wir uns hier darauf beschränken, instruktive Beispiele für die Anorgasmie vorzulegen.

• Eine 32jährige Hausfrau klagt über Kopf- und Rückenschmerzen, Mattigkeit, Appetitlosigkeit, Übelkeit und langsame Gewichtsabnahme seit 7 Jahren. Organisch läßt sich kein krankhafter Befund erheben. Psychanamnese: Nach einer schweren Geburt vor 7 Jahren waren für das Ehepaar weitere Kinder aus finanziellen Gründen unerwünscht. Unter der Konzeptionsfurcht wurde die Frau anorgasmisch. Beim Mann entwickelte sich eine Ejaculatio praecox.

• Eine 30jährige Frau hatte am Hochzeitstag eine Fehlgeburt im sechsten Monat. Der Ehemann ahnte nicht, daß er nicht der Vater des Kindes war. Auch jetzt nach 5 Jahren denkt die Frau beim Koitus immer noch an den anderen Mann. Sie ist in der Ehe anorgasmisch. Von ihrem Ehemann möchte sie sich aber nicht trennen. Sie sucht ärztlichen Rat zur Behebung des Orgasmusmangels.

Wir haben im ersten Falle eine antikonzeptionelle Beratung, im zweiten eine Befreiung aus der inneren Widersprüchigkeit empfohlen, verfügen aber in beiden Fällen über keine katamnestischen Mitteilungen.

Man hat vielfach als Ursache der Orgasmuslosigkeit der Frau eine relativ langsamere Erregbarkeit des Weibes angeschuldigt und empfohlen, durch manuelle Erregung ihr einen Vorsprung zu verschaffen. Dieser schon in der altindischen und antiken Literatur angeratene Kunstgriff ist sicher in manchen Fällen angebracht. Für seine Empfehlung muß man sich allerdings vor Augen halten, daß bei selbstunsicheren Persönlichkeiten die Technisierung der Kohabitation statt einer Besserung eine Verschlechterung der Dyspareunie zur Folge haben kann. Es ist auch stets zu beachten, daß ein und dieselbe Frau je nach Umständen und Partner unterschiedlich schnell zum Orgasmus gelangt und daß psychische Momente einen bestimmenden Einfluß haben. Wo psychogene Orgasmusbehinderungen bestehen, wird man immer diese zuerst wegräumen.

Erweitert man den Begriff Dyspareunie und versteht darunter alle möglichen Störungen der Kohabitation, so wären also auch vegetative Begleiterscheinungen, triebhafte Auseinandersetzungen mit dem leistungsunfähigen Partner (Fall auf S. 546), Vorstellen eines anderen Partners beim Koitus (2. Fall auf dieser Seite) u.a. zu nennen. Das nicht gleichzeitige Eintreten des Orgasmus beider Partner werten wir nicht als Störung.

Menstruationsstörungen

Unter den zahlreichen Ursachen der Regelstörungen spielen psychische eine wohlbekannte Rolle. Wenden wir uns zunächst den zeitlichen Periodenanomalien zu, dann der schmerzhaften Regelblutung! Von der Amenorrhoe über alle Formen der Tempostörung bis zur Dauerblutung kann eine Psychogenese vorliegen. Die *Amenorrhoe* in Internaten, früher im Arbeitsdienst, in Internierungslagern, in Gefängnissen, auf der Flucht, auf Reisen, und zwar auch ohne besondere körperliche Belastung und bei guter Ernährung, ist eine sehr gewöhnliche Beobachtung. Neben dem gehäuften Auftreten in derartigen Gruppen weist in noch höherem Maße die individuelle Amenorrhoe nach einem Konflikt, einem heftigen Schreck, in angstvollen oder depressiven Lebenssituationen auf die psychische Auslösung hin. Auch die vielfache Amenorrhoe bei Psychosen muß in diesem Zusammenhang genannt werden. Anstelle einer länger oder kürzer währenden Amenorrhoe werden durch psychische Belastungen oft auch kleinerer Art Störungen in den Zeitabständen der Periode hervorgerufen. Die gehäuften *Regeltempostörungen* bei Virgines im entschwindenden Heiratsalter, d.h. gegen Ende der zwanziger Jahre, verdienen hier hervorgehoben zu werden. Auch die mehr gegen das Klimakterium hin zu beobachtenden *Dauerblutungen* aufgrund von Follikelpersistenz mit daraus entstehender Endometriumhyperplasie, -nekrose und allmählicher Lösung zeigen nicht selten klare zeitliche Zusammenhänge mit psychischen Belastungen. Ob die vorübergehende, kriegsbedingte, allgemeine Zunahme dieser Erkrankung psychisch oder ernährungsbedingt war, läßt sich nicht sauber trennen, ist aber diskussionswürdig.

Nicht nur bei Dauerblutungen in Form der Follikelpersistenz, auch bei zu häufigen Blutungen, zu seltenen und Amenorrhoe bilden ovarielle Störungen ein Zwischenglied im pathogenetischen Zusammenhang der Psychogenese: Hinfälligkeit des Corpus luteum, Funktionspausen, unzureichende Follikelbildung oder -funktion. Die weitere Rückverfolgung der Ursachenkette führt über das follikulinisierende bzw. luteinisierende gonadotrope Hormon zum Hypophysenvorderlappen, der wiederum vollständig versagt, wenn nicht intakte Nervenverbindungen zum Stammhirn vorliegen. Die psychischen Einflüsse auf die Menstruation entspringen nicht überlegtem Wollen, z.B. die Amenorrhoe nicht der schamvollen Unterdrückung der Menstruation vor Internatsnachbarn. Diese häufig gebrauchte Erklärung erscheint uns dadurch nicht akzeptabler, daß dieser besonnene Akt ins Unbewußte verlegt wird. Genausowenig, wie wir einer Reiseobstipation eine unbewußte Ablehnung fremder Klosetts unterstellen müssen, sondern aus einer affektiv-vegetativen Umstellung des Organismus verstehen, im Sinne einer sympathikotonen, ergotropen Schaltung, genauso führen wir eine Reiseamenorrhoe und andere direkt auf die Affektlage zurück, z.B. Scham, ohne die Vermittlung durch Plan und Absicht. Daß bestimmte Affekte und Körperfunktionen in hemmender oder fördernder Weise aufeinander abgestimmt sind, darf man dabei nicht aus den Augen verlieren. Die Genitalfunktionen, deren Hervortreten für ein Lebewesen eine zeitweise Minderung der Selbsterhaltungstätigkeit bedeutet, sind mit instinktiver Scheu und Absonderungsbedürfnis gekoppelt. Am frappantesten ist in diesem Zusammenhang wohl eine Beobachtung von W. Koch über die psychogene Beeinflussung des Geburtstermins bei Pferden:

Normalgeburten erfolgten vom 25. 2.–4. 5. 1945 auf der Geburtsstation eines Pferdehospitals, zunächst alle mit nur einzelnen Ausnahmen zwischen 4 und 6 oder 19 und 21 Uhr. Am 2. 4. wurde damals die „Sommerzeit" eingeführt. Überraschenderweise fohlten auch die Pferde seitdem durchschnittlich eine Stunde früher, entsprechend den vorgestellten Uhren. Die Erklärung ergab sich aus der Dienstordnung der Stallwachen, die ununterbrochen Tag und Nacht sich ablösten. Nur um 19 Uhr fand eine gemeinsame Besprechung des ganzen Pflegepersonals an anderer Stelle statt, und gegen Morgen vor dem allgemeinen Dienstbeginn um 6 Uhr pflegte die letzte Stallwache ein Opfer der Müdigkeit zu werden. In diesen Zeiten gebaren die Pferde.

Die biologisch bedingte Scheu bei genitalen Äußerungen ist auch mit der Menstruation verknüpft. Der instinktive Drang zur Absonderung macht sich nicht erst menstruell, sondern bereits prämenstruell in einer triebhaften Unruhe und Reizbarkeit gegen andere bei vielen Frauen geltend. Wir wollen mit alledem unterstreichen, daß wie in anderen Fällen, so bei der Regelblutung, instinktives Verhalten und vegetatives Geschehen als eine einheitliche Gesamtleistung des Organismus gesehen werden müssen und daß eine Störung des instinktiven Verhaltens sich zu einer Störung des vegetativen Geschehens ausweiten kann.

Betont sei auch hier, daß die Störbarkeit von weiteren psychischen und körperlichen, äußeren und inneren Faktoren mitbedingt ist. Einen Umweltfaktor erkennen wir z. B. darin, daß alle Regelstörungen im Sommer häufiger auftreten als im Winter, einen Anlagefaktor darin, daß eineiige Zwillinge Parallelen in der „ovariellen Insuffizienz" aufweisen. Es ist eine durchaus summarische, aber praktisch sehr wichtige Schätzung, in der R. Schröder feststellt, daß etwa 75% der Frauen ovarialstabil, 20% ovariallabil und 5% ovarialdebil gegenüber körperlichen oder seelischen Noxen sind.

Neben den ovariell bedingten *zeitlichen* Regelstörungen psychischer Genese stehen die uterusbedingten *schmerzhaften*. Spasmen des Myometriums haben ihre Parallele in den Spasmen anderer glattmuskulärer Organe; vegetative Labilität disponiert zur Dysmenorrhoe. Verknüpfung mit Frigidität ist häufig. Hierbei handelt es sich oft um eine parallellaufende Hemmung: Sexualtrieb und Genitale sind unterentwickelt, aus dem engen Zervikalkanal werden Blutkoagula schmerzhaft geboren. In anderen Fällen ist das Verhältnis von Frigidität und Dysmenorrhoe das von Ursache und Folge. Immer wird dabei auch zu berücksichtigen sein, welche Bewertung der Schmerz von seiten der Patientin findet. Gerade bei Frigiden ist der Krankheitsgewinn durch Betonung der Unterleibsschmerzen naheliegend. Wir verweisen auf das Kapitel über die Frigidität.

Die Beeinflußbarkeit der Regelblutung durch einen (auch unbewußten) Willensakt haben wir abgelehnt, die Beeinflußbarkeit durch Affekte dagegen hervorgehoben; es gibt noch eine weitere psychogene Möglichkeit, nämlich die Beeinflussung der Menses durch Suggestivwirkung. Da wir zwar bei jeder Patientin die Menstruationsverhältnisse beachten, jedoch Störungen als Internisten nicht selbst behandeln (es sei denn, daß bei der Psychotherapie eines Symptomenkomplexes die Regelstörung sich beiläufig normalisiert, zum Beispiel nach Frigidität), haben wir keine eigenen ausreichenden Erfahrungen über Suggestivwirkungen auf die Periode. Wir können aber die Namen so gewissenhafter Forscher wie Bernheim, Wetterstrand, O. Vogt, Ringier und Forel nennen, die sich für die suggestive Regelung der Menses verbürgen und detaillierte Beispiele anführen. Versucht wurde das Hervorrufen der Menstruation in Hypnose, das Beenden, Terminverschiebungen, die Beeinflussung der Periodik, der Stärke und die Beseitigung von Schmerzen. Sofortiges suggestives Herbeiführen einer Menstruation mißlang regelmäßig. Sofortiges Aufhören wurde in einer ganzen Reihe von Fällen beobachtet, häufig jedoch nur für eine vorübergehende Zeit von mehreren Stunden. Zu häufige, zu starke und schmerzhafte Blutungen wurden in größerer Zahl normalisiert. Am erstaunlichsten sind in diesem Zusammenhang Beobachtungen, über die der Züricher Psychiater FOREL berichtet. Er gab experimenti causa vier Frauen, und zwar Patientinnen mit zu frequenter und menorrhargischer Blutung, in mehrfachen Hypnosen die Suggestion, sie würden immer nur an einem bestimmten Monatsdatum und nur für 3 Tage ihre Periode bekommen. Bei allen vieren zeigte sich ein pünktlicher und anhaltender Erfolg. Der am längsten nachbeobachtete Fall wurde mehr als 6 Jahre verfolgt. Die Abweichungen von dem suggerierten Termin, dem Monatsersten, betrugen nur ± 1 Tag. Im übrigen hielt sich die Regel an den Monatswechsel, gleichgültig ob ein Monat 30, 31, 28 oder in Schaltjahren auch 29 Tage hatte. Die Menses blieben außerdem regelmäßig auf 3 Tage beschränkt. FOREL ist rigoros genug gewesen, diese Tatsache durch seine Oberschwester in objektiver Kontrolle zu halten. Nach einer Pause durch Schwangerschaft stellte sich die Periodik wieder den Terminsuggestionen entsprechend ein. Wir möchten an dieser Stelle auf termingebundene „Abwehrblutungen" hinweisen, über die wir im Kapitel der Frigidität berichtet haben. Dieses Auftreten der Menstruation an einem vorbestimmten Termin haben wir auf Autosuggestion zurückgeführt, aber auch das Ausbleiben der Regel ist auf diese Weise möglich. So berichtet der an diesen Fragen interessierte FOREL, er habe von einer gebildeten und glaubwürdigen Dame folgendes erfahren. Unter ihren Freundinnen sei ein Mittel bekannt, die am Vorabend eines Balles drohende Menstruation aufzuschieben. Dieses bestände darin, sich um den kleinen Finger der linken Hand ein rotes Fädchen eng umzubinden. Das Mittel wirke nicht bei allen. Bei einzelnen aber bleibe die sonst immer pünktliche Regel aus und verspäte sich bis zu drei Tagen. Einige hatten dies bei Bedarf jeweils mit überzeugender Sicherheit reproduziert. Ein noch eindrucksvolleres Beispiel für die autosuggestive Unterdrückung der Periode ist der Symptomenkomplex der eingebildeten Schwangerschaft.

Selbstbefriedigung

Die umfangreichsten Unterlagen über den Ipsismus stammen von KINSEY (USA) und WESTLING (Finnland). Ihr repräsentativer Charakter ist bezweifelt worden, und es stellt sich jedenfalls die Frage, wie weit diese Ergebnisse für uns verwertbar sind und sich auf die andersartigen geographischen, volklichen und kulturellen Verhältnisse übertragen lassen. Wir haben daher selbst eine orientierende Erhebung durchgeführt (1956), in erweitertem Umfang RENNERT (1966) und SCHNABL (1972).

Befragt wurden von mir mit ihrem Einverständnis 205 Studierende im Rahmen eines Kollegs über Medizinische Psychologie. 138 Studenten und 67 Studentinnen. Das Durchschnittsalter betrug 23 Jahre bei einer Altersstreuung von 19 bis zu 29 Jahren. Die Antworten erfolgten geheim und schriftlich. Bei mehreren Fragen blieben vereinzelt Antworten aus, da die Daten nicht mehr erinnerlich waren. Es waren 9 Fragen zu beantworten: 1. Geschlecht? 2. Alter? 3. Alter bei der ersten Periode bzw. Ejakulation? 4. Erste Ejakulation spontan oder unter Masturbation? 5. Masturbation begann wann? 6. Häufiger als monatlich? 7. Jahre hindurch? 8. Jetzt noch? 9. Alter bei der ersten Kohabitation? Die Ergebnisse der Befragung sind folgende.

Wie die Menarche, so tritt auch die Ejakularche mit biologischer Gesetzmäßigkeit in einem bestimmten Entwicklungsalter ein. Am häufigsten innerhalb der biologischen Streuung werden die Mädchen mit 13, die Jungen mit 14 Jahren geschlechtsreif. – Die nähere Prüfung ergibt, daß die Verzögert-Gereiften in der weiteren geschlechtlichen Betätigung meist hinter den Normal-Gereiften zurückbleiben (s. u.).

Die Masturbarche beim männlichen Geschlecht erweist sich ebenfalls als altersgebunden. Die größte Häufung innerhalb der biologischen Streuung fällt in das Alter von 14 Jahren (Abb. 115). Der zeitliche Zusammenhang zwischen Ejakularche und Masturbarche ist augenfällig. Verwunderlich ist er nicht. Die Keimdrüsen nehmen ihre Tätigkeit nicht aus eigenem Antrieb auf. Sie werden bekanntlich unter Vermittlung der Hypophyse vom Zwischenhirn aus dazu veranlaßt. Die innere Sekretion der Hoden wirkt als Reafferenz, gewissermaßen als Vollzugsmeldung an jenen Ort umfassendster angeborener Koordinationen (S. 71). Vegetativum und Animalium werden synergistisch in Tätigkeit gesetzt: Zugleich mit der Spermaproduktion erwacht die sexuelle Aktivität. Beides sind nur die zwei Komponenten einer einheitlichen biologischen Leistung. Ihre Trennung ist unnatürlich. Es ist schwer, in der Synchronie etwas anderes zu sehen als den Ausdruck einer biologisch gesunden Reifung. Nur mündet die sexuelle Aktivität, unter unseren Kulturverhältnissen von einer natürlichen Betätigung abgehalten, in Selbstbefriedigung. Ehe wir auf die zivilisationsbedingte und zunehmende Distanzierung des Heiratsalters von der Pubertät eingehen, seien noch unsere Beobachtungen über Asynchronie, über Reifungsverspätung, über die Beziehungen zwischen Menarche und Masturbarche und zwischen Ipsismus und Kohabitarche dargestellt. Die Abweichungen zwischen Ejakularche und Masturbarche in Abb. 115 liegen einmal darin begründet, daß die Ejakularche bei allen, die Masturbarche bei 88 % eintrat. Die Kurven dürfen natürlich nicht so gedeutet werden, als liege das Defizit vorwiegend bei den im Alter zwischen 13 und 15 Jahren Gereiften. Das Defizit verteilt sich vielmehr ebenso auf die weitere Kurve und wird hier nur überdeckt durch erst später zur Masturbation Gelangende aus früheren Reifealtern.

Besonders häufig fallen Ejakularche und Masturbarche direkt zusammen. Späteres Eintreten der Masturbarche ist mit wachsendem Zeitabstand immer seltener. Einmal nur ging die Masturbarche der Ejakularche voraus.

Die erste Selbstbefriedigung

war mit der 1. Ejakulation verbunden bei	41 %
folgte ihr binnen 1 Jahres bei	27 %
folgte noch im Abstand bis zu 6 Jahren bei	19 %
trat nicht mehr ein bei	12 %

Vergleichsweise fand Westling bei 875 finnischen Studenten in 41,5 % Masturbation bei der ersten Ejakulation. Beim weiblichen Geschlecht zeigt die Masturbarche, in völligem Gegensatz zum männlichen, gar keine altersmäßige Bindung. Von 10 Jahren ab (ausnahmsweise auch früher) entdecken jährlich einige die Möglichkeiten der Selbstbefriedigung, nicht wenige erst nach Kohabitationserfahrungen. Insgesamt waren es 34 % der Befragten. 29 % blieben dann jahrelang dabei. Ein durchbrechender Drang zur sexuellen Betätigung, der mit einer bestimmten Reife-

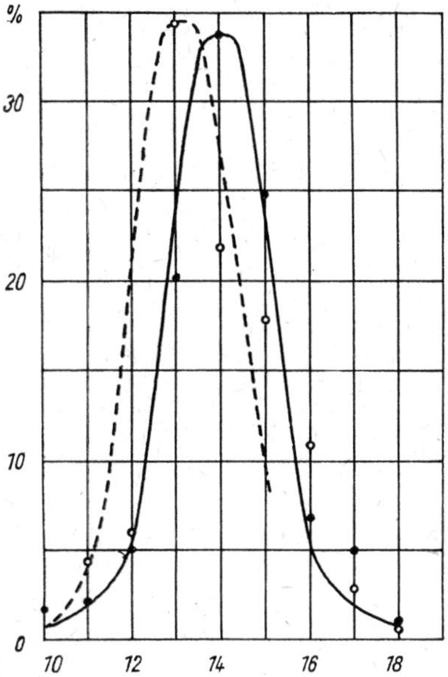

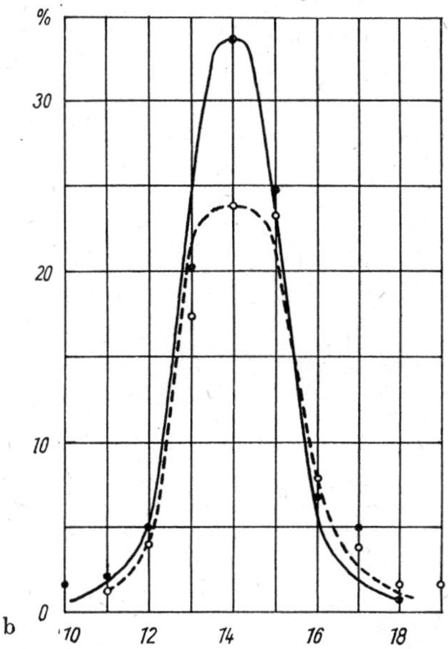

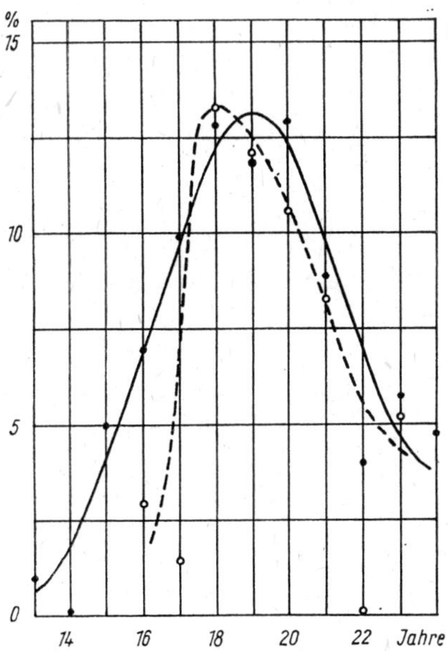

a) Menarche ---- und
Ejakularche ——;
b) Ejakularche —— und
Masturbarche ----;
c) Kohabitarche der Männer ——
bzw. der Mädchen ----

Abb. 115. Sexuelle Entwicklung. Eigene Erhebungen an Medizinstudenten. – Zugleich mit der Spermaproduktion beginnt die sexuelle Aktivität des Mannes. Es handelt sich um die beiden Komponenten einer einheitlichen biologischen Leistung. Ein Beispiel für den Synchronismus und Synergismus von Vegetativum und Animalium bei Triebvorgängen. Unter unseren kulturellen Verhältnissen mündet die sexuelle Aktivität allerdings meist in der Selbstbefriedigung (88%), und nur ein kleiner Teil nimmt sofort heterosexuelle Beziehungen auf. Beim weiblichen Geschlecht ist ein vergleichbarer Durchbruch der sexuellen Aktivität zugleich mit der Reifung nicht zu beobachten.

phase einsetzt und annähernd alle Individuen erfaßt, wie es beim männlichen Geschlecht ist, läßt sich für das weibliche nicht erkennen.

Die erste Kohabitation fand bei den jungen Mädchen am häufigsten (nicht durchschnittlich) mit 18 Jahren statt, bei den jungen Männern am häufigsten und auch durchschnittlich mit 19 Jahren (Abb. 115). Bei den weiblichen Befragten war die Kohabitarche im Mittel bis zum Alter von 21 Jahren eingetreten (51 %). – Ein unerwachtes Geschlechtsleben ohne Kohabitation und ohne Selbstbefriedigung zeigten von den Studenten 2 %, von den Studentinnen 34 %. Während es sich also bei den Mädchen um eine völlig normale Möglichkeit handelt, fällt die niedrige Zahl bei den jungen Männern in einen Größenbereich, den im wesentlichen konstitutionell Entwicklungsgestörte einnehmen dürften.

Fehlende Selbstbefriedigung ist gehäuft verbunden mit frühzeitigem Koitieren; teils wohl als Folge, teils als Ursache. Dies zeigen folgende Zahlen:

Tab. 26. Masturbation und Kohabitarche

	Männliche Befragte		Weibliche Befragte	
	%	Kohabitarche eingetreten bei % davon	%	Kohabitarche eingetreten bei % davon
Nicht masturbierend	(12)	81	(66)	49
Jahrelang mehr als monatl. masturbierend	(69)	68	(21)	38
z.Z. noch masturbierend	(51)	64	(21)	23

Im Durchschnitt ist bei den Männern spätere Reifung verbunden mit schwächerer Sexualität. Im Mittel trat die Ejakularche ein:

a) am frühesten bei gleichzeitiger Masturbarche,
b) verzögert bei später folgender Masturbarche,
c) am spätesten bei ausbleibender Masturbarche.

Die durchschnittliche Verzögerung beträgt jeweils nur wenige Monate, wird also angesichts der mehrjährigen Variationsbreite im Eintritt der Geschlechtsreife erst statistisch greifbar. Der individuelle Spielraum des biologischen Reifungsalters ist so groß, daß eine Verzögerung im Einzelfall sich nicht aus dem Kalenderalter ablesen läßt. – Auf die Häufigkeit der Sexualbetätigung hat neben anderen, wie etwa ethischen Momenten, die Synchronie des Reifeeintritts ersichtlichen Einfluß. Fielen Ejakularche und Masturbarche zusammen, so folgte bei 90 % Selbstbefriedigung jahrelang und häufiger als monatlich (bei Asynchronie nur in 57 %). Auch gaben 74 % dieser Studenten noch gegenwärtig Ipsismus an (bei Asynchronie nur 37 %). – Wo bis zur Befragung die Kohabitarche stattgefunden hatte, lag die Ejakularche vorwiegend *vor* dem 15. Geburtstag. Wo dagegen die Kohabitarche nicht eingetreten war, lag die Ejakularche vorwiegend *nach* dem 15. Geburtstag. Dieser Unterschied ist bei genauer Prüfung keineswegs durch die verschieden lange Dauer der Geschlechtsreife bis zur Befragung erklärt. Bei der Frauengruppe *mit* Kohabitarche lag die Menarche nur in 22 % nach dem 15. Geburtstag. Bei der Frauengruppe *ohne* Kohabitarche lag die Menarche aber in 43 % nach dem 15. Geburtstag. (Rennert fand keine Beziehung zwischen Menarchetermin und Koituserfahrung.) Der aus der

Gynäkologie geläufige Zusammenhang zwischen später Menarche und Hypoplasie der Genitalorgane besagt ergänzend, daß die Reifungsverzögerung häufig mit einer Unterentwicklung auch der Sexualorgane verbunden ist. Spätreifende sind auch sonst in körperlicher und geistiger Hinsicht den anderen im allgemeinen unterlegen.

Die dem Wort Menarche nachgebildeten Ausdrücke Ejakularche, Masturbarche und Kohabitarche sind lateinisch-griechische Zwitter, dessen bekenne ich mich schuldig; aber sie schienen mir leichtverständlich und haben sich ja seither auch eingebürgert.

Wieweit unsere Ergebnisse verallgemeinert werden dürfen, erscheint zunächst sehr fraglich. Die Erhebungen stützen sich auf eine relativ kleine Beobachtungszahl, nur auf Feststellungen bei Studenten und selbst hier nur auf eine ausgelesene Gruppe. Um so wesentlicher ist der Vergleich mit den Ergebnissen anderer Autoren (Abb. 116, 117 u. 118). Von KINSEY und Mitarbeitern liegen Beobachtungen an über 5000 weißen Amerikanern der verschiedensten Berufe vor, von WESTLING an 893 finnischen Studenten und von RENNERT an 409 Studenten der DDR.

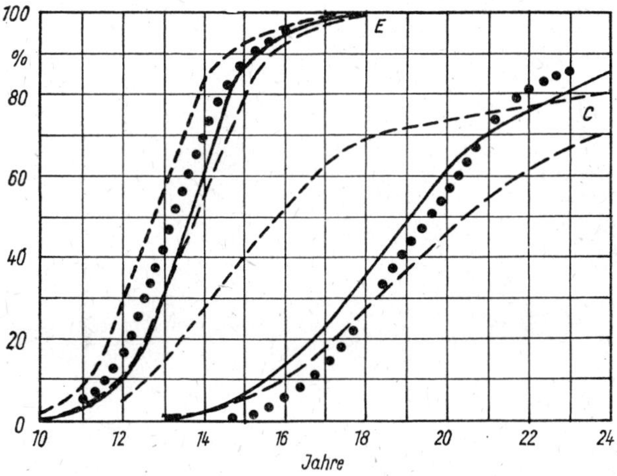

Abb. 116. Vergleich unserer Beobachtungen ——— mit denen von RENNERT, DDR · · · · · ·, WESTLING, Finnland – – – und KINSEY, USA - - - - - bezüglich Ejakularche (*E*) und Kohabitarche (*C*). Im Gegensatz zu den anderen Autoren befragte KINSEY nicht nur Studenten, sondern Angehörige aller Bevölkerungsschichten.

Bei diesen Vergleichen fällt auf, daß unsere an einem kleinen Beobachtungsgut gewonnenen Kurven den Ergebnissen viel größerer Beobachtungsreihen soweit entsprechen, daß man schließen muß: die individuellen Abweichungen von einem naturgegebenen Maß sind so gering, daß der Fehler der kleinen Zahl schon bei einem Beobachtungsgut wie dem unseren nicht merklich hervortritt. Dafür spricht auch die Stetigkeit unserer Kurven. Ferner ergibt der Vergleich, daß unsere Ergebnisse zwischen den in Amerika und Finnland erhobenen liegen. Die stärkere Abweichung von KINSEYS Kurve der Kohabitationsaufnahme ist vorwiegend auf seine Erfassung auch anderer Bevölkerungsschichten zurückzuführen.

Die Kluft zwischen sittlicher Forderung und allgemeinem Verhalten ist verursacht durch das Auseinanderklaffen von biologischem und zivilisatorischem Heiratsalter. Während unter natürlicheren Verhältnissen die Eheschließungen in die Pubertätszeit fallen, und während noch im weltbeherrschenden Rom die jungen Männer mit 14 und die Mädchen mit 12 Jahren sich zu verheiraten pflegten, ist es heute unter unseren Verhältnissen fortgeschrittener Zivilisation mit sehr weitgehender Arbeitsteilung, entsprechend langer Berufsausbildung und mit den komplizierten Lebensverhältnissen unmöglich geworden, daß Dreizehnjährige eine Familie gründen. Uns Heutigen

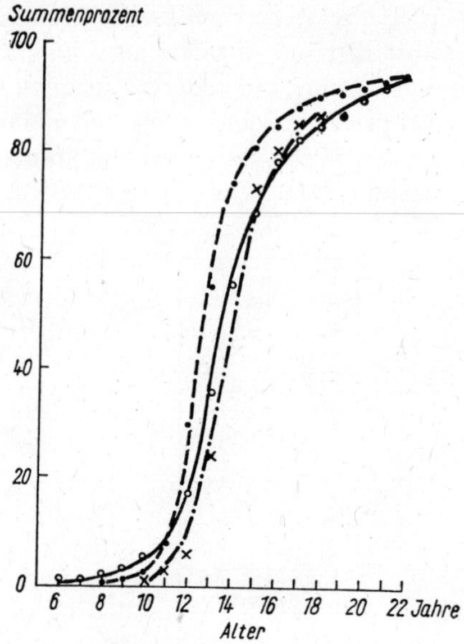

Abb. 117. Vergleich der männlichen Masturbarche unserer Erhebungen -·-·- mit denen von Rennert ——— und Kinsey - - - - (nach Rennert)

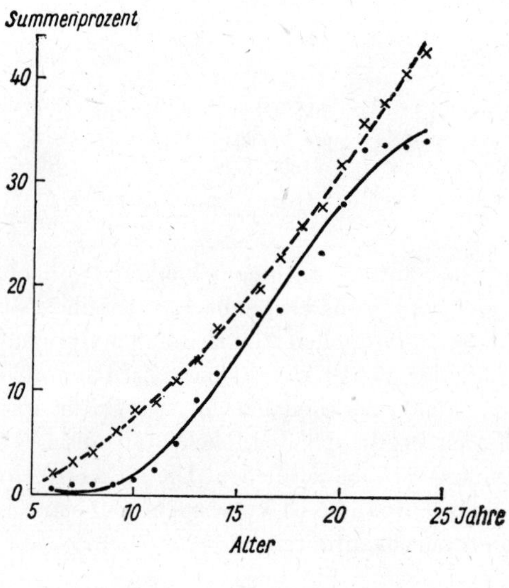

Abb. 118. Vergleich der weiblichen Masturbarche (mit Orgasmus) nach Rennert ——— und Kinsey - - - - (nach Rennert). Beachte den unterschiedlichen Maßstab in der Ordinate von Abb. 117 und 118!

erscheint kaum faßbar, was frühere Generationen nicht im geringsten verwunderte: daß der Trojanische Krieg um die 12jährige Ehefrau Helena geführt wurde, daß Achilles mit 14 Jahren Vater wurde, daß Cäsar mit 12 Jahren heiratete, daß Romeos Julia 14 Jahre alt war und daß auch Fausts Gretchen 14jährig war. Die relativ späte Reifung *bei uns* ist durch die allgemeine Akzeleration der individuellen Entwicklung weitgehend geschwunden: Im Laufe des letzten halben Jahrhunderts hat sich die Menarche von durchschnittlich 16 Jahren, dem mittelalterlichen Heiratsalter, auf 13 Jahre vorverlagert. Kürzlich erst wurde in Indien zur Hebung des Lebensniveaus die Gepflogenheit gesetzlich verboten, im Pubertätsalter zu heiraten. In Europa haben sich wohl am längsten die Iren durch Frühheirat den Ruf besonderer Sittentreue bewahren können. Die Frühehen wurden aber zum Hemmnis der beruflich-technischen Entwicklung und des Wohlstandes. Als in Notzeiten des vergangenen Jahrhunderts der Hungertod unter ihnen sehr zahlreiche Opfer gefordert hatte, schrieb Lecky: „Wären die irischen Bauern weniger keusch gewesen, so würden sie wohl glücklicher gewesen sein.“ Und in einem anderen Zusammenhang: „*Der ganze Bau der Zivilisation ist auf den Glauben gegründet, daß es etwas Gutes ist, die intellektuellen und materiellen Fähigkeiten auszubilden, selbst auf Kosten gewisser genau vorauszusehender Übel.*“ Wenn der Autor hier auch den moralischen Schaden durch Großstädte, Garnisonen, Fabriken, Seefahrt usw. vor Augen gehabt hat, so gilt dieser Satz doch im allerstrengsten Sinne auch für die Jugendsexualität.

Der Preis des Fortschritts ist nicht zu beschönigen. Auf keinen Fall ergeben etwa die statistischen Durchschnittswerte eine neue sittliche Norm. Die Selbstbefriedigung bleibt ein fragwürdiges Surrogat. Auch, wenn anerkanntermaßen körperliche Schäden aus ihr nicht erwachsen. Sie läßt das Liebeserlebnis auf einen genitalen Vorgang zusammenschrumpfen und die Fähigkeit des seelischen Miteinanderseins verkümmern. Die leib-seelische Grundlage der Familie wird damit zerrissen. Aktfotos können diesen Mangel nicht ausgleichen. Eine Neigung zur Beibehaltung der Selbstbefriedigung auch in der Ehe erscheint gefördert. Bei den Affen, insbesondere den Menschenaffen, ist die Selbstbefriedigung der Männchen in Gefangenschaft sehr verbreitet. Junge Männchen stellen sich vielfach nicht mehr um, wenn sie später mit Weibchen zusammengebracht werden (Steinbacher). Unter den Menschen kennen wir naturentartete Literaten, die einen Koitus kümmerlichen Ersatz für die Onanie nennen. Ganz gewiß gibt es Ehen, in denen die Frau sexuell darbt, während der Ehemann sich ipsistisch vergnügt.

Diesen Unerfreulichkeiten früh geübter Selbstbefriedigung stehen die Gefahren des wechselnden vorehelichen Geschlechtsverkehrs gegenüber, venerische Infektionen und schädliche Charaktereinflüsse. Mit der Anzahl der vorehelichen Verbindungen wächst darüber hinaus die spätere eheliche Untreue an (Kinsey). Einer persönlichen Mitteilung von Lorenz verdanken wir hier interessante Parallelbeobachtungen im Tierreich: Je entschiedener sich ein Entenpärchen zusammentut, desto treuer ist seine Nistgemeinschaft; wenn dagegen erst nach mehreren Versuchen der Nestpartner gewonnen wurde, pflegen später „außereheliche“ Sexualbeziehungen einzutreten.

Es ist vollständig richtig, dem jungen Menschen seine Sexualität als ein Übungsfeld für Selbstbeherrschung und Besonnenheit hinzustellen. Man muß sich nur darüber klar sein, daß alle solche Forderungen lediglich eine begrenzte Wirkung entfalten und keineswegs die biologische Entwicklung des Menschen umgestalten. Unter denen, die sich selbst als strengreligiös bezeichnen, kommt voreheliche Sexualbetätigung jeder Art zwar signifikant weniger häufig vor, jedoch ist bei der Mehrzahl von ihnen das Verhalten wenig anders als bei religiös Gemäßigten und Indifferenten (KINSEY). Die Überspannung von Enthaltsamkeitsforderungen ist die Quelle der wirklichen, nämlich der psychischen Onanieschäden.

Nicht nur der Name, sondern – was viel wichtiger ist – die Bewertung der Selbstbefriedigung ist in unserem Kulturkreis weitgehend von der Bibel bestimmt worden. Und das bekanntlich durch ein vollständiges Mißverständnis. Nach 1. Mose 38, 10 tötete Gott Onan, der seinen Samen hatte zur Erde fallen lassen. Aus dem Zusammenhang herausgerissen hat man hieraus Bezeichnung und Beurteilung der Onanie abgeleitet. Der Textzusammenhang zeigt jedoch vollkommen klar, daß Onan sich weigerte, seinem verstorbenen Bruder einen Erben zu zeugen, wozu er nach dem jüdischen Gesetz verpflichtet war (5. Mose 25, 5–9), und daß er deshalb bei seiner Schwägerin nur einen Coitus interruptus vornahm; wegen dieser Heimtücke gegen das Erbgesetz erhielt er die Todesstrafe. Die kulturhistorische Verwirrung um die Onanie wurde noch dadurch vergrößert, daß ärztlicherseits in dem offensichtlichen Zusammenhang zwischen manchen organischen Nervenkrankheiten und hemmungsloser Masturbation längere Zeit Ursache und Wirkung verwechselt wurde. Der Niederschlag dieser Irrtümer findet sich in den „Arztbüchern", die jahrzehntelang die Hausbibliotheken zieren und für viele Laien immer noch die Quelle ihrer Belehrung über Geschlechtsleben und Masturbationsfolgen sind. Diese ansehnlichen Wälzer „mit einem zerlegbaren Modell des menschlichen Körpers" u. ä. erfreuen sich häufig eines Prestiges, das ihnen von den neueren, billigen Aufklärungsbüchlein nicht ohne weiteres entrissen wird. Vielleicht ist es so zu verstehen, daß selbst Lehrer, Geistliche, Jugendleiter und nichtärztliche Akademiker sich über die Abwegigkeit jener alten Darstellungen nicht restlos im klaren sind. In Anbetracht der praktischen Wichtigkeit wollen wir es hier nicht versäumen, für denjenigen, welcher auf solche antiquierten häuslichen „Arztbücher" niemals angewiesen war, wenigstens eine kurze Probe zu bringen:

„... Durch diese Gedankenunzucht, der er sich nicht mehr zu entziehen vermag, in Verbindung mit den beständigen Säfteverlusten und der anhaltenden Nervenirritation, wird der Kranke allmählich derart entkräftet, daß eine Disposition zu allen möglichen Formen von Nervenleiden in ihm entsteht und alle normalen Funktionen von Körper und Geist vollkommen zerstört und vernichtet werden. Der Onanist kann schließlich von Geistesstörung befallen werden, die ihn unter das Tier herabsetzen, und nicht wenige der Unglücklichen enden entweder im Irrenhause oder durch Selbstmord ...".

Als Anfangszeichen des masturbatorischen Siechtums werden Mattigkeit, halonierte Augen, „Mückensehen", Schwäche in Beinen und Rücken angegeben und eine Reihe weiterer Allerweltssymptome. Die Anleitung zur Selbstbeobachtung führt bei Krankheitsbefürchtungen in einen circulus vitiosus und schließlich zum Arzt. Der Erfahrene vermag häufig schon aus der Art der Klagen die Zusammenhänge zu erahnen. Dem Patienten fällt es meist schwer, von sich aus auf die Hintergründe seiner Befürchtungen einzugehen. Als Beispiel siehe einen Fall auf S. 572.

Die Onaniefolgenfurcht führt aber keineswegs nur zu hypochondrischen Ängsten, sondern kann bei ausgesprochenen Funktionsstörungen die entscheidende Rolle spielen, beispielsweise nicht selten bei der Impotenz. Als Fall auf S. 505/506 haben wir eine schwere, schmerzhafte Parese beider Arme geschildert, die seit 6 Jahren bestand und die das Ergebnis des Kampfes gegen die Selbstbefriedigung war. Wenn, wie hier, eine Pianistin ihre Arme dafür in die Waagschale wirft, so spricht das für die Aufrichtigkeit und den bitteren Ernst dieses inneren Kampfes.

Die Bezähmung des natürlichen Verhaltens zugunsten einer kultivierten Lebensführung ist ein grundlegender Wesenszug des Menschen. Das liegt im Rahmen seiner natürlichen Möglichkeiten. Dieser Rahmen hat Grenzen. Eine zunehmende Kluft zwischen Natur und Kultur, wie sie der Einzelmensch in seiner Entwicklung erlebt, kann seine psychische Fähigkeit zur Überbrückung überfordern, und das war fast allgemein eingetreten. Die Überschätzung der erzieherischen Möglichkeiten stiftet Schaden dadurch, daß sie die gewöhnliche Unterlegenheit nicht von vornherein in Rechnung stellt. Die hochaufgetürmte Mauer ethischer Gewichtigkeiten stürzt auf den nieder, der sie durchbricht. Nicht jeder geht, nachdem er sich daraus mehr oder minder leicht hervorgearbeitet hat, ohne bleibenden Schaden davon. Der Fall auf S. 505/506 ist zwar ein besonders krasses Beispiel, jedoch Insuffizienzgefühle mit Leistungsminderungen und einem Nachlassen an charakterlichem Bemühen sind etwas recht Verbreitetes.

Gefahrenminimum ist eine Annäherung der beiden auseinandergehenden Elemente unseres Lebens, Natur einerseits und Kultur andererseits. Einseitige Ausrichtung zeitigt tragische Ergebnisse. Zu wünschen ist das erwogenste Maß: bei den Erziehern hinsichtlich ihrer Argumentationen und bei den Jugendlichen hinsichtlich ihres Verhaltens.

In den letzten Jahren ist unter Verbreitung der kontrazeptiven Pille und der Möglichkeiten des Schwangerschaftsabbruches eine größere Freizügigkeit in den vorehelichen Beziehungen der Jugendlichen eingetreten. Neben wechselhaften Kontakten zeigen sich in nicht geringer Zahl frühe Gefühlsbindungen, die einer Ehe entsprechen und diese vielfach später auch rechtlich verankern. Wir verweisen auf Untersuchungen über die Jugend heute (S. 87).

Die Onanie selbst ist keiner Behandlung bedürftig. Ärztlicherseits erfolgen sowieso derartige Einweisungen höchstens irrtümlich, z.B. bei einer jungen Patientin wegen Schüttelfrösten unklarer Genese. Alsbald folgte ein Brief, in dem der Kollege mitteilte, die Eltern des Kindes hätten sich jetzt deutlicher ausgedrückt, und das Wackeln des Bettes sei hinreichend erklärt. Als körperliche Schäden sahen wir ausnahmsweise blutig geriebene Knie bei einem temperamentvollen Masturbanten. Ernste Zwischenfälle können bei beiden Geschlechtern mittelbar durch die Onanie eintreten durch ungeschickte Zuhilfenahme von Fremdkörpern (scharfrandige Zahnbürstenkapsel, Tintenstift u.a.).

Häufiger sind Fremdkörper, die zwischen Klitoris und Vagina in die Blase gelangen und dort zu Blasenstein verkrusten. In Sanitätsgeschäften werden Nachbildungen des Penis mit Glans und Sulcus coronarius als Scheidenspülballons ausgestellt und angeboten. Abgesehen davon ist die Selbstbefriedigung der Frau auch viel weniger an die ziemlich unempfindliche Scheide gebunden als an den Introitus und die Klitoris. Eine ärztliche *Empfehlung* der Selbstbefriedigung kann in ganz seltenen Fällen indiziert sein (bei therapieresistenten Sadisten, Pädophilen, Hypersexuellen usw.). – Wo eine Onaniefolgenfurcht zur Grundlage einer Krankheitseinbildung oder einer wirklichen Funktionsstörung geworden ist, führen wir die Psychotherapie in Form einer Aufklärung über die tatsächliche Bedeutung der Selbstbefriedigung durch. Natürlich muß man dabei den gleichen Grad von Eindringlichkeit anstreben, mit dem die falschen Vorstellungen dem Patienten eingeprägt wurden. Mit ein paar oberflächlich hingeworfenen Bemerkungen ist nichts zu erreichen. – Daß Patienten mit echten Depressionen ihre Schuldgefühle häufig an frühere Onanie knüpfen, dann aber nicht in der vorgenannten Weise sinnvoll zu behandeln sind, bedarf keiner weiteren Erläuterung.

Varianten sexuellen Verhaltens

Welcher Arzt kennt nicht die Frau, die ihren Mann als kühl und zurückhaltend beklagt, während umgekehrt dieser Ehemann seine Frau als triebhaft und unersättlich schildert. Wer kennt nicht Eltern, die sich Sorgen machen über die Häufigkeit, mit der sie ihr Kind bei Selbstbefriedigung ertappen. Oder den Menschen, der glaubt, seine Welt stürze ein, weil der Ehepartner untreu gewesen ist. Oder die Frau, die den Arzt befragt, ob gewisse manuelle Techniken beim Liebesspiel nicht gesundheitsschädlich seien. Oder den jungen Mann, der sich für unterentwickelt hält, weil er nicht in der Lage ist, in einer Nacht mehrmals hintereinander seine Potenz unter Beweis zu stellen.

Die Varianten des Normalen sind nicht nur wichtig als Grenze zum Abnormen. In ihrer weiten Spielbreite bergen sie selbst zahlreiche Harmonieprobleme. Als „normal“ bezeichnen wir hier nur das Verbreitete und meinen damit also nicht eine moralische Wertung.

Erörtert sind schon die Varianten der sexuellen Reifung, der Masturbarche und der Kohabitarche. Wir betrachten nun die Varianten der Triebbefriedigung, die Varianten der Kohabitation mit Varianten des Vorspiels, der Koituspositionen und Koitusdauer, der vorehelichen, ehelichen und außerehelichen Kohabitationen, Varianten des Orgasmus und der physiologischen Impotenz, schließlich Varianten sexueller Ersatzhandlungen.

Varianten der sexuellen Triebbefriedigung

Die *Häufigkeit* sexueller Entspannungen ist individuell recht verschieden. Dauerfrequenzen von 1 je Tag oder 1 je Monat kommen vor und können begreiflicherweise Harmonieprobleme aufwerfen. Noch extremere Werte sind Raritäten. Die sexuelle Aktivität ist altersabhängig. Sie ist am größten bald nach der Reifung und mindert sich dann ständig. Die mittlere Frequenz beträgt im Alter von 20 Jahren etwa 3 je Woche und fällt linear auf etwa 1 je Woche im Alter von 50 Jahren.

Die wie der Hunger nach einer Stillung immer wieder erneut anwachsende Triebenergie läßt sich willkürlich weder beliebig steigern noch negieren, sondern bricht sich im letzten Falle sogar als Leerlaufreaktion in nächtlichen Pollutionen Bahn. Die *Formen der Triebbefriedigung* sind eine sekundäre Frage. Neben dem Geschlechtsverkehr spielen als Ersatzhandlungen bloße Reizungen bis zum Orgasmus durch gegengeschlechtliche, durch gleichgeschlechtliche Partner oder durch Selbstbefriedigung eine Rolle sowie Tierkontakte.

Diese Formen haben natürlich in der Gesamtpopulation einen unterschiedlich hohen Anteil an der Triebbefriedigung. Anfangs überwiegt die Onanie, geht dann aber mit voranschreitendem Alter ständig und stark zurück, wenn sie auch den 2. Platz behauptet. Den ersten nimmt bald der Geschlechtsverkehr ein und weitet ihn auf Kosten aller anderen Formen aus. Die übrigen Entspannungsformen sind von vornherein Randerscheinungen. – Diese Durchschnittswerte gelten natürlich nicht für den einzelnen; die größten Abweichungen ergeben sich aus dem Familienstand.

Varianten des Geschlechtsverkehrs

Während Zärtlichkeiten des *Vorspiels* im allgemeinen unproblematisch sind, geben manuelle Genitalberührungen gelegentlich Veranlassung, den Arzt zu befragen, ob derlei gesundheitsschädlich sei. Erst recht führen oral-genitale Kontakte zu der Frage, ob hier nicht gar perverse Entartungen vorliegen. Dies Problem bedrückt vor allem Menschen, die in der Sexualität grundsätzlich etwas Befleckendes sehen und den Rahmen des Erlaubten jedenfalls als sehr eng. Es muß in diesem Zusammenhang daran erinnert werden, daß bei allen Säugern orogenitale Kontakte vorkommen und der gegenseitigen Erregungssteigerung vor der Vereinigung dienen. Als unnatürlich oder gesundheitsschädlich kann man solche Kontakte nicht bezeichnen. Ob sie appetitlich sind, ist eine Frage des Geschmacks, über die nicht zu streiten ist.

Die Varianten der Koitusposition haben in der Liebes- und Sexualberatung immer eine bedeutende Rolle gespielt, da Orgasmus und Empfängnis davon begünstigt werden können. Sicher in einem viel geringeren Maße, als darüber geredet und geschrieben worden ist. Die von einem Minnesänger als „Mund an Mündlein, Brust an Brüstlein, Bauch an Bäuchlein, Rauch an Räuchlein“[1]) geschilderte Position erscheint vielen als naturgegeben. Bei einer Reihe von afrikanischen Stämmen wird sie aber als „Missionarshaltung“ bezeichnet, weil dort ganz andere Positionen üblich sind (HEYER). Im einzelnen möchte ich auf die Koituspositionen hier nicht weiter eingehen. Man kann stehen, sitzen, knien, liegen, auf dem Rücken, auf dem Bauch, auf der Seite, zur Brust, zum Rücken, längs und quer. Es gibt keine allein gültige, natürliche Koitushaltung. Auch bei den Primaten ist diese nicht instinktiv festgelegt, sondern eine geeignete Haltung wird individuell erlernt. Ein Schimpanse, der ohne Weibchen aufgezogen worden ist und zum ersten Mal mit einem solchen zusammengelassen wird, stellt sich sehr ungeschickt an. Normalerweise ist es beim Schimpansen, überhaupt bei allen Säugern so, daß in der Kindheit wie das Ringen, Jagen und Springen auch das Bespringen und Untersuchen der Genitalien im Spiel

[1]) Rauchwaren = Pelzfelle.

geübt wird, und die Menschenkinder tun es trotz gegenteiliger Erziehung vielfach auch so. – Die Annäherung des Mannes von rückwärts kommt gelegentlich in der Sexualberatung zur Sprache, weil einzelne Frauen dazu klagen, sie würden menschlich ausgeschaltet und zum Tier herabgewürdigt; was aber sicher vom Partner nie so gemeint war.

Die Varianten der Koitusdauer zu kennen ist zur Abgrenzung der Ejaculatio praecox nötig. Es gibt darüber nur unsichere Zeitangaben. Nach Befragung von etwa 2000 Frauen und 1500 Männern kam SCHNABL zu folgendem Ergebnis:

bis 2 Min.	15%
bis 5 Min.	25%
bis 10 Min.	22%
bis 20 Min.	19%
darüber	12%
keine Angaben	8%

Die Zeiten sind allgemein sehr auffällig, wenn man einen Vergleich zu den anderen Säugern zieht. Beim Schimpansen beispielsweise dauert der Koitus durchschnittlich 15 Sekunden, beim Löwen 10, beim Elefanten ungewöhnlich lange, nämlich 30 Sekunden. In diesen Vergleich gehört nicht ganz das sogenannte Hängen der Caniden, bei denen erst nach der Ejakulation ein Schwellkörper das Paar noch bis zu 8 Stunden zusammenhält.

Vorehelichen Geschlechtsverkehr hatten nach FRIEDEBURGS Umfrage in der BRD 89% der Männer und 70% der Frauen. Die Verbreitung variierte in den Untersuchungen von KINSEY (USA) in Abhängigkeit vom Bildungsgrad. Bei Collegebildung war vorehelicher Geschlechtsverkehr seltener, Onanie häufiger als bei Grund- und Mittelschulbildung. Auch der Einfluß religiös-ethischer Normen auf voreheliche Beziehungen wurde deutlich. Mit der Strenge der religiösen Einstellung nahm die Verbreitung vorehelicher Beziehungen wie auch der Onanie ab.

Für die Frequenz des ehelichen Geschlechtsverkehrs empfahl LUTHER:

Zweimal in der Woche,
macht im Jahre 104,
schadet weder ihr noch dir.

MOHAMMED hielt Abstände von 8 Tagen, SOKRATES von 10 Tagen für angebracht. Vielleicht haben diese großen Lehrer in verschiedenem Alter ihre Regeln aufgestellt. Wir verweisen auf das eingangs über die Häufigkeit sexueller Entspannungen Berichtete. Der Anteil des ehelichen Koitus an der Gesamttriebbefriedigung beträgt in KINSEYS Beobachtungen bei den Frauen in der ersten Hälfte des 3. Lebensjahrzehntes 89% und bei den Männern 81%. SCHNABL entnahm den Mitteilungen von nahezu 3500 Befragten folgende Koitusfrequenz unter Einschluß auch außerehelicher Beziehungen:

bis halbmonatlich	19%
bis wöchentlich	39%
bis zweimal wöchentlich	30%
häufiger	2%
keine Angabe	10%

Jemals außerehelichen Geschlechtsverkehr gehabt zu haben, geben 13% der Männer im 3., 37% im 4. und 49% im 5. Lebensjahrzehnt an. Von den Frauen äußern dies ziemlich gleichbleibend etwa 16% (SCHNABL). Die Frequenz solcher außerehelicher Kohabitationen beträgt im statistischen Durchschnitt 1 je Monat bei Männern und Frauen mittleren Alters (KINSEY).

Von erheblicher Bedeutung sind die Varianten des Orgasmus. Der Ablauf einer sexuellen Erregung ist in Abb. 19 auf S. 39 aus dem Ekg analysiert wiedergegeben. Unsere Darstellung hat KINSEY übernommen, und sie wurde von MASTERS und JOHNSON dadurch bestätigt, daß sie nach ausgedehnten Untersuchungen vier Phasen unterschieden: Exzitation, Plateau, Orgasmus, Rückbildung.

Im einzelnen gibt es jedoch Varianten durch fließende Übergänge, in denen sich die Abgrenzung dieser Phasen mehr oder weniger verwischt. Die Fähigkeit zur *mehrfachen* Entspannung mit Orgasmus besitzen nur etwa 15% beider Geschlechter im Alter von 20 Jahren. Mit 40 Jahren und darüber hinaus bleibt dieser Anteil bei den Frauen bestehen, während er bei den Männern inzwischen auf 5% und später auch weiter absinkt.

Sehr viel häufiger ist jedoch, wenigstens bei den Frauen, das Gegenteil, nämlich das Ausbleiben des Orgasmus. Beim Mann sind Orgasmus und Ejakularche regelmäßig verbunden. Abb. 115a besagt daher auch, daß Jungen von 14 Jahren im Durchschnitt Orgasmuserfahrungen haben. Für die Frauen trifft dies erst mit 20 Jahren zu, trotz jahrelanger vorhergehender sexueller Erlebnisse. Auch für die übrigen von ihnen zögert sich die erste Orgasmuserfahrung noch bis zu über einem Jahrzehnt hinaus, und fast ein Zehntel kommt überhaupt nie zum Orgasmus (KINSEY). Auch nachdem die erste Erfahrung damit gemacht ist, kehrt sie nicht regelmäßig wieder. 42% aller Frauen gelangen *häufig nicht* zum Orgasmus (SCHNABL).

Die Ursache für diesen Unterschied der Geschlechter sucht man darin, daß den Frauen Hemmungen anerzogen worden sind, von denen sie sich später schwer oder gar nicht befreien können. Um die Jahrhundertwende galt ja die Auffassung, daß eine anständige Frau vom Verkehr keinen Genuß hat und daß nur zur Prostitution Disponierte danach streben. Diese Zeit ist vorbei. Die Gleichberechtigung der Frau bedeutet auch, daß ihre sexuellen Regungen nicht anders bewertet werden als die des Mannes. Es steht außer Zweifel, daß wir auf dieser Basis Orgasmushemmungen erfolgreich zu behandeln vermögen. Eine andere Frage ist es aber, wie häufig es gelingt. Warnen möchte ich vor einer einseitigen, zu sehr vereinfachenden Betrachtungsweise, die den großen Unterschied zwischen den Geschlechtern hier nur auf eine unterschiedliche Erziehung zurückführt. Es scheint, daß ein Teil der Frauen gut zum Orgasmus fähig ist, diesen auch will und bei Störungen behandelt werden soll; daß aber ein anderer Teil, ohne durch Hemmungen behindert zu sein, nur mit großen Mühen zum Orgasmus gelangt. Dabei besteht oft ein Mißverhältnis zwischen Aufwand und Erfolg, weshalb hier der Orgasmus für so wichtig gar nicht gehalten wird. Ich glaube nicht, daß wir berechtigt sind, diesen Frauen einzureden, daß bei ihnen etwas nicht in Ordnung ist und daß sie zum Orgasmus kommen müßten. Hier wird man unter der irrigen Vorstellung einer Einheitsnorm natürlichen Varianten nicht gerecht. Der 116. Jahreskongreß der Amerikanischen Ärzte-Vereinigung hat die sexuellen Probleme als Hauptthema auf die Tagesordnung gesetzt. Hier berichtete

Bell, daß nach dem publizistischen Antreiben der sexuellen Emanzipation der Frau heute die Zahl potenzinsuffizienter Männer in einem nie dagewesenen Umfang das Bild der Sprechstunden beherrscht. Es erscheint fraglich, ob man hier unter falschen Zielvorstellungen nicht beide Geschlechter unglücklicher gemacht hat statt glücklicher. Man muß sehr differenzieren. Die Entlastung von unnatürlichen Vorstellungen bedeutet für viele Befreiung und Beglückung. Dazu beizutragen ist unsere Aufgabe. Wir sollten aber nicht sexuelle Forderungen aufstellen dadurch, daß wir den Orgasmus der Frau, der sehr variabel und inkonstant ausgebildet und generativ bedeutungslos ist, zu einer obligaten Normalfunktion erklären. Als eine solche Normalfunktion, die unter günstigen Voraussetzungen konstant bei allen Frauen auftritt, ist er bisher nicht erwiesen. Daß in einem gewissen Umfang bei dieser Sexualfunktion auch noch Störungen hinzukommen können, die man beheben kann, sei als eine wichtige Aufgabe nochmals ausdrücklich unterstrichen.

Die Verbreitung der Impotenz hängt, abgesehen von Störungen aus anderer Ursache, sehr vom Alter ab. Das physiologische Versiegen der Potenz beginnt bei einigen Männern schon mit 40 Jahren, hat mit 65 ein Fünftel erfaßt und mit 75 Jahren die Hälfte. Aber auch bei den übrigen nimmt die Quantität und Qualität der Erektionen ab, wenn auch mit individuell beträchtlichen Unterschieden. Bei den nicht seltenen Wünschen nach einer Impotenzbehandlung in der 2. Lebenshälfte muß man sich zunächst darüber klar werden, ob im vorliegenden Fall eine Funktion beim Einsatz pathologisch gestört oder überhaupt physiologisch geschwunden ist, ob also Samenerguß und Erektion auch außerhalb der Kohabitation völlig aufgehört haben.

Varianten der sexuellen Ersatzhandlungen

Der Koitus ist selten oder nie alleinige Quelle der sexuellen Befriedigung. Das gilt nicht nur für den Menschen, sondern auch für die Säuger allgemein. Abgesehen von Pollutionen und Orgasmus bei erotischen Träumen oder unter ganz anders gearteten psychischen Erregungen kommen sexuelle Ersatzhandlungen in Betracht, die mit einem gegengeschlechtlichen Partner, mit einem gleichgeschlechtlichen Partner, ohne Partner oder mit einem Tier erfolgen.

Das Petting, heterosexuelle Spielereien bis zum Orgasmus, bei denen alles erlaubt ist außer der Vereinigung der Genitalorgane, ist keine Erfindung unserer Zeit und ist auch nicht auf die Jugendlichen beschränkt. Der Form nach unterscheidet sich das Petting nicht vom Vorspiel des Koitus, sondern erreicht dessen Ziel nur ohne ihn. Nach den Feststellungen von Kinsey wird das Petting seit der Jahrhundertwende in zunehmendem Maße früher und häufiger betrieben. Die Zahlen lassen sich, wie schon gesagt, nicht einfach auf unsere Verhältnisse übertragen. Gerade das Petting ist in den USA in einer bei uns unbekannten Weise förmlich institutionalisiert. Es mindert den vorehelichen Geschlechtsverkehr. Begehrter Petting-Partner zu sein erhöht dort das Prestige eines jungen Menschen. Besonders verbreitet ist es unter Jugendlichen mit Collegebildung. Ein Vergleich mit Studenten bei uns scheint zu ergeben, daß diese später sexuelle Beziehungen aufnehmen, aber dann früher regelrechten Geschlechtsverkehr bevorzugen (Rennert).

Homosexuelle Kontakte haben zum beträchtlichen Teil nichts mit einer perversen Veranlagung zu tun, sondern sind Erscheinungen eines sexuellen Notstandes,

Sie würden sofort von einem normalen Verhalten abgelöst, wenn Gelegenheit und Fähigkeit zur Aufnahme anderer Beziehungen bestände. Gefangenenlager, Frauenüberschuß u.ä. schaffen solche Probleme. Ledige, Geschiedene oder Verwitwete sind im Vergleich zu Verheirateten stärker beteiligt.

Die verbreitetste sexuelle Ersatzhandlung ist die Selbstbefriedigung. Wir haben ihr ein eigenes Kapitel gewidmet und beschränken uns hier bei der Besprechung der Varianten auf die Frequenz. Sie ergibt sich aus der Gesamtfrequenz abzüglich der anderen Quellen der Triebbefriedigung, wobei aber Ipsismus ziemlich die einzige Quelle sein kann. Dies ist häufig in der ersten Zeit nach dem Eintritt der sexuellen Reife der Fall. Dies ist die Zeit der größten sexuellen Leistungsfähigkeit. 3 Triebbefriedigungen je Woche sind Durchschnittswerte, tägliche Entspannungen noch nichts Besonderes. Schäden treten nicht ein. Es handelt sich um einen Ausdruck der Vitalität, der aufhört, wenn diese gemindert würde.

Sexuellen Kontakten mit Tieren (Sodomie) liegt meist ein sexueller Notstand bei schwerst gestörter menschlicher Kontaktfähigkeit zugrunde. Wir berühren hier aber wieder das Gebiet der Perversionen, auf das wir in diesem Zusammenhang nicht näher eingehen wollen, sofern nicht davon das normale Liebesleben gestört wird (Fall auf S. 422 Mitte).

Von der Liebe

Man kann nicht von der Liebe sprechen, ohne etwas von der Liebe zu sagen. Wenn wir das Wort „Liebe" in andere Sprachen übersetzen wollen, stoßen wir auf Schwierigkeiten. Viele Sprachen verfügen nicht über ein gleichartiges Wort, sondern bieten eine Serie begrifflich zu unterscheidender Möglichkeiten. Im Lateinischen ist amor von diligentia, pietas und caritas unterschieden. Die Gefühlsbeziehungen der Eltern zu den Kindern, der Kinder zu den Eltern und die Liebe zwischen einem Menschenpaar werden mit unterschiedlichen Ausdrücken benannt. Es ist sicher sehr einsichtsvoll, wenn man bestehende Unterschiede klar als solche erfaßt und herausstellt. Es ist aber ganz sicher nicht weniger einsichtsvoll, wenn man in dem, was sich zum Teil unterscheidet, das Gemeinsame sieht, wenn man in den Variationen die Grundmelodie wiedererkennt. In diesem Sinne ist das deutsche Wort „Liebe" zu verstehen, das weit mehr als nur Sexualität, Erotik und die ganze Beziehung zwischen einem Menschenpaar umfaßt.

Wenn wir ins Leben treten, so ist es die Liebe der Mutter, die Liebe der Eltern, die uns umgibt; später, wenn wir erwachsen werden, ist es die Liebe zu einem Partner, die uns zusammenführt; und schließlich ist es die Liebe zu unseren Kindern, die uns gemeinsam erfüllt. Hier schließt sich der Kreis, und so ist das ganze Leben und alles Leben von einem Liebesstrom durchzogen. Wärme, Geborgenheit, Zärtlichkeit, Vertrauen und Verstehen kennzeichnet diese Gemeinschaft, ob wir nun die Beziehungen vom Kind zu den Eltern, zwischen den Liebespartnern oder von den Eltern zum Kind ins Auge fassen.

Eine Störung liegt vor, wenn der Liebes- und Lebensstrom nicht weiterfließt, sondern nur überfließt, wenn erotisch-sexuelle Liebesverhältnisse nicht einmünden und sich fortsetzen in Kinderliebe, sondern ausschließlicher Selbstzweck werden. Trotz gegebener äußerer Voraussetzungen und gesundheitlicher Voraussetzungen wird eine wesentliche Erfüllung des Lebens nicht erreicht und dies nicht einmal als Mangel empfunden. Hier liegt ein Zerfall in der Integration der Gesamtpersönlichkeit vor. Es wird ein Teil herausgelöst aus dem Lebenszusammenhang, verabsolutiert, und es bilden sich einseitige Ideale, etwa nach dem Bilde des Casanova. Wie bei anderen einseitigen Idealen, etwa dem mönchischen oder dem kämpferischen, wird irgend etwas, das gelegentlich wertvoll ist, dadurch ins Lebenswidrige verzerrt, daß es aus dem Gesamtzusammenhang isoliert und in übertriebener Form zum Mittelpunkt des Lebens gemacht wird. Neben der persönlichen Verarmung sehen wir in allen diesen Fällen, daß die Empfindungen und das Glück anderer in einer dafür blinden Weise verletzt und übergangen werden. Diese Einseitigkeiten lassen uns die Einbettung der Persönlichkeit in das volle Lebensgeschehen, in das ganze gesellschaftliche Dasein vermissen.

Es hat sich in der Bedeutung von Ehe und Familie in den letzten Jahrzehnten viel geändert (S. 95), doch nicht nur zum Ungünstigen. Geldheirat, Versorgungsfragen usw. sind Dinge, von denen sich die Ehe zunehmend reinigt, und eine immer größere Rolle spielt die persönliche Zuneigung der Partner. Damit sind wir wieder bei der Liebe. Sie ist das eigentliche tragende Fundament dieser Gemeinschaft, und ich glaube, wir dürfen darüber glücklich sein, daß wir feststellen können: Was die Ehe an wirtschaftlicher Bedeutung verloren hat, hat sie an Liebe gewonnen. Vielleicht wird dieses Band schließlich doch besser halten als manches wirtschaftliche Band, das Vernunftehen zusammenhalten sollte.

Verlogenheit in sexuellen Fragen und eine Scheingerechtigkeit waren Grundübel alter Gesellschaftsformen. Der Protest gegen diese Unwahrhaftigkeit, der besonders in der Jugend lebendig ist, hatte in einem Zentrum des verbrämten sexuellen Lebens begonnen, in Wien, durch FREUD. Er hat als erster offene Diskussionen über Fragen ausgelöst, zu denen man sich früher gar nicht zu äußern wagte. Dies ist sein Verdienst, auch wenn seine eigenen Beiträge von einseitigen Übertreibungen erfüllt waren. Durch den Nazismus, die Vertreibung FREUDS und die Auswanderung vieler jüdischer Fachkollegen kam es dazu, daß Amerika das Land wurde, in dem die freimütige Diskussion über Sexualfragen weiterging. Viele Erfahrungen, die besonders im Kapitel über die Varianten sexuellen Verhaltens zahlenmäßig zum Ausdruck gekommen sind, stammen von dort. Hervorzuheben sind besonders die Erhebungen von KINSEY und Mitarbeitern. Wir können die Ergebnisse aus einer anderen wirtschaftlichen und sozialen Welt nicht einfach übernehmen und auf unsere Verhältnisse übertragen. Um so verdienstvoller ist die hervorragende Publikation von S. SCHNABL (1972) mit Ergebnissen aus der DDR.

Die allgemeine Lage erfordert von uns Aktivität in zwei Richtungen. Wir haben feststellen müssen, daß Sexualstörungen so verbreitet vorkommen und daß ärztliche Hilfe dabei so selten in Anspruch genommen wird – obwohl selbst hierfür unsere Ehe- und Sexualberatungsstellen kaum ausreichen –, daß es uns ganz sicher nicht möglich ist, in einer persönlichen Beratung jedes einzelnen das Maximum dessen zu erreichen, was wir an Hilfe bringen können. Daher wird es eine der wichtigsten Aufgaben derer sein, die in der Sexualberatung Erfahrungen gewonnen haben, diese in einer Form weiterzugeben, die viele Menschen erreicht. Das mag durch Bücher geschehen, durch Vorträge, durch Diskussionen, jedenfalls dürfen wir diese Seite unserer Aufgaben nicht gering achten, sondern müssen sie sehr nachdrücklich unterstreichen. Wir dürfen die berechtigte Hoffnung haben, daß wir vorhandene Selbstheilungstendenzen auf diese Weise vielfältig anregen. Daneben aber wird die Notwendigkeit der individuellen Therapie für besondere Fälle immer bestehen bleiben.

Zum Schluß möchte ich noch ein Wort zur Forschung auf dem Gebiet der Sexualität sagen. Wir stoßen dabei auf eine natürliche Schamhaftigkeit des Menschen, die wir nicht übersehen und nicht wegstoßen wollen. Wir reden hier von Vorgängen, die sich nicht auf dem Marktplatz abspielen. Nicht nur beim Menschen ist es so, sondern auch weit im Tierreich verbreitet, daß diese intimsten Begegnungen in aller Stille und abseits erfolgen. Die Achtung vor der Persönlichkeit des Menschen hat auch in der Forschung bestehen zu bleiben. Es gibt Untersuchungen, bei denen man bezweifelt, ob dieser Grundsatz auch dabei beachtet worden ist. Entscheidend ist, in welchem Sinne solche Forschungen von allen Beteiligten betrieben werden. Tun wir es, um Menschen damit zu helfen, um sie aus Schwierigkeiten herauszuführen und um ihr Lebensglück zu erhöhen, dann wird es dem Arzt gestattet sein, in vieles Einblick zu nehmen, was sonst verborgen bleibt. Auch hier begegnen wir wieder dem Ausdruck „Liebe“ in seiner weit umfassenden Bedeutung, wenn das Wort des großen PARACELSUS gilt: „Der Arzt wächst im Herzen und die Liebe ist die größte aller Arzneien.“

Bewegungsorgane

Myalgie

Bei Myalgien kann eine Psychogenese in verschiedener Weise eine Rolle spielen, nämlich in Form der Simulation (meist als Aggravation), der Suggestion und der Affektreaktion. Während wir für die ersten beiden Formen nur je ein typisches Beispiel vorstellen, gehen wir auf die Problematik der dritten näher ein, da sie von manchen Autoren als die häufigste Ursache des „Muskelrheumatismus“ überhaupt angesprochen wird.

Suggestion

• Eine 40jährige Kontrolleurin kommt wegen Rückenschmerzen. Die Lumbalmuskulatur wird als druckschmerzhaft angegeben. Blutsenkung und der übrige internistische, neurologische und gynäkologische Befund sind im Bereich des Normalen. Die Psychanamnese ergibt, daß die Patientin sich seit 18 Jahren mit einer Onanieproblematik abquält. Aus einem sogenannten „Doktorbuch“ hat sie entnommen, daß als Zeichen der körperlichen Schädigung sich zuerst Rückenschwäche und -schmerzen einstellten. Sie beobachtete sich und mußte diese Erscheinungen in zunehmendem Maße bei sich feststellen.

Aggravatio

• Eine 46jährige Arbeiterin klagt über Schmerzen in der Muskulatur des Nackens, der Schultern und der Arme, des Rückens und der Beine. Es besteht dort auch Druckschmerzhaftigkeit. Die Senkung ist normal, auch sonst besteht kein nennenswerter pathologischer Befund. Die Psychanamnese ergibt, daß die Patientin einen Witwer mit drei Kindern geheiratet hat. Dieser Mann erkrankte nun an progressiver spinaler Muskelatrophie und wurde dadurch arbeitsunfähig. Von der kleinen Invalidenrente konnte die fünfköpfige Familie nicht leben. Die an sich schon durch die Betreuung des Haushalts und der drei Kinder voll in Anspruch genommene Frau mußte nun noch einem Verdienst nachgehen. Sie war physisch überlastet, zumal weder der Mann noch eines der Kinder ihr schwere Arbeiten im Hause, Wäschewaschen usw. abnehmen konnten. Wegen Reizbarkeit, Leichtermüdbarkeit und Schlaflosigkeit wurde ihr ein Kuraufenthalt ermöglicht. Als sie in die alte Situation zurückkehrte und ihre schwere Arbeit wieder aufnahm, knüpften sich an einen verständlichen Muskelkater aggravierte Beschwerden in dem oben genannten Sinne. Da das darin zum Ausdruck kommende Aufbegehren gegen eine pathogene Situation nichts an dieser zu ändern vermochte, kehrte, wie vorauszusehen, zwangsläufig das neurasthenische Syndrom zurück.

Affektreaktion

Zwischen Emotion und Motion bestehen engste Beziehungen. Affektbedingt treten sowohl gerichtete Bewegungen als auch Tonusveränderungen der Muskulatur auf. Die letzteren gehen vom stark psychischen Einflüssen unterliegenden extrapyramidalen System aus und können ein Ausmaß annehmen, das differenziertere Willkürbewegungen verhindert. Wir sind bei Besprechungen des Geiger-, Schreibkrampfes und des Stotterns hierauf näher eingegangen, wo diese Art von Störung eine hervortretende Rolle spielt. Erinnert sei auch an die Schreckstarre. Nicht zufällig baut sich das Autogene Training auf der Basis einer Ruhe- und muskulären Entspannungsübung auf. Es steht dahinter das Erfahrungswissen um die Korrespondenz zwischen psychischem Verhalten und Muskeltonus. Alle die erwähnten Tonusänderungen bei Beschäftigungskrämpfen einschließlich des Stotterns, bei Schreckstarre oder anderen Affekten treten schmerzlos ein. Nichtsdestoweniger ist von verschiedenen Seiten das Krankheitsbild des Muskelrheumatismus auf Tonusstörungen, u.a. auch psychischer Genese, zurückgeführt worden (H. Hoff, Cremerius, Stolze, Schellack). Holmes und Wolf legten einen experimentellen Beweis vor. Sie prüften den Muskelaktionsstrom im Verlauf von Gesprächen, die sie mit 65 Muskel- und Gelenkrheumakranken führten. Bei Besprechung der individuellen Konfliktsituation stiegen die Meßwerte stark an, besonders bei aggressiven Einstellungen. Parallel dazu gaben die Patienten Zunahme ihrer Schmerzen an. Nach Ablenkung sanken die Meßwerte wieder ab. Die Untersucher glauben, nicht bloß die affektive Schmerz*auslösung*, sondern *-verursachung* bewiesen zu haben, nachdem sie zusätzlich psycho- und krankheitsanamnestische Erhebungen bei diesen Patienten ausgewertet hatten. Janus veranlaßte eine Beobachtergruppe, anhand der Videotonbandaufzeichnung eines Gespräches mit einem Myalgie-Patienten zu vermuten, welchen Verlauf die gleichzeitig aufgenommenen Muskelpotentiale aufweisen. Die psychologische Einschätzung korrelierte hochsignifikant mit dem Elektromyogramm. Die Potentiale stiegen bei Angst und Abwehr und sanken bei verbalisierten Fluchtphantasien und Bestätigung der Abwehr. Die Frage ist daher offen, welchen Anteil die psychogenen und psychotherapierbaren Momente am individuellen Einzelfall wie überhaupt am Gesamtkrankengut der Myalgie haben. Handelt es sich doch beim sogenannten Muskelrheumatismus um keine Krankheitseinheit.

Selten gefundene Rheumaknötchen und flächenhafte Bindegewebswucherungen (Fibrositis) stehen einem meist negativen histologischen Befund gegenüber, bei dem pathophysiologisch kältebedingte Gel-Bildungen (Myogelosen) angenommen wurden oder eine „Urtikaria der Muskulatur“, währenddes in sogenannten Muskelhärten lokalisierter Fasertetanus nachgewiesen werden konnte; cuti-muskuläre, viszero-muskuläre, eigenmuskuläre Reflexwirkungen werden diskutiert, Gefäßspasmen, Sauerstoffmangel, schmerzhafte Fettgewebsquellungen, eine bloße Hyperalgesie der Muskulatur ohne scharfe Trennung gegenüber der Neuralgie. Auch wenn diese zum Teil sich kombinierenden Vorstellungen nicht sämtlich zutreffen, ist doch an der Polygenie des klinischen Bildes „Muskelrheuma“ nicht zu zweifeln. Sehen wir doch auch Fälle mit und ohne Senkungserhöhung, mit und ohne Eosinophilie, mit und ohne andere rheumatische Erscheinungen, mit Schmerzlokalisation in den Sehnen (wo Aschoff-Knötchen häufig vorkommen) oder Schmerzlokalisation in den Muskeln, mit und ohne tastbare Muskelhärten, mit festsitzenden oder wandernden Schmerzen, mit flüchtigen oder rezidivierenden Beschwerden, teils nach Kälteeinwirkung, teils nach übermäßiger Muskeltätigkeit, teils nach einfachem Verheben. Die disponierende Bedeutung von Fehlhaltungen ist praktisch immer nachzuweisen. Erst beim chronischen Hartspann treten degenerative Muskelveränderungen ein (Felsch). Wenn die pathogenetische Abklärung bisher auch noch unbefriedigend ist, so muß doch das gestellte Ansinnen, jeden Muskelrheumatismus als psychogen zu erklären, ebenso als unhaltbare Simplifizierung abgelehnt werden wie jede andere einseitige Erklärungsweise. Daß aber nicht nur bei einer tonogenen Myalgie, sondern auch bei anderen Entstehungsweisen, der reinen Hyperalgesie usw., psychische Momente ins Spiel kommen können, ist akzeptabel und weiterer Prüfung würdig. Uns schien die Psychogenese bei den häufigen Erkrankungen des Bewegungsapparates eine zahlenmäßig geringe Rolle zu spielen (s. Abb. 68, S. 266).

Polyarthritis

Beschwerden nach Art eines Gelenkrheumatismus aus psychischen Gründen haben wir wiederholt beobachtet. Nach zwei charakteristischen Beispielen hierfür gehen wir auf die soeben bereits berührte Anschauung ein, nach der die primär chronische Polyarthritis auf dem Umweg über affektiv gesteigerte Spannungszustände in der Muskulatur entsteht.

Fixierung

• Ein 32jähriger Bergbauarbeiter erkrankte an einem akuten Gelenkrheumatismus und wurde daraufhin für zunächst ein Jahr invalidisiert. Von seinem Betrieb erhielt er eine beträchtliche Rente. Durch sein Leiden zunächst ans Haus gebunden und untätig, war er der Verschärfung eines alten Ehekonflikts ausgesetzt, sein Lebenswille schwand. Es entwickelte sich eine psychische

Fixierung seiner Beschwerden, die sich als bedingt-reflektorisch an diese Situation gebunden erwies. Als der Patient zu uns kam, fanden wir keine objektiven Krankheitserscheinungen mehr, unverändert bestanden die alten Klagen. Nach einer eingehenden Aussprache wurde der Patient von KLEINSORGE psychagogisch behandelt. Die häuslichen Verhältnisse wurden geklärt, sein Selbstwertgefühl erstarkte; damit schwanden auch seine Beschwerden. Freiwillig verzichtete er auf das letzte halbe Jahr der schon zugesprochenen Rente und nahm eine neue Arbeit auf.

Autosuggestion

• Ein 39jähriger Schuhmacher hatte sich vor 19 Jahren einen Tripper zugezogen, was ihn gewissensmäßig nicht zur Ruhe kommen und in der dabei üblichen Weise noch weitere Folgen befürchten ließ. Er hatte sich das Halbwissen angeeignet, daß Gonorrhoe mit Gelenkbeteiligung einhergehen kann, und beobachtete sich seit Jahren in dieser Richtung. Unter seinen Befürchtungen spielte eine besondere Rolle die, seine Frau infiziert zu haben (mit der er inzwischen drei gesunde Kinder hatte). Als nun seine Frau an einer Polyarthritis erkrankte, war ihm dies Beweis für das Weiterschwelen der Krankheit, und mit einer Polyarthralgie gelangte er zu uns. Er befand sich in einer derart depressiven Verstimmung, daß eine psychotherapeutische Behandlung unmöglich und die Einweisung in stationäre psychiatrische Betreuung notwendig war. Es ist ersichtlich, daß die Fehlentwicklung sich auf eine selbstunsichere Psychopathie aufbaute.

Affektreaktion

Eine Differentialdiagnose, eine Alternative zwischen primär chronischer Polyarthritis (rheumatoid arthritis) und psychogenen Gelenkbeschwerden wird von einer Reihe von Autoren abgelehnt. Für sie ist jede rheumatoid arthritis eine psychogene Erkrankung. Ich denke an ALEXANDER u. Mitarb. in Chicago, an ANTONELLI von der Rheumatologischen Universitätsklinik in Rom, an MENDELENYI und MARTON vom Ungarischen Landesinstitut für Rheumatologie und an zahlreiche andere. Der Standpunkt dieser Autoren ist verständlich deshalb, weil es bis heute keine Klarheit über die Ätiologie der rheumatoid arthritis gibt, weil nur verschiedene Hypothesen Licht in das Dunkel zu bringen suchen und weil dabei auch Raum gegeben ist für psychosomatische Arbeitshypothesen.

Die verschiedenen psychosomatischen Hypothesen knüpfen an einen Charakterzug der Rheumatoid-Arthritiker an: Leidensergebenheit, Genügsamkeit, Duldsamkeit. Daß es sich hierbei um eine *Folge* der Krankheitssituation handelt, wird aufgrund von Untersuchungen über die prämorbide Persönlichkeit und aufgrund von Vergleichsuntersuchungen mit z. B. an spinaler Kinderlähmung Leidenden nachdrücklich bestritten.

Der Physiologe H. SCHAEFER diskutiert in Anlehnung an eine Darstellung PLÜGGES über die „personale Kümmerform" dieser duldsamen Kranken folgenden Zusammenhang mit der Gelenkerkrankung: Indolenz führt zu chronischer Über- und Fehlbelastung und damit zur Schädigung der Gelenke; der auftretende Warnschmerz wird ebenfalls nur mangelhaft und fehlerhaft beantwortet. Ein kybernetischer Defekt in der Rückmeldung ist ein modernes pathogenetisches Erklärungsprinzip. Als Kliniker kennen wir es aber schon von der tabischen Arthropathie. Hierbei ist allerdings nur die Tiefensensibilität gestört. Diesen Defekt der Rückmeldung erfassen wir peripher-neurologisch und nicht als zentrale Indolenz. Übrigens, auch die wieder anders gearteten Empfindungsstörungen der Syringomyelie führen zu schweren Gelenkerkrankungen.

Die meisten psychosomatisch orientierten Autoren geben für die Entwicklung der rheumatoid arthritis eine andere, kompliziertere Erklärung. Ihr liegt das Gedankenmodell für die Neurosenentstehung von FREUD zugrunde: Ein anstößiger infantiler Wunsch wird ins Unbewußte verdrängt, und von dort wird eine unanstößige Ersatzbefriedigung arrangiert. In diesem Sinne führten Untersuchungen am Chicagoer Institut für Psychoanalyse zur Formulierung eines sogenannten „spezifisch dynamischen Grundschemas bei der arthritis rheumatica". Sehr beengende Erziehung hat danach Auflehnung gegen die Eltern zur Folge, dann Angst und Verdrängung der aggressiven Tendenzen. Die frühe Hemmung der energischen Durchsetzungsfähigkeit wird bleibende Charaktereigenschaft. Die verdrängte Aggressivität findet in der Jugend eine Ersatzbefriedigung in körperlicher Ausarbeitung, im späteren Alter jedoch in einem raffinierten Beherrschen der Umgebung durch ein duldendes Sich-Bedienen-Lassen. Die Haltung der Leidensergebenheit, Anspruchlosigkeit und Duldsamkeit wird hier also als eine bloße Larve angesehen hinter der – dem Patienten selbst unbewußt – sich Herrschsucht und Aggressivität tarnen.

In diese Vorstellung verfilzt sich noch ein Gedankenmodell der Neopsychoanalyse für die Entstehung der körperlichen Symptomatik: Einem Bruchstück des verdrängten Verhaltens gelingt der Durchbruch in die Körpervorgänge. Bei unseren Arthritikern ist dieses in Erscheinung tretende Bruchstück des unterdrückten Aufbegehrens ein erhöhter Muskeltonus. Die chronisch erhöhte Muskelspannung soll die chronische Gelenküberlastung, -erkrankung und -deformierung verursachen. JORES fügt hinzu, daß die Spannungszustände der Muskulatur zunächst im Sinne einer Tendinosekrankheit periartikuläre Schwellungen als Vorstadien der rheumatoid arthritis erzeugen.

Welche objektiven Befunde werden zur Stützung dieser Hypothesen beigebracht?

1. Systematische Untersuchungen über die Kindheits- und Lebensentwicklung der Patienten liegen mit übereinstimmenden Ergebnissen mehrseitig aus Amerika und Europa vor. Gegenüber einem Bevölkerungsdurchschnitt von 80% hatten 96% der späteren Rheumatoid-Arthritiker in der Jugend einen körperlich anstrengenden Beruf gewählt, wie eine Erhebung an über 900 ungarischen Patienten ergab. Psychologische Testmethoden zeigten bei rheumatoid arthritis statistisch signifikant gehäuft: Aggressionsspannung, Zurückschrecken vor dem manifesten Ausleben der Aggressionstendenzen, Egozentrik.

2. Elektromyographisch wurden 65 chronische Rheumatiker und eine Vergleichsgruppe bis zu zwei Jahren lang untersucht. Bei den Patienten fand sich eine Neigung zu erhöhten Muskelaktionsströmen, besonders stark bei der Besprechung ihrer Konflikte. Die gesteigerte Muskelspannung war zeitlich verbunden mit Klagen über Gelenkschmerzen. Diese Untersuchungen von HOLMES und WOLF wurden bestätigt von LÜDERITZ und MEYER, von einigen anderen nicht.

3. Experimentell wurde die Wirbelsäule von Meerschweinchen einem Stauchungsdruck ausgesetzt, der die Muskelspannung eines Rheumatismus der Rückenstrecker nachahmt. Hierbei konnte BAYER die Ausbildung arthrotischer Skelettveränderungen demonstrieren.

Alle zitierten Autoren sind sich über den hypothetischen Charakter ihrer Gedankengänge im klaren. Sie räumen darüber hinaus ein, daß möglicherweise ein organischer

Faktor bei der Lokalisierung der rheumatoid arthritis mitwirke. Sie messen aber dem psychischen Faktor die entscheidende Bedeutung zu.

Die primär chronische Polyarthritis wird von einer ganzen Reihe weiterer Autoren als Affektergebnis betrachtet (Jeliffe, Smith, White und Thomas, Johnson, Shapiro, French, Booth und Halliday, Thomas und Dunbar, Antonelli, Cremerius, Beck). Der Knochen unterliegt zeitlebens einem ständigen Umbau. Schon in seiner ersten Entwicklung ist nur die grobe Gestalt erblich festgelegt und die ganze feinere Ausformung ist von den funktionellen Einflüssen der Muskulatur abhängig. Hieran knüpft die Vorstellung an, daß unphysiologische Spannungszustände der Muskulatur aus einer anhaltenden aggressiven Affektivität zu der primär chronischen Polyarthritis führen. Die Hypothese ist nicht in der Lage zu erklären, warum diese Polyarthritis an den kleinen Gelenken beginnt, warum die von den gleichen Muskeln versorgten Gelenke eines Fingers unterschiedlich ergriffen sind, warum Ulnarabduktion und Bajonettstellungen auftreten, die doch zu keinem Affektbild gehören.

Nach unseren Untersuchungen an 100 pcP-Patienten und einer Kontrollgruppe sind die psychischen Auffälligkeiten nicht für die pcP spezifisch, nehmen z.T. signifikant mit dem Krankheitsstadium zu (Bauer) und die Kontrakturen sind lokal, nicht nerval bedingt (Fricke).

Einzelfälle kennen wir dagegen sehr genau, bei denen durch Emotion und Muskelspannung Schmerz, insbesondere Bewegungsschmerz in den Gelenken ausgelöst wird. Wir kennen es besonders bei der Osteochondrose der Wirbelsäule, nicht hingegen an den kleinen Gelenken, d.h. sehr wohl im Bereich der großen Muskelpakete, nicht im Angriffsbereich kleiner Muskeln. Im gegebenen Fall differenzieren wir durchaus zwischen der rheumatischen Gelenkerkrankung und dem psychogenen Gelenkschmerz, der durch eine affektive Steigerung des Muskeltonus am erkrankten Gelenk ausgelöst wird.

Spondylosis deformans

Nachdem wir für die bereits besprochenen psychogenen Erkrankungen am Bewegungsapparat Beispiele für psychische Fixierung, Suggestion und Simulation gebracht haben, zu denen ganz analoge Fälle hier angeführt werden könnten, sollen nun noch Beispiele für die psychische Überlagerung und Affektreaktion berichtet werden. Wir beleuchten dann die Theorie der *psychogenen Osteochondrose* der Wirbelsäule.

Überlagerung

• Ein 27jähriger Hauer, verheiratet, und von dem Willen beseelt, durch hohe Leistungen die finanzielle Grundlage für eine schöne Existenz zu schaffen, erkrankt an einer Osteochondrose der Wirbelsäule. Er will trotzdem sein Leistungsniveau halten, obwohl sich „rheumatische" Erscheinungen in den Beinen zeigen. Schließlich stellen sich äußerst heftige Schmerzen ein, die vom Rücken gürtelförmig bis zum Oberbauch laufen, so daß unter dem Verdacht einer Pankreasaffektion laparotomiert wird. Es werden jedoch im Abdomen keine krankhaften Prozesse gefunden. Nun wurde der Patient uns zugeführt. Bei dem sonst kerngesunden Mann zeigten sich sichere, wenn auch röntgenologisch nicht massive Zeichen einer Spondylosis deformans. Die

Psychotherapie bestand darin, den sich dieser Einsicht verschließenden Patienten dennoch davon zu überzeugen, daß er den einträglichen, aber ungeeigneten Beruf als Hauer aufgeben mußte. Für den Vorwärtsdrängenden bedeutete das einen empfindlichen Rückschlag in seinem Lebensentwurf.

Die Erkrankung war hier von einem inadäquaten psychischen Verhalten überlagert; während aber die Überlagerung meist ein negatives Vorzeichen hat, trug sie hier ein positives. Gerade deshalb haben wir dieses Beispiel hier ausgewählt, um an ihm zu zeigen, daß die Tatsache der inadäquaten psychischen Überlagerung einer organischen Krankheit keine Eigenart von Lebensschwächlingen ist.

Suggestion

• Die irrtümliche Annahme einer tuberkulösen Spondylitis und Anlage eines Gipsbettes führten bei einer Patientin zu einer neurotischen Parese des rechten Beines; durch eine Hypnosebehandlung von WINKELMANN wurde diese behoben und die Patientin wieder arbeitsfähig.

Affektreaktion

• Eine 26jährige Patientin klagt über Schmerzen in der Nackengegend. Röntgenologisch zeigt die Halswirbelsäule Geradhaltung und Osteochondrose. KLEINSORGE berichtet: Subjektive Beschwerden traten aber immer nur unter seelischen Belastungen auf. Die Mutter war katholisch, der Vater evangelisch, die Tochter wurde darum überhaupt nicht getauft. Jedoch entschied sich die Patientin, nachdem die Mutter nach dem Tod des Vaters bußgesinnt ins Kloster gegangen war, für den katholischen Glauben und ging daraufhin als Angestellte in einen Pfarrhaushalt. Sie wurde später mit karitativen Aufgaben betraut. Eigene Onanie brachte sie in schwere innere Konflikte. Deren affektiv-vegetative Auswirkung führte sie zum Arzt, wo eine „Herzneurose" festgestellt wurde, ohne Einblick in die psychischen Wurzeln. Die Arbeitsteilung mit einer anderen Fürsorgerin führte zu unschönen Rivalitätskonflikten. Jetzt traten die Nackenschmerzen auf und zeigten eine Parallelität zur jeweiligen Konfliktlage. Bei einer verständnisvollen Ärztin kam es zu einer umfassenden Aussprache. Anschließend war die Patientin beschwerdefrei. Ihr Bestreben, den Widerspruch zwischen Onanie und vertretener Lehre zu bereinigen, führte sie zur Einsicht in die Notwendigkeit eines Berufswechsels. Wieder traten die Nackenschmerzen in alter Stärke auf. In erneuter psychotherapeutischer Beratung entschloß sich die Patientin, Krankenschwester zu werden. Seit dieser Entscheidung ist sie anhaltend schmerzfrei.

Die zeitweilige Auslösung des Schmerzes der Wirbelsäulenerkrankung ist hier am einleuchtendsten auf eine affektive Tonuserhöhung der Muskulatur zurückzuführen. Die Verhältnisse entsprechen den experimentellen Beobachtungen von HOLMES und WOLF (s. unter Myalgie). Unser Beispiel illustriert die auch von anderen Autoren mitgeteilte Feststellung, daß vor allem aggressive und retentive Antriebe hier wirksam sind. Triebhandlungen in dieser Art finden Rückhalt in dem durch affektiv-extrapyramidal erhöhten Muskeltonus verfestigten Rumpf. Das unwillkürliche Pressen bei geschlossenem Kehlkopf im Rahmen dieses Instinktverhaltens ist eine synergistische Steigerung der Versteifung des Thorax als Widerlagers für die Armtätigkeit. Wenn auch im gesitteten Verhalten alle aggressiven Äußerungen auf dem Gebiet der Willkürmotorik ausgeschaltet sind, so ist doch die Wohlerzogenheit ohne Einfluß auf die willensunabhängige, extrapyramidale Tonussteigerung bei entsprechendem Affekt. Im Rahmen dieser instinktiven Rumpfverfestigung kommt dem großen Muskelpaket des Erektor trunci und seiner Wirkung auf die Wirbelsäule eine wesentliche Bedeutung zu.

Auch hier stellt sich die Frage, ob damit nicht nur ein auslösender, sondern ursächlicher Faktor für das Krankheitsbild erkannt ist. SCHELLACK hat diese Frage aufgrund klinischer Erhebungen vorsichtig bejaht, ohne die Rolle anderer Noxen deshalb zu verkennen. In welchem Umfange das eine oder das andere im Einzelfalle oder im Gesamtkrankengut wesentlich ist, bedarf erst noch einer systematischen Klärung. Wenn man nicht von dem vor-ausgelesenen Krankengut einer psychotherapeutischen Abteilung ausgeht, sondern von der allgemeinen Ambulanz, wird man in dem Heer der Spondylotiker den Anteil ausschlaggebend psychogen Bestimmter als klein einschätzen. Eine vorurteilsfreie Überprüfung dieses Eindrucks ist aber wünschenswert. BAYER und VIERNEISEL ahmten im Tierversuch vermehrten Muskelzug des Erektor trunci durch Stauchung der Wirbelsäule nach. Sie konnten das Eintreten spondylarthrotischer Veränderungen beobachten. Eine schwache, chronische Wirkung auf die Wirbelsäule war das Entscheidende. Eine u.a. *myogene* Spondylosis deformans wird von einer ganzen Reihe von Autoren angenommen. Zur Debatte steht, in welchem Umfang diese sich auf affektiver Grundlage entwickelt.

Die Spondylosis deformans hat für die Psychotherapie noch eine andere Bedeutung, nämlich dann, wenn sie gar nicht erkannt wird. Sie gehört zu den häufigsten Leiden, deren Verkennung zur Vermutung einer Psychogenese verleitet. Die Ursache ist darin zu suchen, daß ihre Erkrankung Beschwerden am Kopf, gesamten Rumpf, Arm und Bein zur Folge haben kann und dies gelegentlich in der wunderlichsten Verstreuung und Kombination. Der Eindruck gänzlich unsystematischer, multipler Klagen verführt zur Anhiebs-Fehldiagnose „psychogen". Erst eine zeitraubende Psychanamnese, die keine zeitlichen Zusammenhänge von psychischem und körperlichem Geschehen feststellen kann, korrigiert dann diese übereilte Fehlleistung und führt zu den erforderlichen Maßnahmen.

Haut

Allgemeines

Die psychogenen Hautreaktionen sind deshalb besonders interessant, weil alles, was wir von den inneren Organen her kennen, sich hier in einer so sinnfälligen Form vor Augen abspielt: Muskuläre, vasomotorische, sekretorische, sensible und organpathologische Veränderungen (Nekrosen, Entzündungsauslösung, Entzündungsheilung). Auf die Erläuterung der besonderen Bedingungen letzterer haben wir großes Gewicht gelegt, d.h. bei suggestiv erzeugten Blasen und Wunden, bei psychogen ausgelöstem Herpes mit Erregernachweis und bei Heilung virusbedingter Warzen. Obwohl wir uns in der Hauptsache auf diejenigen Hauterscheinungen beschränkt haben, die für den Internisten von Bedeutung sind, treffen wir doch auch da bereits alle wesentlichen Mechanismen der Psychogenese an, nämlich Affektreaktionen, Suggestivwirkungen, bedingt-reflektorische Fixierungen, Simulationen in Form von Artefakten, psychische Überlagerungen; psychische Fehlentwicklungen disponieren vielfach zu diesen Reaktionen. Ganz besonders augenfällig wird bei den Hauterscheinungen die Herleitung der Affektreaktionen aus der Phylogenese. Der Grund ist, daß umfangreiche Studien über Affektreaktionen im Tierreich vorliegen, die sich auf die Wahrnehmung der äußerlich sichtbaren Vorgänge beschränken. Der phylogenetische Zusammenhang mit den äußerlich sichtbaren Affektvorgängen beim Menschen wird unverkennbar. Für die Affektvorgänge an den inneren Organen fehlen uns heute noch ähnliche weitgehende Vergleichsbeobachtungen aus dem Tierreich. So bieten uns die Hautreaktionen eine Fundgrube von Beispielen zum Verständnis der vegetativen Affektreaktionen überhaupt, d.h. zum Verständnis der häufigsten Form der Psychogenie.

„Gänsehaut“

Bei *Kälte* kommt es beim Menschen zur Ausbildung der „Gänsehaut“. Die musculi arrectores pilorum kontrahieren sich und geben der Haut das charakteristische Relief. Weniger auffällig ist die damit verbundene Aufrichtung der Körperhaare, obwohl sie das eigentlich Wesentliche ist. Denn die Reaktion ist nur aus der Phylogenese verständlich. Das Aufrichten der Haarschäfte beim Tier, d.h. das Aufplustern des Felles, schafft einen stärkeren Kälteschutz.

Eine Gänsehaut erleben wir auch aus rein psychischen Anlässen. Es ist eine sprichwörtlich gewordene Erfahrung, daß sich bei Entsetzen die Haare sträuben, oder daß man eine Gänsehaut über den Rücken laufen spürt. Auch dies ist ein Atavismus. Die homologe Reaktion ist uns bei der Hauskatze ein alltägliches Bild: Das Tier richtet sich gegen den Gefahrbringer auf, und es wird durch Haaresträuben noch größer. Ebenso der Mensch: Das *Entsetzen* sträubt ihm die Körperhaare.

- Einem 32jährigen Arzt läuft ein Kind ins Auto. Die Verletzungen sind so schwer, daß der Ausgang fraglich ist. In dieser Situation beobachtete der Kollege eine ausgeprägte Gänsehaut an sich, verbunden mit Fröstelgefühl.

- Wir konnten einmal einen 30jährigen Mann im Kolleg vorstellen, bei dem affektives Haarsträuben besonders leicht zu demonstrieren war. Ihn hatte einmal ein kleiner Hund gebissen. Seitdem trat regelmäßig Gänsehaut bei ihm auf, wenn ein Hund vorbeilief. Ein kleiner Hund, wohlgemerkt, große Hunde lösten diese Reaktionen des „Fellsträubens“ bei dem Patienten nicht aus.

Man darf daraus wohl entnehmen, daß das atavistische Aufplustern des Fells gegenüber einem Gegner nicht instinktiv nur auf bestimmte Feintypen festgelegt war, sondern daß die Auslösung dieses Imponiergebarens durch die Erfahrung geprägt werden konnte. Gebunden an das Gefühl des Bedrohtseins, an die Affekte des Gruselns, Grauens, Entsetzens, ist das Haarsträuben beim rezenten Menschen mit rudimentärem Haarkleid seiner biologischen Bedeutung beraubt und ist in den Situationen des modernen Lebens auch völlig inadaequat.

Wir haben das eben Dargestellte in umfassendem Zusammenhang noch wesentlich vertieft und verweisen dazu auf S. 18 und Abb. 5a, 6, 29 u. 30.

Haare, Ergrauen, Ausfall, Behaarungstyp

In einer mikroskopischen Studie „über Einwirkung seelischer Erregungen des Menschen auf sein Kopfhaar" hat J. POHL Änderungen der Dicke, der Mark- und der Rindensubstanz des Haares nach psychischen Traumen beschrieben. Die übereinstimmende Lokalisation dieser Veränderungen an verschiedenen Haaren und die Kenntnis der Wuchsgeschwindigkeit gestatten es ihm, zurückliegende Daten zu errechnen, die den Zeitpunkten starker seelischer Belastungen oder körperlicher Erkrankungen außerordentlich nahekamen. Eine praktische Verwertung haben diese Beobachtungen nicht gefunden. Sie zeigen aber, daß die Störung der Haarbildung sich örtlich auf die lebende Haarwurzel und zeitlich auf die Dauer der seelischen oder körperlichen Beeinträchtigung beschränkt.

Im Gegensatz dazu ist das plötzliche *Ergrauen* ein sehr rätselhafter Vorgang: denn er betrifft auch den toten Haarschaft, der jedenfalls von keinen Gefäßen und Nerven versorgt ist, und er bestimmt auch das Aussehen des künftig wachsenden Haares. Von mancher Seite wird daher das plötzliche Ergrauen unter einer schweren seelischen Erschütterung als Tatsache überhaupt bezweifelt. Es liegen jedoch einige so vertrauenswürdige Berichte vor, daß es uns schwerer fällt, Zweifel gegen deren Glaubwürdigkeit als gegen die Abgeschlossenheit unseres Wissens zu richten.

K. v. HESS beschrieb einen 22jährigen, der nach einem heftigen nächtlichen Schreck morgens mit weißen Haarsträhnen und depigmentierten Stellen im Gesicht einem Arzt vorgestellt wurde. HOLZGRAEFE konnte bei einer 58jährigen Mutter, die beide Söhne durch eine Gasvergiftung verlor, Ergrauen über Nacht feststellen. Bemerkenswert ist in diesem Zusammenhang ein Bericht von F. HOFF aus der jüngeren Zeit:

• Ein fieberhaft erkrankter 40jähriger bat seine Frau nachts um ein Getränk. Als diese wieder ins Schlafzimmer trat und dabei Licht einschaltete, ließ sie vor Schreck das Glas fallen: „Du bist ja ganz weiß!". Das Haupthaar war großenteils schneeweiß geworden. Noch vorhandenes dunkelblondes Haar saß völlig locker und ging total aus. Nach 3 Tagen waren auch die Augenbrauen und Wimpern weiß, nach 10 Tagen die Haare am Rumpf, dann die Schambehaarung und nach etwa einem Monat die Achselhaare. Gleichzeitig verloren auch die braunen Augen ihre Farbe. Schon in der ersten Nacht hat die Ehefrau außerdem bemerkt, daß die gesamte Haut hell geworden war. Die Veränderungen wurden vom ersten Morgen an auch ärztlicherseits bestätigt.

Dieser totale Pigmentverlust ist nicht psychogen ausgelöst worden. Die Beobachtung ist aber gerade dadurch besonders wertvoll, daß die Symptome der fieberhaften Erkrankung nach dem Urteil von HOFF auf eine Encephalitis im Bereich des Hypothalamus hinwiesen. Die Lage der Affektzentren im Hypothalamus bringt die Verknüpfung zwischen schwersten seelischen Belastungen und plötzlichem Weißwerden der Haare unserem Verständnis näher.

Unsere unzureichenden Kenntnisse über die Physiologie des Haares werden besonders deutlich angesichts der Feststellung, daß weißes Haar wieder dunkel werden kann, und zwar nicht etwa nur dunkel nachwachsen. Bei einer jungen Patientin mit Dementia praecox sah HEINICKE bei Ausbruch eines Erregungsstadiums eine 3 cm breite Haarsträhne silberweiß werden und bei psychischer Beruhigung nach vier Tagen binnen 24 Stunden wieder dunkeln. Dasselbe wiederholte sich wiederum anläßlich eines Erregungszustandes, diesmal trat die Beruhigung und Haarabdunkelung schon nach einem Tage ein. Das untersuchte weiße Haar enthielt nicht weniger Pigment als normal, sondern mehr der inter- und intrazellulären Luftbläschen.

Der berichtete Fall von Hoff stellt gleichzeitig eine Illustration für den zerebral bedingten *Haarausfall* dar. Auch von anderen Autoren wurde Alopezie bei entzündlichen, degenerativen oder neoplasmatischen Erkrankungen des Hypothalamus beschrieben. Klinische Beobachtungen über teilweisen oder vollständigen, vorübergehenden oder bleibenden Haarverlust nach psychischen Traumen (Blitzeinschlag, Verschüttung, Verwundung, Unfall, Kriegsterror, Tod Nahestehender) sind in größerer Zahl veröffentlicht worden. Das Intervall zwischen einem akuten Ereignis und dem Ausfall der Haare betrug im allgemeinen 2 Tage bis 2 Wochen. Auch tierexperimentelle Beobachtungen sind anzuführen. Bei den experimentellen Neurosen der Pawlowschen Schule, die z.B. durch gleichzeitiges Geben zweier sich widersprechender Signalreize ausgelöst werden, wurde außer langanhaltenden affektiven Störungen auch Haarausfall gesehen. Der gelegentlich von Patienten behauptete Zusammenhang zwischen psychischen Momenten und Haarverlust wird durch diese klinischen und experimentellen Beobachtungen unterstützt.

Sehr bemerkenswert sind die Berichte von Mohr über Normalisierungen im geschlechtsspezifischen *Behaarungstyp* unter Psychotherapie: Bei einem Homosexuellen stellte sich nach Heilung von der Perversion im Gegensatz zu vorher ein kräftiges Bartwachstum ein. Ein Mädchen, das von einer früheren Luesinfektion des Vaters erfahren hatte, wurde in seiner psychischen und körperlichen Entwicklung stark gehemmt. Die Fehlentwicklung führte schließlich zur Psychotherapie, in der die Erkrankung des Vaters und die Sexualität ganz allgemein in eine natürlichere Betrachtungsweise hineingestellt wurde. Jetzt, mit zehnjähriger Verspätung, trat die Pubertätsentwicklung, die Ausbildung der Brüste usw. ein, und ein bis dahin auffälliger Haarwuchs am Kinn versiegte.

Hauttemperatur

Anstieg und Abfall der Hauttemperatur unter affektiver Erregung wurden wiederholt experimentell gemessen, z.B. Abfall immer bei Angst (Graham u. Wolf, Schultze, Borelli). Genauer betrachtet sind es drei Faktoren, von denen die Hauttemperatur abhängig ist, nämlich die Körpertemperatur, die Hautdurchblutung und die Schweißbildung. Alle drei Faktoren unterliegen psychischen Einflüssen, auf die wir an entsprechender Stelle eingegangen sind. Da diese Faktoren bei den verschiedenen Affektbildern unabhängig voneinander variiert werden, ist der emotionale Einfluß auf die Hauttemperatur als Resultante komplizierter, deshalb aber nicht gesetzlos. Wenn man zwei Faktoren in engen Grenzen konstant hält, etwa die Körpertemperatur und die Schweißabsonderung, so entspricht der Verlauf der Hauttemperaturkurve der Hautdurchblutung in ihrer verhältnismäßig durchsichtigen Affektabhängigkeit. Das heißt, bei unangenehmen Empfindungen nimmt dann die Hauttemperatur ab, bei angenehmen steigt sie an. Als experimentelles Beispiel hierfür geben wir Abb. 119. Die Messung erfolgte mit Thermoelement unter konstantem Andruck.

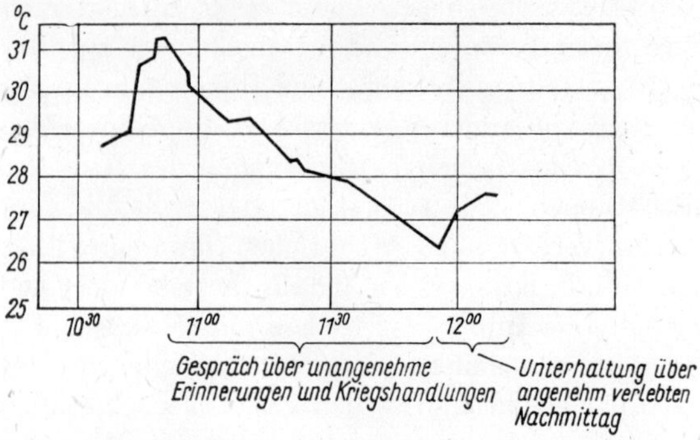

Abb. 119. Psychogene Änderung der Hauttemperatur

Bemerkenswert ist, daß die Hauttemperatur in gewissem Umfange willkürlich beeinflußt werden kann, freilich nicht direkt, sondern durch einen Trick. Dieser besteht darin, daß man sich eine geeignete Vorstellung intensiv verlebendigt. Ähnlich wie auf die Vorstellung einer sauren Zitrone hin Speichelfluß erfolgt, so folgt auf die Vorstellung einer Durchwärmung hin eine Dilatation der Hautgefäße und Anstieg der Hauttemperatur. Physiologisch liegt hier ein bedingter Reflex zugrunde. Im Autogenen Training wird von dieser, vom Großhirn veranlaßten Gefäßentspannung Gebrauch gemacht. Temperaturerhöhung dabei wurde von verschiedenen Autoren, auch von uns, messend beobachtet.

Hyperhidrosis

Die wohlbekannte Auswirkung psychischer Erregung auf die Schweißabsonderung steht in innerem Zusammenhang mit der vorgewiesenen Wirkung psychischer Erregung auf den Gesamtstoffwechsel (S. 551/552) und damit auf die Körpertemperatur (S. 537), denn die Schweißbildung ist ja das bei weitem wirkungsvollste Mittel der Temperaturregulation. Ein aus psychischen Gründen mit perlendem Schweiß bedeckter Mensch vermittelt, auch ohne daß man sich ihm in dieser Situation mit Grundumsatzgeräten und Thermometer nähern kann, einen Begriff von der psychogenen Mobilisierung des gesamten Organismus.

S c h w e i ß f e u c h t e H ä n d e werden häufig als ein Symptom vegetativer Dysregulation angesehen. In Wirklichkeit sind sie meist ein Zeichen intakter Wärmeregulation bei Menschen mit starkem Antrieb und entsprechender Stoffwechselsteigerung, aber mit gleichzeitigen Hemmungen. Heranreifende Jugendliche in Phasen der Unsicherheit zeigen ja besonders häufig Schweißhände. Warum schwitzen denn nun gerade die Hände? Im Handteller und an der Fußsohle stehen beim Menschen die Schweißdrüsen weitaus am dichtesten. Dies ist nur phylogenetisch zu verstehen. Beim felltragenden Tier kann der Luftstrom nur an unbehaarten Stellen frei vorbeistreichen und austretende Schweißtröpfchen sofort zur Verdunstung bringen. Der Hund muß mit der Zunge hecheln, der Mensch aber hat mit seinen Handtellern und Fußsohlen unbehaarte Flächen. Hier drängen sich darum die Schweißdrüsen am dichtesten zusammen. Hände und Füße sind beim Menschen natürlicherweise bevorzugte Orte der Wärmeregulation. Aber in unserer Zivilisation halten wir viel eher den Schuh für das Natürliche und den Schweißfuß dann für eine vegetative Fehlregulation. Neigung zu Schweißhand läßt ebenso wie zu Schweißfuß eine erbliche Disposition beobachten. Psychische Auslösung wird bei Häufung der Gelegenheiten unangenehm. Da die Erscheinung besonders gern bei Unsicherheitsgefühl Geltungsstrebiger vor anderen Menschen auftritt und beim Händedruck nicht immer ganz zu verbergen ist, bildet sich leicht ein Circulus vitiosus. Das führt dann zur ärztlichen Konsultation. Es pflegt sich um junge Lehrer zu handeln, Examenskandidaten, auf Brautschau Gehende, in der Pubertät Stehende, meist jedenfalls um junge Menschen. Das Handschweißen pflegt mit zunehmender Selbstsicherheit abzuklingen. Da es meist mehr als peinlich denn als krankhaft empfunden wird, tut der Arzt am besten daran, seine übertriebene Bewertung nicht zu teilen.

Als *Hyperhidrosis nudorum* ist Herablaufen großer Schweißtropfen aus der Achselhöhle anläßlich der Untersuchung dem Arzt wohlbekannt. Es handelt sich dabei um keinen unmittelbar sekretorischen Effekt, sondern, die in einer zusammenhängenden Schicht dort unter der Oberhaut liegenden, größten Schweißdrüsen des Körpers werden durch glatte Muskelfasern wie ein Schwamm ausgepreßt. Im Gegensatz zu den kleinen Schweißdrüsen handelt es sich hier um apokrine Duftdrüsen. In dieser Affektreaktion sehen wir einen atavistischen Vorgang. Zellsubstanz geht in dem Sekret auf und gibt dem Individualgeruch mit das Gepräge. Zweck und seine Mittel sind der heutigen Situation unangepaßt. Der Patient empfindet ihn als eine kleine Unannehmlichkeit, der Arzt schließt auf eine vegetative Leichtansprechbarkeit. Es besteht auch darin eine Parallele zum Erythema nodorum (S. 323).

Pruritus

Bietet man einem Schimpansen eine Banane an, aber in einem Drahtkörbchen, dessen Berührung erfahrungsgemäß einen elektrischen Schlag bringt, so kratzt er sich hinter dem Ohr. In analogen Situationen sehen wir das gleiche beim Menschen. Der volkstümliche Ausdruck: „Ihm juckt das Fell!“ für jemanden, der mit einem nur auf gefährlichem Wege zu erfüllenden Wunsche liebäugelt, weist auf ähnliche Beobachtungen. Das Zustandekommen dieses psychogenen Juckreizes unterliegt also einer bestimmten Gesetzmäßigkeit. Diese ist aus der Tierpsychologie durch reiche Erfahrung bestens bekannt, es handelt sich um eine „Übersprungbewegung“: Zwei instinktiv verankerte Bewegungen blockieren sich gegenseitig und die Triebenergie springt auf ein konfliktspezifisches drittes Instinktgebiet über, z. B. hier auf das der Körperpflege (S. 42). Eine übersprungartige Reaktion ergibt sich auch dann, wenn im Verlauf der Stammesgeschichte Instinkthandlungen sekundär wieder ausfallen, aber noch eine entsprechende Reizempfänglichkeit besteht, die also keine zugeordnete Abreaktionsmöglichkeit mehr hat.

Ein Beispiel hierfür trifft man beim Begattungsgeschehen des Menschen an. Sadistisch-masochistisches Verhalten bricht nur noch bei abnormen Individuen wieder mit seinen Beziehungen zu tierischem Gehaben durch. Diese Instinktreaktionen fallen beim Menschen normalerweise aus. Eine nicht zur Entladung gekommene Triebenergie, die sich dann auf dem Wege des Übersprungs entspannt (und zwar wieder in Form des Juckens, weshalb wir dieses Beispiel hier anführen), gibt sich aber darin zu erkennen, daß viele Männer wie Frauen post coitum sich selber mit beiden Händen frequent den behaarten Kopf kratzen oder andere Körperstellen, weil ein gewisser Juckreiz auftritt. Wie Übersprungbewegungen allgemein, wird diese Handlung unaufmerksam ausgeführt und entgeht meist der bewußten Wahrnehmung.

Der psychogene Pruritus als Übersprung bei zwei sich gegenseitig blockierenden Triebregungen kann in chronischer Konfliktlage so belästigend auftreten, daß ärztliche Hilfe gesucht wird. Wir lassen kurz mehrere Beobachtungen folgen, damit in der Parallelität der Grundzug sinnfällig wird. Es gelingt nicht, diese Patienten bündiger zu kennzeichnen als in der volkstümlichen Weise mit den Worten: Ihnen juckt das Fell.

- 39jährige Ausländerin mit starkem Jucken der behaarten Hautstellen, dadurch ohne ausreichenden Nachtschlaf und in einem Erschöpfungszustand. Mehrfache dermatologische und interne Untersuchungen ohne Ergebnis. Psychanamnese: Ehemann als Politiker fast nur unterwegs, wird von der Patientin voll gewürdigt; seine Hocheinschätzung einerseits und der Wunsch nach sexueller Befriedigung (auf nebenehelichem Wege) andererseits, prallen ausweglos aufeinander. Dieser Zustand und der Pruritus bestehen seit $4^1/_2$ Jahren. Hypnosebehandlung mit sehr gutem Erfolg. Nach Rückkehr ins Heimatland allmähliche Verschlechterung bis zum alten Zustand.

- 28jährige Hausfrau mit heftigem Pruritus der behaarten Hautstellen, zeitweise ausstrahlend in die Beine und mit einem vegetativen Symptomenkomplex. Wiederholte dermatologische und interne Untersuchungen fördern keine Ursache zutage. Psychanamnese: Patientin war als Kind ein „Schmeichelkätzchen", der Ehemann ist ihr zu nüchtern. Der lebhafte Wunsch nach nebenehelichen Beziehungen stößt seit einem Stuprum bei Kriegsende auf die tiefsitzende Furcht vor einer venerischen Infektion. Seither, vier Jahre, besteht der Pruritus. Hypnosebehandlung mit gutem Erfolg wird wegen sexueller Ansinnen der Patientin vorzeitig abgebrochen. Ihren Ehemann hatte sie trotz der Bitte des Psychotherapeuten nicht mitgebracht. Sie wandert mit angeblichem Brennen beim Wasserlassen von Arzt zu Arzt.

- 32jährige Hausfrau mit ausgeprägtem Pruritus an den Beinen, den Armen und auf dem Rücken. Das seit 2 Jahren bestehende Leiden konnte dermatologisch und intern nicht geklärt werden. Psychanamnese: Seit der ersten Niederkunft vor zwei Jahren („alte Erstgebärende") besteht eine ausgesprochene Gebär- und darum Konzeptionsfurcht, die der sexuellen Appetenz dieser Ehefrau schroff gegenübersteht. – Zur Charakterisierung dieser Frau mit solcher Gebärangst ist zu erwähnen, daß sie vor 9 Jahren einen „Nervenzusammenbruch" mit zweijähriger reaktiver Depression erlebte.

- 26jährige kaufmännische Angestellte mit besonders nächtlichem Juckreiz und ausgebreiteten Kratzwunden. Kein Ungeziefer, keine Haut-, keine Stoffwechselkrankheit, kein Ikterus, Lymphiogranulom usw. Psychanamnese: Wollte aus Geltungsbedürfnis Lehrerin werden, mußte aber in die kaufmännische Lehre. Dort überkompensierend Höchstleistungen und Aufrücken in eine Vorrangstellung unter Aufschub eines als Voraussetzung erforderlichen Lehrgangs. Unter diesen Umständen stellte sich bei der geltungsstrebigen Patientin ein berechtigtes Insuffizienzgefühl ein, das sich auf den drohenden Lehrgang und die damit verbundene Prüfung übertrug. Der Wunsch, die unerläßliche Qualifikation zu erwerben, und die Furcht, sie nicht zu erringen, kollidierten so, daß die Patientin dreimal den Lehrgang begann und ihn vor der Prüfung verließ. Mit diesem ständigen inneren Widerstreit trat der Pruritus auf.

Solch ein *affektivbedingter* Juckreiz ist also durchaus keine extreme Seltenheit. Jucken wird auch *suggestiv* leicht hervorgerufen, z. B. autosuggestiv in der Angst vor Ansteckung bei einem krätzekranken Nachbarn. Als Mittel der *Simulation* erscheint Pruritus wohl nicht ausdrucksvoll genug. Dagegen haben wir psychische *Fixierung* von Juckreiz wiederholt gesehen.

• Eine 22jährige Stenotypistin erkrankte in der ersten Nachkriegszeit an einer Krätze. Zeitlich zusammenfallend erfuhr sie davon, daß ihr Verlobter sich eine Luesinfektion zugezogen hatte. Auflösung der Verlobung, Heirat eines Mannes mit schlechter Kinderstube, Scheidung wegen seiner Untreue trotz Geburt eines Sohnes, Bemühungen des Geschiedenen um eine Wiederherstellung der Ehe, Abraten des Vaters, trotzdem dieser selbst mit einer 30 Jahre jüngeren Frau zusammenlebt und die geschiedene Tochter mit ihrem Kind gern aus seinem Haushalt heraushaben möchte. All das hält die Erregung gegenüber dem Partner aufrecht und auch der Juckreiz bleibt, obwohl die Scabies gleich damals, vor 7 Jahren, erkannt und beseitigt wurde. Er ist so stark, daß die Patientin nachts davon aufwacht.

Therapeutisch empfiehlt sich beim psychogenen Pruritus meist eine Milieusanierung oder ein Milieuwechsel; wie schwierig oder unmöglich das oft ist, illustrieren schon die beiden ersten der 5 genannten Beispiele. Psychische Fehlentwicklungen sind psychagogisch wenig aussichtsvoll zu behandeln, wenn abnorm veranlagte Persönlichkeiten die Grundlage dafür bilden wie im dritten Fall. Entschließt man sich zu einer symptomatischen Behandlung, so rangieren hier auch bei erwiesener Psychogenese Medikamente an erster Stelle (Antihistaminika, Sedativa usw.). Sedierende Psychotherapie in Form der Hypnose oder des Autogenen Trainings ist nicht nur zum Erreichen des gleichen Zieles umständlicher, sondern wird auch durch den Juckreiz selbst empfindlich behindert. Nichtsdestoweniger ist bei Versagen medikamentöser Maßnahmen ein Versuch damit indiziert. Dabei muß hervorgehoben werden, daß sich diese psychotherapeutischen Maßnahmen nicht nur bei psychogenem, sondern auch bei anders verursachtem Pruritus als erfolgreich erweisen.

• Ein 40jähriger Mitarbeiter eines pharmazeutischen Betriebes bekommt als Ausdruck einer Penicillinallergie einen Pruritus an unbekleideten Hautstellen. Sein Vater und sein Bruder leiden ebenfalls an allergischen Krankheiten. Es ist erwiesen, daß bei Fernhalten der Noxe der Juckreiz des Patienten vollständig abklingt. Zu dem angeratenen Berufswechsel kann sich der in angesehener und gesicherter Stellung stehende und nicht mehr ganz junge Patient nicht entschließen. Nach einem Vierteljahr Autogenen Trainings berichtete der Patient kein Verschwinden, aber eine so entscheidende Besserung des Pruritus, wie sie vorher in 5 Jahren medikamentöser Behandlung mit den verschiedensten Mitteln nicht erzielt worden war.

Urtikaria, U. gigantea Quincke, U. factitia, Wärmeurtikaria, urtikarielle Reaktionen

Psychische Wirkungen auf dem Gebiet der urtikariellen Hauterscheinungen zeigen sich am häufigsten in der bedingt-reflektorischen Reproduktion des Krankheitsbildes. Der bedingte Reiz ist hierbei ein Affekt oder eine Vorstellung, die mit dem ursprünglichen Reiz zeitlich verknüpft war. Dabei ist es gleichgültig, ob die akuten Reizödeme der Haut ursprünglich allergischer Genese waren oder nicht. Stellen wir gleich zwei Beispiele gegenüber! Im ersten Fall lag anfänglich eine urtikarielle Reaktion auf Brennnesseln vor, im zweiten dagegen eine Urtikaria, also ein allergischer Nesselausschlag.

• Ein 15jähriger Patient bekam jedesmal nach Aufregungen ein urtikarielles Exanthem an den Ober- und Unterschenkeln. Aus der Anamnese ergab sich, daß diese Störung seit 2 Jahren bestand. Bei einem ungewollten Sturz, der mit einem plötzlichen Schreck verbunden war, fiel er damals in hohe Brennesseln. Seitdem löste jeder Schreck und schließlich jede affektive Erregung die gleichen Hauterscheinungen an den Beinen aus.

• Die 34jährige Ehefrau eines Imkers reagierte auf Bienenstiche zu wiederholten Malen so heftig mit einer generalisierten Urtikaria, daß der Ehemann diese Nebenbeschäftigung aufgeben mußte. Bei einem Einkauf in der Stadt verkannte die Patientin im Vorbeigehen das Geräusch eines kleinen Ventilators als Summen einer Biene und schon daraufhin trat bei ihr ein Urtikaria-Rezidiv auf.

Die psychische Auslösung einer Urtikaria ist übrigens auch bei Nahrungsmittelallergie mehrfach beschrieben worden. Wiederum ergeben sich hier Parallelen zu der bekannten Auslösung eines Asthmaanfalles bei einer Rosenallergie durch eine künstliche Rose oder zu der Auslösung eines Heuschnupfenrezidivs durch das naturalistische Wandbild einer Wiese. Urtikaria bei Fleisch-, Fisch-, Käse- und Erdbeerüberempfindlichkeit ist berichtet worden, wenn diese Nahrungsmittel gar nicht genossen, sondern nur gesehen worden sind. Ja, das bloße Sprechen über das allergenhaltige Nahrungsmittel hat in einzelnen Fällen genügt, und durch suggerierte Darreichung solcher Speisen mit entsprechender Hautreaktion ist dieser Zusammenhang auch experimentell belegt worden.

Eine besondere Frage ist es, ob ohne vorausgegangene allergische Reaktionen das Bild einer Urtikaria erstmals durch psychische Momente ausgelöst werden kann. Die Anamnese mancher Patienten spricht dafür. Sie bekommen ihr Exanthem seit je immer nur bei Aufregungen oder gar ganz bestimmten Affekten wie etwa bei Ekel. Findet man bei Allergentestungen dann doch positive Reaktionen, wie auch wir dies wiederholt festgestellt haben, so muß man die alleinige Wirkung psychischer Ursachen in Zweifel ziehen. Die Angaben des Patienten müssen deshalb noch nicht falsch oder mangelhaft sein. Im Ursachenkomplex allergischer Reaktionen kann der psychische Faktor bei einzelnen Patienten von Anfang an eine entscheidende Komponente bilden. Im Kapitel über das Asthma bronchiale haben wir das Zusammenspiel von psychischen und allergischen Prozessen bereits näher besprochen und dabei erläutert, wie die Antigenwirkung im Organismus von nervalen bzw. auch von psychischen Einflüssen abhängig ist. Als Beweis für eine allein psychische Genese sind daher Beobachtungen der Krankheitsentwicklung unter noch so eindrucksvollen psychischen Auslösungen nicht beweiskräftig ohne Allergentestung.

• Eine 22jährige Patientin hatte seit ihrer Hochzeit urtikarielle Hauterscheinungen in der Glutäalregion. Würmer ließen sich nicht nachweisen. Überhaupt bestand keine Eosinophilie. Die übliche Behandlung war erfolglos. Bei der Anamnese fiel eine besondere Empfindlichkeit gegenüber Fragen des Sexuallebens auf. Eine Rücksprache mit der Mutter der 22jährigen erbrachte, daß die Patientin schon als Kind ein übermäßiges Schamgefühl gehabt habe, so daß die Eltern Strafmaßnahmen darauf beschränken konnten, daß das Mädchen sein Hinterteil entblößen mußte. Ihm war dies so peinvoll, daß darüber hinaus Schläge gar nicht mehr angedroht wurden. Der

Hochzeit folgte das therapieresistente Exanthem. Nach mehreren klärenden Gesprächen mit der Patientin verschwand es völlig und bleibend.

Wir hatten hier von dem Fahnden nach dem Allergen aus begreiflichen Gründen zunächst Abstand genommen, zumal wir uns klar darüber waren, daß auch ein negativer Test das Mitwirken von allergischen Prozessen nicht ausschließt; und zwar weil wir den gesamten Bedingungskomplex natürlich nicht experimentell zusammenfügen konnten, der hier wohl auch den psychischen Faktor einschloß.

Bei Anlehnung eines strengen Maßstabes ist unseres Wissens das Vorkommen einer allein psychogenen Urtikaria nicht bewiesen. Indiskutabel ist die Frage aber nicht. Für sie mag noch sprechen, daß urtikarielle Ausschläge ja bei manchen Menschen auf bloßen Druck, Wärme oder Kälte hin erscheinen können, und daß die Auslösung durch einen psychonervalen Reiz deshalb nichts Fernliegendes wäre. Tatsächlich sieht man bei Disponierten nichtallergische Nesselausschläge sowohl auf Druck (bzw. Wärme) hin als auch auf psychische Reize hin nebeneinander auftreten. Die beiden folgenden interessanten Beispiele verdanken wir ebenso wie das oben zuletzt genannte den Beobachtungen von STÜTTGEN.

• Eine 26jährige Hausfrau, die schon an einer Wärmeurtikaria leidet, bekommt eine akute Aussaat der Quaddeln bei gynäkologischen Untersuchungen.

• Eine 33jährige Hausfrau wurde wegen einer generalisierten Urtikaria aufgenommen, die durch Druck auslösbar war. Regelmäßig wurde eine akute Aussaat provoziert, wenn ihr Gatte sie besuchte, und zwar auch, wenn kein Kontakt zwischen den Eheleuten stattfand.

Da bedingt-reflektorische Zusammenhänge nicht ganz auszuschließen sind, bleibt die Problematik der rein psychogenen Urtikaria bestehen. So oder so, die Beobachtungen psychischen Mitspielens auch bei diesen selteneren Urtikariaformen sind bemerkenswert.

Die gleich näher zu beschreibende Urticaria factitia bildet ein schon historisch interessantes Kapitel. Im Mittelalter wurde ihre Auslösbarkeit als Teufelsmal angesehen. In Hexenprozessen galt sie als beweisend und die damit Behafteten wurden auf den Scheiterhaufen gebracht. Ihr Vorhandensein bei einer psychogenen Lähmung berichten wir im Fall auf S. 501/502. Hier regte diese Vergesellschaftung differentialdiagnostische Überlegungen an; interessanterweise aber in umgekehrtem Sinne wie früher: ein Mediziner *unseres* Zeitalters erwog, ob diese objektive Erscheinung nicht *gegen* eine Psychogenese spreche und *für* eine organische Grundlage des Leidens.

Der Arzt beobachtet die Urticaria factitia am häufigsten anläßlich einer Sensibilitätsprüfung als Quaddelbildung an Nadelstichpunkten oder anläßlich einer Dermographie als leistenförmiges Hervortreten der Hautschrift. Bei mehr flächenhafter Einwirkung kann ein dem Quinckeschen Ödem entsprechendes Bild erstehen. Das akute Reizödem pflegt sein Maximum in 4 Minuten zu erreichen. Es juckt bekanntlich nicht. Oft ist es von einem roten Hof umgeben. Die Rückbildung erfolgt meist binnen 20 Minuten, kann aber auch Stunden dauern. MARK fand erhabene Hautschrift bei etwa 2% der Patienten. Wir messen der Urticaria factitia keinen differentialdiagnostischen Wert für die Klärung der Psychogenese eines Leidens zu. Sie ist im positiven wie negativen Falle der Psychogenie meist nicht nachzuweisen und nur bei einem kleinen Teil der Patienten anzutreffen. Ob dieser Anteil bei statistischer Prüfung etwas höher unter den psychogen Erkrankten ist, muß offengelassen werden. Jedenfalls ist kein so großer Unterschied zu erwarten, daß sich für die Diagnosestellung im Einzelfall daraus ein wichtiger Fingerzeig ableiten ließe. Auch eine starke Ausprägung der Erscheinung ist kein Hinweis auf eine abnorm reagierende Persönlichkeit.

• Eine 24jährige Patientin wurde wegen starker Schwellungen wechselnder Lokalisation eingewiesen, die seit 9 Jahren auftraten. Auslösend wirkte örtlicher Druck. Nach dem Tragen einer schweren Tasche schwoll die entsprechende Hand an, nach Hinauslehnen aus dem Fenster wurden die beim Stützen aufgedrückten Unterarme dick, nach Auftreten auf eine Kante die Beine usw. Wir konnten diese Angaben durch entsprechende Beobachtungen in der Klinik bestätigen. Es trat am Ort der Druckeinwirkung eine zirkumskripte Schwellung auf, die sich dann als diffuses Ödem noch einige Dezimeter weit in die Nachbarschaft ausdehnte und ohne scharfe Grenze dort verlor. Erst in 3 Tagen waren alle Veränderungen wieder zurückgebildet. Bei im übrigen normalem Befund bestand eine chronifizierte Gonorrhoe. Psychisch erwies sich die Patientin auch bei eingehender Exploration als vollkommen unauffällig. Irgendein Zusammenhang zwischen Konfliktlagen und dem Auftreten der vasoneurotischen Ödeme bestand nicht.

Auch die mechanisch ausgelösten akuten Reizödeme können bedingt-reflektorisch reproduziert werden. Da die Bildung bedingter Reflexe allgemein im Affektzustand besonders leicht erfolgt, und da der Affekt selbst den Charakter eines bedingten Reizes annehmen kann, überrascht es nicht, diesen Auslösungsmodus immer wieder anzutreffen. Die beiden folgenden eindrucksvollen Beobachtungen wurden von Häfner beschrieben.

• Eine 20jährige Patientin trug bei einem Vergewaltigungsversuch Biß- und Kratzwunden im Gesicht und an beiden Unterarmen davon. Drei Jahre später kam es zu einer Auseinandersetzung mit ihrem Ehemann, dem sie sich verweigerte. Als Folge dieser Situation entstanden erstmalig am nächsten Tag Schwellungen im Gesicht und an beiden Unterarmen. Diese Hautreaktion trat auch in der Folge immer bei Auseinandersetzungen mit dem Ehemann auf.

• Eine andere Patientin bezog als Kind häufig Prügel von Schwestern in einem Waisenhaus. Mit 9 Jahren kam sie nach Hause. Nach einer ihr ungerechtfertigt erscheinenden Beschimpfung von seiten des Stiefvaters kam es nachts zu schmerzhaften Schwellungen am Rücken und an beiden Armen. Die Mutter meinte, „sie sähe wie verprügelt aus". Die Schwellungen traten auch später immer wieder in ähnlichen unangenehmen Situationen auf und erweiterten sich über die anfangs begrenzte Lokalisation hinaus.

Mit zunehmender Erkrankungsdauer sah Drunkenmölle eine Zunahme der Urticaria factitia und der nicht zu klärenden Fälle, gleichzeitig schwere neurotische Persönlichkeitsveränderungen mit Bedeutung für den chronischen Verlauf.

Bei allen Formen der urtikariellen Hautausschläge, den allergischen und den nichtallergischen, haben wir positive psychotherapeutische Wirkungen festgestellt, dabei handelt es sich aber nur um vorübergehende Besserungen von höchstens einem Jahr Dauer. Wir haben uns allerdings auch nur bei chronischen Krankheitsbildern mit häufigen Aussaaten zur Psychotherapie entschließen können, bei denen mit der Ausschaltung eventueller Allergene, Desensibilisierungsversuchen spezifischer und unspezifischer Art, diätetischen und medikamentösen Maßnahmen einschließlich der Anwendung verschiedener Antihistaminika keine oder keine bleibende Besserung zu erzielen war. Die Tatsache, daß eine akute allergische Reaktion durch Narkose und Hypnose unterdrückt werden kann, daß es sich ebenso bei den nichtallergischen Formen um vegetativ gesteuerte Vorgänge handelt, und daß sich Sedieren in der

Urtikaria-Behandlung bis heute einen Platz gesichert hat, legte eine Psychotherapie durch Hypnose oder Autogenes Training nahe. Die Ergebnisse sind aber nicht so befriedigend, daß sie den psychotherapeutischen Aufwand rechtfertigen. Nur bei schwierigen Fällen ist die Einreihung in eine Gruppe des Autogenen Trainings zu empfehlen. Urtikarieller Juckreiz kann dieser Behandlung sehr hinderlich werden und sie unmöglich machen.

Vasoneurotische Ödeme können auch durch direkte Suggestion bzw. Autosuggestion erzeugt werden (also nicht nur durch die Suggestion bestimmter Speisen bei Nahrungsmittelallergikern, wie wir es oben bereits geschildert haben). Beispiele hierfür geben wir auf S. 476.

Herpes

Herpes-Viren infizieren meist Kinder, und zwar unter dem Bilde einer Stomatitis. Alle späteren, eigentlichen Herpes-Eruptionen sind Rezidive. Entscheidend ist dann eine durch steilen Temperaturanstieg, durch Sonnenbrand, durch Defloration, durch Zahnziehen oder durch andere Anlässe eintretende Zustandsänderung im Organismus, die den Viren erst wieder eine pathogene Entfaltung gestattet. Worin diese Zustandsänderung eigentlich besteht, wissen wir nicht, ebensowenig, warum z.B. im Zusammenhang mit den Menses ständige Rezidive auftreten können, und auch nicht, welche Faktoren für bestimmte Lokalisationen verantwortlich sind. Unter den auslösenden Ursachen müssen auch psychische Anlässe genannt werden. Im folgenden Falle trat immer ein Herpes simplex auf, wenn sich die Patientin im Spiegel betrachtete.

• Die 27jährige Frau berichtete, erstmals vor 5 Jahren während einer Schwangerschaft Bläschen im Gesicht bekommen zu haben, die nach der Entbindung verschwanden. Als die Patientin einige Wochen später sich eingehend im Spiegel betrachtete und dabei befürchtete, der Ausschlag könne womöglich wiederkommen, kamen neue Bläschen „wie Pilze aus dem Boden". Im Laufe der Zeit fiel der Patientin auf, daß neue Eruptionen sich immer an solche Bespiegelungen anschlossen. Sie begann den Spiegel zu meiden und war dann auch tatsächlich erscheinungsfrei. Natürlich war es ihr als einer schönen jungen Frau nicht gleichgültig, auf den Spiegel zu verzichten. Jeder neue Versuch, ihn zu verwenden, verunstaltete sie aber in der früheren Weise für einige Tage. Sie kam auf den Gedanken, das „Quecksilber" des Spiegels könne das schädliche Agens sein, und beschaute sich deshalb im Fensterglas. Auch dabei trat ein erneuter Bläschenausschlag auf. Die Effloreszenzen erschienen jeweils 1–2 Tage nach der Bespiegelung. Die Patientin wurde nun zur Psychotherapie angemeldet. Von dem Augenblick an, als sie die Bestellkarte unserer Klinik erhielt, hörte das seit fünf Jahren bestehende Leiden auf; sie konnte sich ohne Folgen im Spiegel beschauen. Die Exploration erbrachte eine Schwiegermutter-Problematik, die für die Patientin recht schwerwiegend war, jedoch mit dem vesikulären Exanthem keinerlei zeitliche Zusammenhänge zeigte. Die Patientin blieb ohne Therapie ein Jahr erscheinungsfrei, dann trat ein Rezidiv ein, und zwar erschienen die Bläschen wiederum nur nach Betrachtungen des Spiegelbildes. Eine jetzt eingeleitete Psychotherapie mit hypnotischem und analytischem Vorgehen blieb ohne Erfolg.

Es ist naheliegend, bei dieser psychogenen Wirkung der Bespiegelung autosuggestive Momente anzunehmen; jedoch ist die Mitwirkung einer erheblichen Disposition nicht zu verkennen, da die Patientin bereits vorher ohne Psychogenese mit den gleichen Erscheinungen erkrankt war. Die psychische Auslösung eines Herpes, und zwar immer nur durch einen ganz bestimmten Affekt, zeigt auch das folgende Beispiel:

• Eine 23jährige Sprechstundenhilfe hatte bei der Untersuchung eines nicht sehr sauberen Mannes mit Eiterpickeln dessen Hemd beiseite zu legen. Anschließend berichtete sie, daß es sie geschüttelt hätte, und daß sie nun wie immer nach solchem Ekel einen Herpes bekommen werde. In der Unterlippe stellte sich eine Verdickung ein, aus der sich am folgenden Tag ein Herpes labialis entwickelte. Abb. 120 auf S. 642 gibt unsere Beobachtung wieder.

Wir verfügen über drei weitere solcher Fälle, bei denen sich immer im Anschluß an Ekelerlebnisse ein Herpes ausgebildet hat. In einem Falle geschah dies auch auf Erschrecken hin, in einem anderen besonders, wenn die Dame, eine Sekretärin der Klinik, bei einem anderen einen Herpes labialis sah. Kleinsorge rief in einem mit Foto publizierten Falle einen Herpes labialis experimentell durch Ekelsuggestionen hervor und konnte im Bläscheninhalt Herpes-simplex-Viren (Scelus recurrens) nachweisen. Über Herpes genitalis unter ähnlichen Bedingungen berichtet Dimitrow 20 Beobachtungen.

Warzen

Die suggestive Heilbarkeit von *Warzen* ist im Volk von alters her bekannt. Wissenschaftliche Versuche haben diese Möglichkeit überzeugend bestätigt. Beispielsweise haben Bloch und Bergmann zusammen 258 Warzenträger mit Scheinbestrahlung suggestiv behandelt und in 57% Heilungen erzielt. Die Warzen schwinden in etwa 3 Wochen nach vorher monate- oder jahrelangem Bestehen. Verrucae planae juveniles sind um ein weniges besser zu beeinflussen als Verrucae vulgares. Es sei besonders hervorgehoben, daß es sich hier um die suggestive Heilung einer Infektionskrankheit handelt; denn bei den Warzen liegt eine übertragbare Virusinfektion vor! Diese Beseitigung bildet ein Gegenstück zu der suggestiven *Hervorrufung* einer Infektionskrankheit, wie sie für den Herpes oben dargestellt ist. Beidemal kann der psychonervale Effekt nur die körperlichen Voraussetzungen für die Entwicklung des Erregers geändert haben. Interessanterweise scheint auch beidemal nur ein bestimmter Affekt diese Änderung herbeizuführen. In unserem oben erwähnten Falle war es allein der Ekel, und bei der Warzenbehandlung erweisen sich erfahrungsgemäß folgende Eindrücke als manchmal erfolgreich: Heuschreckenbiß, Totenfrau, Arzt, Menstrualblut, Farbanstriche, Lichtblitze, Röntgen (ohne Stromeinschaltung), Spritze (mit indifferenter Injektionslösung), „Besprechen", also Eindrücke, die intensiv unheimlich zu wirken vermögen. Erfahrungsgemäß heilen bei Kindern Warzen häufig „spontan" in der Adventszeit in Erwartung des Weihnachtsmannes.

Andere Hautkrankheiten

Auf andere Hautkrankheiten, die ganz in das Fachgebiet der Dermatologie hineingehören, wollen wir hier nicht im einzelnen eingehen. Es liegt über Zusammenhänge derartiger Krankheiten mit psychischen Faktoren eine recht umfangreiche Literatur vor. Dabei handelt es sich vor allem um folgende Dermatosen: *Ekzem – Psoriasis – Warzen – Neurodermitis – Prurigo – Lichen ruber – Vitiligo – Sklerodermie* – sowie um die sekretorisch bedingten Bilder: *Dyshidrosis mit sekundärem Pilzbefall – Pomphylox – Seborrhoe – Akne vulgaris – Rosacea – seborrhoische Dermatitis.* Auch dem Internisten ist von Encephalitis-Fällen her der zentral-nervöse Einfluß auf die Talgabsonderung („Salbengesicht") und auf die Pigmentierung und Vitiligo-Entstehung geläufig (Fall auf S. 464).

Unbeschadet dieser und anderer Einzelbeobachtungen fühlen wir uns nicht kompetent, die psychischen Einflüsse auf diese Hautkrankheiten abzuhandeln, zumal das dermatologische Schrifttum hierüber ausgezeichnete Darstellungen enthält (Borelli, Hesse u.a.). Wir kennen zwar psychotherapeutische Erfolge bei der Psoriasis, beim Ekzem usw., haben aber unsererseits keine auf Erfahrung gegründete Vorstellung davon, in welchem zahlenmäßigen Umfange etwa hier psychotherapeutische Möglichkeiten bestehen.

Suggestiv erzeugte Ödeme, Blasen, Ulcera, Blutungen

Suggestive bzw. autosuggestive Mechanismen spielen an der Haut eine ebenso große Rolle wie an den inneren Organen. Man kann ihnen bei Pruritus-Fällen begegnen, bei zwanghaftem Erröten, bei Hyperhidrosis. Größere Beachtung pflegen sie zu gewinnen, wenn es sich um Hauterscheinungen handelt, die über den Rahmen der physiologischen Variationsbreite hinausgehen, das heißt, wenn Ödeme, Blasen, Blutungen u.ä. erzeugt werden. Wir haben bereits von der suggestiven Erzeugung urtikarieller und vesikulärer Exantheme berichtet und dazu die Abb. 120, S. 642 gebracht. Dort handelte es sich ganz offensichtlich um psychogene Rezidive ursprünglich nichtpsychogener Krankheitsbilder. Hier müssen wir nun betonen, daß zu den suggestiv erzeugten Hautstigmata, die scheinbar keine Rezidive von Vorkrankheiten darstellen, unverkennbare Parallelen bestehen. Es handelt sich um den gleichen Grundvorgang, ob ich nun einem Allergiker den Genuß von Erdbeeren suggeriere und ein urtikarielles Exanthem erhalte, oder ob ich einem Gesunden eine lokale Verbrennung suggeriere und eine Brandblase entstehen sehe. Wir sind der Überzeugung, daß der zweite Versuch Erfahrung mit Verbrennungen zur Voraussetzung hat, so wie der erste Erfahrung mit Erdbeerallergie. „Erfahrung" meint hier nicht allein das bewußte Wahrnehmen, sondern alle Engramme der pathophysiologischen Reaktion im Organismus des Patienten. Die Erneuerung der Reaktion über diese Engramme setzt ein hohes Maß suggestibler, nervlicher Ansprechbarkeit voraus. Es gibt einen Beweis dafür, daß es sich bei diesen Engrammen nicht einfach um lokale reflektorische Bahnungen handelt, die durch die frühere Erkrankung eingeschliffen wurden, sondern um überörtliche, zentralnervöse Registrierungen. Dieser Beweis liegt darin, daß „Erfahrungen" von einer Stelle des Körpers auf andere Regionen übertragen werden können. Gerade die suggestiv hervorgerufenen Hautstigmata geben hierfür die anschaulichsten Beispiele: wohl die Art, nicht aber der Ort der suggestiven Hautveränderung ist von vorausgehender Erfahrung abhängig. Folgende schöne Beobachtung von MOHR mag dies an einem Ödem des Hodensacks illustrieren.

• Ein 46jähriger Mann bekam anläßlich eines Nackenfurunkels ein Gesichtsödem, das ihn sehr beunruhigte. Seitdem stellte sich umgekehrt bei heftigen Erregungen ein Ödem, besonders der Lider und Lippen ein. Nach zwei Jahren ertrank ein Sohn des Patienten im Rhein. Die Leiche wurde erst nach einer Woche gefunden und der Vater telefonisch herbeigerufen. Er war entsetzt über die Gedunsenheit seines Sohnes, insbesondere über die Aufgequollenheit von Gesicht und Hodensack. Seither traten seine Gesichtsödeme „erst richtig" auf und dazu ein solches des Hodensacks. Auslösend wirkten auch jetzt Aufregungen verschiedener Art. Nach weiteren zwei Jahren begann die psychotherapeutische Behandlung in Form klärender und suggestiver Gespräche. Daraufhin verschwanden die Ödeme bleibend. Die Nachbeobachtungszeit betrug zwei Jahre.

Weitere Mitteilungen über psychogene Ödeme wurden von NONNE, THIELE, HARTHORN, BOLTON, RIESE und MOHR veröffentlicht. Wir wenden uns nun suggestiv erzeugten Blasenbildungen zu. Die ersten wissenschaftlichen Versuche wurden von dem Physiologen BEAUNIS angestellt zur Klärung der Frage, ob durch Hypnose nichtsimulierbare Phänomene zu erzielen seien. In einem Falle wurde eine Briefmarke auf die Haut geklebt und suggeriert, es handele sich um ein Blasenpflaster; es trat Blasenbildung ein. JENDRASSIK band einer Versuchsperson ein Blatt Schreibpapier an den linken Unterschenkel und suggerierte, daß es sich um ein Senfpflaster handele; es entstand eine lokale Rötung mit mehreren kleinen Blasen. Er suggerierte ferner, daß ein auf die Haut des Oberarms gedrückter Gegenstand glühend sei; im Verlauf einiger Stunden entwickelten sich Brandblasen und -wunden. v. KRAFFT-EBING hat diese Experimente mit der Versuchsperson JENDRASSIKS wiederholt und reproduziert.

v. SCHRENCK-NOTZING kommt das Verdienst zu, durch eine außerordentlich skeptisch-kritische Studie alle notwendigen Sicherungen der Versuchsanordnung klargestellt zu haben, die erforderlich sind, um die suggestive Erzeugung organischer Veränderungen wirklich überzeugend werden zu lassen. SCHINDLER ging dann so vor, daß er andere Ärzte als Zeugen hinzuzog und einen Gipsverband mit Glasfenster anlegte. Unter dieser Absicherung gegen jede unmittelbare Einwirkung auf die Haut gelang es ihm, suggestiv Blasen zu erzeugen. Abgesehen von dem Bericht SCHINDLERS selbst liegen auch Berichte von Zeugen vor, z.B. von HEYER, die mit ihrem Namen dafür einstehen, daß die Versuche absolut einwandfrei waren. KREIBICH hat in eigenen Experimenten eine Blase, die sich binnen 9 Minuten nach der hypnotischen Suggestion gebildet hatte, exzidiert und histologisch untersucht. Er beschreibt Nekrosezeichen und zellige Infiltrationen bis ins Corium. Bakterien waren nicht beteiligt. Weitere Berichte über suggestiv hervorgerufene Blasenbildungen gaben WETTERSTRAND, KOHNSTAMM und PINNER, HELLER und SCHULTZ, PATTIE, FOREL, ULLMAN und PLATONOW. Wir haben in unserem Lehrbuch 1959 die Literaturstellen im einzelnen angegeben und verweisen darauf.

Interessanterweise gelang es SCHINDLER auch, suggestiv hervorgerufene Blasen zur Rückbildung zu bringen. KOHNSTAMM und PINNER konnten in ihrem Fall, den einmal angelaufenen Prozeß der Blasenbildung durch keine Gegensuggestion mehr beeinflussen. Die langsame Heilung erfolgte unter Narbenbildung. Lehrreich sind „Entgleisungen" der suggestiven Wirkung. So erzielte SCÖLLÖSYS statt einer Blasenbildung eine talergroße, tiefe Hautnekrose. BORELLI und GEERTZ beobachteten am Ort der erwarteten Brandblasen eine mehrere Tage anhaltende Vasokonstriktion. Im ersten Falle hatte die Versuchsperson vorher eine multiple neurotische Hautgangrän gehabt, im zweiten Falle eine Neurodermitis. Die Fehlreaktionen lassen unseres Erachtens besonders deutlich werden, daß der psychische Impuls sich über die Aktivierung bereitliegender Engramme auswirkt.

Psychogene Hautblutungen haben besonders in Form der „Stigmatisation", der Wiedergabe der Wundmale Jesu, großes Aufsehen erregt. Schon BERNHEIM zeigte, daß die Stigmatisierung der Luise Lateau suggestiver Natur sei, indem er die gleichen Erscheinungen durch Suggestion hervorrief. In neuerer Zeit veröffentlichte LECHLER ähnliches von einer Elisabeth K. mit Fotografien. Anlaß dazu gab die vielbeachtete Stigmatisation der Konnersreuther Therese Neumann.

Der Hautprozeß spielte sich bei ihr in der Form ab, daß sich jeweils zunächst kleinste, juckende Bläschen bildeten, diese platzten und wurden dann von einer serös-blutigen Absonderung gefolgt. Lokalisation und Zeitpunkt des Auftretens standen in strenger Abhängigkeit von religiösen Vorstellungen. Zugrunde lag der bis zur Ekstase getriebene Wunsch, dem Vorbild des sühnenden Jesus nahezukommen. Für den hypnoiden Zustand, in dem die Autosuggestionen wirksam wurden, sprechen Amnesien, die in Form der sogenannten Bewußtseinsspaltung auftraten (vgl. S. 234). Auch die Vorgeschichte Thereses mit einer psychogenen Blindheit, Taubheit, Schlucklähmung und Lähmung weist wohl auf starke Suggestibilität. Später trat mit der Überzeugung einer religiösen Mission eine förmlich errungene Erweiterung der Hauterscheinungen ein, nämlich zu den „Nägelmalen" an Händen und Füßen gesellten sich Wunden der „Dornenkrone" am Kopf und der „Geißelung" am Rücken.

Aber auch Blutungen in die Haut hinein (ebenso in die Schleimhäute verschiedenster Organe) sind bekannt. Wir berichten nur die ausgezeichnete Beobachtung von BUNNEMANN. Bei einer Patientin zeigten sich an Rumpf und Extremitäten spontan auftretende Sugillationen. Sie waren von Schmerzen und Verhärtungen in der Tiefe begleitet. Explorativ konnte schließlich geklärt werden, daß ihr Auftreten der intensiven Vorstellung von Schlägen folgte. BUNNEMANN hat diesen Zusammenhang im hypnotischen Experiment bestätigen können und die Erscheinungen einschließlich der Blutungen in die Haut suggestiv hervorgerufen.

Wir kommen mit diesem Beispiel wieder in die Nähe der Vorgänge, wie sie im Fall auf S. 472 unten geschildert sind, wo ein vasoneurotisches Ödem in Form von Striemen sich jeweils bei Beschimpfungen ausbildete, nachdem die Patientin einmal unter lautem Wettern verprügelt worden war.

Wir wiederholen abschließend noch einmal, daß die psychogenen Hautvorgänge bis zum Ausmaß einer organischen Krankheit eine hohe Suggestibilität und wohl auch disponible Engramme zur Voraussetzung haben. Die zahlreichen Versuche dieser Art hatten nur in einem Teil der Fälle Erfolg. Es ist vielleicht notwendig zu betonen, daß in den positiven Fällen eine Erklärung durch Abstempelung der Versuchsperson als „hysterisch", oder „psychopathisch" nicht akzeptabel ist. Man kann das psychische Verhalten bei den autosuggestiven Fällen als abnorm bezeichnen, man kann auch auf die homosexuelle Veranlagung der Versuchsperson JENDRASSIKS hinweisen, die Reaktion der Haut wird dadurch nicht erklärt. Außerdem darf man nicht verallgemeinern, sondern muß entgegenhalten, daß auch Personen mit hoher geistiger Disziplin und beruflicher Leistungsfähigkeit reagierten. KREIBICH erzielte suggestive

Verbrennungseffekte bei seinem Assistenten, Herrn Dr. med. U. Schließlich ist zu beachten, daß die *meisten* Menschen eine vorstellungsmäßige Beeinflussung ihrer Hautfunktionen zu erlernen vermögen (nämlich im Autogenen Training; vgl. S. 238), nur eben nicht in den Ausmaßen bis zur organischen Veränderung. Es besteht hier jedoch keine trennende Kluft, sondern gerade bei Versuchen mit suggestiv erzeugten Hautveränderungen sind alle Übergänge von kaum merklicher Durchblutungssteigerung über lokale Rötungen bis zu Blasen-, Wund- und Narbenbildungen zur Beobachtung gekommen.

Artefakte

Der Verdacht auf Artefakte taucht gewöhnlich erst per exclusionem auf. Man schätzt daß ein beträchtlicher Teil aller Artefakte überhaupt nicht mit Bestimmtheit erkannt wird. Lokalisation der Hautschäden in Reichweite der Hände, auch bei Schleimhautverletzungen z.B. mit Stricknadeln an Rektum oder Urethra, die Persönlichkeit des Patienten, seine Lebenslage, ihre Einflüsse auf den Krankheitsverlauf geben mehr oder minder starke Verdachtsmomente, beweisen aber nichts. Gelingt der Nachweis des zur Selbstschädigung gebrauchten Mittels nicht oder die geheime Beobachtung seiner Anwendung, so ist man auf das Geständnis angewiesen. Eine umfassende Exploration erhöht erfahrungsgemäß den Anteil der abgeklärten Fälle wesentlich. Angesichts der Anteilnahme an der eigenen Lebensentwicklung, ihren Enttäuschungen und Hoffnungen fällt das Zugeben des Fortstrebens aus einer Tätigkeit, des Anstrebens materieller Vorteile, des Wunsches nach Beachtung (Artefakte in erogenen Zonen) oder des Wunsches nach Mitleid leichter. Wir müssen dringend davor warnen, mit dem Geständnis den Fall als abgeschlossen anzusehen. Diese Gefahr besteht besonders dann, wenn man die Exploration einem Dritten (z.B. einem Psychologen) übertragen hat und als Auskunft die Klärung „Artefakt oder nicht?“ haben will. Das Erlebnis des Ausmündens einer individuellen Anteilnahme in die Behandlung als Betrüger und in die Regreßverfahren der Kasse muß gerade bei ungefestigten Persönlichkeiten zu Schäden im weiteren sozialen Verhalten führen. Der Schaden überwiegt dann auf die Dauer den vorübergehenden Nutzen solcher Exploration. Wer die Abklärung von Artefakten mit tiefgehend psychologischen Mitteln unternimmt, muß dies von vornherein mit der Zielsetzung tun, die sich ergebenden Konsequenzen vom Patienten selbst ziehen zu lassen und das Gespräch mit ihm also bis zu diesem Punkt weiterführen. Die Anerkennung der selbstgezogenen Konsequenzen und die Ermutigung der sittlichen Seite der Persönlichkeit sind ein wesentlicherer Beitrag zur Resozialisierung als die bloße Entlarvung der Artefakte. Diese Bemühungen dürften eigentlich eine Grenze nur an der Debilität mancher Selbstbeschädiger finden.

Onychophagie

Nägelknabbern, das trotz Willensanstrengung nicht unterlassen wird, führt oft zu entstellendem Abbiß bis in das Nagelbett hinein. Es gibt dann Veranlassung, ärztliche Hilfe in Anspruch zu nehmen (Abb. 121). Mit der bloßen Aufforderung, die häßliche Angewohnheit doch zu unterlassen, ist nichts zu erreichen; denn das hatten sich die in unserer Klientel durchweg erwachsenen Patienten bereits oft genug vorgenommen. Es handelt sich hier auch keineswegs um eine bloße dumme Angewohnheit. Die Onychophagie entspringt einem triebhaften Drang. Wenn man diesen nicht

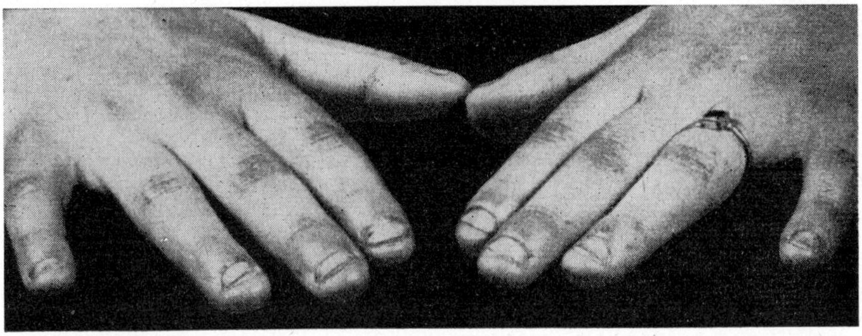

Abb. 121. Onychophagie

gleich in Parallele zum Lufthunger oder Durst setzen will, so muß man doch die Unbezwingbarkeit etwa mit der des Kratzens bei Juckreiz vergleichen. Wie bei allen instinktiv verankerten Vorgängen ist die Unterdrückung quälend und paralysiert jedes andere Fühlen und Denken, erst die Erfüllung bringt Entspannung. Trieberfüllung ist beim Nägelbeißen freilich nicht die Beschädigung des Nagels, sondern das Beißen gegen Widerstand. Der Nagel ist nur ein parates Objekt, gewissermaßen zur Selbstbefriedigung dieses Beißdranges. Enge Beziehungen bestehen zum Zähneaufeinanderbeißen und zum Zähneknirschen, die ja auch in pathologischem Ausmaß auftreten können, so daß wir schwere Gebißschäden sehen (S. 366). Engste Parallelen bestehen zwischen dem Nägelkauen und dem Federhalterkauen der Schulkinder. Beides kann gedankenlose Gewohnheit werden und ist als solche harmlos und leicht ablegbar (z.B. das bloße Halten des Federhalters zwischen den Zähnen oder Lippen). Der echte Drang ist kraftvoller. Die Verunstaltung der Federhalter zeugt von der Intensität des Beißens. Ein knappes Viertel aller Kinder bevorzugt die Fingernägel. Das feste Beißen ist eine Affektreaktion, spiele es sich nun als Nägelbeißen, als Federhalterbeißen, als Zähnezusammenbeißen oder als Zähneknirschen ab. Dieser Beißdrang ist Ausdruck einer wütenden Auseinandersetzung. Beim freilebenden Tier ist seine ursprüngliche biologische Bedeutung offenkundig. Beim gesunden Menschen tritt er nur noch als rudimentäre Verhaltensweise auf. Bei Hirnstamm-Enzephalitiden können aber neben anderen Triebenthemmungen auch Wutaffekte mit Beißlust beobachtet werden (s. S. 68). Sie zeigen uns, daß die atavistische Reaktionsformel wie in vielen ähnlichen Fällen noch erhalten ist und beim Gesunden nur einer Hemmung durch höhere Zentren unterliegt. Den allgemeinen Erfahrungen mit phylogenetischen Rückbildungen entsprechend ist auch der Beißdrang bei Kindern leichter nachzuweisen als bei Erwachsenen, eben in Form des Nägel- oder Federhalterbeißens. Triebe sind unterschiedlich stark angelegt und dabei weitgehend erbabhängig. Ein Rückschluß von Einzeltrieben auf die Gesamtpersönlichkeit ist nicht möglich, z.B. vom primitiven Beißdrang auf eine allgemeine Primitivität. Hier das Beispiel eines sehr intelligenten Onychophagen, dessen Veranlagung sich über vier Generationen hinweg verfolgen läßt:

• Ein 25jähriger Akademiker berichtete, daß seine Mutter, eine Tante, aber auch schon die Großmutter und der Urgroßvater bis ins späte Alter hinein ausgesprochene Nägelkauer waren. Er selbst sei es seit frühester Kindheit. Trotz größter Willensanstrengung habe er es sich nicht ganz abgewöhnen können. Es trete immer noch bei Bewältigung schwieriger Anforderungen auf, wie etwa vor Examina.

In solchen Fällen wenden wir eine Hypnosebehandlung an. Die Gegensuggestionen speisen wir nicht allein mit affektiver Abwehr gegen das Unästhetische und Unappetitliche, sondern in einem mehr ursächlichen Vorgehen suchen wir auch die Neigung zu affektiver Verbissenheit zu dämpfen und zu lösen. Der Erfolg zeigt sich in einem ungestörten Auswachsen der Nägel, die von den Patienten dann manchmal überkompensierend recht lang getragen werden. Diese Wandlung ist im allgemeinen leicht zu erzielen. Rezidive oder Teilrezidive treten unter stärkeren psychischen Belastungen gelegentlich auf, sind aber in der gleichen Weise beherrschbar. Unter Umständen ist zur Ausschaltung des dem Beißtrieb zugrunde liegenden Affektes eine Milieusanierung angezeigt.

• Einem 14jährigen Mädchen wurde die Einstellung als Verkaufslehrling verweigert, weil sie widerlich abgenagte Fingernägel hatte (Abb. 121). Weder ihr eigenes aufrichtiges Bemühen noch die drastischen Erziehungsmaßnahmen des Elternhauses hatten das Übel zu beherrschen vermocht, deshalb wurde nun ärztlicher Rat eingeholt. Der Vater des Mädchens, ebenfalls Onychophage, war im Kriege gefallen. Der Stiefvater, ein langjähriger Unteroffizier, war streng und hart. In seiner Anwesenheit getraute sich nicht einmal die Mutter, dem Kinde Zärtlichkeiten zu erweisen. Dessen Situation verschlechterte sich nach der Geburt eines Brüderchens, dem nun Vater und Mutter ihre Liebe zuwandten. Das Mädel mußte auf den Kleinen aufpassen und wurde für dessen Unarten ausgeschimpft. Gegen Vater und Bruder empfand sie in ihrer Lage eine unterdrückte Wut. Ihr Nägelbeißen war weder durch Aussicht auf kleine Belohnungen zu beheben noch durch Prügel, Einsperren oder Verweisen vom gemeinsamen Tisch. Bei der ersten Vorstellung in Anwesenheit des Vaters zeigte sich das Kind eingeschüchtert und wagte auf unsere Fragen kaum zu antworten. – Eine Rücksprache mit den Eltern beseitigte Milieuhindernisse für den erforderlichen Umschwung der Lebenssituation. Mit vier Hypnosen wurde ein circulus vitiosus durchbrochen: Die Nägel wuchsen, das Mädchen bekam seine Stelle als Verkaufslehrling, trug nun selbst zum Familienunterhalt bei, konnte sich dadurch als gleichberechtigtes Familienmitglied und dem jüngeren Bruder überlegen fühlen, entwickelte sich gut im Beruf und fand allgemein Anerkennung. Ein Rezidiv trat nicht ein. Nachbeobachtungszeit $2^1/_2$ Jahre.

Das Beißen der Nägel kann auch erst im Erwachsenenalter sich einstellen und zur Zerstörung aller Nägelränder führen. In diesen selteneren Fällen ergab sich uns bei der Exploration, daß, abgesehen von einer entsprechenden Veranlagung, nach einer sorglosen Kindheit und Jugend erstmals ernste Konflikte bestanden.

• Eine 17jährige begann mit der Onychophagie, nachdem ihre jüdischen Eltern erschossen worden waren. Als ihre Isolierung durch eine Liebesbeziehung aufgehoben wurde, verschwand das Nägelknabbern völlig, um bei einem Bruch dieses Verhältnisses erneut wiederzukehren.

Nervensystem

Allgemeines

Während im Bereich der vegetativ innervierten Organe Affektreaktionen bei psychogenen Störungen dominieren, treten jetzt auf dem Gebiet der Willkürmotorik und der Sinnesempfindungen Simulationen stark hervor. Auch Autosuggestionen spielen eine bedeutende Rolle. Die für die Behandlung entscheidend wichtige Differentialdiagnose zwischen bewußter Täuschung und dem Willen entzogener Suggestivwirkung läßt sich aus dem Symptomenbild nicht stellen. Wir verweisen hier auf S. 113, wo wir die unterscheidenden Kriterien gegenübergestellt haben. Pathogene Affektreaktionen treten im folgenden zwar zurück, fehlen aber keineswegs. Sie wirken sich über das extrapyramidale System im Muskeltonus aus und spielen eine maßgebende Rolle bei Beschäftigungskrämpfen und Sprachstörungen. Das Hervortreten phylogenetisch älterer Mechanismen betont v. RODENBERG. Als allgemeine, vegetativ-animalische Affektreaktionen ohne die für den erwachsenen Menschen normale Beherrschung der Willkürmotorik stellen wir die Primitivreaktionen dar. Bei den Schmerzzuständen besprechen wir nicht nur diejenigen psychischer Genese, sondern auch solche organischer Natur, soweit hierbei eine Behandlung mit hypnotischer Analgesie indiziert ist und sich bewährt hat. – Da häufig komplexe Pathogenesen berührt werden, sei auf deren allgemeine Besprechung auf S. 114 aufmerksam gemacht. Für die wiederholt auftauchenden Rentenfragen verweisen wir ebenfalls auf die allgemeine Behandlung dieser speziellen Fragen auf S. 284.

Blindheit

Die erhaltene Lichtreaktion der Pupille hat die psychogene Blindheit gemeinsam mit den intrazerebralen Erkrankungen des Sehapparates oberhalb der Abzweigung der pupillomotorischen Bahn. Einseitige Amblyopie, die ihre organische Ursache nur peripher vom Chiasma haben könnte, kommt nicht nur „psychogen", sondern auch als sogenannte funktionelle Amblyopie vor: eine von Kind auf bestehende Schwachsichtigkeit jeden Grades, für die keine pathologische Grundlage nachweisbar ist. In einem Teil der Fälle ist ihre Entstehung aber erkennbar und hier hochinteressant, nämlich bei den Schielamblyopien.

Die bekannte Schielamblyopie, der das nicht fixierende Auge verfällt, läßt sich von der einseitigen psychogenen Amblyopie befundmäßig und wohl auch wesensmäßig nicht abtrennen. Das Doppelbild wird zunächst als unreal erkannt, als nichtig betrachtet und in diesem Sinne autosuggestiv negiert. Alsdann ist es willkürlich nicht mehr möglich, trotz ungeschädigten Sehapparates, die Leistungsfähigkeit dieses Auges wiederherzustellen. Beim Ablauf dieser Entwicklung in der frühesten Kindheit lassen sich die einzelnen Phasen explorativ nicht verifizieren. Trotzdem sind wir von der Psychogenese überzeugt. Eine Erklärung aus organischen oder funktionellen Störungen am Sehapparat selbst stände unseres Erachtens vor unlösbaren Schwierigkeiten. Da die Optikusfasern eines Auges überhaupt nur bis zum Chiasma vereinigt sind, bis dahin aber auch isoliert von den Fasern des anderen, kann die Ursache einer einseitigen Sehschwäche bei binokularen Schwierigkeiten nicht unterhalb der Hirnrinde gesucht werden. Liegen dort aber keine Störungen vor, so erreichen zwei ebenbürtige Netzhautbilder das Sehzentrum. Ihr unterschiedliches Schicksal beim Schielenden entspringt nicht dem Sehapparat, sondern höheren Funktionen, die diese beiden deckungsunfähigen Bilder mit anderen Sinneseindrücken kombinieren. Das aber sind typisch psychische Funktionen. Sie zeigen sich auch darin, daß die volle Sehschärfe wiedererlangt werden kann, wenn nach Zubinden des anderen Auges das Bild des sehschwachen Realitätswert gewinnt (jedoch sind der Reversibilität durch diese Methode zeitliche Grenzen von wenigen Jahren gesetzt) oder, wenn das gesunde Auge irgendwann im Laufe des Lebens verlorengeht. *Die Amblyopie des schielenden Auges ist ein Beispiel für die zunächst bewußte, dann autosuggestive Negierung einer Funktion im Dienste eines übergeordneten Zweckes. Sie unterscheidet sich von der simulierten und dann willensunabhängigen psychogenen Funktionseinbuße nur in der Zielsetzung.*

• Ein 35jähriger Heimkehrer in gutem Gesundheitszustand berichtete, bei der Gefangennahme in Stalingrad erblindet zu sein; er war mehrere Jahre in Lazaretten auf der Krim, kam früh zur Entlassung und wurde während der Fahrt im Heimkehrerzuge wieder sehend. Wir veranlaßten eine ophthalmologische und neurologische Untersuchung. Der Ophthalmologe nahm, überzeugt davon, daß eine Simulation in dieser Art bestimmt entlarvt worden wäre, trotz normalen Augenhintergrundbefundes eine doppelseitige retrobulbäre Neuritis an. Der Neurologe ergänzte diesen Befund aufgrund geringer Seitendifferenzen der Reflexe zum Verdacht auf eine Encephalomyelitis disseminata. Wir teilen diese beiden mit Vorsicht ausgesprochenen retrospektiven Wahrscheinlichkeitsdiagnosen mit, wenn wir uns ihnen auch nicht anschließen, da der Unterschied der Auffassungen nicht weniger lehrreich ist als der Fall selbst. Einig sind wir uns mit dem Ophthalmologen darin, daß eine bloße Simulation bestimmt erkannt worden wäre.

Ebenso haben HÄFNER und FREIBERGER einige ähnlich psychologisch motivierte Erblindungen und deren Therapie in einer sehr lesenswerten Arbeit dargestellt. Der Suggestionsmechanismus kann, aber muß sich nicht an eine *absichtliche* Funktionsnegierung anschließen. Er beraubt den Menschen dann einer Fähigkeit, macht ihn unglücklich, ohne daß diese psychogene Funktionseinbuße ihm irgendeinen Vorteil verschafft. Als besonders einleuchtendes Beispiel hierfür sei eine einäugige Blindheit einer Frau berichtet.

• Eine 46jährige Hausfrau wurde innerlich sehr erregt und beunruhigt dadurch, daß sie 1945 durch die Zonengrenze nicht nur von einem eigenen Stück Land, sondern auch von ihrer im Nachbarort lebenden Tochter getrennt wurde und daß die Wahrung des Familienzusammenhangs durch Stacheldrahtverhaue usw. lebensgefährlich wurde. In dieser Aufregung stellten sich Zukkungen am linken Augenlid ein, derentwegen sie einen Arzt aufsuchte. Dieser träufelte einige Tropfen ins Auge; danach stellte die Patientin zu ihrem Schrecken fest: „Ich kann nichts mehr sehen!". Diese als Realität empfundene Vorstellung wirkte, gefördert durch den allgemeinen Erregungszustand, autosuggestiv. Bei der ophthalmologischen Untersuchung nach 14 Tagen sah die Patientin links nur einen fahlen Lichtschein, rechts $^1/_7$. Eine Kontrolle angesichts der zunächst ganz unverständlichen Genese ergab links $^1/_8$ und rechts $^1/_5$ normaler Sehschärfe. Zur Frage, ob eine funktionelle Amblyopie oder ein psychogenes Leiden vorliegt, wurde die Patientin uns vorgestellt. Wir stellten eine leichte zentrale Facialisparese und Hypoglossusparese rechts fest, die der Patientin nicht aufgefallen war und über deren Beginn daher keine Klarheit bestand, und wollten zunächst eine neurologische Beobachtung veranlassen. Die eingehende Exploration über die Entstehung der Sehstörung ließ uns aber einen psychotherapeutischen Versuch angezeigt erscheinen. In einer kurzen Hypnose erlangte die Patientin ihre volle Sehfähigkeit ($^1/_1$ beiderseits) wieder. In dreijähriger Nachbeobachtung bestand uneingeschränkte allgemeine Leistungsfähigkeit. Auch vor der zeitweiligen Erblindung hat die Patientin nur einmal vor 17 Jahren einige Wochen krank gelegen.

Unterschiedliche Angaben bei Prüfung der Sehschärfe wie eben, lassen natürlich zuerst an eine bewußte Simulation denken. Man muß aber immer auch die andere Möglichkeit vor Augen haben, daß eine beiläufig suggestive Einwirkung auf den Patienten etwas erreicht hat, was ihm willentlich verschlossen ist. Es war uns interessant, daß so hervorragende Untersucher wie Heine und Comberg davor warnten, in folgendem Fall einfach Simulation anzunehmen. Man stellt einen Patienten mit konzentrisch eingeengtem Gesichtsfeld einen halben Meter vor einer Wandtafel auf und zeichnet unter fortlaufender Prüfung die Umrisse des Gesichtsfeldes dort auf; vergrößert man nun den Abstand zwischen Tafel und Patient um einen weiteren halben Meter, so wird das Gesichtsfeld auf der Tafel bisweilen nicht als größer angegeben, obwohl es den doppelten Durchmesser haben müßte. Zwischen Suggestivwirkung und Übertölpelung eines Simulanten gestattet dies Verfahren keine Unterscheidung.

Konzentrische Gesichtsfeldeinengung ist eine häufige Begleiterscheinung suggestiver und autosuggestiver Anaesthesie oder Taubheit, wie auch umgekehrt, suggestive Blindheit meist von einer Herabsetzung des Gehörs und von Hypaesthesie begleitet wird. Bei Hemianaesthesie tritt sie einseitig auf. Der Gesichtsfeldausfall ist häufig nur ein relativer: Prüft man das Gesichtsfeld mit einer Lampe statt mit einer bloßen Marke, ist es weitgehend normal. Die räumliche Orientierung ist auch nicht so schlecht, wie bei einem organischen und dann absoluten Ausfall der Peripherie in einer entsprechenden Breite. Daß in einfacher Hypnose, ohne spezielle Suggestionen, Gesichtsfeldeinengungen auftreten, hat seine Parallele in der gewöhnlichen Ermüdung: Schon beim mehrfachen perimetrischen Umkreisen eines Gesichtsfeldes erhält man keine geschlossene Figur, sondern eine Spirale. Ermuntert man den Untersuchten zu höherer Aufmerksamkeit, so weitet sich das Gesichtsfeld wieder. Die Relativität des Gesichtsfeldes in Abhängigkeit von höheren Funktionen außerhalb des Sehapparates kommt auch darin zum Ausdruck, daß das Auftauchen eines Objektes weitreichender erkannt wird als das Entfernen: Perimetriert man einmal zentripetal und ein zweites Mal zentrifugal, so erhält man zwei Gesichtsfelder unterschiedlicher Größe (Forsterscher Verschiebungstypus). Der Nachweis dieses Phänomens spricht gegen bewußte Simulation, die in Form der konzentrischen Gesichtsfeldeinengung nicht so häufig vorkommt.

Simuliert wird Amaurose oder Amblyopie häufig. Von Schulkindern beidäugig, während sich die zur Tauglichkeitsuntersuchung Einberufenen mit der bequemeren einäugigen Blindheit zu begnügen pflegen. Die Methoden zur Erkennung einer Simulation sind auf ophthalmologischem Gebiet entwickelter als auf jedem anderen. Vollständig Blinde verraten sich häufig dadurch, daß die vortastenden Hände bereits rechtzeitig in die Richtung zu vermeidender Hindernisse gehen. Ihr Orientierungsvermögen und Verhalten ist mit verbundenen Augen ein anderes als vorher. Bei doppelseitiger Minderung der Sehschärfe verwickelt sich der Simulant, der die vorgesetzten konvexen und konkaven Korrekturgläser nicht kennt, in Widersprüche. Bei einseitiger Blindheit läßt man den Patienten sein gesundes Auge verdecken und mit dem blinden seine freie Hand anschauen; schaut er vorbei, so verrät er sich. Auf die zahlreichen raffinierten optischen Simulationsproben gehen wir hier nicht näher ein, wie z. B. auf das Lesenlassen von roten Buchstaben mit einer Rot-Grün-Brille, wobei die Buchstaben unsichtbar bzw. deutlich werden, und zwar umgekehrt auf weißem wie auf schwarzem Grunde, oder auf das Anschauenlassen einer Lampe mit dem gesunden Auge und das Vorhalten eines Adduktionsprismas vor das „blinde", das daraufhin zwanghaft eine Konvergenzbewegung ausführt usw. Die Simulation beruht häufig auf einer psychischen Fehlentwicklung, die durch die bloße Erklärung des Patienten zum Simulanten verschärft werden kann. Verständnisvolles Eingehen und Erläuterung der Fehlentwicklung können einen weit höheren erzieherischen Wert haben.

• Ein 25jähriger, lediger Kranführer wird uns überwiesen, weil er eine hochgradige Sehschwäche angegeben, sich aber bei der Sehschärfenprüfung mit Korrekturgläsern widersprochen und als Simulant entpuppt hat. Er verlor als Kleinkind die Verbindung zur Mutter und hatte kein herzliches Verhältnis zum Vater, da die Eltern sich trennten und ihn zu den alten Großeltern gaben. Auch von diesen wurde er häufig weggegeben, da er wegen der Bombengefahr im Kriege bald hier, bald dahin aus Berlin verschickt wurde. Bewußt erlebt hat er vertrauensvolle und verantwortungsvolle Bindungen nicht. Er war in mehreren Berufen tätig, wechselte aber immer wieder. Jetzt stand ihm in wenigen Wochen eine Fachprüfung bevor, deren theoretischen Teil er fürchtete. Daraufhin simulierte er die Amblyopie.

Es gibt noch eine dritte Möglichkeit für psychogene Sehstörungen. Außer Suggestivwirkung oder Simulation kommt noch eine vegetative Affektreaktion in Frage. Sie äußert sich in einer hochgradigen Vasokonstriktion der Netzhautgefäße. Dieser Befund kann im Rahmen einer psychogenen Ohnmacht erhoben werden. Wir verweisen auf das Kapitel „Erblassen" auf S. 322 für die Erläuterung der zugrunde liegenden psychovegetativen Zusammenhänge. Die Konstriktion der Netzhautgefäße kann bei der ausgebreiteten Gefäßreaktion dominieren und das Bild beherrschen. Die Wendung: „Mir wurde ganz schwarz vor Augen!" ist allbekannt, sie dient bezeichnenderweise zur Kennzeichnung eines ganz bestimmten Affektes, der auch Beziehungen zum Erbleichen und zur Ohnmacht hat, und der die Reaktion auf einen überstarken unangenehm affizierenden Reiz darstellt. Bei länger als momentanem Bestehen wurden reversible und schließlich auch irreversible Schäden des Augenhintergrundes und der Sehfähigkeit beobachtet. Als erste Veränderung zeigt sich ophthalmoskopisch außer den Gefäßspasmen ein grauschimmerndes Ödem des Augenhintergrundes. Verschwinden der Erblindung und entsprechende Besserung des ophthalmoskopischen Befundes nach Beseitigung der psychischen Belastung beschrieben Albrecht und Studen. Bleibende Schäden aufgrund affektiver Netzhautgefäßspasmen haben ihre Parallele in psychisch ausgelösten Magenulzera, Herzinfarkten, Apoplexien. Disponierende Gefäßerkrankungen fördern solche Auswirkungen, sind aber auch am Auge nicht unerläßliche Voraussetzung. – Der Fall auf S. 527 beschreibt psychotherapeutische Beseitigung von Blindheit bei einer Primitivreaktion.

Taubheit

Wie mit dem mitgeteilten Fall auf S. 482 unten eine autosuggestive Blindheit sich an eine akute exogene Sehstörung anschloß, so sieht man noch häufiger eine autosuggestive Taubheit von einer akuten, traumatischen Schwerhörigkeit ihren Ausgang nehmen. Wir berichten in dem Fall auf S. 517/518 von einer 3jährigen psychogenen Taubheit nach einer Verschüttung durch Fliegerangriff. Im Gegensatz zu den Verhältnissen am Sehapparat, wo die charakteristische Aufteilung des Sehfaserverlaufs, die Pupillenreaktion und der binokulare Sehakt wichtige diagnostische Hilfen geben, ist die Unterscheidung einer psychogenen von einer organischen Taubheit schwierig. Einfache Simulationen gelingt es durch akustische Schreckreize oder aus der Verwertung geschickt gewählter, mündlicher Mitteilungen an andere Anwesende zu entlarven. Bei autosuggestiver Verankerung aber wird die sichere Abgrenzung gegen organische Schäden aus dem bloßen Befund unmöglich.

Ein Frontsoldat, Violinspieler von Beruf, ist nach einem Trommelfeuer taub. Nach einer längeren Zeit wünschte er sehnlichst, trotz seiner Taubheit wieder einmal Violine zu spielen. Man überließ ihm ein falsch gestimmtes Instrument und einen Raum, in dem er sich unbeobachtet glauben mußte. Dort spielte er eine vollständige Mozartsonate, ohne daß seine Andacht die geringste Einbuße durch die grauenhafte Entstellung erlitt. Nach Beendigung des Krieges konnte der Patient bald wieder hören. – Denker und Albrecht teilen dieses Experiment als beweisendes Beispiel gegen eine bloße Simulation und für eine autosuggestive Taubheit mit.

Anästhesie, Analgesie, Parästhesien

Psychogene Hyp- oder Anästhesie ist (auto)suggestiv bedingt (S. 212). Bekanntlich stimmen die betroffenen Bereiche nicht mit den segmentalen oder peripheren Innervationsbezirken überein, sondern entspringen der Vorstellung des Patienten, freilich nicht im Sinne des bewußt Herbeigeführten. Betroffen sind also ein Arm, ein Bein, eine Körperhälfte oder beide oder nur der Rumpf halbseitig, ein Teil eines Gliedes manschettenförmig usw. Als Beispiel verweisen wir auf den Fall auf S. 501/502!

Dort wurde auch das Nichtbluten der Einstichstellen beobachtet, was vielfach als Hinweis auf die Psychogenese der Analgesie gewertet wird. Dies Zeichen wurde früher Hysterischen zugeschrieben. Wir haben uns von der Brauchbarkeit dieses angeblichen Differentialdiagnostikums nicht überzeugen können. Bei psychogener Analgesie durch Autosuggestion wie auch durch Hypnose sehen wir das gleiche Verhalten wie bei gewöhnlichen Einstichen sonst, z. B. wie bei der intraglutäalen Injektion: meist tritt kein Blut aus, manchmal kommt es zu einer kleinen Blutung verschiedenen Ausmaßes, je nachdem, ob und wie zufällig ein oberflächliches Gefäß lädiert wurde. Es erscheint uns sehr zweifelhaft, ob eine mindere Blutungsneigung bei psychogenen Störungen statistisch signifikant würde. Die Möglichkeit ist theoretisch zwar einzuräumen unter Berücksichtigung des psychischen Einflusses auf die Hautdurchblutung, tatsächliche Beweise liegen aber unseres Wissens nicht vor. Große Häufigkeitsunterschiede sind bei einer statistischen Prüfung jedenfalls nicht zu erwarten, und für den Einzelfall ist das Fehlen oder Auftreten einer Blutung aus der Stichstelle diagnostisch ganz belanglos. – Ähnliche Aufmerksamkeit hat das Auftreten von Quaddeln an den Stichpunkten bei der Sensibilitätsprüfung gefunden. Diese Erscheinung besprechen wir näher im Abschnitt „Urticariafactitia“ (S. 470).

Psychogene Anästhesie, Schmerzen und Parästhesien kommen vergesellschaftet wie isoliert vor. Hier ein Beispiel für psychogene Parästhesien:

• Der einzige Erbe hat dem Hof den Rücken gekehrt, um anderwärts besser zu verdienen Daraufhin ließ das Interesse des 59jährigen Bauern an seiner Arbeit nach. Er war bis dahin immer gesund und tätig gewesen, aber nun begann er über sich und sein Alter nachzudenken. Sein Großvater, seine Mutter und zwei Schwestern hatten mit „offenen Beinen“ zu tun gehabt. Jetzt stellten sich bei ihm in Ruhe Parästhesien an den Beinen ein. Ein objektiver Befund war mit allen Mitteln der Universitätsklinik nicht zu erheben. Zu einer methodischen Psychotherapie, die über die in der Sprechstunde gegebene Beruhigung hinausging, konnten wir uns angesichts der Geringfügigkeit der Beschwerden nicht entschließen.

Neuralgie

Bei der Ausbildung neuralgischer Schmerzzustände spielen psychische Momente die unterschiedlichsten Rollen. Wir sehen die psychische Auslösung, Überlagerung, Fixierung, Aggravation, Simulation und Suggestion sowie die suggestive Beseitigung organisch bedingter Nervenschmerzen.

Psychische Auslösung

Bei organisch bedingten Anfällen nimmt mit psychischer Erregung die Anfallshäufigkeit zu. Das gilt nicht nur für neuralgische Attacken, sondern ebenso für das Bronchialasthma, die Epilepsie usw. und beruht offenbar auf einer allgemeinen Erhöhung der nervlichen Reizbarkeit bei bestimmten Affektzuständen. Daß Ausschaltung einer Nebenniere bei der Epilepsie anfallshemmend und Nebennierenhypertrophie anfallsfördernd wirkt, ist eine für Stress-Zusammenhänge wichtige Beobachtung. Von der bloßen Häufung neuralgischer Anfälle bei Erregung unterscheidet sich förmlich die *Entstehung einer Neuralgie* unter emotionaler Erregung. Pathophysiologisch ist kein Unterschied anzunehmen, nur, daß die organische Noxe mit ihrer Wirkung auf den sensiblen Nerven in der Nähe der Reizschwelle liegt, normalerweise unterschwellig ist und bei affektiver Erhöhung der Reizbarkeit überschwellig wird. Die psychische Komponente zeigt keine Anormalität. Trotzdem werden solche Patienten oft oberflächlich als „Hysteriker“ fehlbeurteilt.

• Eine 43jährige Lehrerin erwartet ihren Ehemann zu einem Urlaub aus dem Felde. Sie erhält die Mitteilung, daß er einer schweren Verwundung wegen nicht kommen kann. Erstmalig treten jetzt bei ihr Trigeminusanfälle auf mit typischem Ausbreitungsgebiet und Druckschmerzpunkten. Erst längere Zeit, nachdem sie den Tod ihres Mannes im Lazarett miterlebt hat, schwinden die Krankheitserscheinungen wieder. Sie treten erneut auf bei der Flucht aus dem damaligen Breslau und bei dem Bombenangriff auf Dresden, sistieren dann wieder und bestehen, als uns die Patientin

54jährig aufsucht, erneut seit nunmehr 5 Jahren, nämlich seit die Patientin in einer Sonderschule für körperbehinderte Kinder ohne Mitarbeiter glaubhaft überlastet ist. Die Notwendigkeit einer Entlastung ist leichter eingesehen als bewältigt. Eine psychotherapeutische Behandlung wird von der Patientin wie von allen Überforderten nicht durchgehalten. Bei einer katamnestischen Rückfrage nach einem Jahr sind die Beschwerden unverändert.

Psychische Überlagerung

• Ein 49jähriger Werkschutzmann klagt über blitzartig in die Beine und Hoden einschießende Schmerzen, daneben über Rückenschmerzen, Unruhe, Schlaflosigkeit, depressive Stimmungslage. Es findet sich eine Spondylosis deformans mit Erniedrigung von Zwischenwirbelräumen und knöchernen Spangen- und Brückenbildungen, wodurch die angegebenen Schmerzen hinreichend erklärt sind. Der Achillessehnenreflex ist links abgeschwächt. Als Nebenbefund zeigt sich eine inaktive doppelseitige Obergeschoßtuberkulose und eine Zwerchfelladhäsion links. Die Ausübung einer Überwachungstätigkeit ohne körperliche Belastungen und ohne Bewegungsanforderungen war zumutbar, jedoch hatte der Patient jedesmal nach kurzer Zeit sich wieder krank gemeldet. Die Anamnese enthielt eine 30 Jahre zurückliegende Syphilisinfektion; der naheliegende Gedanke tieferliegender Befürchtungen des Patienten bei seinen jetzigen Beschwerden erwies sich als unwesentlich. Maßgeblich war folgendes. Als 31jähriger hatte der Patient den Tod seiner Schwester an Lungentuberkulose erlebt, zwei Jahre später das Hinsterben seiner Ehefrau an der gleichen Krankheit. Jedesmal war eine ärztliche Belehrung erfolgt, den Todgeweihten nichts von ihrer hoffnungslosen Lage zu sagen. Als bei ihm 4 Jahre später ebenfalls eine Lungentuberkulose festgestellt wurde, reagierte er darauf mit einer depressiven Verstimmung und anhaltender Schlaflosigkeit. In der Heilstätte trat ein Gelenkrheumatismus auf. Als mehrere Jahre nach seiner Entlassung die jetzt bestehenden Beinschmerzen auftraten, gehörten sie für ihn in einen ganz anderen Vorstellungskomplex als für den untersuchenden Arzt. Beinschmerzen und Lungentuberkulose gehörten für ihn nach seiner Heilstättenerfahrung zusammen, und die Tbc wiederum hatte er als in sich lang hinschleppendes, tödliches Leiden erlebt. Auf unsere Frage, ob er befürchtete, eine bestimmte Krankheit zu haben, weinte er hemmungslos: „Ich bin doch lungenkrank!“. Zur Persönlichkeit ist zu bemerken, daß der Patient ein ernster Einzelgänger mit pedantischen Zügen war, seine Mutter hatte sich in einem Depressionszustand mit Gas vergiftet. Auf seine bestehenden Beinschmerzen reagierte er aus den dargelegten Gründen mit der Überzeugung, äußerster Schonung und Ruhe bedürftig zu sein.

Aggravatio

• Eine 40jährige Serviererin war als Kind bei den Großeltern aufgewachsen, der Vater wollte nichts von ihr wissen und behandelte auch die Mutter schlecht. Seit dem Tode der Großmutter stand sie ab 16 Jahren allein da. Sie verlobte sich, ihr Verlobter verließ sie, als sie gravide wurde. Sie gab das Kind zur Mutter, durfte sich selbst aber zu Hause, Vaters wegen, nicht blicken lassen. Als die Mutter starb, mußte sie ihren Jungen zu sich nehmen, konnte ihn aber als Serviererin nicht genügend beaufsichtigen. Er machte ihr durch seine Verwahrlosung und durch Diebstähle zunehmend Sorgen. An ihm drohte auch ihre Freundschaft mit einem Familienvater zu zerbrechen, auf dessen Scheidung und Verheiratung mit ihr sie hoffen zu können glaubte. Eine alte Ischialgie mit noch geringen typischen Erscheinungen wird von ihr nun aggraviert, damit sie sich der Erziehung und Ordnung ihrer häuslichen Verhältnisse zeitlich besser widmen kann.

Fixierung

• Eine 25jährige Lehrerin bekommt bei einem Stirnhöhlenkatarrh eine Trigeminusneuralgie des ersten Astes rechts. Deren typische Symptome bleiben nach Abheilung der Sinusitis bestehen und machen die Patientin seit vielen Wochen arbeitsunfähig. Der Rhinologe erkannte die weiterbestehende „Trigeminusneuralgie als Ausdruck einer nervösen Gesamtstörung" und überweist die Patientin uns. In der Exploration klagt diese, daß sie als schöpferische Künstlerin nicht genügend gewürdigt werde. Wir brachten die Neuralgie durch hypnotische Analgesie mit jedesmal längerer posthypnotischer Wirkung zum Verschwinden, hielten es aber für geboten, näher auf die psychische Entwicklung der Patientin einzugehen, und baten sie außerdem, ihre Träume aufzuschreiben. Sie war zu Hause einziges Kind gewesen, stets verwöhnt und viel bewundert. Ihre Begabung bot ihr in der Schule eine Sonderstellung und versagte ihr auch hier die Gelegenheit, das eigene Geltungsstreben mit dem der anderen auf ein normal abgestimmtes Verhältnis zu bringen. Jetzt als Lehrerin hat sie laufend Schwierigkeiten, besonders mit den Berufskollegen.

1. Traum: „Eine frühere Mitschülerin rang mit mir. Sie sah ganz bleich und grünlich aus, wie ein Geist. Alle Bekannten saßen im Kreise herum." (Assoziation: „Die Mitschülerin war meine Rivalin als Klassenbeste.")

Wirklichkeit: Es ist der ihr aus der Schulzeit geläufige Rivalitätsgeist, der ihr den Geltungsanspruch im Bekanntenkreise streitig macht.

Der 6. Traum in dieser Reihe ist in Abb. 42 auf S. 150/51 dargestellt.

Eine neue Enttäuschung drohte dem überspannten Selbstwertgefühl der Patientin im Beruf, als der Stirnhöhlenkatarrh mit der Trigeminusneuralgie bestand. Deren Fortbestehen, verbunden mit Arbeitsunfähigkeit, schützte die Patientin vorläufig vor den weiteren Auswirkungen dieses Rivalitätskonfliktes. – Die Träume brachten für uns nichts an Wesentlichem, was nicht schon aus der Exploration bekannt war. Sie dienten uns aber für die Patientin als eindrucksvolles Anschauungsmaterial zur Erläuterung ihrer Fehlentwicklung: Was sie selbst im Schlaf nicht zur Ruhe kommen läßt, ist ihr bedrängtes Geltungsbedürfnis. Der ganze 6. Traum entfließt dem Gefühl der Enttäuschung zu diesem Problem: Enttäuschung in der Schule, Enttäuschung mit ihrem Mann, mit seiner geringen Herkunft, mit dem vereitelten Heiratsplan, mit dem Verhältnis zur Mutter, mit den eigenen Idealen. Wenn auch diese Einzelheiten manchmal traumhaft ineinanderlaufen und ihr Mann Schulgedichte vorträgt, die jungen Mädchen in der Aula sind, der Strom durch den Saal fließt usw., so ist doch gar nicht zu verkennen, daß hier aus einem Stück Lebensgeschichte einseitig die enttäuschenden Momente für das Geltungsbedürfnis herausgefiltert sind. Wir konnten der Patientin klar machen, daß hier eine Fehlentwicklung vorliegt, die ihren Ausgang von der Situation eines Einzelkindes genommen hat, daß sie einen überspannten Geltungsanspruch seit damals als Selbstverständlichkeit mit sich herumträgt. Die außerordentlich intelligente Patientin verstand schnell, daß nicht andere ihre Geltung mißachteten, sondern daß sie selbst überall die Geltung anderer zurücksetzte. Sie erkannte sich selbst als die Ursache all ihrer Schwierigkeiten, derentwegen sie bisher immer ihre Umgebung angeschuldigt und befeindet hatte. Sie durchschaute ihre Fehlentwicklung und fand eine neue Einstellung, die sie nun auch sofort ihren Kollegen gegenüber beweisen wollte. Im Zuge dieser einwöchigen Behandlung verschwand die Trigeminusneuralgie für dauernd. Ob die Simulation durch Autosuggestion oder durch Erregung im Sinne eines Signalreizes fixiert wurde, ist uns zu entscheiden nicht möglich. Bei zehnjähriger Nachbeobachtung erwies sich die Patientin als bleibend geheilt, und zwar nicht nur von der fixierten Trigeminusneuralgie, sondern auch von der ihr zugrunde liegenden Fehlhaltung.

Simulation und Autosuggestion

geben, soweit sie sich nicht fixierend an eine abgeklungene Neuralgie anschließen, keine klinisch typischen Bilder. Die Schmerzbezirke stimmen nicht mit den anatomischen Innervationsbereichen überein, die Nervenstämme und charakteristischen Druckpunkte weisen keine hervorstechende Schmerzhaftigkeit auf, die Schmerzen selbst exazerbieren nicht in sich wiederholenden Attacken. Darüber hinaus pflegen bei Simulation sich Schmerzen an inneren Organen wunderlich mit hineinzumischen. Oft wird ein rascher Wanderweg des Schmerzes durch den halben Körper angegeben. Bei Suggestivwirkungen sind die Angaben präziser und weniger ausgeschmückt. Sie schließen häufig an Befürchtungen einer Luesinfektion, einer Onanieschädigung, einer bei Angehörigen erlebten Krankheit oder an Befürchtungen aus fahrlässigen ärztlichen Bemerkungen an, kommen aber auch aus anderen als ängstlichen Vorstellungen vor. Ein Beispiel stellt der geschilderte Fall auf S. 506 dar.

Schmerzbehandlung mit hypnotischer Analgesie (Trigeminusneuralgie, Kausalgie, Phantomschmerz, Rückenmarksverletzung u. ä.)

Inoperable schwerste Schmerzzustände lassen sich durch hypnotische Analgesie auch posthypnotisch eine Zeitlang beseitigen. Zur ständigen Erneuerung der Wirkung wurde die Methode der Ablationshypnose von mir entwickelt. Wir stellen sie in einem Kapitel auf S. 233 dar. Sie gestattet die Wiederholung wirksamer Hypnosen ohne Hypnotiseur. In 27jähriger Erfahrung überblicken wir 165000 Einzelhypnosen. Der Effekt ist natürlich nur ein symptomatischer, aber dann erstrebenswert, wenn medikamentös kein befriedigender Zustand zu erreichen ist. Die Wirkung der hypnotischen Analgesie ist meist besser als die des Morphiums. Wir haben wiederholt das gefährliche Opiat nach jahrelangem Gebrauch absetzen können und verfügen über Nachbeobachtungszeiten von mehr als 2 Jahrzehnten.

Die hypnotische Analgesie ist ein signifikanter Effekt der Suggestion, objektivierbar und bei einiger Stärke des Schmerzreizes nicht simulierbar. Leichte Schmerzzustände können oft schon mit einfachsten Suggestionen gestillt werden. Patienten mit Kopfschmerzen reagieren zu 60% auf Placebo (JELLINEK), mit Dysmenorrhoe zu 60% (SWYERS). Autosuggestive Schmerzlosigkeit durch Autogenes Training haben wir auch bei ausgeprägteren Schmerzzuständen beobachtet (Phantomschmerz), allerdings selten. Bei schweren Schmerzzuständen läßt sich eine suggestive Analgesie mit guter Aussicht auf Erfolg nur durch Hypnosetechnik erreichen. Sie bedarf dabei meist gezielter Suggestionen gegen die Schmerzen und muß mit oft erheblichem Aufwand erarbeitet werden. In unserem Beobachtungsgut variiert die Zahl der bis zum Erzielen der Analgesie erforderlichen Hypnosen zwischen 1 und 100. Das entspricht einem Erfolg am ersten Tage oder erst nach einem Zeitraum von fast zwei Monaten. In diesem weitgespannten Streuungsbereich lassen sich Analgesien, die leicht und die schwer zu erzielen waren, eindeutig unterscheiden. Möglicherweise ist der Streuungsbereich noch weiter. Wir haben uns im Einzelfalle über vier Monate lang bemüht und immer noch keine Analgesie erreicht, sondern nur eine „Schmerzminderung um 50%"; dann gaben wir weitere Bemühungen auf und befestigten nur das Erreichte.

Die hypnotische Analgesie tritt nicht unvermittelt ein, sondern über Zwischenstadien der Schmerzmilderung. Trotzdem wird der Zeitpunkt des Eintritts völliger Schmerzfreiheit vom Patienten klar angegeben.

Die hypnotische Analgesie stellt sich nicht gleichzeitig gegenüber Schmerzreizen aller Lokalisationen und Stärke ein. So war es uns beispielsweise bei einer Patientin möglich, am 12. Behandlungstage durch entsprechende Suggestionen eine Analgesie am Arm zu erzielen, so daß dessen völliges Durchstechen mit einer starken Kanüle nicht mehr bemerkt wurde, das hyperästhetische Gebiet einer Trigeminusneuralgie des 1. und 2. Astes links blieb jedoch gegen die kleinste Berührung empfindlich. Erst am 18. Behandlungstag trat auch hier eine Analgesie ein.

Da wir uns in der Regel erst nach Erschöpfung aller medikamentösen und chirurgischen Behandlungsmöglichkeiten zu der sehr zeitaufwendigen Hypnosebehandlung als ultima ratio entschließen, handelt es sich bei unseren Hypnosepatienten um eine Auslese schwerster Schmerzzustände. Die weiter unten folgenden Krankengeschichten werden dies im einzelnen zu belegen haben. Der Aufwand für die hypnotische Analgesie hängt nicht nur von der Beeinflußbarkeit des Patienten, sondern auch von der Stärke der zu behandelnden Schmerzen ab. Die Zahl der bis zur Analgesie erforderlichen Hypnosen ist bei den Armamputierten signifikant höher als bei den Beinamputierten (U-Test; statistische Sicherheit: 98 %).

Die posthypnotische Analgesie ist meist nicht sofort zu erzielen, tritt dann erst in wechselnder Dauer auf, spielt sich aber schließlich auf einen individuellen Zeitraum ein, um den sie mit mehr oder weniger großen Abweichungen schwankt. Die Dauer der posthypnotischen Analgesie variiert in unserem Beobachtungsgut zwischen einer Stunde und 200 Tagen. Sie liegt meist zwischen einer und 72 Stunden. Der individuelle Durchschnittswert kann sich im Laufe der Zeit verändern. Bei einer Patientin währte die posthypnotische Analgesie anfangs immer etwa zwei Stunden, nach 20jähriger Hypnosebehandlung immer etwa acht Stunden.

Die Ablationshypnose dient uns zur Wiederholung von Hypnosen, ohne daß ein Hypnotiseur dabei ist. Sie ist die Vorbedingung dafür, daß eine Dauerbehandlung schwerer Schmerzzustände mit posthypnotischer Analgesie von begrenzter Dauer überhaupt möglich wird, nämlich durch so regelmäßige Wiederholung von Hypnosen, wie dies zeitlich keinem Hypnotiseur zugemutet werden kann. Die Ablationshypnose kann dem Patienten nach Hause mitgegeben werden wie ein Medikament, dessen Wirkung genau bekannt ist, das präzise verordnet und bequem genommen werden kann. Ihrem Wesen nach handelt es sich um eine bedingt-reflektorisch ausgelöste und beendete Hypnose.

Wie bei jedem bedingten Reflex kommt es auch bei der Ablationshypnose, wenn keine Bekräftigung des bedingten Reizes durch den unbedingten Reiz bzw. bedingten Reiz niederer Ordnung erfolgt, schließlich zu einem Abklingen der Wirkung. Das Abklingen der Ablationshypnose trat in unserem Beobachtungsgut minimal nach fünf einzelnen Ablationshypnosen auf, maximal jedoch nach über 2000 noch nicht.

Entsprechend der raschen Wiederherstellung eines bedingten Reflexes durch Bekräftigung gelingt auch die Wiederauffrischung der Ablationshypnose durch persönliche Hypnosen in der Regel schneller als ihre erstmalige Erarbeitung. In unserem Beobachtungsgut variiert die Zeitdauer bis zum Erzielen der Wiederauffrischung zwischen einem und 50 Tagen.

Die Indikation zur Behandlung mit hypnotischer Analgesie haben wir bei 41 Patienten gestellt. Bei 22 war der Versuch erfolgreich. Bei 19 wurde die Behandlung aufgegeben, davon bei 12, weil keine genügende Hypnosetiefe oder trotz Tiefenhypnose keine Analgesie oder trotz Analgesie keine Ablation erreicht wurde; bei je einem 56-, 61-, 68- und 72jährigen Patienten zwangen Schwerhörigkeit und Altersabbau zum Abbruch; bei drei weiteren der 19 Patienten führten andere Gründe zur Behandlungseinstellung. Übrigens sehen wir höheres Alter nicht unbedingt als Kontraindikation an. Unter den erfolgreich behandelten Schmerzpatienten ist ein 79jähriger. Der jüngste unserer Patienten war 19 Jahre alt. Behandelt wurden 31 Männer und 10 Frauen, mit bleibendem Erfolg 19 Männer und 3 Frauen. Der Geschlechtsunterschied hinsichtlich der Dauerhaftigkeit des Erfolges ist nahezu signifikant. Wir stellen nachfolgend nicht nur die 22 dauerhaften oder zum kleineren Teile temporären Erfolge vor, sondern auch 5 Mißerfolge (Nr. 4, 9, 18, 25, 26). Die Behandlung erfolgte auch bei den letzteren lege artis. Bei jedem Patienten ist der oder sind die Therapeuten aus unserem Arbeitskreis mit genannt, wodurch auch die Lehr- und Erlernbarkeit der Methode belegt wird.

• 1. Eine 41jährige Betriebsleiterin, Hausfrau und Mutter dreier Kinder, litt an einer schweren Trigeminusneuralgie, die nur noch mit Morphium behandelt wurde und sie in jeder Hinsicht leistungsunfähig machte. *Vorgeschichte:* Die Patientin war vor 10 Jahren an einer Encephalomeningo-myelitis erkrankt, noch vor 7 Jahren mußten bei erhöhtem Liquordruck Entlastungs-Lumbalpunktionen durchgeführt werden. Es folgte eine beschwerdefreie Zeit. Vor 4 Jahren wurden drei Zähne links oben wegen Granulombildung entfernt. Seit dieser Zeit besteht die Trigeminusneuralgie. Die Anfälle folgen im Abstand von 2 Stunden aufeinander. Die bisherige Behandlung erfolgte in mehreren Kliniken und Universitätskliniken und bestand in: lokalen Impletol-Injektionen (nur kurzdauernde Schmerzbesserung), Silberklammerung nach Ertl (6 Tage Sistieren der Anfälle), Entfernung der Klammer und Nerventeilresektion (einige Tage Schmerzfreiheit), Alkoholinjektion ins Ganglion Gasseri (vorübergehender Erfolg), zweimalige Wiederholung der Alkoholinjektion (ohne Erfolg), mehrfache Novokaininjektionen ins Ganglion stellare (ohne wesentlichen Erfolg), Penicillinkur (ohne Erfolg), Sympathisan (wirkungslos), Hypnoseversuch (nach einer halben Stunde wegen unbeeinflußbarer Schmerzen aufgegeben). Von einer Durchtrennung des N. trigeminus zentral vom Ganglion Gasseri in seinen sensiblen Anteilen war ärztlicherseits einmal früher abgeraten worden unter Hinweis auf den Verlust eines Auges durch Keratitis neuroparalytika und nun ließ sich das Ehepaar, zumal die bisherigen Eingriffe nur Enttäuschungen gebracht hatten, zu diesem Eingriff nicht mehr bewegen. Seit 4 Jahren erhielt die von grauenhaften Schmerzen gequälte Patientin neben SEE und Polamidon auch Morphium, und zwar täglich 10 Morphiuminjektionen zu 0,01, nicht selten auch mehr, und zusätzlich bis zu 8 Injektionen Polamidon je Tag. Dieserhalb wurde nun wieder in mehreren Häusern eine Morphiumentziehung versucht, aber wegen der mit objektiven Begleitsymptomen einhergehenden Schmerzen überall aufgegeben. Eine Leukotomie war erwogen worden, doch im Hinblick auf die Persönlichkeitsqualitäten der Patientin wieder fallen gelassen. *Befund:* Unterdrücken der Mimik, insbesondere Schonung des linken Mundwinkels beim Sprechen, schmerzhafte Hyperaesthesie im ganzen Versorgungsbereich des 1. und 2. Trigeminusastes links. Bei anfallsweise einschießenden schweren Schmerzen: Tic douloureux, Schweißperlen über der begrenzten Zone und Zuschwellen der linken Nasenhöhle. Sonst, abgesehen vom Abweichen nach links beim Gehen mit geschlossenen Augen, klinisch und neurologisch kein wesentlicher Befund. Wir entschlossen uns zur *Behandlung mit hypnotischer Analgesie.* Die Patientin war verhältnismäßig schwer hypnotisierbar, so daß erst nach über 30 Sitzungen (am 12. Behandlungstage) das tiefste Hypnosestadium erreicht wurde. Im Somnambulismus war es jetzt möglich, durch entsprechende Suggestionen am Arm eine so vollständige Anästhesie zu erzielen, daß das Durchstechen mit Nadeln nicht mehr bemerkt wurde. Das hyperästhetische Trigeminusgebiet blieb jedoch noch gegen kleinste Berührungen empfindlich, und erst nach sechs weiteren Behandlungstagen gelang es, auch diesen Bereich suggestischmerzunempfindlich zu machen. Nunmehr konnte jeder Trigeminusanfall auf diesem Wege kupiert werden. *Mit der suggestiven Schmerzbefreiung setzte jedesmal das sofortige Abschwellen der linksseitigen Nasenverstopfung ein.* Posthypnotisch hielt die Analgesie zwei Stunden an. Während durch Morphium nur die krampfartigen Schmerzgipfel vermieden werden konnten, die Schmerzen aber nicht gänzlich zum Verschwinden zu bringen waren, trat mit der hypnotischen Analgesie völlige Schmerzfreiheit ein. Die Patientin verzichtete auf das seit Jahren regelmäßig genommene

Morphium und ist seitdem (27 Jahre) morphiumfrei. Nichtsdestoweniger traten beim Absetzen schwere Entziehungserscheinungen auf (Schüttelfrost, Erregungszustände, Muskelschwäche, Torkeln). Zur ständigen Fortführung der Hypnosebehandlung wurde eine Ablationshypnose erarbeitet. Da bei der Patientin der bloße hypnotische Zustand ohne spezielle Suggestionen keine Schmerzbefreiung brachte, erfolgte die Ablationshypnose mit Schallplatte und Tonband, jedoch, um die Patientin von Apparaturen unabhängig zu machen, auch durch Farbtafel mit selbstgesprochener Formel. Sie wurde auch von der Farbtafel unabhängig, denn nach vielhundertmaliger Hypnose mit Hilfe der gleichen Schallplatte gelingt es der Patientin heute, allein durch vorstellungsmäßige Konzentration auf den Beginn dieser Tonaufnahme eine tiefe Hypnose auszulösen, die gesetzmäßig abläuft. Für die Einzelheiten der Methoden, ihren Wirkungsbereich, notwendige Sicherungen usw. verweisen wir auf das Kapitel über die Ablationshypnose. Die Patientin ist in der Lage, auf Reisen, im Theater, im Cafe usw. in unauffälliger Form eine hypnotische Analgesie herbeizuführen. Sie hat im Laufe der Nachbeobachtungszeit zehntausende Hypnosen genommen, und zwar, wie zu erwarten, ohne die mindeste Schädigung. Sie ist im Gegenteil nach Ausschaltung des Morphiums geistig und körperlich aufgelebt (Abb. 122a und b) und hat durch erneute Leitung eines Betriebsteiles für 50 Frauen dessen Wiedereröffnung ermöglicht. Wie alle Ablationshypnosen wurde auch diese durch Aufregungen zeitweilig unwirksam (Benachrichtigung von der Verunglückung des Sohnes, Verrenkung durch Sturz, andere schmerzhafte Erkrankungen, die wir durch hypnotische Analgesie nicht larvieren, usw.). Jedesmal ist dann eine persönliche Erneuerung der Hypnosewirkung nötig, was meist nur eine einmalige Behandlung beansprucht. Die Anfallshäufigkeit hat sich im Laufe der Jahre von durchschnittlich 12 auf 5 Anfälle täglich vermindert und auch die Stärke hat nachgelassen. In der Regel läßt die Patientin es gar nicht erst zu einem Anfall kommen, sondern nimmt prophylaktisch bei den ersten Anzeichen eine Ablationshypnose. Nachbeobachtungszeit 27 Jahre. Hypnosebehandlung KLUMBIES.

• 2. Ein 43jähriger Versicherungsangestellter wurde bei einem Raubüberfall vor 6 Jahren niedergestochen. Anschließend entwickelte sich eine K a u s a l g i e in Form unerträglich brennender Schmerzen in den unteren Körperpartien rechts. Neurologisch: Rechts von D 10 abwärts aufgehobene Sensibilität für Schmerz und Temperatur sowie erhebliche Schweißbildung; links gesteigerter Patellar- und Achillessehnenreflex, Pyramidenzeichen stark suspekt. Das Brown-Sequardsche Syndrom bei anwachsenden Schmerzen, welche weder durch Periduralanästhesie noch durch Grenzstranginfiltrationen zu beseitigen waren, führte nach einem Jahr schließlich zum neurochirurgischen Eingriff. Laminektomie bestätigte die *Läsion des Rückenmarks* (Prof. Dr. STENDER, Berlin). Es wurde eine narbige Verwachsung zwischen Dura und Mark scharf getrennt. Nach der Operation völlige Beschwerdefreiheit für einige Wochen. Nach einem Vierteljahr daher abermaliges chirurgisches Eingehen. Da sich jetzt die Dura im ganzen Umfang mit der Umgebung verwachsen zeigte, erfolgte kranial vom Narbenbereich eine linksseitige *Chordotomie.* Anschließend völlige Beschwerdefreiheit für vier Wochen. Ein dritter Eingriff wurde vom Chirurgen nicht für aussichtsvoll gehalten, wobei betont wurde, daß die organische Ursache der Schmerzen angesichts des bioptischen Befundes nicht zu bezweifeln ist. Die weitere Behandlung erfolgte mit Morphium. Hiervon hatte der Patient über 175 g im Laufe von 5 Jahren erhalten, als wir die Indikation zur Ablationshypnose stellten. In vier Wochen stationärer Bemühungen wurde diese Behandlungsform kunstgerecht erarbeitet. Der Patient erlernte selbständig die hypnotische Analgesie herbeizuführen und nach Abklingen der posthypnotischen Wirkung nach drei Stunden jeweils durch eine kurze Hypnose wieder herzustellen. Dadurch wurde der Patient morphiumfrei und im Gegensatz zu vorher voll berufstätig. Nach *2 Jahren* Nachbeobachtungszeit erkrankte der Patient an einer akuten Pankreatitis mit Hämatemesis und peritonitischen Reizerscheinungen; hierbei erhielt er vorübergehend wieder Opiate. Die psychische Erregung im Zusammenhang mit der akuten Pankreatitis zerstörte die Fähigkeit zur Selbsthypnose. Diese mußte erst wieder unter unserer Anleitung neu erlernt werden. Nach einer erneut guten Zeit von einigen Monaten traten für den Patienten zerreibende äußere Ereignisse ein. Die Fähigkeit zur Ablationshypnose ging in dieser Situation wieder verloren. Der Patient wurde ambivalent und erhielt nach 1 Jahr wieder ausschließlich Morphium. Hypnosebehandlung RUDOLPH, KLUMBIES.

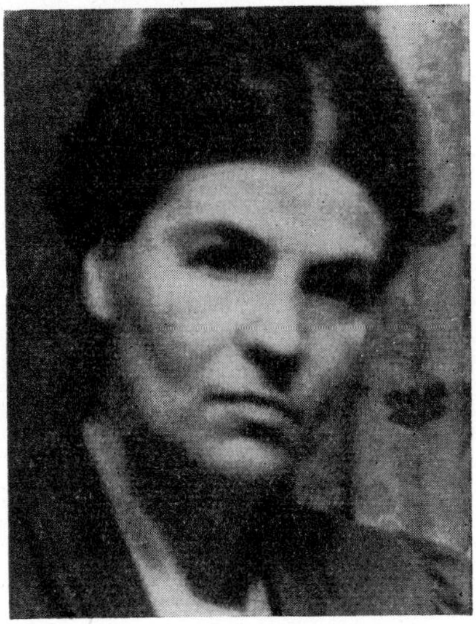
a

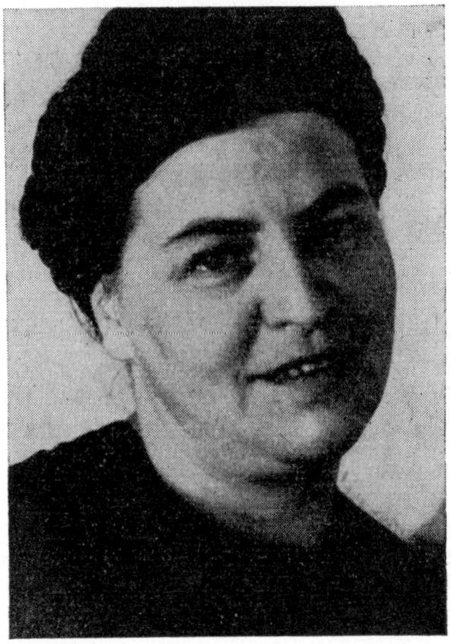
b

Abb. 122. a) Trigeminusneuralgie nach 4jähriger Morphiumbehandlung; b) 1 Jahr nach Behandlung mit hypnotischer Analgesie durch Ablationshypnose (Fall auf S. 491);

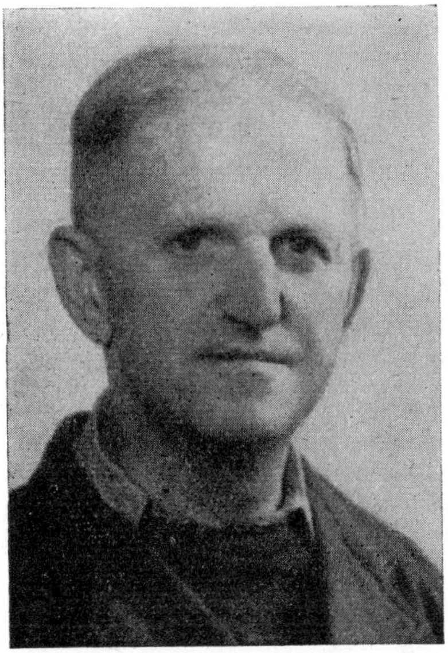
a

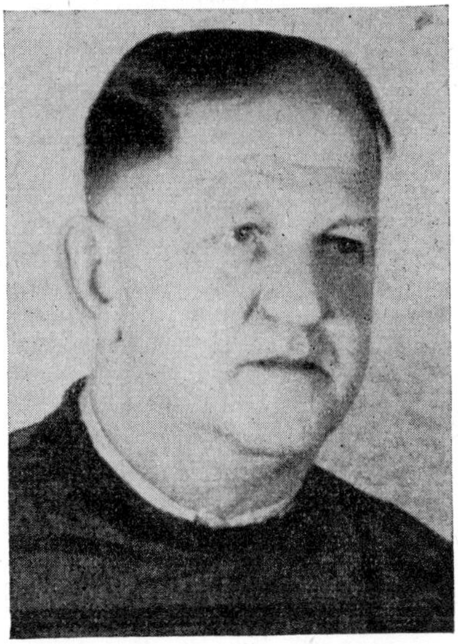
b

Abb. 123 a) Plexusneuralgie nach 4jähriger Morphiumbehandlung; b) 1 Jahr nach Behandlung mit hypnotischer Analgesie durch Ablationshypnose (Fall auf S. 494 oben)

• 3. 41jähriger Personalleiter eines Fabrikationsbetriebes. Er geriet vor 17 Jahren als Maschinist mit der linken Hand in eine Transmission; durch die mit gewaltigem Ruck erfolgende Zerrung trat eine Armplexusschädigung im Sinne einer sofortigen totalen Plexuslähmung und schwerster Schmerzzustände im linken Arm ein. Heißluft, Massage, Stellatuminjektionen, Grenzstrangteilresektion, Nerventeilresektion und Leitungsanästhesie vermochten die Schmerzzustände nur ungenügend zu beeinflussen, so daß eine Amputation des ganzen linken Armes vorgenommen wurde. Danach bestanden die Beschwerden in Form von Phantomschmerzen fort. Daraufhin erhielt der Patient 4 Jahre lang Morphium in steigenden Dosen. Sodann wurde eine Entziehungskur vorgenommen. Anschließend waren die seit 17 Jahren bestehenden Schmerzen wieder ungedämpft heftig. In dieser Lage stellten wir die Indikation zur hypnotischen Analgesie. In einem Vierteljahr stationärer Hypnosebehandlung wurde dieses Ziel mit einer posthypnotischen Wirkung von 3 Stunden erreicht und der Patient auf Ablationshypnose umgestellt. Er führt diese zu Hause regelmäßig durch, ist daraufhin schmerzfrei, morphiumfrei und uneingeschränkt berufstätig. Nachbeobachtungszeit 5 Jahre (s. Abb. 123a und b). Hypnosebehandlung Bauer.

• 4. 45jährige Kontoristin. Stumpfneuralgie nach Amputation des linken Oberschenkels wegen Kriegsverwundung vor 9 Jahren. Mehrfache Moorbadekuren. Nachamputationen. Novocain-Injektionen. Ultraschall und Stangerbäder. Schwierigkeiten, da Tonbandhypnosen nicht regelmäßig Schmerzfreiheit brachten. Aus technischen Gründen Therapeutenwechsel, daraufhin Behandlungsabbruch durch Patientin. Nachbeobachtungszeit 2 Jahre. Hypnosebehandlung Rudolph, Hofmann.

• 5. 35jähriger Berufsschullehrer. Vor 13 Jahren wurde ihm 1941 durch eine Granate der linke Arm fast vollständig weggerissen. Amputation und Nachamputation am Oberarm. Seither schwerste Schmerzzustände. 1942 und 1943 Neuromoperation. Wegen fortbestehender Schmerzen Koagulation der drei die A. axillaris umlagernden Faszikel des Plexus brachialis unter Schonung nur des N. axillaris von der Mohrenheimschen Grube aus. Später Grenzstrangteilresektion und danach Versuche mit Röntgentiefenbestrahlung, ebenfalls ohne Erfolg. Es blieben dauernde Schmerzen in der linken Hals-, Schulter- und Brustseite, sowie starke Stumpf- und Phantomschmerzen. Mit Rücksicht auf die Notwendigkeit einer Dauermedikation wurde Morphium nicht gegeben. Der verzweifelte Patient flüchtete sich in die Arbeit, wurde aber wiederholt z. B. vor der Klasse vor Schmerzen ohnmächtig. Arbeitsunfähigkeit mußte oft ausgesprochen werden, jetzt wieder seit 5 Monaten. Im ganzen bestanden die Schmerzzustände nun seit 13 Jahren. In 8 Wochen stationärer Behandlung wurde hypnotische Hypalgesie herbeigeführt und die Therapie in eine Ablationshypnose übergeleitet. Der Patient führt diese seitdem zu Hause regelmäßig durch, ist dadurch schmerzarm und uneingeschränkt arbeitsfähig. Nachbeobachtungszeit 13 Jahre. Hypnosebehandlung Bauer.

• 6. 45jähriger Telefonist. 1945 durch Explosivgeschoß Schußbruch des rechten Ellenbogens. Danach ständige Schmerzen vom Ellenbogen bis in die Hand. Nach Hinzutritt einer Knochentuberkulose Amputation, die wegen kleiner Fisteln mehrfach wiederholt werden mußte, bis 1951 die Exartikulation im Schultergelenk erfolgte. Es blieben ständige Stumpf- und Phantomschmerzen. 1953 und 1954 Neuromoperation und wegen Fortbestehens der Schmerzen 6 Stellatumblockaden ohne befriedigenden Erfolg. Häufig mußte Morphium angewandt werden. Der Chirurg sah für sich keine weiteren Möglichkeiten. Wir stellten die Indikation zur hypnotischen Analgesierung. Die seit 9 Jahren bestehenden Schmerzen wurden in 5 Tagen hypnotisch vollständig ausgeschaltet. Die Schmerzfreiheit blieb posthypnotisch ohne weitere Maßnahmen bestehen. Der Patient ist seitdem morphiumfrei und voll berufstätig als Telefonist. Nach einem Jahr traten die Schmerzen erneut auf, wurden aber durch persönliche Hypnose sofort wieder beseitigt. Wiederholung der Hypnosen in großen Zeitabständen, Ablation nicht erforderlich. Nachbeobachtungszeit 13 Jahre. Hypnosebehandlung Bolland.

• 7. 35jähriger Akademiker, seit 4 Monaten Trigeminusneuralgie. Unter Novalgin-Injektionen keine ausreichende Schmerzbeeinflussung. Anhaltende posthypnotische Analgesie, keine Ablation erforderlich. Rezidiv nach $2^1/_2$ Jahren, auswärts behandelt durch Zahnextraktion ohne Schmerzbeeinflussung. Hypnosebehandlung nicht wieder aufgenommen. Hypnosebehandlung Bolland.

• 8. 31jähriger Abteilungsleiter, Stumpfkausalgie und Phantomschmerz. 18jährig Granatsplitterverletzung, Amputation des linken Oberschenkels. 29jährig Stumpfneuralgie, Neuromoperation, danach Entwicklung des vollen Schmerzzustandes. 2 Grenzstrangblockaden erfolglos. Analgetica, fast 2 Jahre Morphium. Posthypnotisch volle Schmerzfreiheit. Rezidiv nach 3 Jahren unter schwerer psychischer Belastung. Danach Einstellung auf Ablationshypnose mittels Tonband, arbeitsfähig, morphiumfrei. Nachbeobachtungszeit 8 Jahre. Hypnosebehandlung BAUER, SCHAEFFER.

• 9. 45jährige kaufmännische Angestellte, Trigeminus-Neuralgie, III. Ast. Ausgelöst durch Tonsillektomie vor 8 Jahren. Alkoholinjektionen, Propaphenin, Novocaininjektionen. Ergebnisloser Hypnoseversuch. Seit 3 Jahren invalidisiert. Bei Ersthypnose Analgesie, posthypnotisch nur Kribbelempfindung, Tafelhypnose, Tonbandhypnose mit unregelmäßiger analgetischer Wirkung. Vorzeitiger Behandlungsabbruch von seiten der Patientin. Hypnosebehandlung BAUER, HOFMANN.

• 10. 27jähriger chem. techn. Assistent, Migräne (Vater genuine Epilepsie), Krankheitsdauer 20 Jahre, medikamentöse Behandlung ohne sichere Wirkung, dabei jedoch gastritische Beschwerden. Hypnotische Analgesie, Ablationshypnose durch Tonband, für 4 Jahre seltenere Anfälle, kein Erbrechen mehr, danach keine Schmerzanfälle mehr aufgetreten, voll berufstätig. Nachbeobachtungszeit 13 Jahre. Hypnosebehandlung BAUER.

• 11. 37jähriger Materialplaner, Phantomschmerz li. Fuß, ausgelöst vor 11 Jahren, nachdem Gasbrand an dem verwundeten li. Fuß zur Amputation veranlaßte. Bisher durch klimatische Kuren und kurzzeitig durch Morphium behandelt, sowie andere Medikamente. Nach 4 Wochen persönlicher Behandlung analgetische Wirkung durch Tonband und Tafel. Später am Heimatort geringere analgetische Wirkung durch Tafel und Tonband, daher persönliche Hypnosebehandlung durch Hausarzt mit bester Wirkung, mehrere Monate jeweils beschwerdefrei; Rezidiv durch Gewitter, schnell wieder überwunden. Nachbeobachtungszeit 6 Jahre. Hypnosebehandlung HOFMANN, NETTE.

• 12. 45jähriger Gütekontrolleur, Radialisneuralgie nach Schußbruch des re. Armes mit Radialislähmung, Krankheitsdauer 13 Jahre. Behandlung mit Neurolyse, Stellatumblockaden Grenzstrangresektion. Nach 7 Wochen persönlicher Hypnose und gefestigter Ablationshypnose sowie Einführung in das Autogene Training war Pat. 8 Monate ohne Tonband und verschaffte sich durch AT, das er in Anlehnung an die persönliche Hypnose durchführte, deutliche Schmerzlinderung. Im Zusammenhang mit ehelichen Spannungen ließ diese Übungsbehandlung an Intensität nach und eine Wiederauffrischung (stat. Hypnosebehandlung 1 Woche) führte zu gleichen hypnotischen und posthypnotischen Wirkungen. Nach 3jähriger Nachbeobachtungszeit Übernahme der Tonbandablationshypnose durch die Hausärztin. Hypnosebehandlung BAUER, HOFMANN, PAPENBERG.

• 13. 34jähriger Ingenieur. Phantomschmerz re. Oberarm nach Explosivgeschoßverletzung, Gasbrand und Amputation. Krankheitsdauer 15 Jahre, medikamentöse Vorbehandlung. Seit Behandlung mit Ablationshypnose (Tonband) beschwerdefrei. Nach Ablauf von 7 Monaten posthypnotisch watteartige Mißempfindungen, die noch keine Behandlungsauffrischung erforderten. Nach Bekräftigung der Ablationshypnose, 4 Jahre nach der erreichten posthypnotischen Analgesie ist der Patient bis heute beschwerdefrei. Gesamtbeobachtungsdauer 11 Jahre. Hypnosebehandlung HOFMANN, I. SCHNABEL, G. SCHNABEL.

• 14. 48jähriger Akademiker mit schwerster Migraine cervicale. Seit 7 Jahren Streckbehandlung, Schädeltrepanation wegen Verdacht auf Arachnitis, Elektroschockbehandlung wegen reaktiver Depression, zuletzt ein Jahr lang täglich 0,16 g Morphium. Posthypnotisch schmerzfrei, Ablationshypnose. Morphiumfrei. Nach 4 Monaten hochfieberhafte Grippe mit Versagen der Ablationshypnose, seitdem wieder ausschließlich Morphium und Psychotherapieresistenz. Nach Entziehungskur erscheinungsfrei. Hypnosebehandlung KLUMBIES.

• 15. 34jährige Hausfrau, Migräne, Krankheitsdauer 3 Jahre, Behandlung mit Medikamenten, seit 1 Jahr nicht mehr fähig zu arbeiten, da die Beschwerden tagelang anhielten. Hypnotische Analgesie. Zunächst bei Hypnosen im Abstand von mehreren Tagen Verschlimmerung der Anfälle, die zwischenzeitlich einsetzten, dann auf tägliche Ablationshypnose baldige Besserung bis zum völligen Verschwinden der Anfälle. Verminderung der posthypnotischen Wirkung durch Eheprobleme, vorübergehend Medikamente angewandt, nach etwa 2 Jahren Behandlung sehr seltene, regelmäßig durch Ablationshypnose zu kupierende Migräneanfälle. Nachbeobachtungszeit 14 Jahre. Hypnosebehandlung BAUER, CHRISTL, BOLLAND.

• 16. 40jähriger Technischer Leiter, Kausalgie beider Beine nach MG-Durchschuß der Wirbelsäule mit 20 Jahren. Laminektomie, Radiumbäder, Analgetica, Morphin und Pantopon. Arbeitsfähig und morphinfrei nach Ablationshypnose mit Tonband. Nach 6 Jahren Unfall mit Wirbelsäulenprellung, Dauerschmerz beider Beine, hypnotisch nicht ausreichend beeinflußbar. Nach neurochirurgischem Eingriff bis heute schmerzfrei. Hypnosebehandlung SCHAEFFER.

• 17. 62jähriger Verwaltungsangestellter, Schulter-Arm-Schmerz bei schwerer Cervicalchondrose seit 4 Jahren. Stellatumblockaden, Glissonsche Schlinge, Skalenotomie, Laminektomie ohne Erfolg. Vor der geplanten Radikotomie Versuch mit hypnotischer Analgesie. Durch Ablationshypnose mittels Tonband und später auch Tafel arbeitsfähig und schmerzfrei. Nachbeobachtungszeit 7 Jahre. Hypnosebehandlung SCHAEFFER.

• 18. 50jähriger Abteilungsleiter, Phantomschmerz nach linksseitiger Oberschenkelamputation vor 17 Jahren wegen Kriegsverwundung. Nachamputation, Kurzwellen, Analgetika und Novocain-Infiltrationen ohne Erfolg. Bei ersten Hypnosen vollständige Analgesie. Ablationshypnose. Sorgen um den Gesundheitszustand der Frau hoben Wirkung der Ablationshypnose zu Hause auf. Morphiuminjektionen, Schlaftherapie durch andere Behandlungseinrichtungen, Linderung der Phantomschmerzen, jedoch Herz- und Kreislaufbeschwerden. Auf Nachfrage keine Antwort mehr. Nachbeobachtungszeit 4 Jahre. Hypnosebehandlung BAUER, RÖMER.

• 19. 79jähriger Telefonist, Trigeminusneuralgie I. bis III. re. nach einer Erkältungskrankheit. Krankheitsdauer 22 Jahre, behandelt mit Analgetica, Neurexhairese I. Ast, Kurzwelle, Injektionen. Seit Behandlung mit Ablationshypnose (Tonband) schmerzfrei. Nachbeobachtungsseit 7 Jahre. Hypnosebehandlung RICHTER, G. SCHNABEL.

• 20. 37jähriger Lehrer mit Phantomschmerz im li. Oberschenkel. Amputation nach Granatsplitterverletzung. Krankheitsdauer 3 Jahre. Behandelt mit Analgetica. Seit Behandlung mit Ablationshypnose (Tonband) nahezu schmerzfrei. Nachbeobachtungszeit 7 Jahre. Hypnosebehandlung BAUER, RICHTER, G. SCHNABEL.

• 21. 60jähriger Sachbearbeiter, Phantomschmerz nach Amputation des linken Oberschenkels wegen Straßenbahnunfall mit 39 Jahren. Neuromoperation, Röntgen-Tiefenbestrahlung, peridurale Blockaden, Morphin seit 4 Jahren. Schmerzfrei und arbeitsfähig mit Ablationshypnose mittels Tonband. Nach 4 Jahren Rückfall in Analgetica- und Morphin-Behandlung. Hypnosebehandlung SCHAEFFER.

• 22. 31jähriger Chemiker. Kausalgie li. Arm. Plexusabriß nach Verkehrsunfall. Krankheitsdauer 1 Jahr. Bisherige Behandlung: Plexusrevision, Stellatumblockaden, physikalische Therapie-Analgetica und Pavium. Seit Behandlung mit Ablationshypnose (Tonband) schmerzfrei. Nachbeobachtungszeit 6 Jahre. Hypnosebehandlung RICHTER, G. SCHNABEL, VENNER.

• 23. 42jähriger Werkleiter, Phantomschmerz nach Amputation des linken Oberarms wegen Ellenbogengelenk-Schußbruch mit 21 Jahren, Stellatumblockaden, 2 Neuromoperationen und Stumpfrevision ohne dauerhaften Erfolg. Hohe Dosen Analgetica. Seit 1 Jahr invalidisiert. Hypnotische Schmerzlinderung nach seinen Angaben 50%, Ablationshypnose mit Tonband. 6 Jahre Nachbeobachtung. Hypnosebehandlung RICHTER, SCHAEFFER.

• 24. 57jähriger Rentner. Phantomschmerz re. Hand. Amputation re. Oberarm 1954 nach Unfall 1953. Krankheitsdauer 9 Jahre. Medikamente, stereotaktische Operation, Chordotomie unbefriedigend. Seit Behandlung mit Ablationshypnose (Tonband) nahezu schmerzfrei, jedoch häufig Rezidive und Wiederauffrischungen. Nachbeobachtungszeit 6 Jahre. Hypnosebehandlung G. SCHNABEL.

• 25. 54jähriger Glasschleifer, Stumpfkausalgie des linken Unterschenkels nach Amputation wegen Schußbruch mit 33 Jahren. Neuromoperation, Blockaden, Nachamputation, Neurotomie ohne Erfolg. Hypnotische Analgesie, nach Ablation bis 15 Std. Schmerzfreiheit. Auf Heimreise Rezidiv. Der früher oft enttäuschte Patient resignierte und nahm Hypnosebehandlung nicht wieder auf. Hypnosebehandlung SCHAEFFER.

• 26. 70jähriger Rentner, Phantomschmerz seit 5 Jahren nach linksseitiger Oberschenkelamputation wegen Endarteriitis obliterans. Neuromoperation und Propaphenin-Jenacain-Kur ohne Erfolg. Gute posthypnotische Analgesie, Ablationshypnose mittels Tonband. Kurz vor Entlassung an Lungenembolie verstorben. Hypnosebehandlung SCHAEFFER.

• 27. 56jähriger Gütekontrolleur, Phantomschmerz nach Amputation des linken Oberschenkels wegen Unterschenkelschußbruch mit 31 Jahren. 5 Nachamputationen, Analgetica, Phenothiazine, Autogenes Training ohne Erfolg. Posthypnotische Analgesie, Ablationshypnose mittels Tonband, arbeitsfähig entlassen. Nachbeobachtungszeit 10 Monate. Hypnosebehandlung SCHAEFFER.

Zusammengefaßt lagen bei den 22 mit Erfolg Behandelten folgende Krankheitszustände vor:

Kausalgie	7
Phantomschmerz	6
Trigeminusneuralgie	4
(Plexus-)Neuralgie	3
Migräne	2
	22

Es handelt sich um 19 Männer und 3 Frauen. Sie waren bei Beginn unserer Behandlung zwischen 27 und 79 Jahre alt, im Durchschnitt 44 Jahre. (1 unter 30; 16 zwischen 30 und 50; 5 über 50 Jahre.) Sie sind von Beruf Maschinist, Gütekontrolleur 2, Telefonist 2, Versicherungs-, Verwaltungsangestellter, Sachbearbeiter, Lehrer 2, Ingenieur, Chemiker 2, Akademiker 2, Planer, technischer, Abteilungs-, Werkleiter 2, Hausfrau und Rentner.

Bei 15 der 22 ging die Erkrankung von folgenden Traumen aus:

10 Kriegsverwundungen an Gliedmaßen oder Wirbelsäule durch Granatsplitter, Schußbruch oder Explosivgeschoß, z.T. kompliziert durch Gasbrand oder Knochentuberkulose;
4 Arbeits- oder Verkehrsunfälle mit Gliedmaßenverlust oder Plexusläsion;
1 Dolchstich bis ins Rückenmark;
10 Amputationen wurden dadurch erforderlich, 8 nach Verwundungen und 2 nach Unfällen.

Zur Schmerzbeseitigung waren bei den 22 Patienten folgende Operationen vorgenommen worden; jeder Eingriff ist nur einmal aufgeführt; bei wiederholten Blokkaden ist nicht deren Zahl, sondern nur die Zahl der betreffenden Patienten angegeben:

Stumpfrevision	1	Plexusrevision	1
Nachamputationen	5	Plexuskoagulation	1
Neuromoperationen	6	Skalenotomie	1
Neurolyse	1	Amputation	1
Leitungsanästhesien	1	Neurexhairese	2
Nervenresektion	1	Injekt. i. Ggl. Gasseri	3
Stellatumblockaden	7	Laminektomie	1

Grenzstrangblockaden	1	Rückenm.verwachs. gelöst	1
Grenzstrangresektion	3	Chordotomie	2
Periduralblockaden	1	Schädeltrepanation	1
Streckbehandlung	2	Stereotaktische Hirnop.	1

Morphium erhielten 9 der 22 Patienten häufig oder regelmäßig, und zwar 6 regelmäßig seit 1–2–4–4–4–5 Jahren. In einem Falle wurden täglich 10 Injektionen verabfolgt, in einem anderen erreichte die Gesamtdosis 175 Gramm.

Die Krankheitsdauer betrug bis zur Aufnahme unserer Behandlung maximal 25, im Durchschnitt 11 Jahre. (Bei 10 über 10 Jahre, bei 4 über 5 Jahre, bei 8 bis 5 Jahre.)

Durch die Hypnosebehandlung wurde in 18 Fällen eine Analgesie, in 2 eine fast vollständige Analgesie und in 2 eine Hypalgesie (halbe Schmerzstärke nach Angabe der Patienten) erzielt, und zwar mit posthypnotischer Wirkung. Erfolge ohne posthypnotischen Effekt haben wir, wie schon berichtet, den Mißerfolgen zugezählt.

Die posthypnotische Wirkung klang in jedem Falle wieder ab, allerdings in unterschiedlicher Zeitdauer. Sie überschritt bei 2 Patienten Halbjahresfristen, so daß persönliche Hypnosen zur Auffrischung genügten. Die kürzeren Fristen in 20 Fällen erforderten häufigere Erneuerungen der Wirkung, die wir dann durch die Ablationshypnose erzielten, also ohne Hypnotiseur. Patienten mit posthypnotischer Analgesie, bei denen die erforderliche Ablation nicht gelang, sind hier nicht mehr erwähnt, da wir sie oben schon den Mißerfolgen zugerechnet haben.

Die benötigte Zahl an Hypnosen und Behandlungstagen ist für die einzelnen Behandlungsabschnitte aus Tab. 27 ersichtlich. In der Regel wird erst nach Erreichen der Analgesie die Ablationshypnose erarbeitet. Die kunstgerechte Abtrennung (ablatio) des Hypnosevorganges vom Hypnotiseur unter Erhaltung der vollen Wirksamkeit erfordert Bemühungen, die eine gewisse Zeit in Anspruch nehmen (Abb. 124).

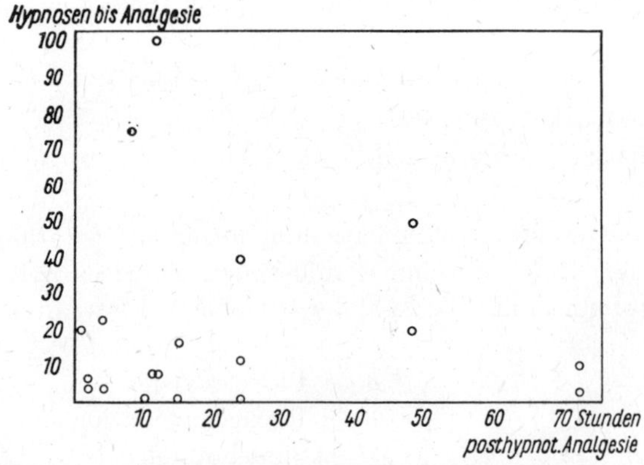

Abb. 124. Die erforderliche Zahl der Hypnosen bis zum Erreichen der therapeutischen Analgesie steht in keiner Beziehung zur Dauer der posthypnotischen Analgesie. Also nicht etwa: Bei Leichtsuggestibilität wenig Aufwand und lange Wirkung; oder umgekehrt. Auch zwischen den anderen Größen der Tab. 27 gibt es nach einer Untersuchung mit Schaeffer, Bauer und Schnabel keine Zusammenhangsregel.

Tab. 27. Aufwand an Hypnosen und Zeitdauer der Behandlungsabschnitte
(*Die laufende Nummer entspricht der Reihenfolge der Patienten im Text*)

		1.	2.	3.	4.	5.	6.	7.	8.	9.	10.	11.	12.	13.	14.
Bis zum Erzielen der hypnotischen Analgesie	Hypnosen	75			4	15[1]	12	14	8	7	3		17	40	
	Tage	18	11		2	20	10	20	8	4	1		19	30	
Bis zum Abklingen der posthypnotischen Analgesie	Stunden	5	3		2	8	5000	5000	12	2	72	24	15	24	
Bis zum Erzielen der Ablationshypnose	Hypnosen	110			20	26			6	163	4	50	38	54	
	Tage	23	11		30	30			8	63	2	30	42	40	
Bis zum Abklingen der Ablationshypnose	Tage		100			150			215		400		200		
Bis zum Erzielen ihrer Wiederauffrischung	Hypnosen	1	1			20	2	2	3		4		2		
	Tage	1	1			10	2	2	3		1		1		

		15.	16.	17.	18.	19.	20.	21.	22.	23.	24.	25.	26.	27.	
Bis zum Erzielen der hypnotischen Analgesie	Hypnosen	10	8	1	100	20	12	1	20	50[1]	50	1	23	4	
	Tage	14	8	1	56	10	10	1	20		30	1	34	3	
Bis zum Abklingen der posthypnotischen Analgesie	Stunden	72	12	24	12	48	24	10	1	2	48	15	4	4	
Bis zum Erzielen der Ablationshypnose	Hypnosen	15	20	32	12	42	50	4	150	90	60		36	24	
	Tage	20	21	40	6	39	30	3	60	120	40		64	30	
Bis zum Abklingen der Ablationshypnose	Tage	33	88	63		384	480	181	180	318	200				
Bis zum Erzielen ihrer Wiederauffrischung	Hypnosen	2	10	3		50	8	20	6	10	30				
	Tage	1	3	1		50	8	24	6	6	21				

[1]) Nur Hypalgesie.

Danach kann die Ablationshypnose wie eben ein bedingter Reflex immer wieder ausgelöst werden mit analgesierender Wirkung. Dies soll der Patient stets vor dem Abklingen der posthypnotischen Analgesie wiederholen. Im Laufe der Zeit wird die Auslösbarkeit des bedingten Reflexes schwächer, wenn er nicht vom unbedingten Reiz bekräftigt wird, d.h., die Wirkung der Ablationshypnosen klingt langsam ab. Eine persönliche Wiederauffrischung wird erforderlich. Das wiederholt sich in einem etwas variablen Rhythmus.

Die Ablationshypnose mit gezielten Suggestionen gegen die Schmerzen wird, wie wir in dem ihr gewidmeten Kapitel erläutern, oft erst möglich durch die Nutzung eines Tonbandgerätes. Für die Dauerbehandlung schwerer Schmerzzustände wurden von unserem Gesundheitswesen im Laufe der Zeit 13 Tonbandgeräte Patienten kostenlos zur Verfügung gestellt. Dieser großzügige Entschluß führte im Ergebnis zu Kosteneinsparungen. (Offizielle Regelung in Verf. u. Mitt. d. Min. f. Gesdhwes. Nr. 22/1973 S. 212 unter 2.3.).

Die erfolgreiche hypnotische Schmerzbehandlung hatte bei 17 der 22 Patienten bleibenden Bestand. Die Nachbeobachtungszeit beträgt im Durchschnitt $8^1/_2$ Jahre; bei 3 bis zu 5 Jahren, bei 8 bis zu 10 Jahren, bei 5 bis zu 15 Jahren, bei 1 Patient 20 Jahre. Dagegen trat bei 5 ein Versagen ein, und zwar nach 0,4–2–2–4–6 Jahren.

9 der 22 Patienten hatten vorher regelmäßig oder häufig Morphium erhalten. Alle wurden zunächst morphiumfrei. 6 blieben es bis heute mit Nachbeobachtungszeiten zwischen 5 und 27 Jahren. Die andern 3 gehörten zu den 5 Spätversagern der Hypnosebehandlung nach 0,4–4 Jahren (Tab. 28).

Tab. 28. Morphium vor und nach Ablationshypnose zur Schmerzbehandlung. Fallberichte auf S. 491–497 in diesem Kapitel.

Fall	Morphium			
	vorher	in Jahren	nachher	in Jahren
1	regelmäßig	4	morphiumfrei	27
6	häufig	7	morphiumfrei	13
8	regelmäßig	2	morphiumfrei	8
16	häufig	20	morphiumfrei	6
22	häufig	1	morphiumfrei	6
3	regelmäßig	4	morphiumfrei	5
21	regelmäßig	4	rückfällig	4
2	regelmäßig	5	rückfällig	2
14	regelmäßig	1	rückfällig	0,4

Lähmungen

Die Diagnose der psychogenen Lähmung ist leicht. Für den Nachweis der normalen Nervenfunktion gibt es objektive Kriterien. Erfahrungsgemäß wird die Diagnose aber leicht verfehlt, sobald eine Atrophie vorliegt. Es wird dann meist eine multiple Sklerose oder abgeklungene disseminierte Myelitis angenommen, also Erkrankungen, die es gestatten, mangels eines eindeutigen Befundes wenigstens geringe Seitendifferenzen, Steigerungen oder Abschwächungen der Reflexe in systemloser Kombination als Hinweis auf einen organpathologischen Prozeß zu verwerten. Epikritisch stellt sich dann heraus, daß der Untersucher unter dem Eindruck der Atrophie normale Reflexvarianten überbewertet hat. Selbstverständlich sind psychogene Lähmungen von einer Muskelatrophie gefolgt, sofern es sich nicht um bloße Simulation im öffentlichen Gebrauch handelt. Bei jahrelangem Bestehen kann die Inaktivitätsatrophie erschreckende Ausmaße annehmen. Die Atrophie trifft natürlich alle an der ausfallenden Tätigkeit beteiligten Muskeln gleichmäßig und niemals isolierte Muskeln oder Muskelgruppen wie bei Erkrankungen der Vorderhornzellen des Rückenmarks bzw. des motorischen Nerven oder bei atrophischen Formen der progressiven Muskeldystrophie. Bleiben Zweifel an der Psychogenese, so empfehlen wir zu einer raschen, ersten Klärung Enthemmungsdiagnostik:

• Eine 35jährige kann die Beine nicht bewegen. Hochgradige Atrophie der Beinmuskulatur. Bei elektrischer Prüfung regelrechte Verhältnisse. Kein beweisender neurologischer Befund, doch angesichts geringer Seitendifferenzen der Reflexe wurde von einer Seite eine multiple Sklerose angenommen, von anderer ein Restzustand nach Encephalomyelitis disseminata. Wir brachten die Patientin in das Exitationsstadium einer Narkose. Sie begann mit beiden Beinen zu strampeln und dirigierte sie nach ihren Augenblicksabsichten. Eine im wesentlichen psychogene Gangstörung war damit in wenigen Minuten bewiesen, nachdem diese Hausfrau und Mutter 4 Jahre lang bettlägerig unter den vorgenannten Verdachtsdiagnosen behandelt worden war.

Natürlich handelt es sich bei dieser Maßnahme nur um eine bequeme und rasche Orientierung, auf die man sogar meist angesichts klarer Verhältnisse verzichten kann. Sie ersetzt nicht die eingehendere psychische Klärung und Behandlung. Ein therapeutischer Wert kommt ihr alleine nicht zu. Man könnte zwar an sie anknüpfend gleich weiterbehandeln, doch ist das gar nicht notwendig. Die Prognose der psychotherapeutischen Behandlung ist auch ohnedem recht günstig. Wir erinnern hier auch an die zahlreichen, zum Teil gut beglaubigten Wunderheilungen Lahmer in der religiösen Sphäre.

Das langzeitige Verschleppen psychogener Lähmungen, wie es das vorgenannte Beispiel illustriert, ist leider eine häufige Erscheinung. Dies muß nachdrücklich betont werden. Es steht in besonderem Kontrast zu der raschen Heilung der Patientin. Worin ist diese Diskrepanz begründet? Gehen wir zur Klärung dieser Frage von einem konkreten Beispiel aus! Ein Patient konsultiert nacheinander sieben Ärzte (wir zählen sie im nachfolgenden Bericht nicht einzeln auf). Jeder von diesen geht sorgfältig vor und wird sich über die psychogene Natur der Lähmung klar. Gebrauchsfähig wird der Arm aber erst durch die richtige Nutzung dieser Erkenntnis, und zwar in 5 Minuten.

• Ein 14jähriger Schulentlassener hat mit einem anderen Radfahrer, nämlich mit seinem ehemaligen Klassenlehrer, einen Zusammenprall, stürzt und zieht sich eine Oberarmfraktur zu, während der alte Lehrer weiterfährt. Nachdem der Stützverband wieder abgenommen werden konnte, stellte sich eine schlaffe *Lähmung des ganzen rechten Armes* ein. Die neurologische Untersuchung ergab eine normale Reflexerregbarkeit. Es fiel auf, daß das Herabfallen des Armes nach passiver Hebung nicht brüsk, sondern schonender erfolgte. Der Neurologe meinte auch bei Zureden und geringer Mithilfe eine aktive Bewegungskomponente des Patienten festgestellt zu haben. Die Umfangmessung erwies noch keine Atrophie. Die Prüfung der elektrischen Erregbarkeit brachte normale Befunde. Dagegen war die Sensibilität am rechten Arm herabgesetzt. Der Untersucher stutzte, als die Nadelstichstellen sich nach einigen Minuten als kleine Quaddeln darstellten. Er mutmaßte aber, daß diese Anomalie auch bei psychogenen Störungen auftreten könne. (Sie wird sogar häufig als direkter Hinweis auf die Psychogenese gewertet und hat schon bei den Hexenprozessen im Mittelalter eine Rolle gespielt. Nach unseren Erfahrungen kommt ihr keine differentialdiagnostische Bedeutung zu. Wir verweisen auf unseren Abschnitt „Urticaria factitia" auf S. 470.) Die der Untersuchung entspringende Diagnose lautete: Psychogene Fixierung einer Immobilisation, unklar, ob bewußt oder unbewußt. Dieser sorgfältigen und kritischen Befunderhebung und Diagnosenstellung steht nun als Therapie gegenüber: Schwellstrom. Faradische Reizungen von an- und abschwellender Stromstärke ahmen die physiologischen Verhältnisse der Muskelreizung nach und sind entsprechend bei schlaffer Lähmung angezeigt. Ob die Stromstärke im vorliegenden Falle reichlicher dosiert wurde, wissen wir nicht, geholfen hat dies Verfahren jedenfalls nichts. Nun erfolgte Einweisung in eine nervenklinische Abteilung. Dort werden die erhobenen Befunde erneut bestätigt, außerdem wird bemerkt, daß am rechten Arm selbst bei tiefem Einstechen Hautblutungen ausbleiben. (Dies wird vielfach als Begleitsymptom eines psychogenen, ursprünglich eines hysterischen Sensibilitätsverlustes betrachtet. Auch dem können wir aus unserer Erfahrung nicht zustimmen. Wir verweisen auf den Abschnitt „Anästhesie" auf S. 485.) Es wird auch eine Rücksprache mit den Eltern des 14jährigen Patienten herbeigeführt, aus der sich ergibt, daß eine Gerichtsverhandlung anberaumt ist, auf der die Verantwortung des anderen Radfahrers auch an dem Dauerleiden bemessen werden soll. An diese sachgerechte Klärung schloß sich nun als Behandlung „psychotherapeutischer Zuspruch" an. Ergebnis: „Der Patient erwies sich als völlig renitent, so daß seine Haltung als zweckbetont erscheinen muß". Sehr bemerkenswert ist die Stellungnahme des Hausarztes: „Ich kenne den Jungen seit seiner Geburt und auch die Eltern. Nach meiner Ansicht kommt eine renitente Haltung nicht in Frage. Auch liegt eine Rentensucht von seiten des Jungen nicht vor, zumal die Familie weiß, daß der Verursacher des Unfalls nie in der Lage sein wird, eine Rente zu zahlen." Als wir den Patienten sahen, waren 5 Monate seit der Verbandabnahme vergangen. Wir ließen zunächst die genauen Umstände klären, unter denen die Lähmung eingetreten war. Der Patient berichtete, daß er nach dem Ablegen des Stützverbandes den Arm noch bewegen konnte. Die Lähmung trat kurz darauf in der folgenden Situation ein. Der Patient arbeitete nach der Schulentlassung als Bürogehilfe bei einem Rechtsanwalt. Dieser nahm sich nach dem Unfall seines Angestellten an und wandte sich schriftlich an den Lehrer mit dem Ersuchen, eine Schuldanerkenntnis zu unterschreiben. Er forderte ihn auf, sich dessen bewußt zu sein, was er angerichtet hat; es könnten ja auch noch weitere Folgen dazukommen. Wir wissen nicht, ob die Einzelheiten abgewogen wiedergegeben sind, aber in dieser Weise haben sie jedenfalls den Patienten beeindruckt, und das ist es ja gerade, worauf es ankommt. Man muß sich auch vor Augen halten, daß für einen 14jährigen ein Schriftverkehr über die eigene Person, gerichtet gegen seinen ehemaligen Klassenlehrer und ausgehend von seinem jetzigen Chef, ein gesteigertes psychisches Gewicht hat, ganz abgesehen von den Unfallzusammenhängen. Der Lehrer lehnte brieflich irgendeine Schuldanerkenntnis ab. Und jetzt trat die Lähmung ein. Der Patient schrieb währenddessen mit der Linken. Man entschloß sich zur Klageerhebung, da die Schuldfrage durch Zeugen eindeutig beantwortet erschien. Das Interesse des Jungen war nicht auf eine Rente gerichtet, aber: „... er soll seine Schuld bekennen!". Bei der Exploration durch unseren Psychologen stand ein Dynamograph in der Nähe, und der Patient wurde aufgefordert, diesen mit der gesunden Hand kräftig zu betätigen. Es wurden geringe Mitbewegungen des gelähmten Zeigefingers beobachtet. Und nun zögerte unser Mitarbeiter nicht, die gelähmte Hand des Patienten an den Griff des Dynamographen zu stecken und mit kräftigen Wachsuggestionen die volle Beweglichkeit allmählich wieder zu erreichen. Da jede aktive Bewegung vom Dynamographen sofort ablesbar aufgeschrieben wird, wurde die festgehaltene Objektivierung jedes kleinsten und jedes weiteren Erfolges zu einer wirksamen Unterstützung der Suggestivbehandlung. Anschließend wurde der Patient veranlaßt, mit der bis dahin gelähmten Hand wieder zu schreiben (Abb. 125).

Der weitere Fortgang war folgender. Der Vater des Jungen war von dieser Behandlung, die seiner Ansicht nach keine war, sondern nur den mangelnden guten Willen bloßstellte, betreten und verübelte diesen Weg sogar dem überweisenden Hausarzt. Die Lähmung stellte sich wieder ein, und es mußte erst von weither und unter finanziellen Opfern ein „berühmtes Präparat",

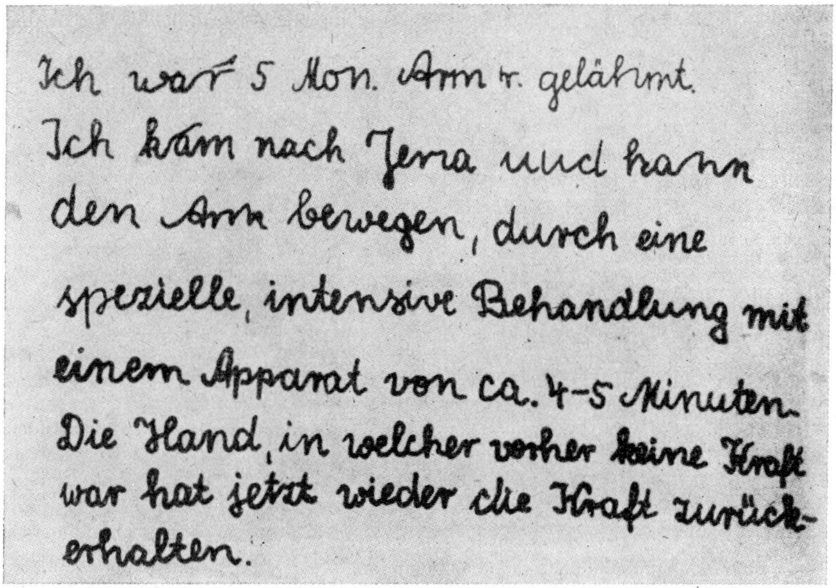
Ich war 5 Mon. Arm r. gelähmt.
Ich kam nach Jena und kann
den Arm bewegen, durch eine
spezielle, intensive Behandlung mit
einem Apparat von ca. 4-5 Minuten.
Die Hand, in welcher vorher keine Kraft
war hat jetzt wieder die Kraft zurück-
erhalten.

Abb. 125. Schlußphase der suggestiven Aufhebung einer psychogenen Armlähmung im Schriftbild. Bericht auf S. 501.

besorgt werden (es handelte sich um Vitamin B_1, das der Patient auch schon vorher erhalten hatte); dieses bildete die goldene Brücke, auf der die Rückkehr zur Gesundung in akzeptabler Form eintrat.

Dieses Beispiel ist in vielerlei Hinsicht lehrreich. Beginnen wir vom Ende her mit unserem eigenen Fehler. Eine Suggestivbehandlung mit Soforterfolg hat häufig bleibenden Bestand, aber nicht immer. Erfolgskontrolle und erforderlichenfalls -befestigung gehören unerläßlich zum Programm einer solchen Behandlung. Im vorliegenden Fall hatten wir den zur ambulanten Behandlung weit angereisten Patienten um spätere schriftliche Nachricht gebeten, aber keine Antwort erhalten. Eine mehrtägige persönliche Kontrolle des Behandlungsergebnisses hätte wahrscheinlich genügt, um hier den Rückfall auszuschließen. Zweitens, eine Wachsuggestion kann bei einem unerfahrenen Dritten durchaus den Eindruck einer Übertölpelung und Bloßstellung hervorrufen und damit eine neue peinliche Lage schaffen. Dabei ganz zu Unrecht. Bis zum Eintreten des Suggestiverfolges war es zwar unklar geblieben, ob eine Simulation oder eine unbewußte Autosuggestion der Lähmung zugrunde lag. Erklärungsmöglichkeiten nach beiden Seiten lagen vor. Der Patient hatte geäußert: „... er soll seine Schuld bekennen!". Andererseits ist er von der Äußerung des Rechtsanwalts, es könne Schlimmeres eintreten, beeindruckt gewesen, die gerade im Zusammenhang mit der Schuldfrage vorgebracht worden war. Welche von den beiden psychologischen Fakten für die Armlähmung verantwortlich war, blieb noch offen. Der Suggestiverfolg aber paßt gar nicht zu einer zweckverfolgenden Simulation. Gutwilligkeit war also dem Patienten unserer Meinung nach nicht abzusprechen. Nur von der Unterstellung einer Böswilligkeit aus konnte die frühere Erfolglosigkeit eines Zuspruchs zur Annahme von Renitenz des Patienten führen. Überschauen wir die Gesamtheit der Bemühungen im vorliegenden Falle, so ist eine Diskrepanz zwischen diagnostischen und therapeutischen Leistungen schwer zu verkennen. Offensichtlich handelt es sich dabei nicht um ein nur individuelles Versagen. Es fehlt ein klares Behandlungsprogramm für psychogene Lähmungen. Dieses aber kann heute nur lauten: *Bei unbewußten Reaktionen Protreptik, Wachsuggestion oder Hypnose, bei Simulation Psychagogik oder Therapia dolorosa, bei Rentenbegehren Rentenentzug, bei Zweifeln zunächst Behandlung wie bei unbewußten Reaktionen.* Unvollständige oder mangelhafte Therapie entwertet die beste Diagnostik.

• Ein kinderloser Bauer bat seine Schwester zu heiraten, damit der Hof in der Familie bleibe. Die dem Klimakterium nicht mehr ferne Schwester heiratete auf den Wunsch ihres Bruders dessen Freund. Sie brachte ein Mädchen zur Welt. Der Bauer starb, ohne ein Testament gemacht zu haben, und seine kinderlose Frau erbte den Hof. Die inzwischen 48jährige Schwester des Verstorbenen konnte dies Geschick nicht fassen. Sie hatte bis dahin in der Kirche sich als Organistin betätigt, jetzt konnte sie die Arme nicht mehr bewegen. Für diese Lähmung ließ sich kein organischer Befund erheben. Auch Schmerzen in Schultern und Armen traten auf, die unter Behandlung mit Wärme und Massage verschwanden. Die *Armlähmung* bestand einen Monat, als wir die Patientin sahen und dann mit *Protreptik* behandelten (s. S. 249). Seitdem besteht wieder volle Bewegungsfähigkeit. Die Nachbeobachtungszeit beträgt 2 Jahre.

Die Organwahl einer psychogenen Störung fällt auch bei der Lähmung gern auf einen vorgeschädigten Ort. Die vorhandenen Beschwerden werden zum Ausgangspunkt eines autosuggestiven Hineinlebens in ein Leiden. Bei ausgeklügelter Simulation hingegen soll dem Arzt durch die Vermischung von Psychischem und Organischem das Erkennen des ersteren erschwert werden.

• Eine 36jährige Patientin wird mit *Gehstörungen* eingewiesen. Sie schlurft, schwankt beim Fortbewegen mit dem ganzen Körper und zieht das rechte Bein nach. Neben einem ausgeprägten Pes plano-valgus beiderseits wird röntgenologisch ein großer Calcaneussporn links und rechts festgestellt. Die Gehstörungen waren dadurch nicht in vollem Umfang erklärt. Sie traten zeitlich ein nach einem Wechsel der Arbeitsstelle und nun erschwerten Arbeitsbedingungen. Durch Hypnose ließen sich die Gehstörungen sofort auf das durch den organischen Befund erklärte Ausmaß herabsetzen. Es bestand kein Schlurfen, Schwanken und grobes Hinken mehr. Der Erfolg wurde im Verlaufe einer Woche gefestigt. Ein Berufswechsel aus einer mit vielem Laufen und Lastenheben verbundenen Tätigkeit war durch den organischen Befund hinreichend begründet.

Wenn ein Rentenverfahren im Gange ist, wird bewußte Simulation vielfach schon als selbstverständlich angenommen. Dieser Wert, gewissermaßen eines Diagnostikums, kommt dem Rentenverfahren natürlich nicht zu. Die Beteuerungen des Patienten sind zur Klärung einer Simulation freilich noch weniger geeignet. Man muß sich vielmehr ein Bild von seinem Charakter zu machen suchen, d. h. von seinem Lebenslauf. In einem der angeführten Beispiele wurde ersichtlich, wie der alte Hausarzt sofort und offenbar zutreffend sagen konnte: Hier scheidet eine hinterhältige Schauspielerei seitens des Patienten aus. Wie wichtig solch ein genauer Eindruck ist, zeigt, daß im gleichen Falle eine stationäre Abteilung zu der entgegengesetzten Meinung kam, obgleich sie mit großer Sorgfalt vorgegangen war. Stellt sich bei Betrachtung eines Lebenslaufes heraus, daß eine psychisch ungefestigte Persönlichkeit Geschmack am Kranksein gefunden hat und auf eine Rente zusteuert, dann ist jede Psychotherapie abzulehnen, solange noch das Rentenverfahren trügerische Hoffnungen bei dem Patienten nährt und ihn am Bestehen seiner Krankheit interessiert sein läßt.

• 39jährige Rentnerin. Mit 19 Jahren als Hausgehilfin „Nervenzusammenbruch", seitdem leichter Tremor des Kopfes und der Arme. Hat aber in verschiedenen Stellen bis vor 3 Jahren weitergearbeitet. Wegen eines Diphtherieverdachtes kam sie ins Krankenhaus, sie bekam nach ihrem Bericht hintereinander Rippenfellentzündung, Brechdurchfall, Eierstockentzündung und Gallenblasenentzündung. Nach weiteren 15 Wochen wurde sie wieder aus dem Krankenhaus entlassen. Jetzt stellte sich eine *Gangstörung* heraus, die Patientin knickte ständig in der Hüfte ein. So kam sie schon nach 18 Tagen wieder in stationäre Behandlung. Diesmal für 3 Monate. Anschließend zu Hause hatte sie multiple Klagen, konnte keinen Topf mehr heben, nichts Schweres tragen, nicht allein auf die Straße gehen. Befund: 61 kg bei 1,44 m. Klinisch und neurologisch o.B., abgesehen von einer leichten ST-Senkung im Ekg. – Wir haben eine psychotherapeutische Behandlung vor Entziehung der Rente abgelehnt.

Das häufige Ansinnen, in solchen Fällen erst zu psychotherapieren und dann über die Rente zu entscheiden, verkennt die pathogene Bedeutung der Rente und die therapeutische Bedeutung der Rentenentziehung. Es spricht außerdem für die nicht zu billigende Bereitschaft, solche Beschwerden eventuell als erwerbsmindernd anzuerkennen. Wir gehen auf die Grundsätze der Begutachtung psychogener Erkrankungen auf S. 284 näher ein.

Psychogene Lähmungen können mit psychogenen Schmerzzuständen vereint vorkommen und erwecken dann auf den ersten Anblick hin den Eindruck einer Neuritis. Jedoch ist die Reflexerregbarkeit normal, Nervenstämme und typische Druckpunkte zeigen keine hervorstechende Schmerzhaftigkeit, die Schmerzen haben keinen immer wieder einschießenden Charakter.

• In die Sprechstunde kommt eine 28jährige Patientin mit einer schmerzhaften weitgehenden *Lähmung beider Arme*. Sie ist nicht mehr in der Lage, eine Einkaufstasche zu tragen. Das Leiden besteht seit 6 Jahren. Intern und neurologisch war kein objektiver Befund zu erheben. Bisherige Behandlung: Schmerztabletten, Betaxin, Moorbadekur, Pyriferkur. Angesichts des negativen lokalen und neurologischen Befundes erhoben wir die biographische Anamnese.

Mit 8 Jahren von einem Großstadtkind erste Auskunft über die Zeugung erhalten, seitdem nicht mehr unbefangen. Die mit 11 Jahren eintretende Periode wird vor den Altersgenossinnen streng geheimgehalten. Viel Alleinsein, Vertiefung in die Musik. In einer Jugendgruppe erstmals etwas über Selbstbefriedigung gehört und daß dies ein Zeichen menschlicher Verkommenheit und Entartung sei. Mit 14 Jahren Adnexitis; durch gynäkologische Untersuchung lange deprimiert. Unterdrückt alle sich anbahnenden Beziehungen zu jungen Männern. Abitur. Durch Kriegsausgang Zusammenbruch der ganzen Lebensanschauung; Appetitlosigkeit, Gewichtsabnahme, Lebensüberdruß, intime Bekanntschaft mit einem jungen Mann, Abtreibung und Bruch des Verhältnisses. Aber seither erotisch leicht erregbar. Aus Angst vor erneuter Schwangerschaft Selbstbefriedigung. Wird in der anerzogenen Weise als Verkommenheit empfunden und ernstlich zu unterdrücken versucht. Als Rückfälle trotzdem eintreten, nimmt die Patientin die abschreckende Vorstellung zu Hilfe, bei abermaliger Masturbation würden ihr die Arme abfaulen. Vergeblich. In den Armen setzen nun Schmerzen und Lähmungserscheinungen ein. Muß deshalb das Musikstudium abbrechen, tief bedrückt, Selbstmordgedanken. Aus Verzweiflung Wiederaufnahme des alten Verhältnisses, das jedoch keinen Bestand mehr gewinnt, aber das Vertrauen zu anderen völlig untergräbt. Unter Fortsetzung der Selbstbefriedigung verstärkten sich die Beschwerden in den Armen, 6 Jahre in Behandlung mit den oben angegebenen Methoden.

Bei dieser mit einer lebhaften Vorstellungskraft begabten Künstlernatur hatte eine Autosuggestion sich durchgesetzt und eine vom Willen unabhängige Bedeutung gewonnen, gleich wie eine Fremdsuggestion in Hypnose. Wir entschlossen uns zu einer Hypnosebehandlung mit Gegensuggestionen und zu einer psychagogischen Führung. Im Verlauf dieser Behandlung gewann die Patientin den vollen Gebrauch ihrer Arme wieder, so daß sie sich schließlich mit einem Hauskonzert verabschieden konnte, in dem sie mit höchster Fingerfertigkeit Klavierwerke von Bach bis Chopin vortrug.

• Eine 26jährige Akademikerin wird überwiesen, weil ein ätiologisch unklares Verkrampfungsgefühl das Gehen behindert. Gleichzeitig bestehen seit zwei Jahren Muskelkaterschmerzen, die streifenförmig an beiden Armen und Oberschenkeln bestehen, sich dabei aber an keinen Muskelverlauf und an keine segmentalen oder peripheren Innervationsbezirke halten. Die neurologische Untersuchung in mehreren Kliniken war einschließlich Elektromyogramm und Muskelbiopsie o. B. Auch internistisch kein bemerkenswerter Befund. Bei Prüfung der groben Kraft konnte die Patientin gegen geringsten Widerstand ihre Beine kaum strecken, andererseits aber beim Sprung vom Stuhl herab ihr ganzes Körpergewicht mit den Beinen auffangen. Eine einfach suggestive Beseitigung der Störungen gelang nicht. Unerwarteterweise setzte auch im Exzitationsstadium eines Ätherrausches (Enthemmungsdiagnostik) keine normale Beinbewegung ein. Die nun erhobene biographische Anamnese erbrachte folgendes: Verwöhntes Einzelkind. Mit 14 Jahren Mutter verloren und ins Oberschulinternat; später im Studentenheim und als Untermieter gelebt. Bekam vor 2 Jahren eine Einzimmerwohnung mit Küche und Bad im Neubau. Seitdem kann sie nur Heimarbeit ausführen. Der zeitliche Zusammenhang ist so präzise, daß die Patientin angibt, ihre zweijährigen Muskelkaterschmerzen seien mit den Belastungen des Umzuges eingetreten. Obwohl sie im Urlaub kilometerlang steile Gebirgswege wandern konnte, war sie der Meinung, der tägliche Weg zum Betrieb sei von ihr nicht zu schaffen. Seine Einsparung ließe ihr auch eine Stunde länger Zeit zum Schlafen. In ihrem Berufsleben ergaben sich dadurch keine ernsten Schwierigkeiten. Sie erfüllte eine Norm, wobei sie wöchentlich einmal erledigte Aufgaben abgab und neue abholte. Sie würde zwar auch sonst hin und wieder im Betrieb benötigt, aber das gehe nun leider nicht. – Bei diesem reinen Krankheitsgewinn fehlte jeder Leidensdruck zur psychotherapeutischen Mitarbeit. Inanspruchnahme von Ärzten und Kliniken gehörte notwendigerweise in das Arrangement der Fehlentwicklung. Die für die Patientin vorteilhafte Heimarbeit war unzutreffend begründet als ärztlich zu fordernde Schonmaßnahme. Hierdurch konnte die psychische Fehlhaltung nur vertieft werden.

Kontraktur

Das gewöhnliche Bild einer spastischen Lähmung wird psychogen seltener imitiert, da es für den Laien fremdartig und schwer vorstellbar ist, es sei denn, daß er aus persönlicher Erfahrung Patienten mit derartigen Störungen eingehend kennt. Dagegen kommen spastische Kontrakturen nicht weniger häufig vor wie schlaffe Lähmungen, natürlich ohne neurologischen Befund. Die Diagnose ist deshalb schwieriger, weil nicht nur neurogene, sondern auch myogene, desmogene und arthrogene Entstehungsweisen ausgeschlossen werden müssen. So haben wir Fehldiagnosen psychogener Kontrakturen als Dupuytrensche Kontraktur oder als versteifende Polyarthritis mehrfach gesehen. Tatsächlich schließt sich ja auch an eine länger bestehende Kontraktur eine Bänderschrumpfung an, die die freie Beweglichkeit keineswegs mehr einfach von der Beseitigung des psychogenen Moments abhängig bleiben läßt. Die Diagnose klären wir im Zweifelsfalle durch Enthemmungsdiagnostik.

• Ein 17jähriger Student war mit einer *Beugekontraktur beider Kniegelenke*, die sich im Anschluß an einen Pflichtsport entwickelt hatte, in fachärztlicher Behandlung. Es wurde zunächst an eine Polyarthritis gedacht, danach mit Muskelrelaxantien behandelt. Ohne Erfolg. Nach einem

Vierteljahr Überweisung zur Frage der Psychogenie. Im narkotischen Exzitationsstadium weicht die Kontraktur einer aktiven Bewegung beider Beine. Binnen weniger Minuten war die Psychogenese geklärt, und binnen einer dreiviertel Stunde war durch Gehübungen im abklingenden Rausch mit suggestiver Unterstützung ein vollkommener und bleibender therapeutischer Erfolg erzielt.

Nicht immer bleibt beim Abklingen des Exzitationsstadiums die Störung weg, oft tritt sie in alter Form wieder ein. Dann muß eine weitergehende Psychotherapie veranlaßt werden. Indessen wird auch das erinnerte Rauscherlebnis vom Patienten erst noch verarbeitet und kann zur Spontanheilung führen, wie z. B. in dem folgenden Falle wohl einer Simulation:

• Eine schon 28jährige zahnärztliche Hilfskraft mit Abitur, deren älterer Bruder Akademiker war, hatte lange Jahre den unerfüllten Wunsch, Zahnheilkunde zu studieren. Jetzt nahm ihre jüngere Schwester ein Universitätsstudium auf, und sie selbst war immer noch nur Hilfskraft. Da verstauchte sie sich die linke Hand, es wurde eine Schiene angelegt, sie war unfähig, ihre Tätigkeit auszuüben. Am nächsten Morgen stellte sie eine Behinderung der freien Fingerbewegung fest und binnen 4 Tagen *versteifte der Daumen und Kleinfinger* mit Beugestellung im Grundgelenk. Eine neurologische Erklärung für dieses merkwürdige Bild ließ sich nicht finden. Zur Klärung der Psychogenese wurde die Patientin in das Exzitationsstadium einer Äthernarkose gebracht. Im Rausch löste sich die Kontraktur, die Patientin griff mit dieser Hand zur Maske, riß sie fort und rief: „Ja, Herr Doktor, so schnell geht das ja nicht mit der Hand!“. Mit Abklingen der Exzitation trat die alte Verkrampfung wieder ein. Die Patientin wurde zur eingehenden psychotherapeutischen Behandlung wiederbestellt; als sie das nächste Mal erschien, war inzwischen eine Spontanheilung eingetreten und die Patientin hatte ihre alte Tätigkeit wieder aufgenommen, vielleicht um nun auf einem vernünftigeren Wege zum Studium zu kommen.

• Eine 14jährige Schülerin wurde uns von chirurgischer Seite überwiesen. Sie hatte einen Unfall erlitten, erst drei Wochen später wurde eine Absprengung des Epicondylus ulnaris humeri links festgestellt. Zur Fixierung erfolgte eine Eingipsung des *Ellenbogens* für 5 Wochen. Danach bestand eine muskuläre Streckhemmung bei 125 Grad. Diese ließ sich in Narkose ohne Gewalt bis 160 Grad überwinden. Es erfolgte eine Fixierung durch Gipshülse in dieser Stellung für 17 Tage. Dann erfolgte in Narkose vollständige Streckung ohne Schwierigkeiten und Anlegen eines erneuten Gipses. Bei dessen Abnahme nach 14 Tagen ist die Patientin nicht mehr fähig, den Arm zu beugen, auch eine passive Beugung mit mäßiger Gewaltanwendung ist nicht möglich. Wir versetzten die Patientin in ein narkotisches Exzitationsstadium und übten mit ihr zusammen Beugen und Strecken. Nach Abklingen des Rausches drohte die alte Versteifung wieder einzutreten, so daß wir die Übungen im Wachen ununterbrochen 3 Stunden lang fortsetzten, bis die Patientin laufend mitmachte. An dem über 9 Wochen lang nicht frei bewegten Gelenk trat daraufhin ein Erguß ein, der sich jedoch rasch zurückbildete, ohne daß die Patientin von ihren aktiven Bewegungsübungen abkam, die sie mit ausgezeichnetem Erfolg durchführte.

Neben den Kontrakturen an der Hand, an Armen und Beinen spielt der psychogene *Schiefhals* eine zahlenmäßig bemerkenswerte Rolle.

• Ein 21jähriges Hausmädchen verlobte sich, mußte jedoch erleben, daß ihr Bräutigam sich auch mit anderen Mädchen abgab. In diese Zeit fiel ein Sturz und drei Tage danach trat bei ihr ein Schiefhals auf. Von orthopädischer Seite wurde für 6 Wochen ein Gips angelegt, der den Kopf in aufrechter Haltung fixierte. Nach Abnahme der Stütze zeigte sich eine wesentliche Besserung. Ihr Bräutigam entlobte sich, einige Zeit danach trat wiederum der Schiefhals in alter Ausprägung auf, diesmal jedoch verbunden mit einem Tremor des Kopfes. Nach 3 Jahren wurde die Patientin uns eingewiesen. Körperlich fanden sich Halsrippenbildungen beiderseits, eine Skoliose und mäßige Spondylosis deformans. Eine neurologische Erklärung für Schiefhals und Kopftremor war nicht zu finden. Die Patientin machte, obwohl sie die Volksschule als Durchschnittsschülerin absolviert hatte, keinen sehr geweckten Eindruck, so daß eine analytisch-psychagogische ebenso wie eine Hypnosebehandlung auf Schwierigkeiten stieß. Wir begannen mit Narko-Hypnosen und konnten dann mit gewöhnlichen Hypnosen fortfahren. In 6 Wochen ergab sich ein voller Erfolg. Die Nachbeobachtungszeit beträgt ein Jahr.

Während in diesem Falle die Halsrippen und ein Sturz bestimmend für die Lokalisation des psychisch fixierten Symptoms waren, zeigt sich in anderen Fällen Anknüpfung an eine gewohnte Kopfhaltung, die sich aus der Berufstätigkeit ergibt, wenn in diese Situation starke innere Erregungen einfließen.

• Ein 48jähriger Bankangestellter ist seit dem 16. Lebensjahre beruflich am Schreibtisch tätig, wobei er den Kopf gewöhnlich nach links hält. Nach der Rückkehr aus Kriegsgefangenschaft findet er seine Frau mit einem anderen Manne zusammen; er muß sich scheiden lassen. Neben anstrengender beruflicher Arbeit hat er, um zu vergessen, nebenberufliche Verpflichtungen in belastendem Ausmaß übernommen. Er ist über seine ganze enttäuschungsvolle Situation sehr unglücklich, und in dieser Lage entwickelt sich sein Schiefhals in Form einer Fixierung seiner Schreibtischhaltung.

Schließlich gibt es Schiefhalsausbildungen ohne lokale Disposition, die rein psychisch determiniert sind.

• Eine Verkäuferin hatte als Kind geschielt und war dadurch hinsichtlich ihrer äußeren Erscheinung etwas ängstlich-selbstunsicher geworden. Eines Tages steht ihr im Laden eine Kundin mit ausgeprägtem Schiefhals gegenüber. Unsere Verkäuferin schaute später genau in einen Spiegel, um sich zu vergewissern, daß sie nicht selbst ebenfalls den Kopf schief trage. Kurze Zeit danach ruft ihr der aufsichtsführende Verkaufsstellenleiter zu: „Halt den Kopf gerade!". Der Patientin schoß es durch den Sinn: Mein Kopf steht schief! Seit diesem Augenblick bestand der autosuggestiv fixierte, willensmäßig nicht beeinflußbare Torticollis.

• Eine 26jährige Schneiderin wird wegen einer *Beugekontraktur der rechten Hand* eingewiesen, die auftrat, als die Patientin erfuhr, daß sie wegen eines Diebstahls noch 41 Tage ins Gefängnis müsse. Aus der mit Vorsicht entgegenzunehmenden Anamnese ist folgendes zur Kennzeichnung erwähnenswert. Als 3jährige stürzte die Patientin von einem Heuschober 5 m tief hinab. Mit 12 Jahren mußte sie „zur Erholung der Nerven" einen Monat mit dem Schulbesuch aussetzen. Sie heiratete mit 18 Jahren auf Drängen der Eltern gegen ihren eigenen Willen einen Oberleutnant, der bei der Defloration in der Hochzeitsnacht Verletzungen am Scheidenende verursachte, die ärztliche Hilfe notwendig machten. In demselben Kriegsjahr noch wurde die 18jährige Witwe, und im folgenden Frühjahr gebar sie einen Sohn. Beim Zusammenbruch sei sie von 40 Männern vergewaltigt worden. Tripper, Schwangerschaftsunterbrechung, 8 Lueskuren. Damals traten wiederholt Krampfanfälle in Form von Primitivreaktionen bei ihr auf. Ein Arzt riet ihr zu heiraten. Sie tat es, „weil der Arzt es für sehr wichtig hielt". „Drei Monate verheiratet und schuldlos wurde ich geschieden. Er war schwer zuckerkrank und wollte nie Arbeit und ich mußte arbeiten und sollte Ihm ernähren ich konnte es nicht." Bei einer Auseinandersetzung warf er sie die Treppe hinab. Es trat ein Schlüsselbeinbruch und ein Abort ein. Während die Patientin im Krankenhaus war, schwängerte ihr zweiter Mann ihre Freundin. Zwei Jahre nach der Scheidung heiratete sie zum dritten Mal, sie war damals 24 Jahre alt. Dieser Mann war doppelamputiert und hatte im Krankenhaus ihr leid getan, zumal er einen sehr sympathischen Eindruck machte. Nach der Hochzeit entwickelte er sich zum Haustyrannen, der seine Frau schlug, worauf sie mit häufigen Primitivreaktionen reagierte. Sexuell zeigte er eine starke analerotische Komponente, die sie oral befriedigen mußte. Durch Eingaben bei höchsten Regierungsstellen verschaffte sie dem Schwerbeschädigten eine Buchhalterstelle. Er konnte seine Verdienststufe nicht halten. In der Nacht nach der Gehaltskürzung hatte die Patientin einen erneuten Anfall, und es blieb ihre rechte Hand in Fauststellung versteift. Eine andere Geldangelegenheit hatte die Patientin in der gleichen Zeit sehr beschäftigt. Vor einem Jahr war sie wegen eines namhaften Diebstahls (sie hatte eine zu Boden gefallene Geldbörse aufgehoben und in ihrer rechten Hand verborgen gehalten) inhaftiert worden. „Ich wurde schwer krank weil ich wußte, daß ich nichts genommen habe ... Es kam eine Amnestie und weil ich schwer krank war, entließen sie mich und sagten, es wäre alles gut und ich brauch mir keine Gedanken machen. Die Hauptsache ich werde wieder gesund.“ Jetzt, ein Jahr später, bekam die Patientin die Aufforderung, noch 41 Tage abzubüßen. „Leider war es unmöglich für mich, weil ich noch kränker wurde, mein Arzt schrieb mir ein Attest ...“ Das Attest mußte erneuert und fachärztlich bestätigt werden, in diesen Zeitraum fiel die Entstehung der erwähnten Kontraktur. Die Hand wurde in Streckstellung eingegipst, diese Maßnahme erwies sich aber als erfolglos. Die Kontraktur trat wieder auf. Angesichts der Psychogenese der Störung ist es beachtenswert, daß die Patientin mehr als ein Dutzend Ärzte aufsuchte. Als wir an die Reihe kamen, bestand die Handkontraktur seit 11 Monaten. Wir brachten die Patientin in einen narkotischen Rausch und konnten die Hand ohne Schwierigkeit öffnen. In der Handfläche bestanden tiefe, rote Impressionen von Fingernägeln, bei voller Streckung machten sich sekundäre Weichteilschrumpfungen bemerkbar. Sobald die Patientin soweit klar wurde, daß sie wieder Finger zählen konnte, wurde ihr ihre eigene Hand vorgehalten: „Wieviel Finger?“ – „Fünf.“ – „Und wieviel davon sind krumm?“ – „Keiner. Gott sei Dank!“. Dabei überzog ein glückliches Lächeln das Gesicht der Patientin. Die Hand blieb frei beweglich. Allerdings nur so lange, bis sich die Patientin nach völligem Abklingen der Narkosewirkung über ihre Situation klar wurde, dann setzte ein Bewegungssturm ein mit krampfhaftem Faustschluß. Die Anfälle wiederholten sich, trotzdem erreichten wir suggestiv eine Lösung der Kontraktur. Mit freibeweglicher Hand wurde die Patientin entlassen.

Tic

Ständig wiederholte Muskelzuckungen sahen wir am häufigsten als einseitigen Facialistic und als doppelseitigen, mehr tonischen Blepharospasmus, seltener in anderen Muskelgebieten und dann meist mit entsprechenden Bewegungsanomalien verbunden, z. B. als Zuckungen des M. sternocleidomastoideus mit rotatorischem Schiefhals, als Zuckungen der Nackenmuskulatur mit Hintüberschleudern des Kopfes, als Zuckungen der Mm. recti abdominis mit taschenmesserartigem Einknicken des Rumpfes. Die Ursachen sind auch bei gleichem Symptomenbild sehr verschiedenartig. Wir können ganz klar Simulationen, Autosuggestionen, bedingt-reflektorische Fixierungen, affektiv ausgelöste Fehlleistungen des extrapyramidalen Systems und nicht-psychogene Erkrankungen dieses Systems voneinander trennen. Freilich ist das nicht in jedem Einzelfalle möglich, vor allem dann nicht, wenn die Störung schon seit vielen Jahren besteht und die anamnestischen Erhebungen über die Umstände der Entstehung lückenhaft und unsicher werden. Die grundsätzlich verschiedenartigen Pathogenesen wollen wir durch Beispiele erläutern:

Autosuggestion

• Eine 60jährige Hausfrau bekam durch Zuzug eine neue Nachbarin, die an einem Blepharospasmus litt. Sie war von dieser Störung beeindruckt und wurde von der Angst beschlichen, auch ein solches Leiden zu bekommen. Einige Wochen nach dem Einzug der Nachbarin traten bei ihr die Erscheinungen eines *Blepharospasmus* auf und bestanden, als sie zu uns kam, schon drei Jahre lang. Zur Persönlichkeit der Patientin ist zu bemerken, daß sie in der Anamnese dreimal einen „Nervenzusammenbruch“ während ihrer ersten Ehe anzuführen hatte, in der ihr Mann 7 uneheliche Kinder bekam und sie mit ihm gemeinsam 10 eheliche. Nach seinem Tode heiratete sie ein zweites Mal. Diese Ehe wurde beim ersten unehelichen Kind des Mannes geschieden. Unsere Patientin hatte durch eigene Arbeit ihre 10 Kinder großgezogen. – Trotz der offenkundigen Psychogenese brachte eine Hypnosebehandlung bei der 63jährigen immer nur kurzzeitige Besserungen.

• Ein 21jähriger Arbeiter wird wegen abnormer Zuckungen des Kopfes überwiesen. Es handelt sich um einen *Tic der Nackenmuskulatur.* Der Zustand besteht seit der frühen Kindheit und wird durch Aufregungen verstärkt; die Zuckungen setzen aus, wenn der Patient einen Hut trägt. Abgesehen von einer Uvula duplex und mangelndem normalem Überbiß der oberen Zahnreihe intern und neurologisch kein krankhafter Befund. Unterdrücken der Nackenzuckungen in Hypnose führt zum Einsetzen starker Nasenzuckungen, so daß wir von diesem Verfahren Abstand nahmen. Die Klärung der frühkindlichen Erlebnisse zur Zeit der Entstehung des Leidens erbrachte bei dem Landarbeiter weder durch vertiefte Exploration, freies Assoziieren, Traumanalysen, Psychokatharsis noch hypnotische Hypermnesie eine baldige Aufhellung. Dennoch weist die rein magische Wirkung der Kopfbedeckung zurück auf das kindlich-primitive Denken. Eine monate- oder jahrelange Psychoanalyse erschien uns hier unökonomisch. Wir verordneten dem Patienten das ständige Tragen eines kleinen Strickmützchens für die Dauer eines Jahres. Tatsächlich war nach dieser Zeit die seit fast 20 Jahren bestehende Störung außer Übung gekommen, der Nackentic trat auch ohne Kopfbedeckung nicht mehr auf.

Dies war einer der seltenen Fälle, wo wir beobachten konnten, daß durch suggestive Ausschaltung eines Symptoms vorübergehend ein anderes dafür auftrat. Um so bemerkenswerter ist es, daß gerade hier keine unbewußten Hintergründe aktuell waren, sondern daß die Störung nur noch als eingeschliffene Gewohnheit fortbestand und einfach durch längere Blockierung versandete. Der kurze Symptomwandel kam offenbar dadurch zustande, daß routinemäßig weitergebildete Reize bei suggestivem Hindernis in ein Nachbargebiet abströmten.

Bedingt-reflektorische Fixierung

• Ein 56jähriger Werkleiter in besonders verantwortlicher Tätigkeit erkrankte vor 8 Jahren an einer Grippe mit heftiger Konjunktivitis. Jedes Augenöffnen reizte die erkrankten Bindehäute und führte reflektorisch zum Lidkrampf. Nach völligem Abklingen der Konjunktivitis löste weiterhin jedes Augenöffnen einen *Blepharospasmus* aus. Das Augenöffnen war zum Signalreiz eines bedingten Reflexes geworden. Der Patient war sehr behindert, er konnte z.B. nur unter künstlichem Offenhalten der Augen lesen; alle Verrichtungen zogen sich in die Länge. Unter den unphysiologischen, ständigen Blinzelbewegungen stellten sich wieder Konjunktivitiden ein und unterhielten einen Circulus vitiosus. Die Konjunktivitisbehandlung allein vermochte das Leiden trotz wiederholter Bemühungen nicht zu beseitigen. Nach 8 Jahren wurde der Patient uns überwiesen. Nach der 5. Hypnose bemerkte er ein Nachlassen der Lidverkrampfungen. Von der 11. Hypnose an berichtete der Patient, geschlafen zu haben. Nun wurde er auf Ablationshypnose umgestellt, da solche jahrelangen Störungen erfahrungsgemäß nur unter einer lange Zeit fortgesetzten Therapie bleibend schwinden. Im Verlauf von 15 Hypnosesitzungen wurde die Ablationshypnose eingeschliffen, die der Patient dann selbständig durchführen konnte. Die posthypnotische Wirkung auf die Sehstörung nahm laufend zu. Das zunächst in Hypnose geübte Lesen konnte der Patient nach Ablationshypnose immer länger ausdehnen. Als er 35 Seiten ohne Schwierigkeiten hintereinander zu lesen vermochte und eine 3stündige Kinoveranstaltung gut verfolgt hatte, entließen wir ihn mit der Verordnung regelmäßiger Ablationshypnosen. In mehrjähriger Nachbeobachtung haben wir uns von dem bleibend guten Erfolg überzeugen können. Erscheinungen chronischer Konjunktivitis, die mehrmals auftraten, und im augenärztlichen Abstrich Diplokokken und Leukozyten zeigten, haben das alte Bild des Blepharospasmus nicht wieder ausgelöst.

Simulation

• 42jähriger Bäckermeister mit *Tic der Mm. recti abdominis* und entsprechender Körperzuckung. Nach Parademarsch vor 13 Jahren Beinbeschwerden, die nie ganz zurückgegangen sind. Im Kriege „nie Furcht gehabt wie die anderen, aber bei solchen Gelegenheiten zeitweise starken

Schüttelfrost." Einmal bei Kriegsereignissen Stimmlosigkeit, die schon beim Abtransport im Kraftwagen wieder verschwand. Später Verwundung durch Steckschuß im Gehörgang. Nach dreijähriger Gefangenschaft setzte der Rectustic an dem Tage ein, als der Patient entlassen war. Er wurde eingehend untersucht und behandelt (einschl. Encephalographie, Liquorpunktionen, Faradisierung, Schlaftherapie, Fieberkur), wobei die Beschwerden mit der Intensivierung der Bemühungen zunahmen. Abgesehen von einer Osteochondrose der unteren Halswirbelsäule und einer geringen Anisokorie körperlich kein krankhafter Befund. Bei der Thoraxperkussion nahmen die Zuckungen zu. Sie verschwanden dagegen, wenn sich der Patient unbeobachtet glaubte. Da bereits eine Rente zugesprochen war und ihre Weitergewährung zur Debatte stand, war der Abschluß des Rentenverfahrens, d.h. Rentenentziehung, die wichtigste psychotherapeutische Maßnahme und jedes andere Verfahren sinnlos.

Striatumerkrankung

Bei entsprechender pallido-striärer Disposition kann ein Tic auf psychischem Wege ausgelöst und ausgelöscht werden:

- Eine 32jährige junge Mutter erhielt im Kriege die Nachricht, ihr Mann sei vermißt. Es traten ab und zu Zuckungen in Form eines linksseitigen *Facialis-Tic* auf, die jedoch wieder völlig verschwanden. Fünf Jahre später wurde sie unerwartet von der Mitteilung überrascht, ihre Mutter, mit der sie sich besonders gut verstand, sei tot. Nun trat ein bleibender Facialis-Tic auf. Nach vierjährigem Bestehen wurde seine Behandlung uns übertragen. Durch Autogenes Training und Hypnosebehandlung wurde eine gute Besserung, keine Beseitigung des Tics erzielt. Drei Jahre später wurde nach einer vorübergehenden Verschlechterung dies Ergebnis bei der inzwischen 46jährigen Patientin erneut erreicht.

- Eine 46jährige Hausfrau leidet seit 10 Jahren an einem objektiv erkennbaren *Tic des m. tensor veli palatini* mit ständigem Druckgefühl und Ohrgeräuschen. Die Doppelseitigkeit (mit unterschiedlicher Frequenz) wies auf eine zentrale Auslösung; die Operation eines auffällig langen Prozessus styloides war ohne Erfolg geblieben. Durch Hypnosen gelingt es reproduzierbar, den Tic zu mildern und seine hohe Frequenz zu senken. Nach Übergang auf Autogenes Training zu Hause protokolliert die Pat. z.B.: „Erträglicher Druck, fast kein Knacken. Übungen erfolgreich." Das labile Ergebnis ist noch nicht endgültig zu beurteilen.

Bei den weitaus meisten Fällen von Facialis-Tic, die wir sahen, mußte pathogenetisch eine Erkrankung des pallido-striären Systems angenommen werden. Chorea minor, Grippe, parinfektiöse Encephalitiden als anamnestischer Ausgangspunkt der Erkrankung oder ihr Bestehen seit früher Jugend, schließlich auch ihr Auftreten ohne jeden ersichtlichen Grund, legen diese Form der Erklärung nahe. Obwohl das pallido-striäre System in hohem Maße von der Affektivität beeinflußt wird und die meisten Patienten über eine Zunahme des Tic bei Erregung und über eine Abnahme bei Ruhe berichten, reicht doch die psychotherapeutische Beeinflussung dieser Formen auf dem Wege über eine Affektivitätsdämpfung meist nicht zur Beseitigung der Störung aus. Es gibt zwar einzelne vollkommene Erfolge, in der Mehrzahl der Fälle sind die Ergebnisse jedoch gering oder gleich Null. Eine Voraussage des Behandlungserfolges ist oft nicht möglich; denn, wie auch unsere beiden letzten Beispiele zeigen, läßt das Ausmaß der psychischen Mitwirkung bei der Entstehung des Leidens keinen Schluß auf den Erfolg der Psychotherapie zu. Es kommt auf einen Versuch an, und dessen allgemeine Prognose ist eben nicht gut. Man wird sich zur Behandlung am ehesten entschließen können, wenn man den Patienten zunächst einfach in eine Gruppe des Autogenen Trainings aufnimmt. Manchmal tritt hier bereits ein Erfolg ein, auf jeden Fall erleichtert der Vorspann des Autogenen Trainings die Hypnoseeinleitung. Wie gesagt, empfiehlt sich dieser Umweg nur für einen Tic aufgrund einer Striatum-Erkrankung. Bei den anderen genannten Pathogenesen wäre er nicht sinnvoll. Die Differenzierung der Ursachen ist also nicht aus theoretischen, sondern aus therapeutischen Gründen indiziert.

Tremor

Der psychogene Tremor nimmt seinen Ausgang meist von einem gewöhnlichen Zittern bei Affekten, Kälte oder Ermüdung. Er entwickelt sich besonders häufig aus einem Angstzittern im Kriegseinsatz, im Frieden ebenfalls aus Zittern vor Erregung und als Ausdruck eines „Nervenzusammenbruchs". Beispiele bilden die Fälle auf S. 505 ob., 510 unt. sowie die Fälle 16, 37 u. 38 in der Tabelle auf S. 522. – Wichtig ist es, die Mechanismen zu analysieren, welche ein Zittern fixieren und es dadurch meist erst zum Gegenstand ärztlicher Bemühungen machen. Im einfachsten Fall kann ein Circulus vitiosus zwischen Zittern und Angst bei einer selbstunsicheren Persönlichkeit vorliegen.

• Eine 20jährige Patientin kam vor einem Jahre abgehetzt in eine Gesellschaft und bemerkte beim Heben der Kaffeetasse ein Zittern in der rechten Hand. Seit dieser Zeit tritt das Zittern immer wieder beim Trinken in Anwesenheit anderer Personen auf, zumal wenn sich die Patientin beobachtet glaubt. Es bleibt weg, wenn die Patientin allein ist oder alleine mit ihren Eltern. Hier hat sie keine Erwartungsfurcht, die bei Anwesenheit Fremder sofort da ist. Die 20jährige Patientin ist wegen ihrer Adipositas allgemein verlegen, hat Minderwertigkeitsgefühle und ist besonders unglücklich darüber, daß sie sich von jungen Männern ständig abgelehnt fühlen müsse.

Das normale Abklingen eines Zitterns kann aber auch absichtlich verhindert werden durch „willkürliche Reflexverstärkung" (Kretschmer). Bekanntestes Beispiel hierfür ist, daß man dann, wenn die Beine vor Ermüdung zum Zittern neigen, durch eine leichte, unspezifische Innervation wie etwa durch Anheben der Ferse ein grobes Zittern eintreten lassen kann. Diese Auslösung eines Schütteltremors beruht auf einer diffusen willkürlichen Hypertonisierung des motorischen Reflexgebietes. Seltener und ungeschickter ist die unmittelbare Simulation eines Tremors. Die häufigere Aggravation eines Affektzitterns in der geschilderten mittelbaren Weise bedarf, um erhalten zu bleiben, der Erhaltung des Affektes und der vermehrten Muskelspannung. Das erste wird erreicht durch eine pfleglichst gesuchte Erregungssteigerung des Patienten selbst, der sich über geeignete Kleinigkeiten künstlich aufregt. Das zweite durch einen willkürlich oder autosuggestiv unterhaltenen Pseudospasmus. Da keine direkte Simulation des Tremors vorliegt, handelt es sich für das Bewußtsein des Betroffenen auch nicht um eine Simulation, sondern um eine erkenntliche Darbietung des nicht von ihm „gemachten" Tremors. Die willkürliche Beteiligung ist anfangs wohlbewußt, später bei Gewöhnung ist das Bewußtsein eines Willensaktes oft ganz verlorengegangen. Therapeutisch erreicht man anfangs mehr mit dem Appell an das schlechte Gewissen, später mehr an den guten Willen. Während der erstere noch in energischer Form für sich alleine wirksam sein kann, kann der letzte später nur als unterstützendes Moment in der Therapie mitwirken. Diese geht auf Ausschaltung einer der beiden Komponenten des Schütteltremors aus, entweder auf Entzug von Affektreizen (z. B. Dunkelzimmer-Therapie) oder auf Lösung des Pseudospasmus. Letzteres ist durch passive Bewegung besser als durch Aufforderung oder Ablenkung zu erreichen. Bei dieser Entspannung hört der Schütteltremor auf. Mit einem plötzlichen „Sehen Sie hin, das Zittern ist fort!“ muß dann suggestiv den autosuggestiven Verwurzelungen entgegengewirkt werden. Zweckmäßigerweise schließen sich sofort aktive Bewegungsübungen der am Zittern beteiligt gewesenen Muskelgruppen an, da gerichtete Willensimpulse eine diffuse Hypertonisierung verhindern. (Für eine eingehendere Beschäftigung verweisen wir nachdrücklich auf die klassische Darstellung von KRETSCHMER.) Da wir den Schütteltremor heute vorzugsweise bei Rentenbegehren sehen, sei an dieser Stelle betont, daß ein Therapieversuch vor negativem Abschluß des Rentenverfahrens meist zwecklos und danach oft überflüssig ist. Auch die meisten Kriegszitterer verloren bekanntlich ihren Schütteltremor nach Kriegsende (s. S. 117/119).

Zwangsbewegungen

Wir beobachteten Zwangsbewegungen auch auf autosuggestiver Grundlage. Sie lassen sich abtrennen von Zwangsbewegungen im neurologischen Sinne (etwa willentlich unbeeinflußbarem Zugreifen nach Berührung der Volarseite der Hand bei Stirnhirnerkrankungen), von Zwangshandlungen im psychopathologischen Sinne (wie dem Waschzwang), ferner von Bewegungsautomatismen infolge Gewöhnung (Kriegsschüttler), von den Bewegungsstereotypien Katatoner und von hyperkinetischen Bewegungsstörungen (wie beispielsweise dem unfixierten Schiefhals in Form eines Tic rotatoire oder in Form eines torsionsspastischen, athetotisch-bizarren Torticollis spasticus).

• Eine 40jährige Hausfrau klagt, daß sich ihr Kopf immer wieder nach links wende. Patientin kann ihn nur mit Hilfe der Hand nach vorn drehen, bei Loslassen sofort langsame Linksdrehung. Der Zustand besteht seit Monaten und ist der Patientin überaus unangenehm. Sie ist mit der Hypnose einverstanden, wehrt sich aber dann im Beginn gegen alle Suggestionen und versucht das Gegenteil zu tun. Daraufhin Suggestion: sie könne den linksgewendeten Kopf nicht rechtsdrehen! Unter erheblicher Anstrengung beweist sie das Gegenteil. Mit ein paar Wiederholungsübungen war in wenigen Minuten ohne Vertiefung der Hypnose die volle Herrschaft über die Kopfbewegung wiedergegeben. – Der aufgetretene blinde Negativismus unterscheidet sich von sinnvollem Widerstreben bei Simulation völlig. Er zeigt, daß bei dieser Patientin eine Neigung zu Reaktionsformen vorliegt, die vom überlegten Wollen unabhängig sind und phylogenetisch älter als dieses (hypobulisch). Auch die Suggestibilität gehört in diesen Kreis. Sie unterscheidet sich vom Negativismus nur durch das Vorzeichen, ist aber im übrigen genauso unspontan und unberaten. Wir haben im vorliegenden Falle einen Negativismus in Widerspruch zu einer Autosuggestion bringen können und, da jener stärker war, diese auslöschen können. Die Veranlagung der Patientin zu hypobulischen Mechanismen konnten wir natürlich nicht ändern.

Beschäftigungskrämpfe

Es ist durchaus falsch, alle Beschäftigungskrämpfe als Folge der einseitigen Beanspruchung bestimmter Muskelgruppen bei Geigern, Schreibern, Pianisten, Balletttänzerinnen usw. zu betrachten. Überlastungsstörungen kommen zwar vor und beim

Melkerkrampf wohl ausschließlich, je differenzierter aber die Leistungsanforderungen sind, desto häufiger treten Fälle auf, bei denen einseitige Beanspruchungen nichts und psychische Momente alles erklären.

• Ein 50jähriger Angestellter wird wegen eines *Schreibkrampfes* überwiesen. In der Anamnese ein Magenulkus unter psychischen Belastungen. Er war zuletzt mehrfach in beruflich exponierte Stellungen gekommen, aus denen er angeblich durch andere Mitarbeiter jedesmal wieder verdrängt wurde. Zum Nachweis seiner fachlichen Unfähigkeit ließen sie ihn „zu Fehlentscheidungen kommen und stellten die Fehlschläge groß heraus". In dieser Situation begann er, Entscheidungen auszuweichen, was auch wieder gegen ihn verwendet wurde. „So war ich monatelang eingekreist, hoffnungslos und in persönlicher Notlage." In zunehmender Angst vor exponierten Stellungen wandte er sich bei nächster Gelegenheit dem alten Schlosserberuf zu. „Da regte sich der Ehrgeiz wieder!". In einer neuen Verwaltungsposition glaubte sich der Patient wieder Intrigen und Fallen gegenüber zu sehen. Nach früheren Erfahrungen fühlte er sich besonders unsicher und gehemmt vor möglicherweise für ihn fatalen Unterschriften. Der Schreibkrampf begann damit, daß der Patient seinen Namen auf amtlichen Schriftstücken nicht mehr lesbar schreiben konnte. Andere Worte und seine Unterschrift auf Privatbriefen flossen ihm ohne Schwierigkeit aus der Feder. Er suchte wegen seines Schreibkrampfes einen Arzt auf. Dieser erklärte ihm, er müsse seine Bürotätigkeit sofort aufgeben, sonst könne sich eine völlige Schreibunfähigkeit entwickeln. Der Patient mußte bei der Abwickelung und Übergabe seiner Geschäftsaufgaben noch mehrere Unterschriften leisten. Er tat dies, indem er den Federhalter mit der rechten Hand hielt und mit der linken führte. Nach Abschluß dieser Arbeiten konnte er überhaupt nicht mehr schreiben, ausgenommen unter Alkohol.

In anderen Fällen sahen wir den Schreibkrampf nach bloßen geschäftlichen Mißerfolgen bei einer selbstunsicheren Persönlichkeit oder bei einem Bedrohten mit Furcht vor Entdeckung oder bei einem Studenten nach längerer Krankheit bei schriftlichen Arbeiten auftreten. Eindrucksvoll war die Vorgeschichte eines Patienten, der seinen Anforderungen nicht gewachsen war und sich vom Direktor stufenweise bis zum Pförtner desselben Werkes entwickelte; auch dieser Abstieg begann mit der Ausbildung eines Schreibkrampfes.

Beim Geigenspielerkrampf handelt es sich bemerkenswerterweise nicht um Spieler mit falscher, verkrampfter Technik, sondern wir sahen mehrfach Konzertmeister erster Orchester. Ein Beispiel mag zeigen, wie grundverkehrt es bei einem solchen Beschäftigungskrampf sein kann, die Tätigkeit für einige Zeit zu verbieten.

• Ein 31jähriger Konzertmeister klagt über Verkrampfung im Nacken und Schulter rechts und Empfindungsstörungen in den Fingern beim Spiel, hinzu kommen Kopfschmerzen mit Gleichgewichtsstörungen, Augentränen, Nasensekretion, Unruhegefühl in der Magengegend, Übelkeit und Brechreiz. Bei öffentlichem Auftreten vermag er die Beschwerden einigermaßen zu überwinden, doch treten „weiche Knie" auch dann in Intervallen auf. Abgesehen von einem feinschlägigen Tremor der Hände ist der körperliche Untersuchungsbefund normal. Die Psychanamnese zeigt eine Fehlentwicklung zu einer in ihrem Selbstwertgefühl geschädigten, überkompensierend ehrgeizigen, kontaktschwachen und selbstunsicher gewordenen Persönlichkeit. Der Vater war ein „Tyrann". Bei Unterdrückung zu Hause erstrebte der Patient besonders gute Schulleistungen, „nur um den Eltern zu zeigen, daß ich keine Niete bin". Ein Mangel an Zuneigung seitens der Mutter führte zur Bindung an die Großmutter und zu Hemmungen im Umgang mit jüngeren Personen, zumal er auch als Klassenstreber Außenseiter war. Nachdem er sich beruflich vorgearbeitet hatte, kam es bei schwierigen Passagen einigemale zum Verspielen. Der Patient hatte keinen Freund, keine Freundin, die ihm über seine Zweifel am eigenen Wert hinweggeholfen hätten. Er steigerte sich in ehrgeizig überhöhte Anforderungen mit Furcht vor gefährlichen Passagen und Stellen, an denen er bereits einmal sich verspielt hatte. In dieser Situation setzte der Geigerkrampf ein. Die Psychotherapie bestand in erster Linie in einer menschlichen Begegnung, Klärung der Fehlentwicklung und dem Rat, nebenberuflich eine Betätigung aufzunehmen, die ihn in engen Kontakt zu anderen und zu Erfolgen ohne Betonung des Virtuosen bringt. Der Patient tat sich daraufhin mit anderen zu einem Quartett zusammen, studierte mit ihnen geeignete Werke ein und erntete beim Auftreten mit diesem Kammerorchester beglückende Erfolge. Die Überwindung der Kontakthemmung ließ eine Liebesbeziehung mit Heiratsplänen aufblühen. Unter weiterem Nachlassen der Erscheinungen des Geigerkrampfes bestärkte solistisches Auftreten mit begeistertem Beifall das wiedergewonnene Gefühl des Selbstwertes und der Selbstsicherheit. Ein einfaches Verbot des Violinspiels hätte bei diesem Patienten die Selbstwertkrise nur verhärtet.

Als Ursache des psychogenen Beschäftigungskrampfes müssen wir Einflüsse des nur willensunabhängigen, jedoch stark affektabhängigen extrapyramidalen Systems annehmen, das für jede Bewegung die Tonusverhältnisse reguliert, insbesondere auch zwischen Agonisten und Antagonisten. Die störende affektive Besetzung gewisser Handlungen zu beseitigen, ist das Ziel der *Therapie*. Dagegen ist das übliche Betätigungsverbot bei solchen Beschäftigungskrämpfen durchaus abzulehnen. Es kann sich – wie das letzte Beispiel erkennen läßt – als iatrogene Schädigung auswirken. Außerdem ist das Verbot völlig sinnlos, was man sich am leichtesten an der Parallele zwischen Schreibkrampf und Stottern klarmacht. Die Sprachstörung ist der häufigste Beschäftigungskrampf. Hofft man einen Stotterer dadurch zu heilen, daß man ihm eine Zeitlang das Reden verbietet? – Natürlich gibt es auch beim Reden reine Überlastungsschäden, die eine Stimmschonung erforderlich machen. Unserer Erfahrung nach sind sogenannte Beschäftigungskrämpfe weit häufiger psychisch als durch Überanstrengung bedingt.

Stottern

Klärung von Sprachstörungen ist Aufgabe des Arztes. Angeborene Mißbildungen im Mundbereich, eventuell submuköse Gaumenspalten, Veluminsuffizienz, Zungenverbildungen, Gebißanomalien, Lähmungen des N. facialis, glossopharyngeus oder hypoglossus, bulbäre Kerndegenerationen, Schädigungen der zentralen motorischen Neuronen, Störungen der Kinästhetik, akustische Störungen, amnestische Aphasie, Idiotie sind mit den ihnen entspringenden Sprachstörungen vom Stottern abzutrennen. Dessen Ursache sehen wir in einem gestörten Zusammenspiel der Willkür- und der extrapyramidalen Motorik. Die letztere schafft, ohne daß dies bewußt wahrgenommen oder beeinflußt wird, für jeden Bewegungsakt von der Ausgangsstellung über den ganzen Ablauf hin die erforderlichen Tonusverhältnisse in den muskulären Agonisten wie auch den Antagonisten. Bei den unvergleichlich komplizierten Bewegungsabläufen, welche der Wiedergabe des menschlichen Denkens dienen, ist das Zusammenwirken mit der Willkürmotorik besonders diffizil und anfällig. Als Störfaktor schaltet sich die urtümliche Beziehung zwischen Affekt und Muskeltonus über das pallidostriäre System ein. Bei Erregung ist das stotternde Wiederholen gehemmter sprachlicher Bewegungsabläufe und zeitweise unwillkürliches Heisersprechen eine bekannte Erscheinung. In der Anamnese der Stotterer finden wir sehr häufig einen akuten Beginn der Sprachstörung, z.B. sofort nach einem erschreckenden Schuß, einer Verschüttung, einem gefährlichen Sturz von einer Leiter, von einem Wagen, einer Treppe, einem Dach, nach einer gefahrvollen Verkehrssituation usw.

Daß eine anlagemäßige, spezielle Disposition vorliegen muß, wird meist behauptet. Sie ist aber nicht bewiesen durch die auch uns geläufige Beobachtung, daß Stottern durch Generationen hindurch von Eltern auf Kinder weitergegeben werden kann. Näherliegend ist, daß hier beim Sprechenlernen ein falsches Vorbild kopiert wird. Eine nicht vererbte, aber funktionelle Disposition zur affektiven Sprachstörung ist in dem ungefestigten, nicht jahrzehntelang eingeübten Sprechablauf zu sehen: Eintritt von Stottern wird mit zunehmendem Alter seltener. Der unserer Erfahrung nach entscheidende und wirklich nachweisbare Faktor für eine Chronifizierung des Stotterns ist das Zustandekommen eines Circulus vitiosus zwischen Stottern und affektiver Selbstunsicherheit. Unwirsche Reaktion der Eltern und Hänseleien der Gleichalterigen spielen hier eine verhängnisvolle Rolle, in anderen Fällen aber auch nur subjektive Momente, nämlich die Verstärkung einer anlagemäßig vorhandenen oder durch frühere Einwirkung schon entstandenen Selbstunsicherheit. Die Entwicklung eines Stotterns ohne Anknüpfung an ein massiv affekterregendes Ereignis sehen wir bei bereits vorher ausgesprochen Selbstunsicheren. Es genügt dann der Eintritt in die Schule, der Umzug in fremde Umgebung oder Unbedeutenderes als auslösendes und verstärkendes Moment. In der Regel – sei die Selbstunsicherheit nun primär oder sekundär aufgetreten – verstärkt sich das Stottern vor der Klasse, vor Lehrern, vor Vorgesetzten, vor Fremden, vor Angehörigen des anderen Geschlechts und verschwindet weitgehend oder ganz im Familienkreis oder beim Alleinsein. Es bessert sich in Zeiten des Erfolges und betonten Selbstwertgefühls und verschlechtert sich wieder im entgegengesetzten Falle. Im Kampf um den Selbstwert können Überkompensationen auftreten, wenn z. B. ein Stotterer ausgerechnet als Redner hervorzutreten sucht. Ist der Erfolg auch nicht immer derjenige des Demosthenes, jenes berühmtesten Redners des Altertums, der in seiner Jugend gestottert haben soll, so ist doch die sthenische Auseinandersetzung mit dem Leiden erkennbar. Häufiger kommt es bei mehr Sensitiven zu einer Fehlentwicklung, welche mit dem vorbedachten Ausweichen und Umgehen schwieriger Worte beginnt und mit dem Abbiegen vor erwünschten beruflichen und ehelichen Aussichten zu einer Deformierung des ganzen Lebensweges führt. Das Stottern in seiner Störung des gesamten Sprechaktes, d. h. in Artikulation, Phonation und Atmung sowohl einzeln als auch in ihrer Kombination miteinander, mit seinen mimischen Anstrengungen und Bemühungen durch Schlagen der Lider, Nicken des Kopfes, Bücken des Rumpfes und Stoßen des Armes, eine tonische Sprechverkrampfung zu durchbrechen, erfährt durch ständige Wiederholung eine bedingt-reflektorische Fixierung. Dieser Automatisierung sprachlicher Schwierigkeiten verfallen ungewohnte Sprachweisen nicht, z. B. das Singen.

Die Sprachheilbehandlung pflegt (z. B. mit Hilfe eines Kauapparates) die Koordinationen neu einzuüben. Das übende Automatisieren eines normalen Sprechablaufes setzt eine vertrauensvolle Atmosphäre ohne störende Affektwirkung voraus. Üben in Hypnose hat sich in schwierigen Fällen bewährt. Auch die Affektdämpfung durch Autogenes Training wird als Behandlungskomponente geschätzt. Eine kausale Behandlung der Fehlentwicklung zur Selbstunsicherheit setzt ein individualisierend analytisches Vorgehen voraus und erfordert Sprechübungen vor anderen. Die Gruppenbehandlung in Sprachheilinstituten, -schulen, -ferienheimen, Universitäts-Instituten für Sprechwissenschaft oder klinischen phoniatrischen Abteilungen bietet hierzu Gelegenheit. Allerdings geht in einem solchen Kreis von Stotterern, die gemeinsam üben und auch turnen und spielen, das Fremdheitsgefühl verloren. Daß Selbstsicherheit außerhalb des vertrauten Kreises ein eigenes Problem darstellt, zeigen die häufigen Rückfälle nach der Entlassung trotz guter Übungserfolge. Wir legen daher besonderen Wert darauf, daß der Übungserfolg unter therapeutischer Führung in den Alltag hineingetragen wird (sog. Therapie in vivo; life learning).

• 27jähriger, intelligenter Mann. Im Alter von 7 Jahren von einer Leiter herab auf Hinterkopf gestürzt, seitdem Stottern. Verschlimmerung in der Schule. Abitur gemacht, aber geplantes Universitätsstudium wegen der Sprachstörung unterlassen. Ist jetzt als Verkäufer tätig. Behandlungen in einem Institut für Hirnverletzte, einer Phoniatrischen Abteilung und einem Sprachheilinstitut ohne Erfolg. Kleinhandtellergroße Schädelimpression am Hinterkopf. Anisocorie, Patellarsehnenreflex stark seitendifferent. Keine eindeutigen Pyramidenzeichen. Es werden eine Anzahl Buchstaben entstellt ausgesprochen; sehr häufig bleibt für einige Augenblicke die Luft ganz weg, während der Patient preßt und dabei häufiger Lidschlag besteht. In entspannender Hypnose gelang es, den Patienten zum wohlartikulierten und ungestörten Sprechen zu bringen. Die Sprechangst, welche immer wieder die Kehle zuschnürte, wurde suggestiv durch ein befreites Atmen ersetzt. Nach Erreichung der grundlegenden Erfolge Übungstherapie, bis im Wachzustande seitenlang schwierige Texte fehlerfrei vorgelesen werden konnten. Anschließend Unterhaltungen und Gedichtaufsagen im Kreise von Mitpatienten. Schließlich gingen wir mit dem Patienten auf die Straße und ließen ihn unter suggestiver Sicherung des Übungserfolges fremde Passanten nach der Uhrzeit oder dem Weg fragen, Einkäufe machen, im Café Bestellungen aufgeben usw., kurz, wir ließen in allen Situationen, die früher besondere Sprachschwierigkeiten provozierten, ihn Sicherheit gewinnen. Nach einem Monat Behandlung hatte sich der Patient aus der 20jährigen Sprachstörung herausgearbeitet.

Bei langjährigen Stotterern (die uns Konsultierenden hatten ihre Störungen durchschnittlich seit 16 Jahren) ist die Prognose hinsichtlich einer Besserung immer noch gut, weniger im Hinblick auf eine Heilung. Für die Behandlung kommen in der Regel nur Spezialinstitute in Frage. Zu empfehlen sind solche, in denen Ärzte, Psychologen und Sprachheillehrer zusammenarbeiten. Leider gibt es trotz des großen Bedarfs zu wenig solcher Einrichtungen. Ihre systematische Verbreitung ist in der DDR im Gange.

Aphonie

Die Psychogenese einer Flüstersprache kann bereits daran diagnostiziert werden, daß Husten, Lachen und Weinen klangvoll sind, sofern sie reflektorisch ausgelöst werden. Im Kehlkopfspiegel zeigen die Stimmbänder freie Beweglichkeit und nur mangelhafte Annäherung beim Phonationsversuch. In Kombination mit einer Laryngitis ergeben sich allerdings schwer lösbare Probleme, und die psychogene Aphonie knüpft sich gern an eine solche an. In diesem Falle führen wir die Klärung durch Enthemmungsdiagnostik herbei.

• Ein 45jähriger Schuhmacher wurde wegen monatelanger Heiserkeit mit dem Verdacht auf Kehlkopftuberkulose in laryngologische Behandlung überwiesen. Nach Abheilung einer Laryngitis klärte sich die funktionelle Natur der Aphonie und der Patient wurde uns zugeführt. Die

Heiserkeit bestand jetzt seit 5 Monaten. Wir brachten den Patienten in eine leichte Äthernarkose. Die Aphonie blieb bis über die Höhe des Exzitationsstadiums hinaus bestehen, erst an der Grenze zum Toleranzstadium in einem schmalen Tiefenbereich der Narkose trat eine volltönende Stimmbildung ein. Anknüpfend an einen Stöhnlaut, den der Patient aus der Narkose mitbrachte, begannen wir sofort mit Stimmübungen. Über das Summen von Dreiklängen, Tonleitern und das Sprechen zunächst einfacher Worte wie „Mama", sodann aller beliebigen Worte kam der Patient bis zum Vorlesen von Texten und zum Vorsingen von Liedern, und zwar binnen einer Stunde. Der Erfolg hielt nicht an. Bei jeder Wiedervorstellung mußte die Klanghaftigkeit der Stimme erst von neuem erarbeitet werden, und ehe an eine analytische Klärung gegangen werden konnte, entzog sich der Patient der Behandlung. Durch eine katamnestische Bemühung erfuhren wir, daß ein halbes Jahr später spontan die Normalsprache wieder einsetzte. Aus der Anamnese des Patienten ist zu seiner Kennzeichnung hervorzuheben, daß er im Anschluß an eine Verschüttung bei dem Bombenangriff auf Dresden 1945 für 3 Jahre ohne organischen Befund taub war.

Wo die speziellere Klärung der Pathogenese möglich ist, zeigen sich die gleichen Mechanismen wie bei den anderen Funktionsanomalien der Willkürmotorik: Simulation oder (unbewußte) Autosuggestion. Beides schließt sich nicht nur häufig an eine organische Grundlage im Sinne einer Aggravatio an, sondern oft auch an die Zustände mit allgemeiner muskulärer Tonusminderung, die neben dem Hängenlassen des Kopfes und der Schultern und Weichsein in den Knien auch eine Einbuße an Klanghaftigkeit der Stimme aufweisen, d.h. an Zustände der Entmutigung, Resignation und Schwäche (Fall auf S. 510 unt.). Bis hin zur Flüsterstimme geschwächter Schwerkranker, die sich bei Hoffnung oder Willensäußerungen wieder klanghaft färbt, bestehen hier Zusammenhänge. Simulierte oder eingebildete Schwäche bedient sich des Flüsterns als Ausdruck der Schonungsbedürftigkeit, wie dies beispielsweise im Kriege beobachtet wird, oder als Ausdruck der Betreuungsbedürftigkeit. In beiden Fällen liegen, vom Standpunkt der Lebenstüchtigkeit aus beurteilt, psychische Fehlveranlagungen oder Fehlentwicklungen zugrunde.

• Eine 43jährige Hausfrau verlor 1948 die Lebensmittelrationsmarken für die ganze Familie. Sie hatte zwei kleine Kinder, ihr Mann war Rentner. Noch auf dem Einkaufsgang bemerkte sie den Verlust und brachte plötzlich kein Wort mehr heraus. Nachdem sie mehrfach internistisch, neurologisch und psychiatrisch behandelt worden war, kam sie zwei Jahre nach dem Ereignis zu uns. Die Sprache war kloßig und sehr stockend, sonst alles o. B. Die Verständigung war so erschwert, daß eine sinnvolle Psychotherapie unsere zeitlichen Möglichkeiten überschritt. Mit einer Psychokatharsis oder einfachen Suggestivtherapie war allein kein Erfolg zu erzielen.

• Ein 24jähriger Musiklehrer wird vom Laryngologen wegen einer Aphonie ohne krankhaften Befund überwiesen. – Beim Unterricht hat der Patient keine ungewöhnliche Beanspruchung, keine Disziplinschwierigkeiten, die einen besonderen Stimmaufwand erfordern. Die Aphonie trat ein, als der Patient in einen Selbstwertkonflikt geriet. Er stammte aus kleinen Verhältnissen und fühlte sich dadurch in seiner Position unsicher. Er hatte eine ehrgeizige, ihn anstachelnde Mutter gehabt und sah etwas Ähnliches in seiner gegenwärtigen Schulleiterin. Als ein aus persönlichen Gründen abfälliges Zeugnis über ihn einging, trat die Heiserkeit auf und bestand seit nun 7 Monaten. Trotz starker Behinderung hatte der Patient seine Schultätigkeit nicht unterbrochen, und er bemühte sich mit unverkennbarer Aufrichtigkeit um Heilung. Es genügte eine rationale Aufklärung der Situation und eine psychische Einstellung auf deren Überwindung in zwei Gesprächen. Der Patient führte ein großes Schulkonzert mit Erfolg auf und fand allseitige Anerkennung. Die Aphonie war weg.

• Ein 22jähriger Student, gleichzeitig wissenschaftlicher Mitarbeiter, Studentenvertreter, Leiter zweier Gesangvereine, Sekretär einer Jugendgruppe. Als der Wert seiner Tätigkeit in Zweifel gezogen wird und er selbst vor dem Examen unausfüllbare Lücken erkennt, tritt die Aphonie ein, die auch nach bestandenem Examen andauert. Er verbleibt unter dem Eindruck, seine Ausbildungszeit trotz großen Einsatzes verfehlt zu haben. Überweisung vom Laryngologen zur Psychotherapie. Was an vernünftigen Einsichten zu vermitteln wäre, hat sich der Patient bereits selbst gesagt. Entspannungs- und Suggestivtherapie haben nur mäßigen Erfolg.

Pianismus, Mutismus

Leisesprechen als Ausdruck von Schüchternheit kann in eine psychische Fehlentwicklung münden.

• Eine 25jährige Pädagogin wuchs als Einzelkind und Außenseiter auf, wurde zu Hause verwöhnt, war in der Schule sehr still und brachte die Lehrer durch zu leises Sprechen zur Verzweiflung. Nach dem Abitur entschloß sie sich ausgerechnet zur pädagogischen Laufbahn. Als Schulhelferin hatte sie wegen ihres Leisesprechens erhebliche Respektschwierigkeiten. Während ihres Studiums entschied sie sich, Sprecherzieherin zu werden. Besorgnisse um die praktische Ausübung führten sie zur Psychotherapie. In 8monatiger Behandlung mit analytischer Klärung ihrer aus Selbstunsicherheit und Trotz entwickelten Fehlhaltung, mit entsprechender psychischer Führung und mit Autogenem Training als Übung zur Selbstbeherrschung wurde eine ersichtliche Besserung erzielt und eine spontane Weiterentwicklung in Gang gebracht, die zur völligen Beseitigung der Störung führte.

Ebenfalls von Schüchternheit ausgehend, ist die Sprechweigerung von Kleinkindern vor Fremden eine häufige Erscheinung (POPELLA, DUMMER). Als Ausdruck einer Teilretardierung bei sonst normaler Entwicklung kann dieser bedingte Mutismus über die normale Zeit hinaus persistieren. Die Asynchronie in der Reifung ist genauso in der Erbanlage verankert wie normalerweise die Synchronie.

• Ein 8jähriges Mädchen ist vor Fremden nicht zum Reden zu bringen. Es spricht auch in der Schule nur, wenn keine Erwachsenen dabei sind. Im übrigen ist es normal entwickelt und erlernte auch zur normalen Zeit das Sprechen. Das Familienleben ist harmonisch und auf gutem Niveau. Der Vater hatte als Kind die gleichen Erscheinungen.

Primitivreaktionen („hysterische Anfälle")

Bei den sogenannten hysterischen Anfällen, die der Laie auch als „Nervenzusammenbruch" bezeichnet, handelt es sich um das Versagen klaren Denkens und Wollens in einer scheinbar aussichtslosen Lebenssituation; mit dem Ausfall dieser höheren Funktionen fällt die Steuerung des Organismus zurück auf phylogenetisch ältere Mechanismen des Verhaltens in bedrohten Situationen. Was beim Tier und noch beim Kinde normalerweise eintritt, müssen wir beim erwachsenen Menschen als pathologisch bewerten. Die Enthemmung älterer Reaktionsformen beim Ausfall höherentwickelter Funktionen ist ein auch sonst (man denke z.B. an den Babinskischen Reflex) bekanntes Prinzip.

Die phylogenetisch älteste und im ganzen Tierreich verbreitete Reaktion in äußerster Not ist der Bewegungssturm. Ein Aufgußtierchen reagiert bei Berührung einer Zone erhitzten Wassers mit einem Ausbruch schnellster Bewegungen. Das lebhafte Sichwinden des getretenen Wurmes nach allen Richtungen, das Zappeln des Fisches an der Angel, das rasende Summen, Treteln und Sichkrümmen des eingeschlossenen Insekts, das ungestüme Flattern, Flügelschlagen und Strampeln des gefangenen Vogels, das ungebärdige Sichwinden, Strampeln und Umsichschlagen des Kindes sind weitere Beispiele. Analysiert man einen Bewegungssturm ungehemmtester Art, wie er nach Versagen der geistigen, disziplinierenden Funktionen auch beim Erwachsenen in aussichtsloser Lage eintreten kann, so findet man alles in diesen Aufruhr einbezogen: Tonische und klonische Krämpfe, athetotisch-bizarre Bewegungsformen und Torsionen extrapyramidaler Prägung, Hinweise auch auf Retroperistaltik der glatten Muskulatur (Abb. 126). Die Patientin schrie während des Anfalls außer: „Mutti, Mutti", mehrmals: „Mein Herz, mein Herz", was den Zusammenhängen nach nicht in einem übertragenen Sinne verstanden werden konnte, sondern wohl auf pectanginöse Beschwerden hinwies. Auch das Sensorium kann mit einer exzessiven Reproduktion von Engrammen beteiligt sein, berichten doch etwa vom Tode des Ertrinkens Gerettete, daß sie in wenigen Augenblicken ihr ganzes Leben noch einmal vor sich gesehen hätten.

Für ein Infusorium ist Bewegungssturm und Flucht ein und dasselbe; die Zunahme seiner ungerichteten Bewegungen bei Annäherung an das Gefahrenzentrum und die Minderung seiner Richtungsänderungen bei Entfernungen von dem Gefahrenherd führen den Einzeller zwangsläufig aus der gefährlichen Zone heraus. Bei höheren Tieren erfüllt ein allgemeiner Bewegungssturm diese Funktion nicht. Bei ihnen gibt es besondere, die Normalbewegung überlagernde Fluchtmechanismen. Sie wiederholen häufig auf einer höheren Stufe das Prinzip der Probier-Richtungsänderungen der Protozoen und mit gleichem Erfolg. Man denke an das bekannte Beispiel der suchenden Richtungsänderungen gescheuchter Hühner. Der Mensch erlebt bei unvorhergesehen hereinbrechenden Katastrophen wie Erdbeben, Theaterbrand usw. im „kopflosen" Hinundherlaufen einer Panik den Rückfall in eine atavistische Triebreaktion. Wie alle sozialen Lebewesen stößt auch er dabei instinktiv laute Schreie aus, die auf den Artgenossen als Notrufe oder in markerschütternder Form als vertreibende Warnsignale wirken, sofern dieser ebenfalls instinktiv reagiert.

Während Panikreaktionen nur selten Behandlungsgegenstand für den Arzt sind, wird er bei vorwiegenden Schreianfällen gelegentlich in Anspruch genommen.

Eine dritte Verhaltensweise in Not ist das laute Weinen, die Reaktionsform des Kindes, mit der es instinktiv die Hilfe der Eltern herbeiruft. Heftige Weinkrämpfe in hilfloser Lebenssituation sind bei Erwachsenen, zumindest bei Männern, Primitivreaktionen.

Weit verbreitet im Tierreich ist eine vierte Form des Reagierens in Gefahr, nämlich völlige Reglosigkeit. (Sie ist gewissermaßen das Gegenstück zum Bewegungssturm. Beide Reaktionsweisen können nebeneinander vorkommen; ihre Auslösung ist dann von unterschiedlichen Gefahrensituationen abhängig.) Sehr bekannt ist beispielsweise der sogenannte Totstellreflex vieler Käfer auf Berührung hin. Bei der Stabheuschrecke tritt ein kataleptischer Zustand mit flexibilitas cerea ein; unter Ausnutzung der wächsernen Biegsamkeit herbeigeführte abnorme Körperhaltungen werden von dem Insekt unter Umständen stundenlang beibehalten. Bei Möwen konnte Steiniger feststellen, daß der Reaktionshemmung im Gefahrenfall nicht ein elementar neurophysiologisches Leistungsversagen zugrunde liegt, sondern ein hochentwickelter

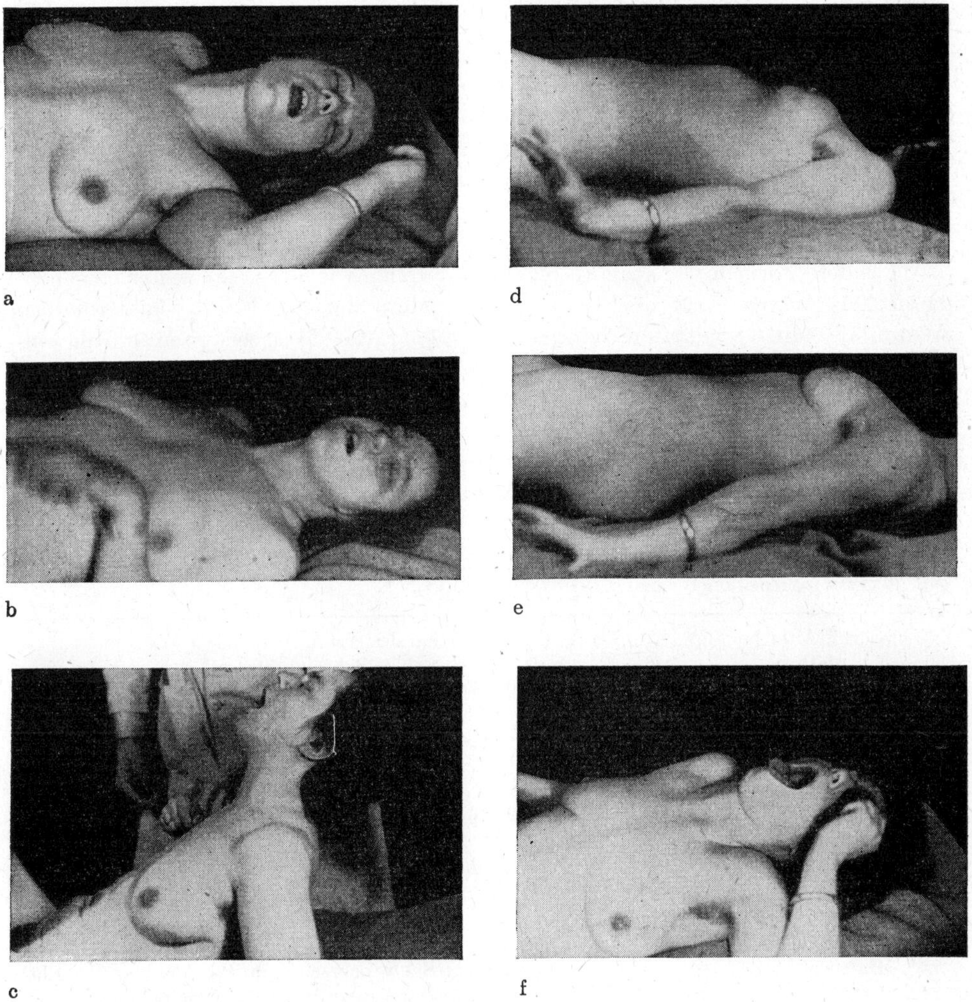

Abb. 126. *Primitivreaktion* in Form eines Bewegungssturmes.
a) Beschränkte Ansprechbarkeit; b) klonische Krampferscheinungen; c) tonischer Krampf (Nackensteife); d)–e) tonischer Krampf der Rückenmuskulatur (arc de cercle) und athetotische Bewegungen als Ausdruck der Beteiligung des extrapyramidalen Systems; f) auch die glatte Muskulatur nimmt an dem Bewegungssturm teil (Oesophagus-Retroperistaltik).

Instinktvorgang mit psychologischem Aspekt. Er beobachtete, daß die Reaktionshemmung erst am 3.–6. Lebenstag auslösungsreif wird, und daß sie dann nach einem Monat plötzlich nicht und nie mehr ausgelöst werden kann. Nach einem Monat werden die Möwen flügge und entziehen sich jeder Gefahr durch schnelle Flucht. Im Gegensatz zur flugfähigen Möwe ist das Jungtier farblich dem Boden angepaßt und, wenn es (geduckt) in Reaktionshemmung verharrt, schwer zu erkennen. Während der Reaktionshemmung besteht flexibilitas cerea. Gefangene Jungtiere zeigen bald bei Annäherung keine Reaktionshemmung mehr, offenbar infolge Fortfall des *Angstmoments* durch Gewöhnung an den Menschen. – Auch homo sapiens versteinert vor Schreck. Das ist in seiner Industriewelt, z. B. im Verkehr, lebensgefährlich und kann nur als atavistische Reaktion verstanden werden. Stundenlanges Bestehenbleiben der Bewegungsunfähigkeit tritt als Primitivreaktion auf. Der motorische Stupor kann mit flexibilitas cerea einhergehen und von einem mehr oder minder ausgebreiteten Ausfall der Sensibilität begleitet sein.

Auf andere Formen von Primitivreaktionen wollen wir hier nicht weiter eingehen, da sie kein Interesse für den Internisten, sondern nur für den Psychiater haben (Wutanfälle mit Gewalttaten, blindes Weglaufen usw.). Wir verweisen auf die eingehende Darstellung von KRETSCHMER, von dem auch die treffende Bezeichnung Primitivreaktion stammt und der dieses ganze Problem dem ärztlichen Verständnis am weitgehendsten erschlossen hat.

Bei der Erläuterung der klinischen Fragen wollen wir nun ausgehen von einer Reihe eigener Beobachtungen, bei denen wir auf Tab. 29 die *anfallsauslösenden Umstände* berichten.

Tab. 29. Primitivreaktionen eigener Beobachtung

Fall	Beruf, Alter bei 1. Anfall – Alter bei Anfallsbeobachtung durch uns	Auslösende Situation des ersten Anfalls B = Bewegungssturm, Sch = Schreianfälle, W = Weinkrämpfe, Z = Zitteranfälle, St = Stupor, E = Erbrechen	
1	Hausfrau 21–27	B	Geliebte des Ehemannes entbindet am gleichen Tage wie Patientin
2	Buchhalterin 36–38	B	Tochter durch 2. Ehemann (Stiefvater) schwanger
3	Bäuerin 33–41	B	Mann vermißt. Schwiegervater nähert sich der Tochter
4	Schneiderin 18–26	B	Nach Vergewaltigung Syphilis, Gonorrhoe, Gravidität und Interruptio (S. 508)
5	Hausfrau 23–27	B	Während der Schwangerschaft mit 4. Kind macht Ehemann Vorwürfe wegen zu häufigen Konzipierens
6	Lehrerin 21	B	Uneheliche Schwangerschaft (Lehrerin!)
7	Berufslose 19	B	Uneheliche Schwangerschaft, verheimlicht bis mens V, jetzt entsetzter Argwohn der strengdenkenden Eltern
8	Studiumsanwärter 19	W	Von Freundin sexuell aufgeklärt, aber Koitus unmöglich wegen Phimose (Mutter Krampfanfälle)
9	Mädchen/Hausfrau 9–23	B	Nachricht von Erschießung des Vaters
10	Hausfrau 30–42	B	Stellungsbefehl an Ehemann
11	Arbeiterin 22–34	St	Drängen zu größerer Eile bei gefährlicher Arbeit (Bombenherstellung im Kriege)
12	Angestellte 19–30	B	Dramatischer Fliegeralarm
13	Schwester 23	Sch	Einbildung, an Embolie zu sterben (mehrere solche Todesfälle hintereinander erlebt)

Fall	Beruf, Alter bei 1. Anfall – Alter bei Anfallsbeobachtung durch uns		Auslösende Situation des ersten Anfalls B = Bewegungssturm, Sch = Schreianfälle, W = Weinkrämpfe, Z = Zitteranfälle, St = Stupor, E = Erbrechen
14	Sekretärin 23–30	B	Todesfurcht bei Dunkelheit und Einschlafen (liest keine Sterbeanzeigen, bei Romanen angina pectoris; hat im Lungensanatorium Nahestehende dahinsterben gesehen und selbst dyspnoisch in Lebensgefahr geschwebt; Arzt in Bereitschaft oder aber Alkohol hilft)
15	Med.-techn. Ass. 21–24	B	Vor Examen, hohes Schlafdefizit; Ehemann (Student) schimpft, wenn das Kind schreit
16	Wirtschaftsleiterin 18–22	Z	Überlastung mit verantwortungsvoller Arbeit trotz Jugend, hohes Schlafdefizit
17	Angestellte 22–40	Sch + E	Durch Beruf sowie Haushalt mit Kindern in den Pflichten überlastet
18	Arbeiterin 25	B	Aktivistin, schafft Selbstverpflichtung nicht
19	Student 22	St	Schafft Selbstverpflichtung nicht (S. 527/528)
20 bis 33	Jugendliche um 19	B	Hausepidemie. Nach dem Krieg in extrem andere Umwelt verpflanzte, sehr tüchtige Jugendliche vor völlig ungewohnten Aufgaben und in einander kollidierende Liebesbeziehungen verstrickt. Im Laufe mehrerer Monate folgten die Anfallserkrankungen nacheinander bei 10% der Zusammenwohnenden
34	Studentin 14–19	Sch	Unter ähnlichen Verhältnissen
35	Studentin 22–24	W	Weltanschauliche Schwierigkeiten in der Berufsausbildung (im Kloster erzogen, Mutter frommkatholisch, Vater Sozialdemokrat)
36	Berufslose 31–33	B	Häusliche Rauferei (Großmutter Suizid, Großvater Säufer, Mutter im Zuchthaus, selbst dement)
37	Hilfsarbeiterin 20	Z	Streit mit Schwester um Bevorzugung durch Mutter (verheiratet, frigide, Mutterbindung)
38	Studentin 13–19	B + Z	Im Dunkeln sprang ihr eine Katze auf den Kopf; später demonstrative Anfälle im Rahmen geltungsstrebiger Psychopathie (S. 528)
39	Schüler 6–10	B	Kann wegen Anfällen keine Schularbeiten machen und auch nicht im Bett bleiben, darf dann spielen gehen
40	Konditor 19–23	Sch	Freundin schwanger. Will sie heiraten. Eltern dagegen

Bei zwei Dritteln dieser Patienten waren nach der Auslösung des ersten Anfalls monate- oder jahrelang Wiederholungen aufgetreten, nur bei den Fällen 19–33 beobachteten wir keine. Anlaß zu den Rezidiven waren erneute psychische Belastungen (eine weitere Gravidität in Fall 5, Gefängniseinlieferung, Bedrohungen, schließlich aber auch gewöhnlichere Schwierigkeiten des Lebens). Ganz allgemein genügten späterhin geringere Momente zur Auslösung als beim ersten Mal. Die Ersttraumen waren ja zum Teil recht schwere, zum Teil wurden sie aber von Millionen anderer Menschen rational bewältigt (Fall 10). Ohne die Rolle der auslösenden Belastung zu verkennen, muß man doch der individuellen Disposition zur Primitivreaktion eine ausschlaggebende Bedeutung beimessen. Diese Disposition im Augenblick des Anfalls ist etwas sehr Komplexes und läßt sich analysierend auf folgende Komponenten zurückführen: a) *Geschlechtsdisposition*. Es handelt sich fast nur um Frauen. b) Familiäre Belastung und *psychopathische* Züge zeigen sich bisweilen in ausgeprägter Weise (8, 36, 37 und 38). c) Erworbene *Hirnschäden* dürften gelegentlich, auch wenn sich kein neurologischer Befund erheben läßt, eine Rolle spielen: Fall 9 hatte anamnestisch eine Meningitis, 4 und 36 ein erhebliches Kopftrauma. d) *Intelligenzmängel* können für das Zustandekommen einer Primitivreaktion von Bedeutung sein. Fall 36 zeigt dies grob. In Fall 8 macht der Patient zumindest keinen sehr geweckten Eindruck; obwohl keine Störung im formalen Denken und gute Gedächtnisleistungen bei ihm festzustellen waren, bestand ein Mangel an triebhaft gespeistem, spontanem Interesse, das wir als eine wesentliche Komponente gesunder Intelligenz ansprechen müssen. e) *Erziehungsfehler* können eine Rolle spielen, wenn das Kind nicht lernt, daß es mit seinem kindlich-primitiven Strampeln und Wälzen in der Welt des Menschen nichts erreicht. In Fall 39 liegt dieser Fehler offen zutage, in vielen anderen dürfte er, weniger hervortretend, mit im Spiele sein. f) Vorausgehende *Erlebnisse* können die Unfähigkeit zur rationalen Bewältigung der anfallsauslösenden Situation begründen, wie in Fall 3, 4, 13, 14 oder 35. g) Disponierend wirkt auch das *Milieu*, in dem der Patient lebt. Grobe Borniertheit der Umgebung (5, 15) oder eine allgemeine Neigung zu Primitivreaktionen (20–33) muß besonders hervorgehoben werden, aber wenn man die vorgelegten Beobachtungen der Reihe nach unter dem Gesichtspunkt des Milieus durchmustert, wird man so viele Anhaltspunkte finden, daß man sich wohl der Schlußfolgerung nicht entziehen kann, daß das Milieu einer der wesentlichsten disponierenden Faktoren für eine Primitivreaktion ist. h) Überforderung, insbesondere geistige Überforderung und ein hohes *Schlafdefizit* begünstigen das Eintreten eines Anfalls. i) Einmal *abgelaufene Anfälle* erhöhen die Disposition zu erneuten; die Reizschwelle zur Auslösung sinkt.

Es muß besonders hervorgehoben werden, daß zwar alle aufgezählten Faktoren eine nachweisbare Bedeutung haben können, daß aber *keiner* von ihnen regelmäßig beteiligt ist. Insbesondere erlaubt die Tatsache einer Primitivreaktion durchaus nicht schon einen Rückschluß auf die intellektuellen und moralischen Qualitäten des Betroffenen! Man findet auch hier überdurchschnittlich intelligente Menschen mit erprobter Leistungsbereitschaft und großer Gewissenhaftigkeit (6, 15, 16, 18–34). Ja, gerade Leistungsbereitschaft und Gewissenhaftigkeit können unter Umständen in eine nicht zu bewältigende Situation hineinführen, alle Auswege aus ihr sperren und dadurch die Primitivreaktionen heraufbeschwören (18, 19). Kriegserfahrungen an Tausenden kampferprobter Männer haben gezeigt, daß die Möglichkeit zur atavistischen Reaktionsform offenbar in jedem Menschen schlummert. Aber auch unter den Belastungen eines ruhigeren Lebens erkranken eben keineswegs nur Lebensschwächlinge.

Wenn auch durchaus nicht in der Regel, so kommt es doch vor, daß die Anfälle aus Geltungsbedürfnis oder zu einem anderen Zwecke als Mittel im Lebenskampf eingesetzt werden (38, 39). Die simulatorische Tendenz kann durch Hineinsteigern in einen Affekt wieder eine echte Primitivreaktion auslösen so, wie Theatertränen eine echte Affektreaktion darstellen, nur der Affekt ist falsch. Dies gelingt aber nicht jedem und nicht jedem immer gleich gut. Dann herrschen reine Willkürbewegungen vor, die das ärztliche Auge sehr wohl von den differenzierteren Erscheinungen des echten Bewegungssturms (Abb. 126) unterscheiden kann: Hände-vors-Gesicht-Schlagen, Ballen der Fäuste, Auftrampsen beider Füße zugleich, Trommeln mit den Füßen, wiederholtes Aufbutzen des Gesäßes, Seitwärtswälzen des ganzen Körpers (ohne Torsion); willkürlich oder unwillkürlich mischen sich dem Züge eines echten Anfalls bei, z. B. der Arc de cercle (Abb. 127).

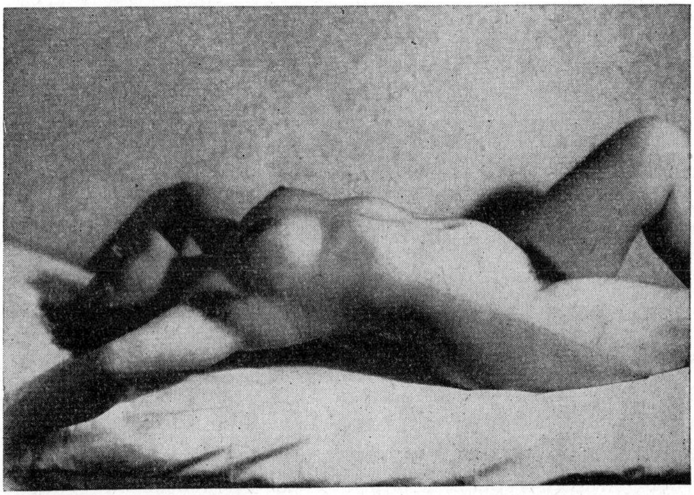

Abb. 127. Primitivreaktion in Form eines Bewegungssturmes. Im Bildmoment: Arc de cercle. Die Ansprechbarkeit war im vorliegenden Fall wesentlich ungestörter als in Abb. 126.

Differentialdiagnose

Vom Arzt nicht selbst beobachtete Primitivreaktionen in Form von Bewegungsstürmen werden der Klinik meist als „tetaniforme Anfälle“ überwiesen. Andererseits wird nicht selten bei eindeutig epileptiformen Anfällen die Frage: „Hysteriforme Anfälle?“ uns vorgelegt, und zwar in dem Bestreben, eine letzte, günstigere Hoffnung noch auszuschöpfen. Gelingt es, einen Anfall zu beobachten, so können in der Regel keine Zweifel auftreten. Der tetanische Anfall (völlige geistige Klarheit, tonischer Krampf vornehmlich in Form der Pfötchenstellung, verbunden mit Parästhesien, Chvostek-Phänomen usw.) und der epileptische Anfall (völliger Bewußtseinsverlust, nach kurzer tonischer Starre rhythmisch-klonische Zuckungen, dann erst eventuell grobe Bewegungen; Zungenbiß, Inkontinenz, reaktionslos weite Pupillen, Babinski usw.) sind in klassischer Ausbildung so wohl charakterisiert, daß Verwechslungen mit dem Bewegungssturm nicht möglich sind (weder in seiner echten Form wie in Abb. 126, noch in der zuletzt beschriebenen simulierten). Tachypnoe kann bei

Bewegungssturm ebenso zu beobachten sein wie bei Hyperventilationstetanie. Es können sich dadurch unter Umständen leichte tetanische Erscheinungen dem Bewegungssturm beimischen. Hervorzuheben ist, daß bei Primitivreaktionen jede Übergangsform zwischen äußerst schwieriger Ansprechbarkeit und normalem geistigem Kontakt vorkommen kann. Absolute Bewußtlosigkeit liegt nie vor. Ausrufe des Patienten können das anzeigen. Auch in schwierigeren Fällen gelingt die geistige Kontaktnahme mit Hilfe geeigneter Methoden, auf die wir anschließend noch zurückkommen werden. Hier sei noch auf den diagnostisch wichtigen Umstand hingewiesen, daß organische Hirnprozesse und endogene Psychosen nicht ganz selten Primitivreaktionen auslösen, beispielsweise wurde bei einer Ärztin, die bei sich die Entwicklung einer Hebephrenie noch bewußt erkannte, eine Primitivreaktion beobachtet. Leichtfertigkeit gegenüber „hysterischen Anfällen" ist also in keiner Weise zu vertreten.

Eine Ausnahmestellung nimmt die *Temporallappenepilepsie* ein. Motorische Erscheinungen können ganz zurücktreten oder übersehen werden. Für die Diagnose wichtig sind orale Automatismen (Schmatzen, Kauen, Schlucken, Abschmecken u. a.). Im Vordergrund stehen Veränderungen der Wahrnehmung, anfallsartige Halluzinationen und Dämmerzustände von szenischem Charakter. Es ergibt sich ein psychogen anmutendes Bild unter Verkennung der zugrunde liegenden Epilepsie.

Therapie

Zu unterscheiden ist die Behandlung im Anfall und außerhalb. Den Anfall selbst kann man einfach abklingen lassen; wir suchen ihn aber in der Regel zu mildern und abzukürzen. Dazu eignen sich suggestive Verfahren, die in Form beruhigenden Zuspruchs oder strenger Befehle, seltener der Hypnose zur Anwendung kommen können. Nur bei geltungsstrebigen Simulanten ist Nichtbeachtung angezeigt. Vor Übergießungen mit kaltem Wasser haben wir uns dann nicht gescheut. Bei echten Primitivreaktionen wie in Abb. 126 ist das wirkungslos. Ist es schwierig, überhaupt einen geistigen Kontakt zu dem Patienten zu gewinnen, so gehen wir nach vergeblichem Anruf mit dem Vornamen zu einem von KRETSCHMER geschilderten Verfahren, Protreptik, über. Wir ergreifen fest einen Arm des Patienten und strecken und beugen ihn rhythmisch unter laufenden Rufen: „Eins! – Zwei! – Eins!" usw. Über diese tief eingeprägten, einfachen, durch die rhythmische Bewegung unterstrichenen Engramme pflegen wir den ersten Kontakt zu bekommen. Von hier ausgehend, erweitern wir diesen. Es wird die laute Aufforderung: „Mitmachen! Mitmachen!" im Wechsel mit dem Vornamen eingefügt, auf die ersten Reaktionen dann ein: „Kräftiger! Noch kräftiger!" usw. Später schließt sich auch die suggestive Beseitigung der Primitiväußerungen an. Auf diese Weise wurde der Bewegungssturm der wiedergegebenen Bildserie beendet, ein weiteres Beispiel folgt unten von einem Stupor.

Außerhalb des Anfalls hat die eigentliche Behandlung zu erfolgen. Klärung der Lebenssituation und psychagogisches Vorgehen sind der nächstliegende Behandlungsweg. Wo er ungangbar ist oder der Unterstützung bedarf, hat sich uns Hypnosebehandlung bewährt. Als sehr erfolgreiche Hilfsmethode kann auch das Autogene Training herangezogen werden.

Prognose

Hier existieren Vorurteile. Angeblich sind „solche Hysteriker“ aussichtslose Fälle oder werden mit mühevollen und labilen Behandlungen eine crux medicorum. Besonders, wenn die Anfälle schon viele Jahre hindurch bestehen, soll nichts mehr zu erwarten sein. Je geringere Traumen übrigens zur Anfallsauslösung genügen, desto ausgeprägter soll der Anlagefaktor sein und desto ungünstiger die Prognose. Es ist zweckmäßig, sich von allen solchen Befangenheiten frei zu machen. Anfallsauslösung durch minderschwere Traumen kann beste Daueraussichten haben (20–33). Primitivreaktionen bei Arbeitsüberlastung und Schlafdefizit verschwinden nach entsprechenden Maßnahmen meist weitgehend (15, 17, 19). In Fall 10 und 12 bestanden die Anfälle seit einem Dutzend Jahren und traten so häufig auf, daß beide Patientinnen arbeitsunfähig waren; nach Behandlung mit Aussprache, Hypnose, vor allem aber Autogenem Training wurden beide Frauen anfallsfrei, arbeitsfähig und sind es während einer dreijährigen Nachbeobachtung geblieben. Eine gute Prognose haben in der Regel intelligente Patienten (6, 15, 19, 34 und sogar 38). Milieusanierung ist nicht selten eine Vorbedingung für den Erfolg. Beispielsweise mußten Fall 13 und 17 erst ihren Beruf aufgeben, Fall 19 eine mehrmonatige Arbeitsunterbrechung einlegen. In anderen Fällen haben wir entsprechende Maßnahmen veranlaßt, z.B. Phimoseoperation (8), Arbeitsplatzwechsel (18), Erziehungsberatung der Eltern (39). Über das weitere Ergebnis sind wir dann nicht immer unterrichtet, wir überschauen es nur bei zwei Dritteln der angeführten Patienten. Unter diesen hatten wir nur zwei auf die Dauer ungebesserte Fälle (3 und 14). Oft war als Ergebnis die Anfallshäufigkeit herabgesetzt, so daß etwa bei einem Zu-Tode-Erschrocken-Sein, wie es in Jahresfrist vielleicht einmal vorkommt, noch ein Anfall auftrat. Aber es gibt, wie gesagt, auch völlig Anfallsbefreite, und zwar selbst bei neunjähriger Nachbeobachtung (Fall 34 nach 5 Hypnosen).

Zur Veranschaulichung sei auch ein Fall von stuporöser Primitivreaktion geschildert, deren allgemeines Wesen und deren Parallelen zu Tierbeobachtungen wir oben bereits dargelegt haben:

• Ein 22jähriger Student ruft in der Vorlesung aus: „Ich bin blind!“ Während er von Kommilitonen herausbegleitet wird, tritt eine völlige Bewegungslosigkeit ein. Er wird auf der Bahre in die Klinik gebracht. Beim Anheben der Glieder bleiben diese in jeder beliebigen Stellung stehen; es besteht eine flexibilitas cerea. Die Augen bewegen sich nicht. Der Patient ist nicht ansprechbar. Wir nehmen einen Arm und beugen und strecken ihn unter lautem Zählen, wie oben angegeben, fahren in der dort beschriebenen Weise fort, bis wir vollen geistigen Kontakt mit dem Patienten haben und er volle Verfügungsgewalt über seine Motorik erlangt. Der Patient berichtet jetzt, nichts sehen zu können. Auch auf Simulationsproben kommt es zu keiner Augenbewegung oder einem Liderzucken. Wir leiten nunmehr eine Hypnose durch reine Verbalsuggestion ein und suggerieren volle Sehfähigkeit. Nach der Hypnose steht der Patient sehend und sich frei bewegend auf. – Der klinische und neurologische Befund war normal. Die Befragung ergab, daß der Patient eine schwere Jugend hinter sich hatte. Er kam erst nach verschiedenen anderen beruflichen Bemühungen jetzt zum Studium. Er war schon verheiratet und seine Frau sah den studienbedingten Verdienstverlust nicht gern, zumal auch bereits ein Kind da war. Der Patient bewies mit besonders guten Leistungen die Richtigkeit seines neuen Berufsweges und übernahm in diesem Zusammenhang auch hohe Selbstverpflichtungen. Schlaflosigkeit, Konzentrationsunfähigkeit, Kopfschmerzen und Sehstörungen beim Lesen kündigten die funktionelle Überlastung an. Die Unmöglichkeit, die eingegangenen Verpflichtungen zu schaffen (wobei nicht einmal das

Studium gefährdet war), wurde dem Patienten in der beschriebenen Vorlesung klar. In Anbetracht des geklagten neurasthenischen Syndroms verordneten wir Ruhe, Spaziergänge und eine vorübergehende Studienunterbrechung. Primitivreaktionen sind in vierjähriger Nachbeobachtung nicht mehr aufgetreten. – Selbstverpflichtungen haben sich in der sozialistischen Gesellschaft zur Festigung des Entschlusses zu einer besonderen Leistung und als Ansporn anderer bewährt. Sie sind eine Massenerscheinung, und nur in Einzelfällen kommt es zu Komplikationen, wie sie in diesem Rahmen dargestellt werden.

Die Bezeichnung „*hysterisch*" wird uneinheitlich verwendet. Das hängt mit dem starken Entwicklungswandel dieses Begriffes zusammen. Heute wird er jedenfalls in den verschiedenen medizinischen Fachrichtungen lehrbuchmäßig unterschiedlich dargestellt. Niemand weiß sicher, welche Vorstellungen beim Gebrauch dieses Wortes ein Konsiliarius damit verbindet. Der eine denkt an simulierende Schauspielerei, der andere unterscheidet scharf zwischen simulierten und hysterischen Erscheinungen, einige unterstellen grundsätzlich eine Psychopathie, andere lehnen das strikt ab, dieser meint ein individuell zweckhaftes Kranksein, jener eine auch zweckwidrige Instinktreaktion, hier wird die massenhafte Produktion psychogener Symptome als Hauptmerkmal bezeichnet, dort das Auftreten monosymptomatischer Bilder hervorgehoben, ja, es kommt entsetzlicherweise sogar noch vor, daß jemand im Sinne der antiken Ableitung der Hysterie von *ὑστέρα*, Gebärmutter, eine „Koitustherapie" oder Verehelichung verordnet (s. den Fall auf S. 508). Der Ausdruck hysterisch wird von uns daher möglichst gemieden.

Abschließend ein Bericht über eine psychopathisch Geltungsbedürftige mit echten und geschauspielerten Primitivreaktionen, also eine sogenannte Hysterika in jeder Bedeutung dieses Wortes:

• Die 19jährige Patientin entstammt elterlicher- und großelterlicherseits nur Akademikerfamilien. Anlagemäßig ist ihr eine hohe Intelligenz und ein überspanntes Geltungsbedürfnis eigen. Sie widersprach nach ihren eigenen Worten „aus Prinzip", hatte auch kein gutes Verhältnis zu ihren Mitschülerinnen. Früh plante die Geltungsstrebige, Lehrerin zu werden. Mit 13 Jahren als Kinderbetreuerin in einem Ferienheim erlitt sie eine Primitivreaktion, als ihr in einem dunklen Raum unvermutet eine Katze auf den Kopf sprang. Hereditär nicht belastet und mit unauffälliger Eigenanamnese, zeigte die Geltungsbedürftige nun wiederholt Anfälle. Außerdem bestanden Gesichtsschmerzen, Gesichtszuckungen und zeitweise ein allgemeines espenlaubartiges Zittern. In verschiedenen Kliniken ergab sich kein nennenswerter Befund, abgesehen von einem starken, offensichtlich psychogenen Schwanken beim Romberg. Als die Patientin mit 19 Jahren zu uns kam, bestanden die Anfälle fast täglich und hatten zur Unterbrechung ihres Studiums geführt.

Es fand sich jetzt eine Anisocorie, ein Starretyp der Blutzuckerkurve nach Adrenalinbelastung, Beherdung einiger Zähne und ST-Senkungen im Ekg, sonst internistisch und neurologisch kein pathologischer Befund. Die von uns beobachteten Primitivreaktionen entsprachen ihrer Form nach nicht dem echten Bewegungssturm wie in Abb. 126, sondern einem Wirbel willkürlicher Ausdrucksbewegungen, wie wir es oben unmittelbar vor dem Abschnitt über die Differentialdiagnose geschildert haben. Damit verbunden war ein Produzieren ganzer Szenen und Redenhalten, z.B.: „... Du hast's verraten! Dir kann man auch nichts mehr sagen! Keinen Menschen hat man mehr, nicht einmal seiner Mutter kann man's sagen! Das tut so weh, so weh!". Die erste Besserung trat nach einer Narkoanalyse und -abreaktion ein. Folgende Äußerungen im Exitationsstadium entnehmen wir dem Protokoll: „... und ich mußte so viel arbeiten, und dann war ich so müde, so müde. Und so viel Kinder! Die Kinder haben mir ja Spaß gemacht, aber dann war alles dunkel, und dann sprang die Katze auf den Kopf und dann bin ich so furchtbar erschrocken. Und darum bin ich gleich schlecht – darum soll ich gleich so schlecht sein, weil ich da geschrieen habe! Und ich will doch bloß andern immer helfen ...". Auf Schlaftherapie, Zahnsanierung und psychagogische Behandlung hin verschwanden die Anfälle. Nach drei anfallsfreien Wochen ging die nur noch zahnbehandelte und sonst nicht mehr im Mittelpunkt stehende Patientin eines Tages aus der Klinik und ließ sich einige Kilometer entfernt auf der Landstraße mit entblößtem Oberkörper auffinden. Angeblich war sie von einem Autofahrer niedergeschlagen worden, alle Umstände und Befunde sprachen jedoch für einen fingierten Überfall. Darauf versuchte sich die Patientin in wenig überzeugender Weise die Pulsader aufzuschneiden und kam nun in eine Abteilung der Psychiatrischen Universitätsklinik (damaliger Direktor: Prof. Dr. LEMKE). Dort blieb sie unauffällig und konnte bald entlassen werden. Auf den mutigen Rat von Frau Dr. NEYE hin, unter deren Einfluß die Patientin in der psychiatrischen Klinik ihre Kurzschlußhandlungen verarbeitet hatte, führten wir unseren vor diesen Ereignissen gefaßten Plan aus, der Patientin eine Stelle als Erzieherin in einem Internat zu vermitteln, wo sie auch selbst laufend unter Augen blieb. Wir haben jahrelang verfolgen können, daß die Patientin dort ihre Berufsaufgaben gut erfüllte.

Zentrale vegetative Regulationen

Allgemeines

Über Störungen der Regulation des Kreislaufs, des Hormonhaushalts und des Stoffwechsels unter psychischen Einflüssen berichten wir in besonderen Kapiteln; es sei darauf verwiesen. Im folgenden wird nun noch den tieferen Zusammenhängen zwischen Psyche und Schlafregulation, Temperaturregulation und vegetativem Symptomenkomplex nachgegangen.

Schlaflosigkeit, Pavor nocturnus

Der Zustand, in dem wir ein Drittel unseres Lebens verbringen, gehört zu den umfassendst gesteuerten Lebensvorgängen überhaupt. Das wird bereits in dem Paradoxon ersichtlich, daß müdegewordene Tiere und Menschen sich auf u. U. weite Wege machen, um einen sicheren Schlafplatz zu erreichen, und auch dort noch verteidigen sie ihre Ruhe gegen jeden Störversuch Angehöriger durch Brummen und ärgerliche Abkehrbewegung. Das Triebhafte wird uns auch in dem Wohlgefühl bewußt, mit dem die Ruhestätte eingenommen wird. Es stammt ebensowenig aus dem Zweckdenken wie die Essensfreude aus der Kalorienrechnung oder die Liebeslust aus der Fortpflanzungsabsicht. Instinktiv ist das geborgene Sich-Zur-Ruhe-Legen unmittelbare Wunscherfüllung. Nicht übersehen darf auch werden, daß Gähnen ansteckt, genauso wie Begeisterung, wie Mut und Furcht, wie Lachen und Weinen, wie Appetit und Ekel. Die triebhafte Einpassung des Schlafes in die Umwelt und in die Lebensgemeinschaft ist die erste Äußerung der umfassenden Organisation des Schlafes. Im Tierversuch zeigte HESS, daß die gesamte Reaktion vom Schlafplatzsuchen über das Gähnen bis zum bequemen Niederlegen und Einschlafen durch Reizung einer einzigen Stelle im Zwischenhirn auszulösen ist; u. U. genügt dazu der bloße Einstich der Elektrode (S. 68). Schlafsucht, Schlaflosigkeit, Schlafdauer- und -rhythmusstörungen wurden bei pathologischen Prozessen im Zwischenhirnbereich klinisch beobachtet, insbesondere bei der Encephalitis epidemica („lethargica").

Darüber hinaus ist auch von einigen anderen, umschriebenen Hirnbezirken Schlafverhalten auslösbar. Sie sind zu einem System verbunden und koordinieren efferent die erforderlichen Organleistungen. Afferent werden sie humoral beeinflußt und neural aus Peripherie, Vegetativum, Neokortex und limbischem System. Afferent-efferent antagonistische Beziehungen bestehen zur Formatio reticularis mit ihrer vigilitätssteigernden Funktion. Das Schlafsystem weist eine Automatie und Eigenperiodik auf, die in gewissen Grenzen modifizierbar ist. Auch innerhalb einer Schlafphase ist noch ein zyklischer Wechsel zwischen zwei unterschiedlichen Schlafformen registrierbar. Die 1. Form ist charakterisiert durch eine synchronisierte Wellenbewegung im EEG. Sie weist auf eine veränderte, trophotrope Tätigkeit des Großhirns. Dabei besteht eine relativ leichte Erweckbarkeit. Diese Schlafweise nimmt drei Viertel des Nachtschlafes ein, und zwar in 4–5 Perioden. Dazwischen liegen die Phasen der 2. Form des Schlafes. Sie dauern zwischen 5 und 30 Minuten. Hierbei ist das EEG desynchronisiert, d.h. dem Wachzustand ähnlicher. Paradoxerweise ist aber die Schwelle für Weckreize ums Mehrfache erhöht, der Muskeltonus stärker herabgesetzt und sind die Rückenmarksreflexe weitgehend aufgehoben. Es treten einzelne Muskelzuckungen auf. Auffällig sind binokuläre rasche Augenbewegungen (rapid eye movements, daher: REM-Schlaf). Nach Aussagen gezielt geweckter Probanden sind diese Zeiten traumerfüllt. Vielleicht in Abhängigkeit vom Traum treten vegetative Funktionsänderungen auf hinsichtlich Atemfrequenz, Herzfrequenz, Blutdruck, Erektion, Schweißbildung usw.

Eine wichtige Rolle in der Schlafregulation spielt das Großhirn. Bereits zu der Erfüllung des Wunsches nach wohliger Geborgenheit und Annehmlichkeit des Lagers werden seine Dienste in Anspruch genommen. Während des Schlafes bleiben ihm bestimmte Wächteraufgaben übertragen; man denke an das bekannte Erwachen der Mutter bei geringsten Lauten des Kindes, an das Erwachen des Müllers beim Stehenbleiben der Mühle und vor allem an das Erwachen zu einem vorgenommenen Zeitpunkt. Hier begegnen wir Zuständen des partiellen Schlafes bzw. partiellen Wachseins, die uns bei der Besprechung des Schlafwandelns und der Hypnose (S. 535 u. 204) beschäftigen. Die „Kopfuhr", der CLAUSER eine sehr eingehende Studie gewidmet hat, spielt übrigens auch für gewisse Schlafstörungen eine Rolle, die sich in allnächtlichem Aufwachen um eine bestimmte Zeit äußern. Wir bringen noch erläuternde Beispiele dafür, wollen jetzt hier aber drei weitere schlafdienliche Reaktionsweisen neben 1. der Abgespanntheit und 2. dem Gähnen anderer erwähnen. 3. Der Mensch ist soweit Tagtier, daß er mit Grauen bedrohlichste Unheimlichkeit bezeichnet, das Feindlichste als finstere Macht und alles Freundliche als licht. Er erlebt in sich den Unterschied zwischen verlockenden Sonnentagen und müdemachenden Regentagen, eine glückliche Veranlagung unter Naturverhältnissen; unter zivilisierten Lebensumständen muß er sich überwinden, an einem regnerisch-trüben Morgen aus dem Bett zu steigen. 4. Die Schlafgewohnheiten jedes einzelnen haben für ihn bedingt-reflektorisch eine einschlafördernde Bedeutung, die gewohnte Zeit, das gewohnte Bett, die gewohnte Schlafhaltung usw. 5. Unter monotonen Eindrücken tritt vielfach Müdigkeit auf. FRIEDEL und THELEN demonstrierten, wie bei Trommelrhythmen nach wenigen Minuten im Elektrenzephalogramm die Alphawellen niedriger werden. Später treten langsamere Potentialschwankungen völlig synchron über der ganzen Hirnrinde auf, was mit einem normalen Wachbewußtsein nicht vereinbar ist. Übrigens konnten PENFIELD und JASPER eine derartige Synchronisierung experimentell am Menschen durch Reizung einer Zwischenhirnregion hervorrufen, die weitgehend der somnogenen Zone entspricht, die HESS in seinen eingangs genannten Tierversuchen gefunden hat.

Unsere Triebausstattung ist ganz offensichtlich einer Lebensform angepaßt, wo man ermüdet am Abend gemeinschaftlich sich an einem geborgenen und angenehmen Platz zur Ruhe legt. Für das monoton-rhythmische Einwiegen in den Schlaf besteht eine besondere Disposition. An regentrüben Tagen und in der dunklen Jahreszeit zeigt sich, unabhängig von Zweckmäßigkeitserwägungen, ein erhöhter Schlafdrang. Gegen diese natürliche Veranlagung verstößt die Lebensform besonders des modernen Menschen in vielfacher Weise. Schlaflosigkeit ist zur Zivilisationskrankheit geworden und dürfte heute nächst den Kopfschmerzen die häufigste Gesundheitsstörung sein. Die Ursachen sind im einzelnen so mannigfaltig wie die Komponenten der Schlafherbeiführung:

a) Schlafstörung durch ungenügende Ermüdung. Der tiefe und feste Schlaf nach körperlicher Ausarbeitung ist dem mit leichter Körperarbeit Beschäftigten und dem Geistesarbeiter nicht eigen. Hier tritt der Schlaf zögernder ein und bleibt verletzbarer.

b) Schlafstörung durch Rhythmusstörung. Nachtarbeiter haben einen oft auf die Hälfte der Normaldauer reduzierten Tagesschlaf. Hier spielen bedingt-reflektorische Mechanismen, Tageslärm u.a., mit hinein.

c) Schlafstörung aus Mangel an Geborgenheitsgefühl. Nicht nur eine fremde Umgebung kann hier eine Rolle spielen. Manche können in einem Zimmer oder Bett nicht mehr einschlafen, in dem ein Angehöriger gestorben ist. Auch Durchschlafstörungen entspringen häufig mangelndem Geborgenheitsgefühl.

• Eine 28jährige Sekretärin klagte über nächtliches Aufwachen und erschwertes Wiedereinschlafen immer um die gleiche Zeit. Die Schlafstörung begann, nachdem sie eines Morgens festgestellt hatte, daß ihre Uhr nachts um 2 stehengeblieben war. Damals fiel ihr eine Kindheitserinnerung ein. Die Uhr stand still, als der Großvater gestorben war, und man hatte ihr gesagt, wenn ein Mensch sterbe, bleibe die Uhr stehen. Sie selbst hatte während wiederholter Heilstättenbehandlungen angesichts des Hinscheidens anderer Tuberkulosekranker eine nagende Todesfurcht bekommen. Obwohl sie nun das Stehenbleiben ihrer Uhr nicht ausgesprochen abergläubisch betrachtete, hatten doch die dabei auftretenden Assoziationen eine so nachhaltige Wirkung, daß die Patientin fortan allnächtlich um 2 Uhr mit einer ängstlichen Beklemmung erwachte.

Wir erinnern hier an das schon über die „Kopfuhr" Gesagte. Sie wird bereits bei Kindern beobachtet. PEIPER berichtet z.B. von einem Kind, das allnächtlich um die gleiche Stunde schreiend erwachte, nachdem ihm einmal um diese Nachtzeit Putz von der Decke ins Gesicht gefallen war. In anderen Fällen wird ein derartiger *Pavor nocturnus* durch äußere Reize ausgelöst, die aber nicht durch ihre Stärke, sondern erst durch weitere Assoziationen die Schlafgeborgenheit zerstören.

• Eine 32jährige Hausfrau erwacht allnächtlich schreiend und schweißgebadet in Angst, Depressionsgefühl und Kopfschmerzen. Sie war 1945 als Flakhelferin eingesetzt gewesen. Bei einem Tieffliegerangriff wurde ihre ganze Einheit bis auf wenige Überlebende zusammengeschossen. Sie wohnte jetzt, 8 Jahre später, in der Nähe eines Bahnkörpers. Ein nachts vorbeifahrender Zug löste bei ihr regelmäßig den Traum heranbrausender Tiefflieger aus und schreckte sie dadurch voll Todesangst aus dem Schlaf. – Nach 13 Hypnosesitzungen mit Gegensuggestionen schläft die Patientin regelmäßig jede Nacht durch. Keine Angstträume mehr, Steigerung der Leistungsfähigkeit, Gewichtszunahme, anstelle von Reizbarkeit jetzt Ruhe und Ausgeglichenheit.

Bei Schulkindern wird Pavor nocturnus in 3 % beobachtet, etwa halb so oft Schlafwandeln. Ersteres mehr bei Passiv-Beeindruckbaren, letzteres mehr bei Sthenisch-Erregbaren. Ohne die Bedeutung erlebnismäßiger Faktoren zu mindern, wurden doch bei 59 % dieser Kinder pathologische EEG-Befunde erhoben, bei fast der Hälfte frühkindliche Hirnschäden festgestellt und bei über einem Viertel von ähnlichen Erscheinungen in der Vorfahrenreihe berichtet (KURTH, GÖHLER u. KNAAPE).

d) Schlafstörung durch fehlenden Tagesabstand. Der Zivilisationsmensch mit seiner einseitigen und häufig einförmigen Tätigkeit kommt in der Regel erst am Abend dazu, seinen natürlichen Erlebnishunger zu befriedigen. Die erwünschte Affektbelebung durch Kino, Theater, Konzert, Spiel, Klatsch, Lektüre usw. rückt dadurch so sehr in die Nähe des Nachtschlafs, daß die erregte Affektivität beim Niederlegen noch nicht abgeklungen ist. Das gleiche gilt für angeregte geistige Arbeit unmittelbar vor dem Schlafengehen.

e) Schlafstörung durch Triebkonflikt. Lebhaftes Begehren oder beunruhigende Angst setzen sich bei einem Konflikt mit Müdigkeit überlegen durch. Dieser Schlafaufschub ist biologisch von Bedeutung; nur bei homo sapiens ist diese schlafhemmende Regulation dadurch in übersteigerter Weise beansprucht, daß seine Fähigkeit zu Zukunftsüberlegungen affekterregende Situationen, ja bloße Möglichkeiten dazu, bereits vorwegnehmend vergegenwärtigt. Diese Ursache spielt unter den Schlafstörungen eine dominierende Rolle.

Hierher gehört auch die Einschlafstörung durch Schlafen-Wollen. Die Notwendigkeit, zu einer bestimmten Stunde wieder frisch sein zu müssen, verleitet dazu, trotz offensichtlich noch nicht eingetretenen Schlafbedürfnisses den Schlaf erzwingen zu wollen. Willensaktivierung und Schlaf schließen aber einander aus.

Bei den verschiedenen Ursachen psychogener Schlafstörungen spielt die Persönlichkeit des Betroffenen eine disponierende Rolle. Es sind meist Ängstliche, die zu mangelndem Geborgenheitsgefühl neigen, Selbstunsichere, die im voraus sich mit Sorgen plagen usw. Auch eine gewisse Veranlagung zu Zuständen partiellen Schlafs bzw. partiellen Wachseins ist gelegentlich nicht zu verkennen.

• Eine Patientin hatte während der Pubertätszeit die Erscheinung des Schlafwandelns gezeigt. Als mit 22 Jahren ein Verlöbnis mit einem Heiratsschwindler zerbrach, entwickelte sich bei der Patientin ein chronischer Angstzustand, der sich inhaltlich als Furcht, die Mutter eines Tages zu verlieren und dann alleinzustehen, darstellte und zweitens als Furcht davor, im Schlafe etwas anzustellen und sich selbst dabei zu gefährden. Es kam zu Schlafstörungen in der Form, daß die Patientin nachts unruhig wurde, im Schlaf zu reden anfing, daraus aufschreckte, aufschrie, angstvoll herumlief und dabei die Vorstellung hatte, die Mutter stürbe, oder, sie selbst sei in Lebensgefahr. Diese Erscheinungen verstärkten sich im Laufe von 9 Jahren, bis wir die Patientin sahen. Eine psychopathische Veranlagung wurde auch aus der Familienanamnese verständlich, des Vaters Schwester starb in einer Nervenklinik.

Von den körperlich bedingten Schlafstörungen, die von einer Wetterabhängigkeit (Luftdruckanstieg) bis zu schwersten Schmerzzuständen reichen, von Zwischenhirnerkrankungen ganz zu schweigen, lassen sich die leichteren Formen ebenfalls psychotherapeutisch beeinflussen.

Eine Reihe sozusagen psychotherapeutischer Methoden gegen Schlafstörung sind schon in Laienkreisen in Übung. Beliebt ist es, sich durch einen monotonen Rhythmus einzuschläfern, etwa durch *Zählen*, durch Achten auf das *Ticken* der Uhr oder auf die eigene *Atmung*. Wesentlich anziehender und wirkungsvoller ist das Einschlafen bei leiser Musik. Ein Pedant wird sich freilich die drei Pfennig nächtlichen Radiostroms versagen. Meist fällt einem im Halbschlaf bei einer Ansage aber doch noch das Abschalten ein, ohne daß durch diesen Handgriff die weitere Vertiefung des Schlummers aufgehalten wird. Wen Monotonie oder Musik nicht einwiegt, der hilft sich mit dem *Vorstellen* schöner Landschaften, eine Methode, die mein verehrter Lehrer LOMMEL rühmte. KANT pflegte sich z. B. auf den Schachtelsatzkonstrukteur CICERO zu konzentrieren. Die meisten greifen mit mehr Genuß zu einem *Buch* und lassen sich dort etwas vordenken, etwas Ermüdendes, wenn die Wahl richtig war.

Die ärztliche Therapie in hartnäckigen Fällen muß der Ätiologie des Einzelfalles angemessen sein; sie stellt also zunächst eine diagnostische Aufgabe. Meist kommt der Exploration der Lebensführung eine entscheidende Bedeutung zu. Die Einflußnahme auf die Lebensgestaltung ist oft der Angelpunkt für eine wirksame Therapie. Bei unzureichender körperlicher Ermüdung verordnen wir beispielsweise unter der Bezeichnung *Spaziergänge* erschöpfende Fußwanderungen. Es ist wohl überflüssig, daß wir alles bereits Dargelegte noch einmal wiederholen und die daraus abzuleitenden therapeutischen Konsequenzen im einzelnen anführen. Die Möglichkeiten zu einer einfachen Umgestaltung der Lebensführung haben aber auch gewisse Grenzen, die entweder in den äußeren Verhältnissen oder in der Einstellung des Patienten selbst begründet sind. Oft läßt sich zwischen Tagesgetriebe und Schlafengehen keine ausreichende Zeitspanne einfügen, abendliche Berufsausübung oder Geistesarbeit machen das unmöglich. Wir verordnen dann heiße *Fußbäder* unmittelbar vor dem Schlafengehen mit anschließendem Tragen von Wollsocken im Bett und verbinden damit die auch suggestiv wirkende Erklärung, die warmen Füße würden Blut vom Kopf abziehen und der Schlaf trete dann rasch und schnell ein. Ist tiefergehende Umstellung vor dem Schlaf notwendig, empfehlen sich *Vollbäder* vor dem Zu-Bett-Gehen, wobei allerdings nicht jeder in dem erwünschten Sinne reagiert. Dem Bad kann man duftende und farbhaltige Badesalze zusetzen, wodurch sowohl die Einhaltung als auch die Wirksamkeit der Maßnahme gefördert wird. Ist diese Form der Lösung aus dem Tagesgetriebe nicht durchführbar, dann kommen als nächstes medikamentöse *Schlafmittel* in Betracht. Früher entschließen wir uns zu solchen, wenn der Schlafeintritt durch Affekte beeinträchtigt wird, vor allem durch Sorgen. Man wird versuchen, mit Tct. Valeriana, barbituratfreien Mitteln oder Ataraktika auszukommen. Mit Ausnahme des schnell ausgeschiedenen Hexobarbital sind Barbiturate nur in kleinen Dosen lediglich mit sedativer Wirkung sinnvoll angebracht. Der mit höheren Dosen erzwungene Schlaf entspricht subjektiv und objektiv (elektrenzephalographisch) nicht dem natürlichen Schlaf und seinem kräftigenden Erfolg, er nähert sich mehr dem Zustand einer Narkose. Einen Dauergebrauch von Medikamenten begrüßen wir nicht, und hier setzen nun erforderlichenfalls die eigentlichen psychotherapeutischen Maßnahmen ein.

In erster Linie kommt das in Gruppenform zu erlernende *Autogene Training* in Betracht. J. H. SCHULTZ bezeichnet sein Verfahren als eine spezifische Behandlungsmethode gegen Einschlafstörungen. Er berichtete von rund 80% Dauererfolgen. Auch wir haben gute Erfahrungen, erreichen aber eine vergleichbare Erfolgsquote nur nach Abzug vorzeitig abgebrochener Behandlungen. Während beim

Autogenen Training mit einer gewissen Anlaufzeit bis zur genügenden Beherrschung der Methode durch den Patienten gerechnet werden muß, ist mit der *Hypnose* ein rascherer Erfolg herbeizuführen. Bürgin hatte in 12 von 18 Fällen guten Erfolg. Eine derartige Einzelbehandlung wird aber aus Gründen der ärztlichen Leistungsökonomie auf Ausnahmefälle beschränkt bleiben. Bei Verletzung des Geborgenheitsgefühls ist Hypnosebehandlung die aussichtsvollste Methode. Eine Behandlung mit *Dauerschlaf*, wie sie von Schlafgestörten gern gewünscht wird, hat nur als Einleitung einer Umstellung der Lebensführung gelegentlich einen Sinn. – Häufig kombinieren sich verschiedene ätiologische Gesichtspunkte bei ein und demselben Patienten. In diesem Fall lassen wir die therapeutischen Maßnahmen in der eben berichteten Reihenfolge als ein Behandlungsprogramm soweit wie erforderlich ablaufen, d.h. zuerst physikalische, dann chemische, zuletzt psychische Methoden. Einfachste psychotherapeutische Maßnahmen kombinieren wir zwar schon mit den beiden erstgenannten in der oben geschilderten Weise, aber eine ausführliche, zeitraubende Psychotherapie muß aus leistungsökonomischen Gründen an letzter Stelle stehen. Auf ein oft besonders langwieriges Verfahren muß jetzt noch eingegangen werden.

Wo die Schlafstörung Ausdruck einer psychischen Fehlhaltung ist, wo die Mißachtung des Schlafbedürfnisses um anderer Ziele willen selbstzerstörerisch wird, da ist eine ausgesprochene *psychagogische* Erziehungsarbeit zu leisten. Sie erfordert unter Umständen eine weitgehende Analyse der seelischen Fehlentwicklung mit grundlegenden Neuentscheidungen von seiten des Patienten. Eine geschickte Interessierung des Patienten an gärtnerischer Betätigung, an Werken der Kunst, an alter Geschichte, an Astronomie, nicht zuletzt aber an seinem Familienleben hat je nach dem Einzelfall den therapeutischen Abbau einseitiger Fehleinstellungen sinnvoll zu ergänzen. In einem bestimmten Umfang ist eine Fehlhaltung im Sinne einer Mißachtung der regenerierenden, ausweitenden und verinnerlichenden Seiten des Lebens eine allgemeine Zeiterscheinung. Die Gegenwart baut dem Gott des Schlafes keinen herrlichen Tempel in rauschenden Hainen und mit dem Blick auf das ewig grollende Meer wie auf der Insel Samos die Griechen. Unsere Epoche fabriziert unter rauchenden Schloten Schlaftabletten. Morpheus bietet ihr nur noch den Namen für Morphin. Bis zur Zeit unserer Väter trug man abends Feuer an den Docht; der Druck auf den Schalter, die Fernsehtaste, den Starterknopf hat uns ungeahnte Möglichkeiten aufgetan. Und der Mensch unserer Tage traut nicht mehr dem alten Wort (Pred. Salomo 4, 6): „Es ist besser eine Hand voll in Ruhe, denn beide Fäuste voll mit Hast."

Schlafdrang

Ruhebedürfnis, ständige Müdigkeit und vermehrter Schlafdrang wird dem Arzt häufig geklagt. Als Ursache werden *körperliche Erkrankungen* oder *Erschöpfungszustände* ersichtlich, aber auch psychische Anlässe sind nicht zu verkennen. So hören wir diese Klage von schwerwiegend *enttäuschten* Menschen. Sie gehen schon äußerlich „kopfhängerisch" und „mit hängenden Schultern", lassen also einen Hypotonus der Muskulatur erkennen; und die Worte „schlaff" und „Schlaf" sind nicht zufällig so verwandt. Auch bei leistungsfähigen Menschen, die sich von mehreren einander ausschließenden Antrieben gleichzeitig gedrängt fühlen, beobachtet man manchmal in dieser Konfliktlage Schlafdrang. Diese Reaktionsweise erinnert stark an das aus der Tierpsychologie bekannte Übersprungverhalten, d.h. an das Überspringen zweier sich gegenseitig blockierender Triebenergien auf ein drittes, banales Triebgebiet (S. 42). Speziell auch das Übersprungschlafen ist aus Tierbeobachtungen bekannt, z.B. beim angriffsbereiten Säbelschnäbler. Hiermit betreten wir das Gebiet des nicht adäquaten Schlafdranges, während bei den vorher genannten Auslösungen dem erhöhten Schlafbedürfnis offenbar eine biologische Funktion zukam. Inadäquate Schlafsucht wird bei *Erkrankungen der somnogenen Zone* des *Zwischenhirns* beobachtet (z.B. bei „Encephalitis lethargica"); wir verweisen auf die Einleitung des vorhergehenden Kapitels. Im Rahmen multipler vegetativer Dysfunktionen aufgrund endogener Regulationsstörungen werden ebenfalls Schlafstörungen angetroffen, sowohl im Sinne der Schlaflosigkeit als auch vermehrten Schlafdranges. Hierbei spielen psychische Momente meist keine grundlegende Rolle, sondern können nur ebenso auslösend wirken wie jeder beliebige Reiz sonst auch. Unzutreffend wird oft eine Psychogenese vermutet, wenn eine Narkolepsie verkannt wird. Die Patienten klagen manchmal über häufiges Einschlafen bei der Arbeit. Sie empfinden das Krankhafte ihrer Schlafanfälle nicht, sondern machen sich Selbstvorwürfe. Ich hatte eine Patientin, die erst, nachdem sie vom Soziussitz eines fahrenden Motorrades herabgefallen war, wegen des Schlafzwanges in Behandlung kam. Man forscht dann natürlich weiter nach Zuständen von *affektivem Tonusverlust* und deckt damit eine Schädigung der diencephal benachbarten Schlaf- und Tonussteuerung auf.

Die Therapie des erhöhten Schlafbedürfnisses besteht meist im Schlafenlassen. Das gilt nicht nur für körperlich Kranke und erschöpfte Überforderte (bei denen der Arzt oft noch auf die Befriedigung des vermehrten Schlafwunsches dringen muß), das Schlafenlassen gilt auch für inadäquaten Schlafdrang, sofern ihm eine reversible Schädigung der diencephalen Schlafregulation zugrunde liegt. Im Rahmen eines vegetativen Symptomenkomplexes ist das häufig der Fall, reichlicher Schlaf hat dann neben anderen eventuell notwendigen Maßnahmen einen erprobten therapeutischen Wert. Bei Enttäuschten vermag ein neues Lebensziel schlagartig Schlaffheit und Schlafneigung zu beseitigen. Bei sich gegenseitig blockierenden Antrieben ist eine rationale, feste Ordnung angebracht. – Es gibt Kombinationszustände, in denen körperliche Müdigkeit mit psychischer Schlafunmöglichkeit einhergeht. Diese behandeln wir nach den im Kapitel „Schlaflosigkeit" dargelegten Grundsätzen.

Schlafwandeln, bewegungsunfähiges Erwachen

Wir beschäftigen uns hier mit zwei Zuständen partiellen Schlafes bzw. partiellen Wachseins. Schon der Traum zeigt uns, daß gewisse Bewußtseinsvorgänge mit Schlaf vereinbar sind, und das Reden im Traum erweist, daß auch koordinierte Bewegungen dabei vorkommen können. Die Vorgänge haben im allgemeinen keine Beziehung zur augenblicklichen Umwelt, doch ist der Schritt dazu klein. Bekanntlich kann man mit einem im Schlafe Redenden ins Gespräch kommen, wenn man sich mit passenden

Entgegnungen einschaltet. Auf andere Zwischenreden reagiert der Träumer nicht. Hat man aber das Zwiegespräch angeknüpft, so gelingt es durch eine geschickte Gesprächsführung, die Unterhaltung auf andere Gebiete zu lenken. Die mangelnde Kritikfähigkeit des Schläfers geht z. B. daraus hervor, daß er den Gesprächspartner nicht erkennt. Dieser muß bei Aufnahme des Wechselgesprächs als eine Person reden, die in dem Traum eine Rolle spielt; spricht er im eigenen Namen, so bleibt er unpassendenfalls völlig ignoriert. Solche aus der Fachliteratur bekannten und auch von uns selbst beobachteten Zustände, in denen der Schläfer einen zwar eingeschränkten, aber doch geordneten Umweltkontakt hat, müssen als partielles Wachsein angesehen werden. In dessen Rahmen kann es nicht nur zu Sprech-, sondern auch zu Allgemeinbewegungen kommen, zwischen denen ja kein prinzipieller Unterschied besteht. Allgemeinbewegungen geben aber in der Regel zum vollständigen Erwachen Anlaß. Es gibt Ausnahmen unter besonderen Bedingungen. Dazu gehören außer einem exogenen Reiz, der mit dem Traumbewußtsein korrespondiert und den Anknüpfungspunkt für ein partielles Erwachen, also für eine eingeengte Umweltwahrnehmung mit weitgehendster Kritiklosigkeit bildet, eine augenblickliche Unberührtheit von starken Affekten, die mit heftigen Bewegungen einhergehen würden, und vor allem anderen eine individuelle Veranlagung zu solchen isolierten Teilbewußtseinsvorgängen. Der Zustand des partiellen Wachseins ist für gewöhnlich labil und tendiert zu völligem Erwachen oder völligem Wiedereinschlafen. Künstlich durch Hypnose gelang es nur 20,4% unter mehr als 2500 Personen in einen stabilen somnambulen Zustand zu bringen (S. 221), wozu oft mehrfache Bemühungen sehr erfahrener Fachleute erforderlich waren. Eine so ausgeprägte Disposition zur Spaltung des Wach-Schlaf-Zustandes, daß unter den oben geschilderten Voraussetzungen schon spontan Somnambulismus auftritt, ist selten. Unter den von uns mitgeteilten Krankengeschichten haben wir bei dem Fall auf S. 532 schon über Schlafwandeln berichtet. In einem anderen Falle wurden wir nachts von Mitpatienten alarmiert, um eine „Mondsüchtige“ noch vom Fensterbrett zu holen; Schlafwandeln war auch bei dieser Patientin aus der Anamnese bekannt. Berühmt geworden ist ein Patient des Hôtel Dieu in Paris, der schlafwandelnd die schräge Brüstung der Fassade entlangstieg und dabei turnerische Leistungen vollbrachte. In den Grenzen der äußerst beschränkten Umweltorientierung erfolgen also Allgemeinbewegungen im partiellen Wachsein ebenso sinnvoll wie die erstgenannten Gespräche. Schlafwandler sind für die nächtlichen Ereignisse amnestisch oder glauben, das Erlebte geträumt zu haben. Die Amnesie läßt sich beim spontanen wie beim hypnotischen Somnambulismus in einer späteren Hypnose suggestiv aufheben, was die Verwandtschaft dieser beiden Zustände nachdrücklich unterstreicht. Die Hypnose ist daher auch die geeignete Methode für das therapeutische Vorgehen, nämlich das Einbringen von Sperrsuggestionen gegen das Nachtwandeln.

Telemetrische EEG-Ableitungen zeigten, daß Schlafwandeln nicht aus Traumstadien des Schlafes heraus erfolgt (nicht aus REM-Schlaf mit desynchronisiertem, wachähnlichem EEG). Es beginnt in einer Periode des Großhirnschlafes. Während des Umhergehens verflacht der Schlaf, bis sich schließlich nur α-Wellen zeigen. Diese treten sonst beim Gesunden nur unter Untätigkeit des Kortex auf, im entspannten Wachzustand mit geschlossenen Augen. Beim Öffnen der Augen verschwinden die

α-Wellen sofort. Beim Schlafwandler treten sie jedoch auch bei geöffneten Augen auf. Seine Motorik muß im Gegensatz zum normalen Wachzustand subkortikal gesteuert sein.

Eine besondere Entstehungsweise des Somnambulismus ist das Einschlafen unter Fortsetzen einer Tätigkeit. Es gibt Reiter, die eingeschlafen nicht vom Pferd fallen, Infanteristen, die schlafend weitermarschierten und auf Kommandos nicht mehr reagierten, ja JESSEN hat mehrere Fälle gesammelt, wo lautes Vorlesen bei eintretendem Schlaf fortgesetzt wurde. Bei der Ausbildung von Funkern hat die amerikanische Armee bekanntlich Morsezeichen auch während des Schlafes geboten und damit z. T. günstige Übungseffekte erzielt. Inzwischen werden Versuche mit der Hypnopädie auch für andere Lehrgebiete in aller Welt gemacht. In der DDR wird sie z. B. für die Sprach-Intensivausbildung verwendet. Bei allen diesen Fällen ist die individuelle Veranlagung zum Teilschlafen bzw. -wachen ausschlaggebend.

Der Anteil des Wachseins und des Schlafens bei Spaltungszuständen kann verschieden groß sein. Der Eindruck des Wachzustandes kann überwiegen. *Welche* Funktionen schlafen oder wachen, ist ebenfalls sehr variabel. Besonders hervorzuheben ist eine Kombination, die nicht selten beim Erwachen eintritt und darin besteht, daß das Bewußtsein zu funktionieren beginnt, die Willkürmotorik aber noch nicht reagiert. Man bemerkt dann, daß bei Weckreizen, die beunruhigend wirken, zunächst mit einem Bewegungsdrang die Unfähigkeit zur Bewegung bewußt wird, was in der Regel nur einen flüchtigen Augenblick andauert. Die Zeitspanne kann aber auch länger sein. O. VOGT, der um die Erforschung der Teilschlafzustände hohe Verdienste hat, berichtet als Beispiel: Bei einer Eisenbahnfahrt erwachte er bei Ausruf seiner Zielstation, war aber unfähig, sich zu rühren, bis der Schaffner zum Wecken kam. Wenn Patienten entsprechende Beobachtungen machen und berichten, daß sie nachts bewegungsunfähig erwacht seien oder nur fähig, durch ein ängstliches Stöhnen den Ehegatten zu wecken, der sich dann eine kürzere oder längere Zeit um sie bemühen mußte, ehe der Normalzustand erreicht war, so äußern sie das in tiefer Bestürzung, weil sich ihnen naheliegende Assoziationen an den Tod daraus ergeben. Man kann sie darüber beruhigen, eine spezielle Therapie haben wir in diesen ja nicht seltenen Fällen als unnötig betrachtet. Diagnostisch ist zu berücksichtigen, daß auch organische Schädigungen des Zwischenhirns und seiner Wach-Schlaf-Steuerung zu solchen Zuständen bewegungsunfähigen Erwachens führen können.

Das Problem, welche Vorgänge anatomisch-physiologisch dem partiellen Wachsein zugrunde liegen, haben wir bei Besprechung der Hypnose berührt.

Temperatursteigerung

Psychogene Temperatursteigerungen werden in zwei Formen beobachtet:

1. Bei affektiver Erregung kommt es mit der Steigerung der Stoffwechselvorgänge zu einer mäßigen Erhöhung der Körpertemperatur um einige Zehntelgrad. Die Erfahrung, daß bei ambulanten Patienten im Gegensatz zu stationären Fällen Temperaturen bis 37,4 °C noch als normal angesehen werden müssen, veranlaßte uns zu folgendem einfachen Versuch:

Eine Zeitlang wurde bei allen erstmals in die Ambulanz kommenden Patientinnen nicht nur morgens *vor*, sondern auch mittags *nach* der Untersuchung die Temperatur gemessen. Die morgendliche Messung erfolgte nach mindestens einer halben Stunde körperlicher Ruhe. Fieberhafte Fälle wurden ausgeschieden. Es zeigte sich, daß zwei Drittel der Frauen vor der Untersuchung eine relativ zu hohe Temperatur hatten (Abb. 128).

Das bei starker Erregung sichtbar werdende *Schwitzen* weist darauf hin, in welch hohem Maße die Temperaturregulierung bei psychogener Stoffwechselsteigerung in Anspruch genommen werden kann.

2. Bei manchen Personen treten unter psychischer Erregung pathologische Temperatursteigerungen auf.

• Die 36jährige Frau eines Akademikers bekam mit der Sicherheit eines Experimentes immer dann hohes Fieber, wenn sie vermuten mußte, daß ihr Mann sie hintergehe. Ein solcher Fieberverlauf ist in Abb. 129 wiedergegeben. Bei der Aufnahme war die Patientin nicht ansprechbar,

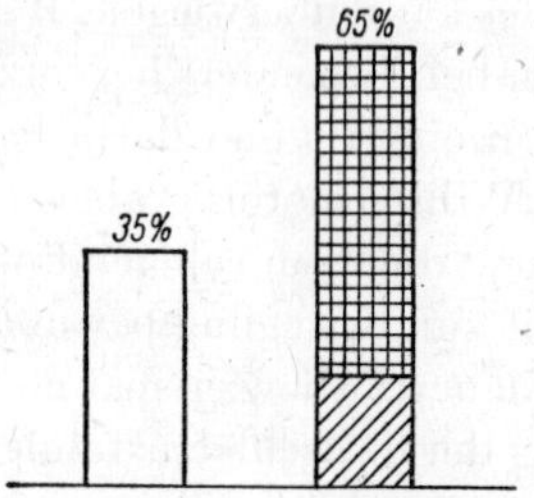

Abb. 128. Temperatursteigerung bei Frauen vor der Untersuchung. Geprüft wurde die Temperatur vor und nach der Untersuchung bei 656 fieberfreien Frauen = 100%.
Weiß: Normaler Vormittagsanstieg um durchschnittlich 3 Teilstriche = 35 ± 6%; gestrichelt: Schon morgens Mittagshöhe = 17 ± 4%; kariert: Vor der Untersuchung eine um durchschnittlich 3 Teilstriche höhere Temperatur als mittags = 48 ± 6%.

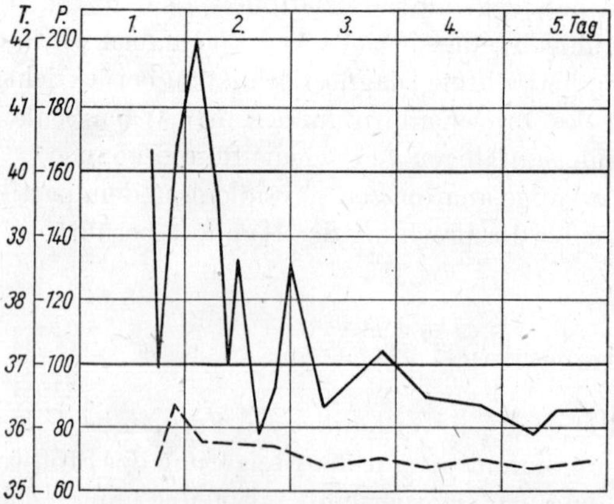

Abb. 129. Psychogenes Fieber. Messungen unter strenger Kontrolle.
Leukozytenzahl: 8000. Differentialblutbild: 1 Stabk., 74 Segmentk., 24 Lymphozyten, 2 Monozyten. BSG: 5/21 n. W. Urin: E opal, Sediment o. B. Liquor: Pandy negativ, Nonne negativ, 0/3 Zellen (Fall auf dieser Seite). T. = Temperatur in °C; P. = Pulsfrequenz.

Pupillen weit, reaktionslos. Nackenstarre, Opisthotonus, jedoch Kernig negativ. Tonische Muskelstarre im linken Arm und Bein. Keine Pyramidenzeichen. Die Patientin sprach öfter den Vornamen ihres Mannes. Nach vorübergehender Normalisierung der Temperatur Schüttelfrost mit Zähneklappern. Das bis 42 °C geeichte Thermometer reichte nicht aus. Die Rektaltemperatur lag um 2 Grad unter der axillar gemessenen. Alle Thermometer in warmem Wasser geprüft und exakt befunden. Messungen gleichzeitig in beiden Achselhöhlen und rektal unter ständiger persönlicher Kontrolle und Wiederholung schloß artifizielle Täuschung aus. In der zweiten Nacht zeigte sich der linke Arm erstmals flektiert, ging aber bei Wegnahme der Decke sofort wieder in Streckstellung über. Am nächsten Morgen völlig normaler Befund.

Diese Beobachtung hat Branscheid aus unserer Klinik eingehender beschrieben und diskutiert. Steigerungen der Hauttemperatur über die Rektaltemperatur hinaus belegte Kehrer mit der Bezeichnung Hautfieber. Eine gestörte Temperaturregulation mit erhöhter Ansprechbarkeit auf psychische Impulse muß als Disposition für solche seltenen Vorkommnisse wohl angenommen werden.

Die bis dahin umstrittene Psychogenese solcher Bilder hat Eichelberg schon 1921 experimentell bewiesen. Er konnte bei einer Patientin mit derartigen Zuständen durch hypnotische Suggestion binnen 20 Minuten einen Temperaturanstieg von 36,7 auf 38,5 auslösen und nach 20 Minuten durch entgegengesetzte Suggestionen binnen 5 Minuten einen Abfall von 38,5 auf 36,9 erreichen. Der Versuch wurde von ihm nach einigen Tagen ein zweites Mal wiederholt mit gleichartigen Ergebnissen. Die Messungen erfolgten axillar und rektal unter Aufsicht. Die rektale Temperatur lag immer wenige Zehntelgrad über den angegebenen axillaren Werten. Bemerkenswerterweise blieb auch hier der Puls während des Temperaturanstiegs normal, dagegen war er während des Abfalls auf etwa 100 beschleunigt.

Die früher gebräuchliche Bezeichnung „hysterisches Fieber“ ist entschieden abzulehnen. Sie führt leicht zu einer unberechtigt verächtlichen Behandlung des Patienten. Es ist ein Wahn zu glauben, das Fieber würde als Mittel im Lebenskampf vom Patienten *gemacht*, und sich dahin zu versteigen, es würde allenfalls *unbewußt* von ihm gemacht. Es wird zusätzlich erlitten. Diese Patienten regen sich über verschiedene Dinge ebenso auf wie die meisten Menschen sonst auch. Die affektbedingte Störung der Temperaturregulation muß auf einen neurologischen Defekt zurückgeführt werden. Es zeigen sich bei diesen Patienten meist auch andere zentrale Regulationsstörungen, psychische Auffälligkeiten und eine hereditäre Belastung. Overbeck diskutiert auch andere Möglichkeiten.

Psychogenes Fieber ist selten. Bei den meisten Patienten, bei denen wir mangels anderer pathologischer Befunde daran dachten, hat sich eine psychische Auslösung nicht nachweisen lassen. Häufiger sind die auf einer isolierten Störung der Temperaturregulation beruhenden Fieberzustände („zentrales Fieber“, thermische Dystonie). Sie können nach Allgemeinerkrankungen jahrelang bei sonst völlig normalen Befunden zurückbleiben. Diese dysregulatorischen Temperaturschwankungen lassen sich oft durch Phenobarbital (Lepinal) oder ähnliche Stammhirnnarkotika dämpfen.

Daß Simulation durch Manipulation am Thermometer immer erst ausgeschlossen werden muß, bedürfte keiner Erwähnung, wenn wir nicht bei dieser Gelegenheit darauf hinweisen könnten, daß auch bei der Thermometrie die drei wichtigsten Grundformen der Psychogenese vorkommen: Affektreaktion, Suggestivwirkung und Simulation.

Vegetativer Symptomenkomplex, neurasthenisches Syndrom

Die vegetative Dystonie, Dysregulation, Stigmatisation oder Labilität ist keine Krankheitseinheit. Diese Bezeichnungen sind keine Diagnosen, sondern eine sehr allgemein gehaltene Symptomenbeschreibung. Ihr Wert für die Praxis liegt darin, daß alle in diesem Rahmen gestörten Funktionen unter anderem auch dem Einfluß des autonomen Nervensystems unterliegen und daher insgesamt behandelt werden können durch besondere Medikamente: Stammhirnnarkotika für die vegetativen Zentren und hemmende Pharmaka für Sympathikus und Parasympathikus. Die entsprechenden Kombinationspräparate wie Bellusecal oder Neo-Secatropin stehen in der Spitzengruppe aller ärztlichen Verordnungen. Diese Behandlung ist eine nur symptomatische. Im übrigen bilden die unter jenen Bezeichnungen vereinigten Fälle weder eine ätiologische, pathogenetische, symptomatische, kausal-therapeutische oder prognostische Einheit.

Um eine Diagnose stellen zu können, muß man zweierlei kennen: den Ort und die Art der Erkrankung. Welcher Ort ist bei der vegetativen Dystonie gemeint? In den Lehrbüchern wird das vegetative Nervensystem gewöhnlich in Form einiger roter und blauer Fäden dargestellt, die vom Zentralnervensystem und Grenzstrang zu mehreren Eingeweiden ziehen. Das gibt einen ganz falschen Eindruck. Denkt man sich einmal alle anderen Bestandteile des Organismus fort und läßt allein das vegetative Nervensystem bestehen, dann hat man immer noch die ganze Gestalt des Menschen vor sich, und zwar so vollkommen, daß man ihn noch in dieser Gespinstform individuell wiedererkennen würde. Man kann sogar sagen, welche seiner Zähne devital waren, und, ob an ihm eine Appendektomie vorgenommen worden ist. Die vegetativen Nervenfasern verzweigen sich bis in die einzelnen Zellen hinein. Das Terminalretikulum bildet ein synzytiales Netzwerk. Kein entzündlicher oder anderer Krankheitsprozeß kann um das vegetative Nervensystem einen Bogen machen und es unberührt lassen. Reize, die es treffen, breiten sich nicht nur einlinig zentripetal oder -fugal aus. Viszero-viszerale Reflexe sind ebenso bekannt wie viszero-kutane unter Vermittlung des neuralen Segments des Rückenmarks (Headsche Zone). Auf dieses umfangreiche Organ vegetatives Nervensystem, diesen Gespinstmenschen, beziehen sich die vegetativen Störungen.

Der Umfang des gestörten Bereiches ist unterschiedlich. Oft ist die Bezeichnung Vegetativum zu weit oder zu eng. Für Teilbereiche haben sich besondere Benennungen eingestellt: pulmonale Dystonie, Pelvidystonie, neurozirkulatorische Dystonie usw. So häufig greift die Störung über das Vegetativum hinaus in den motorischen, geistigen, emotionalen Bereich des Animaliums, daß dafür eine weiterreichende Bezeichnung unentbehrlich ist: neurasthenisches Syndrom. Hierbei verbinden sich vegetative Funktionsstörungen mit Reizbarkeit, Schwäche, Affektlabilität, Ruhelosigkeit, Zucken, Zittern, Konzentrationsschwäche, Merkschwäche, Unsicherheit, Interessenlosigkeit, Antriebsarmut, Unmut, Verdrossenheit oder auch Depression.

Die Feststellung, daß der vegetative Bereich unharmonisch reagiert, ist dürftig. Man muß die Bezeichnung „vegetative Dystonie“ ablehnen, weil sie fälschlich den Eindruck einer Diagnose erweckt. Sie bleibt dort stehen, wo die eigentliche Aufgabe erst beginnt. Statt die Ursache anzugeben, begnügt sie sich mit einer ziemlich unbestimmten Symptomangabe. Ehrlicherweise können wir auf diesem Niveau nur von einem „vegetativen Symptomenkomplex“ sprechen und damit die Aufforderung mitklingen lassen, vom Symptom zur Diagnose fortzuschreiten! Schwieriger als den Ort ist es allerdings, die Art der Störung auszumachen. Man muß dazu systematisch vorgehen. Ein vegetativer Symptomenkomplex kann bedingt sein:

angeboren: Astheniker leiden signifikant häufiger daran als andere. Die Neuropathie ist ein anderes Beispiel.

physiologisch: Die Umstellungen in der Pubertät, Gravidität und im Klimakterium gehen mit vegetativen Störungen einher.

physikalisch: Mechanische Reizung des Grenzstranges löst vegetative Störungen aus, z. B. Druck einer Struma auf das Ggl. stellare die Hornersche Trias. Raumüberwärmung führt bei orthostatischer Labilität leicht zur Ohnmacht. Lärmschäden zeigen sich u. a. in vegetativen Fehlsteuerungen.

chemisch: Nikotin, Kaffee und andere Intoxikationen haben ausgesprochen vegetative Symptomatik.

nutritiv: Mangel an essentiellen Aminosäuren hat über Enzymmängel auch erhebliche vegetative Störungen in der kriegsbedingten Hungerzeit auftreten lassen.

entzündlich: Alle Infektionskrankheiten sind von vegetativer Symptomatik begleitet. Chronisch schleichende Infektionen können hierin Frühsymptome haben, z. B. die Tuberkulose. Kleine Infektionsherde (Foci) machen oft nur vegetative Symptome.

hormonell: Grenzfälle zur Hyperthyreose oder vasomotorische Störungen bei latenter Tetanie demonstrieren innersekretorische Auslösungen.

neurogen: Rhythmusstörungen durch Schichtarbeit oder Schlafdefizit führen zu vegetativen Regulationsstörungen. Diese können auch aus einem Spezialfall der neurogenen Verursachung entstehen, nämlich

psychisch: Vegetative Affektreaktionen, Dekompensationen im Affekt (Abb. 24), bedingt-reflektorische Fixierungen, Suggestivwirkungen können im einzelnen vorliegen. Es muß nicht, aber kann dazu eine Disposition geschaffen sein durch eine psychische Fehlentwicklung, durch eine Psychopathie oder durch eine Psychose wie z. B. bei der vegetativen Begleitsymptomatik echter Depressionen.

Erst wenn man die Ursache geklärt hat und beispielsweise von einer vasomotorischen Angina pectoris bei Schichtarbeit oder bei Liebesenttäuschung oder bei Nikotinabusus sprechen kann, hat man eine Diagnose gestellt, die dann richtungsweisend für die Therapie ist. Unter den vielen Möglichkeiten tritt die vegetative Affektreaktion zahlenmäßig stark in den Vordergrund. Unter diesem Eindruck hat Delius vorgeschlagen, den Ausdruck vegetative Dystonie zu ersetzen durch psychovegetatives Syndrom. Für die meisten Fälle trifft das zu. Wir halten es aber für gefährlich, die Differentialdiagnose anderer möglicher Ursachen zu unterschätzen. Dutz untersuchte mit Renger, Beyermann u. Schneider 100 Patienten, die einer vegetativen Dystonie wegen *krankgeschrieben* waren. Sie fanden in 90% organische

Erkrankungen: Entzündungen in Form objektivierbarer Fokalherde einschließlich chronischer Appendizitiden und Adnexitiden, aber auch Myokarditis, Hepatitis, Cholezystitis, Pankreatitis, Askaridiasis, fieberhafte Infekte, unerkannte Frühgraviditäten, Nikotin- und Alkoholabusus, Schizophrenie, multiple Sklerose u.a. Bei mehr als der Hälfte der Patienten verschärften emotionelle Beanspruchungen durch häusliche oder berufliche Belastungen die vegetativen Fehlsteuerungen. Bei über einem Viertel geschah dies auf dem Boden psychischer Fehlhaltungen. Nur in einer gründlichen Gesamtuntersuchung körperlicher und psychischer Art gelingt es, den vegetativen Symptomenkomplex mit seinen sich kombinierenden Faktoren adäquat zu erfassen.

Psychotherapeutische Spezialbehandlung haben wir bei weniger als 10% für unerläßlich zur Heilung angesehen. Trotzdem machen diese Kranken über ein Viertel aller Psychotherapie-Patienten aus, weil komplexe vegetative Störungen so überaus häufig vorkommen. Wir fanden unter unseren ambulanten Klinikpatienten 10% mit gleichzeitig mehreren vegetativen Störungen von Krankheitswert. Auf Symptome ohne Krankheitswert, die genauso inkonstant sind, wollen wir nicht eingehen (Cutis marmorata, Lidflattern usw. Wir verweisen auf die Studie von Mark).

Beim neurasthenischen Syndrom liegt offenbar eine funktionelle Allgemeinschädigung des Gehirns vor, einschließlich des Großhirns. Beim vegetativen Symptomenkomplex für sich ist in vielen Fällen eine Schädigung des Stammhirns mit seinen vegetativen Zentren anzunehmen. Aber keineswegs immer. Man sieht z.B. ausgedehnte affektspezifische Reaktionen, deren biologische Bedeutung zwar atavistischer Art ist, die aber in sich regelrecht sind und intakte zentrale Regulationen voraussetzen. Am häufigsten ist hier das *Angstsyndrom* mit Anspringen der Kreislaufleistung, motorischer Bereitschaftsinnervation (Zittern), Hyperventilation und Schweißausbruch bei ungenutzter Stoffwechselsteigerung.

Ungerichtete Funktionsänderungen registrierte unser Mitarbeiter Blum nach Ablauf des Zusammenzuckens auf einen akustischen Schreckreiz bei 39 Probanden, die sich als nur zu Versuchszwecken erschreckt erkannten. Das motorische Verhalten wurde fotografisch, die Herz-, Atmungs- und Magentätigkeit kurvenmäßig dokumentiert mit Hilfe der Elektrokardiographie, Spirographie und einer Ballonsonde mit Mareyscher Kapsel (vgl. Abb. 107a). In der Schrecksekunde wurden regelmäßig das motorische Zusammenfahren und eine Schreckinspiration beobachtet. Unterschiedlich war das Verhalten nach dem Schreck. Die Atmung sistierte vorübergehend, wurde frequenter, vertiefter, abgeflachter, unregelmäßig, mit vermehrter Reserveluft oder verminderter, änderte sich also in ganz unterschiedlicher Richtung. In den 39 Ekg zeigten sich 20mal Frequenzänderungen, 14 Beschleunigungen und 6 Verlangsamungen. Auch die Magenperistaltik zeigt sich zum Teil unbeeinflußt, zum Teil beschleunigt, zum Teil verlangsamt, zum Teil herabgesetzt (Abb. 130). Motorik, Atmung, Herz und Magen reagierten nicht übereinstimmend stark oder schwach, sondern zeigten erhebliche Differenzen in der Reaktionsstärke. Auch in der Richtung der Reaktion, Beschleunigung oder Verlangsamung, ergaben sich die unterschiedlichsten Kombinationen. Selbst beim gleichen Individuum kamen bei wiederholtem Versuch völlig andere Kombinationen in Stärke und Richtung der Funktionsänderungen zur Beobachtung. Für die Deutung als grobe Schwankung um den physiologischen Mittel-

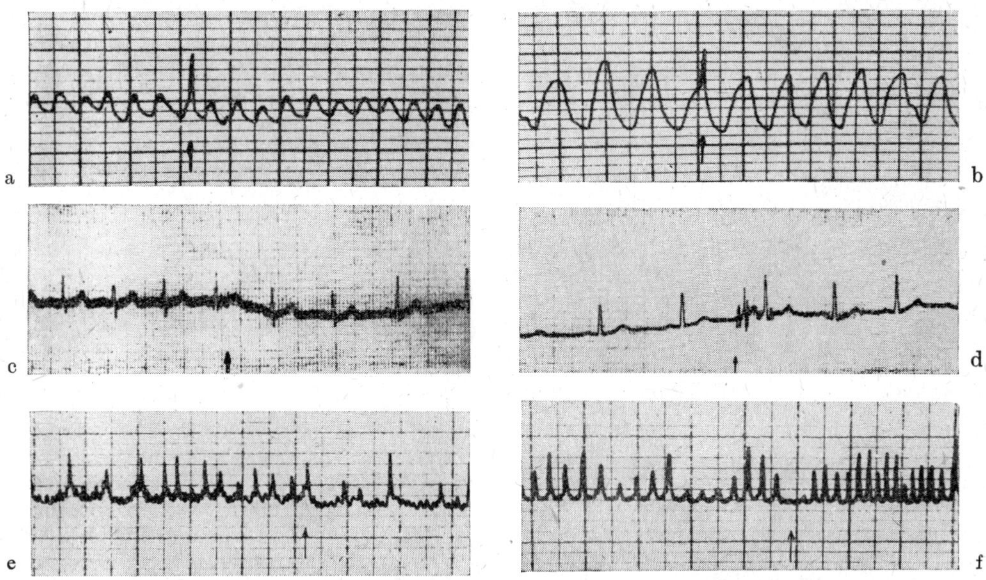

Abb. 130. Nach einem akustischen Schreckreiz zeigt sich in der Atemkurve bei fast allen Versuchspersonen eine Schreckinspiration (a und b). Regelmäßig wurde auch eine motorische Schreckreaktion fotografisch und im Ekg registriert (c und d). Die Herzfrequenz ist danach verlangsamt (c), beschleunigt (d) oder unverändert. Ebenso wird die Magenperistaltik (Registriermethode s. Abb. 107a) teils herabgesetzt (e), teils beschleunigt (f). Atmung, Herz und Magen reagieren nicht übereinstimmend stark oder schwach mit der Motorik, sondern unabhängig davon und auch unabhängig untereinander in bezug auf Ausbleiben, Stärke und Richtung der Funktionsänderung (nach BLUM aus unserer Klinik).

wert im Sinne des Ausgangswertgesetzes nach WILDER ließ sich eine statistische Sicherheit von 95% errechnen.

Häufig liegt aber einer psychischen Auslösung von multiplen vegetativen Störungen anhaltender Art eine Fehlveranlagung oder Vorschädigung des vegetativen Apparates zugrunde. Die Affektreaktion entgleist. Das Verhältnis von Anlaß und Wirkung ist qualitativ und quantitativ gestört. Unter Umständen können kleine Affekte ganz unangemessen starke Störungen auslösen. Ärger mit Nachbarn, Wohnraumschwierigkeiten, Arbeitsunzufriedenheit, Gerichtstermine, gemeinsamer Versuch einer Ehe zu dritt, und vielerlei andere Dinge des häuslichen, beruflichen und nebenberuflichen Lebens werden als Ausgangspunkt des vegetativen Symptomenkomplexes beobachtet, insbesondere auch Überforderungen bei berufstätigen Hausfrauen, bei Leistungslohn, bei Geistesarbeit ohne Pausen, bei gesellschaftlichen Funktionen, bei Abendstudium, bei nächtlichen Vergnügungen und bei ungenügendem Schlaf. Tierexperimentell wurden multiple vegetative Störungen auch dadurch ausgelöst, daß man systematisch Signalreize für Nahrungs- und Abwehrreaktionen gleichzeitig gab oder durch andere Reizkombinationen Erregung und Hemmung kollidieren ließ. Es stellten sich Sekretionsstörungen, Magenspasmen, Erbrechen, vasomotorische Koronarinsuffizienz, Hypotonie und Hypertonie, Änderungen des Atemrhythmus und Störungen des

Tagesrhythmus vegetativer Funktionen, Haarausfall und auch Unruhe oder Apathie, Reizbarkeit, Winseln, Nahrungsverweigerung sowie Zittern und motorische Fehlleistungen ein. Die Erscheinungen bildeten sich bei Ruhe spontan zurück oder erst unter Bromgaben oder blieben monatelang unbeeinflußbar bestehen oder jahrelang. Solche schweren funktionellen Schäden wurden durch bloßes Klingeln, Metronomticken und ähnliche harmlose Reize hervorgerufen, die allerdings einen Signalcharakter besaßen. Wir verweisen auf die Veröffentlichungen über „experimentelle Neurosen" von Physiologen aus der Schule PAWLOWS. Es ist unmöglich zu verkennen, daß sich hier wichtige Fingerzeige für die Klinik und die klinische Forschung ergeben (s. Abb. 36e auf S. 104 und S. 106/107).

Immer wird man neben den Umweltverhältnissen die psychische Veranlagung des Patienten zu berücksichtigen haben. Der folgende Krankenbericht möge an einem besonders sinnfälligen Beispiel das Ineinandergreifen von Belastung und Disposition vor Augen stellen.

• Ein 22jähriger Mann klagt über Herzklopfen, Schweißausbrüche und Einschlafstörungen. Auf näheres Eingehen berichtet er, schon als Kind durch Schreckhaftigkeit aufgefallen zu sein. Häufig sei er auch nachts aus Träumen schreiend und weinend erwacht. Die gegenwärtigen Beschwerden bestehen seit 10 Jahren und wurden seinerzeit erstmals durch Luftangriffe ausgelöst. Sie klangen in der anschließenden Lehrzeit nicht ab, die der Patient bei einem Sargtischler verbrachte und in der er auch die Särge austragen und unter innerem Grauen dann die Toten mit hineinbetten mußte. Er brach die Lehre deshalb vorzeitig ab und wurde Fördermann in einem Bergwerk. Nach einem Bergwerksunglück mit mehreren Toten aus seiner unmittelbaren Bekanntschaft hatte er solche Angst vor dem Einfahren, daß er abermals seinen Beruf aufgab. Nachdem er dann ein ihn tief erschreckendes Zugunglück miterlebt hatte, bei dem er sich an eine Frau festkrallte, und nachdem der Tod seines Bruders an Typhus ihn erschüttert hatte, bekam er pektanginöse Beschwerden. Es wurde eine „Herzschwäche" festgestellt. Ein Bekannter aus dem Gesundheitsdienst erklärte ihm damals beim Pulsfühlen: „Ihr Herz bleibt zeitweise stehen." Der Patient war davon tief beunruhigt. Auf der Suche nach einem neuen Beruf unterzog er sich einer Polizeitauglichkeitsuntersuchung, bestand diese und wurde Polizist. *In dieser körperliche Beschwerden mißachtenden und ständig Gegensuggestionen gegen Furcht ausstrahlenden Umgebung, war er vollständig beschwerdefrei.* Ein Fahrradunfall mit ernster Verletzung des anderen Beteiligten genügte jedoch, um die alten Erscheinungen später wieder in hartnäckiger Form auftreten zu lassen. Unter einer Behandlung mit Psychokatharsis im narkotischen Exitationsstadium sowie Autogenem Training und leistungsfördernden Fußwanderungen besserten sich die Beschwerden dann aber rasch. Die anlagemäßige Disposition zu ähnlichen Reaktionen bei neuen Anlässen ist natürlich nicht zu ändern.

Die psychische Disposition zur gegenwärtigen psychischen Reaktion entspringt aber auch hier häufig einer *psychischen Fehlentwicklung*.

• 28jähriger Musiker mit Klagen über Herzstiche, Hyperhidrosis und Ejaculatio praecox. Schwere Störung der Selbstsicherheit: ist nicht mehr in der Lage, vor Zuhörern aufzutreten. Als Knabe sehr gehänselt worden, weil Mutter Sängerin und Schwester Tänzerin. Stärkste Minderwertigkeitsgefühle, nachdem er mit 15 Jahren im Bordell zeigen sollte, daß er ein Mann sei, und dabei restlos versagte. Vater versicherte ihm oft, daß er es nie zu etwas bringen würde. Leistungsunsicherheit im Beruf. Mußte schon Musikstudium für ein Jahr deshalb unterbrechen. Wegen beruflicher Mißerfolge steht er jetzt vor dem Abbruch seiner Laufbahn. – Behandlung durch weiblichen Psychotherapeuten, Hypnose und Autogenes Training. Der Patient verabschiedet sich mit einer musikalischen Darbietung im Kolleg, die er in ausgeglichener Sicherheit vorträgt.

Eine ständige Quelle affektiver Belastung und vegetativer Reaktionen können Kontaktstörungen sein.

• 21jährige Angestellte klagt über Leistungsunfähigkeit, Schlaflosigkeit, Appetitmangel, Obstipation, Gewichtsabnahme. Psychanamnese: Adoptivkind. Pflegeeltern bereuten Adoption als wirtschaftliche Belastung, vernachlässigten und prügelten das Mädchen sehr. Tuberkulose. Nach Rückkehr aus der Heilstätte findet sich die Patientin gegen ihren Willen zu einer Berufsausbildung in einem religiösen Heim angemeldet. Dort eine harte Zeit. Abkehr von der Kirche. Die Eltern wollten nun die Adoption rückgängig machen. Die Verhinderung dessen durch die Rechtsvertretung verschärfte die häusliche Situation der Patientin. Durch die Glaubensabwendung hatte sie auch in dem Ausbildungsheim Schwierigkeiten. Während einer Verschärfung der beruflichen und häuslichen Konflikte Suizidversuch. Aus diesem Grunde Berufsdiplom nicht erhalten. Selbstwertkrise. Die Patientin hat Schwierigkeiten, sich auszusprechen. Trotz Beteiligung in verschiedenen Gruppen fühlt sie sich überall ausgeschlossen. Nach der ersten Besprechung ihrer Situation, also noch vor Beginn einer eigentlichen Therapie, hat die Patientin gekündigt, um in einer neuen Umgebung anzufangen.

• 25jährige Akademikerin klagt über anfallsweise auftretende Schmerzen im Oberbauch, Kopfschmerzen, innere Unruhe, schlechten Schlaf. Aus der Anamnese ist eine Commotio cerebri zu vermerken. Psychanamnese: Mutter früh gestorben. Vater Arbeiter, Stiefmutter hatte kein Verständnis für die geistigen Interessen des Kindes. In der Oberschule einst von bessergestellten und -gekleideten Mitschülerinnen gemieden. Stets allein. 17jährige Defloration durch einen mehr als doppelt so alten Partner. Patientin leidet unter ihrer Isolierung und mangelnden Kontaktfähigkeit. – Behandlung: psychotherapeutische Gespräche, Autogenes Training, Milieuwechsel. Ein Jahr später heiratete diese Patientin. Der gute Anfangserfolg wurde dadurch nachhaltig gefestigt. Von den früheren Beschwerden traten in zweijähriger Nachbeobachtung nur die gelegentlichen Oberbauchschmerzen in gemildeter Form bei unangenehmen Gerüchen auf.

Auch durch *Suggestivwirkungen* kann sich ein vegetativer Symptomenkomplex bilden. Musterbeispiele sind ängstliche Patienten, die sich aus alten „Doktorbüchern“ über die Folgen der Onanie belehrt haben (S. 446) und die nun über Schwäche in den Beinen, Rückenschmerzen, Zittern, Kopfschmerzen, Schwindel, Konzentrationsschwäche und Leistungsunfähigkeit klagen. Nicht ganz selten werden komplexe vegetative Störungen durch eine *bedingt-reflektorische Fixierung* nur von bestimmten Signalreizen ausgelöst. Beispielsweise klagte uns ein Arbeiter, daß seine ausgeprägten Beschwerden sich immer beim Anlaufenlassen der Motoren in seinem Industriebetrieb einstellen. Er hatte an der Front grauenhafte Erlebnisse bei einem Tieffliegerangriff erlebt, und ohne daß diese Erinnerungen erst wieder assoziiert werden mußten, traten auf entsprechende Geräusche sofort die damaligen vegetativen Erscheinungen wie Übelkeit, Stuhldrang, Schwäche und Schwindelgefühl wieder auf.

Unter den Patienten, die wegen eines vegetativen Symptomenkomplexes den Arzt aufsuchen, bilden klimakterische Frauen eine große Gruppe. Das *Klimakterium* vollzieht sich nicht nur unter einer körperlichen, sondern auch unter einer psychischen Umstellung. Die Frau wird sich des unausweichlichen Dahinschwindens ihrer vollen Weiblichkeit bewußt. Es tritt unter Umständen das ein, was man als „Torschlußpanik“ bezeichnet hat. Der Gedanke an nicht wiedergutzumachende Versäumnisse steht dahinter. „Ungelebtes Leben“ fordert laut sein biologisches Recht. Nicht selten sind auch die ideal-ethischen Maßstäbe der Mädchenzeit im Laufe des Lebens zusammengeschrumpft und vor dem großzügigeren Urteil der Klimakterika halten dann manche früheren Entscheidungen nicht stand, sondern werden lebhaft bereut. Es entwickeln sich daraus

Schwierigkeiten, die von psychischer Seite her die an sich schon bestehenden vegetativen Störungen zusätzlich verstärken. Selbst in äußerlich ungestörten Ehen kann es aus den genannten Gründen zu heftigen affektiven Entladungen kommen.

• Eine 44jährige Erzieherin klagt über Müdigkeit, schlechten Schlaf, leichte Erschöpfbarkeit, Reizbarkeit, Zittern, Schwitzen, Unruhe, Herzklopfen und -druck sowie Kopfschmerzen. – Während der Verlobungszeit von 22–28 Jahren wurde sie vom Bräutigam „kaum angerührt" und litt sehr unter seinen „halben Maßnahmen". Später monatlich 1–2 Kohabitationen. Im übrigen ist der Mann zärtlich, hilft beim Abwaschen und kehrt die Küche. „Obwohl mir das Erleichterung bringt, empört mich das. Er soll sich um Männerangelegenheiten kümmern! Aber er pflegt seine Blumen, er kann warten. – Ich will aber nicht warten! Frage ich ihn abends: Hast du denn gar keine Sehnsucht nach mir, sagt er: Doch! und schläft ein. Nach solch einem Korb habe ich mich nicht mehr in der Hand. Ich beschimpfe ihn dann und möchte ihn am liebsten schlagen. Er sagt, er müsse mich schonen. Ich will aber nicht geschont werden. Für den Rest der Nacht streiten wir uns und ich leide – leide – leide." Nach solchen Nächten ist der Mann mehrfach am Arbeitsplatz ohnmächtig geworden, und die sehr gebildete und kultivierte Frau hilft sich durch – Betrinken. Um ihn zu aktivieren, hat sie ihm Glutaminsäure verschafft. Der Ehemann klagte bei seiner Exploration über starken Sexualtrieb seiner Frau. Am Verlobungstag hatte er erklärt: „Ich könnte mir denken, daß ein Mann aus Liebe zur Mutter nie heiratet." Er meinte damit die Nestwärme zu Hause, wo er bereits immer in der Küche mithalf. Auch in der Ehe blieb er der sich unterordnende Teil. Dieser nicht voll ausgereifte Mann mit seiner schwachen sexuellen Veranlagung erhielt sich sein Selbstwertgefühl durch ideelle Überkompensation: Er vertrat immer den Grundsatz: „Seiner Leidenschaften muß man mächtig sein!".

Eine kausale psychotherapeutische Behandlung der klimakterischen Erscheinungen ist hinsichtlich der somatogenen unmöglich und hinsichtlich der psychogenen immer recht heikel. In Anbetracht der guten Prognose klimakterischer Beschwerden entschließen wir uns dazu nur in seltenen Ausnahmefällen. Daß psychologisch *nicht* motivierte klimakterische Verstimmungen auch leichteren Grades mit hypochondrischen Einstellungen, Rentenbegehren usw. kein sinnvolles Aufgabengebiet der Psychotherapie sind, braucht nicht näher erläutert zu werden.

Der vegetative Symptomenkomplex ist im allgemeinen eine reversible Störung. Eine Disposition zu Rezidiven unter erneuter Belastung bleibt meist bestehen. Therapeutisch ist die Ausschaltung der auslösenden Noxen entscheidend. Spielen psychische Faktoren eine ausschlaggebende Rolle, so bemerken die Patienten oft schon selbst, daß die Beschwerden während der Urlaubszeit verschwinden, oder sie haben andere Beobachtungen über bessernde Umstände gemacht. Eine Patientin mit unbefriedigtem Zärtlichkeitsbedürfnis berichtete, daß ihre Beschwerden nachließen, wenn sie sich selbst mit der Hand über das Haar strich. Kurärzte wissen, wie bei manchen Leidenden die ausgeprägtesten vegetativen Störungen verschwinden, sobald sich eine Partnerschaft mit einem anderen Kurgast anspinnt. Das ist kein Beweis für die Unechtheit der Beschwerden, sondern für ihre Beeinflußbarkeit! Leichtfertigkeit vermeide man auch in der Annahme einer dritten Möglichkeit: daß es nämlich nur vom „guten Willen" des Patienten abhinge, gewisse Beschwerden zu ignorieren oder nicht. Konstanz der Beschwerden wird hier recht willkürlich vorausgesetzt. Es ist keineswegs gleichgültig, ob man Aggravatio, Affektivität oder Willensschwäche des Patienten für die Ausprägung der Krankheitserscheinungen verantwortlich macht. Die menschliche und sachliche Behandlung des Patienten hängt davon ab. Wir möchten deshalb betonen, daß wir bei den meisten Patienten mit psychisch beeinflußbarem vegetativem Symptomenkomplex nicht Aggravatio oder Willensschwäche fanden, sondern jene Abhängigkeit der vegetativen Vorgänge von der Emotionalität, welcher schon der Sympathikus seinen Namen verdankt.

Die ärztlich-psychotherapeutische Behandlung wird in erster Linie eine Milieusanierung anstreben. Wo eine übersteigerte affektive Ansprechbarkeit des Patienten ausschlaggebende Bedeutung hat, ist das Autogene Training die Methode der Wahl. Auch wo man in dringenden Fällen (vor Examina u. ä.) die Hypnose vorzieht, ist eine zusätzliche Einführung in das Autogene Training ratsam, da der Patient dadurch eine Methode erlernt, die er später allein anwenden kann. Angesichts der Rezidivneigung bei vegetativer Labilität ist dies hoch zu veranschlagen. Liegt eine psychische Fehlentwicklung affektauslösenden Einpassungsschwierigkeiten in die Umwelt zugrunde, so ist eine analytische und psychagogische Behandlung unumgänglich. Häufig kombinieren sich die Krankheitsbedingungen und dann natürlich auch die Behandlungsmethoden (Holstein, Pasig, Pätzold). Warnen müssen wir jeden Kollegen vor ambulanter Psychotherapie von Überforderten, die ja unter den vegetativ Gestörten eine zahlenmäßig große Gruppe bilden. Alle ärztlichen Bemühungen um eine Korrektur lebensfeindlichen Ehrgeizes, um Entspannungsübungen usw. werden dadurch vergeblich, daß diese Patienten, die immer zeitraubende psychotherapeutische Behandlung durch unregelmäßiges Erscheinen und vorzeitigen Abbruch entwerten. Eine sinnvolle Psychotherapie ist in diesen Fällen erst während eines Sanatoriumsaufenthaltes möglich.

Wir haben bisher nur von der kausal ausgerichteten Psychotherapie gesprochen. Eine ganz andere Situation steht zur Debatte, wenn man sie allgemein symptomatisch im Sinne eines sedativ wirkenden Medikamentes einsetzen will. Das ist natürlich ohne weiteres möglich. Der Indikationsbereich ist dann nicht auf die psychogen ausgelösten Erkrankungen beschränkt. Das Autogene Training bietet sich als geeignetste Methode an. Trotzdem es in Gruppenform durchgeführt wird und dadurch eine relativ breite Anwendbarkeit ermöglicht, bleibt es gegenüber der medikamentösen Sedierung unwirtschaftlich und zeitraubend für den Patienten und den Arzt. Sinnvoll wird dies Verfahren erst, wenn man es auf diejenigen Patienten beschränkt, bei denen medikamentös in keiner Weise ein zufriedenstellender Erfolg zu erzielen war. Wir haben dann noch bei einem Drittel der vegetativ Gestörten sehr gute oder gute Ergebnisse erzielen können. Als ultima ratio sollte man also bei Gesundungswilligen diesen Versuch nicht unterlassen, auch wenn er einen großen Zeitaufwand erfordert und keine überwiegende Wahrscheinlichkeit für einen Erfolg bietet. Angesichts der großen Zahl von Patienten, denen damit noch geholfen werden kann, ist das eine beachtliche Aufgabe. Zur Zeit bleibt es aber ein frommer Wunsch; denn alle psychotherapeutisch ausgebildeten Ärzte würden nicht ausreichen, um das Heer der medikamentös unbefriedigend beeinflußten Patienten in die Kur zu nehmen, und das auf Kosten aller anderen Psychotherapie-Patienten mit dringlicheren Erkrankungen und größeren Erfolgsaussichten. Unter den gegenwärtigen Verhältnissen müssen wir daher die Indikationsstellung bei vegetativem Symptomenkomplex auf diejenigen Patienten beschränken, bei denen das entscheidende Mitsprechen psychischer Faktoren von vornherein diesen Einsatz erfordert und ihn auch aussichtsvoll macht.

Endokrinium und Stoffwechsel

Allgemeines

Das gesamte Endokrinium ist über das Hypothalamus-Hypophysen-System eng mit der zentralen Regulation des Organismus verbunden. Es ist an der Ausführung der Verhaltenssteuerung des Organismus beteiligt. So besteht eine gewisse Beziehung zwischen den Hormonen Adiuretin und Durst, Insulin und Hunger, Schilddrüsenhormonen und Bewegungsdrang bzw. Trägheit in körperlicher und geistiger Hinsicht, Sexualhormonen und Sexualität, Prolactin und Mütterlichkeit. Diese Beziehungen wurden vor einem halben Jahrhundert noch übertrieben eng dargestellt und die elementaren Triebe mit den einzelnen Hormonen nahezu identifiziert. Das ist überholt. Es gibt apathische Hyperthyreotiker, manische Myxödempatienten, sexuell aktive Kastraten usw. Unter dem Eindruck solcher Beobachtungen ist die Regelhaftigkeit im Zusammenhang bestimmter hormoneller mit bestimmten psychischen Vorgängen überhaupt in Frage gestellt worden, was aber nur einem Pendelausschlag nach der anderen Seite in eine ebenso übertriebene Position entspricht. Bei endokrinen Erkrankungen ist allerdings der ganze Hormonhaushalt und das psychische Verhalten in weitgehend ähnlicher Weise gestört (endokrines Psychosyndrom nach Bleuler). Unsere Frage hier ist, wieweit psychische Anlässe die hormonellen Funktionen zu beeinflussen vermögen und ob sie bei deren Gestörtheit einen heilenden Einfluß ausüben können. Beides ist in begrenztem Umfange erwiesen. Wird durch ein psychisches Trauma ein Schreckbasedow, ein Morbus Addison oder ein Diabetes mellitus ausgelöst, so ist eine organische Prädisposition anzunehmen. Bei der Sektion von Hingerichteten aber wurden schon nach dreitägigem vorhergehendem Angstzustand ausgeprägte degenerative Prozesse in den Hoden festgestellt, während die Füllung des Nebenhodenganges mit Spermatozoon bewies, daß vor kurzem noch die Samenbildung voll im Gange war. Bei Frauen sistierte die Ovarialtätigkeit (Stieve). In der Psychotherapie spielt die Behandlung hormoneller Erkrankungen eine weit geringere Rolle, als es deren Anteil am Krankengut entspricht. Die Ursache dürfte darin zu suchen sein, daß es sich bei den Hormondrüsenerkrankungen meist um degenerative Prozesse oder autonome Adenome handelt, die sich der regulatorischen und damit auch psychischen Beeinflussung entziehen, oder aber daß eine Hyperplasie bzw. Adenombildung vorliegt (Struma), die im Interesse der Funktion regulatorisch erfolgt ist und die daher nur durch Substitution sinnvoll behandelt werden kann. So läßt sich über zahlreiche hormonelle Erkrankungen in unserem Zusammenhang hier kaum etwas Substantielles sagen, z. B. bei Dystrophie adiposogenitalis, hypophysärem Riesen- oder Zwergwuchs, Akromegalie, Myxödem, Cushing-Syndrom u. a. Dagegen ist zu berichten über Diabetes insipidus, Hyperthyreose, Tetanie, Diabetes mellitus, Potenz- und Regelstörungen (im Kapitel Geschlechtsorgane S. 418ff.) sowie über Fettsucht und Magersucht.

Diabetes insipidus

Echter Diabetes insipidus ist gekennzeichnet durch mangelhafte Inkretion von Adiuretin und Polyurie. Von ihr ist abzugrenzen eine psychogene Trinksucht, die nach Angewöhnung nur mit großer Willensanspannung wieder abzubauen ist. Im ersten Falle ist die Polyurie primär, die Polydipsie sekundär, im zweiten umgekehrt. Dies Unterscheidungsmerkmal reicht begreiflicherweise nicht aus, um bei großen Flüssigkeitsverbrauch, der in psychischer Erregung eingetreten ist, die Frage zu entscheiden, ob ein echter Diabetes insipidus vorliegt oder nicht. Es gibt aber Testversuche zur Abgrenzung voneinander. Wird das Dursten erzwungen, so sinken beim Trinksüchtigen die Urinportionen, bei der Insipidus-Polyurie dagegen nicht, vielmehr sinkt dessen Körpergewicht. Bei Injektionen einer hypertonischen Kochsalzlösung kommt es beim Trinksüchtigen zu einer Flüssigkeitsretention, während der Insipidus-Patient unverändert gleiche Harnvolumina ausscheidet.

Bei einem Patienten mit echtem Diabetes insipidus konnte CLAUSER durch Hypnosebehandlung die Trinkflüssigkeit von 13 auf 7 Liter senken. JORES berichtet von einem anderen psychotherapeutisch behandelten Fall den Rückgang von 20 auf 5 Liter täglich. KLEINSORGE erreichte bei einer psychogenen Polydipsie die Abnahme der Trinkmenge von 8 auf $1^1/_2$ Liter. Man könnte daraus schließen, daß der echte Diabetes insipidus nur eine Reduktion, aber keine Normalisierung der Trinkmenge erfahren kann. In der Klinik von CUSHING wurde durch analytische Psychotherapie die tägliche Trinkmenge eines Kranken von 11 auf 1,5 Liter herabgesetzt, doch nur vorübergehend und die Sektion deckte schließlich einen Tumor im Mittelhirn auf. Aus dem anfänglichen Erfolg einer Psychotherapie kann also hier, wie auch sonst, nicht die auf Psychogenese der Erkrankung geschlossen werden. Eine Normalisierung der Trinkmenge mit Heilung des Leidens dürfte aber wohl einen Diabetes insipidus ausschließen und eine psychogene Polydipsie beweisen.

Hyperthyreose

Schreckbasedow ist eine seltene, aber anerkannte Erkrankung. STEINITZ trug 130 Beobachtungen aus der Literatur zusammen. Der regelmäßig auftretende Exophthalmus beweist, daß die Fehlregulation von der Hypophyse oder übergeordneten Hirnteilen ausgeht. Die Entwicklung der Erkrankung bedarf mehrerer Wochen, bis zum Vollbild auch weniger Monate. Die versicherungsrechtliche Anerkennung erfordert nach LINIGER und MOLINEUS, daß

1. vor dem Unfall keine entsprechenden Krankheitssymptome vorgelegen haben,
2. der Unfall mit einer außergewöhnlichen psychischen Erschütterung einhergegangen ist,
3. ein zeitlicher Zusammenhang gegeben ist (bis zu einem Monat, mit Brückensymptomen bis zu 3 Monaten).

Ein disponierender Faktor ist wohl anzunehmen, wenn auch im Einzelfall nicht zu beweisen. In Jena ist ein Bäckermeister bekannt, der einen Schreckbasedow entwickelte, nachdem er in der Haustür stehend die Explosion einer Fliegerbombe in unmittelbarer Nähe erlebt hatte. Wie viele Menschen aber haben im letzten Krieg nicht Ähnliches erlebt! „Der zu beurteilenden Person darf aber die endogene Disposition zum Erwerb der Krankheit nicht im Sinne einer Ablehnung eines Unfall- oder Berufszusammenhanges angerechnet werden, wenn sie vorher keine Zeichen einer krankhaften Schilddrüsenüberfunktion geboten hatte," schreibt THIELE im Taschenbuch der ärztlichen Begutachtung.

• Eine 53jährige Großmutter erlebte einen ungewöhnlichen Schrecken, als bei unerwarteter Abfahrt eines Eisenbahnzuges auf dem oberen Trittbrett noch ihr 5jähriges Enkelchen stand und hinter ihm auf der unteren Stufe des Trittbretts ein körperbehindertes Kind. Die Schreckensschreie der Kinder in dieser gefährlichen Situation haben die für sie verantwortliche Frau dermaßen in Aufregung versetzt, daß sie noch bei der Ankunft am Zielbahnhof am ganzen Körper geschlottert hat. Die kritische Situation ist durch Zeugenaussagen belegt. Die früher nie ernstlich krank gewesene Frau kam von diesem Zeitpunkt ab innerlich nicht mehr zur Ruhe. Schlaflosigkeit. Gewichtsabnahme von 10 kg in 10 Wochen. Wegen Druckgefühl am Hals und verschwommenem Sehen suchte sie 14 Tage nach dem Ereignis einen Arzt und einen Augenfacharzt auf, die beide später bescheinigten, daß zu diesem Zeitpunkt kein Exophthalmus bestand. Er entwickelte sich in erheblichem Ausmaß und mit periokulärem Ödem so, daß bei einer Wiedervorstellung nach 6 Wochen, 9 Wochen nach dem Ereignis, eine stationäre Aufnahme veranlaßt wurde. Es fand sich eine mäßige Struma diffusa. Puls 120. Feinschlägiger Tremor. Grundumsatz: +40%. Radio-Jod-Test: Erhebliche Hyperthyreose. – Unter Thyreostatika schwanden die thyreotoxischen Zeichen bis auf den Exophthalmus.

Die chronische Entwicklung der Hyperthyreose unter ständigen psychischen Belastungen ist problematisch. Die zeitlichen Zusammenhänge sind nicht ebenso überzeugend. Es werden Beobachtungen mitgeteilt, auch mit erfolgreicher Psychotherapie, die Berichte sind aber methodisch so wenig unterbaut, daß Zweifel darüber bestehen, ob nicht nur ein vegetativer Erregungszustand psychisch entstanden und

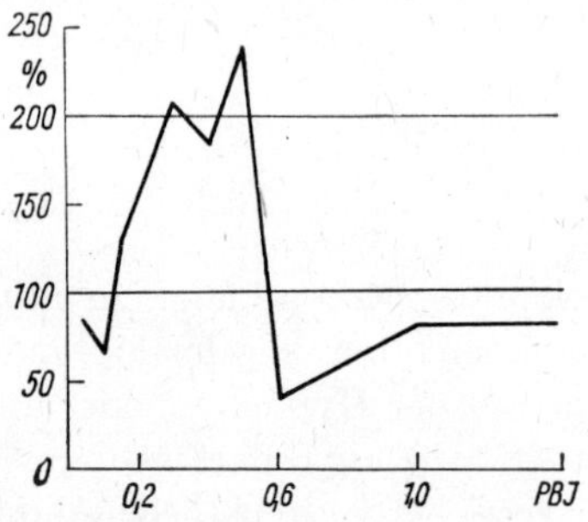

Abb. 131. Angst und Schilddrüsenfunktion. Von 353 mit dem Radiojodtest untersuchten Patienten waren 76 in einem chronischen Angstzustand. Abszisse: Hormonjodspiegel (PBJ^{131} in Prozent der applizierten Dosis J^{131} je Liter Plasma), Ordinate: Patientenverteilung von 2 Gruppen. Die Anzahl der Patienten *ohne* Angst wurde in den verschiedenen PBJ-Stufen gleich 100% gesetzt. Die davon abweichende Häufigkeitsverteilung der Patienten *mit* Angst zeigt die Kurve. Mit Angst ist die Schilddrüsentätigkeit gesteigert, am häufigsten bis in den oberen Normbereich von 0,5%; es kommt aber zu keiner Überschreitung der Regulationsbreite in den pathologischen, hyperthyreotischen Bereich hinein. – Im oberen Normbereich beginnen allerdings bereits gehäuft pathologische Ekg-Befunde aufzutreten (nach KLEINSORGE, KLUMBIES, CORRENS, BAUER, DRESSLER, FINCK und VÖLKNER aus unserer Klinik).

psychotherapeutisch beseitigt worden war. In einer klinischen Studie haben wir an 353 Patienten die Beziehungen zwischen Angst und Schilddrüsenfunktion geprüft. Es waren solche Patienten ausgewählt worden, bei denen die unmittelbare Krankenuntersuchung den Verdacht auf eine Schilddrüsenfunktionsstörung erweckte und die gleichzeitig über Angst klagten. Die letztere war bei der Hälfte der Patienten durch heftige Angina-pectoris-Anfälle hervorgerufen, bei den übrigen durch Lebenskonflikte. Bei allen Patienten wurde die Schilddrüsenfunktion mit dem Radio-Jod-Zweiphasentest nach Horst geprüft. Dabei gibt die Bestimmung der Radioaktivität des proteingebundenen Jods im Blutplasma 48 Stunden nach Applikation Aufschluß über das Verhalten der Hormonjodphase, d.h. über die Hormonsynthese und -ausschüttung in das Blut. Es ergab sich folgendes (Abb. 120): Die Patienten mit Angst haben normale, am häufigsten hochnormale PBJ^{131}-Werte bis 0,6% der Dosis je Liter Plasma. Damit bricht die Kurve steil ab. Bei höheren PBJ^{131}-Werten sind Angstpatienten mit unterdurchschnittlichen Werten vertreten. Diesen Befund deuten wir so: Angst vermag die Schilddrüsentätigkeit bis an die obere Grenze ihrer Regulationsfähigkeit zu steigern, darüber hinaus bis in den thyreotoxischen Bereich hinein aber nicht. Das statistisch hochsignifikante Ergebnis schließt die Entwicklung einer Hyperthyreose unter Angsteinwirkungen als seltenes Ereignis nicht völlig aus, spricht ihr aber ein verbreitetes Vorkommen ab.

Grundumsatzbestimmungen spielen heute eine vergleichsweise geringe Rolle, da der Radio-Jod-Test zuverlässigere Werte in bequemerer Weise liefert. Bei der „Jodfehlverwertung" in der Peripherie findet sich aber eine gesteigerte Schilddrüsentätigkeit, die durch den normalen Ausfall der Grundumsatzbestimmung von einer echten Hyperthyreose unterschieden werden kann. Als Bedingungen für die Grundumsatzbestimmung werden physische und psychische Ruhe sowie Nahrungsmitteleinschränkungen eingehalten. Die Fehlerbreite der Methode hängt damit zusammen, daß die Einhaltung der psychischen Ruhe besonders schwierig ist. Schon eine Ver-

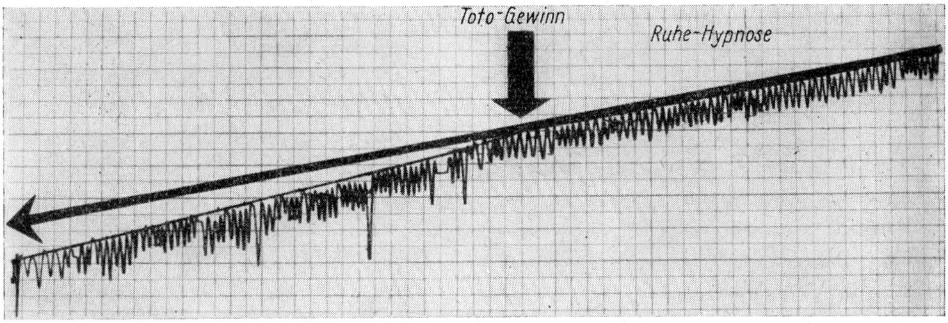

Abb. 132. Stoffwechselsteigerung bei freudiger Erregung. Suggestion eines Toto-Gewinnes. Versuch in Hypnose mit der Grundumsatzapparatur nach Krogh. Die von rechts nach links geschriebene Kurve zeigt den Sauerstoffverbrauch während der fortlaufenden Ein- und Ausatmung an. Er erfolgt rapider unter der Gewinnsuggestion als bei Ruhe. Gleichzeitig ändern sich Atemfrequenz, -rhythmus und -amplitude (nach Bolland aus unserem Arbeitskreis).

gleichsuntersuchung durch eine attraktivere medizinisch-technische Assistentin stört das Ergebnis meßbar. Bei lebhaften Vorstellungen wie im Beispiel der Abb. 121 kann von einem Grundumsatz bei der Stoffwechselbestimmung überhaupt nicht mehr die Rede sein. In solchen Fällen pflegt der Gesamtumsatz durch den erhöhten Muskeltonus anzusteigen (v. Eiff). In Ruhehypnosen geht dagegen der Grundumsatz, welcher doch der niedrigste Energieumsatz zur Erhaltung des Lebens sein soll, noch um durchschnittlich 5 % zurück, in Einzelfällen beträchtlich stärker.

Tetanie

Die psychogene Auslösung eines tetanischen Anfalls ist immer dann besonders sinnfällig, wenn er sich aus einem affektbedingten Hyperventilieren entwickelt. Natürlich liegt hierbei keine Störung der Epithelkörperchenfunktion zugrunde. Da auch eine unmittelbar zentralnervös gesteigerte Erregbarkeit im Nerven- und Muskelbereich in Betracht gezogen werden muß und bei allen Formen bedingt-reflektorische Bahnungen erfolgen, die eine Wiederholung auf bloße bedingte Reize hin zustande bringen, schließlich auch noch der Kalziumspiegel unter emotionellen Einflüssen schwankt, ist es sehr schwierig, im Einzelfall etwas über die Pathogenese zu sagen. Sie ist bei psychisch ausgelösten Anfällen nicht einheitlich; denn es gibt solche mit und ohne Hyperventilation, mit Hypocalcämie und mit Normocalcämie, wobei im letzteren Falle der Anteil ionisierten Kalziums fraglich ist. Die Injektion von Kalzium kann in allen Fällen erfolgreich sein, entweder wegen der Kalziumionenzufuhr oder wegen eines unspezifisch sedierenden Effektes, und erlaubt damit auch keine Unterscheidung. Man wird also in jedem Falle neben den zahlreichen anderen ursächlichen Möglichkeiten auch die Frage der psychischen Anfallsauslösung prüfen und, wenn wiederholt enge zeitliche Zusammenhänge mit erlebnismäßigen Belastungen ersichtlich werden, psychotherapeutisch helfen. Eine Konfliktklärung und -lösung in Kombination mit Entspannungsübungen (Autogenem Training) bietet sich dazu an.

• 25jährige Krankenschwester. Mit 5 Jahren Vater verloren. Zur Mutter bestand keine gute Beziehung. Umsiedler. Patientin hat Schwierigkeiten, Kontakt zu anderen Menschen zu finden. Sie hing sehr an einer Oberschwester, die weggegangen ist und sie nicht mitgenommen, auch nicht, wie versprochen, nachgeholt hat. Im unverkennbaren zeitlichen Zusammenhang mit dieser Trennung und mit ihr verbundenen Enttäuschungserlebnissen kam es im letzten $1^1/_4$ Jahr mehrmals zu typischen tetanischen Anfällen. Diese wurden nicht durch Hyperventilation ausgelöst und erfolgten bei Normocalcämie. Dagegen bestanden andere Zeichen einer vegetativen Labilität. Wir bemühten uns, zwischen der Patientin und einigen Berufskolleginnen einen engeren Kontakt herzustellen. Die Neigung zu tetanischen Anfällen nahm daraufhin ersichtlich ab.

• Ein 25jähriger Mechaniker klagt über gelegentliche tetanische Anfälle, Herzschmerzen, Kopfschmerzen und Schlafstörungen seit etwa 1 Jahr. Bei körperlicher Arbeit lassen die Herzbeschwerden nach. Sie waren in heftiger Form eingetreten, als sich seine Freundin von ihm trennte. Er geriet in starke Selbstwertzweifel. Er entschloß sich nun, ein Fernstudium aufzunehmen, weil er es zu etwas bringen möchte. Dann aber begann er wieder an sich zu zweifeln und zu befürchten, daß er leistungsmäßig nicht in der Lage ist, das mit Ehrgeiz angestrebte Ziel zu erreichen. Die tetanischen Anfälle traten als Hyperventilationstetanie an den Knotenpunkten dieser Problematik auf. Wir behandelten mit psychagogischer Führung und Autogenem Training. Erzielt wurde ein Ausbleiben der Anfälle und eine Besserung der anderen Beschwerden; jedoch brach der Patient bald nach Aufnahme seines Studiums – wie alle zeitlich Überlasteten – die Behandlung vorzeitig ab.

• 38jährige Hausfrau. Sie hatte sich mit 17 Jahren verlobt und war schwanger, als ihr Verlobter im Kriege fiel. Seit dieser Zeit hatte sie Anfälle heftiger Herzschmerzen und vereinzelt auch tetanische Krampfanfälle. Die abklingende Symptomatik wurde durch neue Aufregungen wieder verstärkt, z. B. im Zusammenhang mit der Namensänderung des Kindes; mehrere Todesfälle in der Familie; die Patientin wurde zweimal mit ihrem Kleinkind im Luftschutzkeller durch Bombeneinschlag verschüttet. Nach dem Kriege heiratete sie einen Mann, der 1 Jahr darauf an Tuberkulose schwer erkrankte und später auch erblindete, so daß er nicht wieder arbeitsfähig geworden ist. Die Wohnung mußte gewechselt werden. Die Mutter, an der die Patientin noch einen besonderen Halt hatte, starb. Ihre 6jährige Ehe erscheint ihr eintönig und öde. Zu den früheren Beschwerden hatte sich auch ein funktionelles Magenleiden hinzugesellt. Psychotherapeutisch vermochten wir an der schwierigen Lebenssituation nichts zu ändern. Auch darüber ausführlich zu sprechen, erschien uns nicht heilsam. Wir behandelten mit Autogenem Training. Es trat darunter eine Besserung ein. Die Patientin brach aber – wie alle zeitlich Überforderten – die Behandlung vorzeitig ab. Bei einer katamnestischen Befragung 2 Jahre später bestanden die Beschwerden wieder in alter Form weiter.

Diabetes mellitus

Die psychogene Auslösung einer Zuckerkrankheit ist wiederholt beschrieben worden. Hier eine eigene Beobachtung:

• Ein 65jähriger Fotografenmeister stand wegen einer chronischen Nephritis seit Jahren in meiner regelmäßigen Kontrolle. Bei den zahlreichen Urinuntersuchungen war niemals ein positiver Zuckerbefund zu verzeichnen. Wegen der Ausweitung eines großen Industriewerkes mußte der Meister seine Arbeitsräume aufgeben. Es gelang aber, andere geeignete zu erwerben. Der Vertrag war bereits unterzeichnet, als jemand ein altes Vorkaufsrecht geltend machte, das dem Käufer unbekannt war. An dem Tage, als der Vorkaufsberechtigte das Geschäftshaus gerichtlich zugesprochen erhielt, setzte bei dem Fotomeister, dessen altes Haus kurz vor dem Abbruchstermin stand, mit entsprechendem Durstgefühl eine massive Glykosurie ein. Täglich wurden um 150 g Zucker ausgeschieden. Die Stoffwechseleinstellung erfolgte in der üblichen Weise mit Diät und einem oralen Antidiabetikum. Die Erkrankung bestand dann als laufend behandlungsbedürftiger Altersdiabetes weiter.

Nach Alter und Adipositas war dieser Patient zur Zuckererkrankung besonders disponiert. Die Erregung in einer akuten Existenzsorge hat hier aber die Stoffwechselentgleisung ausgelöst. Bansi, Essen, Hoff, Grafe u. a. schildern ähnliche Beobachtungen. Die Diskussion über den Entstehungsmechanismus erstreckt sich von der Entstehung eines hypophysären Diabetes bis zur Dekompensation einer bereits pathologisch eingeschränkten Regulationsfähigkeit unter dem Einfluß der affektbedingten Prozesse im Organismus.

Häufiger als am Beginn wird bei Bestehen eines Diabetes eine psychisch bedingte Stoffwechselentgleisung in ihrem ganzen Verlauf registrierbar. Abb. 133 bringt zwei Beispiele. Ähnliche Beobachtungen ergaben sich bei Diabetikern anläßlich des Todes von Angehörigen, bei Examen, auch bei sehr starken freudigen Erregungen.

In der Überzeugung, daß nicht nur in Extremfällen eine gute Stimmungslage mit einer besseren Regulationsfähigkeit einhergeht als eine affekte Verstimmung, hat Stolte auf einer Station zuckerkranker Kinder an einem freudig erwarteten Geburts-

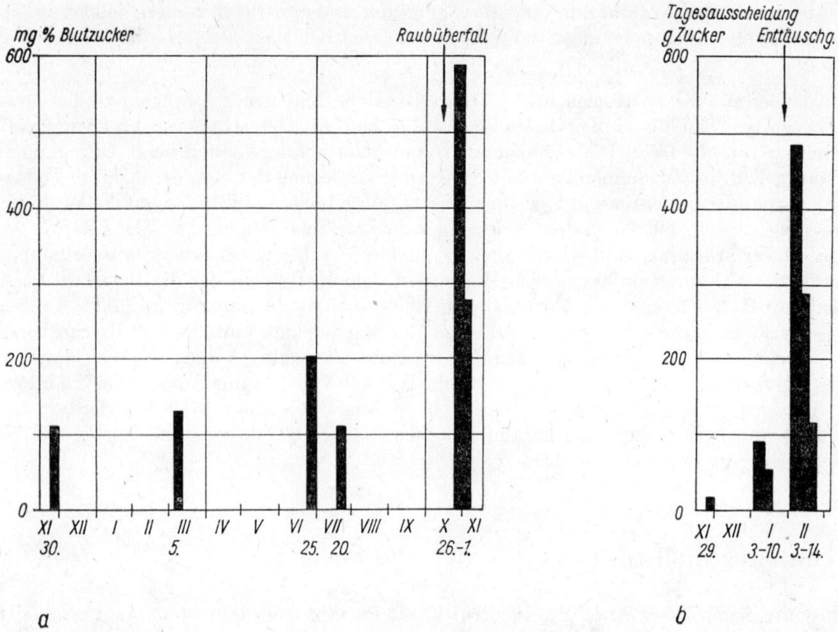

Abb. 133. Psychisch ausgelöste Stoffwechselentgleisung bei Diabetikern.
a) Ansteigen der Blutzuckerwerte bei einer 52jährigen Diabetikerin nach nächtlichem Raubüberfall; b) Ansteigen der Urinzuckerwerte bei einer 52jährigen Patientin auf die Nachricht einer unerwartet geringen Mitgift der Schwiegertochter.

tag eine Torte auf die 8 kleinen Patienten aufgeteilt. Trotz dieses Diätfehlers wurde bei keinem der Kinder, deren Stoffwechseleinstellung ja bekanntlich besonders schwierig ist, eine vorübergehende Verschlechterung registriert.

In experimentellen Prüfungen fanden Wittkower und Polzien bei affektiver Erregung ungerichtete Veränderungen in der Höhe des Blutzuckerspiegels im Rahmen der physiologischen Variationsbreite. Marchand konnte den Nachweis einer gerichteten psychonervalen Beeinflussung der Blutzuckerhöhe an 16 Versuchspersonen führen. Bei der Glukosedoppelbelastung nach Staub-Traugott ergab die übliche Versuchsanordnung normale Kurvenverläufe. Die „Doppelbelastung" mit Saccharin führte bei denselben Versuchspersonen zu einem fast ebenso hohen Blutzuckeranstieg und bei manchen Patienten sogar zu einer Erniedrigung des 2. Gipfels. Wurde die normale Belastung nach vorheriger Ekelsuggestion durchgeführt, kam es zu pathologisch-erscheinenden Blutzuckerkurven mit kleinem erstem und überhöhtem zweitem Gipfel. Wurde die Glukosedoppelbelastung mittels einer Sonde ausgeführt, also unter Ausschaltung des Geschmacksinnes, so zeigte sich ebenfalls ein pathologischer Verlauf mit höherem 2. Gipfel. Die Versuche belegen, daß psychonervale Prozesse bedingt-reflektorischer Art das Verhalten des Blutzuckerspiegels nach Richtung und Ausmaß mit regulieren.

Die Behandlung auch der psychisch ausgelösten Zuckerkrankheiten oder Stoffwechselverschlechterungen erfolgt nach den allgemein geltenden Regeln. Psychotherapie kann allenfalls eine unterstützende Rolle spielen. MOHR hat bei einem Diabetiker durch alleinige Hypnosebehandlung die Zuckerausscheidung in reproduzierbarer Weise vorübergehend verschwinden lassen können. In der Ära vor den oralen Antidiabetika habe ich bei einem 35jährigen Eisenbahner, der sonst hätte auf Insulin umgestellt werden müssen, durch Behandlung mit Hypnose und Autogenem Training die Blut- und Harnzuckerwerte so günstig halten können, daß ein Vermeiden der Insulinbehandlung mit gutem Gewissen vertreten werden konnte, und zwar für eine Zeit von 8 Jahren. Anfangs hat man über die Behandlung des Diabetes mit Autogenem Training gelächelt, heute wird dieses Vorgehen als Hilfsmethode aber von angesehenen Einrichtungen verwendet.

Fettsucht

Primäre Anomalien des Stoffwechsels haben sich als Erklärung für die Fettsucht nicht auffinden lassen. GLATZEL kam als langjähriger Leiter der klinisch-physiologischen Abteilung des Max-Planck-Institutes für Ernährungsphysiologie daher zu dem Ergebnis: „Die Genese der Fettleibigkeit ist also offensichtlich kein stoffwechselphysiologisches, sondern ein verhaltensphysiologisches Problem.“ Ausschlaggebend ist die Bilanz zwischen Energieeinnahme und -ausgabe. Beides wird im wesentlichen triebhaft, instinktiv gesteuert, nämlich durch Hunger und Bewegungsdrang.

Das Hungergefühl oder den Appetit können wir als subjektive Größen nicht messen. Um so mehr ist die Experimentierkunst zu bewundern, mit der VON HOLST im Tierversuch objektiv die Appetenz ausgemessen hat, wie dies Abb. 21 auf S. 43 darstellt. Sie zeigt mathematische Abhängigkeiten: Den linearen Abfall des Appetits mit zunehmender Sättigung und die Parallelverschiebung des Appetits für Nahrung von unterschiedlichem Reizwert. In jedem Einzelfall ergibt sich also die Reaktion aus 2 Komponenten, einer inneren und einer äußeren. Es handelt sich um eine doppelte Quantifizierung, wie sie für Triebvorgänge charakteristisch ist.

Die *Neurophysiologie* hat für die Nahrungsaufnahme 2 wesentliche Zentren im Gehirn lokalisiert: ein sog. Freßzentrum und ein Sättigungszentrum (ANAND u. BROBECK; EHRHARDT). Wie wir sehen werden, nimmt von den beiden zusammenarbeitenden Zentren das eine die äußeren, das andere die inneren Afferenzen auf (Abb. 134). Durch stereotaktisch vom Schädeldach eingeführte Elektroden kann man die Zentren experimentell auch unmittelbar reizen. Lose aufgehängte Draht- oder gar Funkverbindungen erlauben dem Versuchstier freie Bewegung. Bei direkter Reizung der Freßzone beginnt das Tier zu schnuppern, Beute zu erspähen und, wenn gar nichts Nahrhaftes da ist, sogar einen ungeeigneten Gegenstand zu fassen, zu beißen, zu kauen und Speichel abzusondern (Abb. 5b auf S. 18). Umgekehrt folgt einer beiderseitigen Zerstörung dieser millimetergroßen Antriebszone Inappetenz, Aphagie, Gewichtsabnahme und Tod. Die Lage dieser Zentren im Hypothalamus ist aus Hirnserienschnitten nach dem Tierversuch zur Kontrolle der Elektrodenlokalisation genau bekannt. Zwischen dem Infundibulum der Hypophyse und den Corpora mamillaria liegt nahe der Wand des 3. Ventrikels das Sättigungszentrum und davon getrennt etwas weiter lateral das Nahrungsaufnahmezentrum, das sog. Freßzentrum. Der Hirnabschnitt, in dem punktförmig so hoch integrierte Verhaltensweisen ausgelöst werden, ist der Praecortex (S. 70).

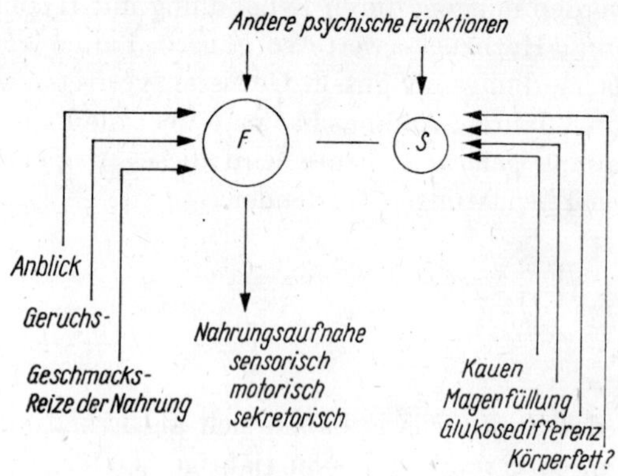

Abb. 134. Neurophysiologische Verhaltenssteuerung der Nahrungsaufnahme. *F* Freßzentrum, *S* Sättigungszentrum. Letzteres nahe der Wand des III. Ventrikels, ersteres weiter lateral im Hypothalamus lokalisiert.

Die grundsätzliche Übertragbarkeit der Befunde bei hypothalamischen Reizversuchen auf den Menschen ist durch klinische und Sektionsbefunde bei Stammhirnenzephalitis und durch Beobachtungen bei stereotaktischen Operationen belegt (S. 68).

Experimentelle direkte Reizung des Sättigungszentrums hemmt oder stoppt die Nahrungsaufnahme. Experimentelle Schädigung hat zur Folge, daß man Zeichen sowohl von Hunger als auch von Sättigung vermißt. Von der doppelten Quantifizierung des Nahrungsverhaltens fällt eine Komponente aus, die innere. Alles hängt nur noch von der äußeren ab, d. h. von den Reizen der Nahrung. Nahrung wird nicht mehr gesucht und erst recht nicht durch Anstrengung erworben. Vorgesetzte attraktive Nahrung wird gefressen ohne Sättigungsbremse in großen Mengen und mit Entwicklung einer Fettsucht. Vorgesetzte unattraktive Nahrung wird verweigert bis zur Aphagie. Es gibt fettsüchtige Menschen dieses Typs (Abb. 135 u. 136).

Die aus dem Inneren des Körpers kommenden, für Hunger und Sättigung maßgebenden Reize beeinflussen das Sättigungszentrum zeitlich nacheinander (Abb. 134). Die nach Resorption der aufgeschlossenen Nahrung eintretende Änderung des inneren Milieus beginnt nämlich erst etwa 1 h nach der Nahrungsaufnahme und erreicht nach einer weiteren Stunde die volle Höhe. Sie kommt daher als Signal zum Beendigen der Mahlzeit viel zu spät. Ein erstes *Sättigungsgefühl* wird durch Kauen und Schlucken erzeugt. Bei Versuchshunden entleerte die Speiseröhre die Nahrung nach außen, trotzdem trat eine etwa $^1/_2$stündige Sättigungsphase ein. Zur vollen Sättigung allein hierdurch ist jedoch ein etwa 5mal längeres Kauen nötig. Entsprechend ist ein Sättigungseffekt durch Kaugummi nur schwer und auch dann nur kurzdauernd zu erreichen.

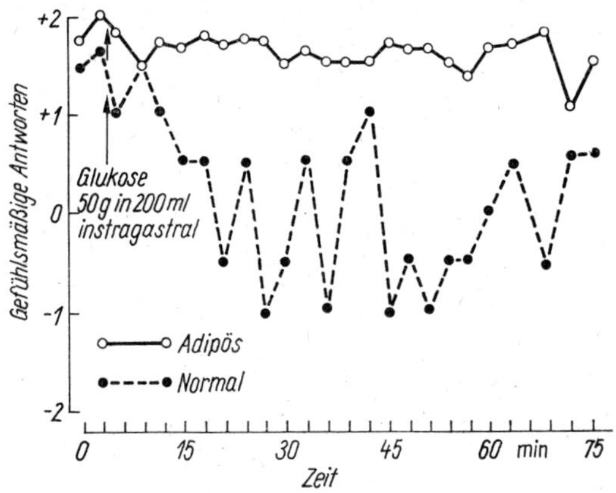

Abb. 135. Beurteilung des Geschmacks einer Zuckerlösung. (Jedesmal 25 ml der 20%igen Lösung für 15 s, anschließend ausspucken.) Eine Viertelstunde nach intragastraler Instillation einer Lösung mit 50 g Glukose beurteilt die Normalperson den Geschmack nicht mehr als angenehm (+ 1), sondern bald als unangenehm (− 1), während der Fettsüchtige ihn immer weiter als sehr angenehm (+ 2) empfindet. (Nach CABANAC und DUDAUX.)

Normalerweise wird die Sättigungsphase weitergeführt durch die eintretende Magendehnung. Experimente mit Magenballons oder instillierten Füllstoffen beweisen diese Reizwirkung ebenso wie die Wirkungslosigkeit bei Lokalanästhesie des Magens oder Leitungsanästhesie des Vagus. Die Behandlung der Adipositas mit kalorienfreien Quellstoffen zur Erzeugung eines Sättigungsgefühls ist allerdings wegen des nur kurzen Anhaltens der Wirkung bald aufgegeben worden. Eine lang dauernde Sättigung wird erst durch resorbierte Nahrungsstoffe erreicht. Glukose spielt sicher eine gewisse Rolle (Abb. 135). Daß die Höhe des Blutzuckerspiegels nicht sättigt, wissen wir von unseren Diabetikern. Die arteriovenöse Blutzuckerdifferenz als Ausdruck der Utilisation fand besonderes Interesse, geht aber auch nicht mit dem Sättigungsgefühl parallel. Man vermutet, daß die Glukoseutilisation im Hypothalamus ausschlaggebend ist, wohl auch andere Nährstoffe, jedoch ist dies noch unsicher.

Noch weniger wissen wir von einem *langfristigen Steuerungsmechanismus*, der sich aber daran zu erkennen gibt, daß das Körpergewicht jahrelang konstant bleibt, und zwar trotz wechselnder Energieausgabe und -aufnahme. Experimentell über- oder unterernährte Menschen und Tiere kommen nach dem Versuch bald wieder auf ihr altes Körpergewicht. Auch Adipöse erreichen nach einer Entfettungskur meist wieder ihr altes Gewicht. Ob Metaboliten des Fettstoffwechsels maßgebend sind oder das Volumen der Fettzellen (die ja bei Adipositas im wesentlichen nicht an Zahl, sondern an Volumen zunehmen) oder andere Momente – wir wissen es nicht. Wir kennen daher auch keine Maßnahmen zu ihrer Beeinflussung.

Dieser langfristige Steuerungsmechanismus ist für das Nahrungsverhalten wichtiger als die nur von einer Mahlzeit zur nächsten wirkenden Faktoren. Die länger dauernden *Sättigungssignale* scheinen auf die kürzer wirkenden eine Kontrolle auszuüben. Bleibt nach einer Magenfüllung mehrfach die Resorption von Nahrungsstoffen aus, so verliert die Magenfüllung ihre Sättigungswirksamkeit. In der Tier-

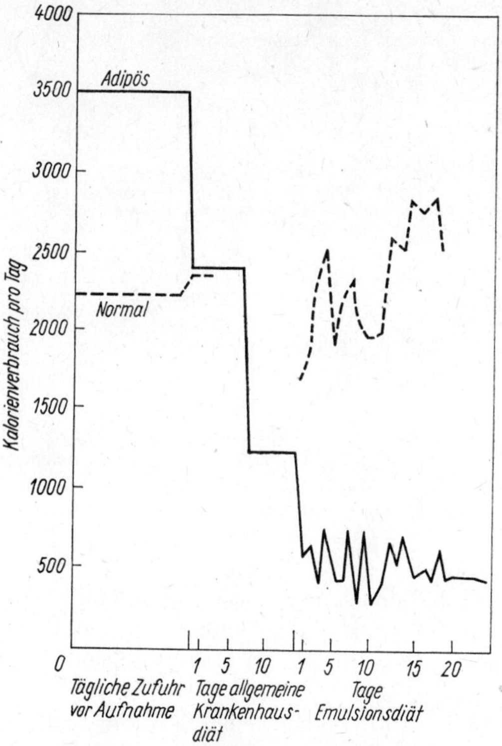

Abb. 136. Eßmenge in Abhängigkeit von der Schmackhaftigkeit. Die Kalorienaufnahme eines Fettsüchtigen war anamnestisch weit übernormal. Nach Einstellung auf Normal- und Reduktionskost im Krankenhaus erfolgte die Freigabe einer beliebigen Eßmenge, jedoch von einer Emulsionsdiät, die zwar kalorisch vollwertig war, aber keine Geschmacksreize bot. Während die Kontrollperson (gestrichelte Linie) nach anfänglichem Zögern eine dem Kalorienbedarf entsprechende Menge aufnahm, aß der Fettsüchtige jetzt extrem wenig. Typisches Paar von 6 untersuchten Fettsüchtigen und 5 Kontrollpersonen. (Nach SCHACHTER.)

zucht wird davon Gebrauch gemacht. Die Mastperiode wird vorbereitet durch eine Fütterungsperiode mit voluminöser, aber kalorienarmer Kost. Wenn die normale Magenfüllung ihre Sättigungswirksamkeit verloren hat, wird unvermittelt auf hochkalorische Mastkost übergegangen, die nun von den Tieren in Übermengen aufgenommen wird. Das Fehlen des Sättigungseffektes bei Magenfüllung kann man auch bei Adipösen beobachten (Abb. 137).

Schließlich beeinflussen auch *psychische Faktoren* die Nahrungsaufnahme. Wir könnten auch sagen limbisches System und Neokortex, aber in der Praxis erfassen wir diese Einflüsse ja aus der subjektiven Sicht. Momente des Fühlens, Denkens und Wollens können die Nahrungsaufnahme vorübergehend hemmen oder fördern. Normalerweise wird dies durch die langfristige Regulation des Sättigungs- und Hungergefühls zur Konstanterhaltung des Körpergewichtes wieder ausgeglichen. Tiefe Eingriffe in das psychische Leben können aber auch nachhaltige Störungen hervorrufen. Abbildung 138 zeigt, daß sozial isoliert aufgezogene Affen doppelt so

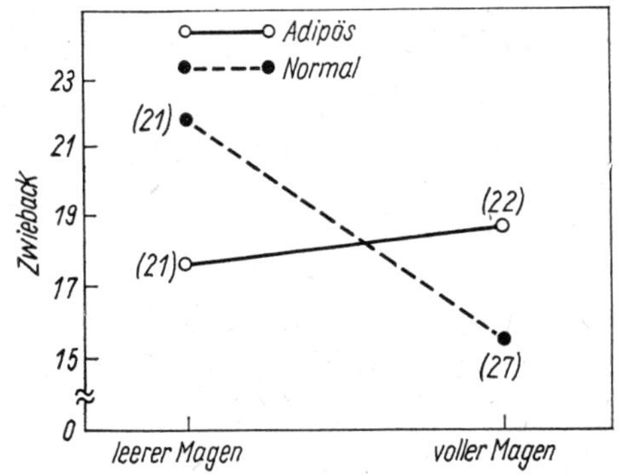

Abb. 137. Eßmenge nach vorangegangenem Essen. Fettsüchtige nehmen mit vollem wie mit leerem Magen gleichviel angebotene Zwiebackstückchen an, im Gegensatz zu Kontrollpersonen. Die eingeklammerten Ziffern geben die Zahl der Versuchspersonen an. (Nach SCHACHTER.)

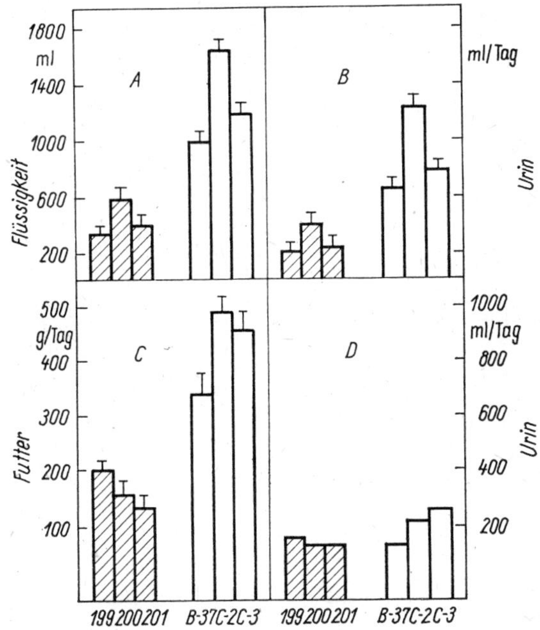

Abb. 138. Drei isoliert aufgezogene Rhesusaffen (weiße Säulen) aßen und tranken mehr als doppelt soviel wie gesellig lebende Kontrolltiere (gestreifte Säulen). Mittlere tägliche Menge und Standardfehler bei einer Beobachtungszeit von 135 Tagen: A Trinkmenge, C Eßmenge, B Urinmenge, D bei 24stündigem Durstversuch. (Nach MILLER, MIRSKY et al.)

viel essen und trinken wie Kontrolltiere, die in Gemeinschaft mit anderen leben. Auch beim Menschen kennen wir das Essen als Ersatzbefriedigung, der Volksmund spricht von „*Kummerspeck*". Noch verbreiteter ist die Beobachtung, daß beim Zurücktreten anderer Triebbefriedigungen mit dem Heranrücken des Alters das Essen an Bedeutung gewinnt.

Außerdem gibt es bei psychischen Einflüssen auch offenbare *Fehlsteuerungen*. Normalerweise unterdrückt z. B. Furcht alle anderen Triebe, auch das Hungergefühl. Es gibt aber auch Menschen, die umgekehrt bei Angst vermehrt essen (Abb. 139). Man findet diese abnorme Reaktionsweise unter Normalgewichtigen in

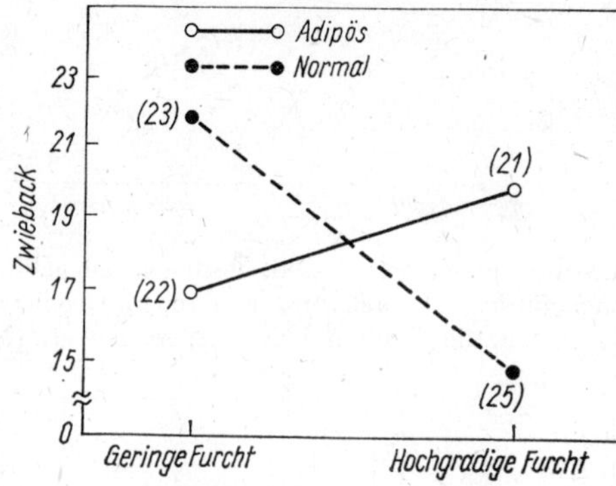

Abb. 139. Furcht und Eßmenge. Es wurde ein Experiment mit harmlosen oder mit schmerzhaften elektrischen Reizen angekündigt. Normalpersonen aßen bei starker Furcht weniger angebotene Zwiebackstückchen als bei geringer; anders jedoch die Fettsüchtigen. Die eingeklammerten Ziffern geben die Zahl der Versuchspersonen an. (Nach SCHACHTER.)

11%, unter Adipösen in 75%. In gleicher Weise können andere Belastungen, Sorgen, selbst Langeweile und sogar Müdigkeit nachgewiesenermaßen Veranlassung zum Essen werden. Auch diese Fehlsteuerungen werden ganz überwiegend bei Fettsüchtigen beobachtet und spielen offenbar für das Zustandekommen des Übergewichts eine beachtliche Rolle. Es handelt sich dabei um die psychische Fehlhaltung des Essens zur Besänftigung.

Wir haben bisher von der erhöhten Nahrungsaufnahme gesprochen, sei es auch nur in der dynamischen Phase der Körpergewichtserhöhung. Ebenso großes Interesse wie die gesteigerte Energieaufnahme verlangt aber auch die *verminderte Energieabgabe*. Man darf die Bedeutung der Bewegung nicht unterschätzen. ROSE u. WILLIAMS stellten 2 Gruppen von je 6 Studenten einander gegenüber, von denen die eine aus Vielessern, die andere aus Wenigessern bestand, die beide jedoch ein übereinstimmendes Körpergewicht aufwiesen, also sogenannte schlechte und gute Futterverwerter. Es zeigte sich, daß die Vielesser sich durch rascheren Schritt, höhere Puls- und Temperaturwerte von den Wenigessern unterschieden.

Genauer lassen sich Kinder beobachten. Bei Kleinkindern wurde eine hochsignifikante Korrelation zwischen hoher oder geringer körperlicher Aktivität und Dicke des Fettpolsters gefunden. Keine ebenso signifikante Beziehung bestand zwischen der Dicke des Fettpolsters und der aufgenommenen Nahrungsmenge. MAYER u. THOMAS berichten über 28 übergewichtige Mädchen und eine entsprechende Kontrollgruppe. Die adipösen Mädchen aßen weniger (!) als die normalgewichtigen; sie führten aber auch nur $^2/_3$ soviel Bewegungen aus wie die normalgewichtigen.

Die Antriebsfunktionen für Bewegungsdrang und Schlaf sind in gleicher Weise im Zwischenhirn nachgewiesen wie das Freß- und Sättigungszentrum, so daß sich eine entsprechende Darstellung hier erübrigt.

Überschauen wir unsere heutigen Kenntnisse von der Regulation der Energieaufnahme und -abgabe insgesamt, so ist festzustellen, daß die Forschergruppen auf dem Gebiet der Verhaltensforschung, der Neurophysiologie, der tierexperimentellen und der klinischen Beobachtungen ihre Arbeiten noch nicht mit aufeinander abgestimmten Begriffen, Kenntnissen und Methoden ausführen und daß wesentliche Fragen noch offen sind. Für die Zukunft können wir also präzisere wissenschaftliche Aussagen erwarten. Unser Versuch, den gegenwärtigen Stand darzustellen, macht aber folgendes deutlich. Das Körpergewicht bzw. Übergewicht ist von einer komplizierten Steuerung abhängig. Das Motto „Friß die Hälfte!“ als Allheilmittel für die Adipositas-Behandlung wird dem nicht gerecht. Die Fettsucht ist meist multifaktoriell bedingt: Meist kombiniert sind der Eßdrang erhöht und der Bewegungsdrang erniedrigt, meist sind auch mehrere Faktoren an der Erhöhung des Eßdranges beteiligt.

Die Frage *organischer Schäden im Regulationssystem* ist nach den Ergebnissen von CLAUSER bei schweren Formen der Adipositas berechtigt. Er fand bei zur klinischen Entfettungskur eingewiesenen Patienten in 35% bereits anamnestisch mit Sicherheit zerebrale Krankheiten, in 55% der Untersuchten ein pathologisches EEG, bei 61% der stark Adipösen war die eigene Entbindung abnorm verlaufen, die Fettsüchtigen waren signifikant gehäuft asphyktisch und signifikant gehäuft als Frühgeburten zur Welt gekommen. Hormonelle Störungen liegen seltener vor. Sie sind aber nichts anderes als ein Indikator der zentralen Schädigung. Daß bestimmte hormonale Erkrankungen mit bestimmten Fettsuchtformen verknüpft sind, hält einer kritischen Prüfung nicht stand. Die Fettverteilung ist vielmehr altersabhängig, und die verschiedenen hormonellen Störungen sind mit verschiedenen Altersgruppen verbunden. Tritt aber z. B. ein Morbus Cushing einmal in der Pubertät ein, so entspricht die Fettverteilung völlig der Fettsuchtsform bei Dystrophia adiposo-genitalis, wie sie bei Jugendlichen auftritt.

Regulationsstörungen bei zentraler Schädigung können uns jedoch nicht die weniger hochgradigen Fettsuchtsformen erklären, wie sie heute als Volkskrankheit verbreitet sind. Sie haben eine hohe sozialmedizinische Bedeutung, da sie Arthrosen, Spondylosen, Herzinsuffizienz, Arteriosklerose, Hypertonie, Diabetes, koronare und zerebrale Durchblutungsstörungen und eine in Abhängigkeit vom Übergewicht deutliche Erniedrigung der Lebenserwartung zur Folge haben. Die Verbreitung der Fettsucht ist ein Kunstprodukt, sozusagen ein groß angelegtes Experiment zu der Frage: Was geschieht, wenn man die Energieabgabe hemmt und die Energieaufnahme fördert? Verminderung der Körperarbeit, möglichst sitzende Beschäftigung, Befriedigung der emotionellen Ansprüche durch Sitzen vor dem Fernsehschirm, vielleicht ein Auto zum Ortswechsel, meist keine Anstrengung zur Nahrungsbeschaffung, aber eine gastronomische Steigerung aller von der Nahrung ausgehenden optischen Duft- und Geschmacksreize und auch kalorisch gehaltvolle Getränke. Was soll dabei herauskommen? Wir sehen es in allen Industrieländern. Ohne diese künstlichen Lebensumstände wäre die Adipositas keine Volkskrankheit.

So aber bedarf es besonderer Anstrengungen, um trotz allem weniger zu essen und mehr Zeit für genügende Bewegung zu finden. Daher geht es weniger um Einsicht, etwa in Kalorienberechnungen, als vielmehr um das Wollen, hinter dem also mächtigere Antriebe stehen müssen als der Nahrungs- und Ruhetrieb. Das Leben ist wie ein Tablett. Was darauf steht, darauf kommt es an. Wenn jemand nichts anderes mehr oder nichts Besseres darauf hat als das gute Essen, läßt er es sich nicht herunternehmen, bloß weil man ihm dafür ein längeres Tablett verspricht. Es gibt ganze Beschäftigungsgruppen, die ihren Eßdrang beherrschen: Mannequins, Jockeis, Tänzer, Offiziere, da sie andernfalls ihren Beruf verlieren. Es gibt Lebensversicherungen, die dadurch günstig wirken, daß sie, gestaffelt nach dem Übergewicht, höhere Beiträge verlangen. Jeder von uns kennt Patienten, die ihr Gewicht auf ein normales Maß reduziert haben, seitdem sie an einem Infarkt vorbeigegangen sind und sich dabei auf so viele Lebenswerte besonnen haben, daß einige Einschränkungen ihnen jetzt besser erscheinen als Nichts. Einige Therapeuten empfehlen dicken Frauen, sich bei jedem Tortenstück ihren Mann in den Armen einer figürlich attraktiveren Dame vorzustellen; was schockierend ist, aber jedenfalls wirksamer als ein bloßes Diätschema. Andere mobilisieren den Ehrgeiz durch die Zusammenführung abnahmewilliger Patienten in Gruppen, ähnlich den Abstinenzler-Gruppen. Es fehlen noch Methoden mit der erforderlichen Breitenwirkung. Solange wir aber die physiologische Langzeitregulation des Körpergewichtes nicht entschlüsselt haben, bleibt uns nichts anderes als: Motive zu wecken, die mächtiger sind als Nahrungsgenuß und Bequemlichkeit.

Eine prophylaktische Chance ergibt sich aus der Erkenntnis, daß Kinder, die in den ersten drei Lebensmonaten mehr als 3 kg zunehmen, mit 6 und 15 Jahren hochsignifikant häufiger eine Fettsucht haben als diejenigen, die in den 3 ersten Lebensmonaten weniger zunehmen. Das Geburtsgewicht oder die Gewichtszunahme im zweiten Lebensvierteljahr ist dagegen ohne Nachwirkung (Dörner).

Magersucht

Viele psychische Belastungen gehen mit einer Minderung des Appetits und mit Gewichtsabnahme einher. Daß jemand sich vor Gram verzehrt oder vor Sehnsucht verzehrt ist geradezu sprichwörtlich geworden. Das erstaunlich schnelle Wiederaufblühen, wenn der Grund beseitigt ist, unterstreicht den Zusammenhang. Hiervon hebt sich ab das Krankheitsbild der

Anorexia mentalis. Bei dieser schweren Erkrankung ist die Magersucht das Ziel des neurotischen Verhaltens. Eine endokrine Störung liegt nicht vor. Früher hat man angesichts extremer Kachexie mit unter Umständen tödlichem Ausgang an eine hypophysäre Kachexie gedacht. Die Sektionen haben das nicht bestätigt. Die Erkrankung kommt fast ausschließlich bei Mädchen in der Pubertätszeit vor. Sie sind meist aufgeweckt und empfindsam. Das Problem, nicht mehr Kind sein zu können und erwachsen zu werden, mit stark erlebter Angst, Scham oder Furcht bildet den

Ausgangspunkt der Verhaltensstörung. Durch Unterernährung suchen die Mädchen ihre kindlichen Formen zu bewahren. Gewöhnungsmechanismen erleichtern die Entwicklung in gefährlicher Weise. Schließlich können sich sogar Trotzhaltungen der jungen Persönlichkeit hinzugesellen. Weniger häufig wird die Anorexia mentalis bei Jungen gesehen, wobei ebenfalls die Problematik des Erwachsenwerdens mitspielt. Anläßlich eines Intelligenztests (HAMBURG-WECHSLER) an 16 Anorexie-Patienten stellte sich lediglich heraus, daß die verbalen Stellungnahmen, die die Kranken zu den Testfragen „Standesamt" und „Ei – Samen" gegeben haben, sich von denen der Gesunden charakteristisch unterscheiden. In den Testantworten ließen sich Eigentümlichkeiten und Fehlleistungen im Erfassen, Unterscheiden und Kategorisieren der damit angesprochenen Probleme objektivieren (HILTMANN). Therapeutisch gehen manche Autoren mit schärfster Kontrolle und Zwangsanwendung beim Essen vor. Unser Behandlungsweg ist der einer Diskussion mit der Patientin über ihre zugrunde liegenden Ängste und Befürchtungen mit dem Ziel einer inneren Umstellung durch emotionelle Beeinflussung und rationale Überzeugung.

• Eine 15jährige Schülerin, die zunehmend weniger aß und seit Wochen fast jede Nahrung verweigerte, wurde uns durch den Hausarzt zugeführt. Ihr Gewicht betrug 33,5 kg (Abb. 140).

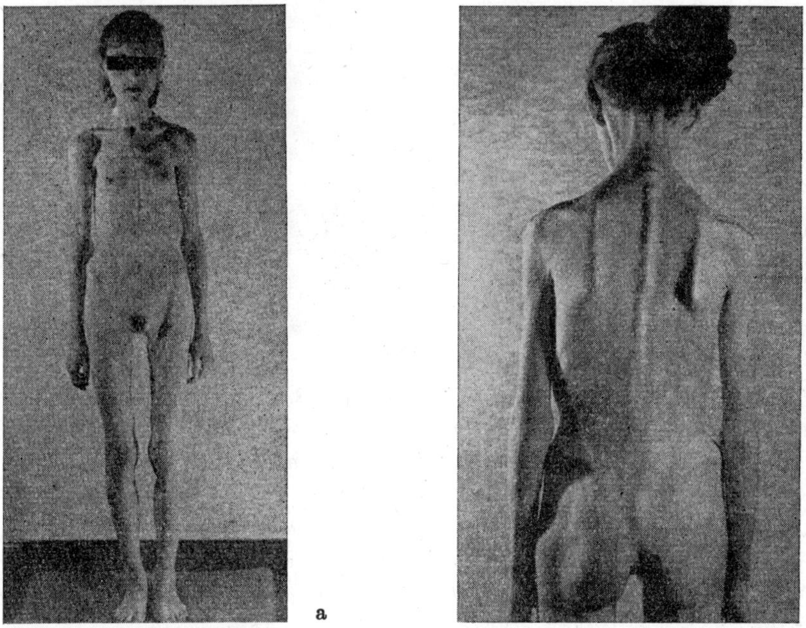

a b

Abb. 140. 15jährige Schülerin wegen Anorexia nervosa in psychotherapeutische Behandlung überwiesen (a, b); nach der Behandlung (c, d, S. 564).

Sie selbst bezeichnete sich als völlig gesund. Die biographische Anamnese ergab, daß sie als Einzelkind aufgewachsen war. Eine Sprachstörung behinderte sie im zwischenmenschlichen Umgang. Ihre Anerkennung erwarb sie sich daher durch besonders hervorragende schulische Leistungen.

Da dieses Ansehen für sie eine zentrale Gefühlsbedeutung hatte, traf sie es besonders tief, als sie mit 14 Jahren von Mitschülerinnen wegen der sich ausbildenden weiblichen Formen gehänselt wurde. Daraufhin begann sie ihre Nahrungsverweigerung zum Zwecke der Abmagerung. Die Behandlung erfolgte durch das Eingehen auf die soziale Entwicklung der Patientin und durch die Besprechung der künftigen Entwicklung. Sie wurde dazu geführt, über die Sackgasse nachzudenken, in die sie sich hineinverlief, und es wurde andererseits mit Bewunderung von der normalen weiblichen Entwicklung gesprochen unter Zuhilfenahme von Kunstbildbänden. Es kam bei der Patientin zu einer Meinungsneubildung. Am 24. Behandlungstag wurde sie mit einer Gewichtszunahme von 8 kg entlassen. Die gute Entwicklung setzte sich zu Hause fort. Nach einem halben Jahr hatte die Patientin ihr Ausgangsgewicht von 33,5 kg auf 49 kg erhöht (Abb. 140 c, d).

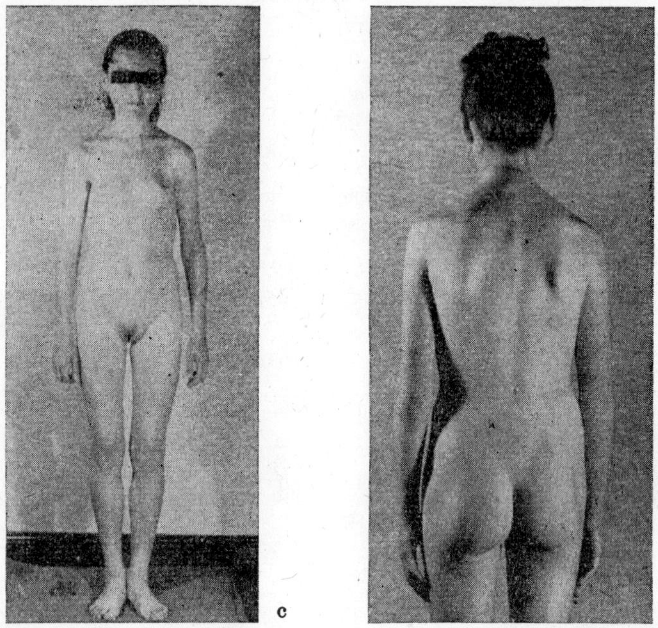

c d

Eine andere Patientin hat uns im Laufe der Behandlung einen Bericht über ihre Entwicklung niedergeschrieben. Da er einen guten Einblick in die psychische Situation des Patienten gewährt, sei er nachfolgend wiedergegeben:

„Schon als kleines Mädchen war ich immer für mein Alter verhältnismäßig groß und stark. Ich wurde meistens für ein bis zwei Jahre älter geschätzt, als ich in Wirklichkeit war. Bereits in der 5. Klasse, also mit elf Jahren, begann ich weibliche Formen zu entwickeln. Das war mir äußerst unangenehm. Meine Schulkameradinnen, die noch nicht so weit entwickelt waren, machten sich hinter meinem Rücken über mich lustig, und Anspielungen auf meine volleren Formen waren nicht selten. Mir erging es zwar nicht allein so, einige Mitschülerinnen waren in ihrer Entwicklung sogar noch weiter fortgeschritten oder noch viel dicker als ich und hatten wesentlich mehr Spott zu ertragen, aber es ärgerte und kränkte mich ungemein. Als ich im Frühjahr und Frühsommer 1958 immer voller wurde, beschloß ich, weniger zu essen und dadurch abzunehmen. In der

ersten Zeit fiel mir das ziemlich schwer. Es kostete mich viel Überwindung, meine Essenportionen einzuschränken und halb hungrig vom Tisch aufzustehen, nur ganz wenig Süßigkeiten zu essen und auf viele Leckerbissen zu verzichten. Aber mit der Zeit brachte ich es fertig, mich auf eine bestimmte Eßration zu beschränken. Ich aß morgens 2 Scheiben Brot oder 2 Brötchen, mittags 3 Kartoffeln (möglichst klein), etwas Fleisch und etwas Gemüse, nachmittags 2 Brötchen und am Abend 2 Scheiben Brot. Zucker verdrängte ich nach und nach ganz aus meiner Kost. Hatte ich an einem Tag einmal etwas mehr gegessen, als mein Plan vorsah, so quälten mich nachher Gewissensbisse und Angst vor erneutem Zunehmen. So schränkte ich die Portionen immer mehr ein, indem ich die Schnitten dünner machte und weniger daraufstrich. Der Ausfall einer Mahlzeit erfüllte mich jetzt mit Freude und Wohlbehagen. Mein oftmals knurrender Magen störte mich nicht mehr. Durch dieses fortwährende Hungern verlor ich natürlich an Gewicht, was mich sehr erfreute und mich zu weiterem Hungern anspornte. Meine Mutter bemerkte selbstverständlich, daß ich immer dünner und auch schwächer, nervöser und blasser wurde. Ihr Zureden und Schelten half jedoch nicht, sondern rief nur einen inneren Trotz hervor. Wir suchten verschiedene Ärzte auf, die jedoch nichts Krankhaftes an meinem Körper fanden und mir nur appetitanregende Mittel verschrieben. Mein Appetit verging jedoch durch einen allmählich entstehenden Widerwillen gegen das Essen immer mehr. Meine Eltern versuchten, mich zum Essen zu zwingen. Um trotzdem nicht essen zu müssen, versteckte ich, wenn es meine Eltern nicht sahen Brot-, Fleisch-, Wurst- oder Kartoffelstücken in der Schürzentasche, im Taschentuch oder sogar unter dem Stuhlkissen. Alles Schimpfen, Strafen oder auch Zureden half nichts. Ich aß immer weniger und begann mir einzubilden, nach zu reichlicher Mahlzeit einen Druck im Magen zu spüren. Daraufhin suchten wir wieder einen Arzt auf. Dieser vermutete, ich hätte ein Magengeschwür und überwies mich sofort in die innere Medizinische Klinik. Hier wurde ich gründlich untersucht und bekam von morgens bis abends nichts als Milch und Milchsuppen. Ich bekam einen ungeheuren Ekel und Abscheu gegen diese Speisen und aß dann so gut wie gar nichts. Mein Gewicht ging immer mehr zurück, was mich sehr erfreute. Es beunruhigte mich nicht, daß ich dadurch meine Gesundheit schädigte und daß sich meine Eltern Sorgen um mich machten und um mein Leben ängstigten. Da an meinen inneren Organen nichts Krankhaftes gefunden wurde, überwies mich der Arzt in die Kinderstation der Nervenklinik. Hier durfte ich wie jeder gesunde Mensch umherlaufen und auch mit den Schwestern ins Freie gehen. Es wurde hier streng darauf geachtet, daß ich aß. Allmählich brachten mich die Schwestern dazu, eine bestimmte Ration zu essen. Ich erhielt morgens ein Brötchen, eine Scheibe Brot und ein gekochtes Ei. Manchmal lag auf meinem Teller eine Apfelsine oder ein Apfel. Zum 2. Frühstück mußte ich eine Scheibe Brot oder ein Brötchen mit Wurst oder Käse essen. Mittags wurde mein Teller bis zum Rand gefüllt. Eine Stunde nach dem Mittagessen erhielt ich eine Tasse saure Sahne. Um 15.00 Uhr gab es ein Brötchen und nochmal eine Tasse saure Sahne. Zum Abendbrot bekam ich dann 2 Scheiben Brot mit Belag. Dies alles aß ich aber nur, wenn eine Schwester oder Pflegerin dabei war und acht gab. Auch dann versteckte ich, wenn es irgendwie möglich war, mein Essen. So steckte ich Brot- und Brötchenstücke in meine Taschen und sogar in meine Ärmel, Schuhe und Strümpfe. Die Butter, Marmelade und streichbare Wurst schmierte ich unter den Stuhl, unter den Tisch und an meine Serviette. Oftmals schmuggelte ich auch Teile des Essens auf die Teller der anderen Kinder. Die

Schwestern bemerkten das mit der Zeit und setzten mich an einen Extratisch. Nach dem Essen wurde ich nach Eßresten untersucht. So wurde erreicht, daß ich wieder langsam zunahm. Nachdem mein Gewicht wieder um 10 Pfund gestiegen war, entließ mich der Arzt aus der Klinik. Zu Hause sollte ich nun wieder vollkommen gesund werden. Auch hier mußte ich meine bestimmte Essenportion weiterhin essen. Meine Eltern beobachteten mich dabei ganz genau. Zuerst stieg mein Gewicht weiterhin, aber später entdeckte ich so raffinierte Methoden, mein Essen zu verstecken, daß es meine Eltern nicht bemerkten und ich abermals begann abzunehmen. Weder Schelten, Strafen noch Zureden half. Es verstockte mich im Gegenteil immer mehr und trieb mich zum Essenvermoschen an. Ich bekam eine regelrechte Angst vor dem Essen. War wirklich einmal etwas mehr als gewöhnlich in meinen Magen gelangt, so peinigten mich schreckliche Angst und Gewissensbisse. Ich glaubte wieder zuzunehmen. Trotzdem ich jetzt mehr als dünn war, fürchtete ich das Zunehmen wie nichts auf der Welt. Immer magerer wurde ich. Endlich gefiel ich mir selbst nicht mehr, aber mehr zu essen, dazu konnte ich mich nicht überwinden. Im Gegenteil versuchte ich mit allen Mitteln mein Eßquantum weiter einzuschränken. Trotzdem alle Familienmitglieder wie Luchse aufpaßten, gelang es mir doch immer wieder, Nahrungsmittelstückchen in meiner Kleidung oder in meinem Mund zu verstecken und später zu vernichten. Dadurch entstand oftmals Unfriede in unserer Familie. Eigentlich gefiel ich und mein dummes Benehmen mir selbst nicht mehr, aber die Angst vor dem Zunehmen und Dickwerden war stärker. Von einem inneren Zwang getrieben, mußte ich so viel wie möglich von meinem Essen vernichten. Weil mein Gewicht immer mehr sank, brachten mich meine Eltern hierher nach Jena in die Bettenstation der Medizinischen Poliklinik. Hier bekam ich durch psychische Behandlung wieder Lust und damit auch Appetit zum Essen. Ich esse jetzt wieder von allein, ohne Aufsicht und nehme wieder zu.

Allen den Schaden, den mein Körper durch meine Hungerei erlitten hat, muß ich nun wieder gutmachen. Es gilt, mein Gewicht mit der Zeit wieder aufzuholen und dann die Regel wieder zu bekommen. Ich muß dazu die Angst vor dem Essen überwinden. Dabei will ich mir durch die psychische Behandlung helfen lassen und endlich wieder zu einem normalen Aussehen und Benehmen kommen."

Infektionskrankheiten

Die suggestive Hervorrufung eines Herpes labialis mit Erregernachweis und die suggestive Beseitigung von Warzen in umfangreichen wissenschaftlichen Versuchsreihen wurden bereits besprochen (S. 473/474). Damit ist der *experimentelle Beweis* erbracht, daß für die Entstehung und Heilung von Infektionskrankheiten u. U. psychische Momente ausschlaggebend sein können. Diese Möglichkeit ist interessant, hat aber eine beschränkte praktische Bedeutung. Vor ihrer Untersuchung sei noch auf die Pathogenese eingegangen.

Die obengenannten Beobachtungen enthalten bemerkenswerte Fingerzeige für die *Wirkungsweise* des psychischen Einflusses. In beiden Fällen war jeweils nur ein bestimmter Affekt wirksam (Ekel bzw. Gruseln). Die *affektspezifische Zustandsänderung* im Organismus, welche für den Erfolg maßgebend ist, scheint den Stoffwechselbereich zu treffen. Beim Herpes und bei den Warzen handelt es sich ja um eine Viruskrankheit, also um Erreger, deren Lebenstätigkeit in besonders hohem Maße vom Wirtsstoffwechsel abhängig ist. Es dürfte kaum ein Zufall sein, daß gerade bei zwei Virusinfektionen der Beweis entscheidender psychischer Auswirkungen gelang. Worin der psycho-neuro-trophische Effekt hier im einzelnen besteht, wissen wir heute noch nicht. Wir können ihn bislang nur nach seiner Wirkung gegenüber einem bestimmten Erreger als eine Resistenzänderung des Organismus umschreiben. Resistenzänderungen anderer Genese bleiben unbestritten, auch anderer Psychogenese. So kann der experimentell bewiesene Einfluß psychischer Momente auf allergische Vorgänge (S. 362) bei infektionsallergischen Prozessen natürlich den Verlauf der Infektionskrankheit mitgestalten. Bei der Tuberkulose z.B. messen wir diesem Modus der Resistenzänderung, dem psychischen *Einfluß auf die Allergielage*, Bedeutung bei. Eine dritte, allgemein bekannte Möglichkeit psychischer Relevanz für eine Infektionskrankheit ist die „*allgemeine Resistenzschwächung*“ durch seelische Unruhe, Appetitlosigkeit, Schlaflosigkeit usw., wie sie auch durch eine Reihe von tierexperimentellen Untersuchungen bewiesen ist.

Eine Infektionskrankheit, an der die gelegentlich psychische Auslösung zahlreichen Autoren bereits auffiel, ist die banale *Angina tonsillaris*. Neben v. WEIZSÄCKER hat besonders BILZ die „psychogene Angina“ bekannt gemacht.

Auch bei *anderen akuten Infektionskrankheiten* fiel wiederholt ein zeitlicher Zusammenhang mit starken psychischen Belastungen auf. So berichtet z.B. SIEBECK von Pneumonien, die bei erheblichen psychischen Spannungszuständen eintraten. MORO beobachtete eine Meningitis bei einem Knaben nach einem Schock durch Hundebiß. Wir sahen das Auftreten eines Erysipels nach einem sehr schweren Angstzustand.

• Eine 43jährige Hausfrau erfüllte auf dem Jahrmarkt ihrem 8jährigen Töchterchen den Wunsch einer gemeinsamen Fahrt mit dem Riesenrad. Links durch eine Einkaufstasche am Festhalten behindert, hielt die Mutter mit der Rechten das Kind. Während der Fahrt glitt ihr das Kind von der Sitzbank, und in ihrer haltlosen Lage hatte sie bei jeder Vorneigung der Gondel das Gefühl, mit ihrem Kind abzustürzen. Es entwickelte sich ein massiver Angstzustand. Mutter und Tochter gingen anschließend sofort nach Hause. In der Nacht des nächsten Tages entwickelte sich ein Gesichtserysipel mit entsprechenden Temperaturen.

Unmittelbare Beweiskraft wohnt einer solchen Einzelbeobachtung nicht inne. Es kann sich um ein zufälliges Zusammentreffen handeln. Man wird eine signifikante Häufung des Ausbruchs einer Erkrankung unter psychischen Traumen verlangen müssen. Solche systematischen Untersuchungen fehlen aber weithin. Der Anreiz dazu ist gering, weil bei solchen akuten, schweren Krankheitsbildern die medikamentöse Therapie allein anwendbar ist. Auch wenn beim gleichen Patienten wiederholt unter psychischen Belastungen an einem locus minoris resistentiae, eventuell am Ort einer Herdinfektion (Tonsillen, Appendix, Gallenblase) akute Entzündungen aufflammen, wird die Herdsanierung die Methode der Wahl sein.

Der krankheitsauslösende, verschlechternde, bessernde und heilende Einfluß psychischer Momente bei chronischen Krankheiten ist am eingehendsten an der **Tuber-**

kulose untersucht worden, die infolge des Krieges und der damals noch ohne die heute wirksamen Tuberkulostatika weit verbreitet war. Viele der langjährig Kranken erkannten psychische Wirkungen selbst, sie blieben auch keinem Tuberkulosearzt verborgen. HOLLMANN, HUEBSCHMANN, STERN, STUDT u. a. haben eindrucksvolle Beobachtungen veröffentlicht. Selbstverständlich ist die Tuberkuloseexposition *und* -disposition wesentlich, wobei der psychische Einfluß nur einen Faktor im Rahmen der Disposition darstellt neben Erbveranlagung, Ernährungszustand usw. Die Schwergewichte können aber in diesem Ursachenkomplex sehr unterschiedlich verteilt sein, und dem psychischen Moment kann die Bedeutung eines ausschlaggebenden Faktors zufallen.

Häufiger als akute psychische Traumen spielten chronische Belastungen eine ersichtliche Rolle. Anhaltende Konflikte des Sexual-, Ehe- und Berufslebens, Anpassungsschwierigkeiten aus psychischer Fehlveranlagung oder Fehlentwicklung, Entschlußunfähigkeit und andere bedrückende Zustände wurden in diesem Zusammenhang beobachtet. Weder eine bestimmte äußere Situation dominierte, noch ein bestimmter Persönlichkeitstyp des Betroffenen. Sekundär bildeten sich bei Tuberkulösen manche gemeinsamen Züge heraus, die sich aus dem besonderen Krankheitserlebnis ableiteten. Auch die Krankheit selbst schaffte schwerwiegende Probleme für den Patienten, die ihrerseits eine Rückwirkung auf den Organprozeß hatten und einen circulus vitiosus bilden konnten. Von der Mitteilung der Diagnose über die Beobachtung des Dahinsiechens von Mitpatienten, das Erlebnis des eigenen Krankheitsverlaufs mit immer neuen unerwarteten Schüben, zerstörten Hoffnungen und Unsicherheit, die erschrekkende Überraschung einer Hämoptoe, die Pein einer Dyspnoe durch Pleuritis oder fortschreitenden Prozeß bis zur bewußten Auseinandersetzung mit dem Todesproblem, alle diese Momente hatten ihre psychische und damit auch wieder körperliche Auswirkung. Fall 14 in der Tabelle auf S. 523 und auf S. 533 Mitte geben einen Begriff von den nachhaltigen psychischen Erschütterungen. Auch bei Beherrschteren zeigten sich oft eindeutige Hinweise auf quälende Vorstellungen, z.B. wenn ein Kranker peinlich darauf bedacht war, erschlagene Fliegen sofort restlos zu töten und nicht sich winden zu lassen. Natürlich spielte die individuelle Veranlagung hier eine große Rolle; der gleichen Situation konnten entspringen: Grübeln oder Leichtsinn, Optimismus oder Pessimismus, Auflehnung oder Sich-Fügen, Verinnerlichung oder Verflachung, Hypochondrie oder Genußsucht.

Die lange Abgeschlossenheit in der Heilstättenbehandlung konnte zu einer Einengung des Horizonts, zur Interessenverarmung, Wirklichkeitsentfremdung, Egozentrik und Selbstbeobachtung führen, zur Gewöhnung und zur Angst vor dem Leben draußen; sie mußte es aber nicht. Ein ausgesprochener Reizhunger stellte sich durch die relativ enge Lebensführung meist ein. Bei den jungen Leichtkranken ohne Schmerzen, ohne Beschäftigung, bei Überernährung und viel Ruhe kam es bereits aus innerem Reizdruck zu sexuellen Träumen, Wachträumen und erotischen Phantasien. Zurückhaltung bei fraglichem Krankheitsverlauf, fernab der häuslichen Umgebung, gar bei Untreue des früheren Partners, wurde fragwürdig. Erobern oder Begehrtwerden war für den nichts leistenden, chronisch Kranken Quelle seiner Selbstwertbestätigung. Das Beispiel anderer blieb bei dem engen Zusammenleben nicht verborgen und entfaltete eine ansteckende Wirkung, wenn eben auch nicht auf jeden.

Die gesteigerte Sexualität der Heilstättenpatienten zu erklären, bedarf es also nicht der Annahme toxischer Tuberkelwirkungen.

Die psychotherapeutischen Konsequenzen aus den ungünstigen Nebenwirkungen des Heilstättenaufenthaltes hat man ja auch vielerorts gezogen und durch Sorge für Lektüre, Rundfunk, Film, Kabarett, Arbeitstherapie usw., soweit als möglich, Abhilfe zu schaffen gesucht. Eine besondere Berücksichtigung der psychischen Komponente bei Schwangerschaftsunterbrechung war erforderlich. Bei bestehendem Kinderwunsch und bei durch den längeren Heilstättenaufenthalt labilen Eheverhältnissen erwuchsen tiefgehende persönliche Probleme, die den Heilungsverlauf belasten konnten. Im allgemeinen mußte aber das Schwergewicht der Tuberkulosebehandlung auf den diätetischen, medikamentösen und chirurgischen Maßnahmen ruhen. In diesem Rahmen hat MARCHAND neben der Schlaftherapie die Hypnose und Ablationshypnose erfolgreich dazu benutzt, temperamentsmäßig oder sorgenvoll unruhige Patienten regelmäßig zu entspannender Ruhe zu bringen. Eine zusätzliche Psychotherapie war in manchen Fällen von wesentlicher Bedeutung. Die Alternative Psychotherapie *oder* medikamentös-chirurgische Therapie hat nur HUEBSCHMANN in einem Falle aufgestellt:

• Bei einer Studentin trat ein tuberkulöses Lungeninfiltrat auf, nachdem sie 1. ihren tuberkulosekranken Verlobten gepflegt hatte, 2. dieser starb, 3. bald nach dessen Tode eine Schwangerschaft eintrat, 4. diese im fünften Monat abgetrieben wurde, 5. der herrische Vater der Patientin die neue Verlobung entschieden ablehnte und sie vor die Wahl stellte, entweder die Verlobung zu lösen oder das Elternhaus zu verlassen, 6. die Patientin das letztere wählte und 7. dann feststellte, daß der Bräutigam (Student) nicht in der Lage war, ein neues Heim zu schaffen. HUEBSCHMANN führte die Entstehung des Infiltrats pathogenetisch zurück auf a) die psychisch determinierte Notlösung einer Unterkunft im Krankenhaus und b) verdrängte Schuldgefühle wegen der Abtreibung. Der Befund besserte sich während einer Heilstättenbehandlung wenig, und er zeigte Progredienz trotz der damals üblichen Pneumothoraxanlage und Chemotherapie, als die Patientin notgedrungen nach Hause zurückkehren und dazu ihre Verlobung offiziell auflösen mußte, und als sie dann den Werbungen eines dem Vater angenehmen Geschäftsmannes ausgesetzt war. Der heimliche Verlobte drängte auf erneutes Verlassen des Elternhauses, ohne einer beiderseits gewünschten Heirat günstige Voraussetzungen bieten zu können. Die Patientin war aber mit einer erneuten Übersiedlung in die Klinik einverstanden, die wegen Befundverschlechterung vom Lungenfacharzt für notwendig erklärt wurde. HUEBSCHMANN glaubte auch in diesem Prozeßverlauf eine psychisch determinierte Notlösung sehen zu müssen. Der Pneumothorax war durch Verwachsungen an der entscheidenden Stelle unwirksam. In den wolkig-fleckigen Infiltraten ließen sich tomographisch drei kleine Kavernen feststellen. Eine Kaustik oder Pneumolyse war zur Wirksammachung des Pneu indiziert, anschließend eine Heilstättenkur, da der seit über zwei Jahren bestehende Prozeß ohne Eingriff sich trotz aller Bemühungen verschlechtert hatte. HUEBSCHMANN verzichtete auf den Eingriff, setzte alle Medikamente ab, ließ den Pneu eingehen und trat statt dessen für eine alsbaldige Heirat der heimlich Verlobten ein. Er stellte der Offentuberkulösen ein Eheunbedenklichkeitszeugnis aus in der Überzeugung, daß in diesem Falle nicht die Trennung, sondern die Verbindung der Partner seuchenhygienisch günstig sein würde. Er entlastete außerdem die Patientin von ihren Schuldgefühlen durch das Vertreten des Standpunktes: Wenn jemand solch einen Vater hat, und wenn darüber hinaus der Vater Staat Verhältnisse schafft, die seinen Söhnen und Töchtern kaum mit 30 Jahren gestatten, einen Ehestand zu gründen und Kinder aufzuziehen, dann muß es zu Situationen kommen, in denen man sein Kind umbringt. Zur Eheschließung erhielt die Patientin einige Stunden Urlaub von Station. Kurz darauf waren die Kavernen nicht mehr nachzuweisen, der Prozeß zeigte ausgeprägte Vernarbungstendenz, die positiven Bazillenbefunde wurden immer seltener. Ein halbes Jahr nach der Kliniksaufnahme wurde die Patientin als arbeitsfähig entlassen.

Dieses Vorgehen ist scharf kritisiert worden. HUEBSCHMANN stand zu seinem Entschluß, die medikamentösen und chirurgischen Maßnahmen zu keinem anderen Zwecke abgesetzt zu haben, als um zu beweisen, daß der Psychotherapie hier die entscheidende Bedeutung zukam. Man wird ihm darin nicht widersprechen können, daß anderenfalls die meisten kritischen Beobachter alles der Chemotherapie, Kaustik, Pneumothoraxbehandlung und Klimakur zugeschrieben hätten, daneben der Psychotherapie nur eine mögliche Mithilfe oder nichts. Wieweit der Wissenschaftler am Krankenbett auf bewährte Behandlungsmethoden verzichten darf, um Beweise für seine Überzeugungen zu gewinnen und dadurch vielen Kranken besser helfen zu können, ist eine in jedem Einzelfall schwere Gewissensfrage. Unserer Überzeugung nach sind die Grenzen dieser Freiheit wesentlich enger gezogen, als von HUEBSCHMANN vertreten. Die von ihm in unzweifelhaft bestem Wollen nun einmal geschaffene Tatsache wird aber als solche von dem Einwand nicht berührt. Soweit dies ein Einzelfall überhaupt vermag, ist der Beweis überzeugend, und zwar unabhängig davon, wie sich der weitere Verlauf dieser Tuberkulose gestaltet. HUEBSCHMANNS Krankenbericht ist aufrüttelnd dafür, daß in dem heute lege artis Üblichen entscheidende Lücken klaffen und daß man ohne ausgiebige Berücksichtigung psychotherapeutischer Gesichtspunkte heute nur noch lege moris, aber nicht mehr lege artis handelt. Es erweist sich übrigens als ohne Belang, ob man HUEBSCHMANNS pathogenetischen Vorstellungen in allem zustimmt oder nicht; daß in der Entwicklung und Behandlung des mitgeteilten Tuberkulosefalles psychische Faktoren eine entscheidende Bedeutung hatten, gilt unabhängig von der Art der Wirkungsdeutung.

Unsere Auffassung von der Wirkungsweise psychischer Einflüsse auf das Infektionsgeschehen haben wir eingangs dargelegt und begründet. Nicht akzeptabel erscheinen uns ausschließlich psychologisierende Erklärungsformen. Die Bildung eines tuberkulösen Infiltrates als „vorläufige Notlösung in einer Lebensentscheidung“ anzusprechen oder als „Mittel für eine Flucht in die Krankheit“ heißt den Willenseinfluß überdehnen bzw. unter dem Schutze des „Unbewußten“ phantasieren. Auch magischen Vorstellungen können wir uns nicht anschließen, wonach ein seelisch untragbarer Konflikt dadurch erträglicher würde, daß er in Form einer Tuberkulose eine Konversion ins Körperliche vollziehe. Einen weiteren Versuch, den Zusammenhang zwischen Konflikt und Erkrankung zu erklären, kann man kaum anders denn als schwärmerische Neo-Scholastik bezeichnen; so erklärt MÜLLER-ECKARD die Entstehung einer tuberkulösen Kaverne folgendermaßen: „Der Sünde Sold ist hier ein Stück Organtod der Lunge. Ein Stück Lungensubstanz geht notwendig stellvertretend zugrunde. Wir stehen vor der Sinnerhellung jeder körperlichen Erkrankung überhaupt.“

Körperfehler, Rehabilitation

Daß Gesichtsentstellungen, Schielen, Buckelbildung, Hinken, Schwerhörigkeit, Zwittertum und bei Frauen auch schon leichte Anomalien wie ein Struma simplex u. ä. psychisch folgenschwer belasten können, bedarf keiner Erörterung. Betonen möchten wir aber, daß auch Mißbildungen an den inneren Organen, insbesondere angeborene Herzfehler, oft sehr bedrückend sind durch z. B. das Mißverhältnis zwischen auch nur bescheidenen Leistungswünschen und tatsächlich nicht vorhandener Leistungsfähigkeit. Es entwickeln sich bei diesen Dauerzuständen vielfach seelische Fehlhaltungen, die nicht mit einer eventuellen operativen Korrektur der Mißbildung zugleich verschwinden.

Im Tierreich wird ein mißgestalteter Artgenosse häufig aus dem Verband ausgestoßen oder doch Prügelknabe aller. Auch beim Kinde zeigt sich triebhafte Lust am Verspotten Mißgestalteter. Die Hemmung dieses instinktiven Gebarens und Überlagerung durch ein vernünftiges Verhalten ist eine Sache der Erziehung. Ehe die wirkliche Einsicht aber auch den Spott aus dem Versteck verstummen läßt, ist bei mißgebildeten Kindern oft schon die Selbstsicherheit zerstört (Beispiel s. S. 575). Durch Abschließung bilden sich später Hindernisse für Geselligkeit, Liebesleben und Beruf. Im Mittelpunkt pflegt für diese Menschen das Selbstwertproblem zu stehen. Sofern sie das Zeug dazu haben, kommt es zu einer Überkompensation, d.h. durch überdurchschnittliche Leistungen auf anderen Gebieten wird das soziale Ansehen nicht nur hergestellt, sondern eine leitende Position errungen. Schon kleingewachsene Menschen neigen zu solchem betonten Geltungsstreben. Mißerfolge werden bei dieser einseitigen Entwicklung schwerer ausgeglichen als von harmonisch entwickelten Persönlichkeiten.

Eine psychotherapeutische Behandlung im Sinne eines Abbaus der „Fehlhaltung" ist nur dort sinnvoll, wo es gelungen ist, die Verbildung zu beseitigen. In diesem Augenblick erst ist aus der seelischen Anpassung eine Fehlhaltung geworden. *Diese Tatsache ist besonders lehrreich für das grundsätzliche Verständnis seelischer „Fehlentwicklungen"*. Der Fehler entspringt nicht dem Psychischen, sondern dem Wechsel der Lebensbedingungen (Abb. 36d auf S. 104).

Eine andere Lösungsmöglichkeit der Selbstwertproblematik ist der Kult des Leidens, welcher, oft garniert von Familie, Kirche, einer Sammlung von Ärzten, Krankenhausaufenthalten und Operationen (Tab. 5 auf S. 81), bei jeder Gelegenheit zelebriert wird. Chronische Krankheitszustände vieler Art sind Basis dieser Fehlentwicklung. Eine medizinische Wiederherstellung wird oft auch durch die inzwischen entwickelte bloße Bequemlichkeitshaltung entwertet. Die zunächst berechtigte Schonung und Pflichtenfreiheit ist genossen und attraktiv ausgefüllt worden (Krankheitsgewinn). Arbeitsaufnahme, womöglich unter bleibenden Restbeschwerden, das Einholen der inzwischen fortgeschrittenen Entwicklung des Berufes, das Neuerlernen eines anderen Berufs, die eigene Sorge für das Leben erscheint dann reizlos, abstoßend. Eine ungerechtfertigte Krankheitsdemonstration wird dann vorgeschoben. Die Rehabilitation ist daher häufig auf eine Korrektur der psychischen Fehlentwicklung, d.h. auf eine Mitwirkung der Psychotherapie angewiesen (Heinzelmann, Köhler, Oxenfarth). Deren Verfahren sind die gleichen wie auch sonst bei Behebung einer Fehlanpassung.

Auch schwerwiegende Mißbildungen können bei günstigem psychischem Klima ohne seelische Auswirkungen bleiben. So sahen wir eine 42jährige Frau mit angeborener totaler Scheidenaplasie, die mit einem geeigneten Partner glücklich verheiratet war.

Krankheitseinbildungen

Wer die Krankheit eines anderen erlebt oder beschrieben erhält, bemerkt gelegentlich irgendeine gleichartige Erscheinung an sich selbst, die sonst vielleicht gar nicht besonders beachtet worden wäre, aber durch die Assoziation mit der Krankheit Bedeutung erhält. Dem Studenten, welcher in der Vorlesung von zahlreichen Krankheitssymptomen und funktionellen Störungen hört, fallen Selbstbeobachtungen ein und nötigen ihn dazu, einen Verdacht begründet zu entkräftigen. Der Laie, der in einem Krankheitsbild Wesenszüge von banalen Nebenerscheinungen nicht zu unterscheiden weiß, ist entsprechend zahlreicheren Gedankenverbindungen ausgesetzt. Erhält er eine Krankheit gar nur beschrieben, so trägt die Unschärfe seiner Begriffe für pathologische Zustände dazu bei, daß er andersgemeinten Worten eine Vorstellung aus seiner eigenen Erfahrung gibt. Kränzchen, Stammtisch, Film, Ausstellungen, Vorträge, „Arztbücher" pflegen den Anstoß durch Schilderung von Krankengeschichten zu geben, am nachhaltigsten wirkt aber die Pflege eines sterbenden Angehörigen. Angst gibt dem sonst vielleicht nur vagen Gedanken erst volles Gewicht, Angst vor Erblichkeit des Leidens, Angst, sich bei der Pflege infiziert zu haben, Angst vor allem, an Krebs zu leiden, Gewissensangst, eine Lues akquiriert zu haben, sich durch Onanie geschadet zu haben usw. Je größer die Angst, desto unwirksamer Vernunftsgründe. Normalempfindungen erscheinen unter der Lupe der Aufmerksamkeit bedrohlich vergrößert und verzerrt. Autosuggestive Momente gesellen sich hinzu und sind logisch nicht mehr zu widerlegen. Eine selbstunsichere oder hypochondrische Psychopathie kann den Boden für ein tiefes Wurzelschlagen aller dieser Vorstellungen hergeben. Solche Krankheitseinbildungen sind ja so häufig, daß wir uns mit einem typischen Beispiel begnügen:

• Ein 20jähriger Patient hatte vom 12. Lebensjahre an onaniert, und zwar „ziemlich häufig" (etwa 5mal wöchentlich, also in einer ganz normalen Frequenz für dieses Alter). Mit 17 Jahren las er in einem „Arztbuch" eindrucksvolle Schilderungen über Schäden durch Selbstbefleckung. Bei dieser Gelegenheit las er auch gleich das Kapitel über Nierenkrankheiten mit und, daß diese bei einem jungen Menschen kaum heilbar wären. Tief beunruhigt in dem Gedanken an seine eigene Selbstbefriedigung, erinnerte er sich und bemerkte es weiterhin mit Schrecken, daß er gelegentlich, wie geschildert, Kopfschmerzen hatte oder auch mal eine Schwäche im Rücken. Auch schmerzhafter Druck in der Blase und „erschwertes Wasserlassen" blieben seiner Aufmerksamkeit nicht verborgen. Obwohl er sich in wenigen Wochen mit aller Energie das Masturbieren abgewöhnte und dann an häufigen Träumen sexuellen Inhalts und Pollutionen litt, schließlich auch Geschlechtsverkehr fand, hatte er doch nach dem Samenerguß häufig noch das „Ziehen" in Hoden und Rücken. Er klagte außerdem über „Gedankenrückgang" und „Schädigungen". Der junge Mann war von einer schweren Zerrüttung seines Nervensystems überzeugt und davon, daß seine linke Niere krank sei und sein Gesamtzustand ziemlich hoffnungslos.

Hervorgehoben werden müssen in diesem Zusammenhang die sogenannten iatrogenen Krankheiten. Der Arzt ist sich der suggestiven Wirksamkeit seiner Worte nicht immer bewußt. Da daraus regelrechte Funktionsstörungen entstehen können, mußten wir bereits in den vorhergehenden Kapiteln wiederholt Beispiele dafür anführen. Erinnert sei etwa an die langjährige Impotenz, die entstand, weil der Arzt dem Patienten vor einer Ulkusbehandlung mit Follikelhormon zwar angekündigt hatte, daß die Potenz darunter leiden würde, aber zu bemerken vergessen hatte, daß diese Störung anschließend wieder schwinden würde (Fall auf S. 423/324). Auch an Symptomumprägungen sei erinnert wie in dem Fall einer Patientin, die nach Aufschnappen des Wortes „Herzkranzleiden" Schmerzen ringförmig um die linke Mamma herum klagte. Welchen Schaden unberechtigte oder überflüssige Diagnosen aufgrund eines Minimalbefundes (z.B. eines Herzgeräusches) anrichten können, haben wir bereits in dem Kapitel „Herzkrank" gezeigt. Schwer verständlich ist es uns auch, daß ein Arzt einem Patienten zeichnerisch die irreversible Einengung seiner Coronarien erläuterte, worauf bei diesem natürlich eine Verschlechterung seines Befindens eintrat.

• Eine 50jährige Klimakterika mit Parästhesien glaubte aus den Äußerungen des Hausarztes, der auch die an Altersbrand verstorbene Mutter behandelt hatte, herausgehört zu haben: „Das scheint ähnlich wie bei Ihrer Mutter zu sein." Sie legte sich nachhaltig erschüttert ins Bett und wartete praktisch auf das Schwarzwerden der Füße. Auf der Bahre wurde sie in die Klinikambulanz gebracht, die sie zu Fuß wieder verließ.

Auch bei zurückhaltender Form der Äußerung sind Mißverständnisse nicht immer zu vermeiden. Eine Patientin bekam nur die Erklärung: „Seelische Ursachen". Sie kannte einen Fall von Schizophrenie, war zuinnerst betroffen und legte sich verzweifelt zu Bett. Auch bei Hygieneausstellungen oder ärztlichen Vorträgen über Krebsprophylaxe u. ä. reagieren manche Besucher mit Krankheitsfurcht und Krankheitseinbildungen. Der Nutzen der Aufklärungsmaßnahmen wird dadurch bei weitem nicht aufgehoben. Daß es sich aber um differente Veranstaltungen handelt und daß keineswegs behauptet werden kann, der Betroffene wäre auch ohnedem in eine tiefe Krankheitsfurcht geraten, muß man wohl unbeschadet der anlagemäßigen oder erworbenen psychischen Disposition des Patienten feststellen. Sehr beachtenswert ist das neuere Vorgehen in Schweden, wo man aufgrund der ungünstigen Erfahrungen in der Krebsprophylaxe von Aufklärungsvorträgen mit Krankheitsschilderungen abgekommen ist und statt dessen dazu übergegangen, nur noch die Erstsymptome durch ständige Wiederholung der Bevölkerung einzuhämmern, verbunden mit dem Hinweis, dann zum Arzt zu gehen. Die WHO hat dieses Verfahren übernommen.

Die *Behandlung* von Krankheitseinbildungen umfaßt die weite Spanne zwischen der bloßen ärztlichen Versicherung der Gesundheit bis zur therapeutischen Resignation vor zwanghaften Krankheitsvorstellungen. In den meisten Fällen genügt die bestimmt abgegebene Erklärung eines völlig normalen Befundes.

Wenn die Krankheitsvorstellung von tieferwurzelnden Ängsten oder Schuldgefühlen genährt wird, muß man vielfach hierauf eingehen, etwa bei einer Luophobie, Onaniefolgenfurcht usw. Ein negativer „Wassermann" genügt dem Patienten dann nicht und selbst ein halbes Dutzend negativer Reaktionen nicht. Er hat sich schon informiert, daß auch die serologische Untersuchung versagen kann, und seine Sorgen, schon seine Frau infiziert zu haben und eines Tages in seiner angesehenen Stellung erniedrigend bloßgestellt zu sein, beunruhigen ihn zutiefst. Man muß ihm Gelegenheit zu einer erleichternden Aussprache geben und auf die zugrunde liegenden Sorgen im einzelnen eingehen. Auch bei der Karzinophobie ist das oft notwendig. Die Reaktionsweise der Betroffenen erweist sich am häufigsten als Ausdruck einer ängstlich-selbstunsicheren Psychopathie. Man findet leichte bis schwerste Grade davon. Für die

Prognose ist neben den therapeutischen Bemühungen die Ausprägung dieses Anlagefaktors maßgebend und nicht selten allein entscheidend. Bei dem klärenden Vorgehen schälen sich auch die psychischen Fehlentwicklungen heraus.

• 21jährige Studentin klagt Obstipation, Darmgeräusche, Schlaflosigkeit und Angststimmung. Eingehende Untersuchung ohne bemerkenswerten Befund, abgesehen von einer bekannten angeborenen Hüftluxation. Nach Sorgen befragt, bezeichnet die Pat. sich als überfordert durch eine ehrenamtliche Funktion in einer Organisation. Unter der Diagnose Erschöpfungszustand erhielt sie ein Befreiungsattest, Ataraktikum, Laxans und vorübergehende Krankschreibung. Wegen Erfolglosigkeit Überweisung. Neues erbrachte nur die psychische Exploration. Die Obstipation begann, als die Studentin, wegen ihrer Hüftluxation vom Ernteeinsatz befreit, als Ausgleich eine wissenschaftliche Aufgabe erhielt, der sie sich mit Eifer widmete. Bei zwischenzeitlichen Besuchen zu Hause schwand die Obstipation sofort. Der Leistungseifer rührte daher, daß die schwierige Aufgabe ihr von einem Wissenschaftler übertragen wurde, den sie auch als Mann bewunderte und der ihrer Arbeit eine ehrenvolle Publikation in Aussicht stellte. Das volle Beschwerdebild trat erst ein, als der besagte Wissenschaftler die fertige Arbeit zufällig auf ihrem Tisch sah und sofort mitnahm unter einem zugerufenen: „Danke!" Der Abstand zu ihren eigenen Vorstellungen, welches Maß an Dankbarkeitsäußerungen ihr bei der Übergabe begegnen würde, enttäuschte und kränkte die Pat. tief. Aufgewachsen war sie als relatives Einzelkind (Schwester 11 Jahre jünger) mit konzentriertem Beachtetwerden. Die scheinbare Geringschätzung jetzt löste Unsicherheit, Angst, Schlaflosigkeit und vermehrte Darmbeschwerden aus. Eine Selbstwertproblematik bestand wegen der Hüftluxation schon ständig und aktualisiert durch die Sonderbehandlung beim Ernteeinsatz. Wegen der Bauchbeschwerden begann die argwöhnische Mutter nach deren Ursache zu forschen und förderte dadurch eine übertriebene Beschäftigung mit den Störungen. Nach Ablauf der 14tägigen Krankschreibung fühlte sich die Pat. weiter so krank, daß sie von sich aus zu Hause blieb. Zu uns überwiesen, reagierte sie auf das Aufhellen ihrer Probleme depressiv und mußte wegen Suizidgefahr in eine geschlossene Anstalt überwiesen werden. Von dort konnte sie nach zweimonatiger, nur symptomorientierter Psychotherapie wieder entlassen werden.

Es gibt aber auch zahlreiche oberflächlicher gelagerte, doch schwere Fälle, bei denen der Patient mehr momentanen Befürchtungen oder Autosuggestionen erlegen ist. Bei Nichtgenügen einer bloßen Gesunderklärung muß man dann dem Patienten seine Leistungsfähigkeit erst demonstrieren. Er muß z.B. mit festen Aufforderungen, Bewegung um Bewegung, aus dem Bett geführt werden, gehen, dann die Stützen dabei loslassen, schließlich auf einen Stuhl steigen, herabspringen usw. usw. Dabei kommt es auf die Methode der kleinen Forderungen an. Jede verlangte Bewegung oder Teilbewegung muß so klein sein, daß sie der Patient nicht verweigern kann. Zusammengenommen ergeben sie ein Resultat, das der eingebildete Kranke selbst nicht für möglich gehalten hätte und das er in vielen Fällen dann schon selbst in vernünftiger Weise seelisch verarbeitet. Wo der Patient von Anfang an bei den Aufforderungen große Schwierigkeiten zeigt, erleichtern wir uns das ganze Vorgehen durch Einleitung einer Hypnose, in der dann an die Stelle der Forderungen einfache Suggestionen treten. Falls dabei Amnesie eintritt, muß sie später suggestiv beseitigt werden, damit der Zweck der Demonstration erreicht wird. Stets ist die Hypnose angezeigt, wenn die Krankheitsvorstellung die Gestalt autosuggestiver Überzeugung angenommen hat. Nicht selten stellen Medizinstudenten, z.B. nach der Demonstration eines Morbus Hodgkin einen Lymphknoten oder nach einer spinalen progressiven Muskelatrophie Muskelfibrillieren besorgt an sich fest. Bei scheinbarem Zusammentreffen mehrerer Hinweise kann eine falsche Gewißheit sich autosuggestiv verfestigen.

• Eine 48jährige Bäuerin war seit $3^1/_2$ Jahren bettlägerig und ließ sich auch im Sommer zusätzlich mit Decken einhüllen. Bei einer ganzen Reihe verschiedenster Konsultationen wurde ein negativer Befund erhoben und dann trotzdem medikamentös behandelt. Da alles ergebnislos blieb, erfolgte die Einweisung zur eventuellen Psychotherapie. Tiefere Konflikte bestanden nicht, sondern autosuggestive Mechanismen lagen dem Leiden zugrunde. Wir führten einige Hypnosen durch mit dem eben geschilderten Vorgehen. Regelmäßig streuten wir beiläufig Bemerkungen ein, daß durch die Bewegung die häßliche, schwabblige Fettleibigkeit schwinden und wieder einer blühend gesunden Erscheinung weichen würde. Die Patientin erstieg in kurzer Zeit auf unsere Anweisung fleißig jeden der 200 m hohen Berge, welche unser Jena umkränzen, und konnte nach $3^1/_2$ Wochen voll arbeitsfähig entlassen werden. In der 6jährigen Nachbeobachtungszeit hat die Frau alle Aufgaben in einem landwirtschaftlichen Haushalt in uneingeschränkter Leistungsfähigkeit erfüllt.

Abbildungsnachweis

Das eigene Bildmaterial wurde durch folgende Abbildungen ergänzt. Für freundlich erteilte Genehmigungen danken wir den Verlagen.

Abb. 11 aus A. Peiper: Z. Tierpsychol. 8 (1951) 449. Berlin u. Hamburg: Verlag Paul Parey.

Abb. 12a aus: Im Zauber des Lichts. Harzburg: Heering-Verlag 1940.

Abb. 12b aus A. Koelsch: Das Gesicht des Tieres. Zürich, Leipzig: Orell Füssli Verlag 1931.

Abb. 12c aus Lehrbuch der Kinderheilkunde, 15. Aufl. Hrsg. H. Kleinschmidt. Jena: Gustav Fischer Verlag 1944.

Abb. 13a u. b aus B. Grzimek: Z. Tierpsychol. 4 (1940) 295. Berlin: Verlag Paul Parey.

Abb. 15 wie Abb. 12b.

Abb. 16 u. 17 aus D. Katz: Studien zur experimentellen Psychologie. Basel: Verlag Schwabe u. Co. 1953.

Abb. 20 aus N. Tinbergen: Instinktlehre, 5. Aufl. Berlin u. Hamburg: Verlag Paul Parey 1972.

Abb. 27 aus P. K. Anochin: Das funktionelle System als Grundlage der physiologischen Architektur des Verhaltensaktes. Jena: Gustav Fischer Verlag 1967.

Abb. 28 aus A. Pfeiffer: Studia biophysica **10** (1968) 89. Eigenverlag d. Ges. f. Biophysik d. DDR.

Abb. 29 aus W. R. Hess: Das Zwischenhirn, 2. Aufl. Basel: Verlag Schwabe u. Co. 1954.

Abb. 57 aus F. A. Völgyesi: Hypnose bei Mensch und Tier, 3. Aufl. Leipzig: S. Hirzel Verlag 1969.

Abb. 59–60 aus Hypnosetherapie. Hrsg. G. Klumbies. Leipzig: S. Hirzel 1981.

Abb. 63 aus A. T. Pschonik: Psychiat. Neurol. med. Psychol. **4** (1952) 257. Leipzig: S. Hirzel Verlag.

Abb. 69 u. 70 aus H. Kleinsorge u. G. Klumbies: Dt. Ges.-Wesen **12** (1957) 1298. Berlin: Verlag Volk u. Gesundheit.

Abb. 80 aus J. Schunk: Z. psychosomat. Med. **1** (1955) 96. Göttingen: Verlag Vandenhoek u. Ruprecht.

Abb. 82 aus K. A. Winter: Dt. Ges.-Wesen **7** (1952) 980. Berlin: Verlag Volk u. Gesundheit.

Abb. 117 u. 118 aus H. Rennert: Z. ärztl. Fortbild. **60** (1966) 140. Jena: Gustav Fischer Verlag.

Abb. 134–139 aus Tagungsbericht der Gesellschaft für Innere Medizin der DDR 1976. Leipzig: Thieme.

Abb. 140 aus B. Bauer u. W. Pohl: Z. ärztl. Fortbild. **50** (1956) 839. Jena: Gustav Fischer Verlag.

Literaturverzeichnis

ABOULKER, P., L. CHERTOK u. M. SAPIR: La relaxation, 2. éd. Paris 1959.

– – –: Psychosomatique et gastro-enterologie. Paris 1962.

ACKERMANN, A.: Das Unternehmen in psychologischer Sicht. München 1964.

ADLER, A.: Über den nervösen Charakter. München 1928.

–: Menschenkenntnis. Leipzig 1931.

–: Praxis und Theorie der Individualpsychologie. München 1937.

Aktuelle Hypnose-Probleme. Mit Beitr. v. L. CHERTOK, I. HORVAI u.a. Leipzig 1964 (Beih. z. Psychiat., Neurol. med. Psychol. H. 3).

ALADSHANOWA, N. A., V. E. ROSHNOW u. S. L. KAMENECKI: Die Widerspiegelung in Hypnose suggerierter Halluzinationen in den Parametern supralangsamer Schwankungen der elektrischen Großhirnpotentiale. In: Arbeiten d. Psychotherapiekonferenz. Moskau 1973, S. 5 (russ.).

ALEXANDER, F.: Psychoanalytic study of a case of essential hypertension. Psychosomat. Med. **1** (1939) 139.

–: Emotional factors in essential hypertension: Presentation of tentative hypothesis. Psychosomat. Med. **1** (1939) 173.

–: Psychosomatic medicine. New York 1950.

ALEXANDER, F., u. T. M. FRENCH: Psychoanalytic therapy: Principle and application. New York 1946.

– –: Studies in psychosomatic medicine. New York 1948.

ALEKSANDROWICZ, J.: Hypnose und autogene Therapie in Polen. In: G. KLUMBIES: Hypnosetherapie. Leipzig 1981, S. 52.

ALINSWORTH, M. D., R. G. ANDRY, R. G. HARLOW, S. LEBOVICI, M. MEAD, D. G. PRUGH u. B. WOOTTON: Deprivation of maternal care. A reassessment of its effects. Geneva: World Health Organization 1962 (Public Health Papers No. 14).

ALNAES, R.: Verhalten des Cortisols unter Hypnose. Psychother. Psychosom. **14** (1966) 395.

AMMANN, L.: Der Verwahrlosungsbegriff in Heilpädagogik und Schicksalsanalyse. Bern 1970 (Beitr. z. Heilpäd. u. heilpäd. Psychol. Bd. 17).

ANAND, B. K., u. J. R. BROBECK: Yale J. Biol. & Med., New Haven **24** (1951) 1236.

ANOCHIN, P. K.: Das funktionelle System als Grundlage der physiologischen Architektur des Verhaltensaktes. Jena 1967 (Abh. a. d. Geb. d. Hirnforsch. u. Verhaltensphysiol. Bd. 1).

ANTONELLI, F.: Die Rheumaneurose. Z. Psychosomat. Med. **3** (1956) 1.

Arbeitstagung über kortiko-viszerale Regulationen in Leipzig 1954. Berlin 1955.

ARESIN, L.: Über Korrelationen zwischen Persönlichkeit, Lebensgeschichte und Herzkrankheit. Jena 1960 (Samml. zwangl. Abh. a. d. Geb. d. Psychiat. u. Neurol. Bd. 20).

ASSMANN, D., u. U. GLÄSER: Funktionelle Syndrome in der Inneren und Allgemeinmedizin. Dt. Gesundh.-Wesen **34** (1979) 241.

ATANASSOV, A.: Ein Modell intensiver Psychotherapie für die Behandlung von Neurosekranken in Bulgarien. Kongreßband d. 4. Internat. Symposium soz. Länder. Potsdam 1982, S. 58.

AZEVEDO FERNANDES, M.: Neurose e cura de relaxamento. Porto (Portugal) 1968.

BACH, H.: Herz-Kreislaufstörungen unter psycho-somatischen Gesichtspunkten. Eine Literaturübersicht. Z. psychosomat. Med. **1** (1955) 89.

Balck, F., U. Koch u. H. Speidel: Psychonephrologie. Berlin, Heidelberg, New York, Tokyo 1984.

Balint, M.: Der Arzt, sein Patient und die Krankheit. Stuttgart 1957.

Balint, M., u. E. Balint: Psychotherapeutische Techniken in der Medizin. Bern, Stuttgart 1962 (Psychol. Verständnis u. Med. Praxis Bd. 1).

Banstschikow, W. M. (Hrsg.): Die psychischen Störungen bei Hypertoniekrankheit und anderen Gefäßerkrankungen. Moskau 1960 (russ.).

Barber, T. X.: The afterimages of "hallucinated" and "imagined" colors. J. Abnorm. Psychol. 59 (1959) 136.

–: Toward a theory of pain: Relief of chronic pain by prefrontal leucotomy, opiates, placebos, and hypnosis. Psychol. Bull. 56 (1959) 430.

Barolin, G. S.: Hypnotisch veränderte Wahrnehmungsqualitäten und ihre hirnelektrische Objektivierbarkeit, in: Hypnose und Schmerz. Die hypnosuggestive Analgesie. Hrsg. D. Langen u. Th. Spoerri. Basel, New York 1968, S. 43.

–: Über das Zusammenspiel psychischer und somatischer Faktoren beim Kopfschmerz. Fortschr. Neurol. Psychiat. 44 (1976) 597.

Bartuschka, B., H. P. Brandt, W. Giebe, U. Gottschild, W. R. Rudat, R. Steinitz u. B. Stockmann: Extraaurale Gesundheitsstörungen bei Lärmarbeitern. Med. Dipl. Jena 1975.

Bassin, F. W. u. W. E. Roshnow: Über eine zeitgemäße Behandlung des Problems des Unbewußten. Voprosy filosofii 1975, S. 94 (russ.).

Battegay, R.: Der Mensch in der Gruppe. 3 Bde. Bern 1969/70.

–: Psychoanalytische Neurosenlehre. Bern 1971.

Bauer, B.: Der Psychologe an einer medizinischen Universitätspoliklinik. Dt. Gesundh.-Wesen 10 (1955) 1509.

–: Zusammenarbeit von Arzt und Psychologe. Dt. Gesundh.-Wesen 13 (1958) 459.

–: Ein Weckgerät zur Behandlung der Enuresis nocturna. Dt. Gesundh.-Wesen 14 (1959) 539.

–: Kritische Beurteilung eines Persönlichkeitsfragebogens (MMQ). Psychiat. Neurol. med. Psychol. 13 (1961) 267.

–: Ergebnisse und Probleme psychologischer Leistungsprüfungen bei alternden Menschen, in: Probl. u. Ergeb. d. Psychol. H. 16. Berlin 1966, S. 21.

–: Zur Systematisierung psychodiagnostischer Befunde für psychotherapeutische Fragestellungen bei Erwachsenen, in: Schriftenr. d. ärztl. Fortbild. Bd. 34. Berlin 1967, S. 21.

–: Über Bedingungen des Behandlungsabbruchs in der Psychotherapie. Probl. Ergeb. Psychol. 23 (1968) 103.

–: Pathogene Berufskonflikte bei älteren Menschen. Wiss. Z. Friedrich-Schiller-Univ. Jena, math.-naturw. R. 17 (1968) 421.

–: Die Beurteilung psychotroper Arzneimittelwirkungen. Wiss. Z. Friedrich-Schiller-Univ. Jena, math.-naturw. R. 18 (1969) 785.

–: Zur Klärung verstehbarer Angstzustände. Psychiat. Neurol. med. Psychol. 22 (1970) 386.

–: Altersunterschiede im MMPI, in: Persönlichkeitsdiagnostik. Hrsg. H. D. Rösler. Berlin 1970.

–: Persönlichkeitszüge bei pcP-Patienten, in: Klumbies, G. et al.: Klinische Studie zum Gesamtbild der progressiv chronischen Polyarthritis. Beitr. zur Rheumatol. Bd. 20. Hrsg. K. Seidel. Berlin 1973, S. 148.

Bauer, B., E. Hempel u. G. Klinger: Klinisch-psychologische Untersuchungen zur Objektivierung von Befindens- und Konzentrationsänderungen unter Ovosiston. medicamentum 11 (1970) 136.

Bauer, B., u. H. Kleinsorge: Probleme des psychodiagnostischen Nachweises von medikamentös erreichten Besserungen bei Altersbeschwerden. Dt. Gesundh.-Wesen 16 (1961) 282.

Bauer, B., u. G. Klumbies: Zusammenarbeit von Arzt und Psychologe. (Therapeutische Erfahrungen). Dt. Gesundh.-Wesen 12 (1957) 1161.

Bauer, B., u. W. Pohl: Zur Therapie der Anorexia nervosa. Z. ärztl. Fortbild. 50 (1956) 839.

Bauer, B., u. S. Schulze: Berufskonflikte und psychische Leistungen in der zweiten Lebenshälfte, in: Konflikte im Beruf. Hrsg. H. M. Szewczyk. Berlin 1968.

BAUER, B., K. LEISTNER, E. TANNER, H. KUNATH u. R. SCHWARTZ: Vorkommen von klinischen, sozialen und Persönlichkeitsmerkmalen bei Patienten mit progr. chron. Polyarthritis. In: Beitr. z. Rheumatol. Bd. 20. Berlin 1973, S. 173.

BAUER, B., u. K. STADE: Ein neues Gerät zur Prüfung der Reaktionsleistungen in der Psychopharmakologie. 9th Annual Psychopharmacol. Meeting, Jesenik 1967. Activitas Nervosa Superior **9** (1967) 418.

BAUER, J.: Der kranke Mensch als biologische Einheit. Stuttgart 1958.

BAUMANN, R., u. K. FICHTEL (Hrsg.): Kortiko-viszerale Physiologie, Pathologie und Therapie. Internat. Symp., Berlin 1964. Berlin 1966.

BAUMANN, R., u. K. H. HECHT: Streß, Neurose und Herz-Kreislauf. Berlin 1977.

BAYER, W. v.: Krüppel-Psychologie und psychologische Hygiene des Krüppels, in: Handwörterbuch der psychischen Hygiene und der psychiatrischen Fürsorge. Hrsg. O. BUMKE u.a. Berlin 1931, S. 225.

BECHTEREW, W. v.: Die Suggestion und ihre soziale Bedeutung. Leipzig 1899.

BECK, D.: Das Gallensteinleiden unter psychosomatischem Aspekt. Göttingen 1970.

–: Psychosomatische Aspekte des chronischen Gelenkrheumatismus. Basel 1971.

–: Kurzpsychotherapie. Bern 1974.

BEHRENDS, L.: Psychotherapie funktioneller Schlafstörungen. Med. actuell **2** (1976) 274.

BEHRENDT, H.: Die Beschwerden der „Gesunden". Jena, med. Diss. 1965.

BELL, B. K.: Vortrag auf dem 116. Jahreskongreß der AMA in Atlantic City, zit.: Selecta **9** (1967) 2185.

BENEDETTI, G.: Klinische Psychotherapie. Bern, Stuttgart 1963.

BENEDIKT, F. M.: Zur Therapie angst- und zwangsneurotischer Symptome mit Hilfe der „Paradoxen Intention" und „Dereflexion" nach V. E. Frankl. München, Diss. 1968.

BERG, W., L. DELIUS u. E. SCHILDGE: Über die Auswirkungen psychischer Einflüsse während der Hypnose auf den venösen Rückfluß im Kreislauf. Z. Kreisl.-Forsch. **37** (1948) 691.

BERGER, H.: Über die körperlichen Äußerungen psychischer Zustände. Jena 1904.

–: Untersuchungen über die psychische Beeinflussung der Hauttemperatur. J. Psychol. **27** (1921/22) 209.

–: Das Elektronenkephalogramm des Menschen und seine Bedeutung für die Psychophysiologie. Z. Psychol. **126** (1932) 1.

BERGMANN, B.: Kombiniert abnorme Wesenszüge in neurotischen Reaktionen. Jena 1961 (Samml. zwangl. Abh. a. d. Geb. d. Psychiat. u. Neurol. Bd. 22).

BERGMANN, G. v.: Zum Abbau der „Organneurosen" als Folge interner Diagnostik. Dt. med. Wschr. **53** (1927) 2057.

–: Psychophysische Vorträge im Bereiche der Klinik. Dt. med. Wschr. **56** (1930) 1684.

–: Psychosomatische Medizin. Verh. Dt. Ges. inn. Med. **55** (1949) 41.

BERGOLD, J. B., R. BASTINE, N. BIRBAUMER, H.-J. EYSENCK, W. SCHRAML u. H. STROTZKA: Psychotherapie – zwischen Selbstentfaltung und Kontrolle. München, Berlin, Wien 1973.

BERNER, P., A. NEUMAYR u. G. STACHER: Angst und Magensäureproduktion. Z. Gastroenterol. **9** (1971) 256.

BERNHEIM, H.: Hypnotismus und Suggestion. Z. Hypnotism. **1** (1892/93) 115.

–: La suggestion thérapeutique. Rev. hypnot. **10** (1895) 33.

–: Auto-suggestion et contre-suggestion. Rev. hypnot. **10** (1895) 70.

–: La thérapeutique suggestive dans les affections pulmonaires. Rev. hypnot. **10** (1895) 97.

–: Die Suggestion und ihre Heilwirkung. Leipzig 1896.

–: L'hypnotisme, ses évolutions diverses, son état actuel. Arch. neurol. **35** (1913) 69.

BERNSTEIN, A.: Emotional states with special reference to cardiovascular system. Amer. Pract. Digest. Treatm. **4** (1953) 321.

BESTRICH, H.: Vergleichende Untersuchungen über aktuelle psychologische und somatische Befunde von Patienten mit Asthma bronchiale, mit akuten Lungenerkrankungen und mit Neurosen. Med. Diss. Magdeburg 1985.

BILZ, R.: Psychogene Angina. Beih. Zbl. Psychother. **9** (1936) 49.

BILZ, R., u. N. PETRILOWITSCH: Beiträge zur Verhaltensforschung. Basel 1971.

BINGER, C., N. W. ACKERMAN, A. E. COHN, H. A. SCHROEDER u. J. H. STEELE: Personality in arterial hypertension. New York 1945.
BIRBAUMER, N.: Neurophysiologie der Angst. Münch., Bln., Wien 1973.
BLEULER, E.: Physisch und psychisch in der Pathologie. Z. Neurol. **30** (1916) 426.
–: Die Psychoide als Prinzip der organischen Entwicklung. Berlin 1925.
–: Lokation der Psyche. Allg. Z. Psychiat. **80** (1925) 305.
–: Psyche and psychoid. A scientific conception of the relation between psyche and body. Psychiat. Quart. **4** (1930) 35.
BLEULER, M.: Psycho-physische Theorien in der Auffassung der Hysterie. Z. Neurol. **141** (1932) 489.
–: Psychosomatische Belastung von körperlich Kranken. Z. Neurol. **142** (1932) 780.
–: Endokrinologische Psychiatrie. Stuttgart 1954.
BLEULER, M., J. WILLI u. H. R. BÜHLER: Akute psychische Begleiterscheinungen körperlicher Krankheiten. Stuttgart 1966.
BLOCH, B.: Über die Heilung von Warzen durch Suggestion. Klin. Wschr. **6** (1927) 2271 u. 2320.
BLÖSCHL, L.: Grundlagen und Methoden der Verhaltenstherapie. 4. Aufl. Bern 1974.
BLUM, W.: Kombinierte Untersuchung der Schreckwirkung auf Herztätigkeit, Atmung, Skelettmuskulatur und Magenmotilität beim Menschen. Jena, med. Diss. 1963.
BÖHM, F.: Kasuistische Beiträge zur analytischen Psychotherapie psychogener Herzstörungen. Z. Psychosomat. Med. **1** (1955) 105.
–: Die historische Entwicklung der Psychoanalyse, in: Die Vortr. d. 5. Lindauer Psychotherapiewoche 1954. Hrsg. E. SPEER. Stuttgart 1955, S. 22.
BOLLAND, G.: Experimentelle Untersuchung über die psychische Beeinflußbarkeit der Nierenfunktion in Hypnose. Z. Psychother. **7** (1957) 109.
–: Enuresis nocturna, in: Schriftenr. d. ärztl. Fortbild. Bd. 9, Neurosenprobleme in Klinik und Experiment. Berlin 1959, S. 112.
–: Zur Psychotherapie des Nägelkauens. Prax. Psychotherap. **5** (1960) 239.
–: Über die Behandlung der psychogen bedingten Impotenz. Prax. Psychother. **7** (1962) 105.
–: Pathogene Berufskonflikte bei Arbeitern und Angestellten. Wiss. Z. FSU Jena, math.-nat. R. **17** (1968) 399.
BÖNISCH, E., u. J. E. MEYER (Hrsg.): Psychosomatik in der klinischen Medizin. Berlin, Heidelberg, New York 1983.
BORELLI, S.: Die Psychosomatik der Hauterkrankungen. Med. Klin. **49** (1954) 1806.
BORRMANN, R.: Jugend und Liebe. Leipzig, Jena, Berlin 1966.
BOSS, M.: Lebensangst, Schuldgefühle und psychotherapeutische Befreiung. Bern, Stuttgart 1962.
–: Grundriß der Medizin u. d. Psychologie. 2. Aufl. Bern 1975.
BÖTTCHER, H. R.: Der INR-Fragebogen. Probl. Ergeb. Psychol. **23** (1968) 41.
–: Rückblick auf die Eltern. Berlin 1968.
–: Zur Problematik psychisch u. vegetativ beeinträchtigter Leiter. Wiss. Z. Friedr.-Schiller-Univ. Jena, Ges. -u. Sprachwiss. R. **24** (1975) 505.
BÖTTCHER, H. R., C. KÖHLE, H. MATTHIES u. CH. WUNDERLICH: Personale und interpersonale Momente bei psychosomatischen Krankheiten, dargestellt an den Beispielen Ulcus duodeni und Colitis ulcerosa. Probleme u. Erg. d. Psychologie 1980, 59.
BÖTTCHER, H. R., A. SEEBER u. G. WITZLACK (Hrsg.): Psychodiagnostik. Berlin 1974.
BOUCHAL, M., u. ST. KRATOCHVIL: Klinische Erfahrungen mit der Hypnose in der ČSSR. In: G. KLUMBIES: Hypnosetherapie. Leipzig 1981, S. 40.
BOYKEN, C.: Der akute Herztod aus psychischen Ursachen. Hamburg, med. Diss. 1962.
BRANSCHEID, F.. Über hysterische Hyperthermie. Med. Klin. **44** (1949) 395.
BRAUN, L.: Herz und Psyche in ihren Wirkungen aufeinander. Leipzig 1920.
–: Herz und Angst. Wien 1932.
BRÄUTIGAM, W.: Psychotherapie in anthropologischer Sicht. Stuttgart 1969 (Beitr. a. d. allg. Med. H. 15).
–: Reaktionen – Neurosen – Abnorme Persönlichkeiten. 4. Aufl. Stuttgart 1978.
BRÄUTIGAM, W., u. P. CHRISTIAN: Psychosomatische Medizin. 2. Aufl. Stuttgart 1975.
BRENGELMANN, J. C., u. J. T. QUINN (Hrsg.): Progn. i. Behaviour Therapy. Berlin 1975.
BREUER, J., u. S. FREUD: Studien über Hysterie. Wien 1895.

BRONISCH, F. W.: Die psychischen Störungen des älteren Menschen. Stuttgart 1962.
BRÜCKNER, H.: Das Sexualwissen unserer Jugend dargestellt als Beitrag zur Erziehungsplanung. Berlin 1968.
BRÜCKNER, P.: Konflikt und Konfliktschicksal. Bern, Stuttgart 1963.
BRUN, R.: Katamnestische Untersuchungen über Verlauf und Spätfolgen von Schädel- und Gehirntraumen auf Grund eines Krankengutes von 1648 Fällen. Z. Unfallmed. **52** (1959) 3.
BRUNNER-ORNE, M., u. F. E. ORNE: Die Entwicklung der National Association for Music Therapy (NAMT) und ihr Einfluß auf die Musiktherapie in Amerika. Heilkunst **73** (1960) 151.
BUL, P. I.: Hypnose und Suggestion in der Klinik innerer Krankheiten. Leningrad 1958 (russ.).
BUNNEMANN, O.: Neue Beiträge zur Frage der Psychogenese von Hautsymptomen. Z. Neur. u. Psych. 1922, 115.
BÜRGIN, D.: Hypnose bei chronischen Schlafstörungen. Zürich, med. Diss. 1969.
BURKHARDT, J.: Pathogene Berufskonflikte der beruflichen und familiären Konsolidierung. Wiss. Z. Friedrich-Schiller-Univ. Jena, math.-naturw. R. **17** (1968).
BURKHARDT, J., u. G. HESSE: Das autogene Training in der nervenärztlichen Sprechstunde. Psychiat. Neurol. med. Psychol. **19** (1967) 186.
BYKOW, K. M.: Großhirnrinde und innere Organe. Berlin 1953.
BYKOW, K. M., u. I. T. KURZIN: Kortiko-viszerale Pathologie. Berlin 1966.
CABANAC, M., u. R. DUDAUX: Obesity. Science **168** (1970) 496.
CANNON, W. B.: Bodily changes in pain, hunger, fear and rage. New York 1929.
–: The wisdom of the body. New York 1939.
–: Wut, Hunger, Angst u. Schmerz. München 1975.
CHANANASCHWILI, M. M.: Neurosen – Theorie und Experiment. Berlin 1985.
CHERTOK, L.: Les méthodes psychosomatiques d'accouchement sans douleur, 2. Aufl. Paris 1957.
–: Hypnosis. Oxford, London, New York 1966.
–: Psychophysiological mechanisms of hypnosis. Berlin, Heidelberg, New York 1969.
CHERTOK, L., u. R. DE SAUSSURE: Naissance du psychanalyste de Mesmer à Freud. Paris 1973.
CHRISTIAN, P., P. MOHR u. W. ULMER: Das nervöse Atmungssyndrom bei Vegetativ-Labilen. Dt. Arch. klin. Med. **201** (1955) 702.
CHRISTL, H., u. W. ORTMEYER: Die Anwendung von Reizströmen in der Schlaftherapie. Dt. Gesundh.-Wesen **10** (1955) 1334.
CIOMPI, L., u. G. P. LAI: Dépression et vieillesse. Bern 1969.
CLAUSER, G.: Klinische Beiträge zur Methodik und Indikation der psychotherapeutischen Kurzbehandlung. Klin. Wschr. **29** (1951) 438.
–: Die Kopfuhr. Stuttgart 1954.
–: Differentialdiagnostische Probleme und Möglichkeiten der klinischen Psychotherapie in der internen Klinik, in: Die Vortr. d. 2. Lindauer Psychotherapiewoche 1952. Hrsg. E. SPEER. Stuttgart 1955, S. 7.
–: Notwendigkeit, Schwierigkeiten und Aufgaben der Psychotherapie an der internen Klinik. Medizinische Nr. **25** (1957) 930.
–: Biographie und Klinik der Adipositas. Stuttgart 1958.
–: Klinische Psychotherapie innerer Krankheiten. 6. Freiburger Symp. an d. Med.-Univ.-Klin. 1958. Berlin, Göttingen, Heidelberg 1959.
–: Lehrbuch der biographischen Analyse. Stuttgart 1963.
–: Psychotherapie-Fibel, 3. Aufl. Stuttgart 1967.
CLAUSS, G., u. H. HIEBSCH: Kinderpsychologie, 3. Aufl. Berlin 1961 (Bibl. d. Lehrers, Abt. I).
COBB, S.: Emotions and clinical medicine. New York 1950.
COBB, S., W. BAUER u. I. WHITING: Environmental factors in rheumatoid arthritis: Study of relationship between onset and exacerbations of arthritis and emotional or environmental factors. J. Amer. Med. Ass. **113** (1939) 668.
COHEN, J.: Psychologie psychologisch betrachtet. Freiburg, München 1959.
COHEN, M. E., E. ROBINS, J. J. PURTELL, M. W. ALTMANN u. D. E. REID: Excessive surgery in hysteria. J. Amer. Med. Ass. **151** (1953) 977.
COHEN, M. E., u. P. D. WHITE: Life situations, emotions, and neurocirculatory asthenia. Psychosomat. Med. **13** (1951) 335.

COHEN, R.: Systematische Tendenzen bei Persönlichkeitsbeurteilungen. Bern 1969.

COHN, P.: Gemütserregungen und Krankheiten. Berlin 1903.

CONDRAU, G.: Angst und Schuld als Grundprobleme der Psychotherapie. Bern, Stuttgart 1962.

–: Daseinsanalytische Psychotherapie. Bern, Stuttgart 1963.

CORBOZ, R. J.: Spätreife und bleibende Unreife. Berlin, Heidelberg, New York 1967.

CORRENS, H.-J.: Einwirkung kortikaler Impulse auf die Magenfunktion, in: Arbeitstagung über kortiko-viszerale Regulationen, Leipzig 1954. Berlin 1955, S. 110.

CRAMER, H., u. E. WITTKOWER: Über affektiv-somatische Veränderungen. III. Affektive Kreislaufveränderungen unter besonderer Berücksichtigung der Herzgröße. Klin. Wschr. **9** (1930) 1296.

CREDE, R. H., N. C. CHIVERS u. A. P. SHAPIRO: Electrocardiographic abnormalities associated with emotional disturbances. Psychosomat. Med. **13** (1951) 277.

CREMERIUS, J.: Psychotherapeutische Kurzbehandlung im Rahmen der poliklinischen Sprechstunde. Med. Mschr. **3** (1949) 929; **4** (1950) 127, 206, 301, 540 u. 684.

–: Psychotherapie als Kurzbehandlung in der Sprechstunde. München 1951.

–: Narkoanalytische Verfahren in der psychotherapeutischen Kurzbehandlung. Nervenarzt **23** (1952) 330.

–: Kritik der psychotherapeutischen Kurzbehandlung, in: Die Vortr. d. 3. Lindauer Psychotherapiewoche 1952. Hrsg. E. SPEER. Stuttgart 1953, S. 24.

–: Rheumatische Muskel- und Gelenkerkrankungen als funktionelles Geschehen. Z. Psychosomat. **1** (1955) 173.

–: Psychosomatische Untersuchungen über die Ätiologie des Altersdiabetes. Medizinische Nr. 35 (1956) 1199.

–: Organneurosen in der Inneren Medizin. Therapiewoche **7** (1956/57) 349.

–: Ärztlich-rechtliche Probleme der Narcoanalyse. Med. Klin. **45** (1959) 240, 1540 u. 1570.

–: Die Beurteilung des Behandlungserfolges in der Psychotherapie. Berlin, Göttingen, Heidelberg 1962 (Monogr. a. d. Gesamtgeb. d. Neurol. u. Psychiat. H. 99).

–: Medizinische Poliklinik und Psychosomatik. Z. Psychosomat. Med. **17** (1971) 42.

CREMERIUS, J., S. ELHARDT u. W. HOSE: Psychosomatische Konzepte des Diabetes mellitus. Psyche **10** (1956) 785.

CREMERIUS, J., S. ELHARDT, W. HOSE, M. OELZE u. W. SEITZ: Psychosomatik im Rahmen einer Medizinischen Poliklinik. Münch. med. Wschr. **96** (1954) 185.

CURTIUS, F.: Über Häufigkeit und Behandlungsmöglichkeiten von Neurosen und funktionellen Störungen im Bereich der Inneren Medizin. Verh. Dt. Ges. inn. Med. **55** (1949) 89.

–: Über psychogene und funktionelle Erkrankungen in der Sprechstunde des Internisten. Med. Klin. **45** (1950) 321.

–: Gefäßnervensystem und Psyche. Z. Psychosomat. Med. **13** (1951) 335.

–: Individuum und Krankheit. Berlin, Göttingen, Heidelberg 1959.

–: Die Colitis ulcerosa und ihre konservative Behandlung. Berlin, Heidelberg, New York 1962.

–: Moderne Asthmabehandlung. Berlin, Heidelberg, New York 1965.

CURTIUS, F., u. R. ADAM: Über psychogene und funktionelle Erkrankungen in der Inneren Medizin. Dt. Arch. klin. Med. **196** (1949) 70.

CURTIUS, O.: Herzneurose und Psychotherapie. Verh. Dt. Ges. inn. Med. **48** (1936) 76.

DANSEREAU, M.: Le syndrome d'adaptation et la médicine psychosomatique. Acta psychother. **3** (1955) 127.

DAVIS, R. C., u. J. R. KANTOR: Skin resistance during hypnotic states. J. Gen. Psychol. **13** (1935) 62.

DE BOOR, CL.: Zur Psychosomatik der Allergie, insbesondere des Asthma bronchiale. Bern, Stuttgart 1965 (Schriftenr. z. Psychoanal. u. psychosomat. Med. Bd. 4).

DE BOOR. CL., u. E. KÜNZLER: Die psychosomatische Klinik und ihre Patienten. Erfahrungsber. d. psychosomat. Univ.-Klinik Heidelberg. Bern. Stuttgart 1963 (Schriftenr. z. Psychoanal. u. psychosomat. Med. Bd. 3).

DE BOOR, W.: Pharmakopsychologie und Psychopathologie. Berlin 1956.

DELAY, J., u. P. PICHOT: Medizinische Psychologie. Übers. u. Bearb. W. BÖCHER. 5. Aufl. Stuttgart 1978.

DELBOEUF, J.: Sur l'origine des effects curatifs de l'hypnotisme. Paris 1887.
–: Die verbrecherischen Suggestionen. Z. Hypnotism. 2 (1893/94) 177.
DELIUS, L.: Über die Änderung von Kreislauf- und Herzfunktionen im Zusammenhang mit dem Erleben. Med. Welt Nr. 2 (1964) 73.
–: Emotion und Kreislauf. Wien. klin. Wschr. 81 (1969) 563.
–: Allgemeine Krankheitslehre der psychovegetativen Syndrome. Ärztl. Fortbild. 17 (1969) 110.
–: Psychovegetative Syndrome. Verh. Dt. Ges. inn. Med. 75 (1969) 819.
DELIUS, L., u. Mitarb. v. J. FAHRENBERG: Psychovegetative Syndrome. Stuttgart 1966.
DELIUS, L., u. E. WITZLEB: Beiträge zur Differenzierung somatischer Abläufe bei Emotionen. Med. Welt Nr. 16 (1969) 966.
DEMBROSKI, T. M., u. M. J. HALLHUBER (Hrsg.): Psychosozialer „Streß" und koronare Herzkrankheit. Berlin, Heidelberg, New York 1981.
DENKER, A., u. W. ALBRECHT: Lehrbuch der Krankheiten des Ohres, 14. Aufl. Jena 1952.
DERBOLOWSKY, G., u. U. DERBOLOWSKY,: Bemächtigungstherapie als psychotherapeutische Kategorie (Occupationsanalyse). Prax. Psychother. 11 (1966) 245.
DERBOLOWSKY, U.: Die Bedeutung einer komparativen Frageweise für die psychotherapeutische Befunddokumentation. Prax. Psychother. 13 (1968) 66.
–: Gibt es psychogene Erkrankungen der Wirbelsäule. Hippokrates 29 (1968) 345.
DEUTSCH, F.: Psychogenes Fieber. Med. Klin. 22 (1926) 1213.
–: Die Stellung der Psychoanalyse in der internen Klinik. Med. Klin. 24 (1928) 369.
–: Thus speaks the body: Psychosomatic study of vasomotor behavior. Acta med. Orient. 9 (1950) 199.
–: Einige psychodynamische Überlegungen zu psychosomatischen Hauterkrankungen. Psyche 7 (1954) 700.
DIETRICH, A.: Über psychosomatische Beziehungen, betrachtet vom Standpunkt des Pathologen. Dt. med. Wschr. 75 (1950) 445.
DOGS, W.: Hypnotische Analgesie bei rheumatischen Patienten. Psychother. Psychosom. 14 (1966) 440.
–: Die ärztliche Hypnose. Duisburg 1967.
DÖRFLER, F.: Behandlungsergebnisse bei Colitis mucosa und ulcerosa. Z. ärztl. Fortbild. 54 (1960) 747.
DÖRNER, G., H. GRYCHTOLIK u. M. JULITZ: Überernährung in den ersten 3 Lebensmonaten als ... Risikofaktor für ... Fettsucht. Dt. Gesundh.Wesen 32 (1977) 6.
DORSCH, F.: Geschichte und Probleme der angewandten Psychologie. Bern, Stuttgart 1963.
DRÄGER, K., A. MITSCHERLICH u. H. E. RICHTER (Hrsg.): Jahrbuch der Psychoanalyse. Bern 1964.
DRUNKENMÖLLE, C., u. M. BARTUSCH: Änderung der Ruhedurchblutung der oberen Extremitäten während der Wärmeübung des autogenen Trainings. Z. inn. Med. 26 (1971) 278.
DRUNKENMÖLLE, R.: Neurosenpsychologische Befunde bei chronischer Urtikaria. Dt. Gesundh.-Wesen 26 (1971) 398.
DÜHRSSEN, A.: Überprüfung prognostischer Urteile bei psychogenen Erkrankungen. Z. Psychother. 2 (1952) 174.
–: Psychogene Erkrankungen bei Kindern und Jugendlichen. Göttingen 1955.
–: Psychotherapie bei Kindern und Jugendlichen. Göttingen, Zürich 1960.
–: Katamnestische Ergebnisse bei 1004 Patienten nach analytischer Psychotherapie. Z. Psychosomat. Med. 8 (1962) 94.
–: Katamnestische Untersuchungen zur Gruppentherapie. Ergeb. bei 270 behandelten Patienten 5 Jahre nach Abschluß der Therapie. Z. Psychosomat. Med. 10 (1964) 120.
DÜKER, H.: Der Konzentrations-Leistungs-Test (K-L-T). Hrsg. G. A. LIENERT. Göttingen 1959.
DUMMER, W.: Psychodiagnostische Probleme in der klinischen Psychologie. Psychol. Prax. 8 (1964) 123.
DUMMER, W., u. K.-P. MÜLLER: Psychologie im Krankenzimmer. Potsdam 1962.
DUNBAR, F.: Psychic factors in cardiovascular diseases. N. Y. State J. Med. 36 (1936) 1.
–: Rheumatic diseases with special reference to psychosomatic diagnosis and treatment. Psychosomat. Med. 6 (1944) 206.

DUNBAR, F.: Mind and body: Psychosomatic diagnosis. New York 1947.
–: Synopsis of psychosomatic diagnosis and treatment. St. Louis 1948.
–: Your child's mind and body. New York 1949.
–: Deine Seele, Dein Körper. Meisenheim 1951.
–: Technical problems in analysis of psychosomatic disorders. Internat. J. Psycho-Anal. **33** (1952) 385.
–: Emotions and bodily changes. New York 1954.
–: Mind and body: Psychosomatic medicine. New York 1955.
DUNCAN, C. H., J. P. STEVENSON u. H. S. RIPLEY: Life situations, emotions, and paroxysmal auricular arrhythmias. Psychosomat. Med. **12** (1950) 23.
DUNCAN, C. H., J. P. STEVENSON u. H. G. WOLFF: Life situations, emotions, and exercise tolerance. Psychosomat. Med. **13** (1951) 36.
DUNNE, D.: Die Hypnose. Stuttgart 1960.
DUENSING, F.: Bewußtseinslage in der Hypnose und Schmerzerlebnis in neurophysiologischer Sicht, in: Hypnose u. Schmerz. Die hypnosuggestive Analgesie. Hrsg. D. LANGEN u. TH. SPOERRI. Basel, New York 1968, S. 21.
DUTZ, H., F. RENGER, M. BEYERMANN u. G. SCHNEIDER: Zur Problematik der vegetativen Dystonie. Dt. Gesundh.-Wesen **12** (1957) 1291.
EBBECKE, E.: Hunger, Durst, Sättigung, Übelkeit, Ekel von der physischen und der psychischen Seite betrachtet. Acta neuroveget. **10** (1955) 409.
EBBECKE, U.: Der Niesreflex, ein physiologischer Beitrag zum Leib-Seele-Problem. Dt. med. Wschr. **82** (1957) 883.
EBERHARDT, G.: Ergebnisse der Behandlung von essentieller Hypertonie mit autogenem Training. Jena, med. Diss. 1964.
EHRHARDT, K. J.: Neuropsychologie „motivierten" Verhaltens. Stuttgart 1975.
EICHELBERG, L.: Durch Hypnose erzeugtes hysterisches Fieber. Dt. Z. Nervenhk. **68** (1921) 352.
EICHHORN, G., u. W. BARTH: Erfahrungen bei der Anwendung eines psychoprophylaktischen Trainingsprogramms bei Patienten mit erhöhten Blutdruckwerten. Dt. Gesundh.-Wesen **34** (1979) 1162.
EIFF, A. W. v.: Seelische und körperliche Störungen durch Streß. Stuttgart 1976.
ELLENBERGER, H.: Der Tod aus psychischen Ursachen bei Naturvölkern. Psyche **5** (1951) 333.
ENGEL, G. L.: Psychisches Verhalten in Gesundheit und Krankheit. Hrsg. E. HEIM. Bern 1970.
ENGLISH, O. S., u. H. G. J. PEARSON: Emotional problem of living. New York 1945.
ENKE, H.: Die Bedeutung des Körpersymptoms in der klinischen Psychotherapie. Z. Psychother. **12** (1962) 252.
–: Der Verlauf in der klinischen Psychotherapie. Berlin, Heidelberg, New York 1965.
ENKE, H., ENKE-FERCHLAND, B. MALZAHN, H. POHLMEIER, G.-W. SPEIERER u. J. v. TROSCHKE: Lehrbuch der Medizinischen Psychologie. 3. Aufl. München, Berlin, Wien 1976.
ENKE, H., u. G. GERCKEN: Der seelische Befund bei essentiellen Hypertonikern. Psychodiagn.-statistische Untersuchungen. Klin. Wschr. **33** (1955) 551.
ENKE, H., u. H. HILTMANN: Die projektiven Testverfahren und ihre Bedeutung für die Psychosomatik. Z. Psychosomat. Med. **2** (1956) 199.
ENKE, H., u. W. KAPPELMAYER: Der seelische Befund bei Polyarthritikern. Klin. Wschr. **35** (1957) 536.
ENKE, H., u. G. WITTICH: Gedanken zur internistischen Psychotherapie. Praxis **52** (1963) 794.
– –: Moderne Formen aktiver Bewegungstherapie in der psychosomatischen Medizin. Therapiewoche **15** (1965) 688.
ERBEL, R., u. S. EFFERT: Koronarspasmen. Dtsch. med. Wschr. **106** (1981) 586.
ERLEBACH, E., U. IHLEFELD u. K. ZEHNER: Psychologie für Lehrer und Erzieher. Berlin 1970.
ERNST, K.: Die Prognose der Neurosen. Berlin, Göttingen, Heidelberg 1959 (Monogr. a. d. Gesamtgeb. d. Neurol. u. Psychiat. H. 85).
ESSEN, K. W.: Über Veränderungen des Elektrokardiogramms als Folge seelischer Belastung. Verh. Dt. Ges. inn. Med. **55** (1949) 611.
–: Medikamentöse und psychische Beeinflussung der Nachschwankung des EKG. Med. Klin. **47** (1952) 896.

EYSENCK, H.-J.: Scientific study of the personality. London 1952.
–: Structure of human personality. London 1953.
EYSENCK, H.-J., u. S. RACHMAN: Neurosen – Ursachen und Heilmethoden. Hrsg. F. KLIX u. J. MEHL. Berlin 1967.
FAUST, J.: Aktive Entspannungsbehandlung, 9. Aufl. Stuttgart 1976.
FELSCH, G.: Untersuchungen zur Nosologie des Muskelrheumatismus. Jena, med. Habil. 1968.
FERENCZI, S.: Bausteine zur Psychoanalyse, 2. Aufl. Bern, Stuttgart 1964.
FEY, M., u. G. A. HAUSER: Die Postpubertäts-Magersucht. Bern 1970.
FINKE, J., u. W. SCHULTE: Schlafstörungen. Stuttgart 1970.
FISCHEL, W.: Die Einstellung berufstätiger Mädchen zu ihrem Beruf, in: Probl. d. berufstätigen Frau. Leipzig 1957, S. 34.
–: Der Regelmechanismus, ein unzureichendes Denkmodell der Neurologie. Psychiatrie **12** (1960) 321.
–: Das Gemeinschaftsleben der Tiere. Radebeul 1960.
FORD, C. S., u. F. A. BEACH: Das Sexualverhalten von Mensch und Tier. Berlin 1960.
FOREL, A.: Der Hypnotismus, seine psycho-physiologische, medicinische, strafrechtliche Bedeutung und Handhabung. Stuttgart 1891.
–: Über suggestive Hauterscheinungen. Z. Hypnotism. **7** (1898) 137.
–: Gehirn und Seele. Leipzig 1922.
–: Der Hypnotismus, oder die Suggestion und die Psychotherapie. Stuttgart 1923.
Fragen der modernen Psychoneurologie – Arbeiten des Leningrader Psychoneurologischen Forschungsinstitutes „V. M. Bechterev". Leningrad 1966 (russ.).
FRANKL, V. E.: Die Leib-Seele-Geist-Problematik vegetativer und endokriner Funktionsstörungen, in: Die Vortr. d. 2. Lindauer Psychotherapiewoche 1951. Hrsg. E. SPEER. Stuttgart 1952, S. 32.
–: Reaktive Neurosen. Z. Psychother. **6** (1956) 137.
FRANKL, V. E., V. E. v. GEBSATTEL u. J. H. SCHULTZ (Hrsg.): Handbuch der Neurosenlehre und Psychotherapie, Bde. 1–5. München, Berlin 1959–1961.
FREUD, S.: Die Traumdeutung. Leipzig 1930.
–: Neue Folge der Vorlesungen zur Einführung in die Psychoanalyse. Wien 1933.
–: Inhibitions, symptoms and anxiety. London 1936.
–: Abriß der Psychoanalyse. Hamburg 1953.
FREY, R., H. U. GEBERSHAGEN u. K. P. MÜLLER: Psychische Führung am Krankenbett. Stuttgart 1976.
FRIEDEBURG, L. v.: Die Umfrage in der Intimsphäre. Stuttgart 1953.
FROMM-REICHMANN, F.: Intensive Psychotherapie. Stuttgart 1959.
FUCHS, E.: Geschichte der erotischen Kunst. München 1912.
FUCHS, E., u. W. GRONEMEYER: Die Beziehung von Provokationstesten zu Anamnese und Hautreaktion beim Asthma bronchiale. Verh. Dt. Ges. inn. Med. **65** (1959) 848.
FUCHS, G.: Verlaufsbeobachtungen bei chronisch rezidivierender Colitis ulcerosa vor und nach Psychotherapie. Med. Dipl. Jena 1976.
FURRER, W. L.: Objektivierung des Unbewußten. Bern 1969.
–: Neue Wege zum Unbewußten. Bern 1970.
GEISSMANN, P., u. R. DURAND DE BOUSINGEN: Les méthodes de relaxation. Bruxelles 1968.
GESSNER, J.: Ein gedecktes Ulcus ventriculi perforans bei einem Schimpansen. Wiss. Z. Friedrich-Schiller-Univ. Jena, math.-naturw. R. **4** (1954/55) 203.
GEYER, M.: Das ärztliche Gespräch. Berlin 1985.
GEYER, M., E. BARTHEL, F. SCHRÖDER, G. FRANKE u. R. KÜSTNER: Prognose, Chronifizierung und therapeutische Beziehung bei unbefriedigend gebesserte sekundären Fehlentwicklungen mit kardiovaskulären Störungen. Psychiatr. Neurol. med. Psychol. **31** (1979) 681.
GEYER, M., u. V. KLAHRE: Beitrag zur vergleichenden Epidemiologie der Neurosen. Dt. Gesundh.-Wesen **36** (1981) 2104.
GEYER, M., J. OTT u. W. KÖNIG: Psychotherapeutisches Denken und Handeln in der Medizin. In: 10. Psychotherapiekongreß Erfurt 1982, S. 2.

GHEORGHIU, V. A.: Untersuchungen zur hypnotischen Amnesie und Hypermnesie. Mainz, Diss. 1969.

–: Hypnose und Gedächtnis. München 1973.

GIESE, H., u. V. E. v. GEBSATTEL (Hrsg.): Psychopathologie der Sexualität. Stuttgart 1962.

GIRNDT, E., u. G. SCHAEFFER: Hypnokatharsis und autogene Abreaktion. In: G. KLUMBIES: Hypnosetherapie. Leipzig 1981, S. 73.

GLATZEL, H.: Krankheitsgestaltung und Charakter. V. Die Wesensart von Angina-pectoris-Kranken. Ärztl. Wschr. 6 (1951) 852.

–: Ernährung (neurotische Störungen), in: Handbuch Neurosenlehre u. Psychotherapie. Hrsg. V. E. FRANKL, V. E. v. GEBSATTEL u. J. H. SCHULTZ, Bd. 2. München, Berlin 1959, S. 248.

–: Verhaltensphysiologie der Ernährung. S. 189. München, Berlin, Wien 1973.

GLAUBITZ, R., V. DZIONY u. D. DZIONY: Ausgewählte klinische und psychologische Merkmale bei Patienten mit Ulcus duodeni. Med. Dipl. Jena 1976.

GÖLLNITZ, G.: Indikationen, Grenzen und Prognosen der Heilpädagogik als therapeutische Maßnahmen, in: H. SCHWARZ (Hrsg.), Jugendprobleme in pädagogischer, medizinischer und juristischer Sicht. Jena 1967.

–: Sind Verhaltensstörungen eine medizinische Diagnose? Psychiatr. Neurol. med Psychol. 34 (1982) 7.

GÖRRES, A.: Methoden und Erfahrungen der Psychoanalyse. München 1958.

–: Denkschrift zur Lage der ärztlichen Psychotherapie und der psychosomatischen Medizin. Wiesbaden 1964.

GÖTH, N., u. J. WEIGELIN: Begutachtung und Invalidisierung bei Neurosen und funktionellen Erkrankungen. Z. Ärztl. Fortbild. 73 (1979) 214.

GRAFF, CHR., R. BAUMANN, H. ZIPRIAN, W. HARTRODT u. W. GÖDICKE: Das Verhalten vegetativer und biochemischer Parameter bei essentiellen Hypertonikern während psychischer Stress-Situationen. Dt. Gesundh.-Wesen 26 (1971) 6.

GRASSEL, H.: Jugend, Sexualität, Erziehung. Berlin 1967.

GROSS, D. (Hrsg.): Die organismischen Verfahren der Psychotherapie. Die Therapie der Angina pectoris und der spastischen Bronchitis. Stuttgart 1965.

–: Fehlsteuerungen des autonomen Nervensystems. Stuttgart 1976.

Grundzüge der Neurosenlehre. Nachdr. a. d. Handb. d. Neurosenlehre u. Psychotherapie. München, Berlin 1971.

ĞUBATSCHEW, J. M., B. W. IOWLEW, B. D. KARWASARSKI, S. A. RASUMOW u. E. M. STABROWSKI: Der emotionelle Streß unter den Bedingungen von Norm und Pathologie des Menschen. Leningrad 1976 (russ.).

GUBEL, I.: Sofrologie – Evolucio Historica. Sofrol. y med. psicosomat. (Argent.) 9 (1981/82) 218.

GUTTMANN, G.: Einführung in die Neuropsychologie 2. Aufl. Bern 1974.

HÄFNER, H.: Schulderleben und Gewissen. Stuttgart 1956.

–: Psychopathen. Berlin, Göttingen, Heidelberg 1961 (Monogr. a. d. Gesamtgeb. d. Neurol. u. Psychiat. H. 94).

HÄFNER, H., u. H. FREYBERGER: Über psychogene Blindheit. Z. Psychother. 4 (1954) 224.

HÁJEK, P., u. M. SVOBODA: Hypnotisierbarkeit der Hypnotiseure. In: G. KLUMBIES: Hypnosetherapie. Leipzig 1981, S. 70.

HALLIDAY, J. L.: Psychological factors in rheumatism. Brit. Med. J. I (1937) 213 u. 264.

–: Concept of psychosomatic rheumatism. Ann. Int. Med. 15 (1941) 666.

HAMILTON, M.: Psychosomatics. London 1955.

HANSEN, K.: Innere Medizin und Psychotherapie, in: Ber. über d. 1. Allg. ärztl. Kongreß f. Psychotherapie. Halle 1927, S. 49.

HANTSCHMANN, M., H. J. HAUSCHILD, S. MÜLLER u. G. DI POL: Vergleichende Untersuchungen zur Effektivität des autogenen Trainings ohne und mit fremdsuggestiver Unterstützung. Vortrag Leipzig 28. 4. 1971.

HÁRDI, I.: Psychologie am Krankenbett. Berlin 1968.

HARRER, G. (Hrsg.): Grundlagen der Musiktherapie und Musikpsychologie. Berlin 1977.

HARTRODT, W., K. H. BROSOWSKI u. R. BAUMANN: Ein Beitrag zur Beziehung zwischen Renin-Angiotensin-Aldosteron-System und ZNS bei der Hypertoniegenese. Dt. Gesundh.-Wesen **26** (1971) 237.

HASSLER, R.: Das Schmerzerlebnis in Abhängigkeit von neuronalen Systemen, in: Hypnose u. Schmerz. Die hypnosuggestive Analgesie. Hrsg. D. LANGEN u. TH. SPOERRI. Basel, New York 1968, S. 1.

HAU, T. F.: Psychodynamische Faktoren bei Angina pectoris. Z. Psychosom. Med. **10** (1964) 26.

– (Hrsg.): Klinische Psychotherapie. Stuttgart 1975.

HAU, T. F., u. H. G. ARNDTS (Hrsg.): Psychoanalyse heute. Stuttgart 1977.

HAUSS, K. (Hrsg.): Medizinische Psychologie im Grundriß. Göttingen 1976.

HECHT, K., u. K. TREPTOW: Der Einfluß einer belastenden Lernsituation auf den systolischen Blutdruckverlauf von Albinoratten. Dt. Gesundh.-Wesen **25** (1970) 1483.

HEIDRICH, R.: Über einige Erfahrungen mit dem autogenen Training und der Hypnose in Lehre und Praxis. Dt. Gesundh.-Wesen **14** (1959) 902.

HEIGL, F.: Was ist wirksam in der psychoanalytischen Therapie? Z. psychosomat. Med. **12** (1966) 282.

–: Indikation und Prognose in Psychoanalyse und Psychotherapie. 2. Aufl. Göttingen 1978.

HEIGL-EVERS, A.: Konzepte der analytischen Gruppenpsychotherapie. 2. Aufl. Göttingen 1978.

HEILIG, R., u. H. HOFF: Über psychogene Entstehung des Herpes labialis. Med. Klin. **24** (1928) 1472.

HEINE, L., u. W. COMBERG: in: TH. AXENFELD, Lehrbuch und Atlas der Augenheilkunde, 9. Aufl. Jena 1949.

HEINZE, K. P.: Der Einfluß des Alters und neurotischer Störungen auf Leistung und Leistungsverhalten im motorischen Wahlreaktionsversuch. Med. Dipl. Jena 1978.

HEISS, R.: Tiefenpsychologie, 2. Aufl. Bern, Stuttgart 1964.

HEISS, R., u. H. HILTMANN: Der Farbpyramidentest (nach Pfister). Bern 1951.

HELM, J.: Gesprächspsychotherapie. Berlin 1978.

HELM, J., u. I. FROHBURG: Psychotherapieforschung. Berlin 1972.

HELM, J., E. KASIELKE u. J. MEHL: Neurosendiagnostik. Berlin 1974.

HELM, J., E. KASIELKE, J. MEHL u. E. H. STRAUSS: Neurosenpsychologie. Berlin 1976.

HELM, J., H. D. RÖSLER u. H. SZEWCZYK (Hrsg.): Klinisch-psychologische Forschungen – Ergebnisse und Tendenzen. Berlin 1976.

HESS, H.: Der MMQ als psychodiagnostisches Kurzverfahren zur Grobdifferenzierung von Neurosen. Fortbildungsvortrag der Ges. f. ärztl. Psychother. DDR, Reinhardsbrunn 1968.

HESS, H., H. BENKENSTEIN, W. BLUM, W. GUNIA, W. KÖNIG u. J. LISTING: Krankengutanalyse stationärer psychotherapeutischer Einrichtungen. In: HESS, H., et al.: Psychotherapie – Integration und Spezialisierung. Leipzig 1980.

HESS, H., K. HÖCK u. A. KÜSTNER: Entwicklung einer Skala des 470-Tests zur Erfassung d. Globalneurosewertes (GN). Probleme u. Ergebn. d. Psychol. H. 57 (1976), S. 25.

HESS, H., W. KÖNIG u. J. OTT (Hrsg.): Psychotherapie – Integration und Spezialisierung. Leipzig 1980.

HESS, W. R.: Experimentalphysiologie und Psychologie. Helv. Physiol. Acta **10** (1952) 395.

–: Das Zwischenhirn. Basel 1954.

–: Psychologie in biologischer Sicht. Stuttgart 1962.

HEYER, G. R.: Das körperlich-seelische Zusammenwirken in den Lebensvorgängen. München 1925 (Grenzfragen d. Nerven- u. Seelenlebens Nr. 121).

–: Hypnose und Hypnosetherapie, in: Die psychischen Heilmethoden. Hrsg. K. BIRNBAUM. Leipzig 1927, S. 73.

–: Praktische Seelenheilkunde. München 1949.

–: Vom Kraftfeld der Seele. Stuttgart 1949.

–: Menschen in Not. Ärztebriefe aus e. psychotherap. Praxis. Stuttgart 1951.

–: Der Organismus der Seele. München 1952.

–: Seelenkunde im Umbruch der Zeit. Bern, Stuttgart 1964.

HIEBSCH, H.: Sozialpsychologische Grundlagen der Persönlichkeitsformung. Berlin 1966.

HIEBSCH, H., u. M. VORWERG: Einführung in die marxistische Sozialpsychologie. Berlin 1968.

HIEBSCH, H.: Sozialpsychologie. Berlin 1979.
HILGER, W.: Die Hypnose und die Suggestion. Jena 1925.
HILTMANN, H.: Kompendium der psychodiagnostischen Tests. Bern, Stuttgart 1960.
HILTMANN, H., K. H. WEWETZER u. H. R. TEIRICH: Gruppenpsychotherapie. Bern 1957.
HINKLE, L. E., F. M. EVANS u. S. WOLF: Studies in diabetes mellitus. Psychosomat. Med. 13 (1951) 160 u. 184.
HOCHHEIMER, W.: Die Psychotherapie von C. G. Jung. Bern 1966.
HOCHREIN, M., u. I. SCHLEICHER: Herz-Kreislauferkrankungen. Darmstadt 1959.
HÖCK, K.: Zum Krankheitsbild d. neurotischen Reaktionen in der heutigen Zeit. Psychiatr. Neurol. med. Psychol. 12 (1960).
– (Hrsg.): Gruppenpsychotherapie in Klinik und Praxis. Ergänzter Ber. d. Internat. Symp. über Gruppenpsychotherapie Berlin 1966. Jena 1967.
–: Psychosomatische Störungen unter dem Aspekt der Gruppenpsychotherapie, in: IV. Int. Kongr. f. Gruppenpsychotherapie. Wien 1968, S. 19.
–: Erfahrungen bei der Rehabilitation von neurotischen Patienten in der Psychotherapeutischen Klinik, in: Rehabilitation, Organisation und medizinische Praxis. Leipzig 1969.
–: Die Verwendung des MMPI zur Persönlichkeitsdiagnostik. Psychiat. Neurol. med. Psychol. 21 (1969) 304.
–: Psychotherapie i.d. mod. Gynäkologie. Leipzig 1973.
–: Intendierte dynamische Gruppenpsychotherapie, in: Gruppenpsychother. u. soz. Umwelt. Hrsg. A. UCHTENHAGEN, R. BATTEGAY u. A. FRIEDMANN. Wien 1975, S. 668.
–: Dynamics and mechanisms of the process of group psychotherapy in neuroses, in: Gruppenpsychotherapie bei Neurosen und Psychosen. Hrsg. B. D. KARVASARSKIJ u. V. A. MURZENKO. Leningrad 1975, S. 46.
–: Zur Methodenintegration in der stat. Psychotherapie. Psychiatr. Neurol. med. Psychol. 27 (1975) 385.
–: Zur Definition und Klassifikation der Neurosen. Psychiatr. Neurol. med. Psychol. 28 (1976) 481.
–: Psychotherapie in der DDR. Berlin 1979.
– (Hrsg.): Gruppenpsychotherapie. 3. Aufl. Berlin 1981.
–: Zielstellungen und Entwicklung der Psychotherapie in der DDR. Psychotherapieberichte HdG Berlin, Heft 31, 1985.
HÖCK, K., u. H. HESS: Psychologische Untersuchungen bei Asthma bronchiale. Psychiat. Neurol. med. Psychol. 20 (1968) 31.
–: Zur Verwendung des MMPI in der Verlaufsforschung stationärer Gruppenpsychotherapie.
– Psychiatr. Neurol. med. Psychol. 24 (1972) 465.
– –: Der Beschwerdefragebogen (BFB). Berlin 1975.
– –: Zur psychischen Rehabilitation Infarktkranker. Ärztl. Fortbild. 71 (1977) 649.
– –: Der Verhaltensfragebogen (VFB). Berlin 1976.
HÖCK, K., u. W. KÖNIG: Neurosenlehre und Psychotherapie. 2.Aufl. Jena 1979.
HÖCK, K., u. K. SEIDEL (Hrsg.): Psychotherapie und Gesellschaft. Berlin 1976.
HÖCK, K., H. SZEWCZYK u. H. WENDT: Neurosen. 3. Aufl. Berlin 1973.
HOFF, F.: Akuter totaler Pigmentverlust. Dt. med. Wschr. 79 (1954) 284.
HOFF, H., u. E. RINGEL: Aktuelle Probleme der psychosomatischen Medizin. München 1964.
HOFFMANN, E.: Über plötzliches Ergrauen durch heftigen Schreck. Acnitis subita psychogenica. Haut-Geschl.-Krkh. 12 (1957) 74.
HOFFMANN, H.: Untersuchungen zur Frage der Wirksamkeit psychischer Faktoren beim Asthma bronchiale. Med. Welt Nr. 38 u. Nr. 40 (1961) 1938 u. 2078.
HOFSTÄTTER, P. R.: Psychologie. Frankfurt/M., Hamburg 1967.
HOLLAND, J. G., u. B. F. SKINNER: Analyse des Verhaltens, 2. Aufl. München, Berlin, Wien 1973.
HOLLMANN, W.: Zur Psychosomatik der Angina pectoris. Hippokrates 21 (1950) 21.
–: Krankheit und soziale Umwelt. Zur sozialen Pathogenese innerer Krankheiten. Psychiat. Neurol. med. Psychol. 3 (1951) 15.
–: Zur Psychologie der wichtigsten Organneurosen und ihrer Folgekrankheiten. Med. Klin. 46 (1951) 681.

HOLLMANN, W.: Leistungsminderung durch Störung der Umweltbeziehung. Berlin 1957.
HOLLMANN, W., u. H. ERDMANN: Asthma psycho-allergicum. Allergie Asthma **1** (1955) 231.
HOLLMANN, W., E. MIELKE u. J. REINHARDT: Lungentuberkulose und psychische Situation. Leipzig 1954.
HOLST, E. v.: Zentralnervensystem und Peripherie in ihrem gegenseitigen Verhältnis. Klin. Wschr. **29** (1951) 98.
–: Verschiedenheit zentralvenöser Funktionsmechanismen. Nervenarzt **24** (1953) 1.
HORVAI, J.: Die Indikation zur hypnosuggestiven Schmerzbehandlung. Psychother. Psychosom. **14** (1966) 468.
HUEBSCHMANN, H.: Psyche und Tuberkulose. Stuttgart 1952.
–: Die soziale Funktion der Psychotherapie. Acta psychother. **4** (1956) 313.
HURST, A., R. HENKEN u. G. J. LUSTIG: Some psychosomatic aspects of respiratory diseases. Amer. Practioner **1** (1950) 486.
ILLING, H. A.: Das therapeutische Team in der Psychiatrie und Psychotherapie in Amerika. Heilkunst **76** (1963) 238.
Internationale Statistische Klassifikation der Krankheiten, Verletzungen und Todesursachen der Weltgesundheitsorganisation (WHO). 9. Rev. 1975. Berlin 1978.
IONESCU, G.: Introducere in psihologia medicala. Bukarest 1973.
ISENBERG, D., u. O. VOGT: Zur Kenntnis des Einflusses einiger psychischer Zustände auf die Atmung. Z. Hypnotism. **10** (1902) 131 u. 229.
IVANOW-SMOLENSKI, A. G.: Grundzüge der Pathophysiologie der höheren Nerventätigkeit. 2. Aufl. Berlin 1954.
JÄHNIG, S.: Psychophysiologische Untersuchungen in der Psychotherapie. Probl. Ergebn. Psychol. 1979. H. 71, 93–101.
JANUS, L.: Psychophysiologische Untersuchungen bei funktionellen Muskelverspannungen im Nackenbereich. In: WEINTRAUB et al. (s. dort).
JASPERS, K.: Gesammelte Schriften zur Psychopathologie. Berlin, Göttingen, Heidelberg 1963.
JESSEN, F.: Lungenschwindsucht und Nervensystem. Jena 1905.
JOHNSON, A., L. B. SHAPIRO u. F. ALEXANDER: Preliminary report on a psychosomatic study of rheumatoid arthritis. Psychosomat. Med. **9** (1947) 295.
JOLOWICZ, E.: Praktische Psychotherapie. Berlin 1935.
JONES, G. S.: Therapie oder Tortur? Stuttgart 1976.
JONGSMA, M. W., u. B. STOKVIS (Hrsg.): Medizinische Psychologie in der hausärztlichen Praxis. Stuttgart 1963.
JORES, A.: Psychosomatische Medizin. Verh. Dt. Ges. inn. Med. **55** (1949) 57.
–: Das Asthma bronchiale in psychosomatischer Betrachtung. Med. Klin. **46** (1951) 1217.
–: Diabetes insipidus als psychologisches Problem, in: Handbuch d. Inneren Medizin, Bd. 7, T. 1. Berlin 1955, S. 120.
–: Psychologisch-soziologische Faktoren als Krankheits- und Todesursache. Verh. Dt. Ges. inn. Med. **65** (1959) 157.
–: Vom kranken Menschen. Stuttgart 1960.
–: Die Medizin in der Krise unserer Zeit, 2. Aufl. Bern, Stuttgart 1961.
–: Worte für Kranke. Bern 1969.
–: Menschsein als Auftrag, 3. Aufl. Bern 1970.
– (Hrsg.): Praktische Psychosomatik. Bern 1976.
JUNG, C. G.: Die Beziehungen der Psychotherapie zur Seelsorge. Zürich 1948.
–: Über psychische Energetik und das Wesen der Träume. Zürich 1948.
–: Seelenprobleme der Gegenwart. Zürich 1950.
KALIEBE, H.: Änderung des EKG durch seelischen Einfluß. Med. Klin. **46** (1951) 1201.
KARWASARSKI, B. D., W. M. WOLOWIK, R. A. SATSCHEPICKI, S. S. LIBICH u. W. K. MJAGER: Psichoterapija pri nervnych i psichiceskich zabolevanijach. Leningrad 1973.
KASA, G.: Die Bedeutung der Hypnosetherapie bei der Behandlung von Alkoholikern. In: G. KLUMBIES: Hypnosetherapie. Leipzig 1981, S. 83.
KATSCH, G.: Psychologische und chemische Allergie beim Asthma. Dt. med. Wschr. **80** (1955) 1125.

KATSCHNIG, H.: Sozialer Streß und psychische Erkrankung. Fortschr. d. Sozialpsychiatrie. Bd. 5. München 1980.

KATZ, D.: Studien zur experimentellen Psychologie. Basel 1953.

KATZENSTEIN, A. (Hrsg.): Hypnose. Jena 1971.

–: Suggestion und Hypnose in der psychotherapeutischen Praxis. Jena 1978.

–: Neuere Entwicklung der Hypnosetherapie im englisch-amerikanischen Sprachbereich. In: G. KLUMBIES: Hypnosetherapie. Leipzig 1981, S. 34.

KATZENSTEIN, A., I. GAEFKE u. E. KRIEGEL: Zur Vielfalt der Wechselbeziehungen psychischer Einflüsse bei Entstehung und Verlauf des Hypertonus. Verh. Dt. Ges. exper. Med. **20** (1968) 79.

– – –: Unterschiedliche Informationsverarbeitung von Reizkomplexen verschiedenartiger biosozialer Bedeutsamkeit bei Hypertonikern und Normotonikern. Dt. Gesundh.-Wesen **25** (1970) 1479.

KEHL, K., u. R. MÜLLER: Ein psychisches Belastungs-EKG (Streß-EKG). Dt. Gesundh.wes. **34** (1979) 924.

KEHRER, F., u. E. KRETSCHMER: Die Veranlagung zu seelischen Störungen. Berlin 1924.

KEMPER, H., u. R. WACHSMUTH: Das Gruppengespräch. Med. Mschr. **8** (1954) 184.

KEMPER, W.: Die Indikation zur Psychotherapie bei Neurosen, in: Kongreßber. über d. 2. Tagung d. Dt. Allg. ärztl. Ges. f. Psychotherapie, Düsseldorf 1938. Düsseldorf 1938, S. 5.

–: Die Seelenheilkunde in unserer Zeit. Stuttgart 1947.

–: Die Honorarfrage in der Psychotherapie. Psyche **4** (1950) 201.

–: Der Traum und seine Be-Deutung. Hamburg 1955.

–: Zur Praxis der therapeutischen Traumdeutung. Z. Psychother. **6** (1956) 233.

–: Die Störungen der Liebesfähigkeit beim Weibe. Darmstadt 1967.

KEREKJARTO, M. v.: Medizinische Psychologie. 2. Aufl. Heidelberg 1976.

KIELSTEIN, R., L. LACHHEIN, D. MÜLLER u. E. KÖHLER: Kooperation und Leistungsfähigkeit chronischer Hämodialysepatienten. Dt. Gesundh.-Wesen **37** (1982) 1263.

KINSEY, A. C., W. B. POMEROY u. C. E. MARTIN: Das sexuelle Verhalten des Mannes. Berlin, Frankfurt 1955.

KINSEY, A. C., W. B. POMEROY, C. E. MARTIN u. P. H. GEBHARD: Das sexuelle Verhalten der Frau. Berlin, Frankfurt 1954.

KLAGES, W.: Der menschliche Antrieb. Stuttgart 1967.

KLAPP, B. F.: Psychosoziale Intensivmedizin. Berlin, Heidelberg, New York, Tokyo 1985.

KLAPPER, J.: Die Rolle psychischer Faktoren in der Genese des Asthma bronchiale. Jena, med. Diss. 1965.

KLEINSORGE, H.: Die Einwirkungen affektiver Erregungen auf das Blut. Jena, med. Habil. 1949.

–: Funktioneller Morbus Addison nach psychischem Trauma. Z. Psychother. **4** (1954) 18.

–: Gezieltes Gruppentraining bei Organfunktionsstörungen. Z. Psychother. **4** (1954) 184.

–: Selbstentspannung, Trainingsheft. Jena 1965.

KLEINSORGE, H., u. B. BAUER: Der Erfolgs- und Mißerfolgsversuch als psychodiagnostisches Verfahren. Z. Psychother. **3** (1953) 101.

KLEINSORGE, H., u. G. BOLLAND: Experimentelle Untersuchungen affektiver Einflüsse auf den Grundumsatz. Med. Klin. **51** (1956) 41.

– –: Regulationsabläufe im weißen Blutbild sowie in den Mineral-, Blutzucker- und Vitamin-B_{12}-Spiegeln des Serums nach seel. Erregungen. Med. Klin. **51** (1956) 1736.

KLEINSORGE, H., M. FÖLDI, G. BOLLAND u. H.-H. WITTIG: Änderung der Nierenfunktion und Hämodynamik durch zentralvenöse Einflüsse. Med. Klin. **51** (1956) 2077.

KLEINSORGE, H., u. G. KLUMBIES: Herz und Seele (Hypnose und EKG). Dt. med. Wschr. **74** (1949) 4 u. 37.

– –: Psychotherapie in einer Medizinischen Universitäts-Poliklinik. Ärztl. Wschr. **5** (1950) 665.

– –: Vom sozialen Wert der Psychotherapie. Dt. Gesundh.-Wesen **7** (1952) 923.

– –: Psychosomatik und Innere Medizin. Med. Klin. **49** (1954) 1793.

KLEINSORGE, H., u. G. KLUMBIES: Psychogene Hautreaktionen. Wiss. Z. Friedrich-Schiller-Univ. Jena, math.-naturw. R. 4 (1954/55) 49.
– –: Kritische Prüfung einer Stichprobe von 1000 Psychotherapiefällen. Dt. Gesundh.-Wesen 12 (1957) 1298.
– –: Psychotherapie in Klinik und Praxis. München 1959.
– –: Technique of Relaxation. Engl. Übers. R. L. WALKER. Bristol 1964.
– –: Technika relaksacii (Technik der Relaxation). Russ. Übers. K. I. MIROWSKI u. I. M. KELMAN. Moskau 1965.
– –: Technik der Relaxation, 3. Aufl. Jena 1967.
– –: Technik der Hypnose für Ärzte, 3. Aufl. Jena 1969.
– –: Technik der Relaxation. Japan. Übers. Y. JKEMI, Tokyo 1970.
KLEINSORGE, H., G. KLUMBIES, H.-J. CORRENS, B. BAUER, E. DRESSLER, W. FINCK u. E. VÖLKNER: Angina pectoris, Angst und Schilddrüsenfunktion, in: Abh. über d. Pathophysiol. d. Regulationen, H. 6. Jena 1962.
KLEINSORGE, H., G. KLUMBIES, H.-J. CORRENS, E. DRESSLER u. E. VÖLKNER: Beziehungen zwischen Schilddrüse, Herz und Angst. Verh. Dt. Ges. inn. Med. 66 (1960) 385.
KLEINSORGE, H., u. K. RÖSNER: Zur Schlaftherapie. Neuralmedizin 2 (1954) 5.
– –: Theorie und Technik der Schlaftherapie. Dt. Gesundh.-Wesen 9 (1954) 211.
– –: Schlaftherapie mit Phenothiazinderivaten. Therap. Gegenw. 95 (1956) 44.
– –: Schlafbehandlung, in: Handbuch der klinischen Psychologie, Bd. 2. Hrsg. E. STERN. Zürich 1958.
KLEINSORGE, H., K. RÖSNER u. S. DRESSLER: Experimentelle Untersuchungen über den Elektroschlaf. Arch. physik. Therap. 9 (1957) 20.
KLINGER, H.: Die Behandlung des Asthma bronchiale mit autogenem Training. Jena, med. Diss. 1969.
KLIX, F., W. GUTJAHR u. J. MEHL (Hrsg.): Intelligenzdiagnostik. Berlin 1967.
KLUMBIES, G.: Psychogene Coronarspasmen. Ärztl. Wschr. 5 (1950) 716.
–: Hypnoseerfolge bei organischen Krankheiten. Dt. Gesundh.wes. 6 (1951) 197.
–: Ablationshypnose. Z. Psychother. 2 (1952) 221.
–: Psychotherapie des Internisten. Wiss. Z. Friedrich-Schiller-Univ. Jena, math.-naturw. R. 2 (1952/53) 35.
–: Psychotherapeutische Arbeitsmethoden des Internisten, in: Die Vortr. d. 3. Lindauer Psychotherapiewoche 1952. Hrsg. E. SPEER. Stuttgart 1953, S. 75.
–: Fehldiagnosen der Psychogenie, in: Dt. Internistentag, Leipzig 1955, S. 222.
–: Ist das Großhirn der oberste Hirnabschnitt? In: Arbeitstagungen über kortiko-viszerale Regulationen, Leipzig 1954. Berlin 1955, S. 18.
–: Untersuchungen über das Wesen der Hypnose, in: Arbeitstagung über kortiko-viszerale Regulationen, Leipzig 1954. Berlin 1955, S. 274.
–: Kausalität oder Finalität? Ärztl. Wschr. 11 (1956) 765.
–: Die kortiko-koronaren Beziehungen, in: 1. Arbeitstagung über zentrale Regulation d. Funktionen d. Organismus, Leipzig 1955. Berlin 1956, S. 145.
–: Zur Jugendsexualität. Z. Psychother. 6 (1956) 259.
–: Psychogene Mechanismen bei Herzerkrankungen. Mitt.-Bl. Med.-Wiss. Ges. Bezirk Suhl 4 (1957) 126.
–: Neue Ausblicke auf das Problem der biologischen Zweckmäßigkeit. Heilkunst 72 (1959) 375.
–: Erfahrungen mit der Ablationshypnose bei chronischen Schmerzzuständen. Dt. Gesundh.-Wesen 14 (1959) 2101.
Scheinbar vegetative Fehlsteuerungen durch natürliche Regulationen unter naturfremden Lebensverhältnissen. Heilkunst 72 (1959) 109.
–: Neurosenprobleme in Klinik und Experiment: Herz- und Kreislauferkrankungen; Vegetativer Symptomenkomplex; Atmung, in: Schriftenreihe d. ärztl. Fortbildg. Bd. 9. Berlin 1959, S. 91.
–: Internistische Erfolgsstatistik unterschiedlicher psychotherapeutischer Methoden. Internat. J. Soc. Psychiatr. 5 (1959) 151.
–: Instinktive Verhaltensweisen des Menschen. Ärztl. Fortbild. 54 (1960) 1141.
–: Les progrès de l'hypnose thérapeutique. Rev. méd. psychosomat. 2 (1960) 184.

KLUMBIES, G.: Notwendigkeit und Formen poliklinischer Psychotherapie. Hippokrates 32 (1961) 730.
–: Die Gesetzmäßigkeiten instinktiven Reagierens bei Tier und Mensch. Heilkunst 74 (1961) 165.
–: Moderne Psychotherapie und Ablationshypnose, in: Beitr. zur modernen Therapie, Bd. 4. Jena 1962, S. 67.
–: Klinik der Schlafstörungen, in: Grundfunktionen. Hrsg. P. VOGLER. Leipzig 1962, S. 141.
–: Les résultats du traitement psychothérapeutique de la dyskinésie de l'oesophage, in: Psychosomatique et gastro-entérologie. Paris 1962, S. 145.
–: Psychotherapeutische Behandlungsergebnisse bei Oesophagus-Achalasie, in: 2. Weltkongr. f. Gastroenterologie, München 1962, Bd. 1. Basel 1963, S. 106.
–: Psychotherapie beim Asthma bronchiale – eine Einschätzung der Indikationen und Erfolgsaussichten. Allergie Asthma 9 (1963) 126.
–: Häufigkeit und Anlässe psychogener Erkrankungen in den verschiedenen Lebensaltern, in: Biologie d. Lebensalter. Dresden 1963, S. 210.
–: Sugestión e hipnosis. Rev. lat.-amer. hipn. clin., Buenos Aires 4 (1963) 51.
–: Schlaf und Schlafstörungen. Heilkunst 76 (1963) 228.
–: Tagungsbericht der Gesellschaft für ärztliche Psychotherapie, Leipzig 1962. Psychiat. Neurol. med. Psychol. 15 (1963) 192.
–: Organspezifität oder organismische Integration psychischer Einflüsse am Gastroenteron, in: Physiotherapie in Einzeldarst, Bd. 1. Hrsg. P. VOGLER u. D. G. R. FINDEISEN. Leipzig 1964, S. 63.
–: Tagungsbericht der Gesellschaft für ärztliche Psychotherapie, Leipzig 1963. Psychiat. Neurol. med. Psychol. 16 (1964) 336.
–: Suggestion und Hypnose, in: Aktuelle Hypnose-Probleme. Leipzig 1964, S. 8 (Beih. z. Z. Psychiat., Neurol. med. Psychol. H. 3).
–: Therapie der Colitis ulcerosa. Selecta 7 (1965) 1157.
–: Psychoprophylaxe funktioneller Erkrankungen. Tag.-Ber. d. Sektion Inn. Med. in d. Dt. Ges. f. Klin. Med. 1964. Z. inn. Med. 20 (1965) 74.
–: Estado actual de la aplicación de la hipnosis en Alemania. Rev. ibero-amer. sofrolog., Buenos Aires 4 (1965) 126.
–: Therapie mit Psychopharmaka bei Funktionsstörungen der Atmung. Hippokrates 37 (1966) 725.
–: Problems of hypnosis, in: VÖLGYESI, F. A., Hypnosis of man and animals. London 1966, p. 180.
–: Therapie mit Psychopharmaka bei Funktionsstörungen der Atmung, in: Therapie über das Nervensystem, Bd. 6. Hrsg. D. GROSS. Stuttgart 1966.
–: Therapeutische Angriffspunkte bei kortiko-viszeralen Regulationsstörungen, in: Kortiko-viszerale Physiologie, Pathologie u. Therapie. Hrsg. R. BAUMANN u. K. FICHTEL. Berlin 1966, S. 277.
–: Geistige Gesundheit und Sexualität, in: Geistige Gesundheit in der neuzeitlichen Gesellschaft. Hrsg. D. MÜLLER-HEGEMANN. Leipzig 1967.
–: Zur Psychologie der arbeitenden Frau. Wiss. Z. Friedrich-Schiller-Univ. Jena, math.-naturw. R. 16 (1967) 241.
–: Zur Differentialdiagnose zwischen rheumatoid arthritis und psychogenem Rheumatismus, in: Beitr. z. Rheumatol, Bd. 13. Hrsg. H. TICHY u. K. SEIDEL. Berlin 1968, S. 195.
–: Pathogene Berufskonflikte. Wiss. Z. Friedrich-Schiller-Univ. Jena, math.-naturw. R. 17 (1968) 393.
–: Pathogene Berufskonflikte auf dem Boden psychischer Fehlentwicklungen. Wiss. Z. Friedrich-Schiller-Univ. Jena, math.-naturw. R. 17 (1968) 395.
–: Hypnoseprobleme, in: VÖLGYESI, F. A., Hypnose bei Mensch und Tier, 3. Aufl. Leipzig 1969.
–: Das Unbewußte in der Pathogenese unseres internistisch-psychotherapeutischen Krankengutes. Leipzig 1970, S. 45 (Beih. z. Z. Psychiat., Neurol. med. Psychol. H. 12).
–: Zur Definition der Neurose, In: Neurosen. Hrsg. K. HÖCK, H. SZEWCZYK u. H. WENDT. Berlin 1971.
–: In memoriam J. H. SCHULTZ. Psychiatr. Neurol. med. Psychol. 23 (1971) 191.
–: Psychotherapie, in: Therapie innerer Erkrankungen, 4. Aufl. Jena 1972.

KLUMBIES, G.: Neurosenentwicklung. 9. Tagg. Ges. Inn. Med. DDR 1974. Leipzig 1975, S. 275.

–: Notwendigkeit und Vorteile der Methodenkombination in der Psychotherapie, in: Psychotherapie in sozialistischen Ländern. Hrsg. M. HAUSNER, ST. KRATOCHVÍL u. K. HÖCK. Leipzig 1975, S. 163.

–: Verhaltensphysiologie der Fettsucht. 10. Tag. Ges. Inn. Med. DDR 1976. Leipzig 1977, S. 152.

–: Die wissenschaftliche Arzneimittelverordnung in der ambulanten Betreuung. Ärztl. Fortbildg. **71** (1977) 322.

–: Die Behandlung schwerer Schmerzzustände mit hypnotischer Analgesie, in: Suggestion u. Hypnose i. d. psychotherapeut. Praxis. Hrsg. A. KATZENSTEIN. Jena 1978, S. 143.

–: Der Evolutionsgedanke im klassischen Jena, in: Philosophie und Humanismus. Hrsg. E. LANGE. Weimar 1978, S. 107.

–: Funktionelle Magen-Darm-Erkrankungen (Rundtischgespräch). Z. Innere Med. **34** (1979) 304.

–: Terapia de Algias Severas con Hypno-Analgesia. Revista Ibero Americana de Sofrologia y Medicina Psicosomática (Buenos Aires) 8 (1980) 279–281.

–: Hypnosetherapie. Leipzig 1981.

KLUMBIES, G., u. G. EBERHARDT: Results of autogenic training in the treatment of hypertension, in: Proc. of the 4th World Congr. of Psychiatry, Madrid 1966, Part II. Amsterdam, New York, London, Paris, Milano, Tokyo, Buenos Aires 1968.

KLUMBIES, G., u. H. KLEINSORGE: Circulatory dangers and prophylaxis during orgasm. Internat. J. Sexol., Bombay **4** (1950) 61.

– –: Das Herz im Orgasmus. Med. Klin. **45** (1950) 952.

– –: Circulatory dangers and prophylaxis during orgasm, in: Sex, Society and the Individual. Hrsg. A. P. PILLAY u. A. ELLIS. Bombay 1953, S. 184.

– –: Kritische Untersuchungen zu einer Theorie der unbewußten Vorstellungen. Heilkunst **69** (1956) 423.

– –: Results of „Ablation Hypnosis". Brit. J. Med. Hypnot. **11** (1960) 17.

KLUMBIES, G., u. G. SCHAEFFER: Indikation, Technik und Ergebnisse der Ablationshypnose, in: Internat. Treatise of Medical Hypnosis. Hrsg. J. GUBEL. Buenos Aires 1964.

KLUMBIES, G., G. SCHAEFFER u. B. BAUER: Patientenzeichnungen als Ausdruck psychischer Fehlhaltungen. Jena 1971.

KLUMBIES, G., G. SCHAEFFER, B. BAUER u. G. SCHNABEL: Der Zeitaufwand zur Erzielung und Erhaltung der hypnotischen Analgesie. In: A. KATZENSTEIN (Hrsg.): Hypnose. Jena 1971, S. 235.

KLUSSMANN, R.: Psychosomatische Medizin. Berlin, Heidelberg, New York, Tokyo 1986.

KNOEPFEL, H.-K.: Einfache Psychotherapie für den Hausarzt. Bern, Stuttgart 1961.

–: Psychoanalytische Anregung zur Lebensgestaltung. Bern, Stuttgart 1964.

KOHLER, CH.: Kommunikative Psychotherapie. Jena 1968.

– (Hrsg.): Musiktherapie. Jena 1971.

KOHLER, CH., H. F. BÖTTCHER u. C. DIECK: Katamnestische Untersuchungen zur Berufsproblematik bei chronifizierten Neurosen, in: H. M. SZEWCZYK (Hrsg.), Konflikte im Beruf. Berlin 1968.

KOHLER, CH., u. A. KIESEL: Bewegungstherapie für Neurosen mit funktionellen Störungen. Leipzig 1972.

KOHLER, M., H. F. BÖTTCHER, CH. KOHLER, N. ROTH u. CH. SCHWABE: Physiologische und psychologische Untersuchungen zur rezeptiven Einzelmusiktherapie, in: Theorie und Praxis der Musiktherapie. Jena 1970.

KOLZOWA, M. M.: Die Bildung der höheren Nerventätigkeit des Kindes. Berlin 1960.

KÖNDGEN, R., u. K. ÜBERLA: Einjahreskatamnesen von 150 stationär psychotherapeutisch behandelten Patienten. Z. Psychother. **12** (1962) 246.

KÖNIG, W.: Autogenes Training im Rahmen analytisch orientierter Gruppenpsychotherapie, in: K. HÖCK (Hrsg.), Gruppenpsychotherapie in Klinik und Praxis. Jena 1967.

–: Autogenes Training im Kurort. Dt. Gesundh.-Wesen **24** (1969) 2004.

– (Hrsg.): Psychologie im Gesundheitswesen. 3. Aufl. Berlin 1976.

KÖNIG, W., G. DI POL u. G. SCHAEFFER: Fibel für Autogenes Training. 4. Aufl. Jena 1979.

– – –: Das autogene Training. Jena 1979.

KRAFFT-EBING, R.: Hypnotische Versuche. Stuttgart 1893.

Kratochvíl, St.: Sleep hypnosis and waking hypnosis. Internat. J. Clin. Exper. Hypn. 18 (1970) 25.
–: Prolonged hypnosis and sleep. Amer. J. Clin. Hypnot. 12 (1970) 254.
–: Psychotherapie. Praha 1970.
–: Podstata hypnózy a spánek. Praha 1972.
Kratochvíl, St., u. N. Shubat: Activity-passivity in hypnosis and in the normal state. Internat. J. Clin. Exper. Hypnot. 19 (1971) 140.
Krause, W. R.: Beeinflussung von Lernleistungen durch Hypnose und Suggestion unter besonderer Berücksichtigung des Autogenen Trainings. Med. Diss. Halle 1979.
Kreher, Ch., u. St. Nitschkoff: Der Einfluß einer experimentellen Neurose auf das Blutdruckverhalten von Albinoratten unterschiedlichen Alters. Dt. Gesundh.-Wesen 25 (1970) 93.
– –: Der Einfluß einer experimentellen Neurose auf das Blutdruckverhalten von Albinoratten nach unilateraler Nierenkapselung. Dt. Gesundh.-Wesen 26 (1971) 189.
Kreher, Ch., St. Nitschkoff u. R. Baumann: Der Einfluß einer experimentellen Neurose auf das Blutdruckverhalten von Albinoratten unter Desoxykortikosteronapplikation. Dt. Gesundh.-Wesen 25 (1970) 1005.
Kretschmer, E.: Über gestufte aktive Hypnoseübungen und den Umbau der Hypnosetechnik. Dt. med. Wschr. 71 (1946) 281.
–: Hysterie, Reflex und Instinkt. Stuttgart 1948.
–: Psychotherapeutische Studien. Stuttgart 1949.
–: Suggestion und Training, in: Ber. über d. Kongreß f. Neurologie u. Psychiatrie, Tübingen 1947. Tübingen 1949, S. 1.
–: Körperbau und Charakter. Berlin 1951.
–: Die psychosomatischen Behandlungsformen, in: Die Vortr. d. 2. Lindauer Psychotherapiewoche 1951. Hrsg. E. Speer. Stuttgart 1952, S. 99.
–: Medizinische Psychologie. Stuttgart 1956.
–: Der puberale Instinktwandel. Münch. med. Wschr. 101 (1959) 595.
–: Medizinische Psychologie, 12. Aufl. Stuttgart 1963.
Kretschmer, W.: Die Neurose als Reifungsproblem. Stuttgart 1952.
–: Selbsterkenntnis und Willensbildung im ärztlichen Raume. Stuttgart 1958.
Kriegel, E. (Hrsg.): Stellung und Aufgaben der Psychotherapie im sozialistischen Gesundheitsschutz. (Als Manuskript gedruckt.)
Kuhl, J.: Motivation, Konflikt und Handlungskontrolle. Berlin, Heidelberg, New York, Tokyo 1983.
Kühn, H.: Konflikte der Studierenden. In: H. Szewczyk, Konflikte im Beruf (s. dort).
Kulawik, H.: Psychodynamische Kurztherapie. Leipzig 1984.
Kulawik, H., u. C. Schmaus: Psychotherapie-Methoden-Kombination, Zwischenbilanz und Neubesinnung. Psychiatr. Neurol. med. Psychol. 34 (1982) 641.
Kurth, E., I. Göhler u. H. H. Knaape: Untersuchungen über den Pavor nocturnus bei Kindern. Psychiatr. Neurol. med. Psychol. 17 (1965) 1.
Kussmann, T., u. H. Kölling (Hrsg.): Biologie und Verhalten des Menschen. Bern 1970 (Beitr. d. sowjet. Psychophysiol.).
Labhardt, F. (Hrsg.): Psychologische Grundlagen der Psychosomatischen Medizin. Basel 1973.
Langen, D.: Indikationen zur stationären und ambulanten Psychotherapie, in: Die Vortr. d. 3. Lindauer Psychotherapiewoche 1952. Hrsg. E. Speer. Stuttgart 1953, S. 123.
Langen, D.: Die stationäre Gruppenpsychotherapie. Z. Psychother. 3 (1953) 193.
–: Mehrdimensionale Psychotherapie. Z. Psychother. 3 (1953) 1.
–: Methodische Probleme der klinischen Psychotherapie. Stuttgart 1956.
–: Gruppentherapeutischer Indikationsbereich. Z. Psychother. 7 (1957) 116.
–: Anleitung zur gestuften Aktivhypnose. Stuttgart 1961.
–: Die gestufte Aktivhypnose, 4. Aufl. Stuttgart 1972.
–: Psychodiagnostik – Psychotherapie. Stuttgart 1969.
–: Psychotherapie, 4. Aufl. Stuttgart 1978.
Langen, D., u. Th. Spoerri (Hrsg.): Hypnose und Schmerz. Die hypnosuggestive Analgesie. Basel, New York 1968.

LANGEN, D., u. H. VEIT: Katamnesen nach stationärer Psychotherapie. Z. Psychother. 4 (1954) 281.

LANTZSCH, W., u. C. DRUNKENMÖLLE: Kreislaufanalytische Untersuchungen während der kombinierten Extremitäten-Bauchübung des autogenen Trainings. Dt. Gesundh.wes. 26 (1971) 2018.

LARIONOW, W. P.: Heilgymnastik und Psychotherapie bei der Hypertoniekrankheit mit nervöspsychischen Störungen im psychoneurologischen Dispensaire, in: Die psychischen Störungen bei der Hypertoniekrankheit und anderen Gefäßerkrankungen. Hrsg. W. M. BANSTSCHIKOW. Moskau 1960, S. 217 (russ.).

LAUBENTHAL, F. (Hrsg.): Sucht und Mißbrauch. Stuttgart 1964.

LEBEDINSKIJ, M. S. (Hrsg.): Fragen der Psychotherapie. Moskau 1958 (russ.).

LEBZELTERN, G.: Aspekte der Suggestionstheorie. Z. Psychother. 17 (1967) 220.

–: Angstzustände und deren Überwindung. Graz 1967.

LECHLER, A.: Das Rätsel von Konnersreuth im Lichte eines neuen Falles von Stigmatisation. Elberfeld 1933.

LEDER, ST.: Ist die Integration psychotherapeutischen Handelns in die Medizin möglich? In: 10. Psychotherapiekongreß Erfurt 1982, S. 31.

LEGEWIE, H., u. L. NUSSELT (Hrsg.): Biofeedback-Therapie. München 1975.

LEONHARD, K.: Über das Vorbeiträumen und seine Bedeutung in der Psychotherapie. Psychiat. Neurol. med. Psychol. 8 (1956) 131.

–: Instinkte und Urinstinkte in der menschlichen Sexualität. Stuttgart 1964.

–: Differenzierte Diagnostik der endogenen Psychosen, abnormen Persönlichkeitsstrukturen und neurotischen Entwicklungen. Berlin 1964.

–: Kinderneurosen und Kinderpersönlichkeiten. Berlin 1965.

–: Individualtherapie der Neurosen, 2. Aufl. Jena 1965.

–: Biologische Psychologie, 4. Aufl. Leipzig 1966.

–: Der menschliche Ausdruck in Mimik, Gestik und Phonik. Leipzig 1976.

LERSCH, PH.: Der Aufbau des Charakters, 3. Aufl. Leipzig 1948.

LEUNER, H.: Kontrolle der Symbolinterpretation im experimentellen Verfahren. Z. Psychother. 4 (1954) 201.

–: Genitalstörung nach Vergewaltigung, ihre Manifestation und Psychotherapie. Z. Psychosomat. Med. 2 (1955) 28.

–: Experimentelles katathymes Bilderleben als ein klinisches Verfahren der Psychotherapie. Z. Psychother. 5 (1955) 185.

LEUTZ, G. A.: Das klassische Psychodrama nach J. L. MORENO. Berlin 1974.

LEVY-SUHL, M.: Ist die gegenwärtige wissenschaftliche Auffassung vom Hypnotismus richtig? Dt. med. Wschr. 50 (1924) 843.

–: Die seelischen Heilmethoden des Arztes. Stuttgart 1930.

LIÉBEAULT, A. A.: Hypnotismus und Suggestionstherapie. Z. Hypnot. 1 (1892/93) 11.

LIEBNER, K. H., W. GLATZEL, E. FIKENTSCHER u. K. TIETZE: Beitrag zum Problem der hypnosuggestiven Analgesie. Wiss. Z. Univ. Halle 29 (1980) M, 97.

LIENERT, G. A.: Testaufbau und Testanalyse, 2. Aufl. Weinheim, Berlin 1967.

LINKE, H.: Zur kortikalen Schmerzkontrolle, insbesondere bei peripheren Durchblutungsstörungen, in: 1. Arbeitstag. über zentrale Regulation d. Funktionen d. Organismus, Leipzig 1955. Berlin 1956, S. 178.

–: Psychopharmaka in der inneren Medizin und Allgemeinpraxis. Therapiewoche 14 (1964) 738.

–: Psychopharmaka in der Inneren Medizin. Z. ärztl. Fortbild. 59 (1965) 873.

–: Psychopharmaka und Schmerzgeschehen. Therapiewoche 17 (1966) 1033.

LINKE, H., G. KLUMBIES u. F. H. SCHULZ: Psychopharmaka in der inneren Medizin (Rundtischgespräch). 7. Tagg. Ges. Inn. Med. DDR 1970. Leipzig 1971, S. 322.

LOMMEL, F.: Die Magen- und Darmbewegungen im Röntgenbild und ihre Veränderung durch verschiedene Einflüsse. Münch. med. Wschr. 50 (1903) 1633.

–: Tatsachen, Theorien und Dogmen in der Gutachterpraxis. Münch. med. Wschr. 98 (1956) 1421.

LORENZ, K.: Die angeborenen Formen möglicher Erfahrung. Z. Tierpsychol. **5** (1942) 235.
–: Über tierisches und menschliches Verhalten. 2 Bde. München 1965.
–: Das sogenannte Böse, 16. Aufl. Wien 1965.
–: Die Rückseite des Spiegels. München 1973.
–: Vergleichende Verhaltensforschung. Wien 1978.
LÖWE, H.: Lernpsychologie. Berlin 1970.
LUBAN-PLOZZA, B., u. W. PÖLDINGER: Der psychosomatisch Kranke in der Praxis. 4. Aufl. Berlin, Heidelberg 1980.
LUTHE, W. (Hrsg.): Autogenes Training – Correlationes Psychosomaticae. Stuttgart 1965.
–: Autogenic Therapy. Vol. 1–8. New York, London 1969.
–: The Work of OSKAR VOGT and Autogenic Therapy. In: The Oskar-Vogt-Institut, Faculty of medicine, Kyushu University. Fukuoka (Japan) 1969.
–: Creativity Mobilization Technique. New York 1975.
MAAZ, H. J.: Hypnose aus vitaler Indikation. In: G. KLUMBIES: Hypnosetherapie. Leipzig 1981, S. 89.
MAINZER, F., u. M. KRAUSE: The influence of fear on the electrocardiogram. Brit. Heart J. **2** (1940) 221.
MANTHEY, H. G., u. R. DROSTE: Thyreotoxikosen in psycho-somatischer Betrachtung. Z. Psychosomat. Med. **3** (1957) 95.
– –: Thyreotoxikosen und psychischer Stress. Dt. med. Wschr. **82** (1957) 1227.
– –: Struma und Persönlichkeitsreifung. Klin. Wschr. **35** (1957) 1197.
– –: Das Hyperthyreoid als psychosomatisches Problem. Med. Klin. **52** (1957) 1698.
MARCHAND, H.: Über die Herbeiführung des bedingt-reflektorischen Schlafes ohne Medikamente. Dt. Gesundh.wes. **9** (1954) 1255.
–: Der verlängerte Schlaf als Hilfsmethode der konservativen Tuberkulosebehandlung. Z. Tbk. **108** (1956) 335.
–: Über vegetative Belastungsproben bei hypnotisierten Versuchspersonen. Medizinische Nr. 11 (1956) 382.
–: Über nervale Beeinflussung des Staub-Traugottschen Versuches. Z. inn. Med. **12** (1957) 177.
–: Autogenes Training – wozu? Heilkunst **74** (1961) 343.
MARCUS, H., u. E. SAHLGREN: Untersuchungen über die Einwirkung der hypnotischen Suggestion auf die Funktion des vegetativen Systems. Münch. med. Wschr. **72** (1925) 381 u. 1457.
MARLER, P., u. W. J. HAMILTON: Tierisches Verhalten. Berlin 1972.
MARTINI, P.: Psychosomatische Medizin. Verh. Dt. Ges. inn. Med. **55** (1949) 51.
Marxistische Philosophie, 2. Aufl. Berlin 1967.
MASSERMANN, J. H.: Behavior and neurosis. An experimental psychoanalytic approach to psychobiologic principles. Chicago 1943.
MASTERS, W. H., u. V. E. JOHNSON: Human sexual response. Boston 1966.
MAYER, J. D., u. D. W. THOMAS: Regulation of food intake and obesity. Science **156** (1967) 328.
MAYER, L.: Die Psychotherapie des praktischen Arztes. München 1939.
–: Die Technik der Hypnose. München 1951.
MEIERHOFER, M.: Frühe Prägung der Persönlichkeit. Bern 1971.
MELLGREN, A.: Die Anwendung einer modifizierten Hypnoseentbindung. Z. Psychother. **15** (1965) 216.
MENG, H., C. A. JOEL, P. PARIN, H. SELYE u. F. G. SULMAN: Psyche und Hormon. Bern, Stuttgart 1960.
MEYER, B. C., F. BROWN u. A. LEVINE: Observations on the house-tree-person drawing test before and after surgery. Psychosomat. Med. **17** (1955) 428.
MEYER, J.-E.: Die Entfremdungserlebnisse. Stuttgart 1959.
MEYER, J.-E., u. H. FELDMANN: Anorexia nervosa. Symposium in Göttingen 1965. Stuttgart 1965
MILES, H. W., S. WALDVOGEL, E. BARRABEE u. S. COBB: Psychosomatic study of 46 young men with coronary artery diseases. Psychosomat. Med. **16** (1954) 455.
MILLER, R. E., I. A. MIRSKY, W. F. CAUL u. R. SAKATA: Hyperphagia and polydipsia in socially isolated Rhesus monkeys. Science **156** (1969) 1027.

MILTNER, W., N. BIRBAUMER u. W. D. GERBER: Verhaltensmedizin. Berlin, Heidelberg, New York, Tokyo 1986.

MIRA Y LÓPEZ, E.: Myokinetische Psychodiagnostik. Hrsg. H. HILTMANN u. K. HASEMANN. Bern, Stuttgart 1965.

MIRSKY, I. A.: Physiology, psychology, and social determinants in the etiology of duodenal ulcer. Amer. J. Digest. Dis. **3** (1958) 285.

–: Körperliche, seelische und soziale Faktoren bei psychosomatischen Störungen. Psyche **15** (1961/62) 26.

MITSCHERLICH, A.: Vom Ursprung der Sucht. Stuttgart 1947.

–: Das Leib-Seele-Problem in der modernen Medizin. Stuttgart 1952.

–: Zur psychoanalytischen Auffassung psychosomatischer Krankheitsentstehung. Psyche **7** (1954) 561.

–: Hindernisse und soziale Anwendung der Psychotherapie. Psyche **8** (1955) 284.

–: Über die Vielschichtigkeit sozialer Einflüsse auf Entstehung und Behandlung von Psychosen und Neurosen. Med. Klin. **52** (1957) 125.

MJASISTSCHEW, W. N., B. D. KARWASARSKI u. A. JE. LITSCHKO (Red.): Nevrozy i pogranicnye so stojanija. Leningrad 1972.

MMPI Saarbrücken. Dtsch. Ausg. d. Minnesota Multiphasic Personality Inventory v. S. R. HATHAWAY u. J. C. MCKINLEY. Bern, Stuttgart 1963.

MÖLLER, M. L.: Was können wir von der Psychotherapie erwarten? Psychother. med. Psychol. **30** (1980) 247.

MOGILNAJA, G. M., u. A. A. FISCHER: Carbohydrate-containing biopolymers of oxyntic and chief cells of dog gastric mucous membrane and their changes in prolonged histamine stimulation. Bjull. eksper. biol. med. **72** (1971) 90 (russ.).

MONACHOV, K. K.: Die Rolle der räumlichen Synchronisation und des Biofeedback bei den Mechanismen der hypnotischen Suggestion. In: G. KLUMBIES: Hypnosetherapie. Leipzig 1981, S. 62.

MORENO, J. L.: Die Grundlagen der Soziometrie. Köln, Opladen 1954.

–: Die Ethik der Gruppenpsychotherapeuten. Heilkunst **70** (1957) 368.

–: Gruppenpsychotherapie und Psychodrama. Stuttgart 1959.

MUKERJI, G. S., u. W. SPIEGELHOFF: Yoga und unsere Medizin. Stuttgart 1963.

MÜLLER, J.: Welche Rolle spielt das Organ bei hypochondrischen Neurosen. Dt. Gesundh.-Wesen **23** (1968) 1563.

MÜNCH, F.: Medizinisch-psychologische Untersuchungen Unfallverletzter. Stuttgart 1963.

MURRAY, J. B.: Some common psychosomatic manifestations. New York 1949.

NEUBERT, R.: Das neue Ehebuch, 21. Aufl. Rudolstadt 1976.

Neurosen und somatische Störungen – Materialien der Wissenschaftlichen Allunionskonferenz vom 14.–17. 12. 1966. Leningrad 1966.

NITSCHKOFF, ST.: Die zerebro-viszeralen (kortiko-viszeralen) Regulationsmechanismen, in: Lärmbelastung, akustischer Reiz u. neurovegetative Störungen. Moskau 1969 (russ.).

NITSCHKOFF, ST., M. GRÜNER, R. BAUMANN, U. GNÜCHTEL u. CHR. KREHER: Über arteriell-hypertone Dysregulationen auf der Grundlage experimenteller Neurosen am Tier. Dt. Gesundh.wes. **25** (1970) 1876.

NITSCHKOFF, ST., M. GRÜNER, U. GNÜCHTEL u. CHR. KREHER: Hypertone Blutdruckreaktionen bei verschiedenen experimentellen Neurosemodellen am Tier. Dtsch. Gesundh.wes. **25** (1970) 1482.

NUNBERG, H.: Allgemeine Neurosenlehre auf psychoanalytischer Grundlage, 2. Aufl. Bern, Stuttgart 1959.

OGANESJAN, L. A.: Über psycho-somatische Wechselbeziehungen in der Klinik innerer Krankheiten. Jerevan 1961 (russ.).

ORTHNER, H. (Hrsg.): Zentralvenöse Sexualsteuerung. Wien, New York 1971.

PANSE, F.: Angst und Schreck. Stuttgart 1952.

PAULEIKHOFF, B.: Seelische Störungen in der Schwangerschaft und nach der Geburt. Stuttgart 1964.

–: Situation u. Persönlichkeit in Diagnostik und Therapie. Basel 1968.

PAULI, R. A. W.: Der Pauli-Test. Leipzig 1951.

Pawlik, G.: Dimensionen des Verhaltens. 2. Aufl. Bern, Stuttgart 1971.
Pawlow, I. P.: Sämtliche Werke. Berlin 1954.
Peiper, A.: Instinkt und angeborenes Schema beim Säugling. Z. Tierpsychol. 8 (1951) 449.
–: Die Lehre Pawlows und die Entwicklung des Kindes, in: Pawlow-Tag., Leipzig 1953. Berlin 1953, S. 108.
–: Eigenart der kindlichen Hirntätigkeit. Leipzig 1956.
Pelt, S. J. van: Hypnotism and its importance in medicine. Brit. J. Med. Hypnot. **1** (1949) 19.
–: Hypnotism and the power within. London 1952.
–: The control of the heart rate by hypnotic suggestion, in: Experimental hypnosis. Hrsg. L. M. Le Cron. New York 1952, S. 267.
–: Medical hypnosis: New hope for mankind. London 1953.
–: Migraine, emotion and hypnotism. Brit. J. Med. Hypnot. **6** (1954) 22.
–: Asthma, emotion and hypnosis. Brit. J. Med. Hypnot. **5** (1954) 20.
–: Hypnotic suggestion; its role in psychoneurotic and psychosomatic disorders. Bristol 1955.
–: Hypnosis, love and psychosomatic disorders. Brit. J. Med. Hypnot. **6** (1955) 19.
–: Hypnosis and baldness. Brit. J. Med. Hypnot. **7** (1956) 14.
Perwow, L. G.: Der Schlaf und seine Störungen. Leningrad 1976 (russ.).
Perwow, L. G., W. D. Gaponowa u. S. A. Lew: Behandlung des Alkoholismus unter Dispensairebedingungen. Leningrad 1974 (russ.).
Petrilowitsch, N.: Abnorme Persönlichkeiten, 2. Aufl. Basel, New York 1964.
Petzold, E., u. A. Reindell: Klinische Psychosomatik. Heidelberg 1980.
Pfeifer, A.: Eine mögliche Struktur von Neuronenmodellen äußerer und innerer Gegenstände. Studia biophysica **10** (1968) 89.
Phillips, J. H.: Psychoanalyse und Symbolik. Bern, Stuttgart 1962.
Pickenhain, L.: Grundriß der Physiologie der höheren Nerventätigkeit. Berlin 1959.
Platonow, K. J.: Suggestion und Hypnose im Lichte der Lehre I. P. Pawlows. Berlin 1953.
Ploog, D., u. P. Gottwald: Verhaltensforschung. München 1974.
Poeck, K.: Phantome nach Amputation und bei angeborenem Gliedmaßenmangel. Dt. med. Wschr. **94** (1969) 2367.
Polzien, P.: Experimenteller Beitrag zu den Fragen der Beeinflußbarkeit des Nüchternblutzuckers durch psychische Einwirkungen und deren Einfluß auf die Richtung der Blutzuckerveränderung. Dt. Z. Verdauungskrkh. **11** (1951) 227.
–: Erfassung latenter Regulationsstörungen durch das psychische Belastungs-EKG. Klin. Wschr. **30** (1952) 411.
–: Versuche zur Normalisierung der ST-Strecke und T-Zacke im Ekg von der Psyche aus. Z. Kreisl.-Forsch. **42** (1953) 374.
–: Änderung von Energiestoffwechsel und Wärmeregulation bei der Gesamtumschaltung, in: Arbeitstag. über kortiko-viszerale Regulationen, Leipzig 1954. Berlin 1955, S. 116.
–: Psychogene Energiestoffwechselsteigerung bei der üblichen Grundumsatzbestimmung. Medizinische Nr. 43 (1958) 1718.
–: Über die Physiologie des hypnotischen Zustands als eine exakte Grundlage für die Neurosenlehre. Basel, New York 1959.
Pontes, J. F.: Chronische Gastritis, in: 2. Weltkongreß f. Gastroenterologie, München 1962, Bd. 2. Basel 1963, S. 109.
Preuss, H. G.: Analytische Gruppenpsychotherapie. München 1966.
Pudel, V.: Zur Psychogenese und Therapie der Adipositas. Berlin 1978.
Quandt, J.: Zur Psychotherapie der neurotischen Erlebnisverarbeitung. Wiss. Z. Martin-Luther-Univ. Halle **2** (1952) 63.
–: Neurose oder neurotische Reaktion. Z. Psychother. **3** (1953) 133.
–: Das tetanische Syndrom. Halle 1954.
Rachman, S.: Verhaltenstherapie bei Phobien. Übers. J. B. Bergold. München, Berlin, Wien 1970.
Rachmann, S., u. C. Philips: Arzt und Psychologie. München 1976.
Rad, M. v.: Alexithymie. Berlin, Heidelberg 1983.

RECHENBERGER, H. G., u. H. STOLZE: Psychotherapeutische Weiterbildung. Bern, Stuttgart 1967.

RECHENBERGER, H. R.: Kurzpsychotherapie in der ärztlichen Praxis. Berlin, Heidelberg 1974.

REHDER, H.: Konversion und Reversion klinischer Neurosen. Ein Beitr. z. Pathol. d. Furcht. Versuch einer Neurosenkunde aus d. Praxis d. Internisten. Köln 1953.

REINDELL, H., u. O. BAYER: Über Kreislaufstörungen als Folge seelischer und vegetativ nervöser Einflüsse unter besonderer Berücksichtigung der Neurosefrage. I. Wirkung seelischer Vorgänge auf den Kreislauf. Z. klin. Med. **141** (1942) 151.

REINDELL, H., E. SCHILDGE u. H. KLEPZIG: Über den Nachweis seelisch bedingter Kreislaufstörungen in Hypnose. Verh. Dt. Ges. inn. Med. **55** (1949) 605.

REINDELL, H., E. SCHILDGE, H. KLEPZIG u. H. W. KIRCHHOFF: Kreislaufregulation. Stuttgart 1955.

RENNERT, H.: Untersuchungen zur sexuellen Entwicklung der Jugend. Z. ärztl. Fortbild. **60** (1966) 140.

RENNERT, H., J. ADAM, E. FIKENTSCHER u. K. H. LIEBNER: Untersuchungen zur sexuellen Entwicklung. 1. – 5. Mitteilg. Wiss. Z. Univ. Halle **25** (1976) M, 81 bis **26** (1977) M, 117.

RENNERT, H., K. H. LIEBNER u. H. D. RÖSLER: Zu aktuellen Problemen d. med. Psychol. Halle 1972.

REUTER, J. P.: Psychotherapie bei Hirnversehrten. Stuttgart 1964.

REUTER, W.: Katamnestische Untersuchungen zur Wirksamkeit verschied. Methoden d. Unterweisung im autog. Training. Dipl. med. Jena 1972.

RICHTER, H.-E.: Erfahrungen und Überlegungen beim Aufbau einer Psychosomatischen Universitätsklinik. Med. Welt (1965) 352.

RICHTER, H. E., u. D. BECKMANN: Herzneurose. Stuttgart 1969.

RICHTER-HEINRICH, E.: Modell einer psychophysiologischen Hypertoniediagnostik. Dt. Gesundh.-Wesen **25** (1970) 1476.

RICHTER-HEINRICH, E., u. H. SPRUNG: Psychophysiologische Untersuchungen im Anfangsstadium der essentiellen Hypertonie. Z. inn. Med. **24** (1969) 17.

RIEGEL, K.: Der sprachliche Leistungstest Saska. Göttingen 1968.

RIES, W.: Fettsucht. Leipzig 1970.

RINGIER, G.: Einige Betrachtungen zur Suggestivbehandlung. Z. Hypnotism. **3** (1894/95) 237.

ROBINS, E., J. J. PURTELL u. M. E. COHEN: „Hysteria" in man. N. England J. Med. **246** (1952) 677.

RÖDEL, R.: Psychotherapie bei älteren Menschen. Psychiat. Neurol. med. Psychol. **9** (1956) 19.

ROGERS, C. R.: Die klientbezogene Gesprächstherapie. München 1973.

–: Encounter-Gruppen. München 1974.

ROHRMEIER, F.: Langzeiterfolge psychosomatischer Therapien. Berlin, Heidelberg 1982.

ROHRMOSER, H. G., u. L. KRISCHJAHN: Erfahrungen bei der ambulanten und klinischen Asthmabehandlung. Z. Psychosomat. Med. **2** (1956) 112.

RORSCHACH-Proceedings. Hrsg. E. BOHM, A. FRIEDEMANN, H. PHILLIPSON u. B. SCOTT. 7th Internat. Congress of Rorschach and other projective techniques, London 1968. Bern 1970.

ROSA, K. R., u. L. ROSA-WOLFF: Psychosomatische Selbstregulation. Stuttgart 1976.

ROSE, G. A., u. R. T. WILLIAMS: Brit. J. Nutrit., London 15, (1961) 1.

ROSEN, H.: Hypnosis in medical practice: Uses and abuses. Chicago Med. Soc. Bull. Dec. 5 (1959).

ROSEN, J. N.: Psychotherapie der Psychosen. Stuttgart 1964.

RÖSLER, H.-D., H.-D. SCHMIDT u. H. SZEWCZYK (Hrsg.): Persönlichkeitsdiagnostik. Berlin 1970.

RÖSNER, K.: Anwendung von Phenothiazinderivaten bei der Schlaftherapie innerer Erkrankungen, in: Arbeitstag. über kortiko-viszerale Regulationen, Leipzig 1954. Berlin 1955, S. 208.

–: Einführung in die Psychotherapie im Rahmen der Inneren Medizin mit Praxis des Autogenen Trainings und der Hypnose. Wiss. Z. Friedrich-Schiller-Univ. Jena, math.-naturw. R. 7 (1957/58) 193.

ROTH, E.: Einstellung als Determination individuellen Verhaltens. Göttingen 1968.

ROTH, F.: Schmerzlose Geburt durch Psychoprophylaxe. Stuttgart 1959.

ROSHNOW, W. JE.: Die Hypnose als Methode zur Untersuchung des Unbewußten, in: Arbeiten der Psychotherapiekonferenz. Moskau 1973, S. 35.

ROSHNOW, W. JE.: Stressfolgen und der psychotherapeutische Prozeß. In: E. KRIEGEL s. d.
–: Die Natur des hypnotischen Zustandes. In: G. KLUMBIES: Hypnosetherapie. Leipzig 1981, S. 56.
–: Theorie und Praxis der sowjetischen Psychotherapie. Kongreßband d. 4. Internat. Symposium soz. Länder, Potsdam 1982, S. 6.
RUBINSTEIN, S. L.: Sein und Bewußtsein. Hrsg. H. HIEBSCH. 7. Aufl. Berlin 1973.
RÜDIGER, W.: Unser Hirn als Regelungs- und Informationsinstrument. Berlin 1970.
RUDOLPH, W.: Ablationshypnose als ultima ratio bei chronischen Schmerzzuständen. Psychiat. Neurol. med. Psychol. 7 (1955) 365.
SALLER, K.: Zivilisation und Sexualität. Stuttgart 1956.
SATSCHEPIZKI, R. A.: Das sozial-philosophische Wesen des Psychodramas von MORENO, in: Methodologische Probleme der Psychoneurologie. Leningrad 1966, S. 163 (russ.).
–: Pathogenetische Grundlagen der Psychotherapie von Neurosen. Psychiat. Neurol. med. Psychol. **20** (1968) 2.
SCHACHTER, S.: Obesity end eating. Science **161** (1968) 751.
SCHAEFER, H.: Über die Begriffe „vegetativ" und „psychogen". acta neuroveget. **15** (1954) 1.
–: Das Elektrokardiogramm. Berlin 1956.
–: Einige Probleme der Kreislaufregelung in Hinsicht auf ihre klinische Bedeutung. Münch. med. Wschr. **99** (1957) 69 u. 107.
SCHAEFFER, E. (Hrsg.): Das Gesicht des Tieres. Zürich, Leipzig 1931.
SCHAEFFER, G.: Suggestive und übende Verfahren bei der Behandlung psychosomatischer Erkrankungen. Acta psychother. **11** (1963) 113.
–: Zur Pathogenese und Therapie des Schreibkrampfes. Med. Bild **7** (1964) 85.
–: Das Autogene Training in einer Medizinischen Poliklinik, in: Autogenes Training. Hrsg. W. LUTHE. Stuttgart 1965, S. 215.
–: Erfahrungen mit der Psychotherapie der Colitis ulcerosa. Dt. Gesundh.-Wesen **21** (1966) 391.
–: Tagungsbericht über den Fortbildungskurs für Psychotherapie, Reinhardsbrunn 1966. Psychiat. Neurol. med. Psychol. **19** (1967) 313.
–: Tagungsbericht über den 4. Jahreskongreß der Gesellschaft für ärztliche Psychotherapie, Bad Elster 1967. Psychiat. Neurol. med. Psychol. **19** (1967) 465.
–: Ergebnisse der psychotherapeutischen Behandlung von Blutdruckregulationsstörungen. Tag.-Ber. d. Sekt. Inn. Med. in d. Dt. Ges. f. Klin. Med. 1966, in: Z. inn. Med. 22 (1967) 225.
–: Erfahrungen mit Rezidiven in der psychotherapeutischen Dispensaire-Behandlung der Colitis ulcerosa. Psychiat. Neurol. med. Psychol. **20** (1968) 29.
–: Pathogene Berufskonflikte bei Menschen in leitender Stellung. Wiss. Z. Friedrich-Schiller-Univ. Jena, math.-naturw. R. **17** (1968) 403.
–: Tagungsbericht über den Weiterbildungslehrgang über Psychotherapie für Fortgeschrittene, Reinhardsbrunn 1968. Psychiat. Neurol. med. Psychol. **21** (1969) 318.
–: Neurosentherapie, in: 9. Tagg. Ges. Inn. Med. DDR 1974. Leipzig 1975, S. 280.
–: Aktuelle psychotherapeutische Probleme aus poliklinischer Sicht. Wiss. Z. FSU Jena, math.-nat. R. **26** (1977) 507.
–: Zur Psychologie des Alterns und des Alters. Z. Alternsforsch. **33** (1978) 79.
–: Methoden und Ergebnisse der Psychotherapie bei der chronischen Colitis ulcerosa. Med. Diss. B, Jena 1984.
SCHAEFFER, G., u. F. BARTUSCHKA: Über die Bedeutung des Objektverlustes für den Verlauf psychosomatischer Erkrankungen. Z. ges. inn. Med. Leipzige **39** (1984) 545.
SCHAEFFER, G., u. H. FREYTAG-KLINGER: Zur Objektivierung der Wirkung des autog. Trainings auf d. gestörte Ventilation b. Asthma bronchiale. Psychiat. Neurol. med. Psychol., Leipzig **27** (1975) 400.
SHCAEFFER, G., u. G. SCHNABEL: Die Bedeutung des Rezidivs für Diagnostik und Therapie der Colitis ulcerosa. Wiss. Z. Friedrich-Schiller-Univ. Jena, math.-naturw. R. **19** (1970) 689.
SCHAEFFER, G., u. M. VENNER: Konzept einer dynamischen Gruppenpsychotherapie für Patienten mit psychosomatischen Erkrankungen. Z. ges. inn. Med. **23** (1979) 717.
SCHAETZING, E.: Die verstandene Frau. München 1952.
SCHILDER, P.: Medizinische Psychologie. Berlin 1924.

SCHILDER, P.: Psychotherapy. New York 1938.
–: Results and problems of group psychotherapy in severe neuroses. Ment. Hyg. **23** (1939) 87.
SCHIMERT, G., W. SCHIMMLER, U. SCHWALB u. J. EBERT: Psychische Faktoren, in: Handbuch d. Inneren Medizin, Bd. 9, T. 3. Berlin, Göttingen, Heidelberg 1960, S. 854.
SCHIMERT, G., u. C. W. SIMON: Koronare Gefährdung in Affektsituationen. Med. Klin. **61** (1966) 713.
SCHIMMELPENNING, G. W.: Zur Frage des Gestaltwandels psychogener Krankheitsbilder. Med. Welt Nr. 45 (1963) 2296.
SCHINDLER, R.: Die Psychotherapie des Organspezialisten. Münch. med. Wschr. **72** (1925) 1517.
–: Zur Narkoanalyse. Phänomenologische Untersuchung. Wien. klin. Wschr. **61** (1949) 752.
SCHINDLER, W.: Fraktionierte Selbsterfahrungsgruppen. Stuttgart 1969.
SCHMIDTKE, H.: Die Ermüdung. Berlin, Stuttgart 1965.
SCHMIDT-KOLMER, E.: Verhalten und Entwicklung des Kleinkindes. Berlin 1959.
SCHMITZ, K.: Was ist, was kann, was nützt Hypnose? München 1951.
SCHNABEL, G.: Pathogene Berufskonflikte vor der beruflichen und familiären Konsolidierung. Wiss. Z. Friedrich-Schiller-Univ. Jena, math.-naturw. R. **17** (1968) 409.
SCHNABEL, I.: Katamnesen nach psychotherapeutischer Cardiospasmusbehandlung. Jena, med. Diss. 1965.
SCHNABL, S.: Einführung in die Psychopathologie. Potsdam 1967.
–: Vortrag auf dem sexuologischen Symposion in Prag vom 5.–7. 6. 1968.
–: Mann und Frau intim. Rudolstadt 1982.
–: Intimverhalten, Sexualstörungen, Persönlichkeit. 2. Aufl. Berlin 1973.
SCHNEIDER, G.: Die Psychotherapie in der Frauenheilkunde und Geburtshilfe. Stuttgart 1960.
SCHNEIDER, K.: Klinische Psychotherapie, 7. Aufl. Stuttgart 1966.
SCHRAMM, H.: Das experimentelle Ulcus ventriculi bei Ratten durch Immobilisation und dessen Beeinflussung durch verschiedene Pharmaka. Med. Diss. Jena 1965.
SCHRENCK-NOTZING, R. VON: Suggestion, Suggestivtherapie, psychische Behandlung. Ein Rückblick auf die neuere Literatur. Z. Hypnotism. **2** (1893/94) 356 u. 398.
–: Über den Yoga-Schlaf. Z. Hypnotism. **3** (1894/95) 69.
–: Ein experimenteller und kritischer Beitrag zur Frage der suggestiven Hervorrufung circumscripter vasomotorischer Veränderungen auf der äußeren Haut. Z. Hypnotism. **4** (1896) 209.
SCHROTH, R.: Beziehungen zwischen der Phosphaturie und Neurose. Med. Diss. Jena 1952.
SCHUBERT, E.: Psychologie des Menschen. Jena 1966.
SCHULTE, W.: Studien zur heutigen Psychotherapie. Heidelberg 1964.
–: Psychotherapeutisch-psychiatrisches Seminar. Stuttgart 1967.
SCHULTZ, J. H.: Die Indikationsstellung in der modernen Psychotherapie (ausschl. der eigentlichen Übungstherapie), in: Die Psychologie u. ihre Bedeutung für d. ärztl. Praxis. Hrsg. C. ADAM. Jena 1921, S. 104.
–: Psychoanalyse und ihre Kritik, in: Die Psychologie u. ihre Bedeutung für d. ärztl. Praxis. Hrsg. C. ADAM. Jena 1921, S. 73.
–: Oberstufe des autogenen Trainings und Raya-Yoga. Z. Neurol. **139** (1923) 1.
–: Einordnung und Reichweite der Psychotherapie in der Medizin. Versuch einer prinzipiellen Tatsachenordnung. Dt. med. Wschr. **54** (1928) 601 u. 648.
–: Psychotherapie und Leistungssteigerung. Gesundh. Erzieh. **12** (1937) 325.
–: Die Beziehungen zwischen Leib und Seele. Normale und krankhafte Steuerung im Organismus. Jena 1937.
–: Psychotherapie bei Herz- und Kreislauferkrankungen. Med. Welt Nr. 13 (1939) 1257.
–: Hat die spezielle Psychotherapie Aufgaben in der Behandlung von Herz- und Gefäßerkrankungen? Therap. Gegenw. **82** (1941) 313.
–: Psychotherapeutische Behandlung des Hochdruckes. Dt. med. Wschr. **68** (1942) 453.
–: Über Neurosenformen, in: Die Vortr. d. 2. Lindauer Psychotherapiewoche. Hrsg. E. SPEER. Stuttgart 1951, S. 179.
–: Bionome Psychotherapie. Stuttgart 1951.
–: Die seelische Krankenbehandlung. Stuttgart 1952.
–: Psychotherapie. Stuttgart 1952.

SCHULTZ, J. H.: Asthma bronchiale und Psychotherapie. Dt. med. Wschr. **78** (1953) 389.
–: Die seelische Gesunderhaltung. Berlin 1953.
–: Arzt und Neurose. Stuttgart 1953.
–: Grundfragen der Neurosenlehre. Aufbau und Sinn-Bild. Propädeutik einer med. Psychol. Stuttgart 1955.
–: Zur Theorie der Hysterie. Dt. med. Wschr. **81** (1956) 925.
–: Fragebogen zur psychotherapeutischen Exploration. Bern, Stuttgart 1962.
–: Hypnose-Technik, 5. Aufl. Stuttgart 1965.
–: Übungsheft für das autogene Training, 18. Aufl. Stuttgart 1977.
–: Das autogene Training, 14. Aufl. Stuttgart 1973.
SCHULTZ-HENCKE, H.: Der zwangsneurotische Charakter, in: Ber. über d. 5. Allgem. ärztl. Kongreß f. Psychotherapie 1930. Leipzig 1930.
–: Schicksal und Neurose. Jena 1931.
–: Arzt und Traumanalyse. Med. Klin. **48** (1953) 103.
–: Lehrbuch der Traumanalyse. Stuttgart 1967.
–: Der gehemmte Mensch, 3. Aufl. Stuttgart 1970.
–: Lehrbuch der analytischen Psychotherapie, 2. Aufl. Stuttgart 1970.
SCHULZE, H.: Der progressiv domestizierte Mensch und seine Neurosen. München 1964.
–: Nesthocker Mensch. Stuttgart 1977.
SCHULZE, K.: Das Prinzip des Handelns in der Psychotherapie. Stuttgart 1975.
SCHUNK, J.: Emotionelle Faktoren in der Pathogenese der essentiellen Hypertonie. Z. klin. Med. **152** (1954) 251.
–: Psychosomatische Gesichtspunkte bei der Hypertonie. Ber. Phys.-Med. Ges. Würzburg, N. F. **66** (1954) 78.
–: Psyche und Elektrokardiogramm. Z. Psychosomat. Med. **1** (1955) 96.
SCHWABE, CH.: Musiktherapie. 2. Aufl. Jena 1972.
–: Methodik der Musiktherapie und deren theoretische Grundlagen. Leipzig 1978.
–: Regulative Musiktherapie. Jena 1979.
SCHWARZ, E., H. HESS u. K. HÖCK: Untersuchungen über frühkindliche Symptome und Verhaltensstörungen als charakteristische Merkmale neurotischer Fehlentwicklungen im Erwachsenenalter. Psychiatr. Neurol. med. Psychol. **23** (1971) 686.
SCHWARZ, H. (Hrsg.): Das milieugeschädigte Kind. Ber. über d. 3. Tag. d. Med.-Wiss. Ges. d. DDR zum Studium d. aktuellen Lebensbedingungen, Leipzig 1959. Jena 1961.
SCHWARZ, O. (Hrsg.): Psychogenese und Psychotherapie körperlicher Symptome. Wien 1925.
SCHWIDDER, W.: Die psychoanalytische Behandlung eines jugendlichen Bettnässers. Praxis Kinderpsychol. **2** (1953) 10.
–: Psychogene Störungen der Atemfunktion, insbesondere bei zwangsneurotischer Charakterstruktur. Z. Psychosomat. Med. **2** (1956) 98.
SCHWÖBEL, G.: Psychosomatische Studien über das Asthma bronchiale. Ärztl. Forsch. **3** (1949) 475.
SEEFELDT, D.: Untersuchung zu psychotherapeutischen Intentionen und Bedürfnissen in der allgemeinmedizinischen Praxis. Kongreßmat. d. 10. Psychotherapiekongr. Erfurt 1982, II, S. 69.
SEIDEL, A.: Bericht und kritische Betrachtung über das 1. internationale Symposium für Elektroschlaf und Elektroanästhesie, Graz 1966. Phys. Med. Reh. **8** (1967) 291.
SEIDEL, K., u. W. GERHARDT: Der alternde Mensch. Dt. Hygiene-Museum in d. DDR. Berlin 1968.
SEIDEL, M., I. DEHNERT, B. WIESNER u. J. VOGEL: Ergebnisse mit dem Beschwerdefragebogen (BFB) und dem Verhaltensfragebogen (VFB) nach Höck und Hess als neurosendiagnostische Screening-Verfahren beim Asthma bronchiale. Dt. Gesundh.wes. **34** (1979) 2422.
SEITZ, P. F. D.: Dynamically-oriented psychotherapy: psychocutaneous excoriation syndromes. An experiment. Psychosomat. Med. **15** (1953) 200.
SEYFERT, CH.: Vegetative Regulation bei Colitis ulcerosa. Jena, med. Diss. 1973.
SHAPIRO, A. P., M. ROSENBAUM u. E. B. FERRIS: Relationship therapy in essential hypertension. Psychosom. Conf. of the Cincinnati General Hospital. Psychosomat. Med. **13** (1951) 140.

SHORVON, H. J., u. J. S. RICHARDSON: Sudden obesity and psychological trauma. Brit. Med. J. II (1949) 951.

SHORVON, H. J., A. I. ROOK u. D. S. WILKINSON: Psychological treatment in skin disorders. Brit. Med. J. I (1950) 1300.

SIEBENTHAL, W. VON: Eine vereinfachte Schwereübung des Schultzschen autogenen Trainings. Z. Psychother. 2 (1952) 135.

–: Die Wissenschaft vom Traum. Berlin 1953.

SIEVERS, E. F.: Bilder der Neurose heute. Bern 1971.

SINZ, R.: Lernen und Gedächtnis. Berlin 1974 (Thesaurus-Reihe).

SKIBBE, H., u. G. SCHAEFFER: Endokrinologische, neurologische und psychologische Manifestationen der primär-chronischen Polyarthritis. Wiss. Z. Friedrich-Schiller-Univ. Jena, math.-naturw. R. 15 (1966) 235.

SOMMER, H.: Hirnelektrische Reizantworten bei suggerierter Anästhesie, in: Hypnose u. Schmerz. Die hypnosuggestive Analgesie. Hrsg. D. LANGEN u. TH. SPOERRI. Basel, New York 1968, S. 35.

SPEER, E.: Vom Wesen der Neurose. Stuttgart 1949.

–: Der Arzt der Persönlichkeit. Stuttgart 1949.

–: Die Liebesfähigkeit (Kontaktpsychologie). München 1953.

–: Das Erlebnis als klinische Aufgabe der ärztlichen Psychotherapie. München 1956.

–: Rückblick auf 40 Jahre ärztlicher Psychotherapie (1919–1959). München 1959.

–: (Hrsg.): Kritische Psychotherapie. Die Vortr. d. 8. Lindauer Therapiewoche 1958. München 1959.

SPEIERER, G. W.: Dimensionen des Erlebens in Selbsterfahrungsgruppen. Göttingen 1976.

SPERLING, E.: Die psychosoziale Lage von Hirnverletzten. Stuttgart 1967 (Arb. u. Gesundh., N. F. H. 78).

SPIEGELBERG, U.: Colitis ulcerosa in psychiatrisch-neurologischer Sicht. Stuttgart 1965 (Forum d. Psychiat. Nr. 14).

SPITZ, R. A.: Die Entstehung der ersten Objektbeziehungen, 2. Aufl. Stuttgart 1960.

STAABS, G. VON: Der Scenotest. Bern, Stuttgart 1964.

STAEHELIN, B.: Allergie in psychosomatischer und soziologischer Sicht. Stuttgart 1961.

STARCK: Heilerfolge durch Hypnotismus. Münch. med. Wschr. 43 (1896) 741.

STARZEW, W. G., ST. NITSCHKOFF, J. M. REPIN u. S. K. SCHESTOPALOVA: Koronarinsuffizienz und hypertone Blutdruckregulationen unter experimenteller Neurose bei Pavianen. Dt. Gesundh.-Wesen 25 (1970) 2117.

STEGIE, R.: Beziehung zwischen Trauminhalt ... Herz- und Atmungstätigkeit. Math.-Nat. Diss. Düsseldorf 1973.

STEINITZ, K.: Basedow nach psychischem Trauma. Ärztl. Sachverst.-Ztg. 38 (1931) 52.

STEINWACHS, F.: Körperlich-seelische Wechselbeziehungen in der Reifezeit. Basel 1962 (Bibliotheca Vita Humana. Fasc. 1).

STELTER, I.: Selbstbeobachtungen in Hypnose – ein Beitrag zur Hypnoseforschung. Jena, med. Diss. 1958.

STELZNER, F.: Verschluß der terminalen Speiseröhre. Dt. med. Wschr. 93 (1968) 1679.

STEPHAN, A., H. HESS u. K. HÖCK: Adaptation und Reduzierung des MMPI-Saarbrücken. Psychiatr. Neurol. med. Psychol. 23 (1971) 695.

STERN, E.: Lebenskonflikte als Krankheitsursachen. Zürich 1952.

–: Experimentelle Persönlichkeitsanalyse nach dem Murray-Test (T. A. T.). Zürich 1952.

–: Die Psyche des Lungenkranken. Berlin 1954.

–: Psychosomatische Medizin und Hauterkrankungen. Z. Psychosomat. Med. 2 (1956) 161.

STEVENSON, I. P.: Variations in secretion of bronchial mucus during periods of life stress. Proc. Ass. Res. Nerv. Ment. Dis. 29 (1950) 596.

STEVENSON, I. P., u. C. H. DUNCAN: Alteration in cardiac function and circulatory efficiency during periods of life stress as shown by changes in the rate, rhythm, electroencephalographic pattern, and output of heart in those with cardiovascular diseases. Proc. Ass. Res. Nerv. Ment. Dis. 29 (1950) 799.

STEVENSON, I. P., C. H. DUNCAN, S. WOLF, H. S. RIPLEY u. H. G. WOLFF: Life situations, emotions, and extrasystoles. Psychosomat. Med. 11 (1949) 257.
STEVENSON, J., C. DUNCAN, J. FLYNN u. S. WOLF: Hypertension as a reaction pattern to stress. Correlation of circulatory hemodynamics with changes in the attitude and emotional state. Amer. J. Med. Sc. 224 (1952) 286.
STEVENSON, J., C. DUNCAN u. H. G. WOLFF: Circulatory dynamics before and after exercise in subjects with and without structural heart disease during anxiety and relaxation. J. Clin. Invest. 28 (1949) 1534.
STEVENSON, J., u. H. RIPLEY: Variations in respiration and in respiratory symptoms during changes in emotion. Psychosomat. Med. 14 (1952) 476.
STIEVE, H.: Der Einfluß des Nervensystems auf Bau und Tätigkeit der Geschlechtsorgane des Menschen. Stuttgart 1952.
STOJANOW, W., u. R. HEIDRICH: Das EEG während des Autogenen Trainings. Psychiat. Neurol. med. Psychol. 14 (1962) 13.
STOKVIS, B.: Hypnose, Psyche und Blutdruck. Lochem 1937.
–: Die Autohypnose als psychotherapeutisches Hilfsmittel. Mschr. Psychiat. 101 (1939) 4.
–: Psychologie und Psychotherapie der Herz- und Gefäßkranken. Lochem 1941.
–: Psychologie der Suggestie und Autosuggestie. Lochem 1948.
–: Autosuggestive Psychotherapie. Lochem 1950.
–: Psychotherapeutische Ergebnisse. Z. Psychother. 2 (1952) 262.
–: Hypnose in der ärztlichen Praxis. Basel 1955.
–: Die Bedeutung des autogenen Trainings für die psychosomatische Medizin. Psychotherapie 1 (1956) 48.
–: Psychosomatik, in: Handbuch der Neurosenlehre und Psychotherapie, Bd. 3. Hrsg. V. E. FRANKL, V. E. v. GEBSATTEL u. J. H. SCHULTZ. München, Berlin 1959.
–: Allergie als psychosomatisches Problem. Acta psychother. 9 (1961) 368.
–: Psychotherapie für den praktischen Arzt. Basel 1961.
STOKVIS, B., u. D. LANGEN: Lehrbuch der Hypnose, 2. Aufl. Basel 1965.
STOKVIS, B., u. M. PFLANZ: Suggestion. Stuttgart 1961.
– –: Suggestion in ihrer relativen zeitbedingten Begrifflichkeit medizinisch und sozial-psychologisch betrachtet. Stuttgart 1961.
STOKVIS, B., u. E. WIESENHÜTTER: Der Mensch in der Entspannung, 2. Aufl. Stuttgart 1963.
STOLLBERG, R.: Arbeitszufriedenheit – theoretische und praktische Probleme. Berlin 1968.
STOLTE, K.: Psyche und Krankheitsverlauf. Z. inn. Med. 5 (1950) 727.
STOLZE, H.: Das obere Kreuz. München 1953.
STROTZKA, H.: Psychotherapie u. soz. Sicherheit. Bern, Stuttg., Wien 1969.
– (Hrsg.): Psychotherapie. 2. Aufl. München 1978.
–: Psychotherapie: Grundlagen, Verfahren, Indikationen. 2. Aufl. München 1978.
–: Der Psychotherapeut im Spannungsfeld der Institutionen. München 1980.
STROTZKA, H., u. V. E. FRANKL: Narkodiagnose. Wien. klin. Wschr. 61 (1949) Nr. 35.
STUDT, H. H. (Hrsg).: Psychosomatik in der inneren Medizin. 2 Bd. Berlin, Heidelberg, New York, Tokyo 1986.
STUTTE, H., u. H. KOCH (Hrsg.): Charakteropathien nach frühkindlichen Hirnschäden. Berlin, Heidelberg, New York 1970.
SUNDERMANN, A., u. W. RELKE: Die Bedeutung psychogener Faktoren f. d. Manifestation organischer Erkrankungen. Ärztl. Fortbildg. 67 (1973) 361.
SUTERMEISTER, H. M.: Der heutige Stand der psychosomatischen Medizin. Ars Medici 54 (1964) 473.
SWJADOSTSCH, A. M.: Die Neurosen und ihre Behandlung. Moskau 1959 (russ.).
SWJADOSTSCH, A. M., u. A. S. ROMEN: Primenenie autogennoj trenirovki v psichoterapevtičeskoj praktike. Karaganda 1966.
SVOBODA, M.: Dimensions of activity and passivity in hypnosis and hypnotic susceptibility. Amer. J. Clin. Hypnot. 14 (1971) 44.
SZEWCZYK, H.: Psychologie und Magen-Darm-Ulkus. Jena 1966.
– (Hrsg.): Konflikte im Beruf. Berlin 1968.

SZEWCZYK, H.: Probleme d. klin. Psychologie in der DDR. DDR-Med.-Rep. **4** (1975) 483.
– (Hrsg.): Sexualität und Partnerschaft. Berlin 1982.
SZEWCZYK, H., u. H. D. RÖSLER: Probleme der klinisch-psychologischen Diagnostik. Berlin 1967.
SZONDI, L.: Lehrbuch der experimentellen Triebdiagnostik. Bern, Stuttgart 1960.
–: Schicksalsanalytische Therapie. Bern, Stuttgart 1963.
TAGORE, R.: Sandkörnchen im Auge. Berlin 1968, S. 14.
TANNER, E., H. KUNATH, K. LEISTNER, B. BAUER u. R. SCHWARTZ: Korrelation von klinischen Merkmalen, sozialen Parametern und Persönlichkeitszügen bei Patienten mit progr. chron. Polyarthritis, in: Beitr. Rheumatol. Bd. 20. Berlin 1973, S. 190.
TAUSCH, R.: Das psychotherapeutische Gespräch. Göttingen 1962.
TEIRICH, H. R.: Gruppenpsychotherapie mit Frauen. Psychologe **3** (1951) Nr. 7/8.
–: Poliklinische Psychotherapie. Schweiz. Z. Psychol. **10** (1951) 53.
–: Bücher – Hilfsmittel der Psychotherapie. Psychologe **4** (1954) 325.
–: Das Tongerät in der Psychotherapie. Psyche **9** (1955) 56.
–: Die Neurose der Partisanen. Ein Beitr. zur Gruppenpsychol. Universitas **10** (1955) 949. 432.
–: Gruppenpsychotherapie im Spiegel einer Patientenzeichnung. Medizinische Nr. 12 (1955)
–: Gruppentherapie mit Studenten. Ein Querschnitt durch die „Soziale Psychotherapie". Z. diagn. Psychol. **5** (1957) 260.
–: Soziometrie und Gruppenpsychotherapie. Z. Psychother. **7** (1957) 41.
–: Musik in der Medizin. Stuttgart 1958.
–: Musik in der Medizin. Ärztl. Praxis **17** (1965) 207.
TEIRICH, H. R., u. G. LEUTZ: Gruppentherapie und dynamische Gruppenpsychotherapie in Deutschland. Heilkunst **70** (1957) 283.
TEMBROCK, G.: Verhaltensforschung. Jena 1961.
–: Grundlagen der Tierpsychologie, 2. Aufl. Berlin 1967.
THAUT, CH.: Erfahrungen mit dem MMPI in der psychiatrischen Klinik, in: Persönlichkeitsdiagnostik. Hrsg. H.-D. RÖSLER, H.-D. SCHMIDT u. H. SZEWCZYK. Berlin 1970, S. 231.
THIELE, R.: Zwei Gutachten zur Frage der Scheinblindheit. Nervenarzt **5** (1932) 302.
THIEMANN, E.: Die Pubertätsmagersucht als überwiegend psychisch bedingte Erkrankung. Stuttgart 1957.
–: Die affektiven Psychosen. Stuttgart 1960.
THOM, A., u. K. WEISE: Medizin und Weltanschauung. Leipzig 1973.
THOMÄ, H.: Anorexia nervosa. Bern, Stuttgart 1961 (Schriftenr. z. Psychoanalyse u. psychosomat. Med., Bd. 2).
THOMAS, F.: La suggestion, son rôle dans l'éducation. Paris 1895.
THOMAS, K.: Praxis der Selbsthypnose des autogenen Trainings (nach J. H. SCHULTZ). 4. Aufl. Stuttgart 1976.
TINBERGEN, N.: Instinktlehre. Berlin 1952.
TÖGEL, I.: Aspekte der Interaktion, In: Gruppenpsychotherapie. Hrsg. K. HÖCK. 2. Aufl. Berlin 1978.
TÖLLE, R.: Katamnestische Untersuchungen zur Biographie abnormer Persönlichkeiten. Berlin, Heidelberg, New York 1966 (Monogr. a. d. Gesamtgeb. d. Neurol. u. Psychiat. H. 116).
TREPTOW, K., K. HECHT u. M. PESCHEL: Modellvorstellung zur zentralnervösen Steuerung und Regulation des Blutdruckes. Dt. Gesundh.-Wesen **25** (1970) 1530.
TROSTDORF, E.: Die Kausalgie. Stuttgart 1956.
ÜBERLA, K., u. H. ENKE: Erfahrungsbericht: Drei Jahre klinische Psychotherapie innerer Krankheiten. Münch. med. Wschr. **104** (1962) 504.
ULLMANN, B.: Über juvenile physiologische Albuminurie. Berl. klin. Wschr. **44** (1907) 130.
ULLRICH, W.: Affen ernst genommen, 4. Aufl. Radebeul 1970.
UEXKÜLL, TH. v.: Grundfragen der psychosomatischen Medizin. Hamburg 1963.
–: Lehrbuch der Psychosomatischen Medizin. München 1979.
–: Psychosomatische Medizin. 3. Aufl. München, Wien, Baltimore 1986.
VÁNDOR, T.: Visuelle Erlebnisse in Hypnose. Meisenheim 1969.

VENNER, M.: Hypnose und Gruppenpsychotherapie. In: G. KLUMBIES: Hypnosetherapie. Leipzig 1981, S. 65.

–: Ablationshypnose bei Schmerzpatienten unter psychotherapeutischen Gesichtspunkten. Kongreßmat. d. 10. Psychotherapiekongr. Erfurt 1982, II, S. 84.

–: Therapie psychosomatischer Erkrankungen. In: Psychotherapie u. Grenzgebiete Bd. 7. Leipzig 1986.

VENNER, M., u. E. DANIEL: Kontrolle der Stabilität von Behandlungsergebnissen bei Patienten mit psychosomatischen Erkrankungen nach stationärer Gruppenpsychotherapie. 10. Psychotherapiekongr. Erfurt 1982, I, S. 95.

– –: Notwendigkeit und Schwierigkeiten der Einbeziehung Angehöriger in die Psychotherapie psychosomatisch Kranker. Z. ges. inn. Med. Leipzig **39** (1984) 548.

VERAGUTH, O.: Das psychogalvanische Reflexphänomen. Berlin 1909.

–: Die Kennzeichen der Heilung durch Psychotherapie. Schweiz. med. Wschr. **55** (1925) 797.

VIANU, I.: Introducere in psihoterapie. Cluj-Naposa 1975 (bulg.).

VISWANATHAN, R., u. H. BHARADWAJ: The mode of inheritance of bronchial asthma. Internat. Arch. Allergy **20** (1962) 174.

VOGT, O.: Die direkte psychologische Experimentalmethode in hypnotischen Bewußtseinszuständen. Z. Hypnotism. **5** (1897) 7.

–: Spontane Somnabulie in der Hypnose. Z. Hypnotism. **6** (1897) 79.

VÖLGYESI, F. A.: Zwangsneurose und Hypnotherapie, in: Ber. über d. 5. Allg. ärztl. Kongreß f. Psychother. Leipzig 1930.

–: Menschen- und Tierhypnose. Mit Berücksichtigung d. Stammes- u. Einzelentwicklung d. Gehirns. Zürich 1938.

–: Hypnosetherapie und psychosomatische Probleme. Stuttgart 1950.

–: Hypnosetherapie und psychosomatische Probleme. Acta neuroveget. **2** (1951) 439.

–: On the psychotherapeutic importance of hypnotic and sleep protective inhibitions. Brit. J. Med. Hypnot. **3** (1951) 14.

–: Aktiv-komplexe Psychotherapie. Heilkunst **69** (1956) 430 u. **70** (1957) 19.

–: Über aktiv-komplexe Psychotherapie und die Bewegung „Schule der Kranken". Berlin 1959.

–: Hypnose bei Mensch und Tier, 3. Aufl., bearb. u. m. einem Beitr. v. G. KLUMBIES. Leipzig 1969.

VOLHARD, R., u. D. LANGEN: Mehrdimensionale Psychotherapie. Erfahrungsber. v. 200 ambulanten psychotherapeutischen Behandlungen. Z. Psychother. **3** (1953) 1.

VOROBJEV, V. JU.: Die Anwendung der Hypnose bei einigen Hypnoseformen. In: G. KLUMBIES: Hypnosetherapie. Leipzig 1981, S. 68.

VORWERG, M.: Psychologische Probleme der Einstellungs- u. Verhaltensänderung. Berlin 1971.

– (Hrsg.): Sozialpsychologisches Training. Jena 1971.

WALCHER, W., u. I. A. CARUSO: Einige Bemerkungen über die Kongruenz psychopharmakologischer und psychotherapeutischer Behandlungsmethoden, insbesondere der Depressionen. Z. Psychosomat. Med. **13** (1967) 130.

WAELDER, R.: Die Grundlagen der Psychoanalyse. Bern, Stuttgart 1963 (Schriftenr. z. Psychoanalyse u. psychosomat. Med., Bd. 1).

WALDMANN, K.-D.: Die Rolle des Arbeitsplatzes bei der Entstehung cortico-viszeraler Erkrankungen. Jena, med. Diss. 1967.

WARTEGG, E.: Der Zeichentest (WZT). Einführung in d. graphoskopische Schichtdiagnostik, in: Handbuch d. klinischen Psychologie, Bd. II. Hrsg. E. STERN. Zürich 1955, S. 520.

WEBER, A.: Die Elektrokardiographie und andere graphische Methoden der Kreislaufdiagnostik. Berlin 1926.

WEBER, H. F. J.: Die neurovegetativen Funktionsstörungen des Urogenitalsystems. Berlin, Göttingen, Heidelberg 1958 (Acta neuroveget. Suppl. VII).

WECHSLER, D.: Die Messung der Intelligenz Erwachsener (HAWIE), 2. Aufl. Bern, Stuttgart 1961.

WEIDER, A., K. BROADMAN, B. MITTELMANN, D. WECHSLER u. H. G. WOLFF: The Cornell index: A Method of quickly assaying personality and psychosomatic disturbances, to be used as an adjunct to interview. Psychosomat. Med. **8** (1946) 411.

WEIDNER, K.: Schlaftherapie innerer Krankheiten. Klin. Wschr. **26** (1948) 441.

–: Schlaftherapie. Stuttgart 1956.

WEINTRAUB, A., R. BATTEGAY, D. BECK, G. KAGANAS, F. LABHARDT u. W. MÜLLER (Hrsg.): Psychosomatische Schmerzsyndrome des Bewegungsapparates. Basel 1975.

WEISE, K.: Zur Frage des psychischen Aspekts in der Medizin. Leipzig 1967 (Leipziger Universitätsreden, N. F. H. 31).

–: Zu einigen Konsequenzen eines biosozialen Krankheitsverständnisses für die ärztliche Tätigkeit. Dt. Gesundh.-Wesen **37** (1982) 1860.

WEISS, E.: Recent advances in the pathogenesis and treatment of hypertension. Psychosomat. Med. **1** (1939) 180.

–: Psychosomatic aspects of hypertension. J. Amer. Med. Ass. **120** (1942) 1081.

–: Psychogenic peripheral vasospasm: A case report. Psychosomat. Med. **8** (1946) 274.

–: Psychosomatic aspects of arterial hypertension. Med. Rec. Ann. **42** (1948) 542.

–: Principles of psychodynamics. New York 1950.

–: Emotional factors in cardiovascular diseases. Pennsylv. Med. J. **54** (1951) 319.

–: Neurocirculatory asthenia. Psychosomat. Med. **14** (1952) 150.

–: Psychosomatic aspects of essential hypertension. Acta psychother. **1** (1953) 13.

WEISS, E., B. DLIN, H. R. ROLLIN, H. K. FISCHER u. C. R. BEPLER: Emotional factors in coronary occlusion. Arch. Int. Med. **99** (1957) 628.

WEISS, E., u. O. S. ENGLISH: Psychosomatic medicine. Philadelphia–London, 3. Aufl. 1957.

WEISS, E., O. S. ENGLISH, H. FISCHER, M. KLEINBART u. J. ZATUCHIN: The emotional problems of high blood pressure. Ann. Int. Med. **37** (1952) 677.

WEISS, E., B. JAFFÉ u. H. FISCHER: Emotional problems of high blood pressure. Amer. J. Psychiat. **107** (1950) 264.

WEIZSÄCKER, V. VON: Psychotherapie und Klinik, in: Ber. über d. 1. Allg. ärztl. Kongreß f. Psychother. 1926. Halle 1927, S. 226.

–: Kreislauf und Neurose, in: Herzneurosen u. moderne Kreislauftherapie. Dresden 1932, S. 9.

–: Über die Träume bei sogenannter endogener Magersucht. Dt. med. Wschr. **63** (1937) 253 u. 294.

–: Über seelische Einflüsse auf den Ablauf der Kreislaufkrankheiten, in: Über seelische Krankheitsentstehung. Leipzig 1939, S. 42.

–: Klinische Vorstellungen. Stuttgart 1947.

–: Körpergeschehen und Neurose. Analytische Studie über somatische Symptombildung. Stuttgart 1947.

–: Der Gestaltkreis. Stuttgart 1950.

–: Über die Traumdeutung. Psychol. Rdsch. **2** (1951) 125.

–: Der kranke Mensch. Stuttgart 1951.

–: Soziale Krankheit und soziale Gesundung. Göttingen 1955.

–: Pathosophie. Göttingen 1956.

WENDT, C. F.: Psychopathologie und Psychotherapie. Berlin, Göttingen, Heidelberg 1962.

WENDT, H.: Beitrag zur Pathogenese und Therapie der Enuresis nocturna. Psychiat. **4** (1952) 48.

–: Dauerschlafbehandlung und Psychotherapie, in: Arbeitstag. über kortiko-viscerale Regulationen, Leipzig 1954. Berlin 1955, S. 231.

–: Schlaftherapie und zweites Signalsystem. Z. Psychosomat. Med. **2** (1956) 215.

–: Beitrag zur Neurosenbegutachtung. Dt. Gesundh.-Wes. **13** (1956) 424.

–: Zur Praxis der Gruppentherapie. Dt. Gesundh.-Wes. **15** (1960) 1604.

–: Schlaftherapie als Hilfsmittel bei der Behandlung von Neurosen. Leipzig 1960.

–: Die Bedeutung des psychischen Befundes im nichtpsychiatrischen Gutachten. Z. ärztl. Fortbild. **59** (1965) 884.

WENGER, P.: Über Erfolge der Psychotherapie im Rahmen einer Poliklinik für intern Kranke. Klin. Wschr. **9** (1930) 2290.

WERNER, R.: Das verhaltensgestörte Kind. Berlin 1970.

WESIAK, W.: Grundzüge der psychosomatischen Medizin. 2. Aufl. Berlin, Heidelberg, New York, Tokyo 1984.

WETTERSTRAND, O. G.: Über den künstlich verlängerten Schlaf. Z. Hypnotism. **1** (1892/93) 17.

WICHT, E., u. B. BAUER: Die Behandlung von Altersbeschwerden. Ärztl. Praxis **12** (1960) 1001.

WIENER, N.: Mensch und Menschmaschine. Frankfurt/M. 1958.

WIESENHÜTTER, E.: Medizinische Psychologie für Vorkliniker, 2. Aufl. München, Berlin 1965.

WIESER, ST.: Das Schreckverhalten des Menschen. Bern, Stuttgart 1961 (Beih. z. Schweiz. Z. f. Psychol. u. ihre Anwendungen, Nr. 42).

WILDER, J.: Psychological problems in hypoglycemia. Amer. J. Digest. Dis. **10** (1943) 428.

WILDFÜHR, B.: Katamnestische Erhebungen nach stationärer Gruppenpsychotherapie. Med. Dipl. Jena 1974.

WILLARD, H. N., R. C. SWAN u. G. A. WOLF: Life situations, emotions and dyspnoe. Proc. Ass. Res. Nerv. Ment. Dis. **29** (1950) 583.

WILLI, J., u. E. HEIM: Psychosoziale Medizin. Berlin, Heidelberg, New York, Tokyo 1986.

WINKELMANN, M.: Entstehung einer Neurose im Verlauf einer Wirbelsäulenerkrankung. Dt. Gesundh.-Wes. **14** (1959) 2045.

WINTER, E.: Über die Häufigkeit neurotischer Symptome bei „Gesunden". Z. Psychosomat. Med. **5** (1959) 153.

WINTER, K. (Hrsg.): Arzt und Gesellschaft. Jena 1970 (Beih. z.Z. f. ärztl. Fortbild., Bd. 1).

– (Hrsg.): Soziologie für Mediziner. Berlin 1973.

WINTER, K. A.: Beitrag zur Therapie des Kammerflimmerns. Dt. Gesundh.-Wesen **7** (1952) 980.

WITTCHEN, H. U., u. J. C. BRENGELMANN (Hrsg.): Psychologische Therapie bei chronischen Schmerzpatienten. Berlin, Heidelberg 1985.

WITTICH, G. H.: Grundlagen einer mehrdimensionalen Therapie bei Herzneurosen und funktionellen Kreislaufsyndromen. Heilkunst 78 (1965) 124.

WITTKOWER, E.: Zur Psychotherapie in der inneren Klinik. Nervenarzt **3** (1930) 193.

–: Psychodiagnostische und psychotherapeutische Erfahrungen in der inneren Klinik. Münch. med. Wschr. **79** (1932) 586.

–: Zur Frage der psychogenen Herzhypertensionen. Nervenarzt **6** (1933) 7.

–: Studies on the influence of emotions on the functions of organs, including observations on normals and neurotics. J. Ment. Sc. 81 (1935) 533.

–: Einfluß der Gemütsbewegungen auf den Körper. Wien 1937.

WITTKOWER, E., H. B. DUBOST u. W. A. R. LAING: A psychosomatic study of the course of pulmonary tuberculosis. Amer. Rev. Tbc. **201** (1955) 219.

WITTKOWER, E., u. B. RUSSEL: Emotional factors in skin diseases. New York 1953.

WITZLACK, G.: Grundlagen der Psychodiagnostik. Berlin 1977.

WOLF, G. A., u. H. G. WOLFF: Studies on the nature of certain symptoms associated with cardiovascular disorders. Psychosomat. Med. **8** (1946) 293.

WOLF, S.: Experimental research into psychosomatic phenomena in medicine. Science **107** (1948) 637.

WOLF, S., u. T. H. HOLMES: Physiological mechanism in psychosomatic problems. Pennsylv. Med. J. **52** (1949) 681.

– –: An experimental approach to psychosomatic phenomena in rhinitis and asthma. J. Allergy **21** (1950) 1.

WOLF, ST., u. H. G. WOLFF: Human gastric function, 2. Aufl. London, New York, Toronto 1947.

WOLFF, H. G.: Headache and other head pain. New York 1948.

WYRSCH, J.: Gesellschaft, Kultur und psychische Störung. Stuttgart 1960.

WYSS, W. H. VON: Einfluß psychischer Vorgänge auf Atmung, Pulsfrequenz, Blutdruck und Blutverteilung, in: Handbuch d. normalen u. pathologischen Physiologie, Bd. 16. Berlin 1931, S. 1261.

ZAKRZEWSKI, K.: Hypnosetherapie des Schmerzes – persönliche Erfahrungen. In: G.KLUMBIES: Hypnosetherapie. Leipzig 1981, S. 83.

ZENKER, W.: Beschwerden, bioptischer Befund und Persönlichkeitszüge bei Patienten mit chronischer Gastritis. Med. Dipl. Jena 1971.

ZIELKE, A., G. BOLLAND u. G. SCHNABEL: Klinische und psychologische Untersuchungen zur Wirksamkeit eines neuen oralen Geriatrikums. Dt. Gesundh.-Wesen **20** (1965) 1570.

ZULLIGER, H.: Der Zulliger-Tafeln-Test (Tafeln-Z-Test), 2. Aufl. Bern, Stuttgart 1962.

ZWIENER, H.: Pathophysiologie neurovegetativer Regelungen und Rhythmen. Jena 1976.

Um das bereits weit über 1000 Titel umfassende Literaturverzeichnis in Grenzen zu halten, sei nur noch allgemein auf folgende **Fachzeitschriften** verwiesen (die sämtlich in der DDR zur Verfügung stehen):

Annales médico-psychologiques, Paris.
British Journal of Medical Hypnotism, Hove.
The British Journal of Medical Psychology, London, New York.
The British Journal of Social and Clinical Psychology, London.
Dynamische Psychiatrie, Berlin (West).
Fortschritte der Psychoanalyse, Göttingen.
Gruppentherapie und Gruppendynamik, Göttingen, Zürich.
The International Journal of Clinical and Experimental Hypnosis, New York.
The International Journal of Psychoanalysis, London.
The Journal of the American Institute of Hypnosis, Los Angeles.
Journal of Psychosomatic Research, London.
Praxis der Psychotherapie, München.
Psyche, Stuttgart.
Psychiatrie, Neurologie und medizinische Psychologie, Leipzig.
Psychophysiologie, Bonn, Eschweiler.
Psychosomatic Medicine, New York.
Psychoterapia, Kraków.
Psychotherapie und medizinische Psychologie, Stuttgart.
Psychotherapy and Psychosomatics, Basel.
Revista ibero americana de sofrología, Buenos Aires.
Revue de médecine psychosomatique et de psychologie médicale, Toulouse.
Revue roumaine des sciences sociales/Psychologie, Bukarest.
Zeitschrift für psychosomatische Medizin und Psychoanalyse, Göttingen.
Žurnal vysšej nervnoj dejatel'nosti im. I. P. Pavlova, Moskva.

Namenverzeichnis

Sachverzeichnis

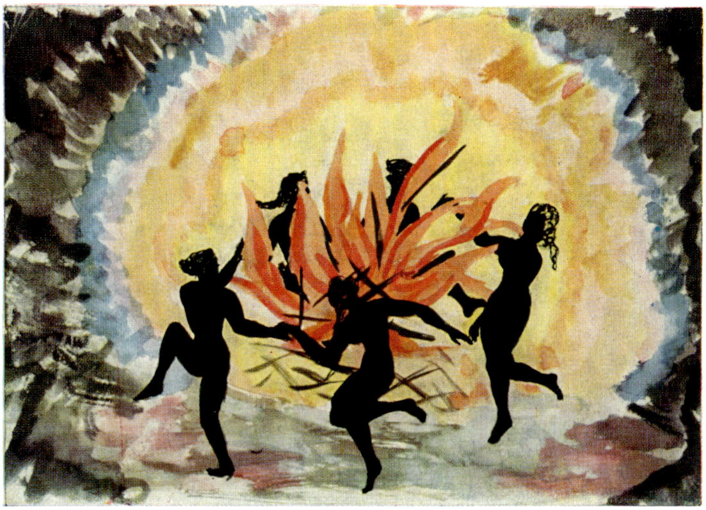

Abb. 45. Beispiel für freies Gestalten. Eine Patientin mit sexuellen Problemen, Liebesenttäuschungen und dennoch bestehenden Hoffnungen malte dieses Bild „Tanz der Frauen um das Feuer". Besprechung im Text S. 160.

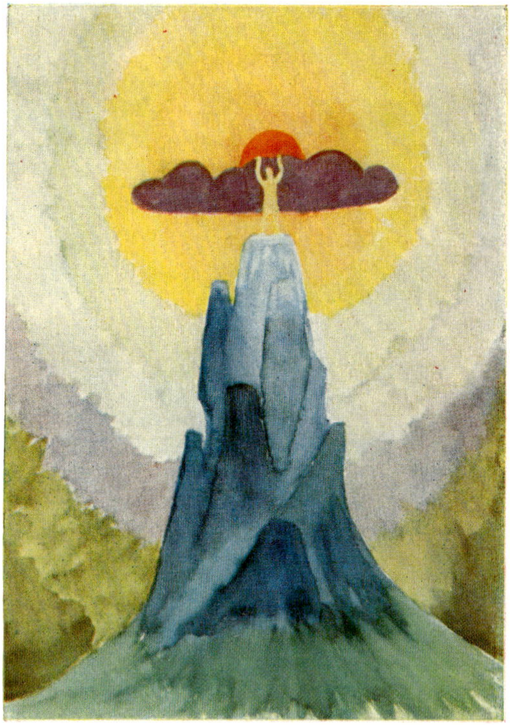

Abb. 46. Beispiel für freies Gestalten. Der Patient sagte erläuternd zu diesem Bild, die psychotherapeutische Behandlung sei ihm wie ein schwerer Anstieg erschienen. Inzwischen waren die körperlichen Störungen vor Abschluß der Behandlung fast völlig beseitigt. Besprechung im Text S. 161.

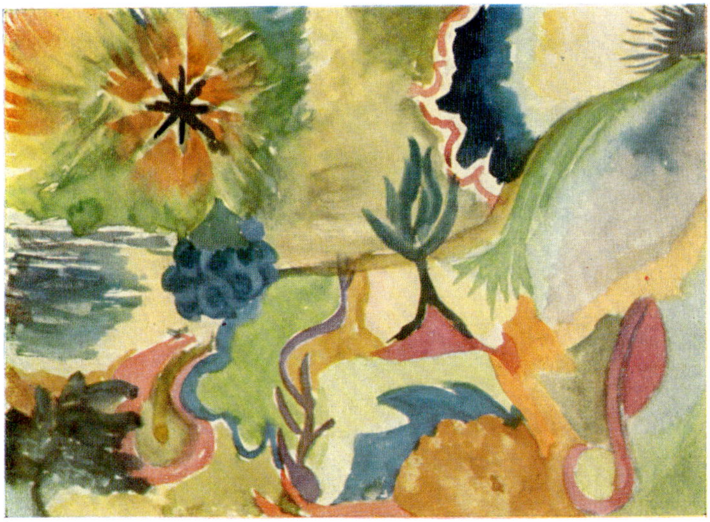

Abb. 47. Beispiel für freies Gestalten. Ein Bild kann zunächst für den Patienten selbst genauso unverstehbar sein wie für einen anderen. Als Anregung für Assoziationen benutzt, ergeben sich Sinn- und Gefühlszusammenhänge mit der aktuellen Problematik des Patienten. Besprechung im Text S. 161.

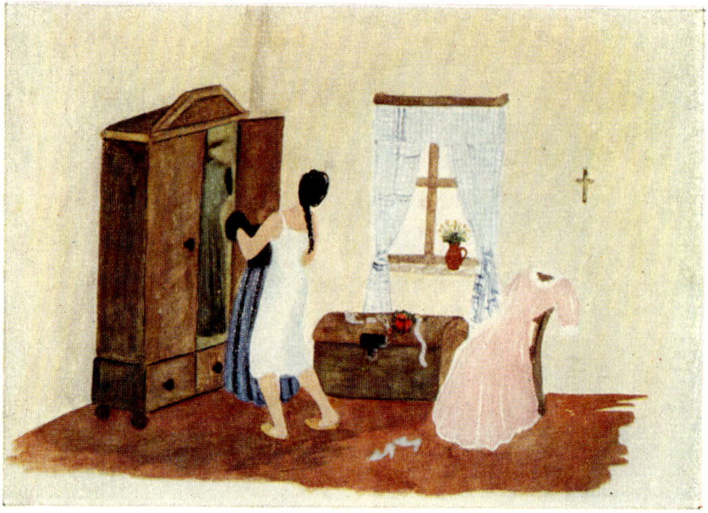

Abb. 48. Beispiel für freies Gestalten. Aschenbrödel muß nach Rückkehr vom Fest in ihre alten Kleider. – Der Wunsch nach Heilung war abgelöst worden durch den Wunsch nach Behandlung, so daß zur Weiterführung des therapeutischen Prozesses ein Wechsel des Psychotherapeuten notwendig geworden war. Besprechung im Text S. 161.

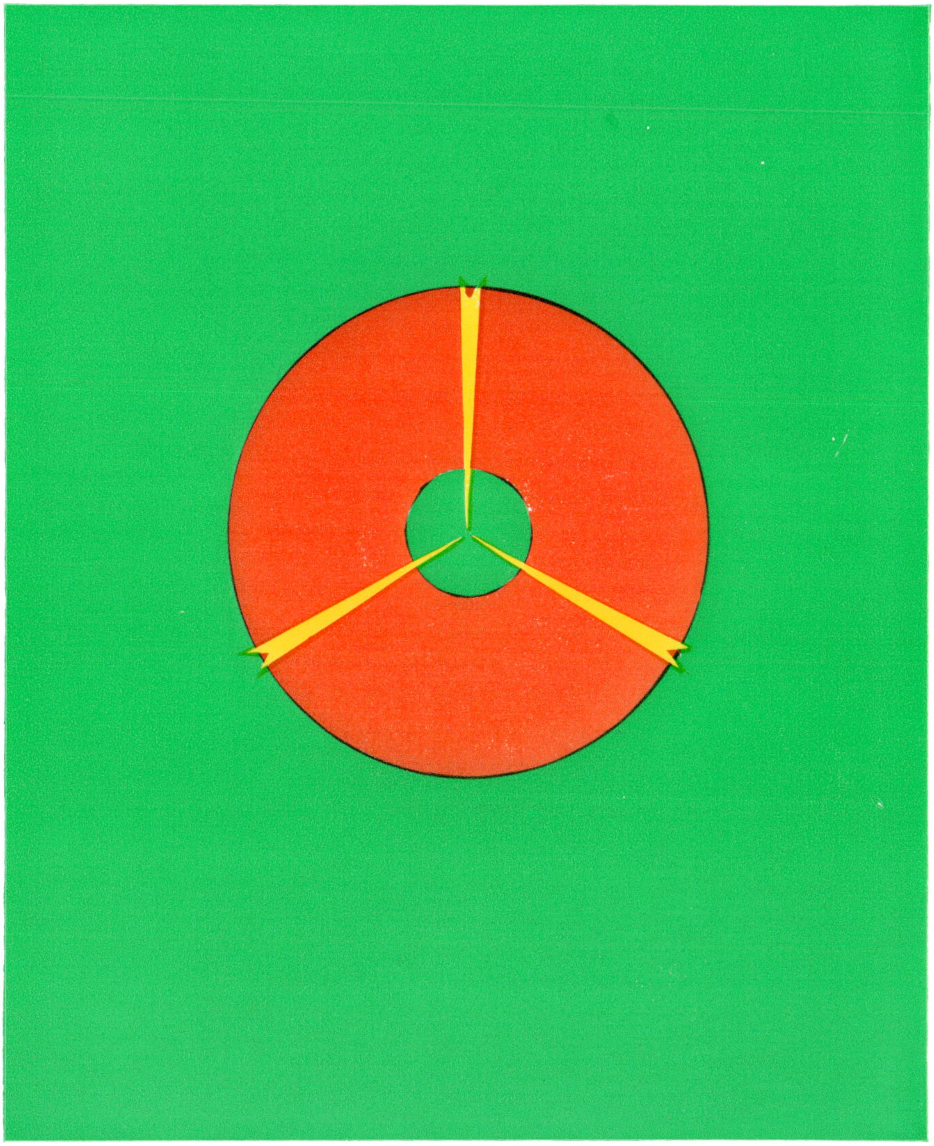

Abb. 66. Beispiel für eine Farbtafel zur Einleitung der Ablationshypnose.

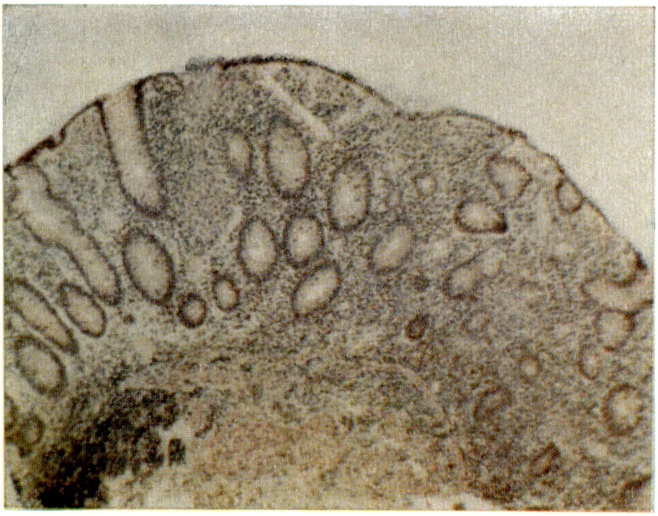

Abb. 110. Colitis ulcerosa. Histologische Befunde an saugbioptisch gewonnenen Schleimhautstückchen aus dem Rektum. Hämatoxilin-Eosin-Färbung.
a) Vor Beginn der psychotherapeutischen Behandlung: Gesamtes Stratum proprium sehr dicht plasmazellulär und granulozytär infiltriert. Kryptenabszesse. Drüsen unregelmäßig, Becherzellen erheblich vermindert. Oberflächenepithel unregelmäßig, z.T. stark abgeflacht, von Entzündungszellen durchsetzt. Reichlich von Granulozyten durchsetzter Schleim haftet an. „Schwerste chronische Proktitis mit erheblichen akut-entzündlichen Veränderungen und vereinzelt herdförmigen Epithelnekrosen."

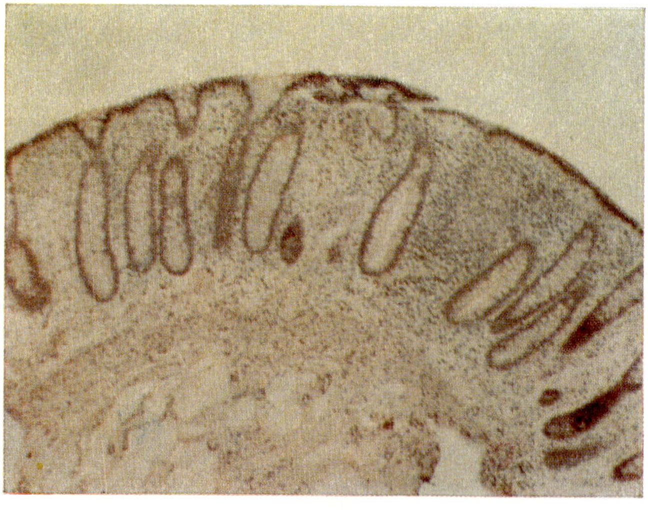

b) Nach 8 Wochen psychotherapeutischer Behandlung: Etwas unregelmäßig angeordnete Drüsen zeigen nahezu normalen Becherzellgehalt. Oberflächenepithel zeigt nur herdförmig Unregelmäßigkeiten. Stratum proprium deutlich plasmazellulär und lymphozytär infiltriert. Granulozyten nur ganz vereinzelt. „Gering chronisch-fortschreitende Proktitis."

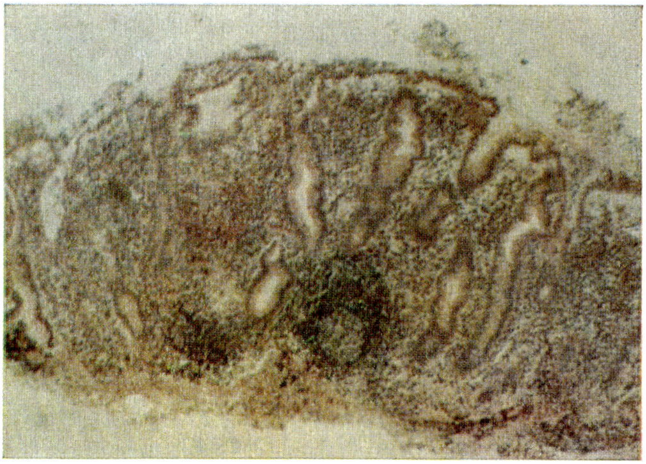

Abb. 111. Colitis ulcerosa (Fall 27 in Tab. 25) a) Vor Beginn der psychotherapeutischen Behandlung: Deutliche numerische Reduktion der Lieberkühnschen Krypten, diese unregelmäßig angeordnet, enthalten vermindert Becherzellen. Im gesamten Stratum proprium dichte lymphozytäre, plasmazelluläre und granulozytäre Infiltrate. Vereinzelt sogenannte Kryptenabszesse. Oberflächenepithel sehr unregelmäßig, von Entzündungsstellen durchsetzt. Entzündungsinfiltrate greifen auf die Lamina muscularis mucosae über. „Schwere chronisch-fortdauernde Colitis mit erheblichen akut-entzündlichen Veränderungen".

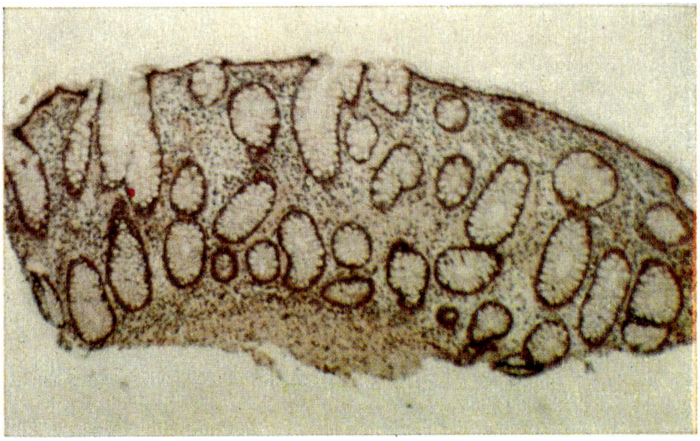

b) Nach 3 Jahren psychotherapeutischer Betreuung: Drüsen zahlenmäßig etwas vermindert, jedoch weitgehend regelmäßig angeordnet, enthalten nur gering vermindert Becherzellen. Oberflächenepithel regelmäßig. Stratum proprium zeigt interstitielle Fibrose, ist besonders subepithelial vermehrt plasmazellulär und lymphozytär infiltriert. „Jetzt weitgehend inaktive chronische Proktitis." (Wir danken Oberärztin Dr. med. Engel für die Befunde und dem Direktor des Pathologischen Institutes unserer Universität, Herrn Prof. Dr. sc. med. Bolck, für die freundliche Genehmigung zur Veröffentlichung.)

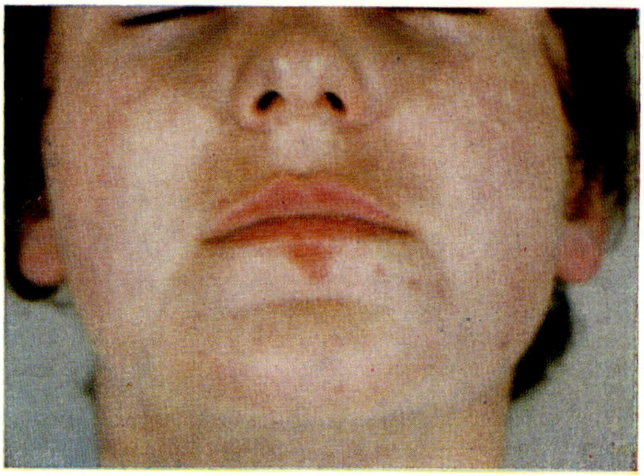

Abb. 120. Psychisch ausgelöster Herpes labialis (Bericht S. 474)